实用中西医生殖医学

庞保珍　郭兴萍　庞清洋　主　编

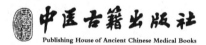

图书在版编目（CIP）数据

实用中西医生殖医学/庞保珍，郭兴萍，庞清洋主编.—北京：中医古籍出版社，2019.7

ISBN 978-7-5152-1787-1

Ⅰ.①实… Ⅱ.①庞…②郭…③庞… Ⅲ.①生殖医学-诊疗 Ⅳ.①R339.2

中国版本图书馆 CIP 数据核字（2018）第 187897 号

实用中西医生殖医学

庞保珍　郭兴萍　庞清洋　主编

责任编辑	张　磊
封面设计	朝博玥
出版发行	中医古籍出版社
社　　址	北京东直门内南小街16号（100700）
印　　刷	北京博图彩色印刷有限公司
开　　本	787mm×1092mm　1/16
印　　张	55.5
字　　数	1200千字
版　　次	2019年7月第1次出版　2019年7月第1次印刷
书　　号	ISBN 978-7-5152-1787-1
定　　价	275.00元

编委会

主　编　庞保珍　郭兴萍　庞清洋
副主编　李　霞　宋春英　李红霞　张凤敏　宋国宏　张计锁
编　委　(按姓氏笔画为序)
　　　　　王怀秀　王建慧　王　荣　王胜利　王莉莉　王　静
　　　　　王慧芳　王劲松　王绍印　王淑丽　孔庆萍　邓佳佳
　　　　　卢文亮　田　丰　史雅萍　宁伟霞　邢丽俊　邢慧琴
　　　　　米鹏霞　李　霞　李红霞　李　昂　李艳梅　李晓蓉
　　　　　李瑞娇　李慧赟　李学君　季久华　佟　庆　杨　静
　　　　　宋国宏　宋春英　张凤敏　张文静　张汝月　张海娇
　　　　　张计锁　张静蕾　武思秀　郅　洋　庞保珍　庞清洋
　　　　　庞慧卿　庞慧英　郑　燕　孟卫京　郭兴萍　赵焕云
　　　　　赵忠强　赵一帆　胡孝荣　郝伟明　夏　静　高建梅
　　　　　顾仁燕　曹海霞　黄海波　黄振州　常珍珍　崔阳阳
　　　　　樊　军　薛晋杰

庞保珍主编简介

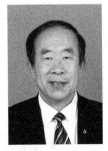

庞保珍，男，山东名中医药专家，山东省聊城市中医医院不孕不育科主任医师，著名生殖医学、妇科男科专家，全国首届中医药科技推广工作先进个人（全国评比达标表彰工作协调小组批准）。2017年3月聊城市人民政府授予他"水城领军人才·杏林名医"称号，被人们誉为"送子观音"。

历任世界中医药学会联合会男科专业委员会副会长，养生专业委员会副会长，一技之长专业委员会副会长，妇科、生殖医学专业委员会常务理事；国际中医男科学会副主席；中华中医药学会生殖医学分会、男科分会、养生康复分会常务委员，妇科分会委员；中国性学会中医性学专业委员会常务委员；中国中医药研究促进会妇产科与辅助生育分会常务委员；山东中医药学会不孕不育专业委员会副主任委员；山东中西医结合学会男科专业委员会副主任委员；山东省激光医学会生殖医学专业委员会副主任委员等。

男科与妇科双馨，生殖养生造诣深。擅治男女不孕不育、男女性功能障碍、输卵管阻塞、排卵障碍、前列腺炎等妇科、男科病，尤其擅长于男女不孕不育的诊治与中医辅助生殖，对不孕不育中医外治法有独到而丰富的临床经验，对健康长寿之道研究颇深。

勤于笔耕，著作等身。与曹开镛会长主持制订国内第一部中医男科标准，独立编著与主编《不孕不育中医治疗学》等专著20余部，论文180多篇，其中在SCI杂志发表生殖领域论文2篇（位次第一与通讯作者）。获国家级、地市级等优秀学术、科技成果奖10余项，获不孕症领域2项国家发明专利（位次第一）。

健康热线：13606357986。

微信公众号：庞保珍优生优育健康长寿智慧讲坛

郭兴萍主编简介

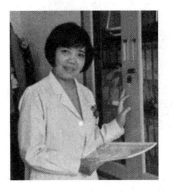

郭兴萍，女，山西省生殖科学研究所所长，主任医师，硕士生导师，卫生部生殖医学专家库专家，山西省高级技术评审委员会委员。2005年开始，先后主持建设了山西省人类精子库、试管婴儿生殖中心、山西省出生缺陷中试基地、山西省计生系统检验质量控制中心、山西省出生缺陷基因数据库、山西医科大学科学研究基地、出生缺陷与细胞再生山西省重点实验室等科研平台，积极推动了山西省新生儿耳聋和代谢病筛查工作顺利开展。

从事生殖医学与优生优育临床和科研工作，在生殖医学中医药的应用上有很深的造诣。主要研究方向为生殖细胞再生生物学研究、卵巢组织和睾丸组织体外保存培养及精卵发生与成熟、中医药在生殖医学应用中的分子机制研究，先后承担国家科技支撑计划"人类精子遗传资源协同共享服务平台"等国家级科研项目4项，主持山西省科技厅生殖干细胞研究与出生缺陷干预项目9项，国际合作项目1项，在BMC等杂志发表SCI专业文章3篇，国家级学术期刊发表论文20余篇

先后获得五一劳动奖章、五一巾帼奖、军队科技进步奖、国防成果奖，山西优秀青年科技工作者，全国人口和计划生育科技工作先进个人，省直工委表彰的优秀共产党员，全省人口和计划生育科技功臣，社会主义劳动竞赛委员会记一等功一次，为我国的人口健康事业做出不懈努力。

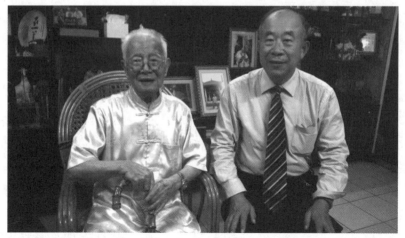

2016年5月13日庞保珍（右）拜见首届国医大师邓铁涛（左）

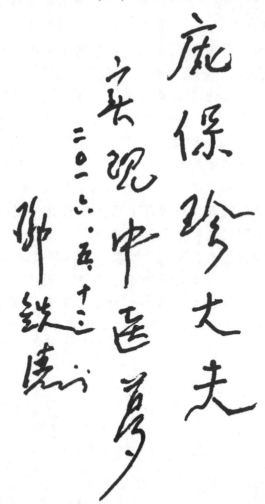

2016年5月13日首届国医大师邓铁涛为庞保珍题词

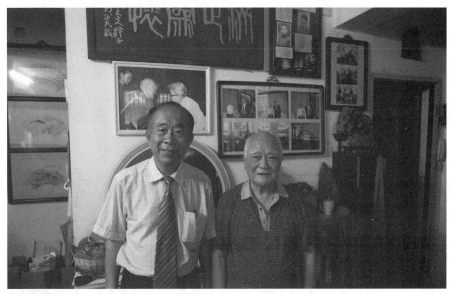

2016年6月24日庞保珍（左）拜见首届国医大师李济仁（右）

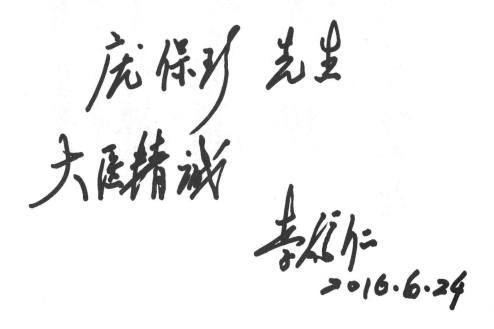

首届国医大师李济仁为庞保珍题词

> 贺实用中西医生殖医学出版
>
> 优生优育建永中国
> 发挥中医生殖优势
>
> 曹开镛
> 二〇一八年七月廿日

世界中医药学会联合会男科专业委员会创会会长、中华中医药学会男科分会创会会长、国际中医男科学会主席曹开镛教授为本书题词

序 一

中医药学是中国传统文化的主要组成部分，在治疗生殖医学疾病方面历史悠久，创造性地形成了独具特色理论体系，最为可贵的是积累了丰富的临床经验，这些经验在辨证施治的运用中取得了较好的疗效，但其相关内容散见于中医妇科学、中医男科学、中医内科学、中医外科学等学科与有关古籍文献中。近代以来，西医生殖医学发展已取得很大进展，成果有目共睹，在生殖医学方面中西医确各有所长。现今由山东省名中医药专家庞保珍主任医师为主编的《实用中西医生殖医学》，吸取中西医生殖各自的优势，从中西医各自学科角度系统总结、阐述了生殖理论，引起女性不孕的常见疾病，引起男性不育的常见疾病，以及辅助生殖、避孕节育、保健优生等内容，形成了这部理论性、实用性较好的书，在客观对待医学之路上，尤应继续探索更多，以便为人类之健康和祖国医学中之有关部分充添宝贵的内容，实为医学之幸，故在学习之余为之序。

国医大师 柴嵩岩

2018 年 3 月 26 日

序 二

生殖医学疾病关系到人类繁衍、家庭幸福与社会安定和谐问题，是世界医学领域研究的重要课题之一。深入开展中西医生殖医学研究，对提高生殖相关疾病的诊断和治疗水平，改善民众生殖健康，提高生活质量，以及优生优育等，具有重要意义。

我认识山东名中医药专家庞保珍主任医师多年，深知其勤奋好学，具有扎实的专业知识，临床上已有较高声誉，科研上亦颇有建树，学验俱丰，三十余年来一直从事中西医生殖医学、妇科、男科与养生事业，可谓妇科与男科双馨，生殖养生造诣深，硕果累累。临床之余，他笔耕不辍，近又与国内著名生殖专家郭兴萍等主编《实用中西医生殖医学》一书。

中医中药在治疗生殖医学疾病方面历史悠久，具有一定的理论基础和丰富的临床实践经验，取得较好的疗效。西医生殖医学也发展很快，成绩卓著。在生殖医学疾病的治疗方面中西医各有所长和不足，因此，本书吸取中西医生殖各自的优势，旨在寻求治疗人类生殖疾病的最佳途径，可喜可贺！

该书从中西医两个角度系统阐述了生殖理论、引起女性不孕和男性不育的常见疾病、辅助生殖、避孕节育、保健优生等内容，可谓内容丰富，是一部有较高实用性、科学性、先进性的好书，可供生殖医学临床、科研工作人员以及医学生和研究生参考，故欣然为之序。

中华中医药学会外科分会名誉主任委员
中国性学会中医性学专业委员会名誉主任委员
北京中医药学会男科分会名誉主任委员　李曰庆
博士生导师　首都国医名师
2018 年 3 月 16 日

前　言

　　中西医结合生殖医学是运用中医、西医理论及方法来认识和研究人类生殖问题的一门学科它的主要内容包括生殖基础（男、女生殖系统的解剖生理）、生殖临床（生殖疾病的发病机制、诊断、治疗及辅助生育）和生殖健康（遗传、优生、性病、性功能障碍等）三个方面。生殖疾病发病率高，它关系到人类繁衍、家庭和睦与社会的安定，因此，研究生殖医学对提高生殖相关疾病的诊断和科研水平，以及改善民众生殖健康的质量等，均具有重要意义。

　　中医生殖医学与西医生殖医学在治疗生殖医学疾病方面各有优势与不足，中西医结合是治疗生殖医学的最佳途径，本书充分弘扬中医生殖医学与西医生殖医学的各自优势，为促进中西医生殖医学的建立、发展奠定基础。

　　本书分总论篇、生殖生理篇、生殖内分泌篇、男性不育篇、女性不孕篇、辅助生殖篇、生殖健康篇、计划生育篇。

　　本书的编写遵循以下原则：

　　1. 总原则：力争本书具有较好的科学性、先进性、实用性，突出中医生殖的特色与优势，力争成为一部中西医生殖医学精品书籍。

　　2. 文献精选，是中医经典著作或历代名家名著中有关生殖的精辟论述。中医药是治疗生殖疾病的伟大宝库，充分挖掘、利用历代中医古籍中有关生殖医学的精华，遵"继承不泥古，创新不离宗"这一基本思想。

　　3. 名家经验，是对当代著名中医学家、国医大师、国家级名老中医等在中医生殖领域的成就，如学术思想、学术观点、学术经验等，进行的认真总结。

　　4. 诊疗述评，是针对某个病，如目前的研究状况、作者结合自己的体会，对该病的诊治难点及如何提高疗效的思路与方法等。

　　5. 对近年来西医生殖医学的新技术、新成果、新观点予以充分展示。

　　6. 现代研究进展，是对本病近年来的理论研究、临床研究、实验研究的总结，有的病是对中华人民共和国建立以来的研究进展。本书研究进展论述较为全面、系统，是该书的重要亮点之一。

本书从中西医的两个角度系统阐述了中西医生殖医学的理论与实践，是在原有国内外一系列有关中西医生殖论述的基础上，汲取中西医生殖医学的最新研究成果而编写。本书是集合了国内中医、西医、中西医结合、生殖妇科、生殖男科、辅助生殖技术学界富有影响力的知名专家学者撰写而成，群策群力，数易其稿，是一部集体智慧的结晶，可以说是中西医生殖精华的荟萃，基本反映了现代中西医生殖医学的诊疗水平，是一部具有一定权威性的专著，是中西医生殖医学的一次重大发展。本书适合生殖医学临床、科研工作人员以及本科临床医学专业生殖医学方向的学生阅读。

本书在编写之际，笔者有幸得到首届"国医大师"邓铁涛、李济仁题词、指导；本书承世界中医药学会联合会男科专业委员会创会会长、中华中医药学会男科分会创会会长、国际中医男科学会主席曹开镛教授题词；本书承国医大师柴嵩岩，中华中医药学会外科分会名誉主任委员、中国性学会中医性学专业委员会名誉主任委员、北京中医药学会男科分会名誉主任委员、博士生导师、首都国医名师李曰庆教授写序；在编写过程中我们查阅了大量古今医籍、专著和医学期刊，采纳或引用了不少学者的研究成果，在此一并致以谢忱！尤其高兴的是在编写本书之际，有幸拜见了"国医大师"邓铁涛、李济仁、柴嵩岩教授，对邓老、李老、柴老的勉励和指导表示衷心的感谢！笔者虽欲求尽善尽美，但书中难免疏漏，祈望同道和读者斧正。

山东名中医药专家　庞保珍

2018 年 3 月 26 日

目　录

总论篇

第一章　中西医结合生殖医学概述 ·· 3
　第一节　中西医结合生殖医学的定义 ·· 3
　第二节　中西医结合生殖医学的研究范畴 ······································ 3
　第三节　中西医结合生殖医学的优势与特色 ··································· 3
第二章　中西医生殖医学发展概要 ·· 5
　第一节　中医生殖医学发展概要 ··· 5
　第二节　西医生殖医学发展概要 ··· 13
第三章　中西医生殖著作 ··· 14
　第一节　古代中医生殖专著 ··· 14
　第二节　现代中医与中西医结合生殖专著 ······································ 14

生殖生理篇

第四章　生殖系统的解剖与生理 ·· 19
　第一节　男性生殖系统的解剖与生理 ·· 19
　第二节　中医对男性生殖器官的认识 ·· 24
　第三节　女性生殖系统的解剖与生理 ·· 27
　第四节　中医对女性生殖器官的认识 ·· 51
第五章　生殖系统的发生与分化 ·· 53
　第一节　生殖腺的发生与分化 ·· 53
　第二节　生殖管道的发生与演化 ··· 55
　第三节　外生殖器的发生 ·· 58
　第四节　生殖系统发育异常 ··· 59
　第五节　性别发育异常 ··· 68
　第六节　中医对生殖系统发生与分化的认识 ··································· 78

第六章　受精与着床 ... 80
第一节　受精 ... 80
第二节　着床及其影响因素 ... 84
第三节　中医对受精与着床的认识 ... 87

第七章　胚胎干细胞 ... 89
第一节　概述 ... 89
第二节　胚胎干细胞的定义 ... 91
第三节　胚胎干细胞的诱导分化 ... 96
第四节　胚胎干细胞的应用 ... 104
第五节　中医对胚胎干细胞的认识 ... 107

第八章　生育免疫调节 ... 110
第一节　免疫性不孕症 ... 110
第二节　体外受精的免疫学问题 ... 116
第三节　复发性流产的免疫学问题 ... 118
第四节　中医对生殖免疫的认识 ... 125

生殖内分泌篇

第九章　下丘脑-垂体-性腺轴 ... 137
第一节　下丘脑-垂体轴解剖与生理 ... 137
第二节　神经内分泌调控 ... 139
第三节　下丘脑-垂体-性腺轴的自身调控 ... 142
第四节　促性腺激素释放激素 ... 144

第十章　促性腺激素 ... 148
第一节　促性腺激素的分子结构 ... 148
第二节　促性腺激素的合成与分泌 ... 148
第三节　促性腺激素的作用 ... 149

第十一章　催乳素 ... 151
第一节　泌乳素的分子结构 ... 151
第二节　泌乳素的合成与分泌 ... 152
第三节　泌乳素的作用 ... 156

第十二章　性类固醇激素 ... 159
第一节　性类固醇激素的合成与代谢 ... 159
第二节　性类固醇激素作用 ... 164
第三节　类固醇激素受体 ... 168

第十三章　生殖内分泌功能检测 ... 171
第一节　性激素基础值测定 ... 171
第二节　生殖内分泌功能试验 ... 173

第三节	其他生殖内分泌检测	174
第十四章	中医对生殖内分泌的认识	176

男性不育篇

第十五章	男性不育概述	183
第十六章	精液异常	200
第一节	无精子症	200
第二节	少精子症	209
第三节	弱精子症	220
第四节	畸形精子症	227
第五节	死精子症	231
第六节	白细胞精子症	237
第七节	血精症	240
第八节	精液不液化	244
第九节	精液量过少	250
第十七章	引起男性不育的常见疾病	256
第一节	阳痿	256
第二节	不射精症	267
第三节	逆行射精	274
第四节	遗精	276
第五节	性欲低下	286
第六节	睾丸炎	294
第七节	附睾炎	303
第八节	精囊炎	318
第九节	前列腺炎	332
第十节	精索静脉曲张	351
第十一节	免疫性不育	362

女性不孕篇

第十八章	女性不孕概述	375
第十九章	排卵障碍性不孕	400
第二十章	输卵管阻塞性不孕	431
第二十一章	心因性不孕	447
第二十二章	女性免疫性不孕	464
第二十三章	引起女性不孕的常见疾病	473
第一节	多囊卵巢综合征	473
第二节	高催乳素血症	491

第三节	子宫内膜异位症	503
第四节	子宫腺肌病	512
第五节	闭经	518
第六节	黄体功能不全	525
第七节	卵巢早衰	531
第八节	黄素化未破裂卵泡综合征	536
第九节	功能失调性子宫出血	544
第十节	席汉综合征	552

辅助生殖篇

第二十四章 人类辅助生殖技术概述 565
第二十五章 促排卵与超促排卵 566
- 第一节 概述 566
- 第二节 促排卵 566
- 第三节 超促排卵与地位 570
- 第四节 中医促排卵优势 573

第二十六章 人工授精 575
- 第一节 人工授精的分类 575
- 第二节 人工授精的原理 576
- 第三节 夫精人工授精 577
- 第四节 供精人工授精 582

第二十七章 体外受精-胚胎移植 585
- 第一节 概述 585
- 第二节 适应证和禁忌证 585
- 第三节 术前评估与相关检查 588
- 第四节 IVF 促排卵与监测 589
- 第五节 IVF 取卵与移植 592
- 第六节 并发症 594
- 第七节 影响临床妊娠率的女性因素 599

第二十八章 人类辅助生殖实验室技术 601
- 第一节 人工授精 601
- 第二节 体外受精胚胎移植技术 602
- 第三节 辅助生殖技术的相关衍生技术 612
- 第四节 冷冻技术在辅助生殖技术中的应用 615
- 第五节 胚胎植入前遗传学诊断 617
- 第六节 辅助生殖实验室质量控制 622

第二十九章 中医对辅助生殖的理论研究 629

第三十章　中医药在辅助生殖技术中的临床应用 ········ 635
  第一节　助孕前中医整体调节 ········ 635
  第二节　中医药在改善卵巢储备中的应用 ········ 639
  第三节　中医药对体外受精-胚胎移植失败后的调理 ········ 645
  第四节　中医药在体外受精-胚胎移植中的临床应用研究 ········ 648

第三十一章　中医辅助生殖实验研究 ········ 655

第三十二章　男性生育力评估 ········ 659
  第一节　生育力与生育力评估 ········ 659
  第二节　精液常规分析在男性生育力的评估价值 ········ 661
  第三节　精子功能及其他检测 ········ 675
  第四节　抑制素 B 在男性生育力评估中的价值 ········ 679

第三十三章　男性生育力保护与保存 ········ 682
  第一节　男性生育力保护现状与社会发展 ········ 682
  第二节　男性生育力保护 ········ 685
  第三节　男性生育力保存 ········ 687
  第四节　生育力保存的伦理原则与相关政策法规 ········ 691

第三十四章　人类精子库 ········ 696
  第一节　人类精子库概述 ········ 696
  第二节　捐精志愿者筛选 ········ 697
  第三节　精子冷冻保存技术 ········ 699
  第四节　人类精子库的质量管理 ········ 703

第三十五章　人类辅助生殖技术伦理原则与相关政策法规 ········ 706
  第一节　辅助生殖伦理学概述 ········ 706
  第二节　辅助生殖伦理学的基本原则 ········ 707
  第三节　辅助生殖技术伦理委员会与伦理监督 ········ 710
  第四节　人类辅助生殖伦理问题案例分析 ········ 712
  第五节　人类辅助生殖技术相关政策法规 ········ 718

生殖健康篇

第三十六章　青春期生理卫生 ········ 757
  第一节　青春期生理 ········ 757
  第二节　青春期保健 ········ 759

第三十七章　性健康 ········ 762
  第一节　性生理 ········ 762
  第二节　性心理 ········ 768

第三十八章　孕前与孕期保健 ········ 772

第一节	孕前保健	772
第二节	孕期保健	774

第三十九章　男性更年期保健

第一节	概述	776
第二节	更年期男性的生殖保健	777
第三节	男性激素补充治疗	779
第四节	中医对更年期男性的保健	783

第四十章　女性围绝经期保健

第一节	概述	785
第二节	围绝经期保健的现状与存在问题	786
第三节	围绝经期保健措施	791
第四节	中医对围绝经期的保健	792

第四十一章　生殖健康的影响因素

第一节	概述	794
第二节	遗传因素对生殖健康的影响	794
第三节	物理因素对生殖健康的影响	799
第四节	化学因素对生殖健康的影响	801
第五节	生物因素对生殖健康的影响	805
第六节	EEDs 的筛选与评价	807

计划生育篇

第四十二章　避孕与绝育

第一节	自然避孕法	817
第二节	激素避孕法	818
第三节	宫内节育器	824
第四节	其他避孕法	830
第五节	绝育	830
第六节	输精管复通术	834
第七节	避孕失败的补救措施	838
第八节	避孕节育措施的选择	840
第九节	中医避孕与绝育术	841

第四十三章　优生优育

第一节	出生缺陷的监测与防治	846
第二节	产前筛查与产前诊断	854
第三节	遗传咨询	858
第四节	中医优生优育术	863

总论篇

第一章 中西医结合生殖医学概述

第一节 中西医结合生殖医学的定义

中西医结合生殖医学是运用中医、西医理论及方法来认识和研究人类生殖问题的一门学科。中西医结合生殖医学的主要内容包括生殖基础（男、女生殖系统的解剖生理）、生殖临床（生殖疾病的发病机制、诊断、治疗及辅助生育）和生殖健康（遗传、优生、性病、性功能障碍等）三个方面。

第二节 中西医结合生殖医学的研究范畴

中西医结合生殖医学的研究对象不单是男性和女性两类个体，更多的是将夫妻双方或男女双方结合起来研究。研究范畴则是从中西医两个角度，以生殖为中心，涵盖生殖基础、生殖临床及生殖健康等三方面内容。具体包括男女生殖生理、生殖病理、生殖发病机制、诊断、治疗、与生殖相关的药物研究开发；辅助生殖技术、中医药在现代辅助生殖技术中的应用；中西医对优生、生殖健康保健和出生缺陷干预研究等。

第三节 中西医结合生殖医学的优势与特色

中医生殖医学依据中医理论，采用中药为主的药物疗法，治疗夫妻双方的生殖问题，并对其受孕进行指导，达到生育的目的；提倡夫妻同查同治、指导受孕，具有绿色自然、费用相对较低、成功率较高、涉及伦理优生问题较少等特色，更可贵的是具有在提高生殖能力的同时，能整体调治，促进身心健康，提高性欲等优势。

西医生殖医学是多学科的整合医学，运用现代医学的基础理论，从细胞生物学与分子生物学的微观角度，研究两性生殖系统的解剖特点、组织结构、生殖生理，生殖系统的功能性与器质性疾病的病因病理、诊断与鉴别诊断、预防和治疗方法，以及两性保健、计划生育和胚胎的发生、发育等。

辅助生殖技术是指在体外对配子与胚胎采用显微操作技术，帮助不孕夫妇受孕的一组方法，包括人工授精（artificial insemination，AI）与体外受精-胚胎移植（in vitro fertilization and embryo transfer，IVF-ET）以及在此基础上衍生的各种新技术，如卵胞浆内单精子显微注射（intracytoplasmic sperm injection，ICSI）、胚胎植入前遗传学诊断

(preimplantation genetic diagnosis，PGD）技术、生育功能的保存技术（精子冷冻、卵子和卵巢组织冷冻、胚胎冷冻）等。近年来出现的核移植与治疗性克隆、胚胎干细胞的研究等，也属于辅助生育技术的研究范畴。

运用药物疗法难以治愈的生殖问题，辅助生殖技术则显示出了优势。采用辅助生殖技术不仅可以治疗不孕症，而且可以通过该技术观察胚胎发育过程，揭示生殖奥秘。近年来，辅助生殖技术取得了长足的发展，已成为生殖医学重要的治疗方法，但遗传风险问题、出生缺陷问题、道德伦理问题等，也应引起更多关注。

尽管中医生殖医学与西医生殖医学归属于不同医疗体系，但终极达到生育的目标是相同的，同时这两种生殖研究体系各有优势。中西医结合生殖医学集中西医两大医学的各自优势，取长补短，是生殖医学发展的最佳途径。

（编者：庞保珍　庞清洋）

第二章 中西医生殖医学发展概要

第一节 中医生殖医学发展概要

一、中医求嗣起源与发展

中医是中国的国粹，中医医籍历史悠久，浩如烟海，其中有关男性不育、女性不孕的内容非常丰富。

不孕不育症伴随着人类的诞生而存在，它影响种族繁衍、家庭和睦。在我国最早的文字——殷商甲骨文中，已有相当丰富的关于生育方面的记载。甲骨文的卜辞中，也有不少是占卜是否有子。

萌芽于殷周的《易经》中就有"天地氤氲，万物化醇，男女构精，万物化生"这一关于人类生命起源的论述，揭示了人类生命繁衍的奥秘。《易经》中"妇三岁不孕""妇孕不育"等记载，是"不孕""不育"的最早文字记载。

大约成书于公元前11世纪的《山海经》中已经出现与生育有关的药物记载，如书中《西山经》云："又西三百二十里，曰嶓冢之山……有草焉，其叶如蕙，其本如桔梗，黑华而不实，名曰蓇蓉，食之使人无子。"《中山经》云："又东十里，曰青要之山……是山也，宜女子。畛水出焉，而北流注于河。其中有鸟焉……其状如凫，青身而朱目赤尾，食之宜子。"又说："又东二十里，曰苦山……其上有木焉，名曰黄棘，黄华而员（圆）叶，服之不字。"可反映当时人们对不孕不育的认识，因此在药物中有"宜子"和"使人无子""服之不字"的告诫。以上数种药物，究竟为何物，还有待于进一步考察，但据此却可以推之当时已对"种子"和"绝育"的药物有一定程度的了解，亦是世界上有关"求嗣"的最早记载。

周代对孕育的认识更有进步，《礼记》中有"取妻不同姓"的说法，据《春秋公羊传注疏》说："礼不娶同姓，买妾不知其姓则卜之，为同宗共祖乱人伦，与禽兽无别"，但只是从社会伦理的角度提出，而不是从医学优生方面考虑。《左传·僖公二十三年（公元前637年）》指出："男女同姓，其生不蕃"。因古代生产力低下，常是聚族而居，故同姓之人多有亲缘关系，而男女近亲结婚，不利于后代的繁衍昌盛。这种优生观点已被现代科学所证实，它比著名英国生物学家达尔文发现这一科学事实要早2500多年。《公羊传·哀公十二年（公元前557年）》指出："讳娶同姓"，说明当时对血缘近亲婚配所带来的遗传性疾病及对子孙繁衍的障碍已有正确认识。《周礼·媒氏》

提出："令男三十而娶，女二十而嫁"，为了优生，对结婚年龄有所限制。因此时男女正当肾气盛，生殖器官成熟，从医学角度看，这对优生、预防不孕不育无疑是有利的。

春秋战国时期，社会动乱，战事频仍，诸子蜂起，百家争鸣，出现了标志着我国医学理论形成的奠基之著——《黄帝内经》。在马王堆出土的稍早于《黄帝内经》的《胎产书》中，有求子的记载。该书的"禹问幼频"载："禹问幼频曰：我欲埴（殖）人产子，何如而有？幼频合（答）曰：月朔（月经）已去汁□，三日中从之，有子。其一日南（男），其二日女。"上述文字反映的是受孕的日期问题，认为月经净后三天，便是种子的日期。已较早注意到受孕日期是在经净之后，可以说是择期受孕的最早记载。与现在指导不孕患者预测排卵期，在排卵期交合，以求增加受孕的机会，是不谋而合的，也可视为当时治疗不孕症的措施之一。

《内经》奠定求嗣的理论基础。书中认为"肾藏精"，其所藏"先天之精"是生殖、发育的根本，"肾主命门之火"是促进生殖发育的动力，"肾主水"统人体水液的代谢，是泌尿功能的概括。此外书中还有"肾司二阴""两神相搏，合而成形"等有关生殖方面的记载。《素问·上古天真论》首先提出了肾气盛，天癸至，任通冲盛，月事以时下，故有子的受孕生理。《素问·骨空论》指出"督脉者……此生病……其女子不孕"的病理。《内经》对女子一生的生长、发育与衰老以及随之出现的月经来潮、孕育、绝经等一系列生理变化，有很详细的科学阐述："女子七岁肾气盛，齿更发长；二七而天癸至，任脉通，太冲脉盛，月事以时下，故有子；三七肾气平均，故真牙生而长极；四七筋骨坚，发长极；五七阳明脉衰，面始焦，发始堕；六七三阳脉衰于上，面皆焦，发始白；七七任脉虚，太冲脉衰少，天癸竭，地道不通，故形坏而无子也。"《内经》中有多处述及孕育，《灵枢·邪客》中说："地有四时不生草，人有无子"，用自然界的现象来类比解释不孕的机理。此外，对妊娠的诊断也有记载，如《素问·平人气象论》指出："妇人手少阴脉动甚者，妊子也。"《素问·阴阳别论》言："阴搏阳别，谓之有子。"《灵枢·论疾诊尺》："女子手少阴脉动甚者，妊子。"这些切脉诊断妊娠的理论仍有较高的临床指导意义。此外战国时期的诸子百家还有专门从事两性阴阳运气、逆流采战之类房中研究的"房中家"及其著作。仅《汉书·艺文志·方技略》就著录房中八家，即《容成阴道》《务成子阴道》《尧舜阴道》《汤盘庚阴道》《天老杂子阴道》《天一阴道》《黄帝三王养阳方》《三家内房有子方》，这些虽已失传，但从字义上看肯定包含求嗣内容。

二、完善过程与理论形成

张仲景将男性不育归于虚劳范畴，认为男子精气亏虚而精冷不温是导致不育的主要病机，指出了阳虚精亏型男子不育的脉象。张仲景《金匮要略·血痹虚劳病脉证并治第六》中记载："男子脉弱而涩。为无子，精气清冷"，是后世治疗男方不育精少、精冷用温肾补涩的理论根据。而对女性不孕，仍持宫寒的观点，如《金匮要略·妇人杂病脉证并治第二十二》中记载："温经汤……亦主妇人少腹寒，久不受胎"。温经汤是现有文献记载的第一条调经种子之方。成书于东汉时期的我国第一部药物学专著《神农本草经》中已有治疗男子不育、女子不孕药物的总结，如"阳起石……（治疗）无子，阳痿不起，补不足"；"肉苁蓉强阴，益精、多子……"；鹿角胶主治"伤中劳绝，腰痛羸瘦，补中益气，妇人血闭无子，止痛安胎"；当归"主治妇人漏下绝子"；在川芎、桃仁、水蛭、卷柏、阳起石、乌贼骨、肉苁蓉、覆盆子条目中，都记载可以治无子。该书还最早把女子胞称作"子宫"。《神农本草经·紫石英》曰："女子风寒在子宫，绝孕十年无子。"

晋唐时期，临床医学发展很快，出现了不少临床医学著作，如《肘后备急方》《针灸甲乙经》《千金要方》《千金翼方》《外台秘要》等，以及我国医学史上第一部病因证候学专著——《诸病源候论》。在这些书中，涉及不孕不育症的诊断和治疗的内容很多。《针灸甲乙经·妇人杂病第十》："女子绝子，阴挺出，不禁白沥，上髎主之。"《针灸甲乙经·妇人杂病》曰："女子绝子，衃血在内不下，关元主之"，率先提出瘀血导致不孕的机理，将针灸用于治疗女子不孕。南北朝时期南齐医家褚澄《褚氏遗书》首次提出父母的年龄及体质可以通过遗传影响下一代："父少母老，产女必羸；母壮父衰，生男必弱……补羸女则养血健体，补弱男则壮脾节色"，再次重申了"男必三十而子""女必二十而嫁"，则"阴阳充实而交合，则交而孕，孕而育。育而为子，坚壮强寿"；否则"未笄之女"结婚，必交而不孕，孕而不育，育而子脆不寿，并记载了用补养导引的治疗方法治疗无子："月初出时，日入时，向月正立。不息八通，仰头吸月光精，入咽之，令人阴气长。妇人吸之，阴气益盛，子道通，阴气长，益精髓脑。少小者，妇人之四十九已上还子；断绪者，即有子。久行不已，即成仙矣"。

隋代巢元方所撰《诸病源候论》，是我国第一部病理学专著，其中涉及泌尿、生殖方面的疾病就有27卷、29门、210候，对男性不育、女性不孕病因病机的论述至今仍有较高的临床应用价值，如指出精冷、精稀、不射精为男性不育之病源等。书中专列"无子候"篇。在此篇中，不仅提出了"妇人无子"的原因："妇人无子者，其事有三也。一者……；二者……；三者夫病妇疹，皆使无子"。此三者中，一、二均涉于迷信之说，而第三则明确提出了夫妇多因病而导致"无子"，而不是妇女单方面的原因，开辟了不孕症治疗史上的新篇章。巢元方还提出了"诊其右手关后尺脉，浮则为阳，阳脉绝无子也；又脉微涩，中年得此，为绝产也；少阴脉如浮紧则绝产恶寒；脉尺寸微弱，则绝嗣不产也"。对于妇女原因引起的无子候，又分"月水不利无子候""月水不通无子候""子脏冷无子候""带下无子候""结积无子候"等进行详述。而月水不利、不通、带下、结积无子从描述症状看，尤类今之盆腔炎、输卵管炎、子宫肿瘤等导致的不孕。

唐代著名医家孙思邈所著《千金要方》《千金翼方》，被誉为中国最早的临床百科全书。《千金要方》有3卷、《千金翼方》有4卷专述与妇女特有或有关的疾病，因此可以认为是至宋代出现妇科专著的奠基。《千金要方》《千金翼方》均将"求子"作为第一篇，可见孙思邈对不孕不育症的高度重视。在其著作中，孙思邈肯定并首先提出了"凡人无子，当为夫妻俱有五劳七伤、虚羸百病所致，故有绝嗣之殃"，即女子、男子均可因劳伤、虚赢、百病导致不孕不育症，而不是仅仅责之女方；提出"全不产""断续"分类；提出"治之法：男子服七子散，女服紫石门冬丸及坐药荡胞汤，无不有子也"。从"七子散治丈夫风虚目暗，精气衰少，无子，补不足"可见，辨证是气虚且肾阳、肾精不足，故所用大多是补肾温阳、健脾益气之药，而用于女子之朴硝荡胞汤，治"全不产"和"断续久不产三十年者"，则基本上是养血活血、攻下祛瘀之药，服后"必下积血及冷赤脓如赤小豆汁。本为妇人子宫内有些恶物令然"，并配合坐导药方，纳妇人阴中，亦"必下青黄冷汁"。另有用白薇丸、承泽丸、硝石大黄丸、秦椒丸等，亦多是攻补兼施，服后亦"当有所去""下长虫及青黄汁"等，可见是为宫中有冷血、癥瘕而设。另一方紫石门冬丸则为温肾补阳、养阴补血之药，为虚赢宫寒而设。另有专为男子而设的庆云散，云属古代求子所用，"主丈夫阳气不足，不能施化，施化无成"，则与汉代所持男子"精气清冷"导致不育的观点一致，是一脉相承的，可见古代治疗男性不育多偏于温补。从孙思邈制定专治男性不育的方剂"七子散"和"庆云散"可以看出，他非常重视以此类药物治疗男性不育。

孙思邈最早应用灸法治疗绝子、绝嗣不生，如"绝子，灸然谷五十壮"；"绝嗣不生，胞门闭塞，灸关元三十壮报之"；"妇人绝嗣不生，灸气门穴。在关元旁三寸各百壮"；"妇人子脏闭塞不受精，疼，灸胞门五十壮"；"妇人绝嗣不生，漏赤白，灸泉门十壮，三报之"；等等，可见灸疗法应用于治疗不孕不育症，已十分广泛。

孙思邈在《千金要方》《千金翼方》中所提出的优生理论，对后世影响极大。他认为最佳的媾精时间是夜半，其次是夜半后，此时媾精易成孕，所孕胎儿质较优。他又从年月节律的角度，提出了诸多媾精不利因素的避禁，如曰："交会者，当避丙丁日（火日、夏日）及弦（阴历初七、八和二十二、二十三日）、望（阴历十五日）、晦（阴历月终）、朔（阴历初一）、大风、大雨、大雾、大寒、大暑、雷电霹雳、天地晦冥、日月薄蚀、虹蜺地动。"认为此时媾精，不利优生。这种按生物节律时间媾精的观点，与现代科学颇多一致。

唐代的本草首次出现以功效作为药物分类的依据，依次介绍具有相同功效的药物，如世界上第一部由国家颁布的具有药典性质的《新修本草》中，就有治无子功效之目，其下列有紫石英、阳起石、桑螵蛸、秦皮、石钟乳、紫葳、艾叶、卷柏等八味，是当时临床用药经验的总结。现代研究发现，紫石英有较好的促排卵功效。

宋金元时期，由于当时特别是宋代皇帝对医药的重视，不仅皇帝亲自敕撰医方、本草，设翰林医官，还成立校正医书局、和剂局等机构，使中医药的发展又出现一个新高峰。而妇产科在唐代发展的基础上，正式独立成科。宋代的医学教育机构太医局所设九科中，产科为其中之一，是妇产科独立成科的标志。当时产科是包括妇科在内的。陈自明著《妇人大全良方》，齐仲甫著《女科百问》《产宝杂录》，郭稽中著《妇人产育保庆集》《妇人方》，陈素庵著《陈秘兰妇科》《妇科医要》《陈素庵妇科补解》，杜莐对《产育宝庆集》作了附益，冀致君作《校附产育宝庆集》、严用和著《校正郭稽中产后二十一论治》《校正时贤胎前十八论治》等。

宋代在妇产科方面影响最深、成就最大、内容最完备的专著，当首推陈自明的

《妇人大全良方》，书中内设"求嗣门"。《妇人大全良方》继承了易学和《内经》学术思想，在"胎教门"中指出："天地者，形之大也；阴阳者，气之大也。惟形与气相资而立，未始偏废。男女构精，万物化生，天地阴阳之形气寓焉。语七八之数，七，少阳也；八，少阴也，相感而流通。故女子二七而天癸至，男子二八天癸至，则以阴阳交合而兆始故也。"

本时期妇产科的特点是改宋以前以求嗣为第一，而对经带之研究予以重视，因此在妇产科著作中是经带疾病在前，胎产在后，《妇人大全良方》即是将"月经序论"放在首卷首篇，并曰："若遇经行，最宜谨慎，否则与产后症相类。"《陈素庵妇科补解》说："妇人诸病，都由经水不调。调经，然后可以孕子，然后可以却疾，故以调经为首，序于安胎、保产之前。"《本事方》说："凡妇人有白带是第一等病，令人不产育，宜速治之。"突出了经、带与不孕不育症的密切关系，同时也体现了古代医家对"种子先调经，经调胎自孕"观点的高度重视。

对于无子的病因，《妇人大全良方》曰："夫无子者，若夫妇疾病，必须药饵。然妇人无子，或劳伤血气，或月经闭涩，或崩漏带下。右尺浮则为阳绝，或尺微涩，或少阴脉浮紧，或尺寸俱微弱者，皆致绝产。若调摄失宜，饮食失节，乘风袭冷，结于子脏，亦令无子也。"较隋唐时期，宋代医家不仅在认识上对经、带引起的不孕予以重视，而且在治疗上除沿用唐以前历代传下之七子散、荡胞汤、紫石门冬丸等外，又开创辨证论治之先河，如治妇人冲任虚寒之诜诜丸；治子宫虚冷、带下白淫之艾附暖宫丸；治妇人羸弱、血虚有热、经水不调、崩漏带下、骨蒸等疾导致不孕之乌鸡丸等。骨蒸类今之结核病，可见此时已发现骨蒸（子宫结核）引起的不孕症。

金元时期，金元四大家分别以"六气皆从火化"（刘完素）、"内伤脾胃，百病由生"（李杲）、"邪去正自安"（张从正）、"阳常有余，阴常不足"（朱震亨）立论，创寒凉、补土、攻下、滋阴四派，学术的争鸣，促进了金元时期医学的发展，为后世留下了丰富的治疗经验。在治疗妇产科疾病方面，亦突出了各流派的学术特点，如张从正每用攻下法治不孕，其撰《治百病法》卷二，即记载治"妇人年乃二三十者，虽无病而无子，经血如常，或经血不调，乃阴不升阳不降之故也。可独圣散，上吐讫冷痰三二升；后用导水丸、禹功散，泻讫三五行及十余行；或用无忧散泻十余行；次后吃葱醋白粥三五口。胃气既通，肠中得实，可服玉烛散。更助以桂苓白术丸、散，二药是降心火，益肾水，既济之道，不数月而必有孕也"，就是佐证。朱震亨对不孕症研究较深，在《格致余论·受胎论》中指出："男不可为父，得阳气之亏者也；女不可为母，得阴气之塞者也"，并首先提出"女涵男"的真假阴阳人不能生育。在《丹溪心法·子嗣》中增补了肥盛妇人痰湿闭塞子宫和怯瘦妇人子宫干涩不能怀孕的证治。在《金匮钩玄·卷三》中认为肥盛妇人不能孕育者，以其身中脂膜闭塞子宫，而致经事不能行。"可以有导痰汤之类，亦可调理药……却后服螽斯丸"。此外提出"瘦怯妇人不能孕育者，以子宫无血，经气不聚故也"，"妇人气盛于血，所以无子。前者治以四物汤，养血、养阴等药，后者治以抑气散"。充实了不孕不育症诊治的内容。朱震亨同时提出"求子之道，莫如调经"的观点。

明代是中国封建社会中后期。一方面，封建礼教之禁锢较唐宋时期更重，妇女地位更低；另一方面明中期以后，随着西方传教士的到来，也带来了一些西方科学文化，包括医学在内。

从妇产科来说，明代可说是妇产科学术著作的繁荣时期，即使在综合性著作中，妇产科也占有很大的篇幅，至今指导着中医妇产科临床。如薛己所著《女科撮要》《校注妇人良方》，万全所著《广嗣纪要》《万氏妇人科》《万氏女科汇要》《万氏妇科达生编》，俞桥的《广嗣要语》，武之望的《济阴纲目》，女医家杨谈所著《女科杂言》，龚居中的《女科百效全书》，岳甫嘉的《医学正印种子编》，王肯堂所著《女科证治准绳》《胎产证治》，张景岳的《景岳全书·妇人规》，等等。其中万全的《广嗣纪要》、俞桥的《广嗣要语》、岳甫嘉的《医学正印种子编》为求嗣专书。

明代俞桥所撰《广嗣要语》认为男精女血是孕育胎始的两种基本物质，精血的充盛，是孕育胎始的基本条件，指出："夫精者，血也，水也，阴也；盖以有形言之也。有形而能射者，则又为气为火为阳所使然也。精兼气血，兼水火，兼阴阳，总属肾与命门二脉，以沉静为平"。该论有两层意思：其一，精由血所化生，有形质，藏于肾之命门。精虽属阴，但兼具水火气血阴阳，纵欲能使气血水火阴阳俱亏；其二，精性喜沉静，其躁动与射出，则有赖于气、阳、火的鼓动。寡欲养生，心境安定，欲念宁静，则精不忘动。俞桥的精血论，即精为阳使、清心养精的观点，给遗精、早泄、性功能亢进、不育等疾病的论治以较大启迪。

明代岳甫嘉所撰《医学正印种子编》，分男科、女科各一卷。上卷"男科"专论男子不育，载方52首。认为不育有肾之本经病与他经病之不同。肾的功能失常是不育的直接原因，七情、六淫等病因也可导致肾的功能失常，造成不育。治宜审因求本，先治他经之疾，除去病源，继以补肾，反对不辨证论治而乱用补法。肾为先天之本，靠后天脾胃运化精微不断充养。故在调补肝肾阴阳的同时，宜兼养脾胃，或先调脾胃继补肝肾。此外，还提出清心滋肾、固肾宁心、宁心疏肝、养心温肾、活血安神等治法，调理心神。总以补阴阳之虚，以平和为期。古代医家在不育用方中多加固精涩精之品，他对此提出异议："种子之法，要在固精，而涩精之药，尤种子所忌。如龙骨、牡蛎等，可入治虚损，不入种子方。以涩则施精不全，非求嗣者所宜也。"认为涩精药须伍以疏利肾气之品（如车前子等），方可用于不育方中。其对女性不孕也有较精辟的论述。

明代万全所撰《广嗣纪要》，对男性不育主张用益精固精法，"用枸杞子、菟丝子、柏子仁以生其精，使不至于易亏；山萸肉、山药、芡实以固其精，使不至于易泄"。对男子万全总结为"无不男"，即"天"（生殖器官短小若无）、"漏"（男子精关不固，常自遗泄）、"犍"（阴茎被割）、"怯"（阳痿）、"变"（两性畸形）。万全在《广嗣纪要·择配篇》中提出了"无不女"的观点："一曰螺，阴户外纹如螺蛳样，旋入内；二曰纹，阴户小如箸头大，只可通溺，难交合，名曰石女；三曰鼓，花头绷急似无孔；四曰角，化头尖削似角；五曰脉，或经脉未及十四而先来，或十五十六而始至，或不调，或全无，此五种无花之器，不能配合太阳，焉能结仙胎也哉？""螺"类似于先天阴道不完全横隔；"纹"为先天性阴道狭窄；"鼓"为处女膜闭锁；"角"为阴蒂过长，类似于两性人，故为女性生殖器官先天发育畸形导致不孕；"脉"属月经不调，或可引起不孕。可见万全既重视妇科的研究，又重视男科的研究，对不孕不育的研究不再偏重于女性，可以说是一大进步。尽管封建礼教在明代禁锢甚剧，如《医学入门》记载："……或证重而隔帐诊之，或证轻而就门隔帷诊之，亦必以薄纱罩手。贫家不便，医者自袖薄纱。寡妇室女，愈加敬谨，此非小节……"，导致明代妇产科的四诊名存实亡。而万全仍不受影响而有所发展和提高，是难能可贵的。

在此时期，辨证论治已较广泛运用于临床。如楼英之《医学纲目·妇人部》即有"每见妇人之无子者，其经必或前或后，或多或少，或将行作痛，或行后作痛，或紫或黑或淡，或凝而不调，不调则血气乖争，不能成孕矣"，"详不调之由，其或前或后及行后作痛者，虚也。其少而淡者，血虚也。多者，气虚也。其行将作痛及凝块不散者，滞也。紫黑色者，滞而夹热也。治法：血虚者四物汤，气虚者四物加参、芪，滞者香附、缩砂、木香、槟榔、桃仁、玄明，滞久而沉痼者吐之下之，脉证热者四物加芩、连，脉证寒者四物加楂、附及紫石英类是也。直至积去、滞行、虚回，然后血气和平，能孕子也"。这种辨证论治的方法、方药，至今在临床仍很实用。

张景岳在《类经附翼》中对子宫位置做了正确的描述，其曰："夫所谓子户者，即子宫也，即玉房之中也，俗名子肠。居直肠之前，膀胱之后……而子由是生。子宫之下有一门，其在女者，可以手探而得。"这与现代妇科检查方法相仿，然封建礼教扼杀了这一进步。张景岳对不孕症有丰富的经验，并有较深刻的阐述，在《妇人规》中指出："不生不毛者，出于先天之禀赋，非人力为也"，是对绝对性不孕的描述。又说："不知产育由于血气，血气由于情怀，情怀不畅，则冲任不充，冲任不充，则胎孕不受"，较早认为七情内伤导致不孕症。并提出："凡唇短嘴小者不堪，此子处之部位也；耳小轮薄者不堪，此肾气之外候也……"，作为诊断不孕的一种新方法，值得研究。对不孕症的治疗，《妇人规》指出："种子之方，本无定轨，因人而药，各有所宜。故凡寒者宜温，热者宜凉，滑者宜涩，虚者宜补，去其所偏，则阴阳和而生化着矣。"强调治疗不孕症必须辨证论治。又说："精不充实，则胎元不固……"，暗示补肾是治疗不孕不育的重要方法。

在赵献可所撰《邯郸遗稿》中，记载了"凡妇人生理不顺怕产者，宜服九龙丹则不娠，其故何也？此药能令脂膜生满子室，不受孕矣。如后要嗣而受孕者，以车前子为末，温酒服一钱，数服仍可以受孕，极善之法也……（九龙丹）男子服之精涩体强，女子服之则不孕"。可见明代已有应用药物避孕者，同时还有解除避孕药作用促使复孕者。其效果如何，值得临床进一步研究。

清代承袭明代，在临证经验方面更见丰富，在辨证论治方面更为娴熟，妇产科著作不断增多，如秦之桢《女科切要》，萧壎《女科经纶》，陈治《济阴近编》，钱俊《济阴纂要》《保产良方》，沈尧封《沈氏女科辑要》，沈金鳌《妇科玉尺》，傅山《傅青主女科》，叶桂《叶天仁女科医案》，萧山竹林寺僧所撰《萧山竹林寺女科》等，其中以《傅青主女科》《萧山竹林寺女科》流传最广，影响最大。

在不孕不育症研究上，傅山对带脉予以重视，认为"带脉者，所以约束胞胎之子也。带脉无力，则难以提系，必然胞胎不固，故曰带弱则胎易坠，带伤则胎不牢"，为不孕不育症治疗开辟了先河，故有完带汤之设。而王孟英在《沈氏女科辑要》中提出"妇人之病，虽以调经为先，第人禀不同，亦如其面。有终身月汛不齐而善于生育者，有经期极壮而竟不受孕者……始知古人之论，不可尽泥；无妄之药，不可妄施也"，认识到月经不调可以导致不孕，但不是不孕的决定性因素，强调辨证论治。

对于不孕不育症的原因，《傅青主女科》《竹林寺女科》中有较系统的总结，如《傅青主女科》将不孕归结为身瘦不孕、胸满不思饮食不孕、下部冰冷不孕、胸满少食不孕、少腹急迫不孕、嫉妒不孕、肥胖不孕、骨蒸夜热不孕、腰酸腹胀不孕、便涩腹胀足浮肿不孕十种，分别用养精种玉汤、并提汤、温胞饮、温土毓麟汤、宽带汤、开郁种玉汤、加味补中益气汤、清骨滋肾汤、升带汤、化水种子汤为治。《竹林寺女科》除述有妇人虚弱不孕（治以毓麟珠）、脏寒不孕（治以续嗣降生丹）、形肥不孕（治以涤淡汤或丸）、瘦弱不孕（治以大补丸）、素弱不孕（治以八珍益母丸）、相火盛（治以一阴煎）、脾胃寒（治以补中丸）、气郁不孕（治以合欢丸）、血滞不孕（治以五物煎）、经乱不孕（治以种玉酒）、经水不调（治以大生丸、调经种玉丸）等外，还特别阐述了男子导致的不孕，称为艰嗣，分为男子阴虚艰嗣（治以左归丸）、精少艰嗣（治以固本丸）、瘦弱艰嗣（治以无比山药丸）、精冷艰嗣（治以菟丝丸）、精寒艰嗣（治以毓麟珠）、虚寒艰嗣（治以还少丹）、精薄艰嗣（治以梦熊丸）、精滑艰嗣（治以种子丹）、精清艰嗣（治以固本健阳丹）、阳痿艰嗣（治以赞育丹）、阳虚艰嗣（治以右归丸）、火盛艰嗣（治以补阴丸）、阳极艰嗣（治以延年益嗣丹）、鸡精艰嗣（治以壮阳汤）14类，是妇产科著作中涉及男子引起不育诊治最丰富的著作。由于这两部著作分类详细，用方明确，因此不仅对清代治疗不孕不育有较大影响，而且对当今治疗不孕不育仍有较大的指导意义。

《医宗金鉴》中专列"嗣育"一节。

此外，唐容川著《血证论》，对结核病导致的"抱儿痨"有详述。其曰："世谓妇人有胎，复得咳嗽发热骨蒸，或吐血，或梦交，名为抱儿痨。其胎不能孕满十月，或七八月，或五六月，胎便萎堕，儿不长成。其每坐产之后，不得满月，定然废命"，认为"抱儿痨，困急之极，胎不能保，则亦无须存胎，单以保产母为急……听其安可也，堕亦可也，胎既下后，但照正产，按法治之，去瘀生新，自无不愈"，提出"治抱儿痨以保养肺金为第一要法"。这种不主张保胎，而以保全母体为首要，以保养肺金为治疗大法，对结核引起的不孕、早产、胎发育不良等，无疑开拓了临床诊治思路。

19世纪中期以后，西方医学传入了中国，并发展成西医学在中国立足，开始与中国传统的医学并存竞争。在此形势下，出现了一批中西医汇通派著作，如王学权《重庆堂随笔》、石寿堂《医原》、张锡纯《医学衷中参西录》等，都有关于女性生殖器官、胚胎理论与不孕不育的阐述。

中华人民共和国成立以后，中医辨证论治、辨病与辨证相结合治疗不孕不育，取得了较大进展。

（编者：庞保珍　庞清洋）

第二节 西医生殖医学发展概要

西医生殖医学涵盖了妇产科学、泌尿科学、基础医学胚胎学、遗传学等。辅助生殖技术在生殖医学中占有非常重要的地位，是运用生殖医学技术与方法对配子、合子和胚胎进行人工操作，以达到受孕目的的技术，包含人工授精、体外受精、胚胎移植技术及其衍生技术。

20 年来，随着体外受精、胚胎移植（IVF-ET）技术的发展，多种辅助生殖技术（assisted reproductive technique，ART）不断出现，比如输卵管内配子移植（gamete intrafallopian transfer，GIFT）、输卵管内合子移植（zygote intrafallopian transfer，ZIFT）、宫腔内配子移植（gamete intrauterine transfer，GIUT）等，也有腹腔内直接人工授精（intraabdominal insemination,）、腹腔内配子移植（peritoneal ovum sperm transfer，POST）成功妊娠的报道。进入 20 世纪 90 年代，显微操作崭露头角，卵胞浆内单精子显微注射（ICSI）的出现使生殖技术操作达到细胞水平，对于少精、弱精或不能由射精取得精子者，采用附睾或睾丸取精，行卵胞浆内单精子显微注射实现体外受精。目前，世界上已有数十万个婴儿借由这种技术诞生。冷冻胚胎解冻后做胚胎移植，以及供卵、赠胚工作的开展，使一些丧失生育能力的妇女实现了生育的愿望，比如以往难以想象的绝经后妇女也可采用通过激素治疗与供卵、赠胚生育子女，目前世界上已有上百例 50 岁以上的妇女经此种治疗生育子女，其中年龄最大者为 63 岁。另外，可喜的是一些尖端技术也不断出现，如胚胎植入前遗传学诊断（PGD）是辅助生殖技术与优生学结合的新技术，它可在人类胚胎发育至 6~8 个细胞或囊胚时，取出 1~2 个卵裂球进行遗传疾病的检测，从而筛选出正常胚胎进行移植，达到优生目的。截至 1997 年，全世界已有 166 个经 PGD 出生的正常婴儿。目前，国内外许多生殖中心利用序贯培养进行囊胚期胚胎培养与移植，效果良好。囊胚移植由于通过无创伤手段选择了最具生命力的胚胎进行移植，提高了种植率与妊娠率，并因减少移植胚胎数，降低了多胎妊娠发生率。

生殖医学近年来发展迅速，从 1959 年华人科学家张民觉先生在兔子身上成功完成人工授精，到 1978 年世界上第一例试管婴儿的诞生，再到 2010 年试管婴儿之父罗特·爱德华兹获得诺贝尔奖，辅助生殖技术已经得到了世界上广泛的认可。有报告指出：截至 2010 年，有 400 万名试管婴儿诞生。当然，在试管婴儿的诞生给不孕家庭带来幸福的同时，也有对试管婴儿做法的质疑，如配子的买卖、多胎妊娠、妊娠期并发症及对出生人口质量影响等一系列问题。

在中国，北京协和医院、北京大学第三医院、湖南医科大学最早开展辅助生殖技术。从 1988 年第一例试管婴儿诞生到现在的三十年间，我国开展的各项辅助生殖技术及其衍生技术，逐渐接近国际先进水平。

（编者：庞保珍　庞清洋）

第三章 中西医生殖著作

第一节 古代中医生殖专著

古今医家对生殖的研究非常重视，从古至今对不孕不育的研究，是一个不断发展，逐步完善的过程。不仅综合医籍有专篇详述，而且涌现出大量的求嗣专著，如万全的《广嗣纪要》、俞桥的《广嗣要语》、徐春甫的《螽斯广育》、蔡龙阳的《螽斯集》、李盛春的《胤嗣全书》、钱大义的《求嗣秘书》、岳甫嘉的《妙一斋医学正印种编》、袁黄的《祈嗣真诠》、胡孝的《种子类纂》、程云鹏的《种嗣玄机》、包诚的《广生篇》、叶天士的《秘本种子金丹》等，还有现已佚失无从查阅的《衍嗣宝训》《广嗣秘旨》《集验广嗣珍奇》等。

第二节 现代中医与中西医结合生殖专著

李淑玲、庞保珍主编的《中西医临床生殖医学》，孙自学、庞保珍主编的《中医生殖医学》，连方主编的《中西医结合生殖医学》。

（编者：庞保珍　庞清洋）

参考文献

1. 何清湖等．中华医书集成［M］．2版．北京：中医古籍出版社，1999.
2. 河北医学院．灵枢经校释［M］．北京：人民卫生出版社，2009.
3. 山东中医学院．河北医学院．黄帝内经素问校释［M］．2版．北京：人民卫生出版社，2009.
4. 王洪图．黄帝内经素问白话解［M］．北京：人民卫生出版社，2004.
5. 世界卫生组织．世界卫生组织人类精液及精子—宫颈黏液相互作用实验室检验手册［M］．4版．北京：人民卫生出版社，2001.
6. 李曰庆．中医外科学［M］．北京：中国中医药出版社，2002.
7. 王心如，周作民．生殖医学［M］．北京：人民卫生出版社，2004.
8. 尤昭玲．中西医结合妇产科学［M］．北京：中国中医药出版社，2006.
9. 曹开镛．中医男科诊断治疗学［M］．北京：中国医药科技出版社，2007.
10. 王琦．王琦男科学［M］．2版．郑州：河南科学技术出版社，2007.

11. 窦肇华．生殖生物学［M］．北京：人民卫生出版社，2007．
12. 乔杰．生殖工程学［M］．北京：人民卫生出版社，2007．
13. 周作民．生殖病理学［M］．北京：人民卫生出版社，2007．
14. 朱长虹．生殖药理学［M］．北京：人民卫生出版社，2007．
15. 王应雄．生殖健康学［M］．北京：人民卫生出版社，2007．
16. 熊承良．临床生殖医学［M］．北京：人民卫生出版社，2007．
17. 徐晓阳．性医学［M］．北京：人民卫生出版社，2007．
18. 李铮，等．世界卫生组织男性不育标准化检查与诊疗手册［M］．北京：人民卫生出版社，2007．
19. 张滨．性医学［M］．广州：广东教育出版社，2008．
20. 庞保珍，赵焕云．不孕不育中医治疗学［M］．北京：人民军医出版社，2008．
21. 庞保珍，庞清洋，赵焕云．不孕不育中医外治法［M］．北京：人民军医出版社，2009．
22. 夏桂成．夏桂成实用中医妇科学［M］．北京：中国中医药出版社，2009．
23. 徐福松．徐福松实用中医男科学［M］．北京：中国中医药出版社，2009．
24. 中华医学会．临床诊疗指南．辅助生殖技术与精子库分册［M］．北京：人民卫生出版社，2009．
25. 罗丽兰．不孕与不育［M］．2版．北京：人民卫生出版社，2009．
26. 乔杰．多囊卵巢综合征［M］．北京：北京大学医学出版社，2009．
27. 乔杰．临床生殖医学与手术［M］．北京：北京大学医学出版社，2009．
28. 肖承悰．中医妇科临床研究［M］．北京：人民卫生出版社，2009．
29. 侯丽辉，王耀庭．今日中医妇科［M］．2版．北京：人民卫生出版社，2011．
30. 庞保珍．不孕不育名方精选［M］．北京：人民军医出版社，2011．
31. 谷翊群，等．世界卫生组织人类精液检查与处理实验室手册［M］．5版．北京：人民卫生出版社，2011．
32. 中华医学会．临床技术操作规范·辅助生殖技术和精子库分册［M］．北京：人民军医出版社，2012．
33. 李蓉，乔杰．生殖内分泌疾病诊断与治疗［M］．北京：北京大学医学出版社，2012．
34. 李力，乔杰．实用生殖医学［M］．北京：人民卫生出版社，2012．
35. 庞保珍．饮食养生之道［M］．北京：中医古籍出版社，2012．
36. 庞保珍．男性健康之道［M］．北京：中医古籍出版社，2012．
37. 庞保珍．放松心情之道［M］．北京：中医古籍出版社，2012．
38. 庞保珍．性功能障碍防治精华［M］．北京：人民军医出版社，2012．
39. 瑞兹克．不孕症与辅助生殖［M］．孙鲲，译．北京：人民卫生出版社，2013．
40. 刘平，乔杰．生殖医学实验室技术［M］．北京：北京大学医学出版社，2013．
41. 乔杰．生育力保护与生殖储备［M］．北京：北京大学医学出版社，2013．

42. 李淑玲，庞保珍．中西医临床生殖医学［M］．北京：中医古籍出版社，2013．

43. 乔杰．生殖医学临床诊疗常规［M］．北京：人民军医出版社，2013．

44. 曹开镛，庞保珍．中医男科病证诊断与疗效评价标准［M］．北京：人民卫生出版社，2013．

45. 左伋．医学遗传学［M］．6版．北京：人民卫生出版社，2013．

46. 乔杰．生殖医学临床指南与专家解读［M］．北京：人民军医出版社，2014．

47. 庞保珍，庞清洋．健康长寿之路［M］．北京：中医古籍出版社，2015．

48. 庞保珍，庞清洋．女性健康漂亮的智慧［M］．北京：中医古籍出版社，2015．

49. 庞保珍，庞清洋．战胜不孕不育的智慧［M］．北京：中医古籍出版社，2015．

50. 庞保珍．生活起居中的健康科学——远离癌症、糖尿病、心脑血管疾病［M］．北京：人民卫生出版社，2015．

51. 庞保珍．不孕不育治疗名方验方［M］．北京：人民卫生出版社，2015．

52. 庞保珍．优生优育——生男生女好方法［M］．北京：中医古籍出版社，2016．

53. 郭应禄，辛钟成，金杰．男性生殖医学［M］．北京：北京大学医学出版社，2016．

54. 王劲松，王心恒，王晓虎．王劲松中医精室论［M］．南京：东南大学出版社，2016．

55. 庞保珍，庞清洋．健康之路——《国家基本公共卫生服务规范》健康教育解读［M］．郑州：河南科学技术出版社，2017．

56. 孙自学，庞保珍．中医生殖医学［M］．北京：人民卫生出版社，2017．

57. 连方．中西医结合生殖医学［M］．北京：人民卫生出版社，2017．

58. 陈子江．生殖内分泌学［M］．北京：人民卫生出版社，2017．

59. 姜辉，邓春华．中国男科疾病诊断治疗指南与专家共识［M］．北京：人民卫生出版社，2017．

生殖生理篇

第四章 生殖系统的解剖与生理

第一节 男性生殖系统的解剖与生理

一、男性内外生殖器

男性生殖系统（male genital system）包括内生殖器和外生殖器两个部分。内生殖器由生殖腺（睾丸）、输精管道（附睾、输精管、射精管和尿道）和附属腺体（精囊腺、前列腺、尿道球腺）组成，外生殖器包括阴囊和阴茎。

（一）内生殖器

生殖腺

睾丸（testis）位于阴囊内，左右各一。扁椭圆体，分上下端、内外面、前后缘，表面包被致密结缔组织称为白膜。在睾丸后缘，白膜增厚并突入睾丸实质内形成放射状的小隔，把睾丸实质分隔成许多锥体形的睾丸小叶，每个小叶内含2～3条曲细精管。曲细精管之间的结缔组织内有间质细胞，可分泌雄性激素。曲细精管在睾丸小叶的尖端处汇合成精直小管，再互相交织成网，最后在睾丸后缘发出十多条输出小管进入附睾。

附属器官

1. 附睾（epididymis）

附睾紧贴睾丸的上端和后缘，可分为头、体、尾三部。头部由输出小管组成，输出小管的末端连接一条附睾管。附睾管长约4～5米，构成体部和尾部。

附睾功能：（1）为精子生长成熟提供营养：附睾管壁上皮分泌附睾液为精子生长提供营养。（2）贮存精子：精子在此贮存、发育成熟并具有活力。

2. 输精管（ductus deferens）

输精管长约40厘米，呈紧硬圆索状。输精管行程较长，从阴囊到外部皮下，再通过腹股沟管入腹腔和盆腔，在膀胱底的后面精囊腺的内侧膨大形成输精管壶腹，其末端变细，与精囊腺的排泄管合成射精管。

3. 射精管（eaculatory duct）

射精管长约2厘米，穿通道列腺实质，开口于尿道前列腺部。

4. 精索（spermatic cord）

精索是一对扁圆形索条，由睾丸上端延至腹股沟管内口，由输精管、睾丸动脉、蔓状静脉丛、神经丛、淋巴管等及其外包的三层筋膜（精索外筋膜、提睾肌、精索内筋膜）构成。

附属腺

1. 精囊腺（seminal vesicle gland） 扁椭圆形囊状器官，位于膀胱底之后，输精管壶腹的外侧，其排泄管与输精管末端合成射精管。精囊的功能主要是分泌呈弱碱性的淡黄色黏稠液体，主要成分有果糖、多种氨基酸、纤维蛋白原、前列腺素和枸橼酸等，具有营养和稀释精子的功能，约占精液的60%～70%。

2. 前列腺（prostate gland）

（1）呈栗子形，位于膀胱底和尿生殖膈之间，分底、体、尖。体后面有一纵生浅沟为前列腺沟，内部有尿道穿过。

（2）功能：分泌一种含较多草酸盐和酸性磷酸酶的乳状碱性液体，称为前列腺液。其作用是可以与精囊腺液一起中和射精后精子遇到的酸性液体，从而保证精子的活动和受精能力。前列腺液是精液的重要组成成分，约占精液的20%。

（3）内分泌作用：前列腺还可以分泌激素，称之为前列腺素，具有运送精子、卵子和影响子宫运动等功能。

3. 尿道球腺（bulbourethral gland） 埋藏在尿生殖膈内，豌豆形，开口于尿道海绵体部的起始部。功能：分泌蛋清样碱性液体，排入尿道球部，参与精液组成。

外生殖器

1. 阴囊（scrotum） 是由皮肤构成的囊。皮下组织内含有大量平滑肌纤维，称肉膜。肉膜在正中线上形成阴囊中隔，将两侧睾丸和附睾隔开。阴囊皮肤为平滑肌和结缔组织构成的肉膜，具有收缩舒张功能，能调节囊内温度，阴囊内低于体温对精子发育和生存有重要意义。

精细胞对温度比较敏感，所以当体温升高时，阴囊舒张，便于降低阴囊内的温度；当体温降低时，阴囊收缩，以保存阴囊内的温度。正常男孩出生后睾丸即位于阴囊内，如果睾丸一直不能从腹腔下降至阴囊内，称为隐睾症。

2. 阴茎（penis） 可分为阴茎头、阴茎体和阴茎根三部分，头体部间有环

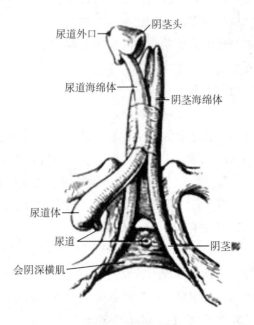

图4-1 阴茎解剖图

形冠状沟。阴茎头为阴茎前端的膨大部分（又称龟头），尖端有尿道外口，头后稍细的部分叫阴茎颈。

阴茎体由两个阴茎海绵体和一个尿道海绵体，外面包以筋膜和皮肤而构成。尿道海绵体内由尿道贯穿其全长，前端膨大形成阴茎头，后端膨大形成尿道球。每条阴茎海绵体的外面包被着一层纤维膜，海绵体的内部有由结缔组织、平滑肌构成的小梁，小梁间空隙腔称为海绵体腔，海绵体腔与血管相通，若腔内充血海绵体膨大，则阴茎勃起。海绵体根部附着肌肉，协助排尿、阴茎勃起及射精。阴茎皮肤薄而易于伸展，适于阴茎勃起。阴茎体部至颈部皮肤游离向前形成包绕阴茎头部的环形皱襞，称为阴茎包皮。

3. 男性尿道（male urethra）

既是排尿路又是排精管道，起于尿道内口，止于阴茎头尖端的尿道外口，成人长约18厘米，全程可分为三部：前列腺部（穿过前列腺的部分）、膜部（穿过尿生殖膈的部分，长约1.2厘米）和海绵体部（穿过尿道海绵体的部分），临床上将前列腺部和膜部全称为后尿道，海绵体部称为前尿道。男性尿道全程有三处狭窄和两个弯曲，三个狭窄是尿道内口、膜部和尿道外口，两个弯曲分别位于耻骨联合下方和耻骨联合前下方。

二、睾丸的内分泌功能

睾丸具有产生精子和分泌雄性激素的双重功能。在性成熟时，睾丸的间质细胞主要分泌以睾酮为主的雄激素，4～9mg/日，自青春期开始分泌增多，老年时减少，但可维持终生。雄激素的主要生理作用：

（1）刺激男性附性器官的发育，并维持成熟状态。
（2）作用于曲精小管，有助于精子的生成与成熟。
（3）刺激附征出现，并保持正常状态。
（4）维持正常性功能。
（5）刺激红细胞的生成及长骨的生长。
（6）参与机体代谢活动，促进蛋白质合成（特别是肌肉、骨骼、生殖器官等部位）。

三、睾丸的功能调节

1. 腺垂体对生精作用的调节

腺垂体分泌的促卵泡生成素（FSH）和促黄体生成素（LH）对生精过程均有调节作用，FSH与支持细胞合成分泌雄激素结合蛋白，LH促进间质细胞分泌睾酮，睾酮在体内转化为效价较高的双氢睾酮后，与雄激素结合蛋白，运送至生精小管中，维持生精细胞处于高浓度的雄激素水平下，生精细胞只有在高浓度雄激素水平下才能进一步分化产生为精子。

生精细胞只有通过FSH与支持细胞合成的雄激素结合蛋白的作用下才能启动生精过程，FSH对生精过程起启动作用。

LH对生精过程有调节作用，但并非直接影响，而是间接作用于间质细胞分泌雄激素,而发生作用。

尽管如此,生精过程仍然是一个非常复杂的问题,尚有待更进一步研究。此外,FSH 还能刺激支持细胞分泌抑制素,通过对腺垂体 FSH 分泌的反馈调作用,抑制睾丸的生精作用。

2. 腺垂体对间质细胞睾酮分泌的调节

腺垂体分泌的 LH 又称间质细胞刺激素。LH 与间质细胞膜上的受体结合,能加强睾酮的合成,其机理如下:

(1) 胆固醇酯水解增加,并促进胆固醇进入线粒体内。

(2) LH 可使间质细胞内滑面内质网和线粒体增多。

(3) 其膜上的酶系活性增强。

(4) LH 增加间质细胞膜对 Ca 的通透性,促进睾酮的分泌。

腺垂体分泌的 FSH 可使 LH 受体数量增加,增强受体对 LH 的亲和力,刺激间质细胞分泌睾同酮,具有协同作用。

3. 雄激素

当血液中睾酮达到一定浓度后,可作用于下丘脑和腺垂体,通过反馈机制抑制 GnRH 和 LH 的分泌,降低垂体对 GnRH 的反应性。睾酮对促性腺激素的影响,仅限于 LH,而对 FSH 无影响

四、精子发生与成熟

(一) 精子发生的过程

总体而言,精子的发生过程共分五步,精原细胞有丝分裂进行增殖,部分细胞分化形成初级精母细胞,1 个初级精母细胞第一次减数分裂形成 2 个次级精母细胞,2 个次级精母细胞第二次减数分裂形成 4 个精细胞,精细胞经过变形以后形成成熟的精子。

(二) 精子发生的动力学规律及精子形成的染色体结构

1. 精子发生的动力学规律

精子生成过程在时间和空间上有严格的顺序性。曲细精管中不同成熟阶段的生精细胞在管腔中连续、依次排列,提示精子生成过程按照顺序依次从第一阶段到第二阶段,再到第三、第四阶段,这个顺序称为生精波(spermatogenic wave)。在人类以及某些猴的部分睾丸组织中,曲细精管的同一转化部位也可以同时存在多个精子成熟阶段,曲细精管同一局部的精子生成过程呈螺旋样相互联系。

除了精子发生的时间和各个阶段的空间分布特征之外,人类的精子发生还表现出另外一个特征:人类的生精细胞数目相对较少,同样,每个支持细胞相对应的生精细胞数目也较低。上述因素以及精子与支持细胞较低的比率(1:5)导致人类的精子生成数目相对较少,人类每克睾丸组织在 24 小时内生成的精子数目 300 万~700 万。

生精细胞的增殖和分化过程都遵循一个严格的模式,所有生精细胞的发育和分化都经过几个独立而又紧密联系的过程。生精上皮按照程序成功完成每一个发育阶段称

为生精上皮周期,每个周期需要 16 天,人类的精子发育到成熟必须经过四个周期,由此可以推测生精过程至少需要 64 天。

精子发育成熟释放到曲细精管管腔的过程称为精子释放,而这些过程受到多种因素的影响,包括血纤维蛋白溶酶原、激素、温度、毒性物质,未释放的精子将被支持细胞吞噬。

2. 精子形成染色体结构

精子根据染色体结构的变化,又分为三个阶段。

精原细胞位于生精上皮的基底部,分为 A、B 两种类型。A 型精原细胞进一步分为 Ad 型和 Ap 型精原细胞,在正常情况下,Ad 型精原细胞不发生任何有丝分裂,被视为精子发生的精原干细胞,Ap 型精原细胞通常分化增殖为两个 B 型精原细胞。B 型精原细胞分裂增殖为初级精母细胞,随后,初级精母细胞开始 DNA 合成过程。

精母细胞经历了减数分裂的不同阶段。粗线期时 RNA 的合成十分活跃,减数分裂的结果产生单倍体生精细胞,又称精子细胞。在精子生发过程中,减数分裂是一个非常关键的过程,在这个阶段,遗传物质相互重组,遗传物质只复制一次,细胞连续分裂两次,最终形成染色体数目减少一半的精子细胞。次级精母细胞产生于第一次分裂后,含有双份单倍体染色体。在第二次分裂中,精母细胞演变为单倍体的精子细胞。第一次分裂前期大概持续 1～3 周,而除此之外的第一次分裂的其他阶段和第二次分裂在1～2天之内完成。

第二次分裂后形成精子细胞,是没有分裂活性的圆形细胞,圆形的精子细胞经过复杂的显著变化转变为不同长度的精子细胞和精子。在第二次分裂中,细胞核发生聚缩和塑性,同时鞭毛形成和胞浆明显扩张,全部精子细胞变形的过程称为精子形成。

(三) 精子发生的激素调控

精子发生受垂体分泌的促黄体生成素(LH)、促卵泡生成素(FSH)以及睾丸间质细胞分泌的睾酮调控。间质细胞(Leydig 细胞),位于各曲细精管之间的间质组织中,它们合成和分泌睾酮进入曲细精管,促进精子发生。睾酮的产生受垂体释放的 LH 的控制。垂体分泌的 FSH 则刺激支持细胞合成和分泌雄激素结合蛋白,它与睾酮有强的亲和能力,以保持睾酮在曲细精管中的浓度,维持其对精子发生的作用,此外 FSH 还能直接启动精原细胞分裂和激发早期生殖细胞的发育。

睾丸的精子生成还受到睾丸局部调节机制的影响。睾丸局部调控可分为旁分泌、自分泌和胞内分泌。旁分泌作用通常是指距离较远的细胞局部之间的相互作用和信号传递,但是在睾丸中旁分泌还包括睾丸不同部分之间的相互作用。

睾丸产生的局部因子对于激素活性调节可能非常重要。局部因子可以被视为调节激素活性和细胞间信号传导的物质,具有生理功能的局部调节物质首先要具备以下条件:在睾丸内合成、在活体睾丸内发挥作用。具有睾丸局部调控作用的物质因子包括:生长因子、免疫因子、鸦片样物质、催产素、抗利尿激素、曲细精管管周细胞调节物、肾素、血管紧张素、GHRH、CRH、GnRH、钙调蛋白、血浆铜蓝蛋白、转运蛋白、糖蛋白、血浆酶原激活物、强啡肽和PACAP等。研究发现，这些睾丸功能调节物质处于一种过量储备状态，可以在这些物质缺乏时起到补偿作用。生长因子与细胞表面受体结合后通过特殊的信号传导通道而诱导细胞特异的分化过程。参与生精调节的主要生长因子包括：转移生长因子（TGF-α和TGF-β）、抑制因子、活性因子、神经生长因子（NGF）、胰岛素样生长因子Ⅰ（IGF-Ⅰ）、表皮生长因子（EGF），与细胞表面受体结合并刺激细胞分化和增殖的细胞因子包括干扰素、肿瘤坏死因子（TNF）、白介素、白血病抑制因子（LIF）、干细胞因子（SCF）、巨噬细胞移动抑制因子（MIF）等。

（四）精子发生的基因调控

精子发生期间染色质浓缩，使DNA不能够转录，这种情况在精子完全形成之前完成。各种动物在精子形成中转录停止的时刻不完全相同，例如果蝇，RNA合成在初级精母细胞期间停止，而在小鼠，在成熟分裂后不久的精子细胞中还在进行，要在细胞核开始伸长时才完全停止。

（五）附睾与精子成熟

附睾是一个多数曲折、细小的管子构成的器官，一面连接着输精管，一面连接着睾丸的曲细精管，当精子离开睾丸后就贮存在附睾内。除此之外，附睾管还能分泌附睾液，其中含有某些激素、酶和特异的营养物质，它们有助于精子的成熟。

附睾作为精子的培育室对其环境要求很高，附睾微环境受到影响会使得精子的成熟程度、精子质量及活动能力下降。附睾的分泌能力（其生产的甘油磷酸胆碱、肉毒碱、糖蛋白、酸性磷酸酶、磷酸核苷酶、α-甘露糖苷酶和β-半乳糖苷酶等，都具有促进精子成熟作用）、附睾的集中雄激素能力（集中来自血液循环、睾丸睾网液中的雄激素，而且附睾上皮本身也有微量合成雄激素作用，这种集中雄激素的功能也保证了精子成熟）、附睾的免疫屏障功能状况（附睾上皮分泌糖蛋白，可附着在精子表面，掩盖精子原有的抗原性，防止发生精子自身免疫反应）、附睾管的收缩能力（节律性收缩功能，可以输送精子到输精管）、体内性激素的水平和比例、末梢神经功能及调节情况、微血管系统功能及血液供应（供应氧气、营养物质，排除细胞代谢产物）情况，等等，都影响到精子贮存、成熟与运输。

（编者：邓佳佳　赵一帆）

第二节　中医对男性生殖器官的认识

古代将性器官统称为"阴"或"阴器"。"阴"有双层含义，一指性器官位于人体下部，下为阴，故称阴器；一指隐蔽，"阴"者隐也，指性器官位于人体隐秘之处，故《黄帝内经》中称阴茎勃起功能障碍为"阴痿""阴器不用"，这是对其位置的认识。《景岳全书》中提出"阴痿者，阳不举也"，把勃起功能归为"阳"，提出阳痿一说。

到了近代，为了与女性对应，又有把"阴""阴器"成为"阳具""阳器"的，阳指其功能。中医对男性生殖器官认识较为深刻，现分述于下。

一、睾丸

1. 中医因其形状，常称之为"卵""丸"等。如马王堆医书《五十二病方》中称睾丸为"卵"。《黄帝内经》亦以"睾""丸""阴卵"等名冠之。如《灵枢·邪气藏府病形》曰："小肠病者，小腹痛，腰背控睾而痛。"《灵枢·始终》曰："厥阴终者……甚则舌卷卵上缩。"《素问·骨空论》曰："腰痛不可以转摇，急引阴卵。"此外，结合其位置、功能，对睾丸的称谓还有"阴丸""阴核""卵核""肾子""子"等多种称呼。如晋代《肘后备急方》："治阴丸卒缩入腹急痛"；宋代《诸病源候论》："癫病之状阴核肿大有时小，歇时终大于常，劳冷阴雨便发；发则胀大"；清代《医学真传》则称"阴囊、卵核乃厥阴肝经之所属"。

"睾丸"之名为金元医家张子和所创，其所著《儒门事亲》说："睾丸，囊中之丸。"张氏之后医家多沿用"睾丸"之名称。如元代朱丹溪《格致余论》曰："疝气有甚者，睾丸连小腹急痛也。"清代《医林绳墨》曰："肾有二子，名曰睾丸。"

2. 中医对睾丸功能的认识：

肾主生殖，睾丸也有类似功能，故称睾丸为"外肾"，即生殖之精是由"外肾"产生，如《广嗣纪要》记载了男子"乏其后嗣"的五种病，其中之一为"犍"，即"外肾只有一子，或全无者"，认为睾丸缺失生殖之精将无法产生。

睾丸为男性特有，故和男性特征关系密切，中医认为男性胡须并不只是气血产生，也需要睾丸功能的维持。"其有天宦者，未尝被伤，不脱于血，然其须不生，其何故也？……此天之所不足也，其冲任不盛，宗筋不成，有气无血，唇口不荣，故须不生。"天宦之人（天阉）没有胡须因为先天不足，睾丸阙如或睾丸先天发育不良所致，这种人不仅不生长胡须，连正常的性能力和生殖能力都没有。

二、附属管道、附属腺体

附睾、输精管、射精管等附属管道、精囊腺、前列腺等附属腺体，其主要功能为储存运输精子，这与中医"精室"理论相一致。

王劲松等 1996 年 5 月在《南京中医药大学学报》第 12 卷第 3 期发表论文《略论精室当为奇恒之府》，倡说精室理论为：精室位居下焦，乃男子奇恒之府之一，亦是一个具"亦藏亦府，非藏非府，能藏能泄"的特殊器官。以中医藏府作为器官为有形之说，就其功能表象又是无形之论为立论基础，认为据其有形之说：精室当包括睾丸、附睾、精囊和前列腺等；缘其无形之论：精室当囊括与男子生殖相关的诸多器官组织等。女子胞主藏蓄阴精，月经间歇期蓄藏精（经）血，妊娠间孕育胎儿；男子之精室，藏蓄化生精液，"满则溢泻"，施精成孕，育成胚胎，可以与女子胞相提并论，皆隶属于肾，为肾所主，两者同为肾主生殖的效应器官。

精室的生理功能如生精、藏精、施精、种子，与女子胞皆赖于"天癸"之作用而发生生理效应，与藏府经络有密切关系，其藏泄功能皆以气血调和、藏府经络功能之正常为其物质基础，其功能盛衰与藏府经络气血等强弱息息相关。

精室之精，贵在藏泄有度，然当藏府经络、奇恒之府功能不足或失调，内外病邪或病理产物蓄滞稽留精室等，皆可致其藏泄功能失常出现局部或全身诸多寒热虚实之腺、性、精、育等病变，体现在男子性与生殖、生长、发育等许多方面。

精室疾患虽居隐奥之处，而根本在于藏府病变，临证论治之则当遵循寒热虚实，或其兼顾之法，祛除病邪，消除病因；协调藏府经络之功能，纠正阴阳气血之盛衰；洁净清宁之府精室之邪滞，滋补精室阴精之亏损。既重视局部整体，又重视辨病辨证等，最大限度地恢复其固藏秘守、施泄畅通之功用，使其犹若一泉，化生、闭藏、施泄有度，源泉不竭，畅流不腐。切莫拘泥通利涩补之法，更忌过寒过热补肾一端等。

把精室定为男子奇恒之府之一，对于男子性及生殖系生理认识、疾病分析、临床诊治、辨证用药和男科常见疾病之预防保健等，奠定了坚实的理论基础，丰富发展了中医基础理论藏象学说的理论之内涵等。

三、精索

精索，中医称为子系，指维系肾子即睾丸的组织，故又叫"睾系"或"阴筋"。《灵枢·四时气》说："小腹控睾，引腰背，上冲心，邪在小肠者，连睾系。"

中医认为睾丸系带是由"筋"组成的柔软的束状组织，故以"系"或"筋"为名。子系之功能：一是维系悬挂睾丸，二是肾等藏府的气血精微物质以此为通道供给睾丸营养，三是生殖之精以此为通道排入女性体内而生育。

四、阴茎

1. 阴茎根据其形态，称谓有"茎""茎物""荚"等。根据其功能，称谓有"溺茎""阳物""阳峰""阳"。言其珍贵，又称为"玉茎""玉荚"。说其娇嫩，又称为"赤子"。如《玄女经》："女或不悦，其质不动，其液不出，玉茎不强。"古人还认为阴茎是由众多的"筋"所组成，故又称之为"宗筋"，如《素问·痿论》："阳明者，五藏六府之海，主润宗筋"，"入房太甚，宗筋弛纵"；《素问·厥论》："前阴者，宗筋之所聚，太阴阳明之所合也。"

2. 阴茎的生理功能。阴茎是性交器官，具有勃起功能，《素女经》用"怒""大""坚''"热"来描述阴茎的充血、壮大、温暖和持久等变化，称之为"四至"，"夫欲交接之道，男候四至"。四至不至的原因是"玉茎不怒，和气不至；怒而不大，肌气不至；大而不坚，骨气不至；坚而不热，神气不至"。阴茎的怒、大、坚、热四至俱备，为性器官正常生理反应，即"怒者，精之明；大者，精之关；坚者，精之户；热者，精之门"。后世之用"三至"来描述阴茎活动，认为心、肝、肾三脏功能的正常与否是阴茎能否充血坚起、粗大发热和坚硬持久的关键，如《广嗣纪要》中记载："男女未交合之时，男有三至……三至者，谓阳道奋昂而振者，肝气至也；壮大而热者，心气至也；坚劲而久者，肾气至也。三至俱足，女心之所悦也。若痿而不举者，肝气未至也，肝气未至而强合则伤其筋，其精流滴而不射也；壮而不热者，心气未至也，心气未至而强合则伤其血，其精清冷而不暖也；坚而不久者，肾气未至也，肾气未至而强合则伤其骨，其精不出，虽出亦少矣一。"指出肾，心、肝等其他脏腑功能的异常也可导致阳痿。

五、阴囊

《肘后备急方》云："阴囊下湿痒，皮剥。"晋代便出现阴囊的称谓。阴囊，又称为"囊"或"垂"，《素问·热论》云："厥阴脉循阴器而络于肝，故烦满而囊缩。"阴囊状似囊袋，悬于人体会阴，内部有睾丸等组织，其外为肉膜，可随外界温度和体内温度变化而伸缩，一以调节阴囊内温度，有利于精子的生成和贮存；二来保护睾丸，避免或减轻外力的损伤。

（编者：赵一帆　王劲松）

第三节　女性生殖系统的解剖与生理

一、骨盆组成与类型

女性骨盆（pelvis）是躯干和下肢之间的骨性连接，是支持躯干和保护盆腔脏器的重要器官，又是胎儿娩出必经的骨性产道，其大小、形状直接影响分娩。通常女性骨盆较男性骨盆宽而浅，有利于胎儿娩出。

（一）骨盆的组成

1. 骨盆的骨骼　骨盆由左右两块髋骨、骶骨、尾骨组成。每块髋骨又由髂骨、坐骨及耻骨融合而成；骶骨由5～6块骶椎融合而成，其前面呈凹形，上缘向前方突出，形成骶岬。骶岬为骨盆内测量对角径的重要指示点。尾骨由4～5块尾椎合成。

2. 骨盆的关节　包括耻骨联合、骶髂关节和骶尾关节。在骨盆的前方两耻骨之间，借纤维软骨连接而成，称为耻骨联合。骶髂关节位于骶骨和髂骨之间，骶尾关节为骶骨与尾骨的联合处，有一定活动度。

3. 骨盆的韧带　连接骨盆各部之间的韧带中有两对重要的韧带，一对是骶骨、尾骨与坐骨结节之间的骶结节韧带，另一对是骶骨、尾骨与坐骨棘之间的骶棘韧带。骶棘韧带宽度即坐骨切迹宽度，是判断骨盆是否狭窄的重要指标。妊娠期受性激素及松弛素影响，韧带较松弛，各关节的活动性略有增加，有利于胎儿娩出。

（二）骨盆的分界

以耻骨联合上缘、髂耻缘及骶岬上缘的连线为界，将骨盆分为假骨盆和真骨盆两部分。假骨盆又称大骨盆，位于骨盆分界线以上，为腹腔的一部分。其前为腹壁下部，两侧为髂骨翼，其后为第5腰椎。假骨盆与产道无直接关系，但假骨盆某些径线的长短关系到真骨盆的大小，测量假骨盆的这些径线可作为了解真骨盆大小的参考。真骨盆又称小骨盆,位于骨盆分界线之下,是胎儿娩出的骨产道。真骨盆有上、下两口,即骨盆入口与骨盆出口,两口之间为骨盆腔。骨盆腔的后壁是骶骨与尾骨,两侧为坐骨、坐骨棘、骶棘韧带,前壁为耻骨联合和耻骨支。坐骨棘位于真骨盆中部,肛诊或阴道检查可触及,是分娩过程中判断胎先露下降程度的重要标志。耻骨两降支的前部相连构成耻骨弓。骨盆腔呈前浅后深的形态,其中轴为骨盆轴,分娩时胎儿沿此轴娩出。

(三) 骨盆的类型

骨盆根据其形状可分为4种类型。

1. 女型 骨盆入口呈横椭圆形,髂骨翼宽而浅,入口横径较前后径稍长,耻骨弓较宽,两侧坐骨棘间径≥10cm。此型最常见,为女性正常骨盆,我国妇女占52%~58.9%。

2. 扁平型 骨盆入口呈扁椭圆形,前后径短而横径长。耻骨弓宽,骶骨变直向后翘或深弧型失去正常弯度,故骨盆浅。此型较常见,我国妇女占23.2%~29%。

3. 类人猿型 骨盆入口呈长椭圆形,骨盆入口、中骨盆和骨盆出口的横径均较短,前后径稍长。坐骨切迹较宽,两侧壁稍内聚,坐骨棘较突出,耻骨弓较窄,骶骨向后倾斜,故骨盆前部较窄而后部较宽。骶骨往往有6节且较直,故较其他型骨盆深,此型我国妇女占14.2~18%。

4. 男型 骨盆入口略呈三角形,两侧壁内聚,坐骨棘突出,耻骨弓较窄,坐骨切迹窄呈高弓形,骶骨较直而前倾,出口后矢状径较短。因男型骨盆呈漏斗形,往往造成难产。此型较少见,我国妇女仅占1%~3.7%。

上述四种基本类型只是理论上的归类,临床上所见多是混合型骨盆。骨盆的形态、大小除种族差异外,其生长发育还受遗传、营养与性激素的影响。

二、女性内外生殖器与生理

(一) 内生殖器

女性内生殖器包括阴道(vagina)、子宫(uterus)、输卵管(uterine tube)及卵巢(ovary),输卵管和卵巢合称附件。

1. 阴道 系性交器官,也是月经血排出及胎儿娩出的通道。

(1) 位置和形态:位于真骨盆下部中央,呈上宽下窄的管道,前壁长7~9cm,与膀胱和尿道相邻;后壁长10~12cm,与直肠贴近。上端包绕宫颈,下端开口于阴道前庭后部。环绕宫颈周围的部分称阴道穹窿,阴道穹窿按其位置分为前、后、左、右4部分,后穹窿最深,与盆腔最低部位的直肠子宫陷凹紧密相邻,临床上可经此处穿刺或引流。

(2) 组织结构:阴道壁由黏膜、肌层和纤维组织膜构成,有很多横纹皱襞,故有较大伸展性。阴道黏膜呈淡红色,由复层鳞状上皮细胞覆盖,无腺体,受性激素影响有周期性变化。阴道肌层由外纵及内环两层平滑肌构成，肌层外覆纤维组织膜，其弹力纤维成分多于平滑肌纤维。阴道壁富有静脉丛，损伤后易出血或形成血肿。

（3）阴道黏膜的周期性变化：在月经周期中，阴道黏膜呈现周期性改变，这种改变在阴道上段最明显。排卵前，阴道上皮在雌激素的作用下，底层细胞增生，逐渐演变为中层与表层细胞，使阴道上皮增厚；表层细胞出现角化，其程度在排卵期最明显。细胞内富有糖原，糖原经寄生在阴道内的阴道杆菌分解成乳酸，使阴道内保持一定酸度，可以防止致病菌的繁殖。排卵后在孕激素的作用下，主要为表层细胞脱落，临床上常借助阴道脱落细胞的变化了解体内雌激素水平和有无排卵。

2. 子宫 系孕育胚胎、胎儿和产生月经的器官。

（1）形态：子宫是有腔的肌性器官，呈前后略扁的倒置梨形，重约50g，长7～8cm，宽4～5cm，厚2～3cm，容量约5ml。子宫上部较宽称宫体。其上端隆凸部分称宫底，宫底两侧为宫角，与输卵管相通，子宫下部较窄呈圆柱状称宫颈。宫体与宫颈的比例因年龄而异，婴儿期为1∶2，成年妇女为2∶1，老人为1∶1。

宫腔为倒置的三角形，两侧为输卵管，尖端朝下通宫颈管。在宫体与宫颈之间形成最狭窄的部分称子宫峡部，在非孕期长约1cm，其上端因解剖上较狭窄，称解剖学内口；其下端因黏膜组织在此处由宫腔内膜转变为宫颈黏膜，称组织学内口。妊娠期子宫峡部逐渐伸展变长，妊娠末期形成子宫下段，可达7～10cm。宫颈内腔呈梭形称宫颈管，成年妇女长2.5～3cm，其下端称宫颈外口，宫颈下端伸入阴道内的部分称宫颈阴道部，在阴道以上的部分称宫颈阴道上部。未产妇的宫颈外口呈圆形，已产妇的宫颈外口受分娩影响形成横裂，分为前唇和后唇。

（2）组织结构

宫体：宫体壁由3层组织构成，由内向外可分为子宫内膜（endometrium）、肌层和浆膜层（脏腹膜）。子宫内膜从青春期开始受卵巢激素影响，其表面2/3能发生周期性变化称功能层；靠近子宫肌层的1/3内膜无周期性变化为基底层。子宫肌层较厚，非孕时厚约0.8cm。肌层由平滑肌束及弹力纤维组成。肌束纵横交错似网状，可分3层：外层纵行，内层环行，中层交叉排列。肌层中含有血管，子宫收缩时压迫血管，可有效地制止子宫出血。子宫浆膜层为覆盖子宫体底部及前后面的脏腹膜，与肌层紧贴，但在子宫前面近子宫峡部处，腹膜与子宫壁结合较疏松，向前反折覆盖膀胱，形成膀胱子宫陷凹。在子宫后面，腹膜沿子宫壁向下，至宫颈后方及阴道后穹隆再折向直肠，形成直肠子宫陷凹，亦称道格拉斯陷凹。

宫颈：主要由结缔组织构成，含少量平滑肌纤维、血管及弹力纤维。宫颈黏膜为单层高柱状上皮，黏膜内腺体能分泌碱性黏液，形成黏液栓，堵塞宫颈管。宫颈阴道部由复层鳞状上皮覆盖，表面光滑。宫颈外口柱状上皮与鳞状上皮交界处是宫颈癌的好发部位，宫颈管黏膜也受性激素影响发生周期性变化。

（3）位置：子宫位于盆腔中央，前为膀胱，后为直肠，下端接阴道，两侧有输卵管和卵巢。当膀胱空虚时，成人子宫的正常位置呈轻度前倾前屈位，主要靠子宫韧带及骨盆底肌和筋膜的支托作用，正常情况下宫颈下端处于坐骨棘水平稍上方。

(4) 子宫韧带：共有 4 对。

圆韧带（round ligament of uterus）：呈圆索状，由结缔组织与平滑肌组成，起于子宫角的前方、输卵管近端的下方，在子宫阔韧带前叶的覆盖下向前外侧伸展达两侧骨盆壁，再穿过腹股沟管止于大阴唇前端，维持子宫呈前倾位置。

阔韧带（broad ligament of uterus）：位于子宫两侧呈翼状的双层腹膜皱襞，由覆盖子宫前后壁的腹膜自子宫侧缘向两侧延伸达盆壁而成，可限制子宫向两侧倾倒。阔韧带分前后两叶，其上缘游离，内 2/3 包裹输卵管（输卵管伞部无腹膜遮盖），外 1/3 移行为骨盆漏斗韧带或称卵巢悬韧带，卵巢动静脉由此穿行。在输卵管下方、卵巢附着处以上的阔韧带称输卵管系膜，其中有中肾管遗迹。卵巢与阔韧带后叶相接处称卵巢系膜。卵巢内侧与宫角之间的阔韧带稍增厚，称卵巢固有韧带或卵巢韧带。在宫体两侧的阔韧带中有丰富的血管、神经、淋巴管及大量疏松结缔组织，称宫旁组织，子宫动静脉和输尿管均从阔韧带基底部穿过。

主韧带（cardinal ligament of uterus）：又称宫颈横韧带。在阔韧带的下部，横行于宫颈两侧和骨盆侧壁之间，为一对坚韧的平滑肌与结缔组织纤维束，是固定宫颈位置、防止子宫下垂的主要结构。

宫骶韧带（sacro-uterine ligament）：从宫颈后面的上侧方（相当于组织学内口水平），向两侧绕过直肠到达第 2、第 3 骶椎前面的筋膜。韧带内含平滑肌和结缔组织，外有腹膜遮盖，短厚有力，将宫颈向后向上牵引，维持子宫处于前倾位置。

(5) 子宫内膜的周期性变化

子宫内膜的组织学变化：随着月经周期中卵巢激素变化的影响，子宫内膜功能层呈现周期性增殖、分泌、脱落性变化。基底层在月经后再生，重新形成子宫内膜功能层，并修复子宫内膜创面。正常一个月经周期以 28 日为例，根据内膜组织形态的周期性改变可分为 3 期：

增殖期：月经周期的第 5～14 日，相当于卵泡发育阶段。在卵泡期雌激素作用下，内膜上皮、腺体和间质细胞呈增殖期变化。子宫内膜厚度从 0.5mm 增至 3～5mm。增生期又分早、中、晚 3 期。

①增殖早期：月经周期第 5～7 日，内膜的增生与修复在月经期即已开始。此期内膜较薄，仅 1～2mm。腺体短、直、细且稀疏，腺上皮细胞呈立方形或低柱状。间质较致密，细胞呈星形。间质中的小动脉较直，壁薄。

②增殖中期：周期第 8～10 日。此期特征是间质水肿明显，腺体数增多、增长，稍弯曲；腺上皮细胞增生活跃，细胞呈柱状，且有分裂象。

③增殖晚期：周期第 11～14 日。此期内膜增厚至 3～5mm，表面高低不平，略呈波浪形，腺上皮细胞呈高柱状，继续增殖呈假复层上皮，核分裂象增多，腺体更长，形成弯曲状；间质细胞相互结合成网状，组织水肿明显，小动脉略呈弯曲状，管腔增大。

分泌期：月经周期第 15～28 日。黄体形成后，在孕激素作用下，子宫内膜呈分泌反应，分泌期分早、中、晚 3 期。

①分泌早期：月经周期第 15～19 日。此期内膜腺体更长，弯曲更明显。腺上皮细胞的核下开始出现含糖原的核下空泡，为该期的组织学特征。间质水肿，螺旋动脉进一步增生、弯曲。

②分泌中期：月经周期第 20～23 日，内膜较前更厚并呈锯齿状。腺体内的分泌上皮细胞顶端胞膜破裂，细胞内的糖原排入腺腔称顶浆分泌。此期间质更加水肿、疏松，螺旋小动脉增生、卷曲。

③分泌晚期：月经周期第 24～28 日，此期为月经来潮前期。子宫内膜增厚呈海绵状。厚达 10mm，内膜腺体开口面向宫腔，有糖原等分泌物溢出，间质更疏松、水肿。表面上皮细胞下的间质分化为肥大的蜕膜样细胞。螺旋小动脉迅速增长超出内膜厚度，更弯曲，血管管腔也扩张。

月经期：月经周期第 1～4 日。此时雌、孕激素水平下降，内膜中前列腺素的合成刺激子宫肌层收缩而引起内膜功能层的螺旋小动脉持续痉挛，内膜缺血，组织变性、坏死，血管破裂致内膜底部血肿形成，促使组织坏死剥脱。变性、坏死的内膜与血液相混而排出，形成月经血。

（6）宫颈黏液的周期性变化：在卵巢性激素的影响下，宫颈腺细胞分泌黏液，其物理、化学性质及分泌量均有明显的周期性改变。月经后，由于体内雌激素水平较低，宫颈黏液量很少。随着雌激素水平增高，至排卵期黏液分泌量增加，稀薄、透明，拉丝度可达 10cm 以上。将黏液做涂片检查，干燥后可见羊齿植物叶状结晶，这种结晶在月经周期第 6～7 日开始出现，到排卵期最为清晰而典型。排卵后受孕激素影响，黏液分泌量逐渐减少，质地变黏稠而浑浊，拉丝度差，易断裂。涂片检查时结晶逐渐模糊，至月经周期第 22 日左右完全消失，代之以排列成行的椭圆体。临床上根据宫颈黏液检查，可了解卵巢功能。

宫颈黏液是含有糖蛋白、血浆蛋白、氯化钠和水分的水凝胶，其中氯化钠含量，在月经前后仅占黏液干重的 2%～20%，而在排卵期则为黏液干重的 40%～70%。由于黏液是等渗的，随着氯化钠和水分增加，排卵期的宫颈黏液稀薄而量多。宫颈黏液中的糖蛋白排列成网状，在雌激素影响下网眼变大，排卵期宫颈黏液最适宜精子通过，雌、孕激素的作用使宫颈在月经周期中对精子穿透发挥着生物阀作用。

3. 输卵管 输卵管是精子与卵子相遇受精的场所，也是运送受精卵的通道。

为一对细长而弯曲的肌性管道，位于阔韧带的上缘内，内侧与宫角相连通，外端游离，与卵巢接近。根据输卵管的形态由内向外分为 4 部分：①间质部：潜行于子宫壁内的部分，细而短，长约 1 cm；②峡部：在间质部外侧，管腔细而直，长 2～3cm；③壶腹部：在峡部外侧，管腔宽且弯曲，长 5～8cm，受精常发生于此处；④伞部：为输卵管的末端，长度多为 1～1.5cm，开口于腹腔，游离端呈漏斗状，有许多细长的指状突起，有"拾卵"作用。

输卵管壁由 3 层构成：外层为浆膜层，系腹膜的一部分；中层为平滑肌层，进行节律性地收缩，能引起输卵管由远端向近端蠕动，有助于拾卵、向宫腔内运送受精卵、阻止经血逆流的作用；内层为黏膜层，由单层高柱状上皮覆盖。上皮细胞分为纤毛细胞、无纤毛细胞、楔状细胞及未分化细胞4种。纤毛细胞的纤毛摆动有助于运送受精卵；无纤毛细胞有分泌作用，又称分泌细胞；楔形细胞可能为无纤毛细胞的前身；未分化细胞亦称游走细胞，为其他上皮细胞的储备细胞。

输卵管肌肉的收缩和黏膜上皮细胞的形态、分泌及纤毛摆动，均受性激素的影响而有周期性变化。周期性变化包括形态和功能两方面。在雌激素的作用下，输卵管黏膜上皮纤毛细胞生长，体积增大；非纤毛细胞分泌增加，为卵子提供运输和种植前的营养物质。雌激素还促进输卵管发育及输卵管肌层的节律性收缩，孕激素则能增加输卵管的收缩速度，减少输卵管的收缩频率。孕激素可抑制输卵管黏膜上皮纤毛细胞的生长，减弱分泌细胞分泌黏液的功能。雌、孕激素的协同作用，保证受精卵在输卵管内的正常运行。

4. 卵巢（ovary）

（1）解剖及功能

卵巢为一对扁椭圆形的性腺，具有产生和排出卵子、分泌甾体激素的功能。卵巢的大小、形状随年龄而有差异。青春期前，卵巢表面光滑；青春期出现排卵后，表面逐渐凹凸不平。成年妇女的卵巢约为4cm×3cm×1cm，重5~6g，呈灰白色，绝经后卵巢萎缩变小变硬。卵巢位于阔韧带后方，输卵管的后下方，借卵巢系膜与阔韧带后叶相连，其中有血管与神经出入卵巢，称卵巢门。卵巢外侧以骨盆漏斗韧带连于骨盆壁，内侧以卵巢固有韧带与子宫相连。

卵巢表面无腹膜，由单层立方上皮覆盖，称生发上皮，上皮的深面有一层致密纤维组织称卵巢白膜。再向内为卵巢实质，分为皮质与髓质。皮质在外层，内有大小不等的各级发育卵泡、黄体及间质组织组成；髓质在中央，含有疏松结缔组织及丰富的血管、神经、淋巴管以及少量与卵巢悬韧带相连续、对卵巢运动有作用的平滑肌纤维。

（2）卵巢的周期性变化

从青春期开始到绝经前，卵巢在形态和功能上发生周期性变化，称为卵巢周期。

人类卵巢中卵泡的发育始于胚胎时期，出生时卵巢大约有200万个卵泡。儿童期多数卵泡退化，近青春期只剩下约30万个卵泡，卵泡自胚胎形成后即进入自主发育和闭锁的轨道。进入青春期后，卵泡依赖于促性腺激素发育并成熟。生育期每月发育一批卵泡，经过征募、选择，其中一般只有一个优势卵泡可达完全成熟，并排出卵子，其余的卵泡发育到一定程度后闭锁，妇女一生中一般只有400~500个卵泡发育成熟并排卵。排卵多发生在下次月经来潮前14日左右，排卵后卵泡液流出，卵泡壁塌陷，卵泡颗粒细胞和卵泡内膜细胞及周围卵泡外膜共同形成黄体。卵泡颗粒细胞和卵泡内膜细胞分别形成颗粒黄体细胞及卵泡膜黄体细胞。排卵后7~8日（相当于月经周期第22日左右）黄体体积和功能达到高峰。若卵子未受精，黄体在排卵后9~10日开始退化，黄体功能限于14日。黄体退化时黄体细胞逐渐萎缩变小，周围的结缔组织及成纤维细胞侵入，逐渐由结缔组织代替，组织纤维化，外观色白称白体。黄体衰退后月经来潮，卵巢中又有新的卵泡发育，开始新的周期。

（3）卵巢性激素的分泌

主要是雌激素和孕激素及少量雄激素，均为甾体激素。

雌激素：卵泡开始发育时，雌激素分泌量很少；随着卵泡发育至月经第7日，卵泡分泌雌激素量迅速增加，于排卵前达高峰；排卵后随着卵泡液中雌激素释放至腹腔使循环中雌激素暂时下降，排卵后1～2日，黄体开始分泌雌激素使循环中雌激素又逐渐上升，在排卵后7～8日黄体成熟时，循环中雌激素形成又一高峰，此峰均值低于第一高峰。此后，黄体萎缩，雌激素水平急剧下降，在月经期达最低水平。

孕激素：卵泡期卵泡不分泌黄体酮，排卵前成熟卵泡的颗粒细胞在LH峰的作用下黄素化，开始分泌少量黄体酮，排卵后黄体分泌黄体酮逐渐增加，至排卵后7～8日黄体成熟时，分泌量达最高峰，以后逐渐下降，到月经来潮时降到卵泡期水平。

雄激素：女性的雄激素主要来自肾上腺，少量来源于卵巢，包括睾酮和雄烯二酮，由卵泡膜和卵巢间质合成。排卵前循环中雄激素升高，一方面促进非优势卵泡闭锁，另一方面提高性欲。

（4）卵巢性激素的生理作用

雌激素的生理作用：

①子宫肌：促进子宫肌细胞增生和肥大，使肌层增厚；增进血运，促使和维持子宫发育；增加子宫平滑肌对缩宫素的敏感性。

②子宫内膜：使子宫内膜腺体及间质增生、修复。

③宫颈：使宫颈口松弛、扩张，宫颈黏液分泌增加，性状变稀薄，富有弹性，易拉成丝状。

④输卵管：促进输卵管肌层发育及上皮的分泌活动，并可加强输卵管肌节律性收缩的振幅。

⑤阴道上皮：使阴道上皮细胞增生和角化，黏膜变厚，并增加细胞内糖原含量，使阴道维持酸性环境。

⑥外生殖器：使阴唇发育、丰满、色素加深。

⑦第二性征：促使乳腺管增生，乳头、乳晕着色，促进其他第二性征的发育。

⑧卵巢：协同FSH促进卵泡发育。

⑨下丘脑、垂体：通过对下丘脑和垂体的正负反馈调节，控制促性腺激素的分泌。

⑩代谢作用：促进水钠潴留，促进肝脏高密度脂蛋白合成，抑制低密度脂蛋白合成，降低循环中胆固醇水平，维持和促进骨基质代谢。

孕激素的生理作用：孕激素通常是在雌激素作用的基础上发挥效应的。

①子宫肌：降低子宫平滑肌兴奋性及其对缩宫素的敏感性，抑制子宫收缩，有利于胚胎及胎儿宫内生长发育。

②子宫内膜：使增生期子宫内膜转化为分泌期内膜，为受精卵着床做好准备。

③宫颈：使宫口闭合，黏液分泌减少，性状变黏稠。

④输卵管：抑制输卵管肌节律性收缩的振幅。

⑤阴道上皮：加快阴道上皮细胞脱落。

⑥乳房：促进乳腺腺泡发育。

⑦下丘脑、垂体：孕激素在月经中期具有增强雌激素对垂体 LH 峰释放的正反馈作用，在黄体期对下丘脑、垂体有负反馈作用，抑制促性腺激素分泌。

⑧体温：兴奋下丘脑体温调节中枢，可使基础体温在排卵后升高 0.3℃ ～ 0.5℃。临床上以此作为判定排卵日期的标志之一。

⑨代谢作用：促进水钠排泄。

孕激素与雌激素的协同和拮抗作用：孕激素在雌激素作用的基础上，进一步促使女性生殖器和乳房的发育，为妊娠准备条件。二者有协同作用，另一方面，雌激素和孕激素又有拮抗作用，雌激素促进子宫内膜增生及修复，孕激素则限制子宫内膜增生，并使增生的子宫内膜转化为分泌期。其他拮抗作用表现在子宫收缩、输卵管蠕动、宫颈黏液变化、阴道上皮细胞角化和脱落以及钠和水的潴留与排泄等方面。

雄激素的生理作用：

①对女性生殖系统的影响：自青春期开始，雄激素分泌增加，促使阴蒂、阴唇和阴阜的发育，促进阴毛、腋毛的生长。但雄激素过多会对雌激素产生拮抗作用，可减缓子宫及其内膜的生长及增殖，抑制阴道上皮的增生和角化。长期使用雄激素，可出现男性化的表现。

②对机体代谢功能的影响：雄激素能促进蛋白合成，促进肌肉生长，并刺激骨髓中红细胞的增生。在性成熟期前，促使长骨骨基质生长和钙的保留；性成熟后可导致骨骺的关闭，使生长停止。雄激素可促进肾远曲小管对水钠的重吸收，还能使基础代谢率增加。

（5）卵巢分泌的多肽激素

卵巢除分泌甾体激素外，还分泌一些多肽激素和生长因子。

①多肽激素：包括抑制素、激活素、卵泡抑制素。卵巢颗粒细胞分泌 2 种抑制素（抑制素 A 和抑制素 B），主要生理作用是选择性地抑制垂体 FSH 的产生和分泌，也可增强 LH 的活性，3 种激活素（激活素 A、激活素 B 和激活素 AB），在垂体局部通过自分泌作用，增加垂体细胞 GnRH 受体数量，提高垂体对 GnRH 的反应性，刺激 FSH 的产生，卵泡抑制素的主要功能是通过自分泌和旁分泌作用抑制 FSH 的产生。

②细胞因子和生长因子：生长因子是调节细胞增生和分化的多肽物质，与靶细胞上的特异性受体结合后发挥生物效应。胰岛素样生长因子（IGF）、表皮生长因子（EGF）、血管内皮生长因子（VEGF）、转化生长因子（TGF）、成纤维细胞生长因子（FGF）、血小板衍生生长因子（PDGF）等生长因子和白细胞介素-Ⅰ、肿瘤坏死因子-α 等细胞因子通过自分泌或旁分泌形式参与卵泡生长发育的调节。

（二）外生殖器

女性外生殖器又称外阴，指生殖器的外露部分，包括两股内侧从耻骨联合到会阴之间的组织。

1. 阴阜 即耻骨联合前方的皮肤隆起，皮下脂肪组织丰富。青春期该部皮肤开始生长阴毛，分布呈尖端向下的三角形，阴毛的密度和色泽存在种族和个体差异。

2. 大阴唇 是邻近两股内侧的一对纵长隆起的皮肤皱襞，起自阴阜，向后延续止于会阴。两侧大阴唇前端为子宫圆韧带终点，后端在会阴体前相融合，分别形成阴唇的前、后联合。大阴唇外侧面为皮肤组织，内有皮脂腺和汗腺，青春期长出阴毛，其内侧面皮肤湿润似黏膜。大阴唇皮下为富含血管、淋巴管和神经的疏松结缔组织和脂肪组织，外伤后易形成血肿。未婚妇女的两侧大阴唇自然合拢，经产后向两侧分开，绝经后可萎缩，阴毛稀少。

3. 小阴唇 系位于大阴唇内侧的一对薄皱襞。表面湿润、色褐、无毛，富含神经末梢，故非常敏感。两侧小阴唇在前端相互融合，并分为前后两叶包绕阴蒂，前叶形成阴蒂包皮，后叶形成阴蒂系带，大、小阴唇后端相汇合在正中线形成阴唇系带。

4. 阴蒂 位于两小阴唇前端的联合处，系与男性阴茎相似的海绵体组织，在性兴奋时有勃起性。它分为三部分，前端为阴蒂头，显露于外阴，富含神经末梢，对性刺激敏感；中为阴蒂体；后为两个阴蒂脚，附着于两侧耻骨支上。

5. 阴道前庭 为两侧小阴唇之间的菱形区。其前为阴蒂，后为阴唇系带。此区内前方有尿道外口，后方有阴道口，阴道口与阴唇系带之间有一浅窝，称舟状窝（又称阴道前庭窝），在此区域内尚有以下组织结构：

（1）前庭球：又称球海绵体，位于前庭两侧，由具有勃起性的静脉丛构成，其前部与阴蒂相接，后部与前庭大腺相邻，表面被球海绵体肌覆盖。

（2）前庭大腺：又称巴多林腺。位于大阴唇后部，被球海绵体肌覆盖，如黄豆大，左右各一。腺管细长（1～2cm），向内侧开口于前庭后方小阴唇与处女膜之间的沟内，性兴奋时分泌黏液起润滑作用。正常情况下不能触及此腺，若因腺管口闭塞，可形成囊肿或脓肿。

（3）尿道口：位于前庭前部、阴蒂头后下方，边缘折叠略呈圆形。其后壁上有一对并列腺体称尿道旁腺，其分泌物有润滑尿道口作用，尿道旁腺开口小容易有细菌潜伏。

（4）阴道口及处女膜：阴道口位于尿道口后方的前庭后部。其周缘覆有一层较薄的黏膜，称为处女膜。膜的两面均为鳞状上皮所覆盖，内含结缔组织、血管与神经末梢。处女膜上有一孔，多在中央。孔的形状、大小及膜的厚薄因人而异。处女膜可因性交或剧烈运动而破裂，并受分娩影响，产后仅留有处女膜痕。

（三）邻近器官

女性生殖器官与盆腔其他脏器如尿道、膀胱、输尿管、直肠、阑尾相邻，其血管、淋巴及神经有密切联系。某一器官病变时，可累及其邻近器官。

1. 尿道 为一肌性管道，长4～5cm，直径约0.6cm。始于膀胱三角尖端，穿过泌尿生殖膈，终于阴道前庭部的尿道外口，由内面的黏膜层和外面的肌层组成。黏膜层与膀胱黏膜相延续，肌层分两层，内为纵形平滑肌，排尿时可缩短并扩大尿道管腔。外层为横纹肌称尿道括约肌，可持久收缩保证尿道长时间闭合，肛提肌及盆筋膜在腹压增加时对尿道的闭合也有一定的支持作用。由于女性尿道短而直，又接近阴道，易引起泌尿系统感染。

2. 膀胱 为一囊状肌性器官，排空的膀胱位于耻骨联合和子宫间，其大小、形状可因其充盈状态及邻近器官的情况而变化。空虚时膀胱全部位于盆腔内，膀胱充盈时可凸向盆腔甚至腹腔。膀胱分为顶、底、体和颈4部分：前腹壁下部腹膜覆盖膀胱顶，向后移行达子宫前壁，两者之间形成膀胱子宫陷凹。膀胱底部黏膜形成的三角区称膀胱三角，三角的尖向下为尿道内口，三角底的两侧为输尿管口，两口相距约2.5cm。此部与宫颈及阴道前壁相邻，其间组织较疏松。膀胱壁由浆膜、肌层及黏膜3层构成，肌层由平滑肌纤维组成，外层和内层多为纵行，中层主要为环行，三层相互交织，对排尿起重要作用。

3. 输尿管 为一对肌性圆索状长管，长约30cm，其粗细不一，最细部分内径仅3～4mm，最粗可达7～8mm。女性输尿管起自肾盂，终止于膀胱，自肾盂起始后在腹膜后沿腰大肌前面偏中线侧下行（腰段）；在骶髂关节处跨越髂外动脉起点的前方进入骨盆腔（盆段），并继续在腹膜后沿髂内动脉下行，达阔韧带基底部向前内方行，在宫颈外侧约2.0cm处，在子宫动脉下方穿过，再经阴道侧穹隆顶端绕向内方，穿越主韧带前方的输尿管隧道，进入膀胱底，在膀胱肌壁内斜行1.5～2.0cm（壁内段）开口于膀胱三角底的外侧角。在施行子宫切除结扎子宫动脉时，应避免损伤输尿管。

输尿管壁厚约1.0mm，分黏膜、肌层及外膜3层，由肾、卵巢、髂、子宫及膀胱的血管分支在相应段输尿管周围吻合成丰富的血管丛，进入输尿管壁。

4. 直肠 位于盆腔后部，上接乙状结肠，下接肛管，全长15～20cm。前为子宫及阴道，后为骶骨。上1/3段为腹膜间位器官，腹膜覆盖直肠前面及两侧面；中1/3段为腹膜外器官，仅前面被腹膜覆盖；直肠下1/3段全部位于腹膜外。直肠中段腹膜折向前上方，覆于宫颈及子宫后壁，形成直肠子宫陷凹。肛管长2～3cm，在其周围有肛门内外括约肌及肛提肌，而肛门外括约肌为骨盆底浅层肌的一部分。妇科手术及分娩处理时应注意避免损伤肛管、直肠。

5. 阑尾 通常位于右髂窝内，长7～9cm，远端游离，根部开口于盲肠游离端的后内侧壁。其位置、长短、粗细变异较大，有的下端可达右侧输卵管及卵巢部位，因此，女性患阑尾炎时有可能累及子宫、右侧附件，应注意鉴别诊断。妊娠期阑尾位置可随妊娠月份增加而逐渐向上外方移位。

三、下丘脑—垂体—卵巢轴及其他内分泌器官的影响

下丘脑分泌促性腺激素释放激素（Gonadotropin-releasing hormone，GnRH），通过调节垂体促性腺激素的分泌，调控卵巢功能。卵巢分泌的性激素对下丘脑、垂体又有反馈调节作用。下丘脑、垂体、卵巢之间相互调节、相互影响，形成一个完整而协调的神经内分泌系，统称为下丘脑—垂体—卵巢轴（HPOA）。

下丘脑—垂体—卵巢轴的调节

1. 下丘脑促性腺激素释放激素 下丘脑是HPOA的启动中心。下丘脑弓状核神经

细胞分泌 GnRH，其分泌呈脉冲式。GnRH 通过垂体门脉系统输送到腺垂体，调节促性腺激素（FSH 和 LH）的合成和分泌。GnRH 的分泌又受促性腺激素（FSH 和 LH）和卵巢性激素的反馈调节，有正反馈和负反馈，反馈调节包括长反馈、短反馈和超短反馈。反馈信号通过多种神经递质如去甲肾上腺素、多巴胺、内啡肽、5-羟色胺和褪黑素等调节 GnRH 的分泌。去甲肾上腺素促进 GnRH 的释放，内源性的阿片肽抑制 GnRH 的释放，多巴胺对 GnRH 的释放具有促进和抑制的双重作用。

2. 腺垂体生殖激素 腺垂体分泌的促性腺激素（FSH 和 LH）和催乳素（PRL）与生殖调节有关。

（1）FSH 是卵泡发育的必需激素，它直接促进窦前卵泡和窦卵泡颗粒细胞增殖和分化，分泌卵泡液，促进卵泡的生长发育；在前一周期的黄体晚期及卵泡早期促使卵泡的募集，激活颗粒细胞芳香化酶合成和分泌 E2、IGF 及其受体、抑制素、激活素等，并与这些物质协同作用，调节优势卵泡的选择和非优势卵泡的闭锁；卵泡晚期与雌激素协同诱导颗粒细胞生成 LH 受体，为排卵和黄素化做准备。

（2）LH 在卵泡期刺激卵泡膜细胞合成雄激素为 E2 的合成提供底物，排卵前促进卵母细胞最终成熟并排出；在黄体期维持黄体功能，促进孕激素、雌二醇、和抑制素 A 的合成和分泌。

（3）PRL 的分泌受下丘脑释放入门静脉的多巴胺调节。高水平 PRL 可抑制 GnRH 的脉冲式分泌，出现促性腺激素水平下降。PRL 水平升高还可直接作用于卵巢局部的 PRL 受体，减弱卵巢对 GnRH 的反应，抑制卵泡的生长和发育；PRL 还抑制卵巢颗粒细胞内芳香化酶的活性使雌激素生成减少，造成低雌激素状态，临床表现为闭经泌乳综合征。

3. 卵巢性激素的反馈作用

（1）雌激素 对下丘脑存在正反馈和负反馈两种作用。卵泡早、中期一定水平的雌激素负反馈作用于下丘脑，抑制 GnRH 的释放，并降低垂体对 GnRH 的反应性，从而实现对垂体促性腺激素脉冲式分泌的抑制。卵泡晚期随着卵泡发育成熟，当雌激素的分泌达到阈值（≥200pg/ml）并维持 48 小时以上，雌激素可发挥正反馈作用，刺激 LH 峰出现，黄体期协同孕激素对下丘脑起负反馈作用。

（2）孕激素 排卵前低水平的孕激素可增强雌激素对促性腺激素的正反馈作用，黄体期高水平的孕激素对促性腺激素的脉冲分泌产生负反馈抑制作用。

4. 下丘脑—垂体—卵巢轴对月经周期的调节

（1）卵泡期 前次月经周期黄体萎缩后雌、孕激素和抑制素 A 水平降至最低水平，对下丘脑和垂体的抑制作用解除，下丘脑开始分泌 GnRH，使垂体 FSH 分泌增加，促进卵泡的发育，雌激素分泌增加，子宫内膜发生增值期改变。随着雌激素分泌增加，对下丘脑的负反馈增强，抑制下丘脑 GnRH 的分泌，使垂体 FSH 分泌减少。接近卵泡成熟时雌激素分泌达阈值即对下丘脑和垂体产生正反馈作用，形成 LH 和 FSH 峰，两者协同作用促进卵泡成熟并排卵。

（2）黄体期 排卵后 FSH 和 LH 急剧下降，在少量 FSH 和 LH 作用下，黄体形成并逐渐发育成熟，黄体分泌的孕激素使子宫内膜发生分泌期改变。排卵后 7～8 天，雌激素和孕激素达第二高峰，负反馈使垂体 FSH 和 LH 分泌减少，黄体开始萎缩，雌孕激素减少，子宫内膜失去性激素的支持，发生剥脱形成月经。雌孕激素的减少解除了对下丘脑、垂体的负反馈抑制，FSH 分泌增加，卵泡开始发育，下一个月经周期重新开始。

月经周期主要受 HPOA 轴的神经内分泌调控，同时也受抑制素—激活素—卵泡抑制素系统的调节，其他腺体内分泌激素对月经周期也有影响。HPOA 轴的生理活动受大脑皮层神经中枢的影响，如外界环境、精神因素等均可影响月经周期。大脑皮层、下丘脑、垂体、卵巢任何一个环节发生障碍，都会引起卵巢功能紊乱，导致月经失调。

5. 其他内分泌腺功能的对月经周期的调节

HPOA 轴也受其他内分泌腺功能的影响，如甲状腺、肾上腺及胰腺的功能异常，均可导致月经失调，甚至闭经。

（1）甲状腺　甲状腺分泌甲状腺素（T4）和三碘甲状腺原氨酸（T3）不仅参与机体各种物质的新陈代谢，还对性腺的发育成熟、维持正常月经和生殖功能具有重要影响。青春期前甲状腺功能减退者可有性发育障碍，使青春期延迟。青春期则出现月经失调，表现为月经过少、稀发，甚至闭经，患者多合并不孕，自然流产和畸胎发生率增加。甲状腺素功能轻度亢进时甲状腺素分泌与释放增加，子宫内膜过度增生，表现为月经过多、过频，甚至发生功能失调性子宫出血。当甲状腺功能亢进加重时，甾体激素的分泌、释放及代谢等过程受到抑制，临床表现为月经稀发、月经减少，甚至闭经。

（2）肾上腺　肾上腺不仅具有合成和分泌糖皮质激素、盐皮质激素的功能，还能合成和分泌少量雄激素和极微量雌激素、孕激素。肾上腺皮质是女性雄激素的主要来源，少量雄激素是正常妇女的阴毛、腋毛、肌肉和全身发育所必需的。若雄激素分泌过多，可抑制下丘脑分泌 GnRH，并对抗雌激素，使卵巢功能受到抑制而出现闭经，甚至男性化表现。先天性肾上腺皮质增生症（CAH）患者由于存在 21-羟化酶缺陷，导致皮质激素合成不足，引起促肾上腺皮质激素（ACTH）代偿性增加，促使肾上腺皮质网状带雄激素分泌过多，临床导致女性假两性畸形或女性男性化的表现。

（3）胰腺　胰岛分泌的胰岛素不仅参与糖代谢，而且对维持正常的卵巢功能有重要影响，胰岛素依赖型糖尿病患者常伴有卵巢功能低下。在胰岛素拮抗的高胰岛素血症患者，过多的胰岛素将促进卵巢产生过多雄激素，从而发生高雄激素血症，导致月经失调，甚至闭经。

四、乳房的解剖及生理

（一）位置

乳腺位于胸前部，内侧达到同侧的胸骨缘，外侧为同侧的腋中线，上缘达到第 2 肋骨水平，下缘达第 6 肋骨水平，大部分的乳腺位于胸大肌的表面，小部分乳腺位于前锯肌、腹外斜肌及腹直肌前鞘的表面，有时乳腺可向外上方延伸至腋窝，成为乳腺的尾部，又称为腋尾。应与腋窝的副乳腺相鉴别，当其内有小叶增生或纤维腺瘤时应与腋窝的肿大淋巴结相鉴别。青年女性乳头一般位于第 4 肋间或第 5 肋间水平、锁骨中线外 1cm；中年女性乳头位于第 6 肋间水平、锁骨中线外 1～2cm。

（二）形态

乳房呈半球形或圆锥形，两侧基本对称，有乳头、乳晕等结构，乳头有输乳管开口。乳房的形态可因种族、遗传、年龄、哺乳等因素而差异较大，一般哺乳后有一定程度的下垂或略呈扁平，老年妇女的乳房常萎缩下垂且松软。

乳房的中心部位是乳头，正常乳头上有许多小窝，为输乳管开口。乳头周围皮肤色素沉着较深的环形区是乳晕，乳晕的直径为 3～4cm，色泽各异，青春期呈玫瑰红色，妊娠期、哺乳期色素沉着加深，呈深褐色。

乳房部的皮肤在腺体周围较厚，在乳头、乳晕处较薄，有时可透过皮肤看到皮下静脉。

（三）乳房的内部结构

乳腺由皮肤、乳腺小叶、输乳管、纤维组织、脂肪组织等主要组织构成，其内部结构有如一棵倒着生长的小树，包括上皮组织（小叶、导管）和间质组织（脂肪、纤维组织）。

1. 乳腺叶 乳腺组织被结缔组织、脂肪分隔为 15～20 个乳腺叶。乳房腺体由 15～25 个腺叶组成，每一腺叶分成若干个腺小叶，每一腺小叶又由 10～100 个腺泡组成，腺小叶由腺泡和小乳管组成。

2. 输乳管 一个腺叶有一个排泄管，称为输乳管，走向乳头，在近乳头处输乳管膨大成输乳管窦，其末端变细，开口于乳头。乳腺叶和输乳管均以乳头为中心呈放射状排列，每个腺叶内由多个小乳管（15～20 个）组成输乳管，在输乳管接近开口处，管腔膨大形成输乳管窦，即为乳头开口。输乳管窦是乳腺乳管内乳头状瘤的好发部位，每个乳腺叶内有一条输乳管，呈放射状排列，开口于乳头。

3. 纤维组织 乳腺位于皮下浅筋膜的浅层和深层之间。浅筋膜伸向乳腺组织内形成条索状的小叶间隔，一端连于胸肌筋膜，另一端连于皮肤，将乳腺腺体固定在胸部的皮下组织之中。这些起支持作用和固定乳房位置的纤维结缔组织称为乳房悬韧带，牵引在皮肤、乳腺、胸肌筋膜之间，对乳房起支持作用。它可使乳房既相对固定，又能在胸壁上有一定的移动性。

乳癌浸润时，因乳房悬韧带受侵，纤维组织增生，韧带缩短，使表面皮肤产生一些凹陷，称"酒窝征"。至癌症晚期，由于淋巴回流受阻，组织发生水肿，而癌变处与皮肤粘连较紧，尤其是皮肤的毛囊处与深层的粘连更加紧密，使皮肤上出现许多小凹，皮肤呈"橘皮样"，这些特征有助于乳腺癌的诊断。

4. 脂肪组织 脂肪组织呈囊状包于乳腺周围，形成一个半球的整体，这层囊状脂肪组织称脂肪囊，脂肪囊的薄厚可因年龄、生育等原因个体差异很大，脂肪组织的多少是决定乳房大小的重要因素之一。

(四) 乳房的血管分布

1. 动脉 乳房的动脉主要有三个来源：胸部内动脉穿支、腋动脉分支及上位肋间动脉的前穿支。

2. 静脉 乳房具有丰富的皮下静脉网，位于浅筋膜浅层的后面。其特点是位置表浅，利用红外线观察多见横向引流至胸部内静脉，部分与对侧吻合。接近皮肤，妊娠时可见浅静脉显著扩张，在乳房有病变发展迅速时，如乳房内瘤，浅静脉可明显曲张，局部皮温也随之升高，因此有助于诊断。

(五) 乳房的淋巴系统

乳房的淋巴管由皮肤与小叶乳腺间的毛细淋巴网和淋巴丛组成。淋巴系统是乳腺癌转移的主要渠道之一。

乳房的淋巴网十分丰富，其淋巴液输出有四个途径：①乳房大部分淋巴液经胸大肌外侧缘淋巴管流至腋窝淋巴结，部分乳房上部淋巴液可流向胸大、小肌间淋巴结，直接到达锁骨下淋巴结。通过锁骨下淋巴结后，淋巴液继续流向锁骨上淋巴结。②部分乳房内侧的淋巴液通过肋间淋巴管流向胸骨旁淋巴结（在第1、2、3肋间比较恒定存在，沿胸廓内血管分布）。③两侧乳房间皮下有交通淋巴管，一侧乳房的淋巴液可流向另一侧。④乳房深部淋巴网可沿腹直肌鞘和肝镰韧带通向肝。

目前通常以胸小肌为标志将腋区淋巴结分为三组：

Ⅰ组即腋下（胸小肌外侧）组：在胸小肌外侧，包括乳腺外侧组、中央组、肩胛下组及腋静脉淋巴结，胸大肌、胸小肌淋巴结也归本组。

Ⅱ组即腋中（胸小肌后）组：胸小肌深面的腋静脉淋巴结。

Ⅲ组即腋上（锁骨下）组：胸小肌内侧锁骨下静脉淋巴结。

(六) 女性月经期的乳腺变化

1. 直接影响乳房生理功能的主要内分泌激素

(1) 雌激素：促进乳腺导管的上皮增生，乳管及小叶周围结缔组织发育，使乳管延长并分支。

(2) 孕激素：促进乳腺小叶及腺泡的发育，在雌激素刺激乳腺导管发育的基础上，使乳腺得到充分的发育。

这两种激素都不能单独发挥作用，必须有完整的垂体功能系统的控制。

2. 乳腺的周期性变化 乳腺是女性性征的重要标志。乳腺自胚胎期发生至老年期退缩，历经胚胎期、幼儿期、青春期、妊娠期、哺乳期和老年期的变化，各时期内乳腺改变均受内分泌的影响，随着卵巢的周期变化而发生相应的变化。乳腺各小叶的发展情况因人而异，同一患者的各部分组织也不相同，有些腺小叶在月经周期中仍保持静止状态，有些却在增生后不再退化复原，而形成临床上的乳腺增生。

月经前期乳管系统膨胀，新腺泡形成，乳管管腔扩大，乳管上皮继续分化增生增大，增生期的末期，乳管和腺小叶内可见分泌物的积存，乳管周围的基质水肿，结缔组织增生，腺小叶出现，乳腺较大、发胀、质韧，触及小结节状，伴有轻度疼痛和压痛，月经后期疼痛减轻或消失。

月经来潮及其后期，末端乳管及腺小叶的退化复原最为显著，腺泡上皮可以消失，分泌物不见，末端乳管及小乳管萎缩，上皮萎缩、脱落，乳腺组织中的水分被吸收，乳腺趋于小而软，在排卵前后由于性激素和黄体酮的影响略有增生，30岁以后尚未怀孕的妇女，由于周期中常有内分泌的不协调，其小叶的发育常变得不规则，但一般增生期的乳腺大多有腺小叶充分增生，只有少数小叶保持退化复原状态，总之乳腺是随月经周期的变化而发生增生或退化改变的。

五、卵子的发生与成熟

（一）卵泡的发育与卵子发生

卵细胞（卵子）及其周围的颗粒细胞和卵泡膜细胞的结构即为卵泡，卵泡是卵巢的基本功能单位。卵泡的发育是从始基卵泡开始，经过一系列变化，最终发育为成熟卵泡。

1. 卵泡的发育

人类卵巢中卵泡的发育是始于胚胎时期，从胚胎形成后即进入自主发育和闭锁的轨道，这一时期卵泡发育不依赖于促性腺激素。新生儿出生时卵巢中大约剩70万～200万个始基卵泡，至青春期只剩下约30万～50万个卵泡。在胎儿及儿童期可偶见少量卵泡生长，但不能发育成熟，进入青春期后卵泡自主发育并在促性腺激素刺激下发育成熟。生育期每月发育一批卵泡，经过募集、选择，其中一般只有一个优势卵泡可发育成熟并排出卵子，其余卵泡发育到一定程度通过细胞凋亡机制而自行闭锁，至40～50岁时仅剩几百个，女性一生一般只有400～500个卵子成熟并排出。

卵泡发育是一个连续的生长过程，根据卵泡的形态、大小、生长速度、结构不同可分为以下几个阶段：

（1）始基卵泡　又称原始卵泡。位于皮质浅层，体积小、数量多。是由停留于减数分裂双线期的初级卵母细胞被单层梭形前颗粒细胞围绕形成，直径0.03～0.06mm。

（2）初级卵泡　始基卵泡的单层的梭形前颗粒细胞分化为立方形或柱状细胞，细胞增殖成多层（5～6层）。在排列紧密的颗粒细胞间开始出现考尔—艾克斯诺小体（call-Exner body）。小体为圆形，囊泡腔内是颗粒细胞分泌的物质参与卵泡液的形成，腔面是一层基膜，周围为紧密排列的颗粒细胞。此时次级卵母细胞体积增大并分泌糖蛋白，颗粒细胞也开始合成和分泌黏多糖，在卵子周围形成透明带。颗粒细胞的胞膜突起可穿过透明带与卵子的胞膜形成缝隙连接，为卵子提供营养和传递信息。此阶段卵泡的发育是非促性腺激素依赖的，是受遗传因素和局部的各种调节因子所影响。随着初级卵泡的体积增大，卵泡逐渐向卵巢皮质深层移动。卵泡周的结缔组织梭形细胞逐渐密集形成卵泡膜，它与卵泡细胞之间隔以基膜。

(3) 次级卵泡　初级卵泡继续生长成为次级卵泡。立方形颗粒细胞不断增殖至6～12层，卵泡体积增大。在雌激素和FSH的协同作用下卵泡细胞内合成并分泌出黏多糖蛋白，细胞间出现一些不规则的腔隙，并逐渐融合成一个充满卵泡液的半圆形腔即卵泡腔。随着卵泡液增多，卵母细胞及周围颗粒细胞移至卵泡一侧，突向卵泡腔形成卵丘。紧贴透明带的一层颗粒细胞呈放射状排列，称放射冠。卵泡基底膜附近的梭形细胞形成两层卵泡膜即卵泡内膜和卵泡外膜。颗粒细胞和卵泡膜细胞层之间出现基底膜层，此时的卵泡称次级卵泡。颗粒细胞内出现卵泡生长发育所必需的卵泡刺激素（FSH）、雌激素（E）、雄激素（A）三种受体并对此三种激素具备反应性。卵泡内膜细胞出现黄体生成素（LH）受体，具备合成雄激素的能力，颗粒细胞在FSH的作用下将雄激素经过芳香化酶作用转化为雌激素。

(4) 成熟卵泡　是卵泡发育的最后阶段，又称格拉夫卵泡，此时卵泡直径可达15～20mm。卵泡腔很大，卵泡液急剧增加，突出于卵巢表面。此时卵泡产生的雌激素不断增多，当血液中雌激素≥200pg/ml时，正反馈于垂体，分泌释放LH，出现LH峰诱导成熟卵泡排卵。成熟卵泡其结构从外到内依次为：

①卵泡外膜：为致密的卵巢间质组织，与卵巢间质无明显界限。

②卵泡内膜：从卵巢皮质层间质细胞衍化而来，细胞呈多边形，较颗粒细胞大，此层含丰富血管。

③颗粒细胞：细胞呈立方形，细胞间无血管存在，营养来自外周的卵泡内膜。

④卵泡腔：其内充满大量清澈的卵泡液和雌激素。

⑤卵丘：呈丘状突起于卵泡腔，卵细胞深藏其中。

⑥透明带：在放射冠及卵细胞之间的一层很薄的透明膜。

⑦放射冠：直接围绕卵细胞的一层颗粒细胞呈放射状排列。

2. 卵子的发生

(1) 卵原细胞　胚胎6～8周时生殖嵴内估计有原始生殖细胞1000～2000个，以后不断有丝分裂，细胞数增多，体积增大，称为卵原细胞，约60万个。从胚胎11～12周卵原细胞开始进入第一次减数分裂，并静止于前期双线期，成为初级卵母细胞。胚胎16～20周时生殖细胞数目达高峰600万～700万个（其中卵原细胞占1/3，初级卵母细胞占2/3）。

(2) 初级卵母细胞　胚胎16周至出生6个月初级卵母细胞外围单层梭形前颗粒细胞形成始基卵泡，这些卵泡大多数逐渐闭锁。出生时卵巢内大约有70万～200万始基卵泡，内含初级卵母细胞，以后卵母细胞数目不再增多并随着年龄增长不断退化，到青春期卵巢中约有数万到数十万初级卵母细胞。从出生起初级卵母细胞一直处于静止状态，直至青春期，进入青春期后卵泡自主发育并在促性腺激素刺激下发育成熟。初级卵母细胞逐渐进行分裂，初级卵母细胞为双倍体细胞，含46条染色体。

(3) 次级卵母细胞　卵泡成熟时，初级卵母细胞发生减数分裂，形成一个次级卵母细胞和第一极体，染色体减半为23条染色体。次级卵母细胞具有受精能力，在输卵管内与精子相遇后即完成第二次减数分裂成为卵细胞和第二极体。

(二) 黄体的形成和功能

成熟卵泡排卵后卵泡液流出,残留在卵巢内的卵泡壁塌陷,卵泡壁的卵泡颗粒细胞和卵泡内膜细胞向内侵入,卵泡膜内的血管和结缔组织深入颗粒层。在 LH 的作用下,卵泡颗粒细胞和卵泡内膜细胞进一步黄素化,颗粒细胞分化为颗粒黄体细胞,内膜细胞分化为卵泡膜黄体细胞。粒黄体细胞较大,成多角形,染色较浅,数量多;膜黄体细胞较小,圆形或多角形,染色较深,数量少,分布于黄体的周边,成为一个体积很大并富含血管的内分泌细胞团。由于两种黄体细胞都含有胡萝卜素,新鲜时呈黄色,故称为黄体,排卵后 7～8 天黄体体积和功能达高峰,直径 1～2cm。粒黄体细胞和膜黄体细胞具有分泌类固醇激素细胞的结构特征,细胞内有丰富的滑面内质网和管状嵴的线粒体,还有脂滴和黄色脂色素。黄体的主要功能是分泌孕激素和雌激素,前者由粒黄体细胞分泌,后者主要由两种细胞协同分泌。黄体的发育因卵细胞是否受精而差别较大,卵细胞若未受精,于排卵后 9～10 天黄体细胞开始迅速变小和退化,将被结缔组织取代,称为白体,功能仅维持两周,称月经黄体。卵细胞若受精,黄体在胎盘滋养细胞分泌的人绒毛膜促性腺激素的作用下继续发育增大,直径可达 4～5cm,称妊娠黄体,至妊娠 3 个月末退化为白体。妊娠黄体的粒黄体细胞还分泌松弛素,它可使妊娠子宫平滑肌松弛,以维持妊娠。

(三) 卵泡发育和成熟的主要阶段

始基卵泡可以在卵巢内处于休眠状态数十年,从始基卵泡形成至次级卵泡需 9 个月以上时间。从次级卵泡发育到成熟卵泡经历持续生长期和指数生长期,需 85 天时间,实际跨越 3 个月经周期。

1. 始基卵泡(原始卵泡)阶段

最初的始基卵泡在孕 16 周时开始出现,产后 6 个月新的始基卵泡停止形成。妊娠第 7 个月时卵原细胞的有丝分裂及减数分裂停止,但是初级卵母细胞仍然继续不断地被颗粒细胞包绕形成始基卵泡,这一阶段卵泡的发育完全不依赖于促性腺激素。

2. 开始生长阶段

窦前卵泡生长阶段是指从始基卵泡发育成次级卵泡的阶段,一般需要 9 个月以上时间。这个过程延续整个生殖年龄段,直到绝经期终止。从孕 5～6 个月开始,始基卵泡向初级卵泡的转化过程加速,扁平的前颗粒细胞转变成立方形多层颗粒细胞,卵子周围形成透明带。颗粒细胞通过缝隙连接与卵母细胞的细胞膜相连,为卵子提供营养物质和传递信息。随着颗粒细胞数继续增殖,卵泡膜细胞发育形成卵泡内膜和卵泡外膜细胞,卵泡增大,次级卵泡形成。这些次级卵泡组成窦前卵泡池,是下一步 FSH 依赖性的卵泡发育阶段中卵泡募集的来源。

次级卵泡形成后,颗粒细胞上出现 FSH、雌激素和雄激素受体,各细胞间形成缝隙连接。分化的次级卵泡进入卵巢皮质深层,随着卵泡的扩展,周围的基质成分受挤压，形成卵泡的外膜层。同时血管穿过卵泡膜最后到达基底膜周围形成毛细血管网。随后，外膜层细胞上出现 LH 受体，并开始具备合成类固醇激素的能力。

3. 卵泡的持续生长阶段

卵泡的持续生长阶段包括从第 1 阶段卵泡（直径 0.12～0.2mm）到第 4 阶段卵泡（直径 1～2mm）的阶段共需 60 天时间。此阶段颗粒细胞的数目增长了 600 倍，卵泡直径增长了 15 倍。卵泡的增大不仅由于颗粒细胞增生，而且还包括卵泡液增多、卵泡腔的增大，卵泡液中含有类固醇激素、蛋白质、蛋白多糖和电解质。

持续生长阶段的卵泡发育也依赖促性腺激素。卵泡发育的快慢与循环血中促性腺激素的水平有关。

卵泡内膜细胞出现后，卵泡开始对促性腺激素的刺激有了反应，可分泌甾体激素，外膜细胞的出现形成了由颗粒细胞、膜细胞、间质细胞相互联系的功能性卵泡单位。膜细胞出现 LH 受体，颗粒细胞出现 FSH 受体。

4. 指数生长期（促性腺激素依赖性生长阶段）

指数生长期包括第 5 阶段至第 8 阶段卵泡的发育。这一时期的次级卵泡对促性腺激素的依赖性增强，次级卵泡经过募集、选择和优势化发育成为成熟卵泡。

（1）募集　当卵泡对促性腺激素出现反应后，可在促性腺激素的刺激下进一步发育，但每一个卵泡对 FSH 的刺激发生有一个阈值。在前 1 周期黄体晚期，血液中性激素水平下降，对垂体负反馈的抑制作用解除，垂体 FSH 分泌增加，此时那些 FSH 阈值较低的卵泡进入到进一步发育的过程，这一过程即为卵泡的募集，卵泡的募集发生在前一周期的黄体晚期和本周期的月经期。募集的卵泡每个周期大约 10～20 个卵泡，成为卵泡簇，其中只有一个卵泡成熟。随着年龄的增加，卵巢储备下降，募集的卵泡数目减少。5 级卵泡是要被募集的卵泡，并在下一周期卵泡期发育成熟。

（2）选择　在募集的卵泡簇中，FSH 阈值最低的一个卵泡获得定向发育为优势卵泡的能力，其余卵泡逐渐闭锁退化，这一过程为优势卵泡的选择，这一过程发生在月经周期的第 5～7 天。

（3）优势化　是被选择的卵泡继续发育到排卵的过程。优势卵泡为唯一可排卵的卵泡，在抑制其他卵泡生长的同时自身继续生长发育。月经周期的第 11～13 天，优势卵泡增大到 16～18mm 左右，雌激素分泌增多，使血清中雌激素量达到 300pg/ml 左右。在 FSH 刺激下颗粒细胞内出现 LH 受体及 PRL 受体，具备了对 LH、PRL 的反应，此时即为排卵前卵泡。

5. 排卵

成熟卵泡中卵母细胞和其周围的卵丘颗粒细胞一起被排出的过程，称排卵，排卵多发生在下次月经来潮前 14 日左右。卵子可由两侧卵巢轮流排出，也可以由一侧卵巢连续排出。排卵过程包括卵母细胞完成第一次减数分裂和卵泡壁胶原层的分解，及小孔形成后卵子的排出活动。

排卵的机制：

①由于成熟卵泡分泌的雌二醇在循环中达到对下丘脑起正反馈调节作用的峰值

（200pg/ml），促使下丘脑 GnRH 的大量释放，继而引起垂体释放促性腺激素，出现 LH/FSH 峰，LH 峰出现于卵泡破裂前 36 小时。LH 峰使初级卵母细胞完成第一次减数分裂，排出第一极体，成熟为次级卵母细胞，在 LH 峰作用下排卵前卵泡黄素化产生少量孕酮。LH/FSH 排卵峰与孕酮协同作用，使卵泡壁张力下降，激活卵泡液内蛋白溶酶活性，增加蛋白水解酶、淀粉酶、胶原酶、透明质酸酶及纤维蛋白酶等排卵酶的合成与释放，溶解卵泡壁隆起部分的胶原形成小孔称排卵孔。

② LH 可诱导颗粒细胞合成前列腺素，排卵前卵泡液中前列腺素显著增加，排卵时达高峰。前列腺素可促进卵泡壁释放蛋白溶酶，有助于排卵，实验证明排卵期 8 小时给前列腺素合成抑制剂吲哚美辛可阻断排卵。

③卵巢皮质的基质及卵泡膜外膜层中含有自主神经支配的平滑肌，去甲肾上腺素可促使卵泡壁平滑肌收缩而促进排卵。

④尿激酶也参与排卵过程。排卵时随卵细胞同时排出的还有透明带、放射冠及小部分卵丘内的颗粒细胞，卵子排出后，经输卵管伞部捡拾，输卵管壁蠕动以及输卵管黏膜纤毛活动等协同作用，通过输卵管并被运送到子宫腔。

6. 卵泡闭锁

机体依靠凋亡控制着卵泡的发育和闭锁，卵泡闭锁的过程就是卵泡中颗粒细胞和卵细胞发生凋亡的过程。颗粒细胞的凋亡主要在发育晚期的卵泡闭锁中起主导作用，而卵细胞的凋亡则主导了发育早期的卵泡闭锁。现在人们已经发现了许多调节卵泡闭锁的因素：促性腺激素、表皮生长因子（EGF）、转化生长因子-α（TGF-a）、碱性纤维细胞生长因子、胰岛素样生长因子-I（IGF-I）、白介素-lβ（IL-lβ）、雌激素和抑制素等能抑制卵泡的闭锁，其中促性腺激素 FSH、LH 是卵泡成熟的必需条件，而肿瘤坏死因子-α（TNF-α）、Fas／FasL、GnRH、白介素 6（IL-6）、雄激素和激活素等能促进卵泡发生闭锁。

研究卵巢颗粒细胞和卵细胞的凋亡对于临床具有重要的意义，如通过干扰卵巢细胞的凋亡来提高体外受精—胚胎移植（IVF-ET）的成功率；通过抑制卵泡的凋亡来延缓卵泡闭锁，从而延长妇女生育期。对于即将接受放、化疗的年轻肿瘤患者，抑制治疗过程中卵泡的大量丢失，既可以保护卵巢的内分泌功能，又能保护其生殖功能。

（四）卵母细胞发生和成熟的形态学

1. 卵母细胞发生

卵子的发生开始于妊娠第 4 周，原始生殖细胞出现于卵黄囊，并于妊娠第 5 周左右，迁徙至生殖嵴，形成卵巢。在胎儿的卵巢中，原始生殖细胞无活动性并缺少某些细胞器，成为卵原细胞。出生前，卵原细胞进行 DNA 合成，并开始第一次减数分裂。在完成同源染色体的配对和互换后，卵原细胞在始基卵泡内形成初级卵母细胞，并停留在减数分裂的双线期。双线期的卵子以生殖泡（GV）的形式为特征，生殖泡持续存在直至排卵前消失。始基卵泡从胎儿时期形成的卵泡池迁移时，首先表现为卵子直径增大，直径增大是卵泡被募集的最早表现。始基卵泡内未成熟的卵子直径约 $35\mu m$，卵子成熟时直径增大4倍，达到120μm。窦前卵泡中卵母细胞不具备回复减数分裂的能力，窦卵泡早期卵子直径达到最大值，此时如果卵子生殖泡裂解，卵子可获得继续减数分裂的能力。排卵前卵子完成第一次减数分裂成为次级卵母细胞，并停留在第二次减数分裂中期，等待受精，精子进入卵细胞内时第二次减数分裂才完成。

2. 卵母细胞的成熟

在成熟卵泡中月经中期的LH峰或注射HCG启动了卵子的成熟。卵子成熟是卵子发生的最后阶段，此时卵母细胞发生重大变化，为随后的受精和将来胚胎的发育做好准备。卵子成熟包括：核成熟、胞浆成熟和膜成熟。缝隙连接、cAMP、钙离子、细胞周期蛋白、生长因子和脂类等都参与了卵子成熟的过程。

（1）核的成熟

①成熟卵子核形态学变化　停留在双线期的生殖泡体积大、缺乏异染色质。卵子发育时，生殖泡直径增大，可见明显的核仁，核膜呈波浪状，有许多小孔，卵子可能通过这些小孔进行核与胞浆的物质和信息交换。初级卵母细胞的核膜相对较平滑，在卵子发育的过程中核膜的皱褶逐渐增多，生殖泡裂解前短时间内核膜的皱褶加深，卵子成熟时生殖泡在蛋白激酶和微管复合体的调控下向卵子皮质区迁移。在LH峰出现之前，生殖泡的结构可能已经发生了改变，如染色质在核仁周围凝结并靠近核膜。染色质凝结20～24小时后，生殖泡开始裂解，并形成二价染色体。染色体上的着丝粒与微管相连，从而形成减数分裂纺锤体。卵子没有中心粒，由微观组成的中心组织纺锤体微管的运动，可能在肌动蛋白、微丝和微管的共同作用下，纺锤体移到卵子表面，这个时期为减数分裂中期Ⅰ（MⅠ），MⅠ持续数小时后依次进入分裂后期和末期，桶状纺锤体向卵子表面呈放射状排列。第一极体在LH峰或注射HCG 36小时后排出，卵子迅速进入减数分裂中期Ⅱ（MⅡ）。

②核成熟的生化变化　虽然窦前卵泡中的卵母细胞不具备恢复减数分裂的能力，但已开始合成减数分裂所需的一些因子。这些因子以无活性的形式存在，并在卵母细胞成熟和胚胎发育早期被表达和翻译，有些则可以一直保存到卵受精后胚胎植入的发育阶段，早期窦卵泡中的卵母细胞发生了根本性的变化，已经具备了恢复减数分裂的能力。

卵母细胞核的成熟需要新的蛋白质的参与，以获得发生GVBD及发育到MⅡ的能力。蛋白质合成抑制剂亚胺环己酮可以抑制卵母细胞发生GVBD，细胞周期蛋白B的合成和积累可能是导致卵母细胞恢复减数分裂的关键；蛋白质水解作用对卵母细胞的成熟也很重要，蛋白水解酶抑制物可阻止卵母细胞的染色质凝集和GVBD，蛋白质的合成和水解可能是诱使卵母细胞核膜裂解的两个必要的连续步骤，蛋白质的磷酸化和去磷酸化也是影响卵母细胞减数分裂的重要因素。染色体凝结和核膜解体两个恢复减数分裂的主要特征事件与蛋白质磷酸化相关，如蛋白质磷酸化专一移植物6-二甲氨基嘌呤可以阻止小鼠等卵母细胞的染色质凝集，在一部分蛋白质发生磷酸化的同时，另一些蛋白质或酶则必须发生去磷酸化，才能获得活性使卵母细胞成熟。

（2）胞浆的成熟

初级卵母细胞胞浆内的细胞器较少，而且聚集在生殖泡周围。当卵子开始发育时，细胞器逐渐向皮质区迁移。卵子成熟时，除皮质颗粒外，其他细胞器又向卵子中央迁移。卵细胞浆的成熟是伴随核成熟的。

卵原细胞中线粒体沿核周分布，从早期窦卵泡开始线粒体逐渐向周围迁移，在3级卵泡的卵母细胞中线粒体重新聚集在生殖泡旁；而在MⅡ期的成熟卵子中，线粒体在胞浆内均匀分布直至受精后再聚集在原核周围。随着卵子的发育线粒体数目也逐渐增多至10^5，结构从长型转变成圆形或椭圆形，线粒体内的嵴也由横嵴变成空泡、柱状和同心圆。

卵子发育时高尔基体在皮质区域裂解成许多独立体，卵子近成熟时，高尔基体活性消失。卵子发育过程中，内质网持续存在。发育早期的卵母细胞中就已经有较多的粗面内质网，呈细长型，其上有少量的核蛋白附着。随着卵子的发育，粗面内质网数量增多。卵母细胞体积最大时粗面内质网最发达，以后数量逐渐减少，卵子成熟时粗面内质网消失。粗面内质网减少的同时，滑面内质网增多。成熟卵子中核糖体数量增加，但由于胞浆增加的比例更大，核糖体的密度反而降低。皮质颗粒是胞浆成熟的重要标志之一，GV期卵子中皮质颗粒主要存在于细胞中央，随着卵子的成熟皮质颗粒数量增多并逐渐迁移至卵细胞膜下。

(3) 膜的成熟

发育早期的卵子细胞膜相对较光滑，在发育过程中卵细胞膜的皱褶逐渐增多。卵细胞膜表面的微绒毛分布均匀并深入透明带内，与颗粒细胞形成桥粒连接来交换信息。

(五) 卵丘颗粒细胞对卵母细胞的调节

1. 卵丘颗粒细胞对卵母细胞减数分裂的调节 卵丘和卵母细胞间缝隙连接介导的直接通讯对调节卵母细胞减数分裂过程十分重要，它可允许卵母细胞生长发育和调控所必需的小分子、离子等在卵母细胞和卵丘细胞之间运输。一些抑制减数分裂的物质，如cAMP和嘌呤是通过缝隙连接作用于卵母细胞的。在小卵泡中，颗粒/卵丘细胞中的cAMP及其激发的一些成熟抑制因子（OMI）通过缝隙连接运送到卵母细胞，这些成熟抑制因子能够提高细胞内cAMP水平，从而有效地抑制或者延迟卵丘—卵母细胞复合体（COC）中卵母细胞恢复减数分裂，从而保持卵母细胞减数分裂的阻滞，但对裸卵则无此抑制现象。卵母细胞胞质成熟需要细胞内cAMP浓度和减数分裂阻滞都保持最优化。这一点只有COC才有可能做到，而裸卵则不能。卵丘细胞在卵母细胞生长发育过程中减数分裂能力的获得是必需的，卵丘卵母细胞间的间隙连接对调节卵母细胞染色体的重组起关键作用。因此卵母细胞生长和发育的整个过程都需要卵母细胞和卵丘细胞之间有效的通讯连接。

卵丘细胞在激素诱导卵母细胞成熟过程中起重要作用。由于卵母细胞中没有LH的受体，而卵丘细胞中含有LH受体，推测促性腺激素的信号是通过卵丘细胞介导传递给卵母细胞的。Su等发现了LH诱导的排卵前COCs成熟的两个过程：卵母细胞恢复减数分裂和卵丘扩展都需要激活颗粒细胞中的促分裂原活化蛋白激酶（MAPK），抑制MAPK活性会阻止促性腺激素刺激的减数分裂的恢复，然而只有排卵前卵泡才具有足够的 LH 受体来传递成熟信号进入卵母细胞。LH 刺激壁细胞产生第二信使可能通过两种途径进入卵母细胞：其一，LH 能直接作用于卵泡壁使壁细胞和颗粒细胞分泌第二信使进入卵泡液，以旁分泌的形式作用于卵母细胞；其二，第二信使通过缝隙连接使卵丘与卵母细胞直接通讯。卵丘细胞接受 LH 刺激后，卵丘细胞膜发生去极化，细胞内钙离子的浓度升高。由于卵丘与卵母细胞通过缝隙连接建立了代谢偶联，升高的钙离子通过缝隙连接进入卵母细胞，卵母细胞也发生去极化，并引起细胞内钙离子浓度的短暂升高，这可能降低 cAMP 等物质的抑制减数分裂效率，MPF 水平升高，从而促进卵母细胞减数分裂的恢复与成熟。研究表明，羊卵母细胞在无卵丘—卵母细胞连接的条件下，其恢复减数分裂的进程迅速被中断，表明卵丘–卵母细胞间的生理连接对卵母细胞的核成熟至关重要。

2. 卵丘细胞对卵母细胞胞质成熟的调节　卵母细胞胞质充分的成熟对于受精及其后续发育潜能有重要作用。胞质成熟是获得形成雄原核、受精和早期胚胎发育能力所必需的。如果将 COC 在保持减数分裂阻滞的生发泡期（GV）培养一段时间，它们可能有机会获得更大的发育能力，这是因为卵丘细胞通过分泌诱导成熟的可溶性因子或者通过去除培养液中抑制胚胎发育的成分来帮助卵母细胞发育。

为了促进卵母细胞体外生长和发育，卵母细胞和卵丘细胞之间必须保持联系。兔裸卵与颗粒细胞共培养不能模拟卵丘完整的卵母细胞，而且卵丘包围的卵母细胞的减数分裂可能依赖于早期卵丘细胞内发生的转录和翻译事件。虽然卵丘对卵母细胞发育有益作用的分子和细胞基础的仍然未知，但大量研究表明，成熟后期的卵母细胞需要周围卵丘提供营养和调节代谢，成熟卵母细胞中的谷胱甘肽（GSH）可以增加正常受精和发育到囊胚阶段胚胎的数量，在精子穿入后 GSH 参与精子头解凝结和、卵母细胞激活和精子头转变为雄原核。GSH 也在维持细胞的氧化还原状态起重要作用，并保护细胞防止氧化损伤。研究发现卵丘—卵母细胞复合体比裸卵细胞内含有更多的 GSH。卵丘细胞能提高卵母细胞中 GSH 含量从而防止氧化诱导凋亡。在培养液中添加 GSH 前体，利用半胱氨酸或者一胱氨酸，能增加卵母细胞内的 GSH 的含量，可以有效地提高裸卵的成熟效率。卵母细胞成熟过程中卵丘细胞内部也发生反应，如 pH 或钙离子浓度改变，使卵丘细胞获得还原胱氨酸和半胱氨酸的能力，并有利于卵母细胞成熟时摄取半胱氨酸，从而促进卵母细胞的胞质成熟。但卵丘细胞促进卵母细胞后续发育的机制仍然不清楚。

已知卵母细胞发育需要卵丘细胞提供丙酮酸、草酰乙酸和核苷。卵丘细胞可以将葡萄糖代谢为丙酮酸或者三羧酸循环中间产物，这些物质能够进入卵母细胞并提高它的质量。裸卵代谢葡萄糖的能力明显低于 COC，然而在成熟液中添加丙酮酸可使裸卵成功地成熟、受精、发育，可见卵丘细胞参与卵母细胞的能量代谢。研究发现丙酮酸盐的氧化代谢作为重要的能源对卵母细胞成熟是必需的，然而在卵母细胞发育早期，由于卵丘细胞代偿性供能而使得这种代谢途径并不那么重要。进一步研究发现卵丘细胞通过缝隙连接调节卵母细胞内 pH 的平衡，并且可能起到沟通卵母细胞与卵泡外环境的作用。

3. 卵丘细胞对卵母细胞与精子结合的影响　卵丘细胞的存在对于精卵结合至关重要，但卵丘细胞促进精卵结合的具体机制目前尚不清楚，许多资料表明卵丘细胞参与卵母细胞与精子之间的相互识别、引导精子结合卵母细胞、诱导精子获能和顶体反应、维持精子运动活力、防止透明带硬化、提高精子的穿卵和体外受精的能力。有研究表明卵丘细胞的存在增加卵母细胞的体外受精率、卵裂率和胚胎后续发育能力，这说明卵丘细胞的存在不仅影响精卵结合，而且对卵母细胞的成熟以及受精卵的进一步发育具有重要的影响。但有相反的观点认为，卵母细胞周围卵丘细胞的存在与否对精子穿卵没有影响，并没有影响精子穿卵率，但除去卵丘的卵母细胞形成雌雄原核的能力受到损伤，并有较高的多精子入卵发生，这提示卵丘的存在有助于雌雄原核的形成及防止多精受精。

4. 卵丘细胞扩展与卵母细胞成熟的关系　排卵前在促性腺激素峰促进卵母细胞完成减数分裂过程的同时伴随着卵丘的扩展。促性腺激素刺激卵丘细胞分泌积聚一种蛋白多糖基质，这种弹性的基质主要成分是透明质酸。扩散的卵丘细胞包围于黏液样的细胞基质中，这个过程叫卵丘黏液化或卵丘扩展。卵丘扩展与卵母细胞成熟的关系引起了研究者的极大关注，目前对两者关系的研究主要集中在成熟卵泡中的几种细胞（包括卵母细胞、卵丘细胞、壁颗粒细胞）的形态结构及合成分泌某些物质能力的变化，以及在体外不同培养条件下和体内正常生理下变化的顺序，但这方面研究的结果是不尽一致，甚至相互矛盾。

在小鼠，去除卵母细胞的 COC 即使在含有 FSH 的培养液中卵丘也不能扩展，说明卵丘扩展依赖于卵母细胞；但是如果在小鼠的 COC 培养液中加入硫酸铵 G 和肝素，虽能抑制 FSH 或 EGF 诱导的卵丘扩展，但对卵母细胞成熟却不影响，说明卵母细胞成熟不一定依赖于卵丘扩展。在体内卵丘扩展可促进精子获能，保证正常受精和合子发育，但最近的报道对体外成熟过程中卵丘扩展在支持胚胎发育上提出了质疑。卵丘扩展对卵母细胞核成熟没有明显影响，至少与细胞质进一步成熟无直接关系，因此需要进一步研究来确定卵丘扩展与卵母细胞成熟是否有关系。

但普遍认为卵丘细胞扩展程度与卵母细胞成熟之间的关系密切，卵丘扩展程度可能影响抑制减数分裂恢复的因子和促进核质成熟，提高卵母细胞发育能力的同步化因子的浓度，并间接影响核和胞质的同步成熟。卵丘细胞可能产生某些有助于卵母细胞体外受精后发育能力的因子，而且这些因子的浓度可能随着卵丘扩展程度的增大而提高。当细胞和细胞之间连接丢失时，会有更多的信号通路被激活。当卵丘扩展更显著时，会有更多的因子通过信号传递通路进入卵母细胞。这些结果显示卵丘扩展程度可以作为一种预测卵母细胞体外成熟和后续发育能力的参数。

（六）卵母细胞成熟的调控

卵泡内的颗粒细胞之间通过缝隙连接紧密联系，同时颗粒细胞与卵子之间也有突触穿过透明带在卵膜形成小的缝隙连接。低分子量的物质能在它们之间扩散，从而使各种体细胞的信息直接通过缝隙连接通道对卵母细胞成熟进行调控。

LH 峰或注射 HCG 后，卵泡细胞发生黏液化改变，卵丘增大，卵子与颗粒细胞之间的偶联减少，导致卵子不再直接通过缝隙连接接受调控的信号。将发育完善的卵子从成熟卵泡中分离出来，然后在缺乏激素诱导的简单缓冲液中培养，卵子也能自发进行 GVBD 以及继续减数分裂形成 MⅡ期的卵子。可推测：卵子与颗粒细胞之间的联系的减少可能促使卵子重新开始减数分裂。核成熟的抑制因子包括 cAMP、卵子成熟抑制因子、次黄嘌呤和其他提高 cAMP 水平的物质，而促进核成熟的因子包括促性腺激素、成熟促进因子、钙离子和上皮生长因子等。

1. 钙离子 钙离子在卵子成熟中发挥关键的作用。核成熟是依赖钙调蛋白和钙离子。钙调蛋白和钙离子能通过调节卵子的磷酸二酯酶活性，加强 cAMP 的调节作用。目前认为，减数分裂启动的最早标志之一也就是细胞内钙离子的释放。在卵子发育期，钙离子释放的频率并不高，核成熟启动时钙离子释放的峰值规律化；核开始成熟时，即 3 小时之后，钙离子释放的峰值降低，频率减慢，6 小时后钙离子释放逐渐消失，同时卵子内的可释放的钙离子总量在成熟期明显增加。因此在体外卵子成熟的培养液中，钙离子是必需的。卵子内的钙离子通过磷酸肌醇途径激活，在 LH 峰的作用下，颗粒细胞膜表面磷脂酰肌醇水解生成钙离子释放的配体二酰甘油和三磷酸肌醇（IP3）。二酰甘油是钙离子依赖的蛋白激酶 c（PKC）的激活剂，钙离子和 PKC 均参与减数分裂的调控。IP3 与受体结合后则使颗粒细胞的钙离子从细胞内释放出来并注入卵细胞内，还可通过缝隙连接的偶联途径进入卵细胞内，促发卵细胞内的钙离子释放。钙离子也可能直接通过缝隙连接进入卵细胞内，使卵子对钙离子诱导的钙离子释放产生反应。体外培养时钙离子载体可引起细胞内钙离子浓度的升高而激活卵子，锂盐则可通过抑制肌醇单磷酸的降解从而消耗肌醇使 IP3 的合成减少，最终阻止卵子的成熟。新霉素作用于 PKC，通过阻止磷酸肌醇的水解而抑制卵子的减数分裂。

2. cAMP 卵泡细胞内产生的 cAMP 可通过缝隙连接运送到卵细胞内，cAMP 对核成熟有抑制和促进的双重作用。在小鼠持续升高的 cAMP 对卵子成熟起抑制作用，而 cAMP 的短暂升高可促发卵子减数分裂的重新开始。cAMP 的抑制作用是由于 cAMP 能维持蛋白激酶 A（PKA）的活性状态，从而抑制 MPF 的活性或降解 MPF 的亚单位，因此 PKA 的活化和随后特异蛋白的磷酸化是减数分裂调控的重要步骤。增加细胞内 cAMP 的因子，如 cAMP 类似物（dbcAMP）和磷酸二酯酶抑制物 IBMX，均能阻止卵子的成熟，而注射 cAMP 依赖蛋白激酶（PKA）的催化亚基的抑制物则可克服有 dbcAMP 和 IBMX 维持的减数分裂停滞，此外，在卵子内显微注射磷酸二酯酶也可诱导 GVBD。

卵细胞内 cAMP 的短暂升高可促进核成熟。在游离的兔卵泡中，可观察到 cAMP 升高持续在 0.5 小时内，随后 4 小时 cAMP 明显降低，同时卵细胞开始 BVGD，提示 cAMP 水平短暂升高后的降低导致卵子减数分裂的重新启动。

3. 卵泡液 卵泡液的成分复杂，包括各种可能影响核成熟的物质。卵泡液抑制核成熟的作用是有限的，在培养液中加入 50% 的猪卵泡液，43～48 小时后可阻断 25% 的猪卵细胞核的成熟，延迟卵子自发成熟的时间不超过 30 分钟，但在卵泡液中加入 dbcAMP 可显著增强其抑制成熟效果。卵泡液中的抑制物来源于颗粒细胞。当卵丘复合物与颗粒细胞共同培养时,抑制核成熟的效果不明显,但加入卵泡膜细胞共同培养时,抑制效果明显增强,而且FSH可进一步加强抑制的效果。

卵泡液中的有效成分包括脂肪酸、嘌呤以及类固醇,脂肪酸中的主要成分亚油酸可以在体外培养时维持卵子的减数分裂停滞状态。次黄嘌呤可能通过抑制磷酸二酯酶而起作用,在颗粒细胞包裹的卵子体外培养中,次黄嘌呤阻止核成熟,从而防止卵子过早进行减数分裂导致发育潜能的降低。类固醇中雌二醇和睾酮起抑制作用,而黄体酮可能起促进作用。黄体酮与雌二醇比例的改变可能影响卵子的减数分裂,另外发现卵泡液减数分裂激活甾体(FF-MAS)在卵泡最后成熟和排卵时升高。在体外培养时加入FF-MAS可克服由于dbcAMP、IBMX或次黄嘌呤等引起的成熟停滞,并可提高受精率。

4. 卵子成熟促进因子(MPF) MPF是由调节亚基细胞周期蛋白B和催化亚基p34cdc2(cdc32)丝氨酸/苏氨酸激酶组成的二聚体。p34cdc2起蛋白激酶的作用,它的底物包括组蛋白H1和核纤层。p34cdc2与微管系统相互作用,卵子核成熟时,cdc2通过磷酸化微管组织的中心达到调控纺锤体的效果。

早期窦卵泡中的卵母细胞处于G2期或G2/M相转化的边缘,MPF的水平很低。组成MPF前体的cdc2亚基的两个残基Tyr15和Tyr14处于磷酸化状态时,可使MPF处于无活性状态。当MPF前体的数量达到一定阈值时激发磷酸化酶cdc25,使MPF前体的cdc2亚基的两个残基Tyr15和Tyr14发生去磷酸化,获得活性。GVBD时,MPF水平升高达到最大值,从而促进卵子的生殖泡裂解,卵子从停滞的双线期转变为减数分裂中期Ⅰ。有活性的MPF又能启动细胞周期蛋白的水解,从而MPF失活,解除其对减数分裂的抑制作用,卵子在此时排出第一极体。极体排除后,细胞周期蛋白降解,在降解终止后,细胞周期蛋白又重新聚集,所以在减数分裂中期Ⅰ和后期Ⅰ,MPF水平迅速降入低谷。在减数分裂中期Ⅱ,MPF活性再次升高并达到第二峰值,而卵子则停滞在减数分裂中期Ⅱ并维持数小时。如果细胞周期蛋白受外来因素影响不能水解,卵子将停留在减数分裂中期Ⅱ。

蛋白质的磷酸化对MPF的调控是非常重要的,cdc2上的Tyr161的磷酸化直接促进细胞周期蛋白和cdc2的结合成复合体,从而提高MPF的活性,促进减数分裂的恢复。

5. 细胞静止因子(CSF) 卵母细胞中存在的CSF,使卵子停留在减数分裂中期Ⅱ。

(编写:张凤敏 赵一帆)

第四节 中医对女性生殖器官的认识

女性生殖藏象不仅是中医藏象学说的重要组成部分,也是中医妇科理论体系中的重要组成部分。在中医学历代典籍中有众多关于女性生殖器官的解剖术语,也对其具体位置有所指认。

阴户，又名为"四边"，属外生殖器官的解剖术语，指阴道口外的上下左右四边，包括大小阴唇及阴前庭外露部分，与西医所指的外阴等同。中医认为它是排月经、带下、恶露的出口处所，正常顺产时娩出胎儿的终止处，合阴阳的出入地，防止外邪入侵的关口处，女性生殖器官疾病检查及治疗外用药物必达场所。

阴门，又称"玉门""龙门""产门""儿门"，属外生殖器官的解剖术语，相当于处女膜阴道口之部位。如《诸病源候论》曰："已产属胞门，未产属龙门，未嫁女属玉门。"《女科秘要》上载有"胎前阴门肿"，《叶氏女科证治》卷二中列有"妊娠阴门肿"之疾。中医认为它是排月经、带下、恶露的最后出口，正常顺产时胎儿娩出的最后出口，合阴阳的出入口，防止外邪入侵的第一道关口，女性行内生殖器官检查首要经过之所及阴道、宫颈、宫腔术操作的必经之入口。

阴道，也称"地道""产路""谷道""子路""子道""血路""人道"等，属女性内生殖器官的解剖术语，指自处女膜孔、阴道口向上至宫颈处的一段管腔。早在《诸病源候论》中就有"五藏六府津气流行阴道"的论述，《千金要方》中也记载着"治产后阴道开不闭方"的词条。中医认为它是一部分带液生成的场所，排带液、月经、恶露通道，产出胎儿的通道，合阴阳之处所，抗御外邪的场所，女性内生殖器检查和进行宫腔内手术必经之途径，治疗内生殖器疾病纳药停留之处。

子门，也称"子户""胞门"，属内生殖器解剖部位术语，相当于子宫颈口。《灵枢·水胀》曰"石瘕生于胞中，寒气客于子门"。中医认为它是生成泌泄带液的主要之处，排月经、恶露要通过的第一道关口，娩出胎儿经过的第一道关口，合阴阳后子精出入之门户；于门病变诊断及宫腔内手术操作必经之关口。

子宫，又名"女子胞""胞""子藏""胞藏""子处"等。张景岳在《类经附翼·三焦包络命门》中即指出其所在的位置："居直肠之前，膀胱之后"，并在《妇人规》中引用朱丹溪之言："阴阳交横，胎孕乃凝，所藏之处，名曰子宫，一系在下，上有两歧，中分为二，形如合钵，一达于左，一达于右"，描述的子宫形态与西医所言极为接近。中医认为它是月经生成的地方，种子、育胎、娩胎的处所，一部分带液生成之处，排月经、带液、胎水、胎衣、恶露之所，妇科宫腔手术行施之地。

（编者：张海娇　赵一帆）

第五章 生殖系统的发生与分化

生殖系统的发生与分化是一个复杂的过程,包括生殖腺以及内、外生殖器的发生。

第一节 生殖腺的发生与分化

一、未分化生殖腺的发生

胚胎的性别在精卵结合时就已被决定,即男性的染色体为46,XY,女性为46,XX。但直至人胚的第六周末前,男女生殖腺在组织结构上是相同的,分辨不出是睾丸或卵巢,这个时期的性腺被称为未分化性腺。

妊娠3～4周时,在近尿囊基部的卵黄囊内胚层上可发现一些大圆形的细胞,称原始生殖细胞。在妊娠第5周末,原始生殖细胞沿着背系膜移动到生殖嵴,迁入初级性索内。(图5-1)。

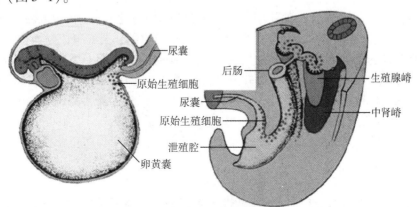

图5-1 原始生殖细胞迁移示意图

原始生殖细胞在未进入生殖嵴前,具有双向分化性:可分化为精原细胞和卵原细胞。在一些基因的作用下,未分化性腺进入了不同的分化途径,最终形成睾丸或卵巢。

原始生殖腺有向卵巢发展的自然趋势,目前认为,SRY基因是存在Y染色体上的性别决定关键基因,它决定睾丸的发育启动,进而决定胚胎向男性方向分化发育。SRY基因阴性的胚胎,生殖腺则分化为卵巢。

二、生殖腺的发生

（一）睾丸的发生

人胚第 7 周，在 SRY 基因作用下未分化性腺的初级性索继续增殖，向生殖腺嵴髓质深部生长，形成睾丸索，其末端在未分化腺门部吻合形成睾丸网，睾丸索至青春期演化为生精小管。

妊娠第 8 周，表面上皮下方的间充质逐渐形成致密的结缔组织白膜，白膜的出现是胎儿睾丸发生的一个重要特征。同期，分散在生精小管之内的间充质细胞分化为睾丸间质细胞，并分泌雄激素促进尿道生殖窦和中肾管结构向男性分化。

从胎儿期直至青春期前，睾丸索（生精小管）均无明显的管腔。管壁含有两种细胞：由初级性索演变成的支持细胞和由原始生殖细胞分化的精原细胞。支持细胞分泌苗勒氏抑制因子使苗勒氏管退化，使其胚胎不能向女性化发展。精原细胞大量增殖，并开始精子发生过程。

（二）卵巢的发生

卵巢的分化约比睾丸晚两周，直到第 10 周才能形成具有组织学形态的卵巢。此时由于缺乏 Y 染色体及 SRY 基因，初级性索退化消失，性腺表面上皮继续增生，形成次级性索或皮质索。皮质索与上皮分离后构成卵巢皮质，上皮下的间充质分化为白膜。

随着皮质索的增大，原始生殖细胞并入其中。约在人胚第 16 周，皮质索断裂成许多孤立的细胞团，形成原始卵泡。每个卵泡中央有一个卵原细胞（由原始生殖细胞分化），周围是一层扁平的卵泡细胞（由皮质索上皮细胞分化），二者构成原始卵泡，卵泡之间的间充质分化为卵巢间质。胚胎时期的卵原细胞可分裂增殖，卵泡也分裂增多。胚胎 20 周是性腺里始基卵泡最多的时期，此时双侧卵巢的卵泡数量可达到 600 万到 700 万个。随后，生殖细胞停止分裂并开始退化消失。至胎儿出生时只有 70 万～200 万个卵泡。其中的卵原细胞已经分化为初级卵母细胞，且停滞于第一次减数分裂的前期。由于初级卵母细胞不能自我复制和增多，出生后的卵巢内卵细胞将不可逆地减少，约于绝经期耗竭。

（三）睾丸与卵巢的下降

生殖腺初始位于腹后壁，以后逐渐进入腹膜腔，由厚而短的尿生殖系膜连到腹后壁，悬吊于体腔的腰部。随着大部分中肾退化，系膜变得细长，形成头、尾两条韧带。头段的韧带随着中肾的退化逐渐消失，保留下来的尾端呈纤维索状，连于生殖腺尾端与阴唇阴囊隆起之间，称引带。随着胚体逐渐长大、伸长，引带相对缩短而牵拉生殖腺下降。第 3 个月时，生殖腺已至盆腔，卵巢停留在骨盆缘的稍下方；睾丸继续下降，通过腹股沟管，于第 7～8 个月时降入阴囊。双层膜构成鞘突，覆盖在睾丸的前面及侧面，成为鞘膜。出生前后，鞘膜腔与腹膜腔之间的通路逐渐闭合。足月新生儿有 97% 的睾丸进入阴囊，睾丸的下降受促性腺激素和雄激素的调控。

（编者：孟卫京　卢文亮）

第五章 生殖系统的发生与分化

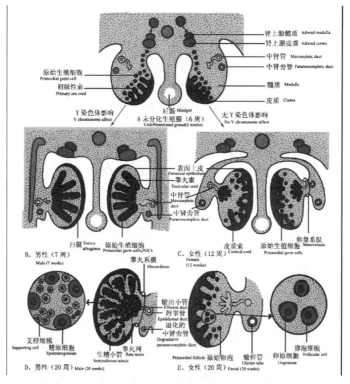

图 5-2 生殖腺发生与分化示意图

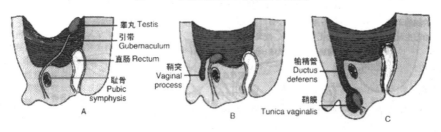

图 5-3 睾丸的下降

第二节 生殖管道的发生与演化

一、未分化管道时期

在人胚第 6 周，无论男性或女性在生殖嵴外侧都形成两对原始生殖管道，一对为中肾管，又称为沃尔夫管（Wolff 管），另一对为中肾旁管，又称苗勒氏管（Müller 管）。其中，中肾旁管位于性腺和中肾管的外侧，由生殖腺嵴前侧壁的体腔上皮内陷卷褶而成，其头端呈漏斗形开口于腹腔，尾端是盲端，突入尿生殖窦的背侧壁，在窦腔内形成一隆起，称窦结节（Müller 结节），中肾管开口于窦结节的两侧。

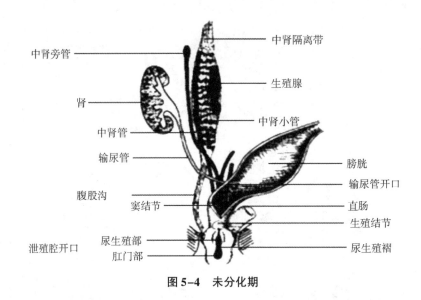

图 5-4 未分化期

二、男性生殖管道的分化

中肾管是男性内生殖器的始基。在人胚第 6～7 周，睾丸内的支持细胞分泌抗苗勒管激素（AMH）抑制同侧中肾旁管的发育，使其逐渐退化吸收。第 8 周，睾丸内间质细胞产生的雄激素刺激同侧中肾管继续发育形成附睾管、输精管和射精管。与睾丸相邻的十几条中肾小管发育为附睾的输出小管，中肾管头端增长弯曲成附睾管，中段变直形成输精管，尾端成为射精管的精囊。

人胚第 10 周，尿道前列腺部内胚层上皮增殖，突入周围间充质，形成前列腺。最初的前列腺有至少 5 组实心前列腺索组成。第 11 周时，前列腺索内出现内腔和腺泡。13～15 周时，睾酮水平达到最高，前列腺开始具有分泌功能。

尿道球腺室由尿道海绵体部的上皮增殖而成，其周围的间充质分化形成平滑肌纤维和基质。

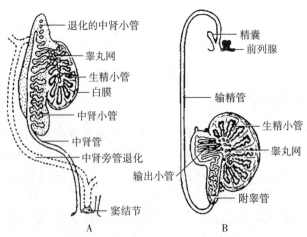

图 5-5 男性生殖管道的演变（A 第 3 个月 B 睾丸下降后）

三、女性生殖管道的分化

中肾旁管是女性内生殖器的始基。当未分化性腺分化为卵巢时，因缺乏雄激素（睾酮）和抗苗勒氏激素，中肾管退化消失，中肾旁管继续发育，其上段和中段分化形成输卵管，其头端开口于体腔（腹腔），形成输卵管漏斗部。

两侧中肾旁管的下段向中线会合形成子宫，至人胚第12周末，子宫内的中隔逐渐吸收消失，最终形成单腔子宫体及宫颈。

合并后的中肾旁管尾端将会与尿生殖窦会合，它们形成的窦结节继续增生形成阴道板，实心的阴道板逐渐将尿生殖窦分为上、下两部，上部发育为膀胱和尿道，下部演变为前庭。在人胚第5月时，阴道腔逐渐出现，并形成处女膜，继而处女膜上出现小孔即为阴道口。

在女性胚胎，中肾小管与输尿管芽以上的中肾管退化消失，残留的中肾管及中肾小管分别形成卵巢冠及卵巢旁体等退化结构。

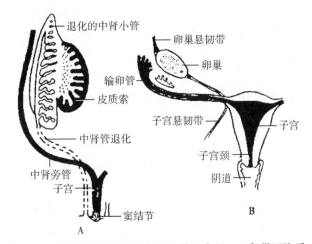

图 5-6 女性生殖管道的演变（A 第3个月 B 卵巢下降后）

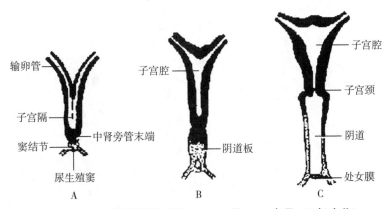

图 5-7 子宫与阴道形成示意图（A 9周 B 1个月 C 初生儿）

第三节 外生殖器的发生

一、未分化期

从人胚第4周开始,尿生殖窦膜的头侧出现一条隆起,为生殖结节,以后逐渐增大形成初阴。继而在生殖结节的两侧会出现两条隆起,内侧较小的是尿生殖褶,外侧较大的为阴唇阴囊隆起。尿生殖褶之间的凹陷形成尿道沟,沟底为尿生殖窦膜。在人胚第9周以前男女外生殖器结构是相同的,为外生殖器的未分化期,该期无法分辨性别。直至人胚第12周才能呈现明显区别。

二、男性外生殖器的发生

如果未分化性腺分化形成睾丸,那么在其分泌的雄激素作用下,未分化的外生殖器将向男性方向进化;生殖结节逐渐伸长形成阴茎,并从腹侧尿生殖褶中伸出;两侧尿生殖褶在中线愈合,形成尿道海绵体;阴唇阴囊隆起相互靠拢,并在中线愈合形成阴囊。

三、女性外生殖器分化

外生殖器向女性方向分化,也是胚胎发育的自然趋势,该分化过程不需要雌激素的参与。在体内没有雄激素作用时,约在人胚第12周末,初阴略增大发育为阴蒂。左右尿生殖褶不合并,形成双侧小阴唇。两侧阴唇阴囊隆起,并在阴蒂前方会合形成阴阜,在其后方会合形成阴唇后联合。左右两侧形成双侧大阴唇,尿道沟扩展并与尿生殖窦下段合并成阴道前庭。

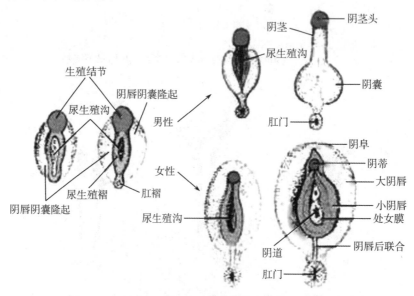

图5-8 外生殖器的演变发生图

第四节 生殖系统发育异常

一、生殖腺发育异常

(一) 睾丸发育异常

1. 隐睾

睾丸在发育过程中未按照正常情况从腰部腹膜后下降至阴囊,中途停滞在腹腔内、腹股沟、阴囊入口或者其他部位,称为隐睾症。

先天性隐睾是小儿泌尿生殖系最常见的先天畸形之一,单侧发生多见,并以右侧未降为主。发病率早产儿约为30%,健康新生儿约为3.4%~5.8%,6个月后因血清睾酮降低,隐睾自动下降的可能性极小,1岁以后的隐睾几乎不会自动降入阴囊。此病有遗传倾向,父子间发病率1.5%~4%,兄弟间6.2%。

隐睾的病因有多种学说,包括内分泌因素和解剖机械因素,染色体异常也可导致隐睾发生。伴有隐睾的常见染色体综合征有:Kallmann综合征、Noonman综合征、Klinefelter综合征、Prader-Willi综合征、Down氏综合征等,性发育异常的病人如两性畸形患者往往也会以隐睾就诊。

隐睾可导致患者心理障碍、睾丸扭转和损伤等,但其最严重的并发症是不育与癌变。隐睾时因睾丸长期留在腹腔内或腹股沟管里,由于腹腔内温度高于阴囊,在婴儿早期会严重影响生殖母细胞转变为Ad型精原细胞,因而双侧隐睾易产生不育。此外,由于生长环境改变以及发育上的障碍,易使睾丸细胞发生恶变形成恶性肿瘤,隐睾发生恶变的机会大约是正常位置睾丸的20~48倍,建议及早手术以防止癌变。目前多数学者主张手术年龄以1~2岁为宜。

2. 先天性睾丸缺如

睾丸缺如又称胚胎睾丸退化综合征,是指男性患儿染色体核型正常,出生时单侧或双侧单纯性无睾丸,外生殖器表现为男性。单侧睾丸缺如的发生率约为1/5000,双侧者更少见,约为1/20000。

目前先天性睾丸缺如的发生原因仍不确定,推测可能是某种原因导致胚胎期睾丸未发育或者发育后又退化,胎儿出生前或出生后不久睾丸发生扭转或精索血管发生栓塞,导致睾丸血流供应不足,进而使睾丸萎缩,可能是最常见的原因。

本病需要和隐睾相鉴别。一般来说,可以根据血清睾酮水平给予鉴别。无睾患者由于缺乏睾丸间质细胞,无法分泌睾酮,故给予促肾上腺皮质激素(ACTH)后睾酮水平不上升,可以判定为无睾,反之为隐睾。

在治疗上,对于一侧睾丸缺如而对侧正常者,可以不予治疗。对于双侧缺如者,婴幼儿可考虑做变性手术以尽早确定社会性别;青春期则考虑用性激素(睾酮制剂)替代疗法促使男性性征发育,或进行同种异体睾丸移植。

（二）卵巢发育异常

1. 单侧卵巢缺失 多伴有单角子宫。

2. 双侧卵巢缺失 极少见，常伴有其他严重畸形而不能存活，无临床意义。

3. 卵巢异位 指胚胎期卵巢在发育下降中受阻，仍停留在胚胎期的位置而未降至盆腔，位置高于正常卵巢部位，如位于肾脏下极附近，或位于后腹膜组织间隙内，常伴有卵巢发育不良。如下降过度，可位于腹股沟疝囊内。所有异位的卵巢都有发生肿瘤的倾向，应予切除。

4. 多余卵巢 又称第三卵巢、额外卵巢，极为罕见，是由于胚胎发生的重复而形成。除正常位置的卵巢外，尚可在他处发现额外的卵巢组织，其部位可在腹膜后、乙状结肠系膜及盆腔等处。一般无特殊表现，难以发现。常因伴发囊性畸胎瘤或黏液性囊腺瘤而就诊。对合并肾脏及其他生殖系统畸形的病人应做详细的B超检查。可手术切除额外卵巢及其附件。

5. 副卵巢 是一种罕见畸形，多小于1cm，常位于正常位置卵巢附近的阔韧带内，容易被误认为是正常卵巢分化而来。由于孤立存在，且很小，也易被认为是淋巴结。副卵巢有正常功能，但无特殊表现。

（三）性腺发育不全

性腺发育不全是指性腺未能完全发育成睾丸或卵巢，形成临床上一组有特征性表现的病种。

详见"第五节性发育异常"。

二、内生殖器发育异常

（一）男性内生殖器发育异常

1. 附睾先天性异常

附睾畸形在临床上较为常见，通常是指附睾明显变长或者与睾丸附着异常。附睾畸形可表现为附睾缺如、附睾节段性闭锁以及附睾囊肿等结构异常。一般没有临床症状，多于男性不育检查和隐睾手术治疗时发现。

附睾畸形多合并有输精管畸形。检查附睾内有无精子对诊断有重要意义。单侧附睾异常者不需要治疗，双侧者治疗比较困难，可采取手术连接附睾与睾丸之间的生殖管道，但不易成功。

2. 输精管先天异常

较为罕见。胚胎发育时，输精管、附睾、精囊、射精管起源于中肾管，睾丸则由生殖嵴发生，故输精管有先天异常时睾丸可正常，附睾、精囊畸形者则常伴有输精管的异常。

（1）输精管异位：可一侧或双侧异位。输精管的位置偏离精索或开口异常，常伴有其他泌尿生殖系统畸形。

（2）先天性输精管缺如（CAVD）：是导致梗阻性无精子症及男性不育的重要病

因。近年来，在对该病病因学的研究进展中发现，囊性纤维化病（CF）与先天性输精管缺如的发生密切相关。

根据临床表现及与CF的关系，先天性输精管缺如可分为2类：①与CF明确相关：患者多因慢性肺部疾病、胰腺功能不足等就诊，检查时可发现汗液中电解质浓度升高等典型的囊性纤维化病症状；②病因不明：临床多以不育就诊，查体不伴有其他异常。

根据缺如部位及程度，先天性输精管缺如可分为单侧性、双侧性，病变可分为完全闭锁、完全缺如或部分缺如。双侧输精管缺如患者一般身体康健，有正常性生活，能射精，查体精索内扪不到输精管，常因婚后不育前来就诊。目前尚无满意的治疗方法。研究表明，由于CFTR基因突变导致的先天性输精管缺如者，理论上精子功能正常，可通过人工授精受孕。但该病的治疗仍比较困难，以往通过穿刺精子贮囊抽吸精子行人工授精，但致孕率太低，临床上难以推广，近年来Tournaye等推荐显微外科附睾精子吸引术（MESA）与细胞质内精子注射（ICSI）相结合进行治疗，可有效提高生育率。单侧输精管缺如因有一条正常的睾丸输精管，可正常生育，故不需要治疗。

(3) 重复输精管：本病较为少见，可发生在单侧或双侧。是由于人胚早期中肾管重复导致。大多数重复侧的输精管会伴有两个分别存在的睾丸。患者无异常临床表现，性生活正常。常于输精管结扎术后再育时发现。

3. 精囊先天性异常

(1) 精囊发育异常：①精囊缺如：可见于双侧或单侧，常合并输精管缺如。成年后以不育症就诊。②重复精囊：罕有报道。③一侧或双侧精囊发育不良。

(2) 精囊囊肿：先天性精囊囊肿较罕见，多于青春期后发现。根据来源分为精囊本身形成囊肿及中肾管残端发育形成，后者常伴有其他泌尿生殖系统畸形，如尿道下裂、两性畸形、同侧肾不发育等。临床上可出现输精管梗阻、血精、泌尿系感染症状。囊肿较大时应行囊肿切除术。

4. 前列腺先天性异常

(1) 无前列腺：前列腺完全或部分缺如很少见。常伴有其他泌尿生殖系统畸形。可由直肠指检查出。患者常有性功能减退甚至不能勃起。因不能分泌前列腺液，射精量大为减少。

(2) 异位前列腺：可出现在不同部位，如膀胱三角区、阴茎根部、残留脐尿管末端、前列腺部尿道内等。在前列腺部尿道内的异位前列腺，易被误诊为"尿道息肉"。异位于膀胱和尿道内的患者，多以"血尿"为主要症状。尿道内异位前列腺的治疗单纯电灼即可。

(3) 前列腺囊肿：先天性前列腺囊肿分为两类，前列腺的囊上发生的囊肿，为前列腺囊囊肿；另一类为前列腺本身存在的囊肿。前者较后者多见。根据囊肿的大小，患者可出现下尿道刺激症状、尿路梗阻症状、附睾炎等。对较大囊肿可经会阴或耻骨后手术切除。

(二) 女性内生殖器发育异常

1. 输卵管发育异常

输卵管发育异常临床上罕见，几乎均为手术时偶然发现，可导致不孕或输卵管异位妊娠。除输卵管部分节段缺失可行整形吻合术治疗外，其他均无法手术。

（1）输卵管未发育：单侧输卵管不发育常伴同侧子宫不发育。患者阴道、子宫颈正常，子宫体狭长，只有一侧子宫角和输卵管，是由一条苗勒氏管上部不发育导致的。双侧输卵管不发育多伴残遗子宫或无子宫，与双侧苗勒氏管不发育或者发育过程受阻有关。

（2）副输卵管：可单侧或双侧，是较为常见的一种输卵管发育异常。表现为附着在正常输卵管上的一较为短小的输卵管，具有伞部，内腔可与主输卵管相通。副输卵管因为有伞端，故可能会导致副输卵管宫外孕，因此应给予切除。

（3）双输卵管：可位于单侧或双侧，均有管腔通于子宫腔。有的双输卵管可以分别通于宫腔，也可以在输卵管根部汇合共同进入宫腔。

（4）输卵管中部节段状缺失：类似于输卵管绝育术后。若同时伴有子宫畸形，则更难受孕。患者行输卵管成形术术后易发生宫外孕。

（5）实质或索状输卵管：是一种发育不全的实性、索状输卵管畸形。因输卵管发育早期受到不同程度的抑制或阻碍造成。可伴发育不全的子宫。此畸形不易通过手术修复、重建。

（6）输卵管憩室：憩室好发于输卵管壶腹部，易发生输卵管异位妊娠。

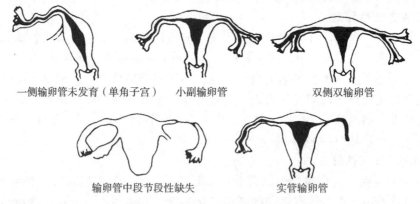

图 5-9 常见输卵管发育异常类型

2. 子宫发育异常

是生殖器官畸形中最常见的一种畸形，临床上因此造成的不孕不育及异位妊娠比较多见。系因双侧中肾旁管在分化过程中，受到各种因素的干扰，在演化的不同阶段停止发育，进而形成各种发育异常的子宫。一些子宫畸形患者可无任何临床表现，月经、性生活、妊娠、分娩等亦均正常，故多于体检时偶被发现。也有一部分患者的生殖系统功能受到不同程度的影响，但一般也是到性成熟时、婚后，或孕期、产时方出现症状。

（1）先天性无子宫及子宫发育不全

①先天性无子宫：在人胚发育过程中。若两侧中肾旁管下段未到中线汇合前就停止发育，则子宫无法形成。患者常伴先天性无阴道，但因性腺和中肾副管中上段发育不受影响，因而可有正常的输卵管与卵巢，第二性征发育正常。查体时在子宫颈、子宫体部位触不到子宫，而只触及腹膜褶。

②始基子宫：如两侧中肾旁管在中线会合后不久即停止发育，则会生成很小的始基子宫。该类子宫畸形一般没有宫腔或虽有宫腔而无内膜生长，因此在青春期无月经来潮。

③子宫发育不良：又称幼稚子宫。正常情况下的子宫颈占子宫全长1/3，若青春期后，子宫颈占子宫全长1/2～2/3，则为幼稚子宫。这是由于妊娠晚期或胎儿出生后至青春期前的任何一个时期子宫发育停滞所致。因停滞时间不同，导致的子宫发育不全程度亦不同。患者可出现痛经、月经过少、闭经或不孕。发育不良的子宫宫体比正常要小，常呈极度前屈或后屈位。前屈者一般子宫前壁发育不良，后屈者则往往子宫后壁发育不全。直肠腹部诊可扪及小而活动的子宫。

（2）两侧苗勒氏管汇合受阻

①单角子宫：因一侧中肾旁管发育完整，而另一侧发育不全导致。发育较好的单角子宫常伴有发育正常的输卵管。而对侧为发育不全或未发育的子宫，往往该侧的输卵管、卵巢、肾脏亦缺如。患者妊娠后早产、流产较多见。

②双角子宫和鞍状子宫：两侧苗勒氏管大部分融合，但相当于子宫底部的部分会合不完整，导致左右两侧各有一角突出，称为双角子宫。轻度双角子宫近子宫底部稍微下陷呈鞍状，称鞍状子宫。凹陷较重者可形成心形子宫或弓状子宫。患者一般无临床症状，但妊娠时易出现胎位异常，其中以臀先露居多。患者反复流产时，应行子宫整形术。

③双子宫：患者有两个子宫、宫颈、阴道，主要是由于女性的中肾旁管没有正常会合而致。左右两侧子宫有各自的输卵管和卵巢。患者一般无自觉症状，多于人工流产、产前检查甚至分娩时偶然发现。也可出现双子宫、单阴道，或者在阴道内有一纵隔，这些情况多类于上述双子宫表现，但可因阴道内纵隔妨碍性交，导致性交困难或性交痛。

④纵隔子宫：一种常见的子宫发育异常，是因人胚发育过程中，两侧中肾旁管融合后，中隔消失受阻而形成。根据分隔程度，可分为完全纵隔子宫和不完全纵隔子宫。前者指纵隔从宫底延伸到宫颈内口甚或宫颈外口，将宫腔完全分为两部分。后者纵隔仅始于宫底而止于宫颈内口以上部位，将宫腔部分隔开。子宫外形正常，需经子宫输卵管碘油造影或子宫镜检查确诊。纵隔子宫患者妊娠时易出现早产、流产及胎位异常。对反复流产的患者，可在腹腔镜下通过子宫镜切除中隔，或经腹手术切除。

⑤残角子宫：系因一侧中肾旁管发育不全所致。体检时易将残角子宫误诊为卵巢肿瘤。残角子宫往往不与另一侧发育较好的子宫腔沟通，但有纤维束与之相连。偶尔两者间也可有狭窄通道相通，可伴有该侧泌尿道畸形。残角子宫内膜无功能者，一般无临床症状；若内膜有功能且与正常腹腔不相通，至青春期则会因宫腔积血而出现痛经，甚至并发子宫内膜异位症。发生在残角子宫内的妊娠，人工流产时常无法清除彻底，至孕16～20周时会破裂导致严重内出血，此时需立即手术切除，否则患者可因大量内出血而死亡。

（3）苗勒氏管会合后管道未贯通：苗勒氏管会合后形成子宫的部分，其一部或全部未贯通而形成实质性子宫，亦无内膜，这种子宫除较小外，外观似正常子宫。多因原发闭经或不孕就诊。

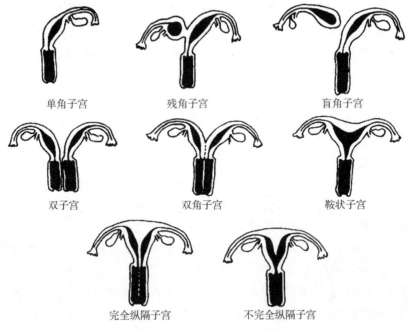

图 5-10　常见子宫畸形类型

3. 阴道发育异常

（1）先天性无阴道：苗勒氏管不发育、发育不良或下降后成腔失败，均可导致先天性无阴道。几乎均合并无子宫或者仅有痕迹子宫，输卵管发育不良或缺如，但外生殖器、卵巢一般均发育正常。患者常因原发闭经或婚后性交困难而就诊。查体可见外阴和第二性征发育正常，无阴道口或仅在阴道外口处见一浅凹陷，个别患者可有<3cm的短浅阴道盲端。查体和盆腔B超检查均未见子。约15%的患者可伴有泌尿道畸形。治疗上对无阴道者可行人工阴道成形术。对有短浅阴道者可采用机械扩张法，即用由小到大的阴道模型，局部加压扩张，以逐渐加深阴道长度，直到能满足性生活要求。

对于个别伴有发育正常子宫的患者，至青春期可因宫腔积血而出现周期性腹痛。此类患者查体可触及增大有压痛的子宫。治疗方案为于初潮时行人工阴道成形术，同时引流宫腔积血以保存子宫生育功能。无法保留子宫者，应予切除。

临床上应将此病与完全型雄激素不敏感综合征相鉴别。后者染色体核型为男性46，XY，且阴毛、腋毛极少，在阴囊（大阴唇）部位可触及睾丸，血清睾酮升高。

（2）阴道闭锁：为苗勒氏管闭合后的尾端与泌尿生殖窦相接处未贯通所致。闭锁多位于阴道下段，长约2～3cm，其上多为正常阴道。症状与处女膜闭锁相似，检查时亦无阴道开口，但闭锁处黏膜表面色泽正常，亦不向外膨隆，肛诊可扪及向直肠凸出的阴道积血包块，位置较处女膜闭锁高。应尽早手术治疗。手术时应先切开闭锁段阴道并游离阴道积血下段的阴道黏膜，再切开积血包块，排净积血后，利用已游离的阴道黏膜覆盖刨面。术后定期扩张阴道以防挛缩。

(3) 阴道横隔：是一种非常罕见的生殖道畸形，为苗勒氏管会合后的尾端与尿生殖窦相接处未贯通或部分贯通所致。横隔可位于阴道内任何部位，但以上、中段交界处为多见。完全性横隔较少见，多数是隔的中央或偏一侧有一小孔，月经血可自小孔排出。横隔位于上段者不影响性生活，常系偶然或不孕检查时发现。位置较低者少见，多因性生活不满意而就医。横隔孔很小时，经血引流不畅，会造成痛经甚至不孕。

此外，本病需与处女膜闭锁相鉴别，前者可在阴道口见到发育正常的处女膜环，而阴道横隔患者常并发泌尿生殖系统畸形，无孔处女膜合并泌尿生殖系统畸形者罕见。

治疗多以手术为主，一般应将横隔切开并切除其多余部分，最后缝合粗糙面以防粘连形成。术后短期放置模型防止挛缩。若分娩时发现横隔阻碍胎先露部下降，横隔薄者，当胎先露部下降至隔鼓起撑得极薄时，切开后胎儿即能经阴道娩出；横隔厚者应行剖宫产。

(4) 阴道纵隔：为双侧苗勒氏管会和后，其中隔未消失或未完全消失所致。一般连于阴道前后壁正中线，纵向走行。阴道纵隔分为完全纵隔和不完全纵隔两种。完全纵隔起自宫颈部，一直延伸到阴道外口，形成双阴道。常合并双宫颈、双子宫。有时纵隔偏向一侧形成斜隔，导致该侧阴道完全闭锁，可出现经血潴留，形成阴道侧方包块。绝大多数阴道纵隔无症状，有些是婚后性交困难才被发现，另一些可能晚至分娩时产程进展缓慢才确诊。若斜隔妨碍经血排出或纵隔影响性交时，应将其切除，缝合创面以防粘连。若临产后发现纵隔阻碍胎先露部下降，可沿隔的中部切断，分娩后缝合切缘止血。

三、外生殖器发育异常

(一) 男性外生殖器发育异常

1. 阴茎发育异常

(1) 阴茎不发育：因胚胎期生殖结节未发育或发育异常所致。临床非常罕见，多数病例阴囊已发育，睾丸正常或未下降，尿道开口于直肠、会阴或阴囊前方等处。50%病例合并其他畸形，最常见的是隐睾，其次为肾不发育或发育异常、肛门闭锁及膀胱直肠瘘等。治疗为早期重新确定性别，最好切除睾丸，做尿道阴道成形术，青春期后以雌激素维持女性性征。

(2) 小阴茎：指阴茎伸展长度小于相同年龄或相同性发育正常状态人群的阴茎长度平均值2.5个标准差以上者，其长度与直径比值正常，解剖结构和外观形态正常。有的病例可伴发阴茎海绵体发育不良、阴囊小、睾丸小并伴下降不全。小阴茎的病因复杂，可有性腺功能减退、幼稚病、两性畸形、垂体功能亢进及松果体功能不全等。诊断时需与隐匿阴茎相鉴别。治疗上需治疗原发病及给予内分泌治疗。对小阴茎患者应随访到成年，对阴茎过小，无治疗可能的病人，可建议早期做变性手术。

(3) 重复阴茎：为两个阴茎，多并列存在，十分少见，可能源于生殖结节未完全融合。可分为分支阴茎（部分重复阴茎）和真性双阴茎（完全性重复阴茎）两种类型，常并发其他畸形如重复尿道、重复膀胱、膀胱外翻、尿道上裂、尿道下裂、心血管畸形等。患者一般可有排尿、性交、射精等障碍。治疗根据局部情况及伴发畸形而定。

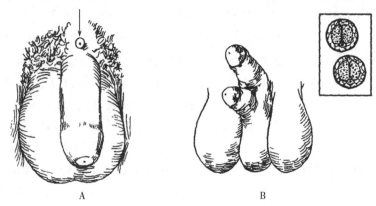

图 5-11 重复阴茎（A 不完全性　B 完全性）

（4）巨阴茎：与同龄人相比，阴茎过大。可见于青春期早熟、先天性痴呆、侏儒症、垂体功能亢进、肾上腺性征异常症等疾病。当应用促性腺激素治疗隐睾症时也可出现阴茎增大，停药后可停止。治疗时以原发病治疗为主。

2. 阴茎位置异常

（1）隐匿阴茎：因阴茎体发育正常，而阴茎皮肤未正常附着于深层筋膜，呈松弛状态，致使阴茎隐匿于阴茎皮肤中；或者肉膜筋膜发育不良，失去弹性，致使阴茎伸长受限。外观阴茎短小，包皮口于阴茎根部距离短。包皮似一鸟嘴包住阴茎，与阴茎体不附着，背侧短，腹侧长，内板多，外板少。若用手指握住阴茎，将其周围皮肤向后推，即可显示隐匿在皮下的正常阴茎体。应注意有无尿道上裂。诊断主要需与小阴茎、阴茎发育不良、包茎相鉴别。前两者系因内分泌缺陷或染色体异常导致，临床可见阴茎体细小，勃起较少且勃起无力。后者因包皮口狭小致阴茎头不能外露。治疗需做成形术，勿做包皮环切术。

（2）先天性阴茎扭转：是由于阴茎海绵体发育不平衡，阴茎头向一侧扭转，多向左扭转。该类患者的阴茎一般发育正常，部分患者合并尿道下裂或包皮呈帽状分布异常。很多病例是在做包皮环切或外翻包皮时发现。如不影响外观及功能，不需治疗。只有阴茎扭转>90℃时才是外科手术矫治的指征。

（3）阴茎阴囊转位：阴囊异位于阴茎上方，又称为阴囊分裂、阴茎前阴囊。其病因可能是生殖结节与生殖突位置关系缺陷。常合并有其他不能存活的畸形，故患儿常于生后不久死亡。存活者常并发会阴型、阴囊型尿道下裂，也有并发染色体及骶尾部畸形的报道。治疗是做整形手术。

（4）阴茎阴囊融合（蹼状阴茎）：指阴囊中缝皮肤与阴茎腹侧皮肤融合，阴茎与阴囊为完全分离。大多数无尿道异常。如蹼状皮肤伸展至龟头者，可造成性交困难，故应行手术整形（V-Y 成形缝合）。

3. 先天性包茎与嵌顿包茎

先天性包茎是指小儿出生时包皮与阴茎头粘连以致包皮不能上翻，阴茎头无法显露。部分患儿在出生后 2 年内可随着阴茎生长而自愈。治疗时可将包皮反复试行上翻，扩大包皮口，露出阴茎头，以便于清洗。如包茎不能自行消失或包皮口呈瘢痕状狭窄环，应行包皮环切术。

部分包茎可并发嵌顿包茎。由于包皮口狭窄，若强行将包皮翻转到冠状沟，可在该处形成很紧的一个绞窄环，导致阴茎包茎头处血液、淋巴循环障碍，发生淤血、水肿、疼痛，即为嵌顿包茎。应尽早进行手法复位。

（二）女性外生殖器发育异常

1. 处女膜闭锁

又称无孔处女膜，临床上较常见，系泌尿生殖窦阴道芽状突起未能贯穿前庭部所致。由于处女膜闭锁，少女至青春期初潮时，经血无法排出，最初经血积在阴道内，反复多次月经来潮后，逐渐发展至子宫积血、输卵管积血，甚至腹腔内积血。但输卵管伞端多因积血而粘连闭锁，故经血进入腹腔者较少见。

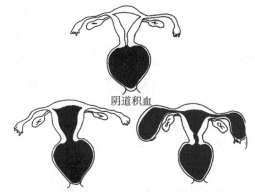

图 5-12 处女膜闭锁引起血潴留示意图

处女膜闭锁的女婴在刚出生时，阴道内分泌物无法排出，故新生儿外阴部洁净，无分泌物为其特征。偶有幼女因大量黏液潴留在阴道内，导致处女膜向外凸出而确诊。但绝大多数患者至青春期因逐渐加剧的周期性下腹痛，无月经来潮时始被发现，严重者伴便秘、肛门坠胀、尿频或尿潴留等症状。检查时可见处女膜向外膨隆，表面呈紫蓝色，无阴道开口。将食指放入肛门内，可立即扪及阴道内有球状包块向直肠前壁突出；行直肠腹部诊可在下腹部扪及位于阴道包块上方的另一较小包块（为经血潴留的子宫），压痛明显（图 5-12）。如用手往下按压此包块时，可见处女膜向外膨隆更明显。盆腔 B 型超声检查可发现子宫及阴道内有积液。

确诊后应即在骶麻下手术。先用粗针穿刺处女膜正中膨隆部，抽出褐色积血后，即将处女膜作"X"形切开，边引流积血，边切除多余的处女膜瓣，使切口呈圆形，再用"000"肠线缝合切口边缘黏膜，以保持引流通畅，防止创缘粘连。积血大都排出后，常规检查宫颈是否正常，但不宜进一步探查宫腔以免引起上行性感染。术后置导尿管1～2日，外阴部置消毒会阴垫，每日擦洗外阴1～2次直至积血排净为止。术后给予抗感染药物。

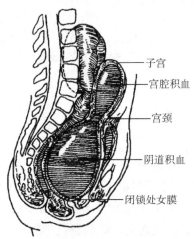

图5-13 处女膜闭锁引起的阴道和宫腔积血（矢状面）

2. 先天性女阴畸形

本病很少见，常伴有女性两性畸形、女性尿道下裂及泄殖腔分离不全。在婴儿期外生殖器不易辨认。先天性无女阴者可以有内生殖器。若妇女孕早期（12周左右）接受孕激素制剂类药物治疗，可导致女阴融合异常。

第五节 性别发育异常

人类性别的分化与发育过程是一个复杂的连续过程。从性染色体组成至青春发育成熟的过程中，任何能够影响正常性分化与发育过程的因素，都将导致性分化与发育异常。

人类有6种不同的性别：①性染色体性别：正常男性为46,XY，正常女性为46,XX。②性腺性别：正常男性为睾丸，女性为卵巢。③内外生殖器性别：男性有输精管、附睾、精囊、前列腺、阴茎与阴囊；女性有输卵管、子宫、宫颈、阴道、大小阴唇与阴蒂。④性激素性别：雄激素使男性性发育并维持男性性功能；雌激素使女性性发育并维持女性特征。⑤社会性别：一个个体，从小作为男性或女性生活在社会中，称为社会性别。⑥心理性别：人的性格、爱好、行为、思想、性欲等符合男性或女性心理，称心理性别。正常个体的男性或女性，上述6种性别的表现是一致的。在性分化与发育异常中，6种性别可发生多种不一致。

性分化与发育异常的分类一直沿用真两性畸形、女性假两性畸形与男性假两性畸形。近年来由于生殖医学基础理论的发展，对每种性分化与发育异常有了更为深入的了解，简单地按真、假两性畸形分类已不足以反映各种类型。根据性别发育过程，2001年葛秦生等选择控制性别发育关键的性染色体、性腺、性激素作为分类基础，将病因分为三大类：

一、性染色体异常

包括性染色体数目与结构异常。

（一）先天性卵巢发育不全（Turner 综合征）

又称先天性卵巢发育不全、X 单体综合征，是目前最常见的性染色体异常，占女新生儿的 1/5000。

患者表型女性，减数分裂中性染色体不分离是该病病因，70% 的不分离都发生在父方，与孕妇年龄无关。染色体核型除 45,XO 外，还可以有嵌合体（45,XO/46,XX 或 45,XO/47,XXX）、染色体结构异常的 46,X,i(Xq)、46,XX,P-、46,XX,q- 等。

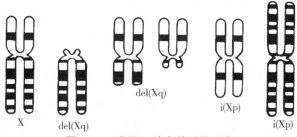

图 5-14 常见 X 染色体结构异常

本病典型临床表现主要包括身材矮小、后发际低、蹼颈、盾胸、肘外翻以及以条索状卵巢为特征的生殖腺发育不良。患者可有原发性闭经及第二性征发育不全，智力虽在正常范围内，但不如其正常同胞。可伴其他脏器异常，如主动脉缩窄及马蹄肾、骨骼畸形等。

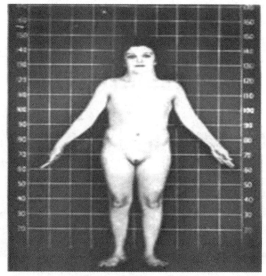

图 5-15 典型 Turner 患者

身材矮小和性幼稚是患者的主要心理障碍和就诊原因。对于生长激素的疗效目前争论不一，多中心研究数据表明生长激素或生长激素与雌激素或雄激素的联合应用会促使长骨生长、骨质增加、骨皮质增厚及皮下脂肪快速丢失。性激素替代疗法可有效改变患者性幼稚的生理及心理状况。一般用雌激素促使性征发育，再用雌激素、孕激素人工周期治疗促使"月经来潮"。绝大多数患者无生育能力，随着近年来辅助生殖技术的发展，可利用"供卵"做体外受精与胚胎移植或冷冻胚胎移植。

（二）XO/XY 性腺发育不全

患者染色体核型为 45,XO/46,XY，临床表现为一侧性腺为发育不全的睾丸，一侧为发育不全的卵巢或双侧为发育不全的睾丸或卵巢。临床表现类似 Turner 综合征，部分患者可有阴蒂增大。值得注意的是，部分女性患者可出现雄性化，外生殖器可呈两性异常，如小阴茎、尿道下腹腔睾丸等，性腺间质细胞肿瘤发生的风险可高达 15～30%，并随着年龄增长而增加。因此，对患者应定期做超声波检查或必要的性腺活检。童年期可行剖腹探查和性腺切除术。

（三）46,XX/46,XY 性腺发育不全（真两性畸形）

患者染色体核型为 46,XX/46,XY，并同时具有两性生殖器官，一侧为睾丸，一侧为卵巢；或一侧有卵巢或睾丸，另一侧为卵巢睾；或者两侧均为卵巢睾。输精管、输卵管均可发育。一般认为是单个卵子产生孤雌分裂产生两个 DNA 相同的单倍体配子双受精，继而融合发育成一个个体的结果。

一般来说，患者的外阴根据两型细胞的比例可出现不同的分化，如为阴道，可出现阴蒂肥大，阴毛呈女性分布，阴唇皮下有包块；如有阴茎，可有尿道下裂。患者外观多为女性，类似于 XO/XY 性腺发育不全，但无 Turner 综合征的表现。但章卫国报道一表型为男性的患者，染色体核型为 46,XX［95］/46,XY［5］，SRY、AZF 基因存在，仍发育为正常男性，并生育正常后代。

治疗上可选择手术矫形，一般原则是若估计治愈后无男性功能，建议向女性矫正，必须切除睾丸和进行必要的外阴整形包括假阴道成形术；如主要表型为男性，可切除卵巢等，必要时用男性激素替代治疗。

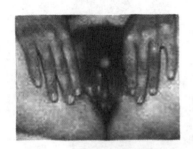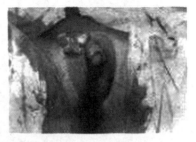

图 5-16 46,XX/46,XY 性腺发育不全患者的外阴

（四）曲细精管发育不全（Klinefelter 综合征）

曲细精管发育不全又称 XXY 综合征、克氏综合征、原发性小睾丸综合征、先天性生精无能症等，是由于男性患者细胞额外多出一条 X 性染色体所致，是一种常见的性染色体数目异常，发病率为出生男孩中的 1/1000，为男性不育症最常见的遗传学病因之一。

80%～85% 的 Klinefelter 综合征的核型为 47,XXY，约 15% 为嵌合体 47,XXY/46,XY，其余的为 48,XXXY、49,XXXXY 等。本病与孕妇高龄有关。

该综合征临床变化很大，典型的 Klinefelter 综合征主要表现为类无睾症体型、身材高大、小睾丸、第二性征发育异常、不育、男性乳房发育、高促性腺激素性性腺功能减退。患者的智商较同龄对照组稍低，有精神异常或精神分裂症的倾向。可伴有乳腺癌、糖尿病、甲状腺功能低下、性腺细胞瘤等。Klinefelter 综合征的临床严重程度与 X 染色体数目正相关，增加的 X 数目越多，智力下降和机体发育畸形程度越严重。

治疗主要是对症处理。长期乃至终身的雄激素补充是治疗该病的主要措施。不但能促进患者的第二性征发育和提高性功能，增加患者的社会适应能力，还可改善其精神状态，预防并发症。但长期应用雄激素可导致前列腺肥大，故建议从 30 岁开始，进行定期体检；女性体态可通过外科手术治疗来纠正；因少部分患者可从睾丸活检中获得精子或精子细胞，可通过卵子细胞浆内精子注射技术进行人工受孕获得自己的后代，但胎儿流产率高，可达 11% 左右。

（五）超雌综合征（super-female）

又称 47,XXX 综合征。性染色体数多于 2 个 X，如 47,XXX，48,XXXX 等。是一种女性较常见的性染色体异常综合征，在女性中的发生率为 1/1000。超雌综合征的产生主要是由于生殖细胞减数分裂不分离导致，大约 90% 是由于卵子的不分离，故本病与孕妇高龄有关。

患者大多表型正常，有时可伴有一些轻微的出生缺陷如短头畸形、小头等。少数可有轻微的发育延迟，智能可出现轻度受损，IQ 平均值较正常人低 10～15 左右。一般身材较高大，可出现月经减少、继发性闭经或卵巢早衰等现象。大多数患者有正常的性发育，具有正常的生育能力。

大多数患者的后代染色体是正常的，可能的假说是：（1）选择性地排斥异常胚胎；（2）优先

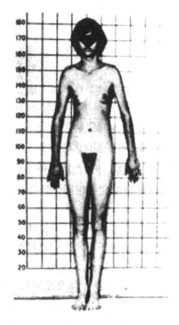

图 5-17 Klinefelter 综合征患者

分离 24,XX 进入一级体；(3) 减少 24,XX 卵母细胞的受精能力。对于 47,XXX 孕妇，也应建议做产前诊断。

二、性腺发育异常：性染色体正常

(一) 单纯性腺发育不全

是指表型女性的患者，染色体核型为 46,XX 或 46,XY，伴呈条索状的发育不全的性腺，无身材矮小和先天性躯体发育异常。约 40% 患者女性化，腋毛及阴毛少，内生殖管道由苗勒氏管演化而来。

1. XX 单纯性腺发育不全（XX pure gonadal dysgenesis） 表现型为女性，乳房及第二性征不发育，性腺呈条索状，性染色体为 46,XX。卵巢组织学改变及临床表现类于 Turner 综合征。但其身高正常，常合并泌尿系统畸形，神经性耳聋发生率较高。有报道多个家族姐妹中有两个以上的患者，父母中有近亲史，提示可能为常染色体隐性遗传。于青春期给予雌激素及孕激素人工周期治疗，治疗可有撤药性出血。

2. XY 单纯性腺发育不全（XY pure gonadal dysgenesis） 又称 Swyer 综合征。性染色体核型为 46,XY。呈家族性或散发性，家族性病例呈 X 连锁性或常染色体显性遗传。患者出生及幼时可表现为正常女性，临床表现类于 46,XX 性腺发育不良，二者性腺均为条索状结缔组织，但 Swyer 综合征青春期后易发生性腺肿瘤，而 46,XX 性腺发育不良者性腺不易发生恶变。诊断确定后应切除条索状性腺。

(二) 真两性畸形此类染色体正常，但性腺为真两性

1. 46,XX 真两性畸形 较常见，患者染色体核型为 46,XX，但具有两性性腺，通常一侧为卵巢、输卵管和发育良好的子宫，另一侧有睾丸和卵巢睾和发育不良的输精管。患者外阴为阴茎伴尿道下裂，无阴囊或有阴囊无睾丸，阴毛呈女性分布。不论表型为女性或男性，都有女性第二性征，乳房发育。部分病例呈家族性，以常染色体隐性遗传方式传递。患者可做矫形手术，如向女性矫正，需要切除睾丸以防癌变，外阴整形并做人工阴道。

2. 46,XY 真两性畸形 一般认为是患者体内有部分细胞核型是 46,XX 或 45,XO 核型的结果。患者一侧性腺为睾丸，另一侧为卵巢睾，输精管、输卵管和子宫都发育不良。男性有外生殖器，但阴囊中无睾丸，阴茎可伴尿道下裂，阴毛呈女性分布。表型男性，但有女性第二性征时，患者可做矫形手术，如睾丸未能降入阴囊，应及时切除以防止恶变。

(三) 睾丸退化综合征

是一种少见的睾丸发育异常疾病，此类患者性染色体为 46,XY。若胚胎期睾丸在退化之前，分泌了一段时期的睾酮和苗勒氏管抑制因子，胎儿的外生殖器可有不同程度的男性化，苗勒氏管也会出现不全退化。外生殖器可有曾受到睾酮的影响，但未再

继续发育的表现，如有阴唇融合、阴蒂略增大、阴蒂根部出现尿道口等胚胎早期的表现。睾丸退化综合征的诊断依据为：①血清促黄体生成素（LH）和卵泡刺激素（FSH）的基础水平升高（9岁以下患者可不升高）。②血清苗勒氏管抑制因子（AMH）不能检出，这一结论比睾酮（T）的检测更具有敏感性和特异性。③血清睾酮的基础水平降低。④HCG兴奋试验中血清睾酮无增高反应。⑤剖腹探查未能发现睾丸。⑥染色体核型46,XY。⑦如不具备上述条件（如T对HCG有反应或T对HCG无反应但促性腺激素不增高），必须行手术探查。男性表型的患者根据上述条件即可确定诊断，腹腔镜对不能触及的睾丸具有诊断治疗作用，病理检查对该病的确诊具有重要的意义。治疗的目的是促进男性化，防止恶变。不育症目前无有效治疗手段。

（四）性反转综合征

是指性表型与染色体核型相反，包括46,XX男性综合征和46,XY女性综合征两型。

1. 46,XX男性性反转综合征

患者染色体核型为46,XX，表型呈男性。其遗传病因可能是：①患者核型嵌合。部分46,XX男性患者可能为隐匿性的46,XX/46,XY、46,XX/47,XXY等嵌合体。可能在某种组织细胞（如睾丸组织）中存在Y染色体而在外周血中未能发现。②性别决定区基因（SRY）易位于X染色体或常染色体，约90%以上的46,XX男性基因组中含有SRY基因。含有SRY基因的Y染色体片段常易位到X染色体上。这类男性通常具有正常的男性外生殖器。③参与性别调控的其他基因发生突变，如SOX9、DAX1、WNT4等。

患者临床症状类似克氏综合征，但身高正常或偏矮，皮肤细白；阴囊发育不良，阴茎正常或较小，可有尿道下裂。睾丸发育不良，有不同发育程度的睾丸组织，可有隐睾。精液量少或无精子发生。正常性能力一般较差；一般无智力障碍及明显的躯干畸形，女性乳房，可有喉结、胡须、腋毛稀少、阴毛呈女性分布。与真两性畸形不同的是患者没有女性性腺（卵巢）和生殖管道结构。

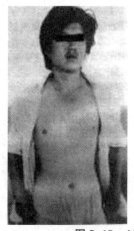
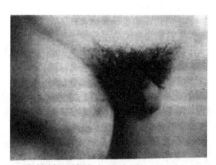

图5-18 46,XX男性性反转综合征外观

成年期因睾丸功能不全而表现出高促性腺激素性性腺功能减退。儿童患者常以外生殖器发育异常为主诉，而成年男性患者多数因无精子不育、女性化乳房等原因就诊。

男性激素的长期应用可改善第二性征，但疗效不十分理想，同时还可能加重乳房女性化。为解决外观和心理因素，对女性乳房可采用整形手术。但生育问题无法解决。

（五）46,XY 女性性反转综合征

患者染色体核型为 46,XY，表型为女性。其病因目前认为可能是：①SRY 基因突变是其中之一，大约只有 10%～15% 的 46,XY 女性与 SRY 基因的突变相关。②参与性别调控的其他基因发生突变，如 WT1、SF1、AMH 等。③隐匿性核型嵌合：涉及多胚层的嵌合体一般难以检出。

患者身材比较高，卵巢发育不良呈条索状，没有子宫，阴道呈盲端，青春期后外阴仍可为幼稚型表现，没有阴毛、腋毛，乳房也未发育。

三、性激素与功能异常：性染色体与性腺正常

（一）雄激素过多

该类患者染色体核型为 46,XX，性腺为卵巢，因各种原因致雄激素过多，进而导致外生殖器性别不清，并产生不同程度的男性化体征，其常见原因有：

先天性肾上腺皮质增生（congenital adrenal hy perplasia CAH）。为常染色体隐性遗传病。是此类疾病中最常见类型，其基本病变为胎儿肾上腺合成皮质醇的一些酶缺乏造成肾上腺合成过多的雄激素，使女性男性化。常见有两种类型：

（1）21-羟化酶缺乏症：是最早发现的、研究最多的和最常见的一种先天性肾上腺皮质增生，发病率为 1/20000～1/50000，约占 CAH 的 95%，系 CYP21 基因突变导致 21-羟化酶缺陷，致 17a-羟孕酮转化为皮质醇发生障碍，皮质醇合成量减少，对下丘脑和腺垂体的负反馈作用消失，导致腺垂体促肾上腺皮质激素（ACTH）分泌量增加，刺激肾上腺增生，促使其分泌的皮质醇量趋于正常，但同时也刺激肾上腺网状带产生异常大量雄激素，致使女性胎儿外生殖器有部分男性化。

临床表现因雄激素增高出现时期及增高的水平而表现不一，主要为女性男性化和生长发育异常。根据临床表现，一般分为单纯男性化型、失盐型、非典型性 3 型，其中以单纯男性型对生殖系统影响最为显著。通常女婴出生时即可有不

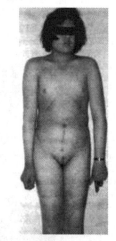

图 5-19　46,XY 女性性反转综合征外观

同程度的外生殖器男性化表现:轻者仅仅表现为单纯的阴蒂肥大,严重的大阴唇可完全融合,状似阴囊,但其中无睾丸扪及,还可遮盖阴道口和尿道口,形成部分性阴茎阴道;患者卵巢、子宫、输卵管、阴道均存在,但阴道下段比较狭窄,难以发现阴道口。无睾丸、附睾和输精管等男性生殖系统。

雄激素在促使生长加速的同时,也会使骨骺提前愈合,因此患者在幼女期身高增长快,至成年时反较正常妇女矮小。随着生长,雄激素影响渐深,男性化日益明显,患者可出现体型粗壮、肌肉发达、毛发浓密、声调低沉。还可有脂溢性皮炎和痤疮。由于下丘脑-垂体-性腺轴和内生殖器均受到雄激素抑制,患者可无第二性征发育和月经来潮。实验室检查:血雄激素升高,血雌激素降低,血清 ACTH 及 17 羟孕酮也显著升高,尿中 17 酮呈高值。

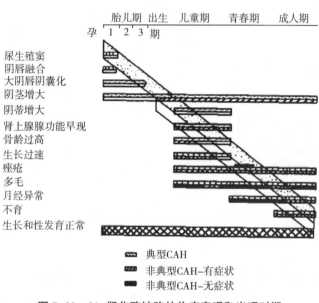

图 5-20 21-羟化酶缺陷的临床表现和出现时期

(2) 11β-羟化酶缺乏:约占 CAH 的 5%,为 CYPⅡB1 及 CYPⅡB2 基因突变导致的 11β-羟化酶缺乏,进而影响皮质醇和醛固酮的合成,去氧皮质酮会增多,导致水钠潴留,血压增高。临床特点是外生殖器男性化伴高血压。

外源性雄激素过多:人工合成孕激素、达那唑或甲睾酮等都有不同程度的雄激素作用,母亲于妊娠早期保胎或在服药过程中同时受孕,可导致女性胎儿外生殖器男性化,男性化程度和用药的剂量、开始用药的时间以及持续用药时间的长短有关。此外,若母孕期患内分泌系统的肿瘤,如黄体瘤、黄体素囊肿、卵巢或肾上腺分泌雄激素的肿瘤等,也可导致胎儿男性化。雄激素增多发生的越早,胎儿受到的影响越大,若发生在孕早期(胚胎 12 周),患者可出现阴唇阴囊融合和阴蒂肥大,如发生在 12 周后,可仅有阴蒂肥大。患者表型类似先天性肾上腺皮质增生所致畸形,但程度相对较轻,出生后,由于脱离了母体雄激素的影响,患儿男性化不会进行性加重,到青春期可有月经来潮,还可正常生育。查血雄激素和尿 17 酮值均在正常范围内。

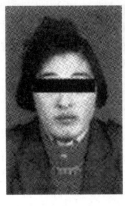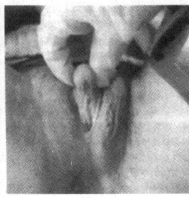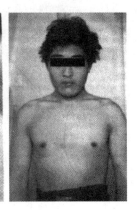

图 5-21 先天性肾上腺皮质增生（21-羟化酶缺乏症）
A 治疗前外观　　　　　　　B 阴蒂肥大　　　　　　　C 治疗后外观

（二）先天性睾酮生物合成异常

1. 睾酮合成减少　此外仅讨论睾丸内酶缺陷导致的睾酮合成障碍。此类患者性染色体为 46,XY，生殖腺只有睾丸，但外生殖器性别不清，严重者可表现为女性；表型男性化不足，具有完全或不完全的女性第二性征。

（1）17,20-裂解酶缺陷症：该酶缺陷可导致 17α-羟孕烯醇酮、17α-羟孕酮转化为脱氢表雄酮和雄烯二醇的过程发生障碍，雄激素合成减少而导致性分化异常。主要表现为外生殖器异常，可表现为性别不清，女性外阴，男性外观的患者，临床可见隐睾、小阴茎，常伴有会阴尿道下裂和浅盲端的阴道，无论何种表型，均无女性内生殖器的发生。

实验室检查：睾酮降低、LH、FSH 升高，HCG 兴奋试验阴性。治疗上，若能早期诊断，可用睾酮替代治疗，以促进男性生殖器和第二性征的正常发育。若选择女性性别，除矫形术外，必须做睾丸切除以防止癌变。

（2）17β-羟类固醇氧化还原酶缺陷：为常染色体隐性遗传病，是因 17β-羟类固醇氧化还原酶部分缺陷，致：①脱氢表雄酮转化为雄烯二醇发生障碍；②雄烯二酮向睾酮转变受阻；③雌酮向雌二醇转变受阻。

患者核型为 46,XY，性腺为睾丸，常位于腹股沟内或在外口，外生殖器大部分呈女性特征，少数分辨不清。至青春期由于促性腺激素分泌明显增加，可出现乳房发育，伴进行性男性化现象，如阴蒂增大，甚者似一小阴茎。实验室检查：血清睾酮降低，介于正常女性和男性之间，二氢睾酮降低，雄烯二酮和雌酮增高，且不被 HCG 抑制。血 LH、FSH 增高明显，尿 17-酮类固醇明显增高。

治疗上性别选择为女性，则切除睾丸，进行外生殖器整形，青春期前给予雌激素替代治疗；若选择为男性，除做外生殖器整形术外，也应尽早开始雄激素替代治疗。

2. 5α-还原酶缺陷症　为家族性常染色体隐性遗传病，系由于 5α-还原酶缺陷，睾酮转化为双氢睾酮通路发生障碍导致。患者染色体核型为 46,XY，性腺为睾丸，有正常睾丸功能，睾酮合成正常，性别及内生殖器均为正常男性，外生殖器主要表现为严重的尿道下裂和外阴发育不良。患者最重要的特点是：①青春期男性化，并逐渐出现第二性征。成年后有正常男性性生活，精子计数可正常，多数明显减低；②无男性乳房增生；③血尿促性腺激素和睾酮（T）与同龄男性基本一致，但双氢睾酮（DHT）明显减少，T/DHT 比值明显升高；⑤HCG 刺激实验：T 明显升高，DHT 无改变。

早期诊断对患儿性别的决定十分重要，因青春期后可发育为正常男性，对具有一定大小阴茎的患者应做男孩抚养。伴外生殖器畸形者，可做整形术；注射 DHT 以促进阴茎生长。外阴表现为女性、手术变性有困难者，可按女性抚养，除做必要的睾丸切除术外，也应给予雌激素补充治疗以促进第二性征发育。

（三）雄激素靶组织缺陷

主要为雄激素不敏感综合征（AIS），或称睾丸女性化。这是一种 X 连锁隐性遗传病，与 AIS 有关的基因是位于 Xq11-12 上的雄激素受体（AR）基因，系外周组织雄激素受体缺陷而导致一种性发育异常疾病。患者的染色体核型为 46,XY，可表现出一系列雄激素抵抗性临床症状，患者可表现为外貌正常的女性但不具备生育能力，也可是完全正常表型的男性，伴原发性不育或者无精少精症。

根据外阴组织对雄激素不敏感程度的不同 AIS 分为完全型（CAIS）和不完全型（PAIS）两种。CAIS 患者具有典型的女性体征，乳房丰满，乳头、乳晕发育差，无阴毛、腋毛，无子宫、输卵管等女性内生殖器，无月经来潮，女性外生殖器发育差；男性内生殖器的发育程度与受体缺陷程度相关。受体严重缺陷者，可无附睾和输精管发育。睾丸常位于腹股沟管外口、腹腔、大阴唇内。睾丸间质细胞增生，无精子生成。实验室检查：LH 有不同程度的异常升高，受 LH 影响，以男性成人的水平为参考值，T 正常或稍高，雌二醇（E2）的浓度稍高，介于正常男性和女性之间。FSH 正常或稍升高。

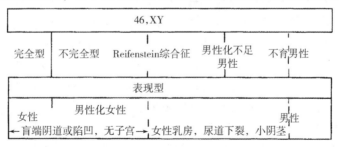

图 5-22 雄激素不敏感综合征表现型示意图

PAIS 患者因仍具有雄激素的生物效应。临床表现为外生殖器异常的多态性，此类患者表型多为男性，其外生殖器为男性或者呈男性倾向的假两性畸形，如小阴茎、严重尿道下裂（会阴阴囊型）以及可能含有性腺的双歧阴囊。少数患者睾丸可下降，此睾丸虽具有正常的睾丸支持细胞，但无生精功能，与 CAIS 一样无女性生殖管道存在。

青春期男性第二性征发育不良,如阴毛稀少、睾丸较小、生殖细胞停止发育等,部分有男性乳房女性化。生殖激素变化和完全性者相仿,仅雌二醇稍低。

治疗上,CAIS可在25岁待女性性征发育完善后切除性腺以防止性腺肿瘤的发生;PAIS需根据性别选择做外阴整形术,睾丸未降者也需切除性腺。

(编者:孟卫京　田丰　薛晋杰)

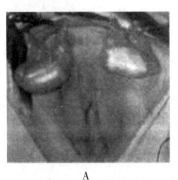 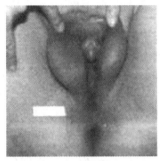

A　　　　　　　　　　B

图5-23　雄激素不敏感综合征
A 患者外观(为姐妹患者)　B 大阴唇处有睾丸及术中示睾丸

第六节　中医对生殖系统发生与分化的认识

中医认为孕育的物质基础是肾精,强调肾气盛、天癸至是男女两性具备生殖能力的前提和标志。对胚胎形成、胚胎发育过程也多阐述,并强调饮食、活动、起居和环境变化对孕胎有重要影响。

中医理论认为人的生殖是两精相搏的结果,中医对生殖系统的发生、分化也有初步系统的认识。《灵枢·本神》云:"生之来,谓之精,两精相搏谓之神。"《灵枢·天年》又说:"血气已和,荣卫已通,五脏已成。神气舍心,魂魄毕具,乃成为人。"

中医对对于男女生殖分化异常也早有认识,明·万全《广嗣纪要》中有记载生殖性器官发育不良的形态及其不良后果,分别为"五不男""五不女"。

"五不男"包括:天、犍、变、半、妒,《广嗣纪要》中描述为"男子亦有五种病:一曰生,原身细小,曾不举发;二曰犍,外肾只有一子,或全无者;三曰变,未至十六其精自行,或中年多有白浊;四曰半,二穴俱有,俗谓二仪子也,不能配合太阴,乏其后嗣也"。其中天,指男子先天性阳物细小,即小阴茎,由于阴茎过小,难以有正常的性生活而不育。犍,指双睾丸下降不全,单纯性无睾丸畸形,异位睾等,说明古人已认识到睾丸在生育中有着重要作用。半,俗称二仪子,指男性两性畸形,这也是导致男性不育的畸形之一。变、妒分别指遗精、滑精与精神性阳痿,这都是常见的男性不育的病因。

"五不女"包括:螺(或骡)、纹(或文)、鼓、角、脉。万全的《广嗣纪要》引《金丹节要》云:"骨肉莹光,精神纯实,有花堪用,五种不宜:一曰螺,阴户外纹如螺狮样旋入内;二曰文,阴户小如筋头大,只可通,难交合,名曰石女;三曰鼓,花头绷急似无孔;四曰角,花头尖削似角;五曰脉,或经脉未及十四岁而先来,或至十五六而始至,或不调,或全无。此五种无花之器,不能配合太阳,焉能结仙胎也哉!"其中,螺为阴户中有螺旋纹,可属于先天性阴道狭小或缺陷;文为阴户小,难交合,又名石女;鼓指处女膜闭锁;角指阴蒂过长,类于阴阳人;脉包括先天性无子宫、无阴道、子宫内膜缺乏症或性腺阙如。

古代,"五不男""五不女"是皆非药物所能愈、针灸所能治疗,但在现代,可通过手术要来恢复部分非正常解剖结构。

综上所述,古代中医对人体生殖器官形体早已有着较深入的研究,无论是外生殖器,还是内生殖器,古人均有较为科学与客观的观察记载。

(编者:田丰)

第六章 受精与着床

第一节 受精

受精是次级卵母细胞与获能的精子相互作用并结合为受精卵的过程,包括精子在附睾内的成熟、精子获能、顶体反应、精卵融合等过程。

一、受精的基本条件

受精的前提条件是正常发育的卵细胞与正常发育并获能的精子在一定的时间相遇。卵细胞在排卵后12小时就失去了受精能力。精子进入女性生殖道20小时内不与卵子相遇,也会失去受精能力。

精液中精子的浓度太低(每毫升精液所含精子少于500万个),或双头、小头、双尾等畸形精子数超过总数的20%,或精子活动力太弱,或卵子发育不正常,受精的可能性均可降低。另外,女性或者男性生殖管道不通畅,精卵不能相遇,受精也无法实现。

二、受精的过程和机制

(一)精子的成熟

精子在睾丸精曲小管形成后还不成熟,不能活动或活动能力很弱,无受精能力。只有经过附睾,储存于附睾尾部(14天左右)才能逐渐发育成熟,具备受精能力。从睾丸到附睾的行程中精子被动地随着由支持细胞分泌的液体流入睾丸网,并经输出管的纤毛和平滑肌收缩导入附睾头。精子从附睾头部到尾部运行过程中,精子的比重逐渐增大,水分逐渐减少;代谢活动增加,果糖分解率和肉毒碱量均有增加。

附睾形态和功能的完整以及精子的生存和成熟均靠雄激素维持。睾丸液中的雄激素与其结合蛋白结合,在附睾头部降解,释放游离的睾酮,与外周血来的睾酮一起维持附睾的形态和功能。

从附睾头部流向附睾尾的途中,约有半数精子死亡,剩下的精子中约70%停留在附睾尾,只有20%进入输精管。长期储存在附睾尾和输精管的精子容易衰老,精子染色体畸变,失去受精和运动能力,最后在输精管内分解,即使能受精也容易发生流产。

(二)精子的获能

精子通过女性生殖管道过程中,发生了一些生理生化的变化,获得了受精能力,这个过程称为获能。

由于阴道和子宫颈的反射收缩，射入阴道部的精子在数分钟内就可以到达受精部位输卵管壶腹部。据研究，人的精子在生殖管道的运行分为快慢两种：一种是在射精后 5～10 分钟精子即可通过宫颈、宫腔，到达输卵管壶腹部，有 200 个左右的精子就可达到受精的目的。另外一种是射精后精子在子宫颈隐窝形成精子库，在性交 10～150 分钟内，不断释放精子进入壶腹部，使卵子受精。人的精子在女性生殖道内受精能力只能保持 72 小时。

精液射入阴道内，精子离开精液经宫颈管、子宫腔，进入输卵管，在此过程中精子顶体表面的糖蛋白被生殖道分泌物中的淀粉酶降解，顶体酶结构中的胆固醇与磷脂比率和膜电位发生变化，降低顶体酶的稳定性，这一过程为精子获能。

人的精浆中存在一种物质，这种物质和获能精子一起孵育后，有取消获能的作用，称为去获能因子。现已证明，去获能因子是一种糖蛋白，分子量大于 2000。

精子获能不仅可在同种动物的雌性生殖管道内进行，还可在异种动物的生殖管道内进行，这说明体内获能没有器官、种属特异性，精子甚至可以在体腔内获能。

精子获能还可在体外人工培养液中完成。体外获能液的成分多种多样，但一些无机离子和能量物质却基本相同。而且这些成分与输卵管液成分相似。精子体外获能温度宜在 37～38℃。人精子体外获能的平均时间为 9 小时。

精子获能时核与顶体结构稳定，无明显变化。但精子质膜的蛋白质发生了丢失，也可能出现新的蛋白质或生殖道的蛋白质吸附到质膜上。精子获能后耗氧量增加，活动类型发生改变，尾部摆动幅度和频率明显增大，呈现一种特殊的高度激活型活动。

(三) 精子的顶体反应

顶体是一个膜性帽状结构，包围着精子的前端。顶体分为三部分，即前部、体部和赤道板区。顶体类似溶酶体结构，含有许多水解酶类，如透明质酸酶、顶体蛋白、蛋白酶、脂酶、神经酰胺酶和磷酸酶等，其中透明质酸酶和顶体蛋白与受精关系最密切。透明质酸酶可分解卵丘细胞的透明质酸，有助于精子的穿透。顶体蛋白是一种类胰蛋白酶，与精子穿过透明带及顶体反应有关。

精子获能后，在接触透明带的过程中，顶体发生了一系列变化，导致了顶体内容物的释放，这一过程成为顶体反应。从形态上可见：精子顶体膜前面膨大，接着精子的质膜和顶体外膜融合，融合后的膜形成许多囊泡状结构，顶体内容物开始外溢。最后质膜和顶体外膜消失，内容物完全释放。顶体内透明质酸酶等分解卵丘细胞间物质，导致卵丘细胞和放射冠分散脱落。

电镜下可将精子获能过程分五期：

第一期：顶体完整，基质均匀致密。

第二期：顶体完整，顶体内部基质开始膨胀或弥散。

第三期：顶体外膜内陷，顶体出现许多囊泡。

第四期：顶体外膜与质膜融合，前端穿孔，基质大部分消失。

第五期：顶体帽区的质膜和顶体外膜脱落，顶体内膜完全暴露，基质消失。

顶体反应的分子机制目前尚未完全明确。但随着细胞信号系统的深入研究，提出了 Ca^{2+}-ATP 酶激活学说和磷脂酶激活学说。认为通过儿茶酚胺、ATP 酶、腺苷酸环化酶和 cAMP 等传递，使 Ca^{2+} 流入精子的顶体腔，进入空隙的 Ca^{2+} 可刺激 Ca^{2+} 依赖性 ATP 酶，引起顶体对 Ca^{2+} 摄取增加，并将顶体素原转化为有生物活性的顶体素。Ca^{2+} 可直接激活顶体素原，提高顶体内 pH 值或螯合顶体内 Zn^{2+}，从而间接激活顶体素原，顶体素再激活磷酸脂酶，将精子质膜上的磷脂分解为溶血磷脂酰胆碱和游离脂肪酸。后者可抑制细胞间的白蛋白吸收磷酸脂酶。

（四）精卵融合

1. 精子与卵丘的相互作用

卵泡发育过程中，卵泡腔逐渐融合，卵泡细胞包围着卵母细胞并与卵泡壁的颗粒层细胞相连，这个突起称卵丘。由卵丘和基质构成卵丘细胞，呈圆形或多边形，表面有许多突起，这些突起可以穿过透明带与卵母细胞质膜或微绒毛镶嵌排列，并间以缝隙连接。在突起膨大处有小泡成分。胞质中粗面内质网丰富，线粒体量多，形态各种各样。卵丘细胞间也呈指状镶嵌，间以缝隙连接。通过缝隙连接，卵丘细胞之间或卵丘细胞与卵母细胞之间实现信息及小分子物质传递的功能。在卵成熟过程中，卵丘细胞突起逐渐回缩，脱离与卵母细胞的直接接触。卵丘细胞间的基质由卵丘细胞分泌，与蛋白质结合为聚合透明质酸，分子量为 2500kDa。这种基质在排卵前迅速聚集，使卵丘扩大，在电镜下可见该物质呈纤维网状，并延伸至透明带的小孔中。

排出卵子的卵丘可以刺激精子的活力，推动顶体反应，使精子对透明带反应敏感，而且在精子穿过卵丘基质纤维网时，可以去掉其表面覆盖物；卵丘的存在可以延长卵的寿命，减缓排卵后透明带的硬化；淘汰运动能力不强的精子。在卵成熟过程中，卵母细胞分泌一种旁分泌因子如表皮生长因子，与 FSH 协同作用，促使卵丘细胞分泌透明质酸，使卵丘细胞扩展，有利于精子穿入卵丘。精子在受精过程中，与卵丘相互作用并发生顶体反应，释放透明质酸酶等物质使卵丘细胞分散开来，这是受精的第一关。

精子穿过卵丘到达透明带，与透明带发生相互作用后，穿过透明带进入卵膜周隙，与卵质膜融合穿入胞质内。透明带主要成分为糖蛋白（ZP1、ZP2、ZP3），含有蛋白质、中性己糖、唾液酸和硫酸盐等。透明带 ZP2 和 ZP3 具有与精子结合的特性，ZP3 是初级配体，可以与顶体外膜结合。ZP2 是次级配体，与精子顶体内膜上的顶体蛋白相结合。精子通过透明带时尾部做有力的摆动，一般以 450° 角斜向穿入透明带仅需几分钟。

精子穿过透明带的机制为精子发生顶体反应时，前顶体蛋白释放到透明带表面，其 N 末端被激活分解形成 A 顶体蛋白，再将 C 末端分解成为具有酶活性的低分子量的 B 顶体蛋白。A 顶体蛋白可以水解和软化透明带，使精子头部插入透明带。B 顶体蛋白也具有水解透明带的能力，但不具备与透明带接合的能力。

2. 精卵融合

精子穿过透明带后到达卵膜周隙，其头部很快附着到卵质膜微绒毛上，然后平卧，以赤道段和顶体后区的顶体内膜与质膜接触并融合。卵子皮层包围精子头前区部分，继而精子核区被卵膜组成的囊泡吞没。精卵的融合使精子的核、中心粒和线粒体进入卵子内。

停滞于第二次减数分裂期的次级卵母细胞，在精子穿入后完成了第二次减数分裂。同时在精子入卵处，卵质膜去极化，并向周围扩展，阻止其他精子进入透明带。

卵子中的皮质颗粒内含黏多糖、酸性磷酸酶、具有丝氨酸蛋白酶活性的 tPA、肝素结合胎盘蛋白，以及可使透明带硬化的卵过氧化物酶等物质。皮质颗粒由高尔基复合体形成的多泡小体产生，成线性排列于卵的质膜下。当精子与卵膜上受体结合时皮质颗粒释放溶酶体酶，这一过程称为皮质反应。皮质反应后，其内容物进入卵膜周隙，经透明带上的小孔，到达透明带表面，破坏了精子受体，使其他精子不能再与透明带结合，称透明带反应。其机制可能是透明带中的 ZP2 和 ZP3 分别被皮质颗粒的蛋白酶和糖苷酶水解，灭活为 ZP2F 和 ZP3F，从而使透明带溶解性下降。此外，皮质颗粒中的过氧化物酶，可使透明带上酪氨酸产生交联，使透明带变硬。由此可见，多精受精的阻止可以在皮质反应、卵质膜重组和透明带反应水平上出现，而以皮质反应为前提。

3. 原核的形成与融合

精子入卵后核膜破裂，破裂先从赤道处开始，向前后发展，残余的顶体内膜与吸水膨胀的染色质分离，DNA 解螺旋，核周物质在去致密之前与卵胞质相混。精子核去致密后，在头部出现小颗粒集合体，接着染色质分散，并与剩余的顶体内膜分离。在染色质周围形成许多小泡，连接起来形成了雄原核的核膜，随后核仁出现。

次级卵母细胞在精子穿入时迅速完成第二次成熟分裂。该过程受成熟促进因子（MPF）和细胞静止因子（CSF）等因素的调节。受精后卵细胞中的单倍体染色体分散，在其周围也出现了许多小泡，这些小泡相互融合连接形成雌性原核周围的不规则、弯曲的核被膜。接着核内形成了一个以上的核仁。

雄性原核、雌性原核形成之后，DNA 开始复制，并利用母源性的 mRNA 翻译合成蛋白质。在细胞骨架作用下，雌、雄原核向细胞中央靠拢，随即核膜溶解消失，染色体混合，形成二倍体的受精卵，完成了受精。

三、受精的生物学意义

受精是两性生殖细胞相互融合、相互激活的过程，是新生命的开始。两性原核中原来处于抑制状态的部分基因也由于受精而被激活，致使受精卵的代谢率升高并进行活跃的分裂和分化。精卵结合，恢复了二倍体，维持了物种的稳定性。

受精卵的染色体来自父母双方，而且生殖细胞在成熟分裂时曾发生染色体联会和交换，遗传物质重新组合，故新个体具有不同于亲代的性状。受精决定新个体的遗传性别。带有 X 染色体的精子与卵子（核型均为 23，X）结合，新个体的遗传性别为女性。带有 Y 染色体的精子与卵子结合，新个体的遗传性别为男性。

（编者：张凤敏 常珍珍）

第二节 着床及其影响因素

一、着床的时间和地点

受精后30小时，受精卵借助输卵管蠕动和输卵管上皮纤毛推动，向宫腔方向移动，同时开始进行有丝分裂即卵裂，形成分裂球。受透明带限制，卵裂球细胞虽然增多并不增大，可适应狭窄的输卵管腔中移动。受精后50小时分裂为8细胞，受精后72小时分裂为16个细胞的实心细胞团，成为桑葚胚。随后早期胚泡形成，受精后第4日，早期胚泡进入子宫腔，受精后第5—6日，早期胚泡的透明带消失，体积迅速增大。继续分裂发育形成晚期胚泡。受精后，第6—7日晚期胚泡透明带消失后逐渐埋入并被子宫内膜覆盖的过程成为受精卵着床，也称为受精卵植入。

胚泡的着床部位通常在子宫后壁的上1/3处或中1/3处。如胚泡着床发生在邻近子宫颈内口处，则形成前置胎盘，分娩时易导致大出血。如胚泡植入在子宫以外的部位则为宫外孕。

二、着床的基本过程

受精卵着床必须具备的条件有：①透明带消失；②胚泡细胞滋养细胞分化为合体滋养细胞；③胚泡和子宫内膜同步发育且功能协调；④孕妇体内有足够数量的孕酮。

受精卵着床需经过定位、黏附和穿透三个过程。（1）定位是指着床前透明带消失，晚期胚泡以其内细胞团端接触子宫内膜。随着胚泡的发育、体积增大，透明带逐渐变薄，不久被溶解或涨破，暴露出细胞滋养层。极端滋养层接触子宫内膜后，胚泡产生的层黏连蛋白和子宫内膜上的受体结合，使胚泡黏附在子宫内膜上。并出现了微绒毛交错现象及桥粒等细胞连接结构。（2）黏附是指晚期胚泡黏附在子宫内膜后，滋养细胞开始分化为两层，浅层细胞边界消失，形成合体滋养层；深层立方上皮分界明显，称细胞滋养层。合体滋养层细胞分泌蛋白水解酶，溶解上皮之间的物质而形成缝隙，以利于胚泡侵入子宫内膜的基质中。（3）穿透是指合体滋养细胞分泌蛋白溶解酶，溶解子宫内膜细胞、间质及血管，滋养层细胞突起插入缝隙穿过基膜进入基质。受精后第9天，胚泡完全侵入内膜，内膜的缺口被纤维团封闭。在植入完成时（第12天），植入部位有淋巴细胞浸润和大量血管形成，以后被增生的上皮所取代。在植入过程中和植入后，滋养层细胞迅速增殖，使滋养层增厚，并形成许多不规则的突起，称绒毛。滋养层也随之更名为绒毛膜。绒毛膜从子宫内膜摄取营养，供胚胎发育。植入后的子宫内膜，血管更加丰富，腺体分泌更加旺盛，内膜进一步增厚，结缔组织细胞肥大并含糖原与脂滴。

受精卵着床后，子宫内膜迅速发生蜕膜变，致密层蜕膜样细胞增大变成蜕膜细胞。按蜕膜与胚泡的部位关系，将蜕膜分三部分：①底蜕膜：是指与胚泡极滋养层接触的子宫肌层的蜕膜，以后发育成为胎盘的母体部分；②包蜕膜：是指覆盖在胚泡表面的蜕膜，随胚泡的发育逐渐凸向宫腔，这部分蜕膜高度伸展，缺乏营养而逐渐退化，在妊娠14～16周因羊膜腔明显增大，使包蜕膜和真蜕膜相贴近，并逐渐融合，于分娩时这两层已无法分开，宫腔功能消失；③真蜕膜：是指底蜕膜及包蜕膜以外覆盖子宫腔其他部位的蜕膜。

子宫有一个极短的敏感期允许受精卵着床。此外由受精后24小时的受精卵产生的早孕因子，能抑制母体淋巴细胞活性，防止胚泡被母体排斥，并发现环磷酸腺苷能促使子宫组织合成DNA，有利于受精卵着床。

三、着床机制及影响因素

着床的机制目前还不是十分清楚。在滋养层浸入、分化和胎盘形成过程中，现将一些内分泌-旁分泌因子对着床过程的影响进行介绍：

1. 甾体激素

子宫内膜的周期性变化受雌、孕激素的严格调节。雌激素作用以增生期为主，可诱导雌、孕激素受体的产生。雌、孕激素可与上皮生长因子协同作用，增加或抑制激素依赖蛋白合成，促进上皮和基质细胞增生与分化以及内膜螺旋小动脉生成和子宫内膜血管化。雌激素可以上调多种激素依赖性蛋白合成（如：IGF-1、VEGF、LIG、NCF、CSF-1等），促进腺上皮细胞增殖，增加腺体细胞数目和诱导孕激素受体形成。黄体酮是增殖期子宫内膜向分泌期转化的主要因素。刺激生长因子、结合蛋白和黏连蛋白合成；与雌激素、上皮生长因子协同作用增加腺体细胞数目，诱导吞饮泡的生成与分化，调节毛细血管舒缩活动，提高子宫内膜的血流量，增加基质水肿和蜕膜化，促进胚泡着床。此外，黄体酮还有免疫抑制作用，通过降低免疫调节介质，稳定溶酶体膜；促进胎盘巨噬细胞分泌前列腺素E2，降低催产素受体密度；抑制磷酸酶C活性，阻断部分前列腺素合成，抑制子宫收缩，帮助胚胎定位与着床。

雌、孕激素受体表达部位与强度随月经周期变化而有所不同。雌激素受体先在腺上皮细胞中表现出雌激素效应，随后在基质中表达增多，并与孕激素协同作用，促进基质细胞蜕膜化过程。孕激素受体以核受体为主，主要表达在基质细胞、蜕膜细胞、平滑肌细胞、血管内皮细胞。孕激素受体含量在基质细胞中稳定，而在腺上皮细胞中变异较大，与细胞分泌功能相关。种植窗时期子宫内膜上皮细胞雌、孕激素受体的重新分布，标志子宫内膜上皮细胞分化对胚胎接受态的开始。

2. 促黄体生成素对子宫内膜功能的调节作用

月经周期排卵前的促LH峰，是人类生殖内分泌活动中的关键事件。近年来研究证实人类子宫内膜腔上皮细胞、腺上皮细胞、基质细胞、蜕膜细胞和动脉内皮细胞都存在LH受体的表达。其表达强度具备细胞差异性和周期特异性，以上皮细胞表达为主，小动脉较大动脉表达强，分泌期较增殖期多，种植窗期达到高峰。有学者认为胚源性的促性腺激素承担了早期胚胎-母体之间的信息传递作用，是诱导子宫内膜着床局部发生显著变化的主要原因。LH及LH受体可能是调节胚胎活化状态与子宫内膜接受态转化同步的关键因素。人类LH基因突变表现为胞饮吞饮作用降低、黄体功能缺陷和子宫内膜增殖症。因此 LH/LHR 不仅是调节卵巢，很可能也是调节子宫内膜局部细胞成熟与功能分化、胚胎活化与子宫内膜接受态转化同步的关键激素。除此以外，血管内皮细胞 LHR 的存在可增强血管生成、血管穿透能力。LH/HCG 具有调节子宫内膜血流作用的可能。

3. 催乳素对子宫内膜的作用

分泌期子宫内膜能够产生催乳素蛋白和 mRNA。内膜基质催乳素的分泌受黄体酮、雌铜和胰岛素样生长因子-Ⅰ（IGF-Ⅰ）调节。子宫内膜催乳素分泌受雌性激素协同调节。

4. 松弛素对子宫内膜的作用

黄体细胞是血清松弛素的主要来源，子宫内膜腔上皮细胞也分泌松弛素。松弛素与黄体酮协同作用刺激基质细胞分化，醋酸甲基孕酮和松弛素共同刺激基质细胞催乳素和胰岛素样生长因子结合蛋白-Ⅰ（IGFBP-Ⅰ）分泌。松弛素的分泌与种植窗时期内膜腺体和蜕膜分泌的免疫抑制球蛋白 glycodelin 分泌相关，影响滋养层细胞浸入、胎盘形成。

5. 局部因子对子宫内膜胚胎接受性的影响

子宫内膜上存在许多活性肽、蛋白或因子，它们与细胞表面特异性受体结合后发挥作用，在分泌期表达直接影响胚胎着床。

（1）类胰岛素生长因子 包括 IGF-Ⅰ、IGF-Ⅱ 及其受体（IGFR）和结合蛋白（IGFBP），主要由基质细胞产生，调节滋养层细胞侵入程度。IGF-Ⅰ、IGF-Ⅱ 与受体结合后促进滋养层细胞增生、侵入；而 IGFBP-Ⅰ 抑制 IGF-Ⅰ、IGF-Ⅱ 与其受体结合，抑制孕激素诱导的内膜基质细胞 DNA 合成及由 IGFs 刺激的整合素 $\alpha5\beta1$ 介导的滋养层细胞侵入过程。黄体酮、孕激素和松弛素能诱导 IGFBP-Ⅰ 合成，而胰岛素和 IGF-Ⅰ 则可以抑制其合成。

（2）上皮生长因子家族（VEGF） VEGF 家族成员，包括 EGF、TGF-α、HB-EGF 等，是一组定位于细胞膜的糖蛋白，分子量大约为 46kDa，与受体结合诱导细胞的有丝分裂。在体外培养中，HB-EGF 可促进囊胚生长、透明带孵出和滋养层细胞的外延生长。

（3）整合素家族，整合素是存在于细胞膜上的一类异二聚体糖蛋白，其功能为细胞基质分子和细胞黏附分子的受体，在组织重建、新生及止血和胚胎种植过程中发挥重要作用。子宫内膜存在非周期性整合素（$\alpha2\beta1$、$\alpha3\beta1$、$\alpha6\beta4$ 和 $\alpha5\beta1$）和周期特异性整合素（$\alpha v\beta3$、$\alpha1$、$\alpha4$）表达，其中 $\alpha v\beta3$ 表达与种植窗启闭同步，主要集中在上皮细胞顶部，提示其在着床初始阶段滋养层细胞与子宫内膜黏附过程中发挥重要作用。整合素 $\alpha v\beta3$ 是子宫内膜种植窗一个可靠的分子指标。不明原因不孕、输卵管积水和子宫内膜异位症患者子宫内膜整合素 $\alpha v\beta3$ 表达缺失或减少，经治疗后恢复正常表达，妊娠率得到改善，说明整合素 $\alpha v\beta3$ 表达异常是不孕的重要机制之一。

（4）白细胞抑制因子（LIF） LIF 是一种多效应的细胞因子，既能促进细胞增殖，又能诱导细胞分化。人类黄体中、晚期子宫内膜 LIF mRNA 非常丰富，尤其在腺上皮细胞。在体外培养中，它能够促使滋养层细胞分化和HCG产生。

6. 基质金属蛋白酶和组织金属蛋白酶抑制剂对子宫内膜的作用

滋养层细胞分泌许多蛋白酶，大量纤维蛋白溶酶原激活剂和基质金属蛋白酶（MMPs）具有消化细胞外基质胶原的能力，在组织重建过程中有利于组织细胞融合。MMPs是一种锌依赖性的肽链内切酶。蜕膜化子宫内膜产生的组织金属蛋白酶抑制剂可以抵抗这些酶的侵蚀作用，从而调节滋养层细胞侵入程度。目前认为妊娠是一种在细胞侵入和抗侵入调节之间的平衡。滋养层细胞分泌的明胶酶能够消化Ⅳ胶原，有利于穿透基底膜。另一种MMPs基质溶素与增生期内膜生长重建有关。在体外其表达受黄体酮抑制。

7. 母胎界面的免疫抑制

着床局部蛋白糖基化的异常可能是胚胎免疫逃逸的机理。尽管分泌期内膜和早期蜕膜组织中，NK细胞数目增加，但这些蜕膜化的淋巴细胞较外周血淋巴细胞的细胞毒性影响降低，不足以破坏来自于胚胎的抗原。

8. 子宫内膜对胚胎的接受性

子宫内膜接受性降低会导致胚胎着床的失败，胚胎与子宫内膜相互作用或细胞间信息传导影响胚胎种植。血清雌激素水平升高，与内膜厚度增加相关，使用氯米芬促排卵，会降低子宫内膜厚度，减少内膜细胞DNA合成，与其抗雌激素作用有关。胚胎种植成功与内膜的厚度、内膜血流情况有关。分泌中期血流阻力降低，保证了内膜充足的动脉血供应，以维持良好的黄体效应，适应胚胎种植的需要，不孕妇女子宫动脉血流阻力明显增加，动脉血流阻力和妊娠之间存在负相关，妊娠周期与未妊娠周期相比，平均搏动指数和阻力指数较低。

子宫内膜对胚胎接受性主要受激素周期性作用，胚胎于子宫内膜之间信号交流影响胚胎与子宫内膜的初始黏附过程，局部因子通过旁分泌和自分泌的调节机制，促进胚胎着床。

（编者：张凤敏　常珍珍）

第三节　中医对受精与着床的认识

袁了凡先生云："天地生物，必有氤氲之时，万物化生，必有乐育之时。瞄犬至微，将受娠也，其雌必狂呼而奔跳，以氤氲乐育之气触之而不能自止耳，此天然之节候，生化之员机也。世人种子，有云：三十时辰两口半，二十八九君须算。此特言其大概耳，非的论也。《丹经》云：一月止有一日，一日止有一时。凡妇人一月经行一度，必有一日氤氲之候，于一时辰间，气蒸而热，昏而闷，有欲交接不可忍之状，此的候也。于此时逆而取之则成丹（须得逆取之道，待之便是筑基，此先天气生时也），顺而施之则成胎矣。其曰三日月出庚，又曰温温铅鼎，光透帘帏，皆言其景象也。当其欲情浓动之时，子宫内有如莲花蕊者，不拘经净几日，自然挺出阴中，如莲蕊初开，内人洗下体，以手探之自知也，但含羞不肯言耳，男子预密告之，令其自言，一举即中矣。"

一、中医药对卵巢反应与卵细胞质量的影响

中医认为肾主生殖，天癸的成熟需要肾气旺盛方能实现，也从而提高卵巢反应性，增加卵巢储备，提高卵细胞质量。同时卵子的发育与成熟后排出与肝的疏泄功能息息相关，中医认为后天养先天，后天指脾胃，其功能正常则气血充足，从而促进肾精的充盛。因此，改善卵巢反应与提高卵细胞质量的重要手段是辨证给予补肾为主，佐以健脾补肾，益气养血。

有学者研究认为中药"二至天癸方"能提高卵子细胞的质量。进一步研究证实二至天癸方是通过提高颗粒细胞 IGF-1 RmRNA 的表达量而起作用。张树成等研究补肾生血胶囊具有增加年轻 GH 超排卵能力的作用，可明显促进卵巢排卵功能，通过促进老龄 GH 卵巢排卵功能恢复，从而显著增加超排卵能力。郭新宇等研究中药益气血方对超促排卵小鼠卵巢 GDF-9 与 GDF-9B 的表达具有促进作用。杨丽芸等研究补肾疏肝法对超促排卵小鼠的作用，研究结果表明此法可能通过调控卵母细胞 GDF-9 表达，从而增加小鼠卵母细胞数量，提升卵泡的优质率，促进卵子的正常排出。申可佳等研究护卵汤的作用，结果显示能改善 GnRHa 超排卵大鼠的卵泡发育及卵子质量；能改善 GnRHa 超排卵大鼠有利于卵泡发育及卵子质量提高的卵巢微环境；能减少 GnRHa 超排卵大鼠卵巢体细胞凋亡；通过改善 GnRHa 超排卵大鼠卵巢 FSHR 和 LHR 的蛋白表达，从而改善卵泡发育，提高卵巢反应性。

二、中医药对体外受精—胚胎移植中子宫内膜容受性的作用

子宫内膜容受性正常是提高受精卵着床率、胎儿与胎盘发育正常的重要环节之一。较好的子宫内膜容受性的建立是体外受精-胚胎移植的临床妊娠率提高的关键环节。中医认为"女子七岁，肾气盛，齿更发长，二七，天癸至，任脉通，太冲脉盛，月事以时下，故有子"，因而肾气盛可以促进天癸的成熟，从而促进任冲通盛，促进胞宫生殖功能发育正常，因此，中医中补肾法是提高子宫内膜容受性的重要手段。

陈阳等研究提示中药五子衍宗丸可上调因 GnRHa 长方案 COH（控制性超促排卵）所致下降的 S100A11 基因的表达，提高子宫内膜容受性，改善小鼠妊娠率和胚胎着床率。张建伟研究二至天癸颗粒可明显改善 HMG 促排卵周期子宫内膜组织形态学指标，提高子宫内膜成熟度。王素霞等研究认为，可能是通过应用中药安胎合剂改善了 GnRHa 长周期辅助超排卵小鼠的子宫内膜间质、腺体与血管等组织结构、胞饮突的发育，来提高其子宫内膜的容受性。王素霞等研究认为可能通过应用中药安胎合剂促进了 GnRHa 长周期超排卵小鼠子宫内膜整合素 B3、白血病抑制因子以及腺上皮细胞雌孕激素受体的表达，以改善其子宫内膜容受性，提高妊娠率。

（编者：常珍珍）

第七章 胚胎干细胞

第一节 概述

干细胞（stem cell）是一类特殊的细胞，具有自我更新的能力和多向分化的潜能，一直是生命科学研究的热点之一。1999 年，美国《Science》杂志将干细胞研究评为 21 世纪最重要的十项研究领域之首。进入 21 世纪，世界各国纷纷投入大量资金用于干细胞研究，其研究种类众多，发展迅速，理论和技术不断完善。

一、胚胎干细胞的定义

"干细胞"最早出现在 19 世纪的文献中。1896 年，Wilson 在论述细胞生物学文献中第一次应用干细胞一词，专门来描述存在于寄生虫生殖系的祖细胞。

胚胎干细胞（Embryonic Stem Cell，ESCs，简称 ES、EK 或 ESC 细胞）是早期胚胎内细胞团或囊胚分离出来的一类细胞，具有体外培养无限增殖、自我更新和多向分化的特性，无论在体外还是体内环境，在适合的条件下都能被诱导分化为机体各种类型的组织细胞。胚胎干细胞在人类胚胎发育、药物毒理和疾病治疗等方面的研究中具有重要的价值。

二、胚胎干细胞的研究简史

1967 年，美国华盛顿大学的多纳尔·托马斯发表报告称，如果将人的骨髓移植到病人体内，可以治疗造血功能障碍，由此从血液系统开始了干细胞临床应用的研究。1981 年，英国的 Evans 和 Kaufman 用延缓着床的胚泡，美国加州大学旧金山分校的 Martin 用条件培养基，分别成功地分离、培养了小鼠胚胎干细胞，这是胚胎干细胞动物试验成功的里程碑。1990 年，Piedrahita 等获得猪和绵羊的胚胎干细胞；1991 年，Meineeke-Tillmann 等获得山羊胚胎干细胞；1992 年，Satio 等获得牛胚胎干细胞；1992 年，Sukoyan 等获得水貂胚胎干细胞；1993 年，Oraves 等获得兔胚胎干细胞；1995 年，Thomson 等从恒河猴的胚囊中分离、建立了胚胎干细胞株，这是第一个建株的灵长类动物的胚胎干细胞；1996 年，Pain 等获得鸡胚胎干细胞。1998 年，美国 Thomson 教授在建立灵长类动物胚胎干细胞的基础上，建立了人类胚胎干细胞系，这是整个胚胎干细胞研究领域的又一个里程碑，为科学家研究这种奇特的细胞提供了必需的工具。

三、胚胎干细胞的性质

(一) 形态学特征

各种哺乳动物的胚胎干细胞都具有与早期胚胎细胞相似的形态结构特征：细胞体积小；核大，核质比高；具一个或多个核仁；胞质较少，结构简单，胞质内细胞器成分少，但游离核糖体较丰富，具有少量的线粒体；超微结构显示未分化的外胚层细胞特性。细胞克隆和周围存在明显界限，形成的克隆细胞彼此界限不清，细胞克隆形态多样，多数呈岛状或巢状。

(二) 生长特性

胚胎干细胞具有全能性和多能性，全能性是指在解除分化抑制的条件下能参与包括生殖腺在内各种组织的发育潜力，即胚胎干细胞能发育成完整动物个体的能力。全能性是胚胎干细胞具有可塑性的基础，也是胚胎干细胞优于成年组织干细胞的地方。多能性则是指胚胎干细胞具有发育为多种组织的能力，参与部分组织的形成。胚胎干细胞增殖迅速，不同动物的胚胎干细胞的增殖周期长短不同。人胚胎干细胞每18～24小时增殖一次，在特殊的培养条件下，如有滋养层细胞或白血病抑制因子（LIF）存在时，可保持未分化状态和连续无限传代的能力；无特殊培养条件时，则会自动分化为多种细胞。

(三) 分化潜能

体外培养的胚胎干细胞在去除滋养层和分化抑制因子的条件下，会发生分化，发育为含外、中、内三个胚层细胞的类胚体。体内研究发现，若给同源动物皮下注射胚胎干细胞，会形成复杂的混合组织瘤。瘤组织包括胃上皮（内胚层），骨和软骨组织、平滑肌和横纹肌（中胚层），神经表皮、神经节和复层鳞状上皮（外胚层），证明胚胎干细胞系具有分化形成外、中、内三个胚层的潜能。用嵌合体试验和核移植等方法在体外研究胚胎干细胞，也证实胚胎干细胞具有分化成三种胚层的各细胞类型的潜能。

细胞分化具有相对的稳定性，但在一定条件下，细胞分化又是可逆的。Wilmut等用成年绵羊的乳腺细胞和胎儿成纤维细胞为供体进行核移植生出了绵羊羔，该研究表明不但未分化的胚胎细胞具有全能性，已分化的体细胞在特定条件下经过脱分化也具有全能性。

(四) 细胞表面抗原和酶

早期胚胎细胞的表面均有胚胎特异性表面抗原，胚胎干细胞也同样有胚胎特异性表面抗原，因此胚胎干细胞与早期胚胎细胞具有相似性。人胚胎干细胞表面抗原的表达与小鼠胚胎干细胞存在明显的种属差异。未分化的人胚胎干细胞与类人猿胚胎干细胞和胚胎生殖细胞相似，表达阶段特异性胚胎抗原3，4（SSEA-3，SSEA-4），高分子量糖蛋白 T RA-1-60 和 TRA-1-80，以及碱性磷酸酶。未分化鼠胚胎干细胞不表达 SSEA-3 或 SSEA-4，但特有表达乳糖系列葡萄糖脂 SSEA-1。

碱性磷酸酶是细胞表面的一种结构蛋白，位于与邻近细胞的附着面上。在早期胚胎发育的 2 细胞期后，碱性磷酸酶活性开始增加。到囊胚期时，内细胞团细胞上有很高的碱性磷酸酶活性，外部的滋养层细胞并不具有碱性磷酸酶活性。培养得到的胚胎干细胞也具有很高的碱性磷酸酶活性。移去分化抑制培养条件后，胚胎干细胞和胚胎瘤细胞开始分化，分化后的胚胎干细胞碱性磷酸酶活性呈阴性或弱阳性。因此，可以用碱性磷酸酶来鉴定胚胎干细胞是否分化，并用来作为胚胎干细胞系建立的标准。

端粒酶是增加染色体末端端粒序列、维持端粒长度的一种核糖核蛋白。端粒酶的表达与人细胞系的永生化程度高度相关，大多数体细胞的端粒酶活性都不高，并在 50~80 代有限的增殖后进入老化阶段。ES 细胞则高度表达端粒酶活性，hESC 即使长期培养 1 年，传代 300 代仍表现有高端粒酶活性。由于 hESC 在体外培养中长期保持早期胚胎细胞的性质，因而对研究细胞衰老和干细胞扩增机制有重要意义。

（编者：李红霞　李瑞娇　王怀秀）

第二节　胚胎干细胞的定义

胚胎干细胞建系，就是依据胚胎干细胞具有全能性的特质，把囊胚期的内细胞团或者桑葚胚在体外培养，并设法阻止其分化，为未来使用做储备的过程。1981 年，Evans 和 Kaufman 通过手术切除受精后 2.5 天小鼠卵巢并外源给予激素，使得母体激素水平改变来获得延迟着床的小鼠早期胚胎，并进行体外培养，首次分离得到小鼠胚胎干细胞，以两个人名字的开头字母将其命名为 EK 细胞。将其培养在丝裂霉素 C 处理过的 STO 饲养层上，得到增殖而未分化的胚胎干细胞，并将其传代扩散，建立了胚胎干细胞系。此后，各种动物的胚胎干细胞系相继建立。1998 年，Thomson 和 Gearhart 又成功建立人胚胎干细胞系。近年来，科学家又利用其他方法和条件建立胚胎干细胞系，但主要步骤和原理基本相同。

一、胚胎干细胞的来源

胚胎干细胞具有与早期胚胎细胞相似的形态特征和分化潜能，可以增殖、分化为三胚层共 200 多种细胞类型，进一步形成机体的所有组织、器官。目前，胚胎干细胞有 4 种来源，包括：

1. 人工授精培育的囊胚、桑葚胚或者更早一些的胚胎的内细胞团；
2. 5~9 周流产胎儿的胚胎生殖腺中进行分离；
3. 从恶性肿瘤或者畸胎瘤中获得；
4. 将体细胞核移入另一去核的卵细胞中克隆形成囊胚，然后分离内细胞团，获得胚胎干细胞。

目前，第一种为胚胎干细胞主要来源。但考虑到细胞数量和伦理问题，第四种可能是最为理想和值得探究的方法,该研究目前已获得多个国家批准。

二、分离内细胞团

从受精卵到桑葚胚期的细胞、囊胚期的内细胞团细胞及原始生殖细胞都可以作为胚胎干细胞的来源,消化分离其内细胞团,去除其中混杂的其他细胞,扩大培养。人类与动物、不同动物、同种动物不同品系间,胚胎形成囊胚及原始生殖细胞的时间均存在着差异,因而不同发育阶段的胚胎用于分离胚胎干细胞的效果是不同的。一般选择标准是:①处于早期胚胎期;②细胞具有多能性或全能性;③有一定的数量保证。一般各种动物的最佳取材时间分别是:小鼠取3天左右囊胚,猪取9~10天囊胚,羊取7~8天囊胚,牛取6~7天桑葚胚或早期囊胚,人用7~10天囊胚。

对早期胚胎细胞的处理方式不同,获得的分离效果也不同。从胚泡中分离内细胞团的方法主要有免疫外科学方法、延迟着床法和显微外科学方法等。其中免疫外科法是获取内细胞团的经典方法。

(一) 免疫外科学方法。

原理为利用抗体不能进入囊胚腔的特点及抗体、补体结合对细胞的毒性杀伤作用,用抗体激活补体来介导滋养层细胞溶解,达到细胞分离的目的。

小鼠胚胎干细胞操作方法:体外培养的小鼠胚泡经免抗 JCR 小鼠脾脏细胞抗血清(抗 H-26)作用 30 min 去除透明带,移至 1:6 稀释的新鲜豚鼠血清中孵育 30 min,Hanks 液冲洗。此时胚泡的滋养外胚层呈空泡状,用眼科手术刀挑去死的滋养层细胞,留存内细胞团细胞用于培养。该方法有利于大量收获待培养干细胞,但抗体补体结合损伤滋养层细胞的同时可能会对内细胞团造成一定的伤害。

(二) 延迟着床法。

也称为组织培养法。Evans 和 Kaufman 建立第一个小鼠胚胎干细胞系即用该方法。原理为利用滋养层细胞水平生长而胚胎干细胞垂直生长的特点来进行自然分离。

小鼠胚胎干细胞操作方法:在小鼠受精 2.5 天后,切除卵巢的同时给予外源激素,使胚胎继续发育,但延缓着床,4~6天后,由子宫冲取胚泡进行培养。结果显示,滋养层细胞生长并推开饲养层细胞,在培养皿底壁上铺展;而内细胞团细胞增殖,垂直向上生长,形成卵圆柱状结构。在显微镜观察下用细玻璃针挑出这种柱状结构,消化、传代。该法的优势在于胚胎延迟着床增加了未分化细胞的增殖时间,提高了胚胎干细胞建系效率。但外源激素的使用可能会对囊胚数量和质量形成潜在隐患。

(三) 显微外科学方法。

该法简单直接,操作方法为小鼠受精后 3~4 天,由子宫冲取胚泡,利用显微操作系统直接从胚泡中吸出内细胞团细胞进行培养。该法对实验人员的技术水平要求较高,且需要专门的仪器设备。

三、胚胎干细胞的体外培养

把分离得到的内细胞团接种于具分化抑制条件的培养体系中进行培养，待细胞生长形成集落后，进行传代，经多次传代，直至成系。胚胎干细胞培养过程中的关键是维持胚胎干细胞的未分化状态。但是，在胚胎及机体发育过程中，分裂、增殖和分化都是同时进行的，因而在进行体外培养时，必须筛选适宜的培养体系以在维持和促进细胞生长、增殖的同时抑制细胞分化。目前采用的胚胎干细胞培养体系包括饲养层培养体系、无饲养层培养体系，其中饲养层细胞培养体系使用较为广泛。

（一）饲养层细胞培养体系

胚胎干细胞为全能性干细胞，其分化功能主要由细胞内一些结构蛋白和多肽因子进行调控。当胚胎干细胞接种在经放射线或丝裂霉素-C处理的饲养层细胞时，饲养层细胞能向培养液中分泌多种细胞因子，提供胚胎干细胞生长的环境和信号，通过细胞接触机制和非接触机制促进胚胎干细胞增殖并阻止其分化。经处理后的饲养层细胞失去分裂能力，但仍能生存，并吸收胚胎干细胞培养过程中的毒素。该过程很好地模拟了胚胎干细胞在体内的生长环境，有利于其维持旺盛的增殖能力和低分化状态。目前常用的饲养层细胞主要有小鼠成纤维细胞株（STO）、原代小鼠胎儿成纤维细胞（PMEF）、同源动物胎儿成纤维细胞（HEE）、子宫内膜细胞等。目前人胚胎干细胞主要应用PMEF作为饲养层细胞，但为了消除异源微生物污染，一些来源于流产胎儿、新生儿或者成人组织的血清培养液正被逐步建立成为新的胚胎干细胞培养体系，但也存在异体污染的风险。

（二）无饲养层细胞培养体系

无饲养层培养体系也称为条件培养基培养体系，系利用适当细胞的培养液、相关分化抑制因子等多种方法来对胚胎干细胞的生长和分化抑制进行调节。适当细胞的培养液中含有大量的促细胞生长因子和分化抑制因子，与额外添加相关分化抑制因子的本质是一样的，而基础培养基额外添加相关因子的过程相对而言更可控，适用范围更广。条件培养基可克服使用饲养层细胞培养胚胎干细胞的烦琐操作，另外可排除实验中的细胞接触抑制作用及饲养细胞分泌的其他因子的干扰，从而更为准确地研究某一因子对胚胎干细胞生长的影响，还能排除处理饲养层细胞时所使用的丝裂霉素C对胚胎干细胞的毒性作用。但使用条件培养基分离和克隆的胚胎干细胞只能在短期传代中维持胚胎干细胞的全能性及核型正常。

胚胎干细胞常用的基础培养基为含高糖（4500mg/L）和谷氨酰胺的DMEM培养基。由于胚胎干细胞来源于分裂增殖非常活跃的早期胚胎细胞，需要充足的营养以维持其旺盛的生长代谢。因此选择含糖量高、营养丰富的高糖型DMEM培养基，以提供饲养层细胞生长所需的能量，同时又能提高胚胎干细胞的增殖速度。谷氨酰胺是细胞合成蛋白质与核酸所必需的，但谷氨酰胺在溶液中易分解，所以在使用前加入较好。

另外，培养基中还常常加入 β-巯基乙醇。β-巯基乙醇有诱导胚胎细胞分裂增殖和促进贴壁的作用，还可还原血清中的含硫化合物，防止细胞培养过程产生的过氧化物对胚胎干细胞的损害。培养基的另一重要成分是血清。血清中含有丰富的营养成分，包括蛋白质和核酸等，对细胞DNA合成和生长繁殖、集落形态有重要作用，也能适度中和培养液中某些毒性因子。常用的血清有胎牛血清（FCS）和小牛血清。浓度通常为10%左右。血清质检很重要，不同批次的血清可能对细胞培养造成不同的影响。

目前常用的细胞因子主要有分化抑制因子（LIF）、干细胞生长因子（SCF）、碱性成纤维细胞生长因子（bFGF）等。

1. 分化抑制因子（LIF）

LIF是白血病抑制因子，是一种天然的细胞因子，因其能抑制髓样白血病细胞系M1的生长和抑制其分化而得名。有饲养层细胞培养基和无饲养层条件培养基中，LIF均可使用，以维持胚胎干细胞的未分化状态。在有饲养层细胞的条件下，外源LIF能促进胚胎干细胞增殖并防止其分化。多数研究者均采用该方法。在无饲养层培养体系中添加足量LIF能抑制胚胎干细胞分化，促进其细胞增殖形成。LIF具有种属特异性，来源（自然或重组的）、纯度和浓度都对LIF的作用有影响。对小鼠而言，一定浓度范围内的LIF与胚胎干细胞克隆率之间存在量效关系。在含有LIF的培养基中培养原始生殖细胞，其保存率为90%以上；而在不含LIF的培养基中培养原始生殖细胞，其保存率只有70%左右。与LIF有相同功效的还有白介素-6（IL-6）、抑瘤素M（OSM）、睫状神经营养因子（CNTF）、心肌营养因子（CT-1）等。

2. 干细胞生长因子（SCF）

SCF又叫肥大细胞生长因子，是胚胎干细胞生长的唯一调控因子，能诱导干细胞进入细胞周期，延长早期干细胞的存活期，增加干细胞的自我更新能力。另外，SCF也可与c-kit受体结合从而影响干细胞的增殖、分化以及存活率。此外，SCF还可抑制细胞的程序性死亡，增强干细胞对其他一些细胞因子的敏感性。研究发现，在培养液中加入SCF对原始生殖细胞的增殖与存活有显著影响，并能促进胚胎干细胞集落的形成。

3. 碱性成纤维细胞生长因子（bFGF）

bFGF是一种与肝素结合的多肽类丝裂原，广泛分布于各种组织，是一种重要的细胞增殖、分化调节剂，可刺激多种细胞的增殖，主要通过与细胞膜上FGF受体结合而发生作用。相关研究发现，bFGF对饲养层细胞也有加速增殖作用。

4. 其他生长因子

在胚胎干细胞的分离培养过程中，除要添加LIF、SCF、bFGF等生长因子外，还应根据不同的需要添加一些其他细胞因子，如表皮生长因子（EGF）、胰岛素样生长因子（IGF-1）。EGF是一种广谱促细胞分裂剂，有助于细胞DNA的合成和mRNA的转录，并使细胞S期提前，缩短细胞周期，从而促进胚胎干细胞增殖。胰岛素样生长因子IGF-1可以增强细胞中DNA和蛋白质的合成，对滋养层和内细胞团的增殖均有促进作用。

四、胚胎干细胞系的鉴定

胚胎干细胞建系的标准实际上就是指来源于内细胞团或者原始生殖细胞的胚胎干细胞能在体外长期培养过程中保持其生物学特性,其核心是分化发育的全能性,具体包括胚胎干细胞的克隆形态、与未分化状态相关的细胞表面抗原标志、核型和分化发育全能性的检测。

(一) 胚胎干细胞形态学检测

主要检测细胞大小、形态、核质比、核仁,并检测克隆形成的大小、形态、结构层次和细胞间结合的紧密等。胚胎干细胞集落通常是排列很紧密的巢状,且随着细胞的增殖巢状逐渐变大。须注意不同种系胚胎干细胞形态学的差异。如人胚胎干细胞集落扁平、疏松,而人胚胎生殖细胞集落多层堆积。

(二) 胚胎干细胞表面抗原特性

胚胎干细胞表面抗原是指反映 ESC 发育全能性和未分化状态的抗原。未分化的人胚胎干细胞表达 SSEA-3、SSEA-4、TRA-1-60、TRA-1-81,当细胞分化时这些抗原的表达出现显著变化,因此它们是判断人胚胎干细胞是否分化的重要标志。小鼠胚胎干细胞表面抗原的表达与人胚胎干细胞存在明显的种属差异,小鼠胚胎干细胞表达早期胚胎细胞的特异性表面抗原 SSEA-1,但并不表达 SSEA-3 和 SSEA-4。另外,研究显示,胚胎干细胞的集落形态依赖于 SSEA-1 的表达。

(三) 核型检测

维持二倍体核型是胚胎干细胞用于临床的基本要求。但在长期的体外培养过程中,很容易发生核型变化,进而导致其生物学特性也发生变化,因此需要定期进行鉴定。鉴定方法一般为将单细胞悬液进行 Gimsa 染色,油镜下观察 100 个细胞的整倍体数目,并计算整倍体比例。

(四) 胚胎干细胞系呈现端粒酶高表达性

端粒酶是一种逆转录酶,在维持染色体长度和影响细胞寿命方面有着不可忽视的作用。大多数人体细胞不表达端粒酶,而且随着年龄的增加端粒逐渐缩短,但胚胎细胞高表达端粒酶。胚胎干细胞通过高端粒酶活性修复细胞分裂增殖过程中端粒的缩短,维持胚胎干细胞高增殖力。端粒酶活性可用 ELISA 方法检测。

(五) 胚胎干细胞分化发育全能性检测

胚胎干细胞分化发育全能性的检测包括体外分化检测、体内分化检测、重构胚形成检测。

1. 体外分化检测

包括类胚体形成实验和定向分化实验。这是证实胚胎干细胞多能性的重要方法，也是最常用的方法。胚胎干细胞在无饲养层体系中悬浮培养，可形成含有内、中、外三胚层的拟胚体。定向分化实验是将胚胎干细胞在无饲养层培养体系中进行培养，同时去除分化抑制因子并加入特定诱导因子，可分化为特定系列细胞，证明其分化能力。

2. 体内分化检测

将胚胎干细胞注射至免疫缺陷鼠皮下或睾丸包膜下，观察能否形成畸胎瘤，如能检测到来源于三个胚层的细胞，可说明所培养胚胎干细胞具有多向分化的能力。

3. 重构胚实验

将胚胎干细胞细胞核与正常胚泡融合或移植到去核卵泡细胞后，植入假孕母体子宫内，观察能否发育成个体，这也是证实 ESC 全能性的方法。

（六）鉴定次序

胚胎干细胞鉴定次序为：先检查碱性磷酸酶和核型，然后鉴定表面标志物，当细胞数量达到一定级别后再进行发育全能性检测。每种鉴定都要重复多次，保证结果的准确性和稳定性。

（编者：李瑞娇　王怀秀）

第三节　胚胎干细胞的诱导分化

一、分化的调节机制

胚胎干细胞在体内特定的时间内可维持未分化状态，保持发育的全能性，但在桑葚胚之后，就能自主分化为内胚层、中胚层和外胚层以及各个器官。ESCs 在体内的全能态与分化态的转换主要是受一些信号通路的调控。信号通路对胚胎干细胞的生长和分化起着重要的作用，如白血病抑制因子 LIF/STAT3 转化生长因子 β（TGF-β）家族、Activin-SMAD2 信号转导通路、Wnt/β-catenin 通路、FGF/ERK 等，这里主要介绍几个已证实的与胚胎干细胞的生长和分化相关的通路（图 7-1）。

（一）LIF 和 LIF/Stat3 通路

白血病抑制因子（Leulemia Inhibitory Factor，LIF）是保持 ESC 多能性最重要的因子，能促进 8 细胞期以后的桑葚胚着床前胚胎的发育，促进滋养层细胞增殖和内细胞团生长。体细胞上广泛分布着 LIF 受体（LIFR），LIFR 是一种分子量为 250kDa 的糖蛋白，由 LIFRB 和 GP130 组成。GP130 是一种跨膜糖蛋白，分子量为 130kDa，与 LIFRB 集合后，可使 LIFR 由低亲和力转换至高亲和力。

LIF/Stat3 信号途径的作用机理是：LIF 与 LIFR 结合后，可激活结合于 GP130 胞内近膜部分的 Janus 相关激酶（Janus-associated kinase，JAKs），活化的 JKA 激酶可催化

GP130 胞质区的酪氨酸酸化，进而激活转录因子 STAT，活化的 STAT 形成同源二聚体并向核内转移，与核内特异的靶细胞基因位点结合并激活 STAT1 与 STAT3，磷酸化的 STAT3 二聚化后进入细胞核激活靶基因的表达。STAT3 是维持 ESCs 不分化状态的决定因子。

无 LIF 情况下，STAT3 的激活足以维持 ESC 的自我更新，而抑制 STAT3 则会导致分化。但是，在含血清和 LIF 的培养系统中，如果终止添加血清，ESC 能够继续增殖但多数会在 5—6 天后分化到神经祖细胞或神经元，意思是血清中含有除 LIF 之外的信号来抑制分化，特别是神经谱系分化。

（二）Wnt 信号通路

Wnt 基因最初是在小鼠乳腺癌细胞中克隆出来的原癌基因，因病毒基因在其旁边插入可激活该基因，称为 Int 基因，后发现与果蝇的无翅基因（Wingless，WG）高度同源，故合称为 Wnt 基因。Wnt 信号蛋白是 Wnt 基因编码的长度为 350—400 个氨基酸的分泌型糖蛋白。它与细胞表面跨膜受体（Frizzled）和辅受体 LRP（低密度脂蛋白受体有关的跨膜蛋白）结合，使糖原合成酶激酶 3（GSK3）被抑制，导致 β 连环蛋白（β-catenin）不能正常水解而积累，过量的 β-catenin 与 T 细胞因子/淋巴结增强因子（Lef/Tcf）结合转入核内，与 DNA 结合蛋白 Tcf3 结合，激活 c-myc、cyclinD1 等基因转录，促进细胞增殖分化。

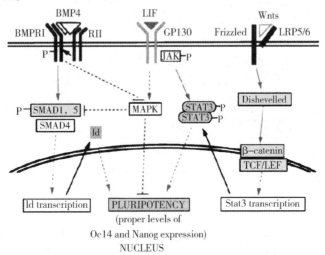

图 7-1　胚胎干细胞生长于分化过程中部分通路之间的相互关系

β-catenin 是 Wnt 信号通路中最重要的信号分子。β-catenin 具有两种功能：细胞黏附及信号转导，其 c-端参入信号转导，n-端参入细胞黏附。正常情况下，胞浆内 β-catenin 维持平衡状态需要 APC、GSK-3β、Axin 等调节；Lef/Tcf 与 β-catenin 形成转录复合物后，可促使角质细胞转化为多能状态并分化为毛囊。

GSK3 是 Wnt 信号通路中的一个重要激酶，它能抑制整个 Wnt 通路的功能。抑制 ES 细胞中 GSK 的活性，进而激活 Wnt 通路，可以显著增强 ESC 的多能性。通过使用

GSK3 信号通路的抑制剂（PD0325901 和 CHIR99021），建立了目前广泛使用的 2i/LIF 培养体系，可以获得未分化状态的 ESCs。

（三）FGF/Mek 信号通路

成纤维生长因子（fibroblast growtHfactor，FGF）信号通路在 ESC 培养中也发挥作用，在血清培养系统中，ESC 会自发产生相当数量的 FGF4。最初，FGF 被视为一个潜在的自分泌因子维持 ESCs 的自我更新，但删除 FGF4 后，ESC 的自我更新并没有受到影响，反而影响了分化。另一个激酶，糖原合成激酶 3（glycogen synthase kinase-3，GSK3）是许多基本细胞过程中的负调节因子，并且可以抑制细胞内的一些信号通路，如经典的 Wnt/β-catebub41。多项研究证明 GSK 可以抑制 ESC 自我更新，GSK 抑制剂能够增强 ESC 增殖和活力并抑制分化。

通过联合使用 Mek/Erk 和 GSK3 信号通路的抑制剂（PD0325901 和 CHIR99021），建立了目前广泛使用的 2i/LIF 培养系统。随后其他的 2i 培养条件（GSK3i/SRCi）和 LIF/MEKi/aPKCi 培养方法也被建立起来，而这些明确成分的培养条件都包含 Mek 信号通路抑制剂。

（四）Notch 信号通路

Notch 信号通路是一条影响细胞命运的保守而重要的信号通路，几乎涉及所有细胞的增殖和分化活动，在调节细胞分化、增殖和凋亡及一系列生理病理过程中都起着重要作用。

Notch 信号通路包括 Notch 受体、Notch 配体、转录因子及下游靶基因。在脊椎动物中发现了四种 Notch 蛋白受体（Notch1-4）及 5 种配体（Delta-like-1，Delta-like-3，Delta-like-4，Jagged-1 和 Jagged-2）。Notch 受体是由 Notch 基因编码的约 300ku 的跨膜蛋白，广泛存在于胚胎干细胞表面。Notch 受体结合任意配体将发生溶蛋白裂解级联激活。之后在 γ-分泌酶介导下，从细胞膜释放 Notch 胞内区蛋白（Notch intracellular domain，NICD），迁移至核内诱导靶基因转录，最后与其他家族 DNA 结合蛋白发生相互作用。

Nodal 信号通过对 TGF 超家族在 ESC 的多潜能性维持的研究中发现，在未分化的干细胞中，TGF-β/激活素（Activin）/nodal 信号是通过 SMAD2/3 途径激活的，而骨形态发生蛋白（bone morphogenetic protein，BMP）/生长分化因子（growth differentiation factors，GDF）只有在有丝分裂细胞中存在，在细胞的早期分化过程中，SMAD2/3 是下降的，而 SMAD1/5 是被激活的，检测 TGF-β/Activin/Nodal 在 hESC 中的功能时发现其对于未分化的干细胞表明标记物的维持是必需的，有证实 SMAD2/3 的激活对于 Wnt 信号下游通路是必需的，而 Wnt 信号对于维持 hESC 的未分化状态又是不可或缺的；最后在体外对小鼠进行囊胚培养时发现，SMAD2/3 信号对于内细胞团多潜能性维持也是必不可少的，这说明了 TGF-β 与 Wnt 之间的重要内在联系。

Notch 信号通路与胚胎干细胞的分化有着密切联系，但其作用机制还不是很清楚。

有报道称,miRNA-145,miRNA-302 通过抑制多潜能性因子的 OCT4、SOX2、KLF3′端非编码区进而抑制 ESC 的多潜能性基因的表达。miRNA-302 是通过负调节 Nodal 抑制因子 Lefty 的表达参与的。

Notch 信号通路中已公认参与胚胎干细胞全能性维持的转录因子,包括 Oct4 (Octamer-binding transcription factor 4)、Nanog、Sox2 (Sex determining region Y-box 2) 等,这些核心转录因子通过网络式相互协同维持干细胞的未分化特性。

1. OCT4

OCT4 是 POU 结构域转录因子家族的成员(Pou5fl),也是第一个被发现的具有多能性调节的转录因子。Oct4 被认为是最重要的多能性因子,在胚胎中,删除 Oct4 会导致 ICM 丧失多能性,并分化为滋养外胚层(TE);在 ESCs 中,删除 Oct4 后能导致细胞自我更新能力丧失并分化为 TE 细胞,但 Oct4 的过表达并不能稳定或增强 ESC 自我更新,反而会促进向中胚层和内胚层分化;而 Oct4 的低表达会影响细胞分化但对自我更新并没有影响。Oct4 在自我更新和分化中发挥了双向的功能,所以应该严格调节表达水平来维持多能性。

GCNF(germ cell nuclear factor,生殖细胞核因子)是孤核受体(orphan nuclear receptor),是 Oct4 基因表达的抑制剂,在体内主要通过与 Oct4 的激素反应元件 HRE 的半位点 R2 结合,从而抑制由近端增强启动子驱动的转录。Oct4 只在原始生殖细胞 PGC 中有,只有在 GCNF 缺陷或靶向缺少 DNA 结合结构域后才可以在 8.5dpc 后检测到 Oct4。随着小鼠胚胎开始表达 GCNF,Oct4 表达水平开始下降。

LRH-1 对 Oct4 具有增强作用,LRH-1(Liver receptor homologue 1)也是孤核受体,在体内主要通过与 Oct4 基因近端增强子 PE 和近端启动子 PP 之间的反应元件结合,从而促进由近端增强启动子驱动的转录。LRH-1 和 Oct4 在内细胞团 ICM 和胚胎早期发育的外胚层中共定位。在早期外胚层发育阶段,LRH-1 的敲除将使 Oct4 表达量下降,引起胚胎死亡。利用 LRH-1-ES 细胞发现,LRH-1 对 ES 细胞分化早期 Oct4 表达量的维持至关重要。

Oct4 蛋白的精确水平调控着胚胎干细胞沿着自我复制、滋养外胚层或胚外内胚层和中胚层这三个截然不同的方向定向发育:Oct-4 基因表达上调可使 ESC 分化为原始的内胚层细胞,表达下降可使 ESC 分化为滋养层细胞。Oct-4 基因的表达是维持 ESC 保持未分化状态的必要条件,但不是充分条件,还需 LIF 等其他因子的协同作用。

2. SRY

SRY(sex determining region Y)-box(SOX)转录因子家族成员 Sox2 也能促使 ESC 的自我更新。ESCs 中 Sox2 的失活会导致分化成 TE 细胞,与删除 Oct4 后的表现类似。Sox2 正向调节 Oct4 的转录,并在蛋白水平与 Oct4 相互作用,两者协同调节 mESC 特异性基因的表达。同样,Sox2 的表达水平需要控制在一定范围内。

3. Nanog

Nanog 是鉴定 Oct4/Sox2 协同调节的靶基因编码蛋白。Nanog 对 ESC 在体内和体外维持多能性具有重要作用,过表达 Nanog 可以在不依赖与 LIF 的情况下维持 mESC 的自我更新。删除 Nanog 的 ESC 克隆形成能力受损，但还维持一定的自我更新能力和分化能力，Oct4、Sox2 和 Nanog 三者之间通过自我维持的正反馈通路相互调节，形成了维持 ESC 多能性状态的核心转录因子。

4. 其他因子及因子之间的相互关系（图 7-2）

参与维持 ESC 基态的因子还有很多，Esrrb、Klf4 和 Klf2 与 ESC 的自我更新均有关，并与 Oct4、Sox2 和 Nanog 相互作用。如 Nanog、Esrrb 和 Klf2 可被 GSK3i 上调，而 Nanog 也部分参与直接上调 Esrrb。

现已鉴定出的参与 LIF/Stat3 信号通路的转录因子有 Klf4、Gbx2、Piml、Tfcp2l1（transcription factor CP2-like 1）。其中 Tfcp2l1 在 LIF/Stat3 基态维持过程中发挥着核心作用，GSK3i 也可以诱导 Tfcp2 的表达。

许多研究证明 FGF4 激活 Erk 的表达是分化进程的关键因子，FGF4/Erk 可下调 Nanog 和其他多能性因子的表达。

在 ESC 中，Tcf3（基因名 Tcf7l1）是 Oct4 的直接靶基因，通过抑制关键多能性因子 Esrrb、Tfcp2l1、Nanog 和 Klf2 的表达抑制自我更新，促进分化，删除 Tcf 可以抑制分化，与添加 GSK3i 相似。

GSK3i 促进 ESC 自我更新是通过 β-catenin/Tcf3 的相互作用，细胞内的 GSK3 磷酸化 β-catenin，使其被蛋白酶降解。GSK3i 的作用与 Wnt 相似，Wnt 可以分解 GSK3 和 β-catenin 共定位的复合物，使 β-catenin 将 Tcf3 从其 DNA 结合位点上分离从而抑制了分化，而 GSK3i 也会降低 Tcf3 的表达。GSK3i 是通过 β-catenin 发挥部分作用。

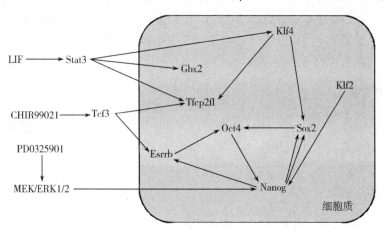

图 7-2　胚胎干细胞生长分化过程中相关因子之间的相互关系

二、诱导分化的方法

ESC 分化的实质是胚胎发育过程中特异蛋白质合成、利用或终止。而任何蛋白质都是由其相对应的特异基因所决定，所以细胞分化可归结为基因序列中特定基因按一定顺序相继活化、表达或沉默。ESC 在体外能够保持未分化状态是由于有分化抑制因子存在，如 LIF、DIA 等。在缺乏分化抑制因子的情况下，ES 细胞会分化为各种类型的细胞。

ESC 体外诱导分化的方法主要有外源生长因子诱导分化、转基因诱导分化、共培养诱导分化三种。

(一) 外源生长因子诱导分化

现已明确的诱导 ESC 分化的主要因子有：维甲酸（RA）、骨形态发生蛋白（BMPs）、成纤维细胞生长因子（FGFs）等。多种细胞因子联合作用可促使 ESC 定向诱导分化的效率更高，但需注意组合应用这些因子时要确保它们的诱导分化方向一致。

目前为止较为成熟且使用最多的方法是 ESC 悬滴培养和悬浮培养，形成具有三维立体结构的拟胚体（EB），再通过贴壁培养、加诱导液等方法，使其分化成为各种细胞。下面依次介绍拟胚体培养方法以及较为成熟的 ESC 诱导分化为滋养层细胞、原始生殖细胞、心肌细胞及神经外胚层细胞的培养方法。

1. 拟胚体（EB）形成

拟胚体（Embryonic Body, EB）培养基成分：IMDM，15% 胎牛血清（FBS），1mML-谷氨酰胺，1% P/S，4.5mM 1-Thioglycerol，50ug/ml Vitamin C。

（1）悬滴法

将处于对数生长期的 ESC 消化后，差速贴壁。收集细胞后，进行细胞计数。

将 ESC 稀释到 3×10^4 个细胞/ml，转移到加样槽中（以下操作注意经常混匀细胞悬液）。

用 12 道排枪将稀释的 ESC 在 15cm 细胞培养皿的盖子上点成 12×12 的点阵，向培养皿中加入适量 PBS。将培养皿的盖子扣到培养皿上，于 37℃、5% CO_2 条件下进行悬滴培养。记为第 0 天。

至悬滴培养的第 2 天，用 ESC 培养基将悬滴冲到低吸附 10cm 培养皿中，进行悬浮培养。

在 EB 生长的第 4、6、8、10 天以沉降 EB 的方式更换培养基。

悬滴法培养形成的 EB 大小均一，但数目较少，适于观察 EB 的形态，可以用来评价 EB 的形成能力。

（2）悬浮法

将处于对数生长期的 ESC 消化后，差速贴壁。收集细胞后，进行细胞计数，以（1-1.5）×10^6 个细胞/10cm 培养皿的密度接种 ESC，使用低吸附 10cm 培养皿，培养基为 M15。接种时记为第 0 天。

每天轻轻摇动培养皿，并在显微镜下观察。在 EB 生长的第 2/4/6/8/10 天以沉降 EB 的方式换液。沉降 EB：①用 10cm 刻度管轻轻吸取 EB 悬液至 50ml 离心管中。②室温下，静置 30 min。③弃去大部分上清，加入新鲜的 M15 培养基，轻柔重悬 EB 后，将其接种到低吸附 10cm 培养皿中进行悬浮培养。

悬浮法培养形成的 EB 大小不一，但产量较高，适于收集提取 EB 的 RNA 和蛋白质等实验。

2. ESCs 诱导分化为滋养层细胞

将 ESCs 克隆（参考 ESC 培养）接种于 Matrigel Matrix 胶上，加入 BMP4 细胞因子，37℃，5% CO_2 进行诱导分化。

诱导分化至第 5 天可见明显鱼眼状细胞，细胞形态抑制，体积较 ESCs 大，且克隆边界清晰可见。

分别消化诱导分化第 0/2/5 天细胞，RT-PCR 检测 ESCs 标志性基因 Oct-4 和 Nanog，滋养层细胞标志性基因 CDX2。

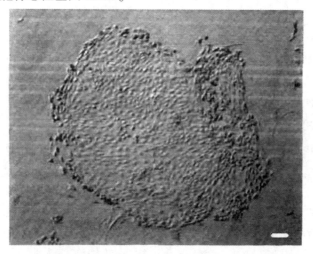

图 7-3　ESC 向滋养层细胞分化的"鱼眼状"形态（引自俞妍慧，2013 年）

3. 贴壁分化为原始生殖细胞

贴壁分化培养基为含 20% 胎牛血清，1% p/s，1ml 谷氨酰胺，4.5ml Thioglycerol，50μg/ml Vitamin C 的 DMEM/F12。

（1）将 ESCs 用胶原酶 IV 消化后用分化培养基重悬，然后吹打成较小的克隆，接种在用 matrigel 处理过的培养板上，用分化培养基培养。

（2）待其贴壁后（12-24 h）去掉原培养基，用 DPBS 润洗一遍，加入含合适细胞因子的分化培养基。

（3）根据不同的分化方法，换液时可换上含 1u MRA、20ng/ml Activin A 或 20ng/ml BMP4 的分化培养基。

4. ESC 分化为心肌细胞

（1）在悬滴法形成 EB 的第 6 天，将 EB 转移到 0.1% Gelatin 处理的 24 孔细胞培养板上，1 个 EB/孔。用 M15 培养基继续培养。接种时记为第 0 天。

（2）每隔一天更换一次 M15 培养基。一般在 EB 接种后第 2 天可见到明显的 EB 搏动区。EB 搏动可以持续 20 天以上。

（3）此方法可以用来评价 ESC 定向分化成心肌细胞的能力。

5. ESC 诱导分化为神经外胚层细胞

（1）ESC 生长到约 80% 融合时，采用 TryLE 细胞消化酶约 1∶6 消化传代，H1 细胞消化传代后添加 2μM 的 Blebbistatin 处理过夜，促进细胞贴壁。

（2）细胞生长到约 30% 融合时更换神经诱导培养基（DMEM/F12 基础培养基，0.5% N2，0.55B27，2μM SB431542，0.1μM RO4929097 和 10ng/ml HLIF），每天换液，共培养六天。

（3）为检测 ESC 分化为神经外胚层细胞的情况，分别在神经诱导培养基培养的第 1、2、3、4、5、6 天，将细胞取出，用 4% 多聚甲醛固定并进行免疫荧光染色，观察 ESC 多能性标志基因 OCT4 和神经外胚层标志基因 PAX6（Paired Box Protein 6）的表达情况。

（二）转基因诱导 ESC 分化

转基因诱导分化是利用合适的病毒作为载体，将需要的细胞/生长因子的基因导入 ESC 的确定位置上，并转录翻译出正确的因子，从而诱导 ESC 分化。此法诱导产生的细胞较单纯用细胞因子诱导的产量高，纯度好。通过强化或弱化某些基因的表达形成单一谱系所特有的基因表达方式，结合培养条件和诱导因子的作用，定向诱导细胞的分化。

实验方法：

1. 载体的制备

1.1 载体构建

1.2 质粒制备

1.2.1 感受态细胞的制备

1.2.2 质粒的快速热激活转化

（1）将 50ulE. coli DH5α 感受态放到冰上融化，加入 1～10ng 质粒，轻晃混匀。

（2）将感受态细胞与质粒的混合液放到冰上，静置 30 min。

（3）将上述混合液在 42℃ 水浴中进行热激活（90 s），热激后迅速放到冰上，静置 2 min。

（4）取适量热激后的感受态细胞均匀涂到有抗生素的 LB 琼脂平板上。

（5）将 LB 平板倒置放于 37℃ 培养箱，培养 12h～16 h。

2. 细胞培养

2.1 滋养层细胞制备（参考前章）

2.2 ESC 的培养（参考前章）

2.3 质粒 DNA 转染 ESC

电穿孔转染法：

（1）将处于对数生长期的 ESC 消化后，270g（转），3 min 离心。

（2）PBS 清洗一次，270g，3 min 离心。

（3）细胞计数。按 $1×10^7$ 个细胞/800μl 的密度，用 PBS 重悬细胞沉淀。

（4）向细胞悬液中加入 10μg 转座酶质粒和 200μg 转座子质粒，混匀后，转入电转杯。

（5）电穿孔：以 230V、500μF、800Ω 的条件进行 ESC 电穿孔。

（6）电穿孔后，将 ESC 室温静置 2 min，加入 ESC 培养基后，静置 3 min。

（7）将电穿孔后的细胞接种到铺有饲养层细胞的 10cm 细胞培养皿中，于 37℃、5% CO_2 条件下培养。

（三）共培养分化

共培养分化是将 ESC 细胞与不同类型的细胞共培养，并添加相应的诱导因子，通过细胞之间的自分泌和旁分泌及与诱导因子之间的相互作用，促使 ESC 向单一类型细胞定向分化。

李吉霞等证明人 ESC 与鼠骨髓细胞系 S17 或卵黄囊内皮系 C166 共培养，可促进人 ES 细胞向造血前体细胞分化。Mummery 等将人的 ES 细胞与鼠血管内胚层样细胞（END-2）共培养，诱导出了心肌细胞。以下介绍的是 ESCs 与 OP9 细胞共培养向 HSPCs 诱导分化的培养方法：

1. OP9 细胞接种于明胶处理的 6 孔板或 10cm 培养皿中，并添加 OP9 生长培养基。培养 4～5 天，形成融合后，半量换液。

2. 未分化的 ESC 用 1mg/m 胶原酶 IV 消化后，吹打成较小的克隆。此时的单细胞悬液可以用来计数 ESCs。

3. 将 ESCs 添加到 OP9 培养皿上，接种密度为每个 10cm 培养皿 $1.5×10^6$/20ml 或者每 6 孔板 $0.3×10^6$/4ml。培养液成分为：10% FBS 和 100μM 硫代甘油（MTG）。共培养体系 ESCs 和 OP9 在 37℃、5% CO_2 条件下培养 10 天。

（编者：曹海霞　李瑞娇　王怀秀）

第四节　胚胎干细胞的应用

一、胚胎干细胞的应用与前景

胚胎干细胞有无限的自我更新能力，同时保有分化成三个胚层细胞的潜力。干细胞的运用十分广泛，不仅是基础研究中的关键研究工具，而且在临床上也具有十分巨大的价值。另外，干细胞在细胞移植和药物筛选方面的应用前景也十分广阔。

近年来，有关人类胚胎干细胞的实验表明，胚胎干细胞可分化为神经元、心肌细胞、血管内皮细胞、胰腺细胞等细胞类型，并被用于细胞治疗。此外，还有研究人员正尝试对胚胎干细胞进行基因改造，即以胚胎干细胞为载体，经体外遗传操作进行定向改造，并在细胞水平上确保其基因的整合数目、位点、表达程度和插入基因的稳定性及筛选工作的顺利进行，从而获得稳定、满意的转基因胚胎干细胞系，之后将其直接移植或输入病人体内，达到治愈和控制疾病的目的。

在神经系统方面，目前的关注点主要集中于探索用胚胎干细胞对老年痴呆症、肌萎缩性脊髓侧索硬化症、亨廷顿症等慢性神经疾病以及脊髓损伤、脑外伤、脑卒中等急性神经疾病进行实验性治疗。多项数据显示，在全身外伤患者中，颅脑损伤人数高达20%，损伤率仅次于四肢伤残，致死致残率更远高于其他损伤，居第一位。同时，我国每年有1.4万～3.8万人发生脊髓损伤。每年仅仅由于脑和脊髓的功能障碍所需要的医疗费用就高达数十亿元，同时这些疾病往往伴有严重的后遗症，给家庭和社会带来了重大的心理和经济负担。有研究发现，将胚胎干细胞衍生的神经细胞系移植入脊髓损伤大鼠模型的胶质瘢痕内后，细胞向白质区域再生出轴突。另一项研究中，将人类胚胎干细胞来源的少突胶质细胞祖细胞移植入胸髓损伤大鼠的受损部位，结果发现受损部位有髓鞘形成。这些结果均有助于细胞替代疗法治疗脊髓损伤的临床试验。髓鞘缺失是许多退行性疾病的关键所在，从胚胎干细胞中得来的少突胶质细胞可能也有利于改善这些疾病的病情。研究发现，用一种生长因子复合物培养人类胚胎干细胞，使其高效能地产生髓鞘少突胶质细胞的祖细胞，再将这些细胞移植到不能产生髓鞘的基因突变小鼠模型的体内，胚胎干细胞能迁移并分化为成熟的包绕邻近轴突的少突胶质细胞，而由胚胎干细胞的蛋白提取物诱导小鼠皮肤的纤维母细胞形成的多能干细胞可以改善阿尔兹海默症小鼠的认知异常，并减少 Aβ 淀粉样蛋白的沉积。临床诊断发现，肌萎缩性脊髓侧索硬化症是由脊髓中运动神经元进展性破坏所致。患者会出现长期肌肉无力，最终导致瘫痪和死亡。在一项研究中，将来自胚胎干细胞的运动神经元移植到该疾病的大鼠模型体内，结果发现，很多经此方法处理的大鼠能移动后肢并艰难地行走，而没有被注射的大鼠仍处于瘫痪状态。脑卒中发生于大脑血流中断时，受损脑区的细胞会因缺氧而死亡。虽然用抗凝血药物治疗脑卒中已显著提高了患者的康复率，但是，很多损伤是不可逆转的，患者可能会永远失去损伤区的大脑功能。对于这类患者，研究人员现正考虑用干细胞来修复受损的大脑区域。已有研究发现，脑卒中大鼠脑内的自身干细胞能分裂并分化产生新的神经元。然而，这些神经元仅能存活几个星期，而且相对于损害程度来讲新生细胞数量远远不够。然而，在脑卒中后的大鼠脑内加入生长因子 FGF-2 后，海马区能产生数量巨多的新神经细胞。并且已有证据表明，新神经细胞与其他神经元是相互连接的。这就提示，诱导内源性神经干细胞的增生是未来治疗脑卒中的可行性措施。也有研究发现，脑卒中患者接受静脉输入人类胚胎干细胞治疗后，神经功能评分有所改善。

在心血管方面，当心肌组织缺氧后，会发生缺血性心力衰竭。当缺血的程度引起关键心肌细胞的损失时，会引起一系列不良的连锁事件，包括瘢痕形成、心室壁变薄、血流量和血流压力超负荷、心室重塑、心力衰竭等，最终导致患者死亡。通过修复或再生等恢复受损的心肌组织，是一个治疗心力衰竭的基本策略。然而，包括心肌细胞增殖在内的内源性修复机制，不足以修复损失的心肌组织或恢复心脏功能。心血管疾病的治疗药物和治疗措施，包括β受体阻滞剂、利尿剂、血管紧张素转换酶抑制剂、外科手术等在内，也并不能恢复受损组织的功能。此外，虽然心室机械辅助装置植入术可以长期改善心功能，但却容易引起感染、血管栓塞等不良并发症。心脏移植技术虽然日益成熟，但器官来源、移植排斥问题等限制了这种方法的广泛应用。现已发现，无论在体外还是体内，人类和小鼠的胚胎干细胞都可自发分化为内皮细胞和平滑肌细胞，并且人类的胚胎干细胞可分化为具有心肌结构和功能属性的肌细胞。而大鼠的胚胎干细胞在植入受损心肌后，分化出的心肌细胞能正常存活 4 个月。这些研究均表明，胚胎干细胞可作为心肌再生的候选细胞。

在内分泌方面，糖尿病是威胁全球健康和经济发展的主要疾病之一。主要类型包括 1 型糖尿病和 2 型糖尿病。1 型糖尿病中，身体的免疫系统几乎将胰腺中所有分泌胰岛素的 B 细胞破坏殆尽。2 型糖尿病较为常见，特点是胰岛素抵抗，即人体各种组织不再对胰岛素做出适当的反应，随后 B 细胞功能逐渐下降，直到不再产生足够多的胰岛素来克服胰岛素抵抗。1 型糖尿病患者几乎会失去所有的 B 细胞功能，目前研究人员正在积极探索治疗 1 型糖尿病的细胞替代疗法，即利用产自胚胎组织或成体组织的干细胞分化产生新的胰腺 B 细胞，以取代那些无效的或遭破坏的 B 细胞。而把干细胞用于糖尿病治疗需要进行细胞分离，并需要在体外扩增 B 细胞前体细胞。一旦这些细胞群产生，它们要么在体外被诱导分化为能产生胰岛素的细胞，被移植到糖尿病患者的胰脏中去；要么与干细胞刺激因子一起被注入糖尿病患者的循环系统中，使这些细胞可以在受损的胰岛中"定居"，并分化为能持续自我更新的 B 细胞群。此外，该方法还能改善 2 型糖尿病的并发症。

在基因治疗方面，胚胎干细胞是最理想的靶细胞。通过转导或转染的方式向胚胎干细胞内引进治疗性基因，对其进行遗传改造。生产转基因的人类胚胎干细胞存在一定难度，因而其应用研究受到了限制。转基因病毒用于临床并不安全，而基于 DNA 的非病毒研究方法效率也不高且不安全，但基于 mRNA 的基因操控方法很有效。一旦经基因修饰的胚胎干细胞分化为所需的细胞类型，该基因就会处于激活状态或稍后被激活。总之，胚胎干细胞为克服目前基因治疗中导入基因的整合和表达难以控制，以及用作基因操作的细胞在体外不易稳定地被转染和增殖传代，开辟了新的途径。而将基因靶向灭活与胚胎干细胞治疗结合起来的治疗措施是新治疗方式的发展方向。向人类胚胎干细胞中加入实验性治疗基因有可能解决在临床试验中遇到的难题，该方法有广阔的应用前景。但是还需要做更多的研究工作，以全面了解胚胎干细胞和成体干细胞，开拓这个激动人心的新领域，促进医学发展。

二、目前胚胎干细胞存在的问题与可能的解决方法

目前利用胚胎干细胞进行细胞替代疗法的主要挑战是来自人体器官供体的供应不足。因此，研究人员正在积极探索细胞的其他可能来源，包括各种不同类型的干细胞。与之相关的临床挑战还包括：使用胚胎干细胞的安全性、追踪干细胞、在临床相关时间窗内传输细胞至靶组织、对细胞长期存活的鉴定、对再生细胞功能的鉴定、减轻获取细胞的成本等，同时还需要考虑干细胞的治疗成本等。

此外，不能忽视的还有提取胚胎时所涉及的伦理问题，这同时也限制了胚胎干细胞的应用。人类胚胎干细胞在作为再生组织来源之前，必须经历严格的细胞筛查和纯

化程序。研究人员必须确定其所使用的胚胎干细胞具有多能性,并把目的细胞注入有免疫缺陷的小鼠体内。植入的细胞不能被免疫缺陷小鼠的免疫系统摧毁,细胞便能存活并增殖。而在上述条件下,胚胎干细胞可能形成畸胎瘤。要达到对细胞繁殖和分化的预测性控制,前提是大量的基础研究,例如研究调节细胞分裂、分化的分子和基因信号等。此外,把人类胚胎干细胞推广到再生医学领域之前,必须对细胞的长期稳定性做全面了解,必须掌握人类胚胎干细胞的基因突变性,必须长期评估植入后的已分化胚胎干细胞衍生细胞的生存率。细胞植入宿主后,要尽量减少宿主组织和植入细胞的排斥反应,为此常常需要用到免疫抑制剂。

虽然在实验室培养条件下的人类胚胎干细胞的性能可以保持稳定,但细胞基因和表型变化可能对患者不利。事实上,已有报道发现培养中的人类胚胎干细胞中存在散在的染色体异常,当细胞被频繁地成群传代时,这种现象更易发生。这些发现提示进一步优化培养条件、培养新的人类胚胎干细胞系、监测细胞株变化等工作的必要性。此外,未分化的胚胎干细胞有形成畸胎瘤的风险。因此,必须采取相应的安全防范措施。目前正在研究如何能完全去除任何未分化的胚胎干细胞的实验方案。而要去除未分化的胚胎干细胞,可以对胚胎干细胞衍生物进行粗提纯或导入可人为控制的自杀基因等。

另一个需要注意的问题是由受体的免疫系统引起的排斥反应。转基因以及经病毒载体引入的基因可能会触发免疫反应,最终导致移植排斥。用干细胞改变免疫系统调制基因、建立嵌合体、骨髓免疫耐受或HLA基因抑制等方法可以避免这个问题。值得注意的是,现已能从患者体内制得与其自身免疫匹配的人类胚胎干细胞,从而用来治疗长期困扰这些患者的免疫缺陷病、先天性免疫球蛋白低下病等。

由于胚胎干细胞在医学应用上存在着免疫排斥以及伦理窘境等限制,科学家正在尝试其他途径代替胚胎干细胞。如通过细胞重编程的方法让病人的体细胞转化为干细胞供自身使用,其中主要包括细胞核移植、患者体细胞与供体胚胎干细胞的细胞融合以及诱导多能干细胞。近年来,诱导多能干细胞越来越得到学术界的关注。

(编者:米鹏霞 李瑞娇 王怀秀)

第五节 中医对胚胎干细胞的认识

近年来随着对干细胞研究的深入,秉着对中医理论的现代认识,不难发现干细胞与中医"肾精"有着密切的联系,两者在来源、分布上均有相似之处,并且在机体生殖、生长发育、衰老过程中对两者也发挥相似的作用。

一、干细胞

干细胞(stem cell)是一类具有自我更新和具有分化为特殊种类细胞潜能的细胞,具有以下特征:(1)具有自我维持和自我更新的能力;(2)具有多种分化潜能,具有分化为本系大部分类型细胞的能力;(3)增殖分裂能力;(4)自我更新和多分化潜能可以维持相当长时间,甚至终生;(5)对损伤和疾病具有反应能力。

二、肾精

中医所说的"精"是构成人体的基本物质，是人体生长发育和各种功能活动的物质基础。《素问·金匮真言论》有云："夫精者，身之本也。"肾精由"先天之精"和"后天之精"两部分组成。"先天之精"是禀受于父母的生殖之精，与生俱来，是构成胚胎发育的原始物质。"后天之精"是指后天摄入食物，由脾胃运化而成的水谷精微。中医的"精"有四大功能，即繁衍生殖、生长发育、生髓化血、濡养脏腑。

三、干细胞与中医肾精的联系

（一）两者均为胚胎发育的来源

胚胎干细胞，来源于胚胎在发育过程中植入子宫壁内之前的胚泡阶段，ES 细胞能够分化 3 个胚层（内胚层、中胚层、外胚层）来源的所有细胞类型，而且能无限地进行对称分裂并保持未分化状。"先天之精"是禀受父母的先天之精而成，是胚胎发育的原始物质。正如《灵枢·本神》所云："生之来谓之精，两精相搏谓之神。"

（二）分布相似

现代研究已经证明，成体干细胞能在脑、骨髓、外周血、血管、骨骼肌、皮肤和消化系统的上皮、角膜、牙髓、视网膜、肝脏以及胰腺上找到。所以，成体干细胞至今已在全部由 3 个胚层发展而来的组织中找到。中医学认为："精依气生……元气生则元精产"。精化生元气，元气通过三焦布散人体周身，内至脏腑经络，起着滋养各部之用；外达肢节肌肤，起着卫外御邪之功。由此可见，元气遍布身体全部。元精，即"肾精"，亦随之遍布周身。因此，两者在分布上极为相似。

（三）功能相似

1. 都具有生殖功能

男子的精子与女子卵子结合受精成为受精卵，受精卵在女性子宫中分裂分化一直到成为成熟的个体。精子和卵子本身都是由干细胞发展而来，而受精卵则是全能干细胞，能够分化成机体的全部细胞和组织。

中医认为"肾精"为生殖之精具有生殖功能，父母的生殖之精结合即形成胚胎。《素问·上古天真论》云："女子七岁，肾气盛……二七而天癸至……故有子……天癸竭……故形坏而无子……精气溢泻，阴阳和故能有子……"由此可见，肾中精气充盛与否直接关系着生殖功能的有无和强弱。因此，二者似乎都与生殖功能有着某种密切的联系。

2. 对人体的生长均具促进作用

人体是由受精卵发育生长而来。从干细胞角度来看，受精卵是全能干细胞，受精卵在子宫内形成胚胎，并通过各胚层干细胞的不断分化成为不同的组织器官，最终形成胎儿。在胎儿出生后干细胞在人的整个生长发育过程中亦始终发挥着作用，存在于机体各组织中的成体干细胞时刻准备着在机体需要时分化以满足机体的需求。

中医学认为肾中精气的充盛与否直接影响着人体的生长发育。《素问·上古天真论》中即详细描述了肾精与人体生长的密切关系。《灵枢·本脏》云："人之血气精神者，所以奉身而周于性命者也。"由此可见肾精在人体生长中的重要性。肾精充盛则生长发育良好，身体壮实。

3. 与机体的衰老有密切的联系

目前的研究证明干细胞确实存在着老化。老化的干细胞无论增殖潜能，还是分化潜力，都受到了影响。有研究表明，来源于年老个体的间充质干细胞在体外传代次数明显少于年轻个体，说明间充质干细胞随着年龄的增长其增殖能力减弱。但是由于干细胞具有增殖、分化的自我更新能力，所以现在许多研究者通过干细胞移植来延缓衰老。

中医学认为人的精气足则神采飞扬，不易衰老。《养生延命录》云："神者，精也，保精则神明，神明则长生。"所以后世常用补肾益精之药来抗衰老。

4. 在临床治疗中发挥着一定的作用

现代许多研究中将干细胞应用于各系统疾病治疗中，如肾脏疾病、血液系统疾病、神经系统疾病、代谢性疾病等。在生殖领域，干细胞研究同样火热，如研究干细胞对薄型子宫内膜的修复作用，以改善女性子宫内膜，提高子宫内膜容受性。

《素问·刺法论》云："正气存内，邪不可干。"《素问·上古天真论》云："虚邪贼风，避之有时，恬淡虚无，真气从之，精神内守，病安从来"，但"以酒为浆，以妄为常，醉以入房，以欲竭其精，以耗散其真"。如此神耗精损则百病丛生。所以，正气御邪亦需赖精之充养。

四、讨论

从上述内容可看出，中医肾精与干细胞，无论是从生殖到生长发育、衰老，尤其在实验研究和临床运用中都存在着巨大的联系，值得引起我们的重视。将干细胞的治疗原理和方法应用到现代中医治疗当中，为中医药的发展做出贡献，这个设想不仅对中医是一次向现代化迈步的重大机遇，同样对干细胞的研究与应用也是一个巨大的推动和促进。在现代中医学临床诊断中，可以借鉴干细胞的治疗思路和手段，更多地融合现代技术，以传统中医学博大精深的理论为指导，利用现代医学的高科技成果和手段来推动中医的发展，使得中医的临床治疗更富成效。同时，干细胞在后续的研究中也可以借鉴中医几千年积累的宝贵经验和思想，以使在实验研究和临床应用中少走弯路。

（编者：田丰　李瑞娇）

第八章 生育免疫调节

生殖免疫学是近年来生殖学与免疫学相结合的一门边缘科学。现代医学认为免疫系统是一个极为复杂的系统，它受神经和内分泌系统的调控，反过来也调节神经内分泌系统，形成一个神经内分泌免疫调节网络。免疫性不孕症及免疫因素所致的反复性流产近年来发病率增高，其病因及病理机制十分复杂，目前尚未完全清楚。因此免疫因素对生殖的影响越来越受生殖学及免疫学家的重视。

第一节 免疫性不孕症

免疫因素为不孕症的一类重要因素，临床上也将不孕症分为广义性免疫性不孕症和狭义性免疫性不孕症。其中其广义性是指机体对下丘脑-垂体-卵巢（睾丸）轴任一组织抗原产生免疫，其中女性表现为闭经、无排卵等；而男性则表现在精子上的异常，如精子数量减少或表现为精子的活力降低等。而临床上通常所指的免疫性不孕症常常是指狭义意义上的，不孕夫妇除外女方排卵、生殖道功能异常及男方精液常规异常，但有抗生育免疫证据存在，从而造成的不孕症。

一、免疫性不孕症的分类

1. 自身免疫性不孕 是指正常性生活的条件下，机体对整个生殖过程中任一环节产生机体的自发性免疫。生殖系统的自身抗原如男性的精子、精浆或女性的卵子、生殖道分泌物、激素等溢出生殖道进入自身周围组织激发免疫应答，在体内产生相应的抗体，从而影响精子的活力及受精能力或卵子的成熟和排卵等情况，进而导致自身免疫性不孕症的发生。

2. 同种免疫性不孕 抗原变为男方精子、精浆，在女方体内产生抗体，进而使得精子凝集或失去活力，引起女方同种抗精子免疫性不孕症。其中由 y 染色体基因群控制的抗原决定簇引起者叫同种异系免疫，50% 以上精子表面具有此种抗原。由主要组织相容性复合物抗原决定簇引起者叫同种异体免疫。

3. 局部免疫性不孕症 有些不孕女性的宫颈黏液及子宫内膜含有抗精子的免疫球蛋白 G、A、M，其对精子具有免疫作用使精子失去活力及受精能力，导致不孕。

临床上所指的免疫性不孕大多是指抗精子免疫性不孕及女性抗透明带免疫性不孕症。

二、免疫性不孕的诊断标准

1. 未避孕未孕 1 年以上。
2. 除外致不孕的其他原因。
3. 经可靠方法检测进而证实体内确实存在抗生育免疫。
4. 经体外实验证实人的精卵结合确实受到抗生育免疫的干扰。

以上论述的标准中，若符合前三项即可做出免疫性不孕症的诊断；若上述四项全部吻合，则肯定临床诊断。

三、抗精子免疫性不孕症，

Landsteiner 于 20 世纪初首次证实可实验诱导抗精子抗体。20 世纪 50 年代 Rumke 报道不孕症患者血清中存在精子抗体。此后许多研究证实精子抗体能干扰精子穿过宫颈黏液、透明带及卵细胞膜，使受孕率降低。人输精管结扎术后精子凝集抗体发生率为 50%～70%，精子抗动抗体发生率为 31%，细胞毒抗体发生率为 27%～35.5%。而男性同性恋患者的血清精子抗体发生率竟然高达 76%。近些年相关研究结果显示，生育仅受到局部生殖道或结合于精子膜表面的精子抗体的影响。抗精子免疫包括抗精子体液免疫和抗精子细胞免疫。在正常性生活过程中，精液介入女性生殖道类似于组织移植，其所激起的免疫应答可能以细胞免疫为主，而目前对细胞介导的抗精子免疫与不孕的关系尚未引起临床足够重视，有待进一步研究考察。

（一）发病机制

机体的免疫系统具有保护自身抗体，识别并排斥外来抗原的作用。正常情况下，机体的免疫系统处于一种相对平衡状态，不会对自身抗原产生免疫损伤；外来抗原能否刺激机体产生有效的免疫应答，取决于入侵抗原的性质、剂量、入侵途径，入侵时机的免疫状态及佐剂是否参与等。因此同一抗原刺激不同机体，甚至同一抗原在不同时间刺激同一机体，可产生不同免疫效果。

正常人精液中含有具有免疫抑制作用的前列腺素 E 及一种糖蛋白；精液沉淀素有抗补体活性。这些免疫抑制因素在正常情况下可抑制女方的免疫活性细胞对精子抗原的免疫应答，诱导免疫耐受。精子表面包被的精浆抗原产生的抗体对精子受精尚具有免疫保护作用。研究发现，男方精液中白细胞增加与女方生殖道局部及血清中抗精子抗体的发生明显相关，提示男方生殖道炎症时，免疫相关细胞随炎性渗出与精子抗原共同介入女性生殖道，感染因子又可作为天然佐剂，使女方生殖道局部免疫活性细胞摆脱了精液中免疫抑制因素，产生了同种抗精子免疫。研究结果显示，女方生殖道局部与血清中同种抗精子抗体明显相关，表明免疫活性细胞在生殖道局部致敏后，可进入体循环，产生全身同种抗精子免疫。

男性的精子发生与成熟晚于机体免疫系统的发生、成熟，免疫系统将精子抗原视为异物，进而产生免疫应答。血睾屏障起着隔绝精子细胞暴露于免疫活性细胞的作用。

在正常情况下精子不会轻易激发自身机体产生免疫应答。若血睾屏障发育不完善、生殖系统损伤、炎症致生殖道阻塞或物理等因素致血睾屏障受损，使得较多精子抗原外溢，将刺激机体产生自身抗精子免疫应答。精子对自身机体或同种机体均具有抗原性。

精子抗体影响生育的作用机制有：①抗精子头部的抗体可干扰精子获能及头粒反应；②细胞毒抗体在补体参与下使精子细胞膜损伤，精子死亡；③抗精子尾干的抗体，抑制精子活动；④精子抗体的 Fc 段与宫颈黏液糖蛋白结合，干扰精子穿过宫颈黏液；⑤精子抗体的调理作用增强生殖道局部吞噬细胞对精子的吞噬作用；⑥抗精子头部的抗体能阻止精子与透明带及卵细胞膜结合，抑制受精。

（二）诊断–免疫学检测方法

免疫性不孕症确诊前需临床医生进行详细的病史询问和辅助检查，以除外其他病因。下列为免疫性不孕症诊断的重要依据——精子抗体的免疫学检测方法。

1. 性交后试验及精子—宫颈黏液接触或穿透试验　检测生殖道局部精子抗体的重要手段之一为性交后试验。但它容易受诸多非免疫性因素的影响，如不孕夫妇心理、情绪状态以及宫颈黏液的理化特性等。在体外进行的精子–宫颈黏液接触或穿透试验是可以排除情绪及心理等影响因素的，比体内性交后试验更能客观真实地反映精子抗体对精子移动的影响力。通过此交叉试验还可进一步了解病因主要是在男方或是女方。

2. 人精子–去透明带苍鼠卵子穿透实验　大部分正常人精子是可穿透无透明带苍鼠的卵子，而相对于正常精子而言，结合了精子抗体的精子其穿透率则大大下降。但由于本实验难以标准化，以及能使穿透率下降的其他因素较多，因此很难常规应用此法来检测不孕夫妇的精子抗体。

3. 精子凝集试验　精子表面结合了多价免疫球蛋白类（如 SIgA 及 IgM）抗体后易使精子凝集。检测方法包括明胶凝集法、管板凝集法、圆盘凝集法、毛细管凝集法等。毛细管凝结法精子用量少，方法简便。但由于精液中的细菌及非结晶物质、血清中类固醇与球蛋白结合物等非免疫因子也能使精子凝集，因此本法特异性差，假阳性发生率高。

4. 补体依赖性细胞毒实验及精子制动试验　精子抗体与精子表面结合后，在补体协同的作用下，显微镜下观察表现为精子不能向前移动或台盼蓝染色阳性，则说明精子制动或死亡。本法仅能作用于精子尾干的精子抗体的检测。其特异性强，敏感性较差，假阴性发生率较高。

5. 间接免疫荧光试验　能与标有荧光素的第二抗体结合，是因为在精子表面结合了抗体，在荧光显微镜下观察发现精子表面呈现荧光。但由于在整个固定过程中极容易使精子膜受损，使内在抗原外露，非特异性吸附相当高，因而无临床实用价值。近年来，实验过程改作液相培养，无须固定，又重新确立了本法的使用价值。

6. 酶联免疫吸附法（ELISA）及生物素–亲和素酶联免疫吸附法（BA–ELISA）　ELISA 应用完整精子或精子膜抗原包被固相载体，待测标本中精子抗体与之培养后可结合于抗原表面。酶标第二抗体也随之可结合其表面，经加酶底物，根据底物显色情况判断结果。由于完整精子包被易致非特异性吸附，因此若以可溶性精子膜抗原包被，则本法敏感、特异、定量，能确定抗体类型，且易操作。BA-ELISA 是近年来在常规 ELISA 基础上发展起来的研究抗原抗体反应的新一代定量检测法，其敏感性与特异性均超过了常规 ELISA 及放射免疫法。

7. 放射性标记免疫球蛋白或 A 蛋白法 用放射性 γ 射线标记的抗人免疫球蛋白或葡萄球 A 蛋白能与结合在精子表面的抗体结合，然后用 γ 计数器测定精子表面的放射活性。若以活精子为抗原靶标，则本法的敏感性及特异性均较高，并可确定抗体类型。但由于活精子来源不同，因而结果重复性较差，且操作者易受放射性损害及环境污染，故非一般医院所能接受。

8. 混合凝集法 先用抗红细胞抗体致敏红细胞，与待检精液及异源性抗人免疫球蛋白抗体混合培养。若精子与致敏红细胞混合凝集，则说明精子表面结合了精子抗体。此法特异、敏感，但由于研究报道并不多见，可靠性及实用性尚难肯定。

9. 免疫珠结合法 用抗人免疫球蛋白抗体包被的聚丙烯酰胺微球能结合于结合了精子抗体的精子表面，在相差显微镜或电子显微镜下可见到此种免疫珠随精子向前行进而移动。此法可确定抗体类型及抗体的作用部位，可靠性好。然而目前尚不知道精子表面需结合多少精子抗体免疫珠才能结合至精子表面，因此本法的敏感性难以肯定。

检测精子抗体的传统方法如精子凝集及精子制动试验存在敏感性、特异性及重复性差等缺点，已不适合临床常规检测。新方法中 ELISA 与 BA-ELISA 具有敏感、特异、客观、定量及无需特殊设备，易于在临床推广应用等优点。鉴于整个生殖过程都发生在生殖道局部，尽管生殖道局部的精子抗体的检测较麻烦，但所获得的结果比血清中更可靠，因而更有价值。

（三）免疫治疗

由于对本病的病因及发病机制尚未了解，因此治疗仍处于经验积累阶段，有待进一步研究完善。

1. 同种免疫治疗

（1）隔绝疗法：每次性生活过程中，合理使用避孕套可避孕，可避免女方进一步受到精子抗原的刺激，待女方精子抗体的水平下降后，适时指导进行同房或进行人工授精。但临床上其治疗效果的报道不一。若在再次发生免疫应答发生前完成受精，则能成功妊娠。

（2）免疫抑制疗法：肾上腺皮质激素类药物具有抗炎、干扰巨噬细胞的加工及降低补体对精子的细胞毒作用。常用方法有低剂量持续疗法，和副作用低、效果佳的高剂量间歇疗法及阴道局部用药三种。报道最多的为甲泼尼龙高剂量冲击疗法。其用药方法是在女方基础体温上升的第 7 天起开始用药，连续服用 7 天，以便在下一排卵期抗体水平达到最低水平。

（3）宫腔内人工授精：经过检测发现不孕的女性宫颈黏液中存在精子抗体，其对生育造成干扰时，可在体外对其丈夫的精液进行相应的处理，为接下来的人工授精分离出高质量的精子。此种方法避免了宫颈黏液的精子抗体对精子通过的限制。但是由于精子抗体也可以存在于生殖道的其他部位，也可对精子产生一定的损伤作用，因此本方法的效果难以进行肯定。

（4）体外受精：在体外培养精子与卵子受精，在受精后 5 天将其植入宫腔内。因精子在受精前未与女性生殖道局部含有精子抗体的部分接触，而受精后在透明带的保护作用下，使得受精卵免受到精子抗体的攻击。

2. 自身免疫的治疗

（1）免疫抑制疗法：与同种免疫治疗相同，多是采用高剂量间歇疗法。

（2）精液处理后人工授精：Bronson 在研究发现，男性生殖道局部的大部分的精子抗体结合至精子表面是发生在射精过程中的。因此为吸附精子抗体，可在射出的精子中可加入无活性的供者精子，或用缓冲液洗涤精子，行人工授精。

（3）供精人工授精：在其他方法治疗不成功时，使用供精人工授精，可成功妊娠。

3. 中西医结合治疗

免疫性不孕症是临床疑难性疾病，若单用免疫抑制剂难以奏效，而且还会产生相应副作用，如干扰生殖功能等。一般认为有滋阴降火功效中药，具有调低免疫功能的作用。临床上用知柏地黄丸治疗免疫性不孕症，治疗后进行效果评估发现，精子抗体阴转率高达 81.3%，妊娠成功率达到 25%。因此在临床上采用中药复方配合生殖辅助技术疗法，为免疫性不孕症的有效治疗手段。

四、抗透明带免疫性不孕症

透明带是一层包绕卵母细胞及着床前孕卵的非细胞性透明样糖酸性蛋白膜，内含特异性精子受体，在诱导精子顶体反应，精卵识别、结合、穿透，阻止多精子受精的过程中起重要作用。研究表明，透明带抗原可以刺激同种或异种机体产生免疫应答，透明带经抗血清处理后，失去了与同种精子的结合能力；在体内透明带抗体能干扰孕卵表面的透明带脱落而妨碍着床。

（一）发病机制

发生透明带免疫是因为透明带可作为异物刺激了机体产生了免疫应答，主要是因为机体免疫系统的形成和成熟明显早于透明带形成和卵母细胞的成熟。其免疫应答的方式往往是以免疫耐受的形式出现，而非免疫损伤，这是因为透明带每次排卵后在局部少量反复吸收所致。而在此过程中，起到重要作用的可能是机体抑制性 T 细胞对抗原的优势识别。

机体最终产生透明带抗体的原因可能是因为，当机体遭受到与透明带有交叉抗原性抗原刺激或各种致病因子使得抗原变性时，导致体内辅助性 T 细胞优势识别所致。透明带抗体使得精子受体受到封闭，进而阻止透明带与精子的结合，并且使得透明带变硬，而使受精受阻；即使受精成功，也会干扰透明带脱落，进而影响着床，使得生育率降低。

目前对免疫性不孕症的发病机制尚不完全清楚，但随着免疫生物学及免疫病理学等的不断发展，人们对免疫性不孕症的认识将不断深入。

(二) 诊断-免疫检测法

研究人员选用猪透明带作为抗原检测人血透明带抗体，主要是因为猪透明带抗体与人透明带存在着交叉反应，而且能够阻断人精卵的相互反应，又因为其透明带对异种哺乳动物具有较强的免疫原性，且较人卵透明带的来源更为广泛。Shivers 与 Dunbar 于 20 世纪 70 年代首次应用卵透明带间接免疫荧光试验以猪卵透明带为抗原靶标来检测人血清中透明带抗体。检测前待检血清需要用新鲜的猪红细胞吸收，是因为实验结果可能因为一部分人血清中存在着异种凝集素（主要为 IgM）而被影响。

1. 透明带沉淀反应 抗原在透明带表面结合后，在光学显微镜或暗视野显微镜下观察发现呈现折光性改变。本法在临床上难以推广，主要是因为此方法的敏感度低。

2. 间接免疫荧光试验 为检测透明带抗体的经典方法，主要原理是人自身透明带抗体结合至猪卵表面后，标有荧光素的抗人球蛋白抗体随之结合至透明带表面，在荧光显微镜下呈现明显的卵周荧光。但本法的可靠性有赖于其他客观方法证实。应用本法检测结果显示，不明原因不孕妇女透明带抗体发生率明显高于正常生育组妇女。

3. 被动血凝法 在存在透明带抗体的情况下，抗原靶标选用纯化过的猪透明带抗原包被其他物种红细胞，这些致敏红细胞将会发生凝集。由于本法研究的相关报道并不多见，因此难以对其敏感性和特异性进行相关评价。

4. 放射免疫法 将待检测的血清与被放射性标记过的猪透明带抗原培养后，将抗原抗体复合物分离出来，针对其放射活性进行测定。本方法较为敏感、定量、特异，但由于操作者在操作过程中容易受到放射线损伤以及同位素污染环境的危险，在临床中并未得到广泛使用。

5. ELISA 及 BA-ELISA 法 ELISA 以猪透明带抗原包被固相载体，加待检血清、酶标第二抗体及底物，分步培养洗涤，最后根据底物颜色变化判断结果。本法客观、特异、敏感、定量，能确定抗体类型，标本用量少，无需特殊设备，易进行自动化操作。BA-ELISA 具有常规 ELISA 上述优点，且敏感性进一步提高。研究发现，BA-ELISA 检测透明带抗体的敏感性是经典的卵透明带间接免疫荧光试验的 2000—4000 倍，是常规 ELISA 的 8 倍。竞争抑制试验证明了 BA-ELISA 检测透明带抗体的特异性。应用 BA-ELISA 检测妇女血清中透明带抗体，发现不孕组阳性率为 30.26%，而生育组仅一例输卵管结扎术后患者呈现阳性（3.7%），两组间呈显著差异；并且发现不孕组透明带抗体阳性率随不孕时间延长而增加。结果表明，接触透明带抗原的次数越多，透明带抗体发生的概率越高，生育率随之降低。

6. 精子-透明带结合或穿透实验 本法可用来检测透明带抗体及精子抗体，由于实验环境对实验结果影响较大，难以对不同实验室的研究结果进行比较。因此本法需与其他方法配合应用，相互补充。

(三) 免疫治疗

抗透明带免疫性不孕是一种自身原因导致免疫性疾患，尚未见国外有效治疗的报道，目前治疗包括：免疫抑制疗法、中药治疗、精子处理后体外受精及胚胎移植。

总之，抗精子免疫或抗透明带免疫是免疫性不孕症的原因，生殖道局部抗生育免疫作用比全身更直接干扰人类生育。目前抗透明带免疫的治疗尚属空白。未来应注重生殖道局部抗生育免疫，特别是抗生育细胞免疫的研究。

（编者：郭兴萍　张凤敏　张海娇）

第二节　体外受精的免疫学问题

体外受精及胚胎移植现今已是不孕症治疗的有效手段，同时对不孕症的病因诊断也具有重要的价值。本节就其在不孕症免疫学治疗诊断中的地位以及免疫因素对体外受精及胚胎移植的影响进行阐述。

一、体外受精用于检测抗精子抗体

(一) 抗精子抗体

20世纪50年代首次发现不孕症患者血清中存在抗精子抗体。针对抗精子抗体和不孕症之间的关系近些年人们做了大量的实验研究，通过研究发现，受孕率降低，主要是因为精子穿透宫颈黏液、透明带以及卵母细胞的能力受到精子抗体的影响。体外受精技术成为目前评价免疫对生殖功能影响的重要手段，同时体外受精干预试验是评价抗生育免疫对生育率影响的重要指标。

近代相关生殖研究将男子受精能力的重要指标定为人精子与无透明带仓鼠的卵子结合能力。相关研究表明，人精子与无透明带仓鼠卵子的结合受到抗精子抗体的抑制，人精子受精能力可能受到免疫性因素的影响。Bronson等经过大量研究证实，人精子和人透明带的结合受到抗人精子头部的精子抗体IgG和IgA的抑制。Kamada等通过实验证实体外受精是因为精子穿透透明带的能力受到抗精子抗体的抑制所致。Tsukui等研究发现，人精子在体外对人体透明带的穿透能力明显受到人精子抗体的抑制。

上述研究结果表明，抗精子抗体可能通过下述三个步骤干扰精卵相互作用（及精子的受精能力）：头粒反应、透明带结合和（或）穿透卵细胞膜及精卵融合。因此将评价精子抗体干扰生育的重要研究手段定为体外受精。

(二) 透明带抗体

透明带是近来生殖免疫学界研究的另一重要抗原成分。由于单克隆抗体技术的引入，使这一领域向纵深发展。Isojima等研究克隆了一株仅于金黄色鼠输卵管内卵子反应的单克隆抗体能完全抑制其体外受精。多项研究结果显示，抗透明带免疫能有效地干扰体外受精及生殖能力。

二、免疫学因素对体外受精及胚胎移植效果的影响

（一）同种精子抗体与体外受精

同种精子抗体是女方不明原因不孕的重要因素。有些患者经避孕套、免疫抑制剂及宫腔内人工授精等长期治疗仍未受孕后，体外受精显然是有效的治疗手段。Youvish报道了5名血清中存在精子抗体的妇女，接受体外受精及胚胎移植后，15只卵子在供者血清培养下受精，均发育至2细胞及4细胞胚胎，其形态正常，经胚胎移植，其中2名妇女妊娠。Mandelbaum等证实，血清及滤泡中存在抗精子头部抗体的妇女，接受体外受精及胚胎移植的受精卵明显受损，而且抗精子头部抗体与卵裂减少明显相关。但抗精子尾尖抗体并不影响受精。De Almeide研究了13名血清和（或）宫颈黏液中含有高滴度精子抗体的妇女接受体外受精及胚胎移植时，在无血清培养基中68%受精，受精结果与精子抗体部位及抗体水平均无关。这些研究结果表明，对其他治疗方法无效的长期同种免疫性不孕患者，在用供者血清培养条件下进行体外受精及胚胎移植治疗可提高妊娠率。

（二）自身精子抗体与体外受精

精液中或精子表面存在自身精子抗体的免疫性不孕症患者，免疫治疗效果往往不理想。体外受精及胚胎移植已成为长期不孕症患者的有效治疗手段。Clarke等研究了体内存在精子抗体参加体外受精及胚胎移植的男性患者，当其体内存在高水平IgG和IgA类自身精子抗体时，受精明显受抑。Junke等研究发现，精液中同时存在IgG及IgA类精子抗体时，受精率明显降低；同时伴有精子减少时，受精率进一步降低。任何一类抗体单独存在时，受精率均无明显减少，提示IgG及IgA类精子可能有协同作用。De Almeida等对精子中存在精子抗体的患者，在体外受精前对其精液先迅速稀释并洗涤精子，然后让其向上泳动，泳动后精子的总体受精率为38.9%，其中70%以上的精子包被IgG及IgA类抗体者，受精率为14%；而少于70%以上者受精率较高。如果在精子洗涤后及泳动前增加免疫吸附过程（即将包被精子抗体的精子吸附至"免疫板"上），使包被精子抗体的精子低于63%，受精率为31%，显然优于14%的受精率。Elder等将精子中含自身精子抗体的精液收集至50%的血清培养液中，然后进行体外受精及胚胎移植，结果证实，加入血清后，明显改善了卵子的受精率，这些夫妇的妊娠概率也随之增加。因此，在用体外受精及胚胎移植处理精液中含自身抗体的免疫性不孕症患者时，将其精液或精子处理后再引入体外受精，能提高疗效。

总之，体外受精及胚胎移植是免疫性不孕症确诊及治疗的重要手段，然而由于抗透明带免疫研究较晚，有关体外受精及胚胎移植在抗透明带免疫性不孕症中的应用尚未起步。随着体外受精及胚胎移植等辅助生殖技术的广泛开展，将会使免疫与生殖关

系的研究不断深入。

（编者：郭兴萍　张凤敏　张海娇）

第三节　复发性流产的免疫学问题

复发性流产（RSA），既往称习惯性流产，为连续流产 2 次或 2 次以上的妊娠失败。其中原发性复发性流产指在复发性流产发生前无足月活胎分娩史；继发性复发性流产指在复发性流产前有足月活胎分娩史。该病临床发生率较高，每 400 对夫妇中有一对患复发性流产。近年来生殖免疫学研究发现，复发性流产半数以上与免疫功能紊乱有关。

一、复发性流产的免疫遗传学

胎儿一半基因来自母亲，另一半来自于父亲。妊娠既是一种同种异体移植，又是自体移植，或叫半同种移植。成功妊娠是由于孕妇自身免疫系统产生一系列的适应性变化，对宫内胚胎移植物表现出免疫耐受，而不发生排斥反应。如果免疫调节失衡，就会出现免疫排斥反应，发生流产。人类白细胞抗原（HLA）是免疫调节过程中的重要抗原，编码该抗原的基因位于第 6 对染色体短臂上的复等位共显性基因系统——主要组织相容性复合体（MHC）。本文就 HLA 与 RSA 的关系进行讨论。

（一）夫妇共有 HLA 与 RSA 的发生

动物研究结果表明，母胎间的组织相容性在成功妊娠中起重要作用。

RSA 夫妇共享 HLA 增加，最早由 McIntyr 等报道。他们将 50 对 RSA 夫妇根据病史分为原发性 RSA（35 对）与继发性 RSA（15 对），对其 HLA-A、B、C 及 Dr 位点分别进行了分型，结果发现原发性 RSA 夫妇共享 HLA 表型 40%，而继发性组仅 18%，差异显著（$P=0.01$）。台湾学者对 91 对原发性 RSA、32 对继发性 RSA 及 50 对正常生育夫妇 HLA 分型研究证实，RSA 患者 HLA 共享明显增加，任何一位点的共有 HLA 在继发性流产患者中并无明显增加。Casciani 等对 RSA 夫妇 HLA 分型发现，38.3% 流产夫妇共有 HLA，HLA 分布范围低于正常人的 25%。上述结果均提示夫妇共享 HLA 可能与 RSA 有关。

夫妇共享 HLA 表型增加，RSA 发生率增加，其作用机制可用以下两种模式加以解释。首先，因夫妇间共享 HLA 位点，胚胎 HLA 纯合性概率增加，胎儿与母体的 HLA 抗原的差异度缩小。已知母胎间组织相容性抗原差异与胎盘及胎儿大小呈正相关，因此胚胎自身的 HLA 纯合性及与母体 HLA 间的差异度降低，致母胎间免疫调节紊乱，对胎儿产生不利影响，导致流产。其次，滋养层细胞淋巴细胞交叉抗原（TLX）与 HLA 在第 6 对染色体短臂上紧密连锁，夫妇共享 HLA 位点本身可能并不重要；夫妇间共享 TLX 抗原增加，致使母体不足以产生封闭抗体，最终导致流产。

但也有学者持不同看法。Johnson 等对 RSA 夫妇做 HLA 分型并未发现流产夫妇共有 HLA-A、B，及 Dr 抗原明显增加，但发现多个位点共享（4 个以上）仅发生于 RSA 患者。

Cauchi 等对 71 对 RSA 作 HLA 分型，也未发现流产夫妇共享 HLA 增加。Scio elli 等、Balasch 等及 Chrlistiansen 等后来均以正常生育夫妇为对照，对 RSA 进行 HLA 分型研究，均未发现 HLA-A、B 及 Dr 任一位点的夫妇共享抗原在两组间有明显差异。

夫妇共享 HLA 抗原是否导致流产以及其作用机制至今尚无一致的看法。综合国外大部分研究成果，以及首次提出夫妇共享 HLA 与 RSA 有关的 McIntyre，也进一步证实夫妇共享 HLA 抗原可能与 RSA 的发生无关。

（二）HLA 纯合性与 RSA 的关系

RSA 患者 HLA 位点纯合性增加最早由 Johnson 等提出。起初研究发现，RSA 妇女 HLA-A、B 位点纯合性增加与正常生育夫妇对照组比较有明显差异（$P<0.02$，$P<0.005$）；而女方 HLA-Dr 位点的纯合性及男方 HLA 任一位点的纯合性均无明显增加。此后进一步研究发现，原发性 RSA 妇女有明显家族遗传倾向，这些妇女的 HLA-B 位点纯合性明显增加。然而，Cauchi 等研究发现，继发性 RSA 女方及原发性 RSA 男方 HLA-B 位点纯合性明显增加。因此，HLA-B 位点所编码的抗原可能在母胎免疫调节过程中发挥重要作用。HLA-B 位点纯合性增加究竟是改变了母体对胎儿的免疫耐受性，还是因为胎儿自身 HLA-B 位点抗原性改变致胚胎不易存活，目前尚无肯定的结论，有待进一步研究阐明。

（三）RSA 的 HLA 表型

1. 与 RSA 有关的 HLA 单倍型（或叫单型） 直到 20 世纪 80 年代后期才有所报道。Cauchi 同时对原发性及继发性 RSA 夫妇做 HLA 分型发现，原发性 RSA 男方及继发性 RSA 女方 A1/B8/Dr3 单型发生率明显降低。关于两种不同类型流产的男方与女方 HLA 单型一致，至今尚无法理解。Johnson 等发现继发性复发性流产妇女 A2/B12 单型发生明显增加。Kilpatrich 等发现流产患者 A3/B9/Dr2 结合较为常见（$P<0.02$）。Chrlistiansen 对 63 位 RSA 患者及其双亲、姐妹做 HLA 分型，发现与患者共享全部两个单型的姐妹流产发生率为 59.1%，一个单型相同者流产率为 25%，无单型共享者流产发生率为 6.3%，因此认为 RSA 以及散发性流产可能是 HLA 基因决定的与免疫调节有关的遗传性患者。

2. 与 RSA 有关的表型 众所周知，HLA 特殊表型与某些自身免疫性疾病等有关，Tabamizawa 等研究发现无一例 RSA 妇女 HLA-Drw8 阳性，而其男方及正常对照组 HLA-Drw 阳性率在 30% 左右。

Cauchi 等研究发现，原发性 RSA 妇女 HLA-B35 阳性率明显降低，无论是原发性还是继发性流产，男方 Dr4-5 发生率明显增加。Smith 等对应用男方白细胞免疫治疗的 RSA 患者做 HLA 分型研究发现，在接受免疫治疗后，体内产生了抗淋巴细胞抗体的 HLA-Dr+5 患者比 HLA-Dr-5 患者更易发生再次流产（$P<0.01$），因此认为这些 HLA-

Dr+5 患者可能患有亚临床自身免疫性疾病。

由上文可见，有关 HLA 单型及特殊表型与 RSA 的关系，至今未得到一致的结论，但随着分子免疫学及遗传学进一步发展，HLA 表型在 RSA 中的作用将有深入的了解。夫妇共享 HLA 抗原产生更多的子代 HLA 纯和性，而 HLA 纯合性将逐步被证实参与复发性流产的发病过程。由于人类主要组织相容性复合体（MHC）较多情况下呈现连锁不平衡，HLA 单型可能不利于母胎间的有效免疫调节，将使胚胎排出，造成流产。某些 HLA 的特殊表型由于与自身免疫的疾病有关，可能参与了继发性复发性流产的发病。

二、封闭抗体与 RSA

同种的异体器官及组织移植失败的主要原因通常为免疫排斥，但在母体内存活 10 个月之久的胎儿和胎盘组织，却没有遭到母体本身的免疫排斥反应。能导致这种差异的因素是错综复杂的，最有可能的就是与妊娠期间母胎之间存在的极为特殊的内分泌免疫调节有密切的关系。在正常孕妇的血清中，存在着一种特异性的 IgG 抗体，它能抗配偶淋巴细胞，也能够抑制淋巴细胞的反应，在封闭母体淋巴细胞对胚胎的滋养层的细胞毒作用的同时，防止辅助 T 细胞识别胎儿抗原的抑制物，进而避免胚胎组织受到母体免疫系统的攻击。其成为封闭抗体的主要原因是因为，该 IgG 抗体是能封闭同种抗原刺激的淋巴细胞产生巨噬细胞移动抑制因子。大部分 RSA 可能是因为封闭抗体不足的结果。

（一）检测封闭抗体的方法

1. 补体依赖性细胞毒实验 本法首先由 McIntyre 等建立，其发生原理是存在封闭抗体的女方血清与男方的外周血淋巴细胞相结合，并在补体介导的情况下直至细胞死亡。该实验可在光学显微镜下或在倒置显微镜下在经过盼蓝或伊红染色后判定结果。

2. EA 玫瑰花环抑制实验 EA 玫瑰花环形成是检测人外周血 B 淋巴细胞表面 Fc 受体的传统方法。首先由 Power 等改进用来检测封闭抗体。该实验先共育女方的血清和男方的外周淋巴细胞，再经过洗涤后，与结合了相应抗体的指示红细胞共育。其结果可在光学显微镜下分析获得，若指示红细胞与男方 B 淋巴细胞结合受到影响，则说明女方的血清中存在着封闭抗体。

3. 混合淋巴细胞培养（MLC）封闭实验 混合淋巴细胞培养是检测 MHC II 类抗原相容性的一种筛选方法，最早由日本学者改进用来封闭抗体的检查。实验过程中要使男方的淋巴免疫细胞失去免疫能力，但又要保持其免疫刺激能力，所以要将淋巴细胞先经过丝裂霉素，然后在分别含有女方血清的条件下和含有 AB 型血清的条件下培养，再与女方淋巴细胞混合培养 6 天。为了获得相应的细胞应在培养结束的前 18 小时加入 3H-TdR，用 γ 计数器测量其 CPM 值。结果以含女方血清的 CPM 值/含 AB 型血型的 CPM 值，即以封闭指数（BI）表示。因该方法对无菌、定量等实验要求极为严格，如严格掌控实验条件，则结果真实可靠。

巨噬细胞移动抑制封闭试验也可用来检测封闭抗体。自身混合淋巴细胞反应以检测母体T细胞受体的自身抗体及独特型抗体,而这种受体因父方HLA抗原刺激而表达。然而由于这两种检测封闭抗体的方法研究报道甚少,尚无法普遍接受。

在上述检测封闭抗体的研究方法中,以混合淋巴细胞反应封闭实验应用最为普遍。

人们认识封闭抗体以补体依赖性细胞多抗体开始。成功妊娠将伴有此种抗体的产生,且随着成功妊娠次数的增加,补体依赖的细胞毒抗体水平逐渐增加,因而细胞毒抗体对于维持正常妊娠起重要作用。细胞毒抗体主要与HLA Ⅰ 类及 Ⅱ 类抗原的免疫识别并产生抗体,对于成功妊娠至关重要。

然而随着研究不断深入,人们发现正常妊娠时合体滋养层细胞表面并不表达可测知的HLA经典抗原。因此这对作用于父方Ⅰ类及Ⅱ类HLA抗原的细胞毒抗体的可靠性提出疑问,即细胞毒抗体是否为妊娠所必需;而且并非所有成功妊娠都产生可测知的细胞毒抗体。

Faulk与McIntyre经过反复研究,提出了新的理论。他们认为在成功妊娠中起关键作用的封闭抗体所作用的抗原为TLX抗原,这一抗原在滋养层细胞表面于父方淋巴细胞表面共同表达,即所谓TLX抗原及滋养叶细胞(T)与淋巴细胞(L)的交叉抗原。滋养层细胞抗原由两个基本成分TA1及TA2组成,若母体产生的抗TA2抗体封闭母体免疫系统对TA1的识别,则允许正常妊娠;若抗TA2抗体不能形成则发生抗TA1,导致流产及妊高征等病理妊娠。

由于封闭抗体活性可用父方B淋巴细胞及同源滋养层细胞膜颗粒去除,而用父方T淋巴细胞及血小板不能除出,则进一步表明封闭抗体所作用的抗原为TLX抗原,其本质可能是一种新兴MHC抗原在滋养层细胞及淋巴细胞共同表达的结果。Hunt等应用单克隆抗体对这种新型MHC抗原进行免疫组化分析发现,滋养层细胞表达与β-2微球蛋白相关的分子,这一分子与抗Ⅱ类HLA抗原重链构象决定簇的单克隆抗体起反应,而与抗HLAⅠ类抗原多形性同种抗原决定簇无反应。这一结果表明,这种新兴MHC抗原与经典的MHC抗原同源,两者可能密切连锁,人类可称之为HLA-G。

综上所述,封闭抗体目前可用混合淋巴细胞反应抑制试验检测,而补体依赖的细胞毒试验仅检测其抗父方HLA经典抗原的抗体。由于新兴MHC抗原基因与MHC经典抗原(Ⅰ类及Ⅱ类)密切连锁,细胞毒抗体与封闭抗体相关,但并非是封闭抗体。无论是TA1抗体还是TA2抗体均能影响混合淋巴细胞反应抑制试验。因此混合淋巴细胞反应抑制试验是目前检测封闭抗体的首选方法,但并不是最佳方法。未来必须用TA2作为抗原靶标进行检测的抗体才是真正的封闭抗体。

(二)母体产生的封闭抗体与妊娠结局

封闭抗体首先在体外淋巴细胞与肿瘤细胞培养过程中被发现,体内长有肿瘤的动物血清使肿瘤细胞免于免疫破坏,且证实属于IgG类。

早在20世纪60年代就发现,妊娠动物体内的封闭抗体与作用于肿瘤的封闭抗体一样对胎儿有保护作用。之后的研究表明,人类成功妊娠母体内也存在封闭抗体,而RSA患者体内缺乏封闭抗体。从众多研究结果得出结论,封闭抗体为正常成功妊娠所必需。

对于不能产生封闭抗体的 RSA 患者，目前国际上主要采用供着白细胞或者配偶白细胞免疫法以诱导封闭抗体的产生。经免疫后其妊娠成功率达 80% 左右。种种事实表明，封闭抗体是人类成功妊娠不可缺少的重要前提，并自始至终参与母胎间的免疫调节。

然而对于封闭抗体在妊娠中的重要作用仍有异议，理由是并非所有成功妊娠均可测到封闭抗体，同样应用白细胞免疫 RSA 患者，并未使妊娠成功率有大幅度提高。

引起异议可能原因如下：目前封检测闭抗体的方法有多种，无法统一，因此不同方法所测得的封闭抗体可能不完全相同，对不同研究者的结果无法进行比较。即使用同一种方法也会因操作的差异影响结果。由于对 RSA 进行免疫治疗尚缺乏国际统一标准，即不同研究单位的患者可能属于不同类型，因而无法比较其治疗效果。对 RSA 免疫治疗后，尚缺乏统一监测程序，仅仅以妊娠成功率评价其疗效显然是极不合理的。

免疫性 RSA 分类及相应的治疗方法：

（1）自身及同种免疫性：母体内存在抗磷脂抗体或 ABO 血型抗体，需进行免疫抑制疗法。

（2）封闭抗体低下：混合淋巴细胞反应封闭抗体、细胞毒抗体及抗磷脂抗体等均为阴性，此种类型应做白细胞免疫治疗。

（3）母胎免疫过度识别：封闭抗体及细胞毒抗体均强性，抗磷脂抗体阴性，此种类型需做免疫调整。

（4）非免疫性：封闭抗体阳性，其他抗体阴性，分辨不同原因，做相应处理。

封闭抗体在正常成功妊娠中起重要作用，其相应的抗原为 TLX 抗原，可能由新型 MHC 基因群编码。封闭抗体的产生有利于免疫抑制细胞及生长因子的形成，对胎儿胎盘单位发挥免疫保护作用。若封闭抗体产生不足，则母体内 T 杀伤细胞及细胞毒抗体对胎儿胎盘单位产生免疫损伤作用，进而引发流产等妊娠疾病。

对因封闭抗体产生不足引起的流产患者，可用供着或男方白细胞免疫诱导封闭抗体，成功妊娠。有关封闭抗体在成功妊娠中作用的争议，正常妊娠血清中有时测不出封闭抗体，除研究方法本身缺陷及不统一以外，还因为：

（1）滋养层免疫复合物沉积；

（2）有些不完全封闭抗体常规方法难以测知；

（3）母体内产生了识别滋养层抗原的自身独特性抗体；

（4）妊娠血清内存在抗原抗体反应的抑制物等。

总之，须对封闭抗体及其作用做深入系统的研究才能揭示其本质，以有助于母胎免疫调节机制的阐述，以及与免疫有关的反复自然流产的妊娠疾患的诊断与治疗。

三、磷脂抗体与反复自然流产

磷脂抗体与多种临床疾患有关，包括动脉及静脉血栓、反复自然流产、血小板减少等。因此这一抗体已受到临床多学科的重视。

抗磷脂抗体源于1906年Wasserman的描述，当时认为是筛选梅毒的一种重要方法。1952年Conley及Hartmann发现2例系统性红斑狼疮患者体内存在抗凝物。此后Laurell及Nilsson发现抗凝物与Wasserman描述的方法有关，并认为是与磷脂抗原作用的抗体。因与系统性红斑狼疮有关，所以被误诊为狼疮性抗凝物。直到20世纪80年代才出现检测磷脂抗体的免疫学方法，即放射免疫法及酶联免疫吸附法。

（一）磷脂抗体研究方法

1. 狼疮性抗凝物 狼疮性抗凝物（LA）用作评价磷脂抗体的间接方法也获得公认，现将国外常用且证明为可靠的研究方法阐述如下。

（1）部分凝血活酶生成时间（APTT）：在实验过程中以脑磷脂代替血小板，白陶土充分激活因子XII即XI，这就缩短了血浆凝固时间。由于抗凝物（磷脂抗体）能与脑磷脂结合使APTT延长，因而用来评价磷脂抗体。然而由于妊娠时孕妇体内凝血因子的增加可以掩盖抗凝物的作用，因此在使用APTT评价抗磷脂抗体时须引起重视。

（2）白陶土凝固时间（KCT）：是另一项评价内源性凝血功能的指标，操作比APTT简便。但作为LA的筛选，由于不受其他凝血因子的影响，该法结果更可靠；且由于含少量血小板，故更敏感。

（3）蛇毒时间测定（RVVT）：蝰蛇毒是一种强烈的因子X激活剂，可与因子V、X及血小板第II因子形成复合物进而使血液凝固。该法操作简便，与APTT相比，不受妊娠时凝血因子改变的影响，但受肝素及口服抗凝剂的影响。

（4）血浆凝固时间（PCT）：研究报道不多，无须特殊试剂及设备，但必须在抽血后立即完成实验。

2. 磷脂抗体的免疫检测法 Pangborn于1941年从牛心脏分离出酸性磷脂，后来定名为心磷脂。直到20世纪80年代才开始利用心磷脂作为抗原抗体检测的免疫学方法，即固相放射免疫法及酶联免疫吸附法。

（1）固相放射免疫法：首先由Hariss等建立，即将心磷脂抗原吸附于固相载体，然后加成年牛血清孵育，洗涤后加待测血清，培育一段时间后加同位素标记的抗人免疫球蛋白抗体，计数固相载体同位素量。该法比LA敏感可靠，直接反映血清中或血浆中磷脂抗体。

（2）酶联免疫吸附法：是在放射免疫基础上建立起来的方法，所不同的只是标记物并非放射性同位素，而是酶，系根据酶底物的颜色深浅判断结果。由于本法实行的标准化及定量，且不需特殊设备，无同位素污染，因此有取代固相放射免疫法的趋势。Branch等研究发现，若用磷脂酰丝氨酸替代心磷脂作为抗原包被，所得结果与LA的相关性更佳，结果更可靠。

由于各实验系统缺乏一致性，因此狼疮性抗凝物（LA）检测方法只可作为磷脂抗体的初筛方法，同时必须结合免疫检测方法，综合评价患者体内是否存在抗磷脂抗体，只有出现强阳性结果，才能对患者进行免疫抑制治疗。

（二）磷脂抗体与 RSA

1. 狼疮性抗凝物与 RSA Laurell 及 Nilsson 于 1957 年证明狼疮性抗凝物与反复自然流产有关。此后 Nilsson 等报道了一例无自身免疫疾病表现的反复自然流产患者，于第三次妊娠中发现凝血酶原时间及凝血时间延长，孕 34 周剖宫产发现胎盘大面积梗死，显微观察见坏死及纤维蛋白沉积。

20 世纪 80 年代起学界才对狼疮性抗凝物与反复自然流产的关系做较为系统的研究。Edelman 等对 130 例反复自然流产与 LA 关系进行前瞻性研究，发现 LA 阳性率 10%，且与反复自然流产有明显的统计学关系。而 Howand 等在一项研究中发现，无自身免疫疾病的反复自然流产患者 LA 发生率 14%，与对照组有显著差异。Balasch 等前瞻性研究了 85 例反复自然流产患者的磷脂抗体的发生率，LA 活性为 10.7%，且所有 LA 阳性患者均呈现其抗磷脂抗体。Creath 等研究发现，在 35 例反复自然流产患者中，有 7 例呈现 LA 活性。对于反复自然流产患者，即使在其他方面均健康的情况下，也要进行综合性自身免疫指标分析。

2. 磷脂抗体与反复自然流产 心磷脂抗体与反复自然流产有关，首先由 Derue 等及 Lockin 于 1985 年报道。Derue 等发现有流产史患者 70% 存在心磷脂抗体，对照组为 18%。Lockin 发现流产患者心磷脂抗体发生率为 48%，Cowchoc 等研究发现不明原因反复自然流产心磷脂抗体发生率为 13.1%。而已知原因的反复流产患者无一例阳性。且发现 IgG 磷脂抗体与 LA 活性有关，与 IgM 类无关。Unander 等发现 99 例不明原因反复自然流产患者中有 42 例抗心磷脂抗体升高，对照组无 1 例阳性。Maier 及 Parke 研究发现，习惯性流产患者心磷脂抗体发生率为 30%，对照组为 8%。Creath 等在 35 例反复妊娠失败患者中发现 6 例呈现 IgG 类抗心磷脂抗体。

RSA 的磷脂抗体发生率各研究报道不一致，可能有两个方面原因引起上述误差：（1）所选择的人群不一致；（2）磷脂抗体阳性标准不一致。因此在让患者接受免疫抑制治疗前，必须确实肯定患者体内持续存在磷脂抗体。为了避免患者接受不必要的治疗，必须注意以下几点：

（1）磷脂抗体的阳性界限必须在正常范围的 5SD 以上；（2）由于 IgM 磷脂抗体与反复自然流产关系不大，必须肯定检测出的磷脂抗体属于 IgG 类；（3）由于许多感染性疾患引起一过性磷脂抗体升高，因此必须在间隔一段时间后重复检测，方可判断阳性结果。

（三）磷脂抗体相关 RSA 的病理生理

Nilsson 等首先报道反复自然流产磷脂抗体阳性患者的胎盘广泛坏死及钙沉积，此后 Dewolp 较全面地描述了具有 LA 活性患者胎盘病理学，并发现胎盘底板的内膜增厚，纤维素样坏死，蜕膜血管粥样硬化，螺旋动脉腔内血栓形成，胎盘较大面积梗死。

众所周知，血管内皮细胞能将花生四烯酸（AA）转变成前列腺素（PGI2），而血小板将花生四烯酸（AA）转变为血栓素 A2（TXA2）。PGI2 是强有力的血管扩张剂及血小板凝集抑制剂，而 TXA2 作用则相反。Carreras 等发现 LA 抑制大鼠主动脉内皮细胞及人子宫肌细胞产生 PGI2 的作用，加花生四烯酸可避免 LA 这种抑制活性。因此 LA 可妨碍花生四烯酸，使磷脂膜活化，PGI2 降低，易致血栓形成及梗死。

（四）磷脂抗体致 RSA 的治疗。

Nilsson 等于 1975 年首次设想用免疫抑制剂治疗具有 LA 活性的反复自然流产患者，Lubbe 及其同事首先使用泼尼松加低剂量阿司匹林治疗自身免疫性反复自然流产。6 例 APTT 及 KCT 延长的反复自然流产的患者于妊娠时接受泼尼松 40—60mg/天，加阿司匹林 75mg/d，其中 5 例成功妊娠并娩出活婴儿。Christiansen 等，对 2 例具有 LA 活性的习惯性流产患者应用肝素及阿司匹林治疗，2 例均获成功妊娠。Ordi 等将治疗方案加修改：在妊娠过程中小剂量阿司匹林剂量不变，泼尼松剂量根据 LA 活性作调整，其结果显示胎儿存活率为 78%。Balasch 仅使用小剂量阿司匹林，而不加用甾体类激素，获得 4 例成功妊娠。也有作者应用肝素治疗磷脂抗体相关的反复自然流产患者。Gardlund 最早于 1984 年应用此法治疗。Rosove 用肝素给具 LA 活性的孕妇皮下注射，获得 8 次成功妊娠。因此当存在可的松类药物禁忌时可使用肝素替代治疗，且肝素不通过胎盘，对胎儿安全。

狼疮性抗凝物（LA）及抗磷脂抗体可能是 RSA 的重要自身免疫性指标。在临床应用过程中应同时检测，相互验证及补充。磷脂抗体可通过抑制前列腺素（PGI2）的生成，致胎盘血管血栓形成及梗塞，可能是自身免疫性反复自然流产重要的病理生理原因，治疗是采用免疫抑制剂及抗凝等。

（编者：郭兴萍　张凤敏　张海娇）

第四节　中医对生殖免疫的认识

中医学对免疫性不孕的认知及诊疗，是现代中医学与免疫学相结合的产物。免疫性不孕是免疫临床学的病名之一，中医学虽无免疫性不孕的病名，但根据本病症状，应将其归属为"不孕症"范畴，但免疫不孕强调了免疫检验指标（证据）。夫妇内外生殖器官结构功能正常，性生活、男方精液和女方排卵的常规检查正常，同居 1 年未能获得妊娠，而检查抗生育免疫证据存在，即为免疫性不孕。

一、病因病机

肾虚为本病的主要病因病机。肾为先天之本，藏精，主生殖。肾为生殖之本，肾气充盈，阴阳得以调和为孕育之先决条件。若先天肾气不足，或房事不节，耗损肾气，亏空精血；或肾阳亏虚，致命门火衰；或早婚多产，屡次堕胎，致使肾气损伤，均可导致肾虚而难以成孕。

《内经》载："肾生骨髓，其充在骨"，表明骨髓的充养有赖于肾的功能，肾为骨髓化生之源。现代医学研究认为，骨髓是重要的免疫器官，参与人体免疫反应，能够产生免疫活性细胞，在免疫调节和免疫应答中具有重要的作用，因此，只有在肾的涵养下，骨髓的免疫作用才能得以发挥。

肾既为生殖之根又为免疫之本，肾虚则导致免疫性不孕症。肾精失藏，天癸充盛不足，任冲欠于通畅，进而表现为不孕。免疫性不孕与肾脏为封藏之本、藏精的生理特点密不可分，但该病的病理常呈现一个非良性的进展状态，是众多因素相叠加的一个后果，如肝气郁结、湿热等。

现代医学针对免疫学的观点与传统医学的"邪正之争"的发病学有异曲同工之意，免疫缺陷、紊乱等皆可导致免疫性疾病的发生，这与"邪之所凑，其气必虚"的中医观念不谋而合。中医理论阐述机体正气虚衰是免疫性不孕的最为主要的原因，而这其中则以肝肾阴虚和脾肾阳虚最为常见，加上一些患者经期、产后不注意或不洁性生活等原因，导致邪毒内陷，邪热湿热内侵，蕴结阻滞胞宫，或在经行、产后残血未净的时候行房，因此时机体血室大开，极其容易产生离经妄行之血，使得胞脉通畅受阻，导致脏腑阴阳气血乖合，冲任胞宫相关功能失调，使得男女之精不能相搏而难以蕴化成孕。

二、治疗方法

中医学治疗疾病的方法有多种，大方向分为内治和外治两种，临床上常数种方法并用，多管齐下。现将临床常用方法列举如下：

（一）内治法

内治法，即是内服中药，包括丹、膏、丸、散、汤剂等多种剂型。其中符合中医基本理论和临床实践要求，又能体现治疗方案个体化能保证疗效的，首推辨证施治，尤其是利用中草药汤剂治疗。

1. 结合临床辨证可分为四型

（1）肝肾阴虚型：治以滋补肝肾，活血消抗助孕。方药：六味地黄丸加减。组方：生地30克，女贞子30克，丹皮15克，龟板（先煎）15克，茯苓10克，当归10克，红花10克，酒萸肉10克，赤白芍各10克，怀山药30克，丹参30克，墨旱莲30克，焦三仙各10克，生甘草10克。（2）脾肾阳虚型：治以温肾健脾，活血消抗助孕。方药：右归丸加减。组方：熟地黄30克，怀山药30克，黄精30克，酒萸肉10克，枸杞子10克，菟丝子10克，当归10克，杜仲10克，怀牛膝10克，制附子（先煎）10克，干姜10克，肉桂6克，焦三仙各30克，芡实20克。（3）湿热邪毒型：治以清热利湿，解毒消抗助孕。方药：解毒消抗汤。组方：赤芍15克，丹皮12克，红藤10克，败酱草30克，土茯苓20克，虎杖30克，金银花30克，连翘10克，车前子（包煎）15克，薏苡仁30克，甘草10克。（4）血瘀气滞型：治以疏肝理气，化瘀消抗助孕。方药：化瘀消抗汤。组方：郁金15克，三七粉（冲服）3克，枳壳20克，丹参30克，益母草30克，泽兰20克，苏木10克，何首乌30克，枸杞子10克，刘寄奴10克，当归12克，鸡血藤10克，升麻6克，柴胡12克，丹皮10克，厚朴20克，白芍20克。临床所见以虚实夹杂复杂证型多见，治疗当灵活辨证加减，病证结合治疗。

2. 中成药

归芍地黄丸：滋阴养血，主治肾亏阴血不足之不孕。知柏地黄丸：滋阴降火，主治肾阴不足，阴虚火旺之不孕。右归丸：温肾壮阳，主治肾阳不足所致之不孕。四妙丸：清利下焦湿热，主治湿热下注而壅阻胞宫之不孕症。少腹逐瘀汤：温经活血化瘀，主治寒凝血瘀之不孕症。

（二）外治法

主要针对病因采用灌肠、脐敷、外敷或宫颈局部用药。

1. 针灸理疗法 针灸治疗不孕症已有丰富的临床经验和实验验证，其中奇穴的应用应引以高度重视。体针常用处方宜辨证选用。肾虚型：太溪、气穴、气海、公孙；气血亏虚型：足三里、三阴交、关元、百会，针刺关元前应嘱咐患者排空膀胱，针尖向斜下，进针2寸左右，针感向会阴部扩散；寒凝血瘀型：命门、三阴交、气海、归来、肠俞；痰湿郁滞型：中极、气海、三阴交、丰隆、阴陵泉；肝郁气滞型：气海、子宫、血海、太冲、内关；湿热内阻型：中极、归来、阴陵泉、三阴交。子宫穴定位：前正中线，脐下4寸，旁开3寸处；三阴交穴定位：前正中线，脐下1寸；气穴定位：脐下3寸，前正中线旁开0.5寸。电针常用穴位：关元、中极、子宫、神阙、肾俞、血海、三阴交。耳针和磁疗常用穴位：子宫、内分泌、卵巢、脑点、肾、肝、皮质下。皮肤针重点部位：腰、骶部、下腹部、腹股沟、命门、肾俞、八髎、关元、中极、三阴交。内皮针常用配穴：肾俞配关元、志室配中极、气海配血海、三阴交配足三里。水针常用穴位：肾俞、次髎、关元、天枢、归来、三阴交、足三里。常用中药注射药物：如黄芪注射液、生脉注射液、当归注射液、丹参注射液、胎盘组织注射液等。

2. 局部用药 一般以阴道外洗和阴道栓剂（散剂）的应用居多，并且多配合内服药治疗。阴道局部冲洗法治疗药用：丹参20克，穿心莲、鱼腥草各30克，红花、夏枯草、大黄各10克，浓煎，100ml，浴热38～39℃，阴道冲洗（经期停用，张振雯方）；用中药制剂孕宝浸润无菌带线棉球置宫颈上8h，每日1次，10次一疗程（刘福阳方）。

总之，中医学对于生殖免疫相关疾病，治疗重在以下三点：

（1）辨证治疗重在气血，对免疫性不孕症必须遵循中医学特点，采用辨证论治，辨证之关键在于气血流通。气血贵于通，因此治疗免疫相关不孕症当以调补气血为主，如当归补血汤、二至丸、逍遥丸、苍附导痰汤、生化汤等，而不能一味盲目填补肾阴或壮补肾阳。

（2）先天后天并重，免疫性不孕症的治疗在气血的调理基础前提之上，进一步调整先天之本。冲任督带与女性孕育胎儿的关系是密不可分的，其中肝肾又为影响冲任督带的核心，肝肾的调理切不可忽略脾胃之"枢"。因此，治疗上应在补后天的同时促先天。

（3）妙用温灸，调补经络。冲任督带之奇经与女性所特有的生理过程经带胎产的关系息息相关，且任脉、督脉、冲脉"一源三岐"，皆起于胞宫，因此，在治疗上可以嘱患者用煎药的药渣温敷少腹部肚脐之上，每日半小时以上。药渣凉后炒热续敷。有条件者，可同时用远红外线类仪器或微波理疗仪加热治疗。若无上述机器，可直接行针刺或艾灸治疗；或者自行在家用暖水袋热敷治疗至少45分钟。

三、相关实验研究

单味中药研究：相关研究报道表明，生地黄、麦门冬、白芍、牡丹皮、旱莲草、龟甲、鳖甲等皆具有滋阴凉血的功效，在临床上可对抗变态反应，抑制亢进的免疫功能，同时网状内皮系统的吞噬能力因龟甲、鳖甲而得到显著提高；山萸肉、生地黄、麦门冬、白芍、丹皮、旱莲草、鳖甲对免疫具有增强和抑制的双向调节作用；牡丹皮、丹参具有活血化瘀的功效，临床上还具有抗炎的作用，且能使毛细血管的通透性降低，进而使得炎性渗出减少，在细胞免疫作用得到抑制的同时促进吸收；黄芪、黄精能提高非特异性免疫功能，如提高淋转率或网状内皮系统的吞噬功能；黄芩清热解毒，既具有免疫功能的双向调节作用，又可提高淋转率及增强白细胞的吞噬功能；徐长卿具有广泛抗免疫作用；生甘草具有激素样作用。

中药复方研究：汤月萍运用夏桂成教授临床验方滋阴抑抗汤进行治疗，药用炒当归、赤芍、白芍、淮山药、干地黄、柴胡、牡丹皮、生蒲黄、白花蛇舌草、钩藤、酒萸肉等。本方对血 AsAb 和 EmAb 的治疗效果呈正相关（$P<0.01$），说明本方在使得血 AsAb 滴定度降低的同时，还能使机体免疫得到调节，进而使自身免疫减少，自身抗体消失。

生殖过程是一个复杂的具有多个环节的生理过程。近些年，伴随着生殖免疫学研究的发展，已认识到免疫因素是不孕不可忽视的重要因素之一，有单位成立专门的免疫中心，针对患者开展临床治疗及相关实验室研究。通过以上论述可以发现，中西医结合治疗对免疫性不孕及反复性自然流产的多种免疫因素均有较好的免疫调节作用。就目前而言，国内外针对免疫性不孕的治疗有免疫抑制疗法、避孕套隔绝疗法等，但均未达到理想的效果。中西医治疗免疫性不孕各有不同，然而中医在治疗方面有着西医所不能替代的效果，已经得到了广大患者和医护人员的认可。关于中药对于调节人体免疫功能以及对抗体消除的内在作用机制原理，还需要进一步研究考察。总而言之，中西医的双重结合疗法对于免疫性不孕患者抗体转阴的转阴时间缩短、转阴率和转阴后妊娠率较高，对于相当一部分免疫性抗体等原因导致的不孕具有较为理想的临床效果。

（编者：郭兴萍　田丰　张海娇）

参考文献

1. 黄帝内经［M］.影印本.北京：人民卫生出版社，2013.
2. 万全.广嗣纪要［M］.北京：科技文献出版社，1996.
3. 王洪图.《黄帝内经》研究大成［M］.北京：北京出版社，1997.
4. 张玉珍.中医妇科学［M］.北京：中国中医药出版社，2007.
5. 沈雅芳，魏莎莉.生殖医学基础［M］，重庆大学出版社 2006

6. 庞保珍,赵焕云. 不孕不育中医治疗学 [M]. 北京：人民军医出版社,2008.

7. 庞保珍,庞清洋,赵焕云. 不孕不育中医外治法 [M]. 北京：人民军医出版社,2009.

8. 庞保珍. 不孕不育名方精选 [M]. 北京：人民军医出版社,2011.

9. 庞保珍. 男性健康之道 [M]. 北京：中医古籍出版社,2012.

10. 庞保珍. 性功能障碍防治精华 [M]. 北京：人民军医出版社,2012.

11. 李淑玲,庞保珍. 中西医临床生殖医学 [M]. 北京：中医古籍出版社,2013.

12. 曹开镛,庞保珍. 中医男科病证诊断与疗效评价标准 [M]. 北京：人民卫生出版社,2013.

13. 庞保珍,庞清洋. 女性健康漂亮的智慧 [M]. 北京：中医古籍出版社,2015.

14. 庞保珍,庞清洋. 战胜不孕不育的智慧 [M]. 北京：中医古籍出版社,2015.

15. 庞保珍. 不孕不育治疗名方验方 [M]. 北京：人民卫生出版社,2015.

16. 庞保珍. 优生优育——生男生女好方法 [M]. 北京：中医古籍出版社,2016.

17. 孙自学,庞保珍. 中医生殖医学 [M]. 北京：人民卫生出版社,2017.

18. 赵彦艳,孙开来. 人类发育与遗传学 [M]. 3 版. 北京. 科学出版社,2016.

19. 邹忠之,李继承. 组织学与胚胎学 [M]. 8 版. 北京. 人民卫生出版社,2014.

20. 陆国辉,徐湘民. 临床遗传咨询 [M]. 北京. 北京大学医学出版社,2007.

21. 郭应禄,胡礼泉. 临床男科学 [M]. 武汉. 湖北科学技术出版社,1996.

22. 张金哲. 实用小儿外科学 [M]. 杭州. 浙江科学技术出版社,2003.

23. 周瑞锦. 泌尿生殖系统遗传病与先天畸形 [M]. 郑州：郑州大学出版社,2002.

24. 乐杰. 妇产科学 [M]. 7 版. 北京：人民卫生出版社,2008.

25. 张惜阴. 实用妇产科学 [M]. 2 版. 北京：人民卫生出版社,2003.

26. 余跃. 干细胞基础与临床 [M]. 合肥：中国科学技术大学出版社,2008.

27. 胡火珍. 干细胞生物学 [M]. 成都：四川大学出版社,2004.

28. 金坤林. 干细胞临床应用：基础、伦理和原则 [M]. 北京：科学出版社,2011.

29. 余跃. 干细胞基础与临床 [M]. 合肥：中国科学技术大学出版社,2008.

30. 荀文丽. 妇产科学 [M]. 北京：人民卫生出版社,2013.

31. 李大金. 生殖免疫学 [M] 上海：复旦大学出版社,2008.

32. 史小林. 人类生殖学 [M] 北京：科学出版社 2002.

33. 李蓉,乔杰. 生殖内分泌疾病诊断与治疗 [M]. 北京：北京大学医学出版社,2012.

34. 李力,乔杰. 实用生殖医学 [M]. 北京：人民卫生出版社,2012.

35. 庞保珍. 男性健康之道 [M]. 北京：中医古籍出版社,2012.

36. 黄帼. 人胚胎干细胞建系、鉴定及培养条件的优化 [D]. 广州：中山大学．2006．

37．刘光．胚胎干细胞自我更新和分化研究［D］．北京：北京协和医学院，2016．

38．姜祖韵．小鼠胚胎干细胞建系及人胚胎干细胞培养体系的建立初探［D］．杭州：浙江大学．2005．

39．江欣星．与OP9细胞共培养诱导人ES细胞向造血分化体系的研究［D］．郑州：郑州大学，2016．

40．孔慧娟．小鼠胚胎干细胞系的建立及鉴定的初步探讨［D］．郑州：郑州大学．2006．

41．龚独辉，周焕城，蒋泽生等．腹膜后多余卵巢及黄体囊肿1例［J］．广东医学，2008，29（9）：1441．

42．田秦生，葛秦杰．性分化与发育异常的新分类［J］．中国实用妇科与产科杂志，2001，17（4）：197-199．

43．章卫国，陈保国．表观为正常男性的46，XX/46，XY嵌合体分析［J］．中华医学遗传学杂志，2015，32（3）：453-454．

44．崔毓桂．Klinefelter综合征的临床及基础研究［J］．国外医学计划生育分册，2005，24（1）：1-4．

45．张静敏，王世雄．47，XXX综合征临床与细胞遗传学分析［J］．中国优生与遗传杂志，2006，14（9）：49．

46．潘思塑．47，XXX综合征研究进展［J］．同济大学学报（医学版），2007，28（1）：104-107．

47．程晨，于茂恒，等．正常男性表型睾丸退化综合征1例报告［J］．中华男科学杂志，2010，22（3）：565-566．

48．孟卫京，贾辰亮，等．46，XX男性性反转综合征15例［J］．实用医技杂志，2014，24（8）：878-879．

49．张林琳，代云才，等．46，XY女性性反转综合征的细胞遗传学诊断［J］．中国优生与遗传杂志，2015，23（11）：60-61．

50．杨瑞娟，周裕林，等．雄激素不敏感综合征的研究现状［J］．中国妇幼保健，2017，32（5）：1083-1086．

51．沈干，汪铮，从笑倩，等．组织工程中的新型种子细胞-胚胎干细胞［J］．国外医学生物医学工程分册，2001，24：97-101．

52．余树民，徐小明，华进联，窦忠英．小鼠胚胎干细胞建系技术研究进展［J］．动物学杂志，2006，41（1）：128-133．

53．周光斌，孟庆勇，丁方荣等．ICR小鼠胚胎干细胞建系初步研究［J］．中国畜牧杂志，2012，48（7）：19-22．

54．李吉霞，王新庄，金立方，等．胚胎干细胞体外诱导分化的研究进展［J］．中国兽医科技，2004，34（6）：40-43．

55．姚丹霓，陈文裕，肖莹．中西药联合治疗免疫性不孕的规律探析［J］．中国中西医结合杂志, 2010, 30 (03): 317-319, 333.

56. 汤月萍. 滋阴抑抗汤治疗妇女免疫性不孕阴虚证的临床研究 [J]. 中医药研究, 2000, (4): 5-6.

57. 郭新宇, 等. 中药益气血方对超促排卵小鼠卵巢生长分化因子表达的影响 [J]. 广州中医药大学学报, 2012, 29 (6): 679-681.

58. 申可佳, 等. 护卵汤对 GnRHa 超排卵大鼠卵巢细胞因子及受体的影响 [J]. 湖南中医药大学学报, 2013, 33 (2): 8-10.

59. 陈阳, 付正英等. 五子衍宗丸对 GnRHa 控制性超促排卵小鼠着床期 S100A11 基因的调控 [J]. 中医药导报, 2014, 8: 14-17.

60. 王素霞, 等. 安胎合剂对 GnRHa 超排卵小鼠子宫内膜容受性的影响 [J]. 中医药学报, 2006, 5: 45-47.

61. 姚丹霓, 陈文裕, 肖莹. 中西药联合治疗免疫性不孕的规律探析 [J]. 中国中西医结合杂志, 2010, 30 (3): 317-319, 333.

62. 汤月萍. 滋阴抑抗汤治疗妇女免疫性不孕阴虚证的临床研究 [J]. 中医药研究, 2000, (4): 5-6.

63. Wilmut A. E, Schnieke, Mcwhir A, et al. Viable off spring derived from fet al and adant mammalian cells. Nature, 1997.

64. Vadivelu S et al. NG2 + progenitors derived from embryonic stem cells penetrate glial scar and promote axonal outgrowth into white matter after spinal cord injury. Stem Cells Transl Med. 2015.

65. López – González R et al. Transient recovery in a ratmodel of familial amyotrophic lateral sclerosis after transplantation of motor neurons derived from mouse embryonic stem cells. Cell Transplant. 2009.

66. Shroff G. Comparison of Nutech Functional Score with European Stroke Scale for Patients with Cerebrovascular Accident Treated with Human Embryonic Stem Cells: NFS for CVA Patients Treated with hESCs. J Vasc Interv Neurol. 2017, 9 (4): 35-43.

67. Menasché P et al. Embryonic stem cells for severe heart failure: why and how?. J Cardiovasc Transl Res. 2012.

68. Quiskamp N, Bruin JE, Kieffer TJ. Differentiation of human pluripotent stem cells into β – cells: Potential and challenges [J]. Best Pract Res Clin Endocrinol Metab, 2015; 29 (6): 833-47.

69. Priest CA, et al. Preclinical safety of human embryonic stem cell – derived oligodendrocyte progenitors supporting clinical trials in spinal cord injury. Regen Med. 2015.

70. Campbell KOH. Swilmut I. Totipotency or Multipotenti ality of cultured cells: Applications and progress [J]. Theriogenology, 1997, 47: 63-72.

71. Evans MJ, Kaufman MH. Establishment in culture of pluripotential cells from mouse embryos [J]. Nature, 1981, 292: 154-156.

72. Amit M, Shariki C, Margulets V, et al. Feeder layer and serum-free culture of human embryonic stem cells [J]. Biol Reprod, 2004, 70: 837-845.

73. Crook JM, Peura TT, Kravets, et al. The generation of six clinical grade human embryonic stem cell lines [J]. Cell Stem Cell, 2007, 1: 490-494.

74. Ellerstrom C, Strehi R, Moya K, et al. Derivation of a xeno-free human embryonic stem cell line [J]. Stem Cell, 2006, 24: 2170-2176.

75. Xi J, Wang Y, Zhang P, et al. Human fet al liver stromal cells that overexpress bFGF support growth and maintenance of human embryonic stem cells [J]. Plos One, 2010, 5: c14457.

76. Chambers I, Colby D, Robertson M, et al. Functional expression cloning of nanog, a pluripotency sustaining factor in embryonic stem cell [J]. Cell, 2003, 113 (5): 631-642.

77. Fujikura J, Yamato E, Yonemura S, et al. Differentiation of embryonic stem cells is induced by GATA factors [J]. Gene Dev, 2002, 16 (7): 784-789.

78. Martine G. Isolation of a pluripotent cell line from early mouse embryos cultured in medium conditioned by teratocarcinoma stem cell [J]. Proc Natl Acad, 1981, 78: 7634-7638.

79. Hirai H, Karium P. Kikyo N. Regulation of embryonic stem cell self-renewal and plu-ripotency by leukemia inhibitory factor [J]. Biochem J, 2011, 438 (1): 11-23.

80. Zhong Z, Wen Z, Darnell Jr JE. Stat3: a STAT family member activated by tyrosine phosphorylation in response to epidermal growth factor and interleukin-6 [J]. Science, 1994, 264 (5155): 95-99.

81. Bourillot PY, Aksoy I, SchreiberV, et al. Novel STAT3target genes exert distinct roles in the inhibition of mesoderm and endoderm differentiation in cooperation with Nanog [J]. Stem Cells, 2009, 27 (8): 1760-1771.

82. Matsuda T, Nakamura T, Nakao K, et al. STAT3 activation is sufficient to maintain an undifferentiated state of mouse embryonic stem cells [J]. The EMBO journal, 1999, 18 (15): 4261-4269.

83. Ying Q L, Stavridis M, Griffiths D, et al. Conversion of embryonic stem cells into neuroectodermal precursors in adherent monoculture [J]. Nature biotechnology, 2003, 21 (2): 183-186.

84. Ehebauer M, Hayward P, Martinez-Arias A. Notch signaling pathway [J]. Science Signaling, 2006, (364): cm7.

85. Barroso-del Jesus A, Lucena-Aguilar G, Sanchez L, et al. The Nodal inhibitorLefty is negatively modulated by the microRNA miR-302in human embryonic stem cells [J]. The FASEB Journal, 2011, 25 (5): 1497-1508.

86. James D, Levine A J, Besser D, et al. TGF/activin/nodal signaling is necessary for

the maintenance of pluripotency in human embryonic stem cells [J] . Development, 2005, 132 (6): 1273-1282.

87. Radzisheuskaya A, Chia GLB, Dos Santos RL, et al. A defined Oct4 level governs cell state transitions of pluripotency entry and differentiation into all embryonic lineages [J] . Nature cell biology, 2013, 15 (6): 579.

88. Niwa H, Miyazaki J, SmitHA G. Quantitative expression of Oct-3/4 defines differentiation, dedifferentiation or self-renewal of ES cells [J] . Nature genetics, 2000, 24 (4): 372.

89. Kunat HT, Saba-El-Leil MK, Almousailleak HM, et al. FGF stimulation of the Erk1/2 signalling cascade triggers transition of pluripotent embryonic stem cells from self-renewal to lineage commitment [J] . Development, 2007, 134 (16): 2895-2902.

90. Wilson S I, Graziano E, Harland R, et al. An early requirement for FGF signalling in the acquisition of neural cell fate in the chick embryo [J] . Current Biology Cb, 2000, 10 (8): 421.

91. Cha MY, et al. Protein-Induced Pluripotent Stem Cells Ameliorate Cognitive Dysfunction and Reduce Aβ Deposition in a Mouse Model of Alzheimer´s Disease [J] . Stem Cells Transl Med. 2017, 6 (1): 293-305.

92. Xiao Li Wang, et al. Gene Manipulation of Human Embryonic Stem Cells by InVitro-Synthesized mRNA fo rGene Therapy [J] . CurrGene Ther, 2015, 15 (4): 428-35.

生殖内分泌篇

第九章 下丘脑-垂体-性腺轴

第一节 下丘脑-垂体轴解剖与生理

神经内分泌学把医学的两个领域即神经生物学和内分泌学有机地联系起来,神经生物学部分是研究神经元活动,内分泌学是研究激素的作用。下丘脑神经元与其他神经元的不同之处是它既可将接受的神经冲动在神经元内转化为合成激素的信息,也可将产生的激素释放到循环系统发挥激素调节作用,因此下丘脑是神经调节与内分泌调节的链接点和协调中心。垂体是人体复杂且重要的内分泌器官,分泌多种激素调节机体的生长发育、代谢及生殖活动等过程的同时,也是卵巢、肾上腺和甲状腺等内分泌靶腺的控制中心。

一、下丘脑-垂体轴的认识历程

人类对下丘脑及垂体的认识始于20世纪20年代,而对垂体的认识早于对下丘脑的认识。1926年,Pilipmnib与BemardZandek均发现给未成熟小鼠每天注射新鲜垂体提取液可使受体小鼠出现性早熟;1927年,PlilipSmitH与E. TEngle发现垂体切除可以阻断性成熟。基于这些观察,20世纪30年代,Dorahy Price及CarlMoore提出垂体与性腺之间可能存在相互作用。20世纪30年代,FH. Morshall与C. W. Hari等发现刺激家兔的大脑,尤其是下丘脑,可诱发排卵;20世纪40年代,FrederickDey发现对小鼠下丘脑不同部位的破坏可导致其持续发情或停止发情,提示下丘脑的不同区域调节生殖周期的不同方面。在下丘脑与垂体解剖结构的认识方面,G. T. Popa与U. Fielding首先发现有血管连接基底前脑(basal forebrain)与垂体前叶;1935年,B. Houssay在显微镜下观察到沿垂体柄走行的血管及自大脑至垂体的血流;1936年,G. B. Wislocki与LS. King对正中隆起及下丘脑的组织学研究发现,正中隆起部位有致密的毛细血管网汇集成门静脉后注入垂体前叶的第二级毛细血管网,这种结构之后被命名为垂体门脉系统。19世纪,RamonY Cajal首次描述了进入神经垂体的神经束,20世纪20年代证实该神经束源自下丘脑的视上核和室旁核。

20世纪30年代,Bernard Zondek提出垂体可能产生2种促性腺激素,不久之后H. L. Fevold与F. L. Hisaw成功分离并纯化了这2种激素:促黄体生成素(luteinizinghormone, LH)与卵泡刺激激素(follicle stimulating hormone, FSH)。1962年,R. W. Bates分离了催乳素(prolactin, PRL)与生长激素(growtHhormone, GH)。1968

年，Guillemin 的实验室从羊的下丘脑中分离得到促甲状腺激素释放激素（Thyrotropin releasing hormone，TRH），1 年后确定其化学结构为三肽；1971 年，Schally 的实验室从猪的下丘脑中分离出促性腺激素释放激素（gonadotropin releasing hormone，GnRH），又经过 6 年的努力阐明了其化学结构为十肽，他们两人也因此获得了 1977 年的诺贝尔奖。此后，生长抑素（somatostatin，SST）、促肾上腺皮质激素释放激素（corticotopin releasing hormone，CRH）及生长激素释放激素（growtHhormone releasing hormone，GHRH）相继分离成功，并确定了化学结构。目前对调节腺垂体催乳素、促黑素分泌的物质尚未弄清其化学结构，仍称其为因子。

二、下丘脑

（一）下丘脑的结构

下丘脑位于丘脑腹内侧，形成第三脑室腹外侧部；缘部位于间脑和终脑连接处，形成终板；尾部与中脑链接；外侧面为间脑内侧束，是下丘脑内侧神经核与其他脑组织相连接的部分。从解剖结构而言，下丘脑由内向外分为三个区：环脑室区、内侧区和外侧区；由前向后分又为前区（视上区）、结节区（漏斗区）和后区（乳头体区）。从组织结构而言，下丘脑的神经元分为神经分泌性细胞与非神经分泌性细胞。非神经分泌性细胞与体温调节、摄食、心血管活动有关，而神经分泌性细胞又可分为大型神经分泌细胞与小型神经分泌细胞。

（二）下丘脑生理功能

下丘脑既是调节内脏活动的较高级中枢，又是调节内分泌活动的较高级中枢。人体中枢神经对内分泌腺的调节控制，除肾上腺髓质及松果体等少数几个腺体以外，都是通过下丘脑-垂体这个轴实现的。

1. 对垂体的调控 下丘脑对垂体的调控主要是通过垂体的管理和对腺体的管理两个方面实现的。

2. 对交感神经和副交感神经的调节 大脑皮层下自主神经最高中枢就在下丘脑。

3. 下丘脑是人体重要的生命活动中枢之一 主要表现为：平衡和营养物的摄取；水的平衡；觉醒与防御；体温调节；情感行为；性的功能、成熟和生殖；调节心血管活动；生物钟（也有人认为生物钟的调节可能主要与松果体有关）。

三、垂体

（一）垂体的结构

垂体借漏斗连于下丘脑，呈椭圆形，位于颅中窝、蝶骨体上面的垂体窝内，外包坚韧的硬脑膜。其上方有视神经交叉、视束及第三脑室底部；外侧毗邻海绵窦，海绵窦内有颈内动脉、动眼神经、滑车神经、外展神经和三叉神经眼支与上颌支；后方有大脑脚、脑间池及动眼神经根部；前下方凭蝶鞍的前壁及底与蝶窦相隔开。根据组织发生来源组织结构而言，脑垂体分成腺垂体和神经垂体两部分，其中腺垂体从解剖结构而言可分为远侧部（垂体前叶）、中间部和结节部（垂体后叶）。

（二）垂体的作用

腺垂体的作用主要与它分泌的激素相关。腺垂体分泌促肾上腺皮质激素、β促脂素、生长激素、泌乳素、黄体生成激素、卵泡刺激素及促甲状腺激素等激素，作用于内分泌腺（靶腺）及全身各脏器组织。而神经垂体则是贮藏下丘脑分泌的抗利尿激素和催产素。

四、下丘脑与垂体之间的关系

下丘脑与神经垂体是一个整体，两者之间的神经纤维构成下丘脑神经垂体束；下丘脑与腺垂体之间联系主要通过垂体门脉系统的体液联系。传统认为垂体前叶仅有少量自主神经纤维支配前叶内血管的舒缩，近年来的研究发现垂体前叶内亦有若干种肽能神经纤维分布，据此提出了垂体前叶的神经-体液双重调节假说。

（编者：郭兴萍　邢慧琴　王建慧）

第二节　神经内分泌调控

一、下丘脑腺垂体系统

（一）下丘脑分泌的腺垂体调节激素

下丘脑分泌两种性质的调节激素：释放激素（RH）和释放抑制激素（IH）。目前已知有九种调节激素，绝大部分是肽类物质，与垂体靶细胞膜受体结合，通过第二信使转导信号发挥作用，释放激素促进靶细胞中激素颗粒的出胞过程，促进激素的合成；释放抑制激素则表现相反的作用。由于这些激素的体积较小且没有与之结合的蛋白，会被迅速降解，因此在外周循环中的浓度极低。垂体门脉系统的独特结构保证了微量的下丘脑调节激素可迅速并直接到达腺垂体发挥生物学作用，而不必通过体循环被稀释或降解。主要激素及作用如下：

1. 生长激素释放激素　生长激素释放激素（growtHhormone-releasing homone，GRH）的神经元主要分布在下丘脑弓状核及腹内侧核，化学结构是一种四十四个氨基酸组成的多肽，可促进腺垂体生长激素细胞分泌生长激素，同时GRH分泌又受到单胺类神经元的调节。GRH呈脉冲式释放，相应的腺垂体生长激素的分泌也呈脉冲式。

2. 生长抑素　生长抑素（somatostain，SST）的神经元主要分布在室周核及弓状核，最初由羊下丘脑中分离出来，化学结构为一种十四个氨基酸组成的多肽。此外，还有二十八个氨基酸组成的SS28，与SS14有同样的生物活性。生长抑素在体内的作用比较广泛，不仅抑制垂体生长激素的分泌，还可抑制其他垂体激素的分泌。SS 还具有多种垂体外作用，如在中枢神经系统可能起神经递质或调质的作用，对胃肠道运动及消化液的分泌有抑制作用。SS 在下丘脑浓度最高，也广泛分布于其他的中枢神经，在这些地方很可能作为神经介质而发挥作用。

3. 促甲状腺激素释放激素 其化学结构为三个氨基酸的多肽，是最小的肽类激素之一。分泌促甲状腺激素释放激素（thyrotropin-releasing hormone. TRH）的神经元主要分布于下丘脑中间基底部。TRH 促进腺垂体促甲状腺激素（thyoid stimulaing hormone，TSH）的释放，也可促进催乳素的释放。TRH 在下丘脑的浓度最高，但也存在于其他的中枢神经及消化道，因此以前认为 TRH 在这些部位可能作为神经介质而发挥作用。

4. 促肾上腺皮质激素释放激素 其化学结构为四十一个氨基酸组成的多肽。分泌促肾上腺皮质激素释放激素（Corticotropin releasing hormone，CRH）的神经元主要分布于下丘脑室旁核。CRH 促进腺垂体合成和释放促肾上腺皮质激素（adrenalcorticoto pin-hormome，ACTH）及 β-内啡肽（β-endophin）。CRH 的分泌主要受生物节律和应激刺激的调节，呈脉冲式和昼夜周期性释放，在早晨达高峰，白天释放量较高，午夜达最低，与腺垂体分泌 ACTH 及肾上腺分泌皮质醇的节律一致。当机体处于应激状态时，CRH 的分泌量增加，促使肾上腺皮质激素大量分泌，提高机体对伤害性刺激的耐受能力。

5. 促性腺激素释放激素 其化学结构为十个氨基酸的多肽。产生促性腺激素释放激素（gonadotropin releasing hormone，GnRH）的神经元主要分布于下丘脑的弓状核、内侧视前区及室旁核等处。GnRH 在下丘脑浓度最高，也存在于中枢神经的其他部分。GnRH 促进腺垂体合成和分泌促性腺激素。GnRH 呈脉冲式释放，这对刺激腺垂体促腺激素的释放是必需的，当腺垂体持续暴露于 GnRH 时，促性腺激素的合成和分泌会受到抑制，血中促性腺激素水平下降，这种作用称为"降调节作用"，与腺垂体促性腺激素细胞表面 GnRH 受体的耗竭有关。

6. 催乳素释放因子（PRF）与催乳素释放抑制激素（prolactinrelease-inhibiting hormone，PIH） 分别促进和抑制腺垂体催乳素的分泌，并以抑制作用为主。目前催乳素释放因子的化学结构尚未明确，催乳素释放的抑制激素是多巴胺。

7. 促黑色素释放因子（melanphor-stimlatinghomonereleasingfaclor，MRF）与促黑色素细胞释放抑制因子（Melanocyte stimulating facto，MIF） 分别促进和抑制腺垂体黑色素细胞刺激素（melanocyte-stimulating hormone，MSH）的分泌，但其化学结构尚未确认。

（二）腺垂体分泌的激素

目前已知的腺垂体分泌的激素至少有 7 种，其中 TSH、ACTH、FSH 与 LH 均作用于各自的内分泌靶腺，属于促激素，构成下丘脑-垂体-靶腺轴形式的三级水平的调节，而 GH，PRL 与 MSH 则分别直接作用于靶细胞或靶组织，发挥调节作用。主要激素及作用如下：

1. 生长激素 由191个氨基酸残基构成，分子量22000。生长激素是腺垂体中含量最多的促激素，其基础分泌呈节律性的脉冲式释放，通常1—4小时出现一次脉冲，这是由下丘脑生长激素释放激素的脉冲式释放决定的。生长激素的靶组织有肝脏、骨骼肌、肾、心、肺等，通过与细胞膜上的生长激素受体结合，诱导靶细胞产生一种具有促生长作用的肽类物质——胰岛素样生长因子（insulin-like gowtHfactor. IGF），通过ICF-I介导其促进生长作用。

2. 催乳素 由199个氨基酸残基和三个二硫键构成，分子量23000，分子结构与生长激素相似，但垂体中PRL的含量只有GH的1/100。血中还存在大分子的PRL，可能是PRL的二聚体或多聚体。一般情况下，PRL的分泌处于下丘脑紧张性的抑制作用之下。其生理作用为促进乳腺发育，引起并维持泌乳。

3. 黑素细胞刺激素 分为α-MSH与β-MSH两种亚型。人类的垂体中绝大部分为β-MSH，是一种18肽激素，作用于黑素细胞，促进其将酪氨酸转化为黑色素，使皮肤、毛发等含黑素细胞的部位颜色加深。黑素细胞刺激素分泌受到促黑素释放因子及促黑素细胞释放抑制因子的调节。

4. 促甲状腺激素 由211个氨基酸构成，整个分子由α及β两条肽链构成，作用于甲状腺滤泡上皮细胞，促进细胞增生，促进甲状腺激素的合成和释放。促甲状腺激素的分泌受到下丘脑促甲状腺激素释放激素的调节及甲状腺激素的反馈调节。

5. 促黄体生成素与卵泡刺激激素 该两种激素属于促性腺激素（gonadotropins），与生殖内分泌功能最为密切。两者均由α及β两条肽链构成，而且两者的α链结构相同，不同的β链结构决定了两者不同的生理功能。这两种激素的分泌受到下丘脑促性腺激素释放激素的调节，并受到性腺激素的反馈调节。在女性，两者协同作用，共同促进卵泡的发育及排卵，促进性激素的合成与分泌。

6. 促肾上腺皮质激素 为三十九肽激素，作用于肾上腺皮质束状带，促进肾上腺皮质组织的增生及肾上腺皮质激素的合成与分泌。ACTH的分泌受下丘脑CRH的调节，与CRH的分泌节律一致，呈现脉冲式和昼夜节律性释放，并在机体应激状态下分泌增加。

二、下丘脑神经垂体系统

如前所述，下丘脑视上核、室旁核等部位的神经内分泌大细胞的轴突经过下丘脑垂体束延伸至神经垂体。视上核和室旁核主要分泌血管升压素和催产素，暂时贮存于神经垂体，在适宜的刺激下释放入血发挥生理作用。

1. 血管升压素（又称抗利尿激素） 是由下丘脑的视上核和室旁核的神经细胞分泌的9个氨基酸组成的多肽激素，经下丘脑—垂体束到达神经垂体后叶后释放出来。其主要作用是提高远曲小管和集合管对水的通透性，促进水的吸收，是尿液浓缩和稀释的关键性调节激素。

2. 催产素 是由下丘脑视上核和室旁核的大细胞制造，经下丘脑垂体轴神经纤维输送到垂体后叶分泌,再释放入血。催产素对女性而言,能在分娩时引发子宫收缩,刺激乳汁分泌,并通过母婴之间的爱抚建立起母子联系。此外,它还能减少人体内肾上腺酮等压力激素的水平,以降低血压。催产素还是人与人之间亲密关系的起源,恋人们之所以会渴望拥抱亲吻,正是由于催产素在起作用。当人体催产素含量上升时,会随之释放出大量能够缓解压力、延缓衰老的激素,更能促进细胞重生。

(编者:郭兴萍　邢慧琴　王建慧)

第三节　下丘脑-垂体-性腺轴的自身调控

下丘脑-垂体-性腺(卵巢或睾丸)三级结构形成一个机能中心,使生殖功能活动维持正常,称为下丘脑-垂体-卵巢轴(hypothalamus-pituiary-ovarian axis,H-P-O轴)。轴系统的主线是下丘脑分泌促性腺激素释放激素(GnRH),通过垂体门脉血流到达垂体,控制垂体促性腺激素(LH、FSH)的分泌,后者经血液循环到达性腺,调节腺体的活动。相反,性腺分泌的激素也经血液循环到达下丘脑和垂体发挥调节作用;垂体促性腺激素也反作用于下丘脑,这种调节作用称为反馈调节(feedback regulation)。

下丘脑是 H-P-O 轴的启动中心。中枢神经系统对下丘脑抑制影响的解除和下丘脑促性腺激素释放激素(CnRH)-促性腺激素(Gn)脉冲分泌的激活是启动 H-P-O 轴功能的关键。CnRH 的分泌受来自循环的激素信号(特别是垂体促性腺激素和卵巢性激素)的反馈调节,也受神经递质的调节。激素的反馈调节作用按作用方式分为正反馈和负反馈,正反馈起促进作用,负反馈起抑制作用;反馈调节按路径分为长反馈、短反馈和超短反馈。长反馈是指卵巢分泌到循环中的性激素对下丘脑-垂体的反馈作用;短反馈是指垂体激素对下丘脑 CaRH 分泌的影响;超短反馈是指血液中的 CnRH 反过来作用于下丘脑,调节自身的合成、分泌。另外,来自更高神经中枢的神经递质也影响下丘脑 GaRH 的分泌,如去甲肾上腺素可促进 GnRH 释放,内源性鸦片肽抑制 GnRH 释放,而多巴胺对 GnRH 分泌具有促进和抑制双重作用。

H-P-O 轴是完整而协调的神经内分泌系统。下丘脑通过分泌 GnRH 调节垂体 FSH 和 LH 的释放,控制性腺发育和性激素的分泌。例如,女性生殖具有周期性,卵巢在促性腺激素的作用下发生周期性排卵,并伴有性激素分泌的周期性变化;而雌激素对中枢生殖调节激素的合成和分泌又具有反馈调节,使循环中的 FSH 和 LH 呈现周期性变化。女性生殖内分泌系统与全身内分泌系统存在密不可分的联系,如 CnRH-Gn 系统与下丘脑促甲状腺激素释放激素(TRH)-促甲状腺激素(TSH)-甲状腺素(TH)系统、促肾上腺皮质激素释放激素(CRH)-促肾上腺皮质激素(ACTH)-皮质醇系统、促生长激素(Chreln)/生长激素释放激素(GHRH)/生长抑素(S5)-生长激素(GH)系统、多巴胺(DA)-催乳素(PRL)系统之间都存在复杂的联系。

一、下丘脑和垂体对卵巢的调控作用

1. GnRH　GnRH 呈脉冲式分泌后,与垂体 Cn 分泌细胞膜特异受体结合后变构形

成激素受体复合物,将信息传入组胞内促进激素合成等生理反应,细胞于反应后即进入不反应的惰性状态,稍停息后再恢复它对新刺激的敏感性和活动能力,促性腺激素分泌必须间歇性方能有效应。CaRH 脉冲频率的刺激对信号转导通路的差异修饰在不同的促性腺激素合成和分泌过程中有重要的作用,它们参与了转录因子的修饰过程。

2. FSH 和 LH FSH 是刺激卵泡发育最首要的激素。它促使窦前卵泡及窦状卵泡颗粒细胞的增殖与分化,分泌卵泡液,促使卵泡生长发育;前一周期黄体晚期及早卵泡期 FSH 的升高,促使卵巢内窦状卵泡募集;激活芳香化酶系统,合成与分泌 E2;参与卵巢卵泡自分泌与旁分泌物质的合成与分泌,促使优势卵泡的选择;诱导颗粒细胞生成 LH 受体。

在卵泡早期,间质细胞及其内卵泡膜细胞上出现 LH 受体,LH 与之结合后启动细胞内一系列酶活动合成雄激素;排卵前 LH 峰能促使卵母细胞最终成熟及排卵;黄体期低水平 LH 能支持卵巢黄体功能,促使 P 和 E2 分泌。

二、卵巢性激素的反馈作用

卵巢在接受下丘脑和垂体激素的正调节作用的同时,它分泌的性激素也对下丘脑和卵巢的功能产生反馈调节,以此来保证生殖周期的正常规律。使下丘脑兴奋,分泌性激素增多称正反馈(positive feedback);反之,则称负反馈(nrgativefeedback)。

1. 负反馈 小剂量雌激素对垂体的 FSH 和 LH 分泌产生负反馈抑制作用;雌激素也抑制下丘脑的 GnRH 分泌,又通过阿片类物质抑制 GnRH 脉冲的幅度,从而抑制垂体促性腺激素的释放。孕激素协同雌激素抑制垂体功能,它也可通过阿片类物质抑制 GnRH 的调节。如小剂量的 P 在黄体期可以降低 GnRH 的脉冲频率,对中枢形成很强的负反馈调节。如果黄体中期孕激素和雌激素分泌不足,或对下丘脑和垂体的负反馈减弱,不能抑制内源性的 FSH 分泌波出现,就可能诱导卵泡发育,形成非卵泡期的卵泡成熟。

2. 正反馈 性激素是在负反馈的基础产生正反馈作用。有报道说 E2 水平一旦达到 300pg/ml 左右并持平一定时间,垂体的促性腺激素分泌量增多,并在雌激素的作用下垂体促性腺激素分泌细胞合成更多的 GnRH 受体,分泌细胞对 GnRH 的敏感性也提高,直至血清中促性腺激素 LH 和 FSH 的峰值分泌,促使卵母细胞减数分裂的完成、排出第一极体,并引起成熟卵泡破裂并排卵。小剂量 P 在月经中期可以加强 E2 的作用。在卵泡期,循环中的雌激素浓度低于 200pg/ml 时,雌激素会抑制下丘脑、垂体的 GnRH 和 FSH、LH 分泌(负反馈)。随着卵泡发育,雌激素水平逐渐升高,负反馈作用逐渐加强,循环中的 FSH 浓度下降;当卵泡发育接近成熟时,卵泡分泌的雌激素达高峰,循环中雌激素浓度>200pg/ml 时,刺激下丘脑 GnRH 和垂体 FSH、LH 大量释放(正反馈),形成排卵前 FSH、LH 峰;排卵后,卵巢形成黄体,分泌雌激素和孕激素,两者联合作用使 FSH、LH 的合成和分泌又受到抑制,进而抑制卵泡发育;黄体萎缩时,循环中雌、孕激素下降,两者联合对 FSH、LH 的抑制作用逐渐解除,FSH、LH 回升,卵泡又开始发育,新的卵巢周期开始。上述过程周而复始。

正常的生殖功能除受性腺轴的调节外,还受各级神经中枢神经递质的调控及效应器官反馈信息的影响。中枢神经递质到下丘脑的信息代表了各种环境因素的影响,如外环境(温度、光照)、紧张状态(疼痛、恐惧和精神因素)和内在节律性(日周期、月周期和季节周期)。外环境集中到下丘脑,然后由下丘脑-垂体-性腺轴系进行表达与执行。

(编者:郭兴萍　邢慧琴　王建慧)

第四节　促性腺激素释放激素

促性腺激素释放激素(gonadotopin-releasinghormone,GnRH)为下丘脑分泌的生殖调节激素,其生理作用是调节垂体促性腺激素的合成和分泌,生成促性腺激素,将其从储备池中动员至释放的位置,继而直接释放。

一、产生部位及运输

GnRH神经元由疏松的细胞网状结构或细胞团组成。人类GnRH神经元数量仅有1000—3000个,主要分布在下丘脑正中隆凸部弓状核和下丘脑视前区,组成中隔视前漏斗通路(Septalpreoptic funnel pathway)。GnRH神经元主要是在下丘脑弓状核合成并分泌GnRH,转运至中隆,直接通过垂体门脉系统输送到腺垂体;也可通过边缘系统环脑室器官,包括OVLT和神经垂体。投射神经纤维也具有神经分泌功能,参与人类生育功能的调节。GnRH含量最多的部位是在下丘脑核团的正中隆起弓状核(arcuate mucleus,ARC)。弓状核对调节GnRH脉冲式释放起重要作用。性激素可能通过刺激弓状核神经元突触联系反馈调节GnRH释放。弓状核中的神经肽Y(neuropeptide,NPY)可能是联系能量营养与生殖功能的"桥梁",从而协调生殖与代谢的稳定。GnRH以LH释放激素为主,促使脑下垂体前叶释放大量的促黄体生成素及较少的卵泡刺激素,故也称促黄体生成素释放激素(luteinizing hormone-releasinghormone,LHRH)。

二、分泌特点

GnRH呈间歇而规律的脉冲式分泌,此由弓状核内部固有的节律决定。GnRH分泌量甚小且主要通过门脉系统进入垂体前叶,外周血中含量甚微,不易测出。GnRH半衰期仅2—4分钟,由于其半衰期短暂并且迅速被周围循环所稀释,血液内的LH脉冲频率与GnRH分泌基本一致。另由于FSH半衰期较长,难以检测,常用测定血LH浓度变化以间接判断GnRH释放脉冲的频度与幅度。因此LH的脉冲式模式可作为GnRH脉冲是否分泌的指标。CnRH分泌神经元与其他神经元交互连接,因此多种神经递质、激素及生长因子可交互作用并调节GnRH释放。由于传递有生物效应的GnRH仅限于垂体门脉系统,对生殖周期的控制就需GnRH持续不断释放,并且需要精确的节律与幅度。

实验发现,在卵巢周期的不同时期LH脉冲的频度与幅度是不同的。妇女早卵泡期

GnRH 脉冲频率为 90—120 分钟一次，晚卵泡期的高雌激素水平抑制 GnRH 的脉冲频率，呈现低幅高频型，孕激素抑制 GnRH 的脉冲频率，在黄体期为 3—4 小时一次，呈低频高幅型。Knobil 和 Hotchkiss 的研究显示，GnRH 的脉冲频率变化从晚卵泡期的 71 分钟到黄体晚期的 216 分钟。

三、基因表达和化学结构

GnRH 基因位于 8 号染色体短臂处，包含 3 个内含子和 4 个外显子，由 2、3 外显子和第 4 外显子的一部分共同编码 GnRH 前体，GnRH 前体包括一个含 23 个氨基酸的信号肽、10 个氨基酸的 GnRH、一个断裂位点及含 56 个氨基酸的 GnRH 相关蛋白（GnRHassciated protein，GAP）。1971 年，Schally 及 Guillemin 分别从猪和羊的下丘脑分离并提纯了 GnRH，确定其结构为 10 肽。10 个氨基酸形成 "U" 字形排列，即（焦）谷-组色氨酸及其氨基酸末端，是 GnRH 的活性基团，与靶细胞上的受体结合，通过细胞膜的 Ca 通道进入细胞。10 个氨基酸中的第 2、3 位氨基酸残基是生物活性中心，第 4—10 位氨基酸残基参与和受体的结合，第 8 位氨基酸为 CnRH 调控促性腺激素合成后释放的关键。第 6 位甘氨酸、第 5 及 7 位氨基酸的连接易被内肽酶所破坏。第 9 和 10 位甘氨酸的连接也易被羧基酰胺肽酶所切断。故 GnRH 在血液循环中的半衰期仅为 2—4 分钟。若第 6 位氨基酸被 D 型氨基酸替代，第 10 位甘酰胺代之以乙基胺，则可提高与受体的亲和力及耐酶解能力，成为 GnRH 的高效激动剂。在下丘脑性不排卵的病例，可应用脉冲式 GnRH 促成排卵，用合成的 9 肽的 GnRH 类似物或激动剂增强效应。根据不同的激动剂可为 10 肽 GnRH 数 10—100 倍受体结合效应。开始应用的几天，FSH 和 LH 大量分泌并释放，为升调节期，数天后下丘脑的 GnRH 受体被持续占据，不能反映 CnRH 的脉冲刺激，FSH、LH 的分泌被抑制，此时为降调节作用。

根据对受体的亲和力，GnRH 可分为三种类型：GnRH Ⅰ、GnRH Ⅱ 和 GnRH Ⅲ。GnRHI 即传统的 GnRH，GnRH Ⅱ 和 GnRH Ⅲ 存在于多种人类以外的动物，可能不直接参与促性腺激素的合成与分泌的调控。现已发现人类的 CnRH Ⅱ 基因位于 20 号染色体 P13，与 GnRHI 基因有明显区别，GnRH Ⅱ 在中枢神经系统的分布与 GnRH Ⅰ 明显不同，GnRH Ⅱ 在脑外表达最高，在人体中作用尚不清楚。GnRH Ⅲ 的存在已经在人脑中被确认，但其作用不明，公认序列尚未在人类基因组中发现。

四、分泌调节

GnRH 分泌调节机制尚未完全阐明，已知的因素有以下几种：

（一）神经调控

中枢神经系统通过边缘系统、新皮质、中脑等区与下丘脑有复杂的神经联络，体内外的各种刺激通过神经通路影响下丘脑的脉冲式分泌。位于视交叉前区内接受雌激素的 [γ-氨基丁酸（γ-aninobutyrie，GACB] 神经元对 GnRH 分泌的反馈可能起作用。下丘脑中分泌 kispeptin 的 Kissl 神经元释放的神经肽类可以刺激 GnRH 神经元释放

GnRH，说明 kisspeptin 对正常的 GnRH 分泌起着重要的作用。多项研究已明确了 CPR54/KP 通路的作用机制，胞膜上的 GPR54 受体与 KP 结合后，激活胞质中的 PKC/PIPC2 通路，胞质中钙离子正常释放。

（二）局部神经递质的调控

脑内多种神经递质都能影响 GnRH 的脉冲式分泌。CnRH 脉冲释放受到儿茶酚胺中介，去甲肾上腺素对 CaRH 起刺激作用，而多巴胺及 5-羟色胺起抑制作用，儿茶酚胺可能影响 GnRH 释放的频率及幅度，药物或精神因素可能改变儿茶酚胺合成或代谢，进一步影响 GnRH 脉冲释放而改变垂体功能。

（三）卵巢性激素的反馈调节

弓状核上存在雌激素（estrogen，E）受体 α 和 β，两种受体均可介导雌激素作用于 GnRH 神经元。GnRH 基因包含了对雌激素-雄激素受体复合物作用的激素反应元件。GnRH 基因转录在不同程度上受雌激素调控。雌激素可抑制 GnRH 的基因表达与生物合成，但对 GnRH 分泌的影响并不确定。雌激素和孕激素（progestational hormone，P）还可能通过多巴胺和 β-内啡肽神经元间接影响 GnRH 的脉冲分泌。

（四）垂体对 GnRH 的脉冲分泌直接进行反馈调节

这是经典的促性腺激素 FSH 和 LH 对上级中枢的短反馈。垂体前叶细胞膜上的 G 蛋白偶联受体接受下丘脑 GnRH 脉冲信号，促使促性腺激素的合成，并对 GnRH 分泌的脉冲幅度和频率进行调节。

五、GnRH 类似物

GnRH 受体为一种 G 蛋白受体，可通过三磷酸肌醇及甘油二酯作为第二信使刺激蛋白激酶，释放钙离子和激活环磷酸腺苷（cAMP）。该受体由 14 号染色体长臂 21.1 的基因编码并表达于许多脑外组织中。GnRH 受体受许多因素影响，包括 GnRH 本身、抑制素、激活素、雌激素及孕激素。通过将不同位置的氨基酸进行置换或去除，可以得到一些化学结构和 GnRH 相似的化合物，称为 GnRH 类似物（GnRHanalogues）。

GnRH 类似物包括 GnRH 激动剂（GnRHagnist. CnRH-a）和 GnRH 拮抗剂（GaRHantagonist，GnRH）。GnRH-a 与天然的 GnRH 作用相同，因为替换了天然 GnRH 第 6 或 10 位氨基酸，半衰期延长，与受体的亲和性增加数十倍至百倍，且更加稳定。使用 GnRH-a 后，由于这是一种激动剂且作用更强，与垂体组胞的受体结合后会促使其分泌 FSH 和 LH 增加，继而需要受体变构恢复，以待下一个脉冲信号刺激。由于 GnRHa 对 GnRH 受体有更高的亲和力，与 GnRH 受体的结合更为持久，使受体不能复位接受新的脉冲信号而失活。当 GnRH-a 持续存在时，大部分的受体被占据并移至细胞内，使垂体细胞表面的 CaRH 受体明显丢失并得不到补充而缺乏 GaRH 受体，不能对内源性或外源性的促性腺激素释放激素进一步发生反应。此外，持续而非脉冲式兴奋垂体可能增加了垂体的无反应,使垂体的 FSH 和 LH 分泌显著减少,为药物去垂体状态,使卵巢处于卵泡早期甚至达绝经水平,称为垂体的降调节。这种状态会随停药而恢复。GnRH-a 的特点是天然 10 肽 GnRH 中多个氨基酸被取代。GnRH-a 通过竞争性阻断 GnRH 受体而产生效应,没有最初应用 GnRH-a 后的垂体刺激作用,起效迅速,抑制效果呈剂量依赖性,保留垂体的反应性,对症状的早期改善更有效。目前 GnRH 类似物通过长期降调节可以治疗多种性激素依赖性疾病,如子宫内膜异位症、子宫肌瘤、卵巢癌、乳腺癌、儿童性早熟、前列腺增生、前列腺癌等,可降低子宫颈癌的风险。胎盘自身可生成 GnRH 或 GnRH 样多肽物质。美国第一个批准的类似物是亮丙瑞林,又称为乙酸亮丙瑞林（leuprorelin acelate）。

（编者：郭兴萍　邢慧琴　王建慧）

第十章 促性腺激素

第一节 促性腺激素的分子结构

一、产生部位

促性腺激素（gonadotropin. Gn）包括促卵泡激素（FSH）和黄体生成素（LH），均由腺垂体促性腺激素细胞即腺垂体嗜碱性细胞分泌。腺垂体位于垂体窝前方，即垂体前叶，它有许多分泌不同调节激素的细胞群，如分泌促性腺激素、催乳素等的细胞群等。

二、分泌特点及化学结构

腺垂体对 GnRH 的脉冲式刺激起反应，亦呈脉冲式分泌。

FSH 和 LH 为糖蛋白，均由 α 和 β 两个亚基肽链以共价键结合而成。其 α 亚基相同，β 亚基的结构不同。β 亚基决定激素特异性抗原性和特异功能，但需与 α 亚基结合成完整分子才具活性。α 亚单位基因位于第 6 号染色体，β-LH 和 β-FSH 基因分别位于第 19 和第 11 染色体。α 亚单位有种属差异，但无激素差异；β 亚单位是决定激素特异的抗原性及生理功能的部分。α 和 β 单位合成后各自释放入血液循环，结合后方能发挥其生物活性。

第二节 促性腺激素的合成与分泌

垂体 Gn 的分泌受下丘脑 GnRH 和卵巢雌、孕激素等的综合调控。

一、下丘脑 GnRH

促使垂体合成与分泌 LH、FSH。GnRH 在 E_2 的协同作用下，多次脉冲间断刺激有诱导 GnRH 受体的作用，从而提高垂体对 GnRH 的敏感性。

二、卵巢的反馈调节

雌激素、孕激素对垂体有正负反馈作用。

1. 负反馈（negative feedback） 较小量的雌激素对垂体的 FSH 分泌产生明显抑制作用，对 LH 也有一定的抑制作用；雌激素也抑制下丘脑的 GnRH 分泌，又通过阿片类物质抑制 GaRH 脉冲的幅度而抑制垂体促性腺激素的释放。孕激素协同雌激素抑制垂体功能。

2. 正反馈（positive feedback） 性激素是在负反馈的基础上产生正反馈作用的。有报道说 E2 水平持续在 300pg/ml 左右时，便可以迅速增加 Gn 的释放。随卵泡的发育，激素水平增高并持续一定时间，垂体的促性腺激素分泌量增多，并在雌激素的作用下垂体前叶促性腺激素分泌细胞合成更多的 GnRH 受体，分泌细胞对 GnRH 的敏感性也提高，至卵泡晚期雌激素的分泌达高峰时，垂体分泌的促性腺激素，尤其是 LH 骤然升高形成峰值，造成血清中促性腺激素的峰状分泌，从而诱发卵母细胞的减数分裂；LH 峰又可诱导成熟卵泡壁上的多种酶的活性。消化和水解卵泡壁组织形成一个薄弱点，并促使卵泡外膜细胞分泌前列腺素，引起卵泡收缩增加卵泡内压。LH 在峰值后 36 小时左右，挤压卵母细胞—卵丘复合物从卵泡壁薄弱点排出，成熟卵泡破裂并排卵。小剂量孕酮在月经中期可以加强 E2 的作用，诱导 LH 峰的出现。

三、抑制素

抑制素为一种糖蛋白，共两种，分别为抑制素 A 和 B。近代对抑制素（inhibin）在卵巢周期调节中作用的研究有所进展，发现抑制素 A 和抑制素 B 虽都对 FSH 的分泌有抑制作用，但其分泌模式不同。抑制素 A 在早中卵泡期处于较低水平，在晚卵泡期上升，并与 LH 同时达高峰分泌，排卵后一过性下降，于黄体中期再次达到高峰，与 E2 水平的周期变化基本一致。而抑制素 B 则在早、中卵泡期上升，以后逐渐下降，于黄体卵泡过渡期再次上升，其分泌的周期性化与 FSH 基本一致。上述变化提示抑制素在卵巢周期调节中对 FSH 的调控有重要意义，在黄体卵泡过渡期抑制素 A 的下降引发 FSH 分泌增加，对卵泡发育募集有重要作用；而抑制素 B 在早、中卵泡期的上升参与对晚卵泡期 FSH 的降调作用，对卵泡和非优势卵泡的选择有重要意义。

第三节 促性腺激素的作用

FSH 是卵泡发育必需的激素，其主要生理作用是促进窦前卵泡及窦状卵泡的生长发育；激活颗粒细胞芳香化酶，促进雌二醇的合成与分泌；调节优势卵泡的选择和非优势卵泡的闭锁；在卵泡晚期与雌激素协同，诱导颗粒细胞生成 LH 受体，为排卵及黄素化作准备。LH 的主要生理作用是在卵泡期刺激卵泡膜细胞合成雄激素，为雌二醇的合成提供底物；排卵前促使卵母细胞进一步成熟及排卵；在黄体期维持黄体功能，促进孕激素、雌激素合成与分泌。

LH 和 FSH 发挥生物活性时，应首先与其相应的细胞膜上的受体相结合，然后进入细胞，导致细胞发挥两种功能：细胞质内促成类固醇激素的合成；在细胞核内促进蛋白质复制，合成 DNA，导致细胞增殖。Gn 经过细胞内作用后大部分与受体分离而继续运行于血液循环中，有的受体可以再与相应组织受体结合而发挥生物作用，其余的经肝脏代谢。肝脏将激素的涎酸部分分解去除,剩余部分经肾脏排泄。Gn 的半衰期及稳定性与涎酸成分的比重有密切关系,LH 含涎酸 2%,代谢和排泄较快,半衰期为 30 分钟;FSH 含涎酸 5%,半衰期为 3 小时。

(编者:郭兴萍　邢慧琴　王建慧)

第十一章 催乳素

第一节 泌乳素的分子结构

泌乳素（prolactin，PRL）是由 198 个氨基酸组成的多肽激素，分子量为 23000D，主要由腺垂体的催乳细胞分泌，其氨基端为亮氨酸，羧基端为半胱氨酸，分子内有 6 个半胱氨酸构成 3 个二硫键。其结构与人生长激素及人绒毛膜生长催乳素相似。由于人生长激素也具有泌乳活性，因此 PRL 很难与人生长激素鉴别。除腺垂体的催乳细胞外，生理情况下体内下列部位也能合成 PRL。如非妊娠状态下有：黄体中期蜕膜样变的子宫内膜；免疫系统中的淋巴结、胸腺、脾脏、外周血单核细胞，而以淋巴细胞为主；大脑；皮肤；乳腺；血管内皮；肠道；汗腺等。在妊娠期有：绒毛和蜕膜，该处合成的 PRL，在结构和生物活性方面与垂体来源的相同，但对其产量的调节与垂体来源不同，几乎不受 DA 激动剂和拮抗剂的影响。

一、PRL 合成

PRL 合成与所有的蛋白激素相同，由其基因转录为 mRNA，再翻译成氨基酸肽链，尔后修饰成有活性的蛋白质分子。在体内合成的每一步均受相应化学物质的调节和影响。人类 PRL 基因位于第 6 号染色体的短臂，靠近 HLA-DRBI 区，与生长激素基因有 42% 的同源性，长约 10kb，含有 5 个外显子和 4 个内含子，其 5'端有组织特异性的转录活化区域 Pit-I。转录活化区有增强 PRL 基因转录的作用，受其他因子的调控，这些因子包括促甲状腺释放激素（thyrotropin-releasin8；hormone. TRH）和雌激素等。

二、PRL 分泌的异质性

在经过 PRL mRNA 翻译后，由于裂解、多聚化、糖基化、磷酸化和降解等修饰程度的不同，及其免疫活性，导致 PRL 分子有明显的异质性，即其分子形式有多种。目前已报道的分子形式有 4 种：

1. 小分子 PRL 即非糖基化的单体催乳素，分子量为 23000，生物学及免疫活性最高。

2. 两种单体糖基化 PRL 即 GlhPRL 和 G2hPRL，分子量 25000，后者的生物活性是前者的 4 倍。

3. 大分子 PRL 是 G2hPRL 的二聚体或三聚体，分子量为单体糖基化 PRL 的两倍，即为 500000。

4. 大大分子 PRL 是多聚体，推测为单体 G2hPRL 与一种免疫球蛋白 G 抗体的复合物，后者可能是抗 PRL 分子的自身抗体。在体内其生物及免疫活性最低。

这四种分子形式的生物及免疫活性都随着分子量的增加而减低。正常妇女生理情况下血中 PRL 的 80%～90% 为单体，8%～20% 为二聚体，1%~5% 为多聚体。若高 PRL 血症患者血中不同分子形式的 PRL 构成比发生了明显改变，可能导致 PRL 升高的程度与临床表现不一致。比如个别患者，虽然血中 PRL 水平异常升高，但生殖功能可能正常，不出现明显的月经失调或泌乳等临床症状，这是因为增多的 PRL 多为生物活性低的大分子 PRL。

第二节 泌乳素的合成与分泌

一、PRL 分泌的特点及节律性

（一）非妊娠期、非哺乳期的分泌特点

1. 脉冲式分泌 每日有 13～14 次峰值，平均振幅可达正常值上限的 20%～30%。成年女性在不同的实验室，其生理正常范围在 5～25ng/ml、10～28ng/ml 或 200-800mIU/ml。

2. 睡眠觉醒节律 入睡约 1 小时，PRL 开始升高，在夜间 2 点时达峰值，醒后 1 小时迅速下降，每日上午 9～11 时最低。但睡眠时间改变时，催乳素的分泌节律也会随之改变，不像促肾上腺素释放激素-ACTH-皮质醇系统那样节律固定不变。近年来研究睡眠各期催乳素分泌的变化发现，开始非动眼睡眠时期催乳素急剧上升到高水平，快动眼睡眠时浓度相对较低，醒后催乳素浓度很快降低，白天瞌睡时垂体催乳素也能大量分泌。

3. 与生长发育有关 由于母体高雌激素水平的刺激，新生儿血 PRL 水平可超过正常值的 10 倍以上，3 个月后降至正常低水平，从青春期开始渐升高达成熟期水平，绝经后约 1.5 年内，又降至成熟期的 1/2，这些变化似乎与一生中雌激素水平的变化相一致。

4. 与月经周期的时限有关 在排卵前较高，似与 LH、FSH 峰的出现相平行；在黄体期虽逐渐下降，但仍高于卵泡期；至下周期的卵泡早期末降到最低，约为围排卵期水平的 1/2。

5. 与进食富含蛋白质的食物有关 在摄入高蛋白食物后半小时内，血 PRL 水平可升高 50%～100%。

6. 与应激有关 应激可以使血 PRL 水平升高，通常高一倍左右，但很少超过 40ng/ml，持续时间小于 1 小时。

（二）孕期的分泌特点

由于孕期高雌激素的刺激使母体垂体催乳素细胞增殖，导致母血 PRL 水平逐渐升高，其升高曲线与雌激素水平相平行。与孕前相比，孕早期血催乳素水平约可升高 4 倍，孕中期升高可达 12 倍，孕晚期升至最高，可达 20 倍，约 200ng/ml 以上。产后若不哺乳，在 1～2 周内血 PRL 水平可降至孕前水平。

绒毛和蜕膜也合成和分泌一种 PRL。实验表明，这种来源的 PRL，其结构和生物活性与母体垂体来源的 PRL 相同。绒毛和蜕膜合成的 PRL 进入羊水，使羊水中 PRL 浓度比母血浓度高 10～100 倍。胎儿垂体也能合成和释放 PRL，其血 PRL 水平高于母血。

（三）哺乳期

产后 4～6 周内，乳母血 PRL 基础水平依然高，每次吸吮都会导致垂体快速释放 PRL。产后 6 个月内，PRL 的基础水平降至正常，吮吸引起的 PRL 升高也逐渐消失。但是若哺乳强度不变，则基础血 PRL 仍保持在高水平，哺乳期妇女可能会持续闭经。

二、PRL 代谢

催乳素半衰期为 15～20 分钟，下丘脑具有分解催乳素的酶，将催乳素分解为小分子肽类。肝肾是主要降解部位，肾为主要排泄器官。慢性肾衰竭的患者血中催乳素水平升高，可出现无排卵和催乳。肝脏排泄催乳素较少。

三、PRL 分泌调节

非妊娠、非哺乳期的生理情况下，许多化学物质对 PRL 的分泌分别具有抑制因子或释放因子的作用，但以抑制因子的持续性抑制调节为主。孕期、哺乳期生理性的高 PRL 血症分别与高雌激素和吸吮神经反射有关。女性生理活动的强度及内分泌状态可随年龄、睡眠、运动、进食、月经周期、妊娠及哺乳等情况而改变，参与 PRL 分泌调节的各种化学物质也随之而不同。某种生理状态下，女性一生各期血 PRL 水平有所不同，但一般在正常范围内改变。病理情况下，多种原因经由不同途径，最终影响两类因子的作用强度，可能引起不同程度的高 PRL 血症。

（一）中枢神经系统的调控

中枢神经系统下丘脑具有抑制与促进 PRL 分泌及释放的两类物质，前者为催乳素释放抑制因子（PIF），后者为催乳素释放因子（PRF），而以抑制因子的影响占优势。起抑制因子作用的物质有多巴胺（DA）、GnRH 相关蛋白（GnRHrelated protein, GAP）、γ-氨基丁酸（γ-GABA），可能还有 PRL 自身。可能起释放因子作用的物质有来自下丘脑的促甲状腺激素释放激素（Thyrotropin releasing hormone, TRH）、生长激素释放激素（growtHhormone releasing hormone, GHRH）、促性腺激素释放激素

(Gonadotropin releasing hormone, GnRH)、5-羟色胺（5-HOT）；来自垂体的血管活性肠肽（vasoactive intestinal peptide, VIP）、VIP 前体中的一种十多肽组氨酸甲硫氨酸肽（peptide histidine methiorune. PHM）、PRL 释放肽（PRLrP）、神经垂体缩宫素（oxytocin）和血管加压素（vasopressin）；其他的活性肽和神经递质有血管紧张素Ⅱ（angiotensinⅡ）、内源性的阿片样物质、组胺（histamine）、神经紧张素（neurotensin）、P 物质（substanceP）等，以及性甾体激素——雌激素与孕激素等，这些物质均可促进 PRL 的释放。

1. 神经递质的调控

（1）多巴胺系统的调节：多巴胺是主要的催乳素释放抑制因子。PRL 分泌主要受多巴胺抑制调节，使血 PRL 维持在生理水平。下丘脑的两个主要多巴胺系统：结节-漏斗（tuberoinfundibular DA, TIDA）路径和结节-垂体（tuberohypophyseal DA. THDA）路径负责对 PRL 发挥抑制作用。DA 神经元位于下丘脑的弓状核，其轴突终止于正中隆起，由位于正中隆起神经末梢的突触小体分泌的 DA 进入垂体门脉系统，到达腺垂体，与其催乳素细胞膜上的 DA 受体结合，抑制催乳素的分泌。门脉中（垂体柄处）DA 浓度比外周血中高 5～10 倍，但门脉中 DA 的浓度达到约 6ng/ml 时足以发挥降低血 PRL 水平的作用。垂体柄疾患、受伤、受压或被切断，都可以使下丘脑的 DA 不能到达垂体催乳素细胞发挥抑制作用，而导致血 PRI 水平异常升高。

已确认的 DA 受体有 5 种亚型，从 D1 到 D5，可分别组合成两个亚组：D1 组包括 D1 和 D5，也称为 D1A 和 D1B；D2 组包括 D2、D3、D 4，也称为 D2A、D2B、D2C。两个亚组的受体基因位于不同的染色体，信号转导不同。当 D1 组被结合，通过刺激 G 蛋白亚单位，使细胞 cAMP 增加；当 D2 受体组被结合则通过抑制 G 蛋白亚单位，使细胞内 cAMP 减少。它们既分布于中枢，也分布于外周组织。垂体催乳素细胞膜上有 D2 亚组，若垂体催乳素细胞的 D2 型受体被激动，则 PRL 的分泌被抑制。但体内 D1 组起作用，则会出现轻度肾上腺素能副作用，如头晕、恶心、呕吐、鼻塞、直立性低血压。经典型的抗精神病药能阻断 D2 组受体，增强垂体催乳素细胞释放 PRL，而且这种作用有量效关系。对 DA 受体的选择性效应，为开发新一代 DA 受体激动剂提供了一个思路：选择性地作用于催乳素细胞膜上的 D2 型受体，既可能提高抑制 PRL 的效果，又可降低药物副作用。

（2）γ-氨基丁酸对催乳素分泌的调节：已证实 γ-氨基丁酸是由谷氨酸经谷氨酸脱羧酶催化而生成。其神经末梢分布于正中隆起的内外层。垂体催乳素细胞存在特异的 GABA 受体。GABA 是一个抑制性的神经递质，它能抑制垂体催乳素对某些释放因子的反应，但抑制催乳素分泌的作用小于多巴胺。

（3）组胺：电生理研究发现哺乳类中枢神经系统中有组胺存在，正中隆起部位有高浓度的组胺。H1 受体兴奋，可促进催乳素释放，这一作用可被 H1 受体拮抗剂美吡拉明对抗。但 H2 受体兴奋有相反作用，临床上长期应用西咪替丁（H2 受体阻断剂）治疗胃溃疡时，可出现男性乳房发育及女性溢乳，静脉注射时亦可使血催乳素显著升高。

（4）5-羟色胺：人类摄入 L-色氨酸-5-羟色胺前体后，出现血催乳素水平升高，投入 5-羟色胺抑制剂赛庚啶，则再抑制血催乳素水平；提示其作用与多巴胺正相反，能刺激垂体分泌催乳素。5-羟色胺可能与睡眠相关的 PRL 升高及峰值形成有联系，也参与吸吮诱导的 PRL 升高。

（5）去甲肾上腺素（NA）：对 PRL 释放有刺激作用。增强 NE 能神经元功能活动的药物可促进 PRL 释放。6-羟基多巴降低 NE 能神经元功能活动后，PRL 释放受抑制，并可阻止应激引起的 PRL 释放。药理实验证明，NE 可刺激 PRL 释放因子 PRF 的分泌而升高 PRL 水平。

2. 下丘脑激素的调节

研究最多的是 TRH 对 PRL 的促释放作用。TRH 可能是一种生理性 PRF。原发性甲状腺功能低下的患者可伴有血催乳素水平的升高，TRH 试验时催乳素反应亢进，甲状腺功能亢进时则相反，循环中 T3 和 T4 水平对催乳素分泌的影响是通过解除对 TRH 的反馈抑制而实现的。有人认为 TRH 与多巴胺之间存在相互的抑制作用。GnRH 促 PRL 释放的作用可能与围排卵期 PRL 的升高有关系。由于多巴胺与 GnRH 对同一刺激或抑制作用常同时发生效应，因此，当 GnRH 受到抑制时，多巴胺水平也下降，从而导致促性腺激素水平下降，PRL 水平上升，临床表现为闭经泌乳综合征。VIP 和缩宫素可能参与吸吮、应激诱导的 PRL 升高。

（二）外周激素的调控

1. 雌激素 雌激素可促进催乳素的合成和释放，但对催乳素分泌节律的影响不大。持续较高浓度的雌激素通过刺激垂体催乳素细胞增殖，促进基因转录，影响 DA 的抑制作用等途径，可导致 PRL 的合成和释放增加。

2. 孕激素 目前已经证明催乳素细胞无孕酮受体存在，推测孕酮可能经促使下丘脑 GnRH 和垂体 Gn 分泌，再经旁分泌调节促进催乳素的分泌。

3. 雄激素 可能有抑制催乳素分泌的作用。

4. 甲状腺素 对催乳素的影响可能是通过垂体对 TRH 的影响而发挥作用，小剂量服用甲状腺素可降低催乳素的基础分泌。

5. 糖皮质激素 通过干扰特异性 DNA 结合蛋白，阻抑催乳素基因的转录，而抑制催乳素的分泌。可部分解释肾上腺功能亢进状态下的 PRL 过低。

6. 维生素 D3 也抑制催乳素的分泌，但机制不明，也许可用于治疗慢性肾衰竭时的高 PRL 血症。

7. 神经精神因素的影响 乳房及胸部的刺激，如吸吮乳头、胸部手术等可通过神经反射解除对下丘脑的抑制，使催乳素分泌增加；吸吮刺激可能通过下丘脑多巴胺浓度的下降而引起 PRL 分泌增加。精神或躯体应激状态下，如麻醉、手术、低血糖、性生活、体育运动时，可出现催乳素分泌增加，这种因紧张而引起的催乳素升高可能是通过 5-羟色胺的调节而发生的。

(三) 催乳素自身的短路反馈调节及垂体自/旁分泌调节

血清催乳素及垂体局部的催乳素可通过作用于下丘脑正中隆起 PRL 受体,促进多巴胺释放而抑制其自身的分泌,而形成负反馈,从而在生理情况下维持血中催乳素水平的相对恒定。

垂体旁分泌调节是由 GnRH 诱导 LH 与 PRL 的同时分泌而实现的。垂体催乳素细胞还能生成 VIP 及血管紧张素Ⅱ,有促进 PRL 分泌的自分泌调节作用。

(四) 药物对催乳素分泌的影响

抗高血压药物如利血平、a-甲基多巴,因耗竭多巴胺类,造成催乳素分泌过多而溢乳。中枢神经系统吩噻嗪类镇静剂如氯丙嗪、奋乃静、舒必利等,止吐剂如甲氧氯普胺,可竞争结合多巴胺受体,阻断多巴胺作用,从而促使催乳素分泌释放。临床上常见患精神分裂症者长期服用此类药物而致月经紊乱、不排卵及溢乳。鸦片类药物可抑制多巴胺的转换,而促进催乳素的释放。雌激素类可作用于垂体催乳素分泌细胞。促进催乳素的分泌,而引起高催乳素血症。抗胃酸药组胺 H2 受体拮抗剂(西咪替丁),可促进催乳素的分泌。

第三节 泌乳素的作用

一、促进乳腺的发育

在雌激素、孕激素、生长激素、皮质醇、胎盘生乳素和胰岛素的协同作用下,PRL 能促进乳腺腺泡小叶的生长发育、乳汁中酪蛋白与乳白蛋白的生成及产后的泌乳。妊娠期 PRL 分泌升高,分娩时达高峰,但妊娠时由于高浓度孕酮抑制催乳素受体,故无乳汁分泌。产后由于雌孕激素水平降低,催乳素受体增多,乳汁大量生成与分泌。产后 3 周内母血 PRL 血浆浓度降到正常高限。喂奶能刺激 PRL 分泌。产后泌乳的维持依赖于婴儿吸吮对乳头的机械性刺激。

二、维持卵巢内卵泡周期性发育及黄体功能

过高或过低的催乳素皆可抑制卵泡成熟及黄体功能。

PRL 受体广泛存在于人体的各种组织中,人类卵子及黄体细胞均有 PRL。PRL 可通过自分泌/旁分泌作用调节卵巢功能。PRL 能抑制离体人类颗粒细胞诱导芳香化酶的活性和孕酮的产生,并能抑制 FSH 诱导颗粒细胞的雌激素合成。Yoshimura 等在离体兔颗粒细胞培养中发现,当培养基中加入 PRL 时,卵泡发育受阻,卵巢类固醇激素和孕酮的合成停止,卵泡内纤溶酶原活性下降,使卵泡细胞及卵泡壁不能分解;即使偶有卵泡发育成熟及其排卵,其卵子的卵裂及受精能力均明显下降。说明高水平的 PRL 直接抑制卵泡发育成熟及其排卵,并能影响卵子质量。在人类卵泡液中存在分子杂原性

的 PRL，其含量随着卵泡发育成熟而逐渐增加，显示卵泡液中的 PRL 可能通过卵子本身上的效应器，卵泡发育成熟起着局部旁分泌或自分泌激素的调节作用。然而，极低浓度的 PRL 不能使人离体颗粒细胞产生孕酮，维持黄体功能，并直接影响卵子发育成熟、卵裂和受精能力。由此可见，适当的 PRL 在卵巢内卵子微环境调节中起着一定的作用。

三、促进和维护生殖功能

目前仍没有证据明确非妊娠、非哺乳期生理水平的 PRL 对下丘脑—垂体—卵巢轴及其各部分的影响。

女性一生各期中，血 PRL 水平有生理性改变，从进化角度讲，这种生理性改变是与其相应生理阶段的需求相关联的。从中我们可以推测出 PRL 对生殖和繁衍后代的作用。在经历了孕期、哺乳期和新生儿期的生理高血 PRL 状态之后，进入生理低血 PRL 时期；从青春期开始，血 PRL 水平再度升高，这与卵巢功能出现及随后的快速生长发育有关。青春期高 PRL 血症导致卵巢轴功能不发育，停滞或退缩。但尚不了解是否有青春期的低 PRL 血症及其对机体的影响。育龄期妇女血中 PRL 水平在一生中最高，为 5～25ng/ml、10～28ng/ml 或 200～800mIU/L。在正常的卵巢周期中，围排卵期血 PRL 水平达生理范围内的最高水平，黄体期次之，早卵泡期末最低。这种变化可能与正常排卵以及受精卵的着床或胚胎的早期发育有关。卵泡颗粒细胞上的 PRL 受体出现在雌激素和 FSH 受体之后；在一个卵巢周期中，颗粒细胞上的 PRL 受体常与 LH 受体同时出现，意味着 PRL 在卵母细胞成熟和排卵的关键时刻都有重要作用。正常的生殖功能需要生理水平的 PRL 及其受体，PRL 水平过高或过低都会导致生殖功能异常。

四、影响月经周期

血中催乳素水平过高时，抑制 GnRH 及 LH、FSH 的分泌，从而影响卵泡的发育及性激素的合成，引起月经紊乱或闭经。

五、调节脂肪代谢

催乳素与皮质醇协同作用，调节脂肪的储存与动员。

六、对肾上腺的作用

PRL 作用于肾上腺，促进去氢脱氢表雄酮及其硫酸盐的生成，并抑制 5a 还原酶活性。PRL 有缓冲焦虑的作用，因此升高的 PRL 能减缓急性应激的压力。

七、影响糖代谢

PRL 作用于胰腺 B 细胞，与胰岛素抵抗有关，表明 PRL 可能影响糖代谢。

八、促进和维护胎儿发育

羊水中催乳素可能与渗透压的调节、羊水量、胎儿肺成熟、子宫收缩及其免疫调节有关；参与营造适于胎儿生长的宫内环境，促进和维护胎儿的正常发育。若孕期羊水 PRL 水平过低，胎儿生长可能受限。催乳素已经被认为是构成胚泡植入良好微环境的内分泌因素之一，也是与子宫有高亲和力的结合位点。催乳素通过免疫细胞上的催乳素受体引起母亲对胎儿的免疫耐受性，使胚泡着床得以保证。催乳素对胚泡的调节机制主要是促使子宫内膜细胞演化成前蜕膜细胞，协助胚泡与子宫内膜发生黏附并使内膜局部对胚泡产生免疫耐受。低浓度的催乳素（3～30ng/ml）促进子宫内膜细胞的生长和黏附，而高浓度催乳素（大于100ng/ml）却产生抑制作用，可见催乳素对胚泡着床的调节存在着一定的浓度范围。临床上高催乳素血症常伴有不孕症。

（编者：邢慧琴　王建慧）

第十二章 性类固醇激素

第一节 性类固醇激素的合成与代谢

类固醇激素（steroid hormone），又称甾体激素，所有的类固醇激素都具有基本相似的化学结构，较小的结构差异就可引起生物活性的显著变化。其基本结构是环戊烷多氢菲（cyclopentanoperhy drophenanthrene）分子，也是类固醇激素的核心结构。类固醇激素来源于胆固醇，这是一类具有极其重要作用的激素，在维持生命、男女性生殖过程和免疫调节等方面均有明确的作用。

一、类固醇激素的合成

类固醇激素都是由其前体——胆固醇在体内进一步合成得到的。

（一）胆固醇的合成

除脑组织和成熟红细胞外，几乎全身各组织均可合成胆固醇，肝脏合成能力最强，占总量的3/4以上。除胎盘外，所有生成类固醇的组织器官均可从醋酸盐开始合成胆固醇。乙酰COA是起始原料，需ATP供能和烟酰胺腺嘌呤二核苷磷酸（NADPH）供氢，合成酶系存在于胞液和内质网。

胆固醇的合成过程是一个极其复杂的过程，有近三十步酶促反应，大致分为三个阶段。循环中的胆固醇由低密度脂蛋白（LDL）、高密度脂蛋白（HDL）和其他脂蛋白携带，是激素合成的前体，而不是从头合成的胆固醇。有报道称，用放射性物质标记后的血浆胆固醇，在男性体内与甾体激素产生池内胆固醇的量保持一致。因此，两条提供胆固醇的途径HDL和LDL就显得十分重要了。

同时，其他脂蛋白对于类固醇激素的产生也很重要。针对低β脂蛋白血症的研究显示，这种血液循环中缺乏LDL的疾病，导致肾上腺皮质激素降低，患有此疾病的孕妇，黄体期及妊娠期孕酮水平也同样降低，但其量仍能足够完成足月妊娠的需要。

（二）类固醇的生成

KennethJ. Ryan及其团队开拓性的研究结果揭示了类固醇生物合成途径。类固醇生成过程中，胆固醇或任何其他类固醇分子中的碳原子数目均可能减少，但绝不会增加，可能发生的反应如下：

1. 一个链断裂（碳链裂解酶反应）。
2. 羟基转换为酮基，或酮基转化为羟基（脱氢酶反应）。
3. 增加 OH 基（羟化作用）。
4. 形成双键（去氢）。
5. 增加氢还原双键（饱和）。

传统观念认为，类固醇生成的每一步均需要多种不同的酶类参与和调节。随着基因研究的深入，人们对于类固醇合成系统的认识也逐步加深。对 P450 酶的氨基酸和核苷酸序列进行研究后发现，从胆固醇到孕烯醇酮之间的所有步骤均受到结合于线粒体内膜的蛋白—P450scc 介导。而这个 P450scc 基因则位 F15 号染色体上。以上这些结论证明了类固醇合成的所有步骤并不需要多种酶类的参与。反应中需要的不同的酶活性也只是来自翻译后水平的修饰。而不同组织中调节机制的不同，可能是由于不同组织中相同基因不同的组织特异性启动子或其他特异调节序列所致。类固醇合成所需胆固醇的主要来源为细胞内储备和输送。由于胆固醇疏水的特性，类固醇生成真正的胆固醇步骤是将胆固醇从线粒体膜外侧转运至内侧，与此同时完全活化的 P450scc 已经在线粒体膜内侧等待着胆固醇的到来。慢速胆固醇转运需要基因转录和通道或调节蛋白的合成，但快速转运则不依赖于基因转录和新 RNA 的合成，但仍需要蛋白的合成，特别是调节胆固醇通过线粒体膜的蛋白质。胆固醇在 P450scc 作用下，经过碳 20 位和 22 位的羟化作用和侧链裂解，在线粒体内转化为孕烯醇酮。随后，女性性腺卵巢内类固醇的进一步合成则按照以下两种代谢途径之一进行：①Δ4 途径：通过孕酮和 17a- 羟孕酮进行——Δ4 -3-酮途径；②Δ5 途径：通过孕烯醇酮和脱氢表雄酮进行——Δ5-3β- 羟基类固醇途径。

二、卵巢类固醇激素的合成与代谢

正常人类卵巢生成三种性激素：雌激素、孕激素和雄激素。卵巢生成的雄激素，不仅是合成雌激素的前提物质，也是具有重要意义的内分泌激素。卵巢与睾丸的重要区别在于，类固醇激素合成酶类的组成和性激素种类的不同；而卵巢与肾上腺的区别在于，卵巢缺乏 21-羟化酶和 11β-羟化酶活性，因此卵巢不能生成肾上腺糖皮质激素和盐皮质激素。在卵巢内利用 2-碳醋酸盐分子原位合成胆固醇，这些原位合成的胆固醇就可以作为合成性激素的前体物质。卵巢自身合成的胆固醇并不能够满足需求，因此血液循环中的胆固醇才是合成性类固醇激素的主要来源。这些血液循环中的胆固醇必须要进入到卵巢细胞内的类固醇激素合成途径中，或者以酯化的形式储备以便需要时使用。在血液中 LDL 是胆固醇的载体，胆固醇进入细胞则需要细胞表面的 LDL 受体的介导才能完成。

（一）雌激素合成与代谢

雄激素是雌激素的前体。具有 27 碳原子的胆固醇在卵巢内若干种类酶的作用下，衍变为 21 碳原子的孕激素和 19 碳原子的雄激素，最后转化为 18 碳的雌激素。例如睾酮于 19 位碳原子脱去甲基并经芳香化酶芳香化转化成雌二醇（estradiol，E2）。雌二醇是妇女体内生物活性最强的雌激素。卵巢内雌二醇主要通过雄烯二酮-雌酮代谢途径合成。卵巢主要合成雌二醇和雌酮两种雌激素，但在血液循环内尚有雌三醇（E3）。非妊娠期妇女雌二醇生成率为 100～300ug/d，雄烯二酮为 3mg/d，外周组织中雄烯二酮转化为雌酮的转化率为 1%，占雌酮每天生成量的 20%～30%。雌三醇是雌酮和雌二醇的外周代谢产物，而不是卵巢的分泌产物。雌三醇的形成代表一般雌激素代谢的"解毒作用"，即把高生物活性物质转变成低活性的形式。

雌酮　　雌二醇

16α-羟雌酮　　雌三醇

95%的雌激素为卵巢分泌，排卵前的雌激素主要由颗粒细胞分泌，排卵后的雌激素和孕激素主要由黄体细胞分泌，其分泌的功能随着卵巢功能周期性变化而波动。从肾上腺及周围血转化而来的雌酮（estrone，E1）占。雌激素是在 FSH 和 LH 两种促性腺激素作用下，由卵巢卵泡膜细胞、颗粒细胞共同合成的，即两促性腺激素两细胞学说。

（二）孕激素合成与代谢

孕激素是由卵巢的黄体细胞分泌，以孕酮为主。胆固醇在细胞的线粒体内，经裂解酶作用，转化为孕烯醇酮（pregnenolone）。孕烯醇的酶缺陷导致 17 酮是合成孕激素、雄激素和雌激素的前体。孕烯醇酮通过 3β-羟甾脱氢酶（3 beta hydroxysteroid dehydrogenase）使 C3 上的羟基氧化为酮基；再经 Δ5-4 异构酶使 C5-6 位的双键转为 4-5 位，即形成孕酮。非妊娠女性外周组织不能由类固醇转化为孕酮，故孕酮生成是由肾上腺和卵巢分泌的总和（包括肾上腺分泌的一小部分孕酮）。排卵前孕酮的血液生成率<1mg/d，黄体期增至 20%～30mg/d。孕酮代谢的大致过程与其他性激素相似，但较雌激素复杂，在肝脏中灭活成孕二醇，且 10%～20% 的孕酮以孕二醇的形式排出体外。孕三醇是尿中 17-羟孕酮的主要代谢产物，对肾上腺性综合征（Adrenal syndrome）有临床意义。肾上腺性综合征的酶缺陷导致 17-α 羟孕酮的蓄积并增加孕三醇的排泄。

孕酮 → 17-羟孕酮

孕二醇　　孕三醇

（三）雄激素合成与代谢

卵巢内生成的主要是脱氢表雄酮和雄烯二酮，仅有少量的睾酮，主要由来自卵泡膜细胞的间质组织分泌。雄激素是由孕烯醇酮合成雌激素过程中的关键中间产物。由孕烯醇酮转化为雄激素有两条途径：一条途径是在17a-羟化酶（CYP17）、17，20-裂解酶（CYP17）和3β-脱氢酶（3β-HSD）作用下，孕烯醇酮经羟化、裂解、脱氢逐步转化为脱氢表雄酮和雄烯二醇；另一条途径是先在3β-HSD作用下脱氢，再经CYP17作用羟化、裂解生成雄烯二酮。

正常女性月经中期，血液中雄烯二酮和睾酮浓度也会因为间质组织的正常蓄积而升高。在另一种情况下，如卵巢间质组织的过度蓄积或存在分泌雄激素的肿瘤时，睾酮就会成为主要的雄激素分泌产物，浓度升高。在正常女性体内，每天生成的DHEA和雄烯二酮中，有90%的DHEA来自肾上腺，来自卵巢的约为10%；雄烯二酮40%～50%来自卵巢，40%～50%来自肾上腺，其余的来自外周组织。正常妇女的睾酮生成率在0.2～0.3mg/d，其中50%由外周组织中雄烯二酮转而来，25%由卵巢产生，剩余25%由肾上腺分泌。某些组织如阴蒂、毛囊、皮脂腺中的雄激素，尤其是睾酮可受5a-还原酶的作用转化为双氢睾酮（dihydmtestosterne，DHT）。5a-还原酶在体内有两种存在形式：1型和2型，由独立的基因各自编码。1型还原酶存在于皮肤中，2型还原酶主要存在于与生殖相关的组织中。DHT这一5a衍生物在靶组织中形成，并且也是多种靶组织中主要的雄激素形式。它在外周血中不易测到，局部含量也很小，但有着较强的作用，可主导男性性器官的生长。DHT被认为是胞内分泌激素（Endocrine hormone），在靶细胞内产生并发挥作用。

大部分DHT在细胞内完成代谢，血液中DHT含量只占睾酮的1/10。显然，睾酮仍是血液中的主要雄激素形式。即使在对 DHT 敏感的组织中，如毛囊，也仅在当 DHT 进入胞核后才能呈递雄激素信息。在无法实现睾酮和 DHT 间转化的细胞中，DHT 也能起到雄激素的作用。DHT 在 3a-酮-还原酶的作用下，可转化为无活性的烷二醇（andestanediol）。DHT 的主要代谢产物就是与葡萄糖醛酸相结合产生的 3a-雄烷二醇。可以通过对这一代谢产物在血浆中浓度的测定，反映组织中睾酮转化为 DHT 的活性。男性性器官的发育分化过程中，附睾、输精管和精囊的发育和分化依赖于睾酮的作用，而男性外生殖器、前列腺等的分化发育则需要睾酮转化为 DHT 发挥作用。

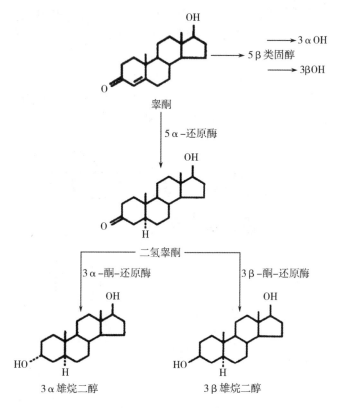

（四）类固醇激素生成过程中起调节作用的基因和蛋白

经过多年研究，几种调节细胞内胆固醇快速转运的蛋白已经明确类固醇载体蛋白 2（Alcohol carrier protein 2, SCP2）、类固醇生成活化因子多肽（Steroidogenic peptide, SAP）、外周苯二氮受体（Peripheral benzene two nitrogen receptor）和类固醇生成快速调节因子蛋白（Steroidogenic rapid regulatory factor protein, StAR-pretein）。其中研究最多的就是 SlAR-protein。StAR 可促进类固醇的生成，并使其进入线粒体内。cAMP 可以在加速 StAR 的 mRNA 和蛋白快速生成的同时，也快速增加胆固醇的生成。StAR 基因突变引起的终止密码子过早表达可以导致类固醇生成障碍的疾病，这是种常染色体隐性遗传病，叫作先天性胎质肾上腺增生症（Congenital fetal adrenal hyperplasia）。

肾上腺和性腺内类固醇生成过程中，通过 StAR 介导胆固醇进入线粒体，而胎盘和脑组织中并非如此。胎盘和脑组织中并未观察到有 StAR 的表达，说明这些组织中存在其他胆固醇转运机制。未进入线粒体的 StAR 是一个含有 285 个氨基酸的蛋白，当被转运至线粒体后，其 N-端的 25 个残基序列即被裂解下来。而发生突变的 StAR 就不会出现这种裂解。

三、类固醇激素的代谢

活性类固醇和代谢物以磺酸和葡萄糖醛酸共轭物的形式排出。类固醇性激素均为脂溶性物，经过肝脏的代谢后转变为水溶性物质，然后通过肾脏从尿液中排出体外。其中雄激素大部分经代谢后以 17-酮类固醇形式从尿中排泄。而雌激素共轭物可能仍具有生物活性，即所谓的"雌激素肝肠循环"，即是雌激素降解为雌三醇葡萄糖醛酸盐或硫酸盐，经肾脏排泄，其中 1/4 的雌激素经过肝脏时与胆汁一同排入肠道，进入肠道内的雌激素可被再次吸收入血而再次利用。余下极少部分未被肠道吸收的雌激素从肠道排泄出去。孕激素也同样经过肝脏代谢后，从肾脏排泄。

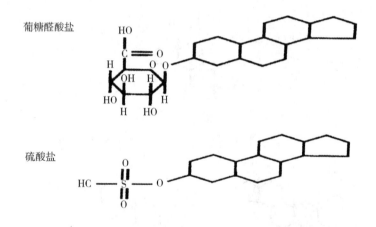

（编者：邢慧琴　王建慧）

第二节　性类固醇激素作用

组织对性激素反应的特异性是由于细胞内受体蛋白的存在，不同的组织如肝脏、肾脏和子宫对激素的应答方式都类似。机制包括：

1. 甾体激素弥散通过细胞膜；
2. 甾体激素与受体蛋白结合；
3. 激素-受体复合物与核 DNA 相互作用；
4. 合成信使 RNA（mRNA）；
5. 转运 mRNA 到核糖体；
6. 最后在细胞浆内蛋白合成产生特异性细胞活性。

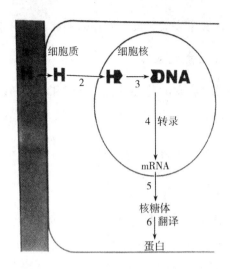

一、雌激素的生理作用

雌激素在体内有广泛的生理学作用，它的主要作用是促进和维持女性生殖器官的发育及第二性征的出现。体内三种雌激素中雌二醇的作用最强，雌三醇最弱，雌酮介于两者之间。雌激素的合成受到下丘脑-垂体的调节，相反，雌激素也对下丘脑-垂体轴有反馈调节作用。

（一）对子宫的作用

1. 促进子宫内膜修复和增生。
2. 增加子宫肌层血液供应，促进子宫平滑肌细胞增生，增厚子宫肌层，增加肌细胞肌纤蛋白和肌动蛋白。
3. 促进宫颈黏液的生长和腺体分泌。

另外，雌激素还可以提升子宫肌层对于催产素的敏感性，因此雌激素也是与子宫肌瘤密切相关的原因。

（二）对阴道的作用

促进阴道上皮基底层细胞增生、分化、成熟以及表浅的上皮细胞角化和核致密变化。

（三）对输卵管的作用

输卵管分泌上皮细胞和纤毛细胞的正常分化、生长有赖于雌激素的存在。

（四）对卵巢的作用

雌激素对卵巢的作用有直接与间接两种。
1. 直接作用：雌激素对卵巢本身的发育是必需的。
2. 间接作用：雌激素可以通过下丘脑垂体前叶，发生正反馈和负反馈两方面的调节作用，可促进或抑制促性腺激素的释放，间接影响卵巢的形态和功能。

（五）对垂体促性腺激素的影响

雌激素对垂体前叶促性腺激素的分泌具有正反馈和负反馈两方面的调节作用。

（六）对乳腺的作用

青春期乳腺的发育主要是由于雌激素刺激的作用。

（七）对胚胎着床的作用

胚胎进入子宫并非立即着床，而是要在子宫内游离一段时间。时间长短与雌激素和孕激素的平衡状况密切相关。

（八）对代谢的作用

1. 蛋白质代谢　雌激素对蛋白质代谢的影响表现为促进蛋白质分解；另一方面对肝脏则有蛋白同化作用，刺激多种血浆蛋白的合成。

2. 脂肪代谢　雌激素还可以调节血脂的代谢，主要是降低低密度胆固醇水平，增加血管弹性，因此绝经后妇女常见的心血管疾病风险增加与长期缺乏雌激素相关。

3. 糖代谢　雌激素能增加葡萄糖刺激胰岛素分泌反应，因而使血浆胰岛素水平增加。单纯的雌激素并不影响糖耐量。

（九）对骨骼的作用

雌激素对骨质的成骨细胞有特殊的作用，可促进成骨细胞活性，使骨质变得致密。此外，可加速长骨的成骨中心及骨骼的闭合，因而使骨骼的长度增加受到限制。雌激素降低破骨细胞活性，减少骨骼重吸收。

二、孕激素的生理作用

孕激素是保证妊娠正常发展的激素，机体内中有天然孕激素即孕酮，其作用主要限于生殖器官。

（一）对下丘脑-垂体-卵巢轴的作用

孕激素对下丘脑-垂体-卵巢轴存在负反馈调节，可以抑制 FSH 和 LH 的分泌。

（二）对子宫的作用

1. 对非妊娠子宫的作用
（1）对子宫内膜的作用

孕激素对于子宫内膜上皮细胞和间质细胞的作用不同，可以抑制子宫内膜上皮细胞增殖，但能促进间质细胞的蜕膜化。月经周期的黄体期，在雌激素引起的子宫内膜增生变化的基础上，孕激素则进一步促使内模由增生期向分泌期转化。

（2）对子宫平滑肌的作用

孕激素对子宫平滑肌产生负性肌力的作用，使子宫平滑肌松弛，减弱平滑肌活动力。

2. 对妊娠子宫的作用

月经周期的黄体期，在雌激素引起的子宫内膜增生变化的基础上，孕激素则进一步促使内膜由增生期向分泌期转化，为受精卵的着床及其后的胚泡发育做准备（这是孕激素维持妊娠作用的一大因素）；协调子宫内膜与受精卵发育水平的一致；孕激素诱导透明带水解酶的合成，这是受精卵着床的关键；孕激素还可以抑制母体对胎儿的免疫反应，有利于妊娠维持；降低妊娠期子宫对催产素的敏感性，利于妊娠。而这种作用被认为与其能降低细胞内钙离子水平，同时抑制前列腺素合成等机制有关。

（三）对输卵管的作用

孕激素使输卵管上皮纤毛细胞和管腔黏液的分泌减少，从而使精子进入输卵管管腔的运送率及存活率均下降。孕激素还能抑制输卵管的收缩活动，使输卵管平滑肌β肾上腺素能占优势，输卵管峡部舒张。此外还能增加输卵管肌肉对前列腺素E的反应，使输卵管峡部松弛，以利于受精卵加速进入宫腔。

（四）对阴道的作用

促进阴道上皮细胞的脱落。

（五）对宫颈黏液的作用

孕激素可使宫颈黏液量减少，黏液中蛋白量增高，从而使宫颈黏液黏稠，拉丝度变小，羊齿植物叶状结晶消失，出现椭圆小体，进而使纤维间通道变窄，不利于精子通行。这一改变也是孕激素类避孕药避孕作用的重要机制之一。

（六）对乳腺的影响

孕激素能促进乳腺小叶的发育。妊娠期高浓度的雌激素、孕激素使得乳腺进一步发育，为泌乳做好准备。

（七）对脂质代谢的作用

不同孕激素化合物生物活性不同，对脂质代谢的影响不同。但单独应用与低剂量雌激素配伍组成口服避孕药时，对脂质代谢的影响明显，他们主要通过两种途径影响体内脂质代谢：

1. 拮抗雌激素引起的血脂和脂蛋白改变的作用，尤其是拮抗雌激素诱导 HDL-C 增高的作用。

2. 拮抗雌激素增高血中性激素结合蛋白（sex hormone binding globulin）的作用。

（八）对糖代谢的作用

不同化学结构的孕激素化合物对糖代谢的影响不同。关于孕激素化合物对糖代谢的影响机制，尚不清楚。

三、雄激素的生理作用

雄激素不仅是合成雌激素的前体，而且也是维持女性生殖功能的重要激素之一。

（一）对生殖系统的作用

1. 刺激生精功能主要是睾酮的作用；
2. 促进胎儿性器官的发育；
3. 促进男性副性征的发育；
4. 诱导中枢神经系统-下丘脑的分化；

（二）同化作用

雄激素及同化激素制剂对某些雄激素敏感的组织，如骨骼肌、骨、肾等，具有明显促进蛋白质合成代谢作用，即所谓同化作用。

（三）刺激骨髓造血功能

在骨髓造血功能低下时，雄激素能刺激骨髓的造血功能，特别是促进红细胞的生成。雄激素仅能少量增加血红蛋白浓度。

（四）其他

雄激素能促进免疫球蛋白的合成，增强机体的免疫功能和抗感染的能力；有类似糖皮质激素的抗炎作用；对维持女性性欲也非常重要。此外，雄激素还有增加远侧肾小管对水、钠的再吸收和保留钙的作用。

（编者：邢慧琴 王建慧）

第三节 类固醇激素受体

组织对性激素的特异性反应是由组织或细胞内特异受体的存在而决定的。不同的组织对于同一种激素的应答机制却十分相似。类固醇激素受体可通过多种机制调节基因转录或转录后事件。

重要的性类固醇激素包括雌激素、孕激素和雄激素，遵循基本机制发挥生物学效应。负责类固醇激素跨膜转运的因子并不明确，但血液中游离激素的浓度决定了细胞功能的发挥。未与激素结合的游离受体与热休克蛋白（heat shock protein）结合，保持受体结构稳定，使DNA结合位点处于无活性状态。性激素一旦进入细胞，就会与各自相应受体结合，引发受体变构或激活。所谓受体变构或激活是指激素与受体结合后，激素受体复合物的构型发生变化，受体-热休克蛋白复合物发生解离，暴露出结合位点，促进复合物与核内 DNA 的结合。激素受体复合物与激素反应元件（HRE，位于基因上游的特异性 DNA 位点）结合。在激素发挥生物效应的过程中，激素与受体的解离率、胞核内染色质与激素受体复合物结合体的半衰期长短是重要影响因素。因为正常情况下，激素反应元件较为丰富，但仅有极少部分长期结合占据。性激素的合成主要发生在细胞质内，但雌激素、孕激素受体在合成后须立刻转入细胞核内，构成了核信号网络。细胞合成蛋白质时，每 3 分钟从胞质中输入约 100 万个组蛋白分子。特定细胞能够合成 1 至 2 万种不同的蛋白质。这些蛋白质合成后的去向是由蛋白自身决定的——蛋白自身的定位信号（localization signals）。

在大多数情况下，对类固醇激素受体而言，它的信号序列位于铰链区（hinge region），可与几组多肽以合作的形式通过以下几种形式激活转录：

1. 其他转录因子　与 DNA 和聚合酶相互作用的多肽；

2. 共活化和共抑制因子：共调因子或连接蛋白，与受体转录活化区相互作用；

3. 染色质因子　促使影响转录的结构变化。除二聚化类固醇受体与 DNA 反应元件相结合外，类固醇激素活性还受其他影响转录活性机制的调节，如其他蛋白转录因子、共活化因子和共抑制因子等。

激素-受体复合物的加工和处理就是基因活化后对激素-受体复合物的解体作用。

一、雌激素受体（ER）

雌激素有两种受体，雌激素受体 a（ER-a）和雌激素受体 β（ER-β）。近年来第三种雌激素受体 ER-y 也已从硬骨鱼（teleost fish）中得到克隆。由于其激素特征不明显，很难确定与 ER-a 和 ER-β 的相似性，因此人类组织中的 ER-y 被称为雌激素相关受体 Y。ER-a 和 ER-β 的激素结合特性十分类似，提示它们对同一激素有相似的反应模式。雌激素受体的结构上可分为调节区域（A/B 区）、DNA 结合区域（C 区）、铰链（D 区）、激素结合区域（F 区）。其中 E 区除了与激素结合外，这一区域还含有可引起二聚化（dimeriation）的辅助因子结合位点及转录功能活化区 TAF-2。TAF2 可与热休克蛋白尤其是 hsp90 结合，阻止二聚化与 DNA 的结合；DNA 结合区 ER-β 有 97% 的氨基酸序列与 ER-a 同源；激素结合区有 59% 同源。两种受体与雌激素反应元件结合亲和力相同。它们的不同在于雌激素对不同受体的亲和力不同。遗传信息的差异引起了亲和力的差异，作用机制亦不同。

雌激素受体虽然和类固醇家族受体一样位于细胞核内，但它参与核浆穿梭（nucleocytoplasmic shutting），即连续不断地从核内弥散出来，又快速地被转运回核内。穿梭一旦受到阻碍，受体便会在胞质内很快被降解。缺乏雌激素时，受体与雌激素反应元件相连亦会引发蛋白酶体的降解信号，从而被降解。

转录活化区（Transcriptional activation region，TAF）是受体的一部分，与 DNA 结合后可激活基因转录。配基结合诱导构想使 TAFs 完成其任务。雌激素受体突变体可与野生型雌激素受体结合形成二聚体，再与雌激素反应元件结合，但不能进行转录。这就说明，转录是雌激素依赖性的结果。雌二醇可引起受体构象的变化，与 TAF-1/TAF-2 产生协同作用。

ER-a 中含有多个磷酸化位点和转录激活功能区（Transcriptional activation domain, TAF-1），故雌二醇与 ER-a 和雌激素反应元件特定位点结合可促进基因转录。而 ER-β 的 TAF-1 与 ER-a 的不同，故在同一系统中雌二醇与 ER-β 结合就抑制基因转录。

二、孕激素受体（PR）

在转录水平上，雌激素诱导孕激素受体（PR）的生成，孕激素则可以在转录和翻译两个水平上降低它的生成（可通过受体磷酸化作用）。类似于雌激素，孕激素受体也存在两种形式：PR-A 和 PR-B。PR-A 和 PR-B 的分子量分别为 94 000 和 114 000。PR-B 含有 933 个氨基酸，比 PR-A 多 164 个。且 PR-B 还具有一个独特上游部分成为 B-上游片段（BUS）。虽为同一基因表达，却是由不同的启动子引发转录的结果，构成了一个复杂的转录调节系统。孕激素受体均与某些附加蛋白相关，便于与激素结合发挥受体活性。

在孕激素中，TAF-1 位于 91-氨基酸区段属 DNA 结合区上游，TAF-2 位于激素结合区域。某些细胞内 BUS 还存在有 TAF-3，可以增强其他 TAFs 的作用或者自动激活转录。孕激素受体与类固醇受体超家族作用机制相同，与热休克蛋白结合形成无活性的复合物；与激素结合，发生聚化；结合 DNA 与孕激素反应元件；磷酸化和各种蛋白调节转录。PR 特异性受体和活性不仅受二聚体种类的影响，同时，靶细胞种类还决定了 PR-A 和 PR-B 的转录活性，尤其是启动子的影响。大多数细胞中，PR-B 是孕激素反应基因的正向调节因子，PR-A 抑制 PR-B 的活性。PR-B 转录活性会受到自身羧基末端突变影响，而 PR-A 却不会。这说明孕激素受体转录激活和抑制是由两条独立的途径分别进行的。

对于所有的类固醇，PR-A 的主要活性提示 PR-A 无论在哪里表达都会调节类固醇激素的作用。PR-A 与雌激素受体形成异型二聚体，PR-A 不能阻止雌激素受体与 DNA 结合，也不会改变雌激素受体的结构。所以任何一个 PR-A 均可与雌激素受体竞争一种关键蛋白，在这种情况下 PR-A 将抑制含有关键因子细胞中的雌激素受体，或雌激素受体的靶就是一种关键蛋白，也是必需的转录活化因子。

三、雄激素受体

雄激素受体也存在两种形式：较短的 A 型和全长的 B 型。雄激素受体 DNA 结合区的氨基酸序列与孕激素的极为相似，但雄激素在细胞的作用机制更为复杂。雄激素可通过以下三种途径中的一种发挥作用：

1. 在细胞内使睾酮转化为双氢睾酮（DHT）-内在分泌活性；
2. 睾酮直接发挥作用-内分泌活性；
3. 细胞内转化为雌二醇（芳香化作用）-内在分泌活性。

（编者：邢慧琴　王建慧）

第十三章 生殖内分泌功能检测

第一节 性激素基础值测定

性腺功能的检测主要包括检测垂体分泌的促卵泡生成素（FSH）、促黄体生成素（LH）、垂体泌乳素（PRL）、卵巢分泌的雌二醇（E2）、孕酮（P）、睾酮（T）以及雌三醇（E3）等。

女性激素的分泌水平与月经周期密切相关，表现为周期性波动变化，故检验时须注明受检者的末次月经时间，以便了解患者抽血时处于其月经周期的哪一段。患者应严格按照医生要求时间进行采血。

一、促黄体生成素

促黄体生成素（LH）可以预测排卵，在女性黄体生成素、促卵泡生成素和雌二醇相互作用下，促进卵巢激素的合成。黄体生成素的测定可以用于预测排卵和排卵异常的诊断，但需注意口服避孕药、超排卵药、激素替代治疗、卵巢切除术时也可影响黄体生成素水平。

参考值：

女性血清 LH

1. 卵泡期：0.58—9.85mIU/ml。
2. 排卵期：5.54—55.92mIU/ml。
3. 黄体期：0.25—9.97mIU/ml。
4. 绝经期：1.52—99.97mIU/ml。

男性血清 LH　0.62—7.94mIU/ml。

二、促卵泡生成素

促卵泡生成素（FSH）是由垂体分泌的激素，可以促进卵泡的生长发育和成熟，对于生殖功能起到非常重要的作用。FSH滴度升高预示卵泡即将破裂，可以预测排卵和做排卵异常的诊断，以及预测对超排卵药物的反应等。

参考值：

女性血清 FSH

1. 卵泡期：2.56—15.08mIU/ml。

2. 排卵期：2.59—17.99mIU/ml。
3. 黄体期：1.54—9.41mIU/ml。
4. 绝经期：3.89—134.45mIU/ml。

男性血清 FSH　1.13—11.1mIU/ml。

三、垂体泌乳素

垂体泌乳素（PRL）是垂体分泌的一种蛋白激素，主要生理功能是维系产后泌乳，同时还与卵巢激素共同作用促进分娩前乳房导管和腺体的发育。PRL 的合成和释放过度将导致性腺功能低下综合征，在女性中非常多见。女性 PRL 升高可引起泌乳、不明原因的不育症、无排卵伴闭经，最严重者可出现重度雌激素降低。高催乳素血症是导致大多数女性不孕的常见原因。

参考值：

（1）女性血清 PRL　3.24—29.57ng/ml。

（2）男性血清 PRL　97—405ng/ml。

四、雌二醇

雌二醇（E_2）主要由睾丸、卵巢和胎盘分泌，释放入血循环，是生物活性最强的天然雌激素。E_2 的浓度变化很大，视月经周期的时相而定。E_2 测定可以作为女性早熟诊断指标之一，有助于男性乳房发育分析，评定女性雌激素减少症和过量产生等，会受服用避孕药、超排卵药物和雌激素替代治疗等影响。

参考值：

女性血清 E_2

1. 卵泡期：1.85—114.78pg/ml。
2. 排卵期：10.64—187.97pg/ml。
3. 黄体期：4.21—129.10pg/ml。
4. 绝经期：1.36—4.2pg/ml。

男性血清 E_2　5.19—96.02pg/ml。

五、孕酮

孕酮（P）由卵巢合成分泌，主要生理功能是促使子宫内膜增殖，给胎儿的早期生长及发育提供支持和保障，而且能够对子宫起到一定的镇定作用，为受精卵着床做准备。孕酮检测广泛用做确诊排卵，以及对妊娠前三个月的妊娠意外如先兆流产、异位妊娠的处理作参考。

参考值：

女性血清 P

1. 卵泡期：0.16—11.59nmol/L。
2. 排卵期：0.35—12.99nmol/L。

3. 黄体期：0.41—26.66nmol/L。
4. 绝经期：0.16—7.32nmol/L。
男性血清 P　0.67—3.31nmol/L。

六、睾酮

睾酮（T）是人体主要的性激素之一，由男性的睾丸或女性的卵巢分泌。睾酮是男性体内主要和唯一具有临床意义的雄性激素。青春期睾酮分泌增加，其高水平一直持续到40岁，然后随年龄缓慢下降。测定早晨的睾酮水平可以对男性睾酮水平下降的程度做出最好评价。

参考值：
(1) 女性血清 T：9—109ng/dL
(2) 男性血清 T：97—405ng/dL

七、雌三醇

雌三醇（E_3）是雌二醇和雌酮的代谢产物。正常妊娠的妇女血清中90%的雌激素为 E_3，主要由胎盘和胎儿肝脏产生，故检测血清 E_3 水平可以作为判断胎儿和胎盘功能状态的良好指标。胎儿宫内生长迟缓、过期妊娠、胎儿宫内窒息、葡萄胎、胎儿先天畸形都可能出现 E_3 降低。发生妊娠高血压综合征、孕妇肝肾功能损害等，E_3 也可能降低。胎儿先天性肾上腺皮质功能亢进症、母婴血型不合可发生血清 E_3 水平升高。

参考值：
1、妊娠 0-12 周血清 E_3：0.3—1.0ng/ml。
2. 妊娠 24-25 周血清 E_3：2.6—17ng/ml。
3. 妊娠 36-37 周血清 E_3：7.2—29ng/ml。
4. 妊娠 40-42 周血清 E_3：8.0—39ng/ml。

（编者：宁伟霞　卢文亮　孟卫京）

第二节　生殖内分泌功能试验

内分泌功能试验可以反映内分泌腺功能状态，可分刺激或兴奋试验与抑制试验。刺激试验观察被刺激的腺体的反应是否正常，而抑制试验对功能升高的腺体能否被抑制。能刺激与被抑制说明有正常的正、负反馈功能。常见的生殖内分泌功能试验包括促性腺激素释放激素（LHRH）兴奋试验和人绒毛膜促性腺激素（HCG）刺激试验。

一、促性腺激素释放激素（LHRH）兴奋试验

LHRH是下丘脑分泌的一种释放激素，作用于垂体，使其释放促卵泡激素（FSH）和黄体生成素（LH），后两者再作用于性腺，调节生殖功能。临床上利用人工合成的 LHRH 来刺激腺垂体，为临床提供诊断依据。

试验方法：选择对照组和患病组，对选择对象抽取空腹血作为 LH 的基础值，然后静脉推注 2.5ml 生理盐水溶解的 LHRH 200ug，分别于注射后 15、30、60、120 min 抽取血液，并及时分离血清，标本置于 -30℃ 冰箱保存，所有标本均测 LH，并于 0 min、120 min 后加测 Tes。

评价：对于继发性性腺功能低下者 LHRH 兴奋试验呈无反应或低弱反应，基础 LH 值可正常或降低，但 Tes 值低于正常。该类患者由于原发性睾丸疾病引起 Tes 分泌减少，反馈至垂体引起 LH 分泌增加，故 LHRH 兴奋试验一般呈强反应。所以，利用 LHRH 兴奋试验结合患者基础 LH 值可鉴别不同类型性腺功能低下。空泡蝶鞍患者表现为 LHRH 兴奋试验无反应，基础 LH 及 T 值均低于正常水平，与继发性性腺功能低下者相似，提示被检患者已有继发性性腺功能低下现象。其他比如男性乳房发育、垂体瘤、老年糖尿病患者 LHRH 兴奋试验均为正常反应，LH 及 Tes 基础值可正常或低于正常。

二、人绒毛膜促性腺激素（HCG）刺激试验

人绒毛膜促性腺激素（HCG）由胎盘合体滋养层细胞分泌，是一种糖蛋白激素，与 LH 的生物学作用、免疫效应上基本相似。HCG 刺激反应可提示有功能的睾丸组织是否存在，可以评价睾丸间质细胞分泌睾酮的功能状况。

试验方法：第一天，测血清激素（尤其是 Tes、FSH、LH、DHEAS、DHT），必要时需查染色体，当天肌注 HCG 2000IU，第 4 天再抽血后第 2 次肌注 HCG 2000 国际单位，第 7 天再抽血，3 次血分别测定睾酮。睾丸未发育或隐睾病人，两次肌注 HCG 尚不足引起足够的反应，必要时继续每隔 3 天肌注 HCG 2000 国际单位，共 12 次，每次注射前抽血测定睾酮。

评价：睾酮水平低下者需要进行人绒毛膜促性腺激素（HCG）刺激试验，反应阳性（注射 HCG 后睾酮上升）提示有功能的睾丸组织确实存在。无睾症的病人，睾酮基础值低，HCG 试验阴性（注射 HCG 后睾酮不增加），隐睾者反应偏低或接近正常人水平。若同时伴有 LH、FSH 增加，提示原发性睾丸发育不良，对 3 天 HCG 实验仅为轻度反应者，需继续进行 HCG 延长试验，试验前测血睾酮，每周二、五各注射 HCG 一次，共 3 周，剂量相同，注射最后一次 HCG 24 小时后，再查睾酮。

（编者：杨静　卢文亮　孟卫京）

第三节　其他生殖内分泌检测

生殖是一个复杂的生理过程，人体中几乎所有激素都和生殖功能相关，但有些是直接作用于生殖系统，与生殖功能密切相关，有些则是间接通过维持机体稳态以保证正常的生殖功能。生殖激素主要由下丘脑、垂体、卵巢产生，调节促性腺激素释放激素、促性腺激素、性激素的分泌，促进卵泡发育和成熟、子宫内膜的周期变化。生殖激素按其来源和生理功能不同分为三类：神经激素、促性腺激素和性腺激素。其中前边提到的基础性激素六项中，促卵泡激素（FSH）和促黄体激素（LH）属于促性腺激

素,而雌激素、孕激素、睾酮、催乳素属于类固醇激素。

一、神经激素

神经系统中的某些神经元既有神经功能又有内分泌功能,这些神经元称为神经内分泌细胞,它们分泌的激素称为神经激素。属于神经激素的生殖激素有促性腺激素释放素、缩宫素和褪黑素,分别由下丘脑和松果体生成并分泌。

二、促性腺激素释放素

促性腺激素释放素(GnRH)是下丘脑促垂体激素,主要由下丘脑神经内分泌细胞以脉冲方式分泌,其主要的生理功能为调节垂体的促性激素(LH、FSH)的分泌与合成。

三、缩宫素

缩宫素主要由下丘脑神经内分泌大细胞合成并分泌,由轴突转运至神经垂体,于该处神经末梢储存,在一定条件或刺激下释放进入血液,其主要的生理功能是在怀孕中晚期使子宫对缩宫素的敏感性增强。缩宫素还可促进乳腺腺泡周围的肌细胞收缩,进而利于乳汁的分泌排出。

四、褪黑素

褪黑素是松果体分泌的吲哚类激素。褪黑素对生物系统的作用主要表现在对青春期发育的调节,控制促性腺激素及性激素的合成、分泌及系列繁殖周期等。其还可抑制下丘脑–腺垂体–性腺轴的活动,使GnRH、LH、FSH含量降低,延迟性成熟,降低促性腺激素诱发的排卵效应。

五、促性腺激素

促性腺激素包括促卵泡激素(FSH)和促黄体激素(LH)以及与LH具有相似立体结构和生物学功能的绒毛促性腺激素(HCG),是一种糖蛋白激素,由受精卵胚胎合体滋养层细胞分泌,可用于诊断早孕、易位妊娠。

六、类固醇性激素

类固醇性激素包括雌激素、孕激素、雄激素、催乳素以及前列腺素。前列腺素在体内含量虽少,但分布广泛,有着重要的生理作用,可刺激下丘脑分泌GnRH,促进排卵和月经来潮,刺激子宫平滑肌收缩,参与分娩的启动。

(编者:宁伟霞 杨静 卢文亮)

第十四章 中医对生殖内分泌的认识

中医学认为生殖是一种复杂的生命现象，是经络、气血、脏腑、天癸综合作用于胞宫的表现。在女性，主要体现为月经与妊娠，其中关系最密切者是肾气、天癸、冲任的盛衰，它们直接影响着妇女一生的生长、发育、生殖及衰老。

女性生殖内分泌系统是一个由五脏、经络、气血、天癸等作用于胞宫而形成的立体的、动态的、网状的调控体系。在西医妇产科学理论中，女性生殖内分泌轴包括下丘脑、垂体、卵巢以及子宫等一系列靶器官和内分泌器官，即"下丘脑-垂体-性腺轴"（hypothalamic-pituitary-ovarianaxis，HPOA），是人体最复杂的调控系统之一，维持着妇女经、带、孕、产的全过程。这一生殖轴系各功能之间相互调节，同时还受到中枢神经系统的调控。中医学关于女性生殖轴的理论中，以"肾-天癸-冲任-胞宫轴"为主导。由于女性生殖系统调控因素的复杂性及多样性，还存在着"心（脑）-肾-子宫轴""肾-天癸-肝-冲任-胞宫轴""心脑-肾气-天癸-冲任-胞宫轴"等理论，

一、肾-天癸-冲任-胞宫轴理论

1. 罗元恺教授"肾-天癸-冲任-胞宫轴"理论

岭南妇科名家罗元恺教授整合梳理了古医籍中有关中医生殖的理论，指出肾气、天癸、冲任的概念首见于《黄帝内经》。《素问·上古天真论》云："女子七岁，肾气盛，齿更发长；二七而天癸至，任脉通，太冲脉盛，月事以时下，故有子；三七肾气平均，故真牙生而长极；四七筋骨坚，发长极，身体盛壮；五七阳明脉衰，面始焦，发始堕；六七三阳脉衰于上，面皆焦，发始白；七七任脉虚，太冲脉衰少，天癸竭，地道不通，故形坏而无子也。"文中以七岁为一个阶段，从肾气的盛虚、天癸至竭、冲任脉的通盛，描述了女子各个时期生长、发育、生殖以及衰老的特征。其明确指示出："妇女的主要生理特点是月经与妊娠，两者均与肾气、天癸、冲脉、任脉有直接关系。先天之肾气得到后天水谷精气的滋养，从7岁以后逐渐旺盛，到14岁左右便初步充实，促使天癸这种物质出现，从而导致任脉通，太冲脉盛，彼此协调，则有月经按期来潮，这标志着青春期的到来，初步具有生殖能力。及至49岁左右，任脉开始衰弱，太冲脉逐渐衰少，天癸这种物质也渐次涸竭，性机能减退，月经便停止不再来潮，生殖器也会渐次萎缩，因而没有生殖能力"。

罗老详细阐述了肾气、天癸、冲任，在与西医学生殖轴理论进行比较后提出，中医学中肾气涵盖了西医学的泌尿系统、生殖系统以及与性周期有关的神经、体液等，主要体现了下丘脑、垂体、肾上腺等一系列功能。《内经知要》指出："肾水主五液，

五气所化之液，悉归于肾"，对肾的主要生理功能进行了明确阐述。古人认为天癸是天一之气所化生的癸水。天癸是男女步入青春期时所产生的一种生殖相关物质，在女子能使任脉流通、冲脉满盛而月经来潮，男子则表现为精液排出。天癸竭止则女子绝经、男子少精，生殖器逐渐萎缩，生殖能力随之减退。可认为天癸是肉眼看不见但在体内客观存在的体液，关系到人体生长、发育、生殖及衰老全过程，认为其相当于垂体、卵巢、睾丸等所分泌的激素。根据医经及历代医家的论述，罗元恺提出了女性"肾气-天癸-冲任-子宫轴"学说，并不断研究，形成中医学女性生殖轴模式，填补了中医生殖轴理论的空白。罗元恺认为："肾气、天癸、冲任与生殖之间关系密切，肾气-天癸-冲任-子宫构成一条轴，成为女性生殖功能与性周期调节的核心，与现代医学提出的下丘脑-垂体-卵巢生殖轴有不谋而合之处，但两者不能简单地画等号，也不能牵强附会。"

2. 杨家林教授"肾-天癸-冲任-胞宫轴"理论

成都中医药大学杨家林教授认为，脏腑、气血、经络的活动男女相同，是人体一切生命活动的基础，但就月经产生的机理而言，仅以脏腑、经络、气血的活动来概括其功能稍显笼统，不能触及本质问题。他认为肾在月经产生的环节上起着特别重要的作用，肾气是月经产生的原动力，肾精是月经产生的物质基础。杨老强调了肾、天癸、冲任、胞宫是月经产生的重要环节，但并不否认其他脏腑、气血、经络在月经产生中的作用，认为肾还可通过其他脏腑对月经进行调节。月经的主要成分是血，血由脏腑所化生，赖气以运行。心主血，肝藏血，脾生血统血，肺朝百脉、主气、帅血，共同调节月经的产生，同时又参与气血的贮藏、统摄、运行与调节。经络是气血得以到达胞宫的通路，直接参与月经的生理活动。因此其提出月经产生的机制是肾-天癸-冲任-胞宫轴心，同时肾气充盛是月经产生的最根本的原动力，而其他各脏在月经产生的环节上只是间接因素。机体的活动是复杂的，在某些情况下，脏腑气血经络任何一个环节失常都会反过来影响月经的产生。因此，杨老认为肾、天癸、冲任、胞宫是月经产生的主轴，脏腑、气血、经络的活动是月经产生的基础。

二、心（脑）-肾-子宫轴

南京中医妇科名家夏桂成教授根据《内经》中关于肾藏精，主生长、发育与生殖，及心藏神，主血脉等理论，通过长期的临床实践与科学研究，发现了心肾在月经周期节律、生殖节律中的主导作用。结合后天八卦理论、坎离与心肾关系，其创立了女性心（脑）-肾-子宫生殖轴调节理论。

他提出，女性在生殖方面阴阳消长转化的调节是在心肾子宫轴作用下形成的。夏老总结出奇偶数律，体现生殖活动的演变，在观察月经周期演变及调周法的过程中，运用易学中的后天八卦学说探讨天、地、人三者间的运动规律及相互影响，同时精研脏腑关系，提出了"心-肾-子宫生理生殖轴"。心肾相交，亦体现在脑窍骨髓方面。心者，包括脑，内藏神明，脑为髓之海，肾者藏精，亦主骨髓，精能生髓，髓自精生，髓通过骨腔上达于脑以养脑，心脑通过骨髓与肾关联。心脑为神之所藏，精能生髓，髓能养神，精亦能养神，神能驭精，特别是驾驭生殖之精，精卵的排出及受孕，均与心脑有关。心肾相交，水火既济，共同调节着子宫之排经、受孕、分娩等过程，女性月经生殖节律等方面阴阳消长、阴阳转化的调节功能，在心-肾-子宫轴的共同作用下完成。

夏老注重脏腑功能对女性周期活动的影响，注重调理心肾，取得了很好的疗效。夏老重视经间排卵期的治疗，排卵的生理一方面具备氤氲状的气血活动，另一方面是重阴转阳，入夜后排卵。在治疗上从心（脑）-肾-子宫轴出发，一为活血通络促排卵，重在调心；二为补肾调理阴阳。

三、"肾-天癸-肝-冲任-胞宫"轴

肝在女性生殖系统中发挥着重要的作用：(1) 足厥阴肝经与生殖脏器的经络联系。妇女特有的经、孕、产、乳等特殊生理，多与足厥阴肝经的经脉循行有关。《灵枢·经脉》曰："肝足厥阴之脉，起于大指丛毛之际……上内廉，循阴股，入毛中，过阴器，抵少腹，挟胃，属肝，络胆，上贯膈，布胁肋……与督脉会于巅。其支者……复从肝别贯膈……"肝的经脉，与前阴、少腹、乳房有密切的经络联系。若肝之经气不畅，往往影响胞宫、少腹气血的调匀和乳汁的通调。(2) 肝与月经期、量的关系。月经的物质基础是血，孕育、产乳等女性特殊生理均有赖于血的灌濡，故有"女子以血为本"之说。肝主藏血，具有储藏血液、调节血量的作用，全身各部之血，除营养周身外，有余部分在女子则下注血海、溢入胞宫而为月经，孕后则营养胚胎和胎儿，产后则上达乳房而为乳汁。肝通过藏血与疏泄的功能调节着月经的期和量，血海按时满溢，月经才能依时而下，胞宫才能摄精成孕，产后则上达乳房以化乳；若肝血不足，肝失疏泄，则月经的期和量都将发生异常改变，孕育、产乳也成无源之水、无本之木，故有"调经肝为先，舒肝经自调"之说。(3) 肝-情志-内分泌的关系。从西医学下丘脑-垂体-卵巢轴（HPOA）的理论可以知道，神经、内分泌与生殖系统关系十分密切。情志因素是影响内分泌系统的重要原因，它可以通过大脑皮层和中枢神经系统影响下丘脑-垂体-卵巢轴的相互调节。有学者在此基础上提出"肾-天癸-肝-冲任-胞宫"轴学说，认为肾精虽是月经产生的根本，但精必须化以为血，藏之于肝，注之于冲脉，始能转化为月经，故肝在生殖轴中同样起到相当重要的作用，于是在肾-天癸-冲任-胞宫生殖轴的基础上稍加发挥，提出了肾-天癸-肝-冲任-胞宫生殖轴说，强调肝在妇科病症治疗中的重要性，对临床应用具有一定的指导意义，同时也符合现代医学中生理-心理-社会医学模式的理念。

四、心脑-肾气-天癸-冲任-胞宫轴

吴节等根据《内经》中的论述，认为中医所指的心脑在很大程度上与西医的大脑皮层极为相似。作者在多年临床工作中发现，中医辨证为肝郁气滞型月经后期患者多存在不同程度的心理障碍，其发病与心理社会因素密切相关。根据国际疾病分类中 ICD-10 的定义，心身疾病是指与心理或行为因素有密切关系的躯体疾病，此类患者当归

属心身疾病的范畴。随着现代社会竞争日益激烈,工作、生活节奏加快,人际关系复杂,心身应激增加,使得大脑皮层长期处于高度紧张状态,在大脑皮层神经递质控制下的"下丘脑-垂体-卵巢-子宫生殖轴"的调节功能亦受到严重的影响。根据中医"肾气-天癸-冲任-胞宫轴"的调节模式与现代医学"下丘脑-垂体-卵巢-子宫生殖轴"调节系统的相似性,他们提出了中医"心脑-肾气-天癸-冲任-胞宫轴"的新模式,认为与现代医学"大脑皮层-下丘脑-垂体-卵巢-子宫生殖轴"的神经内分泌调节系统极为相似。对由心理情志因素所致的月经后期,从心脑、神志入手,抓住月经后期之卵泡发育迟缓这一病理关键环节,调节性腺轴,采用安神调经针法,促进卵泡发育,治疗月经后期。安神调经针法根据月经周期"心脑-肾-天癸-冲任-胞宫轴"的调节模式,采用神庭、四关、三阴交为主穴,以调节心脑为主,平调肾、天癸、冲任、胞宫,以达到安神定志,和血调经的目的,并以此为突破口,为心身疾病引起的各种妇科病的针灸治疗提供了一种新方法、新思路。

由上可知,以肾为主者有"肾-天癸-冲任-子宫"调节轴说;以心肾为主者有"心(脑)-肾-子宫轴"说与"心脑-肾气-天癸-冲任-胞宫轴"说;以肾肝为主者有"肾-天癸-肝-冲任-胞宫生殖轴"说。可见,人们在五脏调控女性生殖方面做了很多有益的探索,这对女性生殖疾病的诊疗有很重要的意义。但认真分析上述生殖轴说可以发现,这些理话均为单一的线性递进关系,不符合女性生殖调控的客观规律。以"肾-天癸-冲任-子宫"轴为例,此说认为肾通过产生天癸,进而促进任通冲盛,作用于胞宫而经调子嗣,但肾还可以直接作用于胞宫;肾产生天癸后,天癸也可以直接作用于胞宫;肾亦可通过经络(包括十二正经与奇经八脉,以冲任督带为主)作用于胞宫;肾可以通过调节气血影响胞宫,等等。其他生殖轴说也存在类似的问题。也就是说,五脏可以通过各种途径作用于胞宫。所以,五脏对女性生殖的调控,不应为单一的线性关系,应是由五脏、经络、气血、天癸等作用于胞宫而形成的立体的、动态的、网状的调控体系。

(成稿:田丰 郭兴萍)

参考文献

1. 庞保珍,赵焕云. 不孕不育中医治疗学 [M]. 北京:人民军医出版社,2008.
2. 庞保珍,庞清洋,赵焕云. 不孕不育中医外治法 [M]. 北京:人民军医出版社,2009.
3. 庞保珍. 不孕不育名方精选 [M]. 北京:人民军医出版社,2011.
4. 庞保珍. 男性健康之道 [M]. 北京:中医古籍出版社,2012.
5. 庞保珍. 性功能障碍防治精华 [M]. 北京:人民军医出版社,2012.
6. 李淑玲,庞保珍. 中西医临床生殖医学 [M]. 北京:中医古籍出版社,2013.
7. 曹开镛,庞保珍. 中医男科病证诊断与疗效评价标准 [M]. 北京:人民卫生出版社,2013.
8. 庞保珍,庞清洋. 女性健康漂亮的智慧 [M]. 北京:中医古籍出版社,2015.

9. 庞保珍，庞清洋．战胜不孕不育的智慧［M］．北京：中医古籍出版社，2015．
10. 庞保珍．不孕不育治疗名方验方［M］．北京：人民卫生出版社，2015．
11. 庞保珍．优生优育——生男生女好方法［M］．北京：中医古籍出版社，2016．
12. 孙自学，庞保珍．中医生殖医学［M］．北京：人民卫生出版社，2017．
13. 乐杰．妇产科学［M］．北京：人民卫生出版社，2006．
14. 尤昭玲．中西医结合妇产科学［M］．北京：中国中医药出版社，2006．
15. 熊承良．临床生殖医学［M］．北京：人民卫生出版社，2007．
16. 李蓉，乔杰．生殖内分泌疾病诊断与治疗［M］．北京：北京大学医学出版社，2012．
17. 李力，乔杰．实用生殖医学［M］．北京：人民卫生出版社，2012．
18. 瑞兹克．不孕症与辅助生殖［M］．孙鲲，主译．北京：人民卫生出版社，2013．
19. 乔杰．生殖医学临床诊疗常规［M］．北京：人民军医出版社，2013．
20. 陈子江．生殖内分泌学［M］．北京：人民卫生出版社，2017．
21. 牛建昭，薛晓鸥．中西医结合女性生殖内分泌学［M］．北京：人民军医出版社，2008．
22. 张丽珠．临床生殖内分泌与不育症［M］．北京：科学出版社，2006．
23. 史小林．人类生殖学［M］．北京：科学出版社，2002．
24. Leon Speroff，等．临床妇科内分泌学与不孕［M］．6版．李继俊，主译．济南：山东科学技术出版社，2003．
25. 李继俊．妇产科内分泌治疗学［M］．3版．北京：人民军医出版社，2014．
26. 李继俊．妇产科内分泌治疗学［M］．北京：人民军医出版社，2005．
27. 罗元恺．肾气，天癸，冲任的探讨及其与妇科的关系［J］．上海中医药杂志，1983，（1）：11-13．
28. 张宸铭，倪张俊，罗颂平．从经穴特异性研究"中医生殖轴"的思路［J］．广州中医药大学学报，2013，30（3）：291-293．
29. 杨家林．月经产生的重要环节-肾-天癸-冲任-胞宫轴心［J］．四川中医，1983，（2）：14-16．
30. 吴节，蔡雪梅，奎瑜．安神调经针法治疗月经后期探析［J］．中医药学刊，2005，（7）：1214-1216．

男性不育篇

第十五章 男性不育概述

世界卫生组织（WHO）规定，夫妇未采用任何避孕措施同居1年以上，性生活正常，由于男方因素而致女方不孕者，称为男性不育症。其实男性不育并不是一个独立性疾病，而是男性其他疾病或多种因素最终导致的结果。生殖生理研究证实，男性在正常生育中起着两大作用，一是产生正常的生殖细胞——精子；二是能使精子与卵子正常结合。男性能否正常发挥这两大作用，受诸多因素或疾病的影响。任何能够干扰男性生殖的某一环节，均可造成男性不育。

中医学对男性不育的认识可谓是源远流长。《周易》中有不育之病名；《山海经·中山经》中记载有许多治疗男性不育和增强男性生育能力的药物；《黄帝内经》首次提出了以"肾"为核心的男科学理论，指出肾精的盛衰，天癸的有无，气血是否充盈，脏腑功能是否协调，直接影响着男性生育能力，同时论述了许多可致男性不育的病证。之后，历代医家对男性不育的病因、病机与治疗都进行了比较系统的研究。

一、流行病学

据WHO（世界卫生组织）调查，15%的育龄夫妇存在着不育的问题，而发展中国家的某些地区可高达30%，男女双方原因各占50%。

二、发病机制

（一）西医病因病理

1. 先天发育异常

先天性发育异常是导致男性不育的重要原因，主要指睾丸、外生殖器发育异常，输精管道以及其他与生育比较密切的器官的异常。

（1）睾丸发育异常

1）无睾：即睾丸先天缺如。这类患者的染色体大多数为46XY，表现型为男性，但由于没有睾丸，故至青春期无第二性征出现，无生育能力，血促性腺激素较高。单侧无睾多发生于右侧，并常伴对侧隐睾。双侧无睾异常导致性别异常及合并类宦官症。

2）隐睾：隐睾是常见的睾丸先天性异常。在正常情况下，胎儿在第7～8个月时睾丸降入阴囊，但有3%足月男婴和30%早产男婴发生隐睾。这些男婴大多在出生后数月或最长不超过1周岁即可降入阴囊。成人隐睾症约为0.3%～0.7%，双侧隐睾所致不育者为50%～100%，单侧隐睾为30%～60%。隐睾根据睾丸所在部位不同可分为腹内高位隐睾、腹股沟隐睾、阴囊高位隐睾和滑动性隐睾4种。隐睾要注意和无睾相鉴别。

3）多睾：较罕见，病因未明，多数认为是生殖嵴内上皮细胞群分裂的结果，多无明显症状，常于无意中发现阴囊中有多个睾丸。多余睾丸一般不能正常发育，因存在恶变可能，应尽早把多余睾丸切除。

4）Kallmann综合征：是由于先天性促性腺激素（LH、FSH）缺乏引起性腺发育不全，同时伴嗅觉丧失或减退的先天性隐性遗传性疾病。因性腺发育障碍，故睾丸不能产生精子，而失去生育能力。

5）Klinefelter综合征：先天性睾丸发育不全综合征，也称睾丸曲细精管发育不良。其主要表现为睾丸小，阴茎小，形体从耻骨到足底距离较长，手臂也比正常人长，乳房女性化，另类阉割体型，尿内促性腺激素高。外周血染色体核型为性染色体非整倍体异常，90%为47XXY，10%为47XXY/46XY嵌合型。

6）两性畸形：分假两性畸形和真两性畸形两种。假两性畸形是指患者只有一种性腺存在，但生殖器和（或）第二性征发育异常，具有两性特征。真两性畸形是指这类患者的性腺兼有睾丸和卵巢两种组织，表现型也具有两性性征。

男性假两性畸形外生殖器发育像女性，但性腺是睾丸，男性第二性征不显著，有女性体型，细胞核型分析为46XY，故本质上是男性。

真两性畸形同一机体存在睾丸和卵巢两种性腺组织，呈现两种性征，外生殖器大多认为是男性，但有周期性血尿（月经）。根据双重性腺的部位，可出现一侧为睾丸或卵巢，而另一侧兼有卵巢和睾丸，或双侧均有睾丸和卵巢组织，或一侧为睾丸而另一侧为卵巢，外表可显示男性或女性。

(2) 输精管道发育异常

据统计，输精管道缺陷约占男性不育发病率的1%～2%，是导致无精子症的重要原因，主要指输精管、附睾、精囊发育异常，以及尿道上裂和尿道下裂。其中尿道下裂是临床较常见的先天性畸形，一般根据尿道开口异常的部位，分阴茎头型、阴茎型、阴茎阴囊型和会阴型，后两种可影响排尿功能和性生活，故可导致不育。

(3) 外生殖器发育异常：男性外生殖器发育异常，是指阴茎、阴囊发育异常。无阴茎、阴茎发育不良、双阴茎都较为罕见。小阴茎是指青春期后阴茎长度不足3cm，因影响性生活可导致不育。

2. 男性下丘脑-垂体-性腺轴功能紊乱

人类的正常生殖活动有赖于这一性腺轴功能的自然生理调节。无论何种原因引起这一性腺轴功能紊乱，即可引起男性不育。

(1) 性腺分泌功能异常：一般分为性腺功能亢进和性腺功能低下两种。

1）性腺分泌功能亢进：常见的为睾丸间质细胞瘤，由于其分泌较多的雄性激素（睾酮），经肝代谢转化为雌激素，使体内雌雄激素比例失调。临床表现为男性女性化，乳房增大，勃起障碍，不育等。

2）性腺分泌功能低下：常见的病因有以下几种。

下丘脑病变：Kallman 综合征（性幼稚—嗅觉丧失综合征）；Laurence-Moon-Biedl 综合征（又称视网膜色素变性，多指肥胖生殖器异常综合征）；Prader-Will 综合征（性幼稚低肌张力综合征）、Frohlich 综合征（肥胖生殖无能综合征）、选择性黄体生成素（LH）缺乏症。

垂体原因：如高催乳素血症、青春期后垂体部分或全部衰竭（因肿瘤、放射性、血管畸形等导致）、青春期前垂体衰竭（垂体性侏儒）等。

睾丸原因：如 Klinefelter 综合征、Xyy 综合征、男性 Turner 综合征、唯支持细胞综合征、先天性无睾丸等。

（2）甲状腺疾病：常见有甲状腺功能亢进和低下。前者多伴男性乳房发育、性欲下降等症状，后者常发生程度不等的睾丸合成睾酮减少，精子生成障碍，并发生性功能紊乱。二者均可导致男性不育。

（3）肾上腺疾病

1）先天性肾上腺增生症：因分泌过量睾酮而通过抑制垂体分泌促性腺激素，出现青春期早熟，但睾丸不发育，无精子。

2）女性化肾上腺皮质肿瘤：因分泌过量雌激素而使男性出现女性化，表现为乳房发育，睾丸组织萎缩，精子生成障碍。

3）Addison 病：是因肾上腺皮质萎缩或破坏引起皮质醇或醛固酮缺乏，可伴有性欲下降，继发于垂体或下丘脑疾病的肾上腺皮质激素不足者，可致睾酮分泌减少和精子生成障碍，发生少精子症或无精子，从而导致不育。

4）Cushing 综合征：因肾上腺皮质激素分泌过多所致，可伴有性欲减退和勃起障碍，影响精子生成。

5）醛固酮增多症：男性伴有性欲减退、勃起障碍等。

（4）糖尿病

许多研究表明，葡萄糖对正常生精过程的进行起着重要作用，血糖是生精上皮的主要能源，而睾丸中的非生精上皮（支持细胞和间质细胞）主要依靠脂类代谢供能。糖尿病是人体内胰岛素分泌相对或绝对减少而引起的一种糖代谢紊乱性疾病。由于葡萄糖的利用障碍常伴有性功能障碍和生精功能减退，从而导致男性不育。

3. 免疫功能异常

在正常情况下，睾丸有免疫屏障隔离，即"血睾屏障"。当这种免疫屏障被破坏时，即可发生自身免疫反应。如腮腺炎引起的睾丸炎、附睾炎、前列腺炎、精囊炎；因损伤或感染引起的睾丸萎缩；输精管结扎术；一些不明原因等，引起的免疫反应。生殖道的损伤（如睾丸损伤、输精管结扎）引起的精子自身免疫反应已在动物实验和临床获得证实。为什么身体健康而不育的男性会产生抗精子抗体，其原因未明。其中一种解释是由于生殖道感染引起。许多研究表明，在男性生殖道内存在各种不同的免疫复合物，它们对免疫反应起着托板作用。精液中存在 IgA 和 IgG 的分泌，这些物质可能来自睾丸网和附睾。补体复合物也存在精液中，它们共同完成了在男性生殖道内的抗精子抗体反应。精浆具有免疫抑制及抗补体的特征，可能对上述免疫活性起着调节作用。

精子凝集抗体作用可使精子凝集，精子制动抗体可使精子制动，通过抗精子抗体、细胞毒作用，杀死精子。包裹精子的抗体，可降低精子穿透宫颈黏液的能力。抗精子抗体还可妨碍正常生理反应，如精子获能过程，以及抑制精子—卵融合的过程。精子的自身免疫可以引起精子发生过程的紊乱而致少精子症或无精子症。

女性的同种精子免疫反应，其中以宫颈水平的免疫反应最大，其次为子宫内膜、输精管。抗精子抗体主要为 IgA 和 IgG。局部的抗精子抗体可从多方面阻碍生殖过程，可以提高巨噬细胞吞噬精子的作用，杀死精子或使精子制动、凝集，影响精子通过宫颈黏液，干扰精子获能、受精等，从而导致不育。

4. 生殖系统感染

生殖系统感染包括特异性和非特异性感染两类，可以影响精子的发生、输送及精子活力和精液状况，从而导致男性不育。尤其是近年来随着性病的不断蔓延，生殖系感染对生育的影响尤为明显。

（1）生殖系特异性感染

1）淋球菌感染：淋菌性尿道炎若失治、误治，常并发前列腺炎、精囊炎和附睾炎，可引起精液质量的改变，或输精管道阻塞，从而导致不育。

2）生殖系结核：多由泌尿系结核发展而来，可造成输精管和附睾阻塞，从而引发不育。

3）腮腺炎合并睾丸炎：据统计，12～18岁的男性腮腺炎患者，约20%并发睾丸炎，约1/4可因睾丸炎造成不育。若单侧睾丸受损，生育力可能会下降；若双侧睾丸受损，睾丸曲细精管均受到严重破坏，可致少精子症或无精子症，引起不育。

4）支原体、衣原体感染：支原体从形态而言是介于细菌和病毒之间的一种病原微生物，有解脲支原体和人型支原体两种，并认为人类是其唯一宿主。衣原体是类似于革兰阴性细菌的微生物，只能在细胞内繁殖。衣原体、支原体生殖道感染，可致非细菌性尿道炎、附睾炎，影响精子质量，从而导致不育。能否引起前列腺炎，目前尚有争议。

（2）生殖系非特异性感染：细菌感染需氧革兰阴性杆菌、肠道球菌是男性生殖道感染较常见的病原体，它们在尿道炎的发病中不处于重要地位，但易致前列腺炎、附睾炎、精囊炎。革兰阴性杆菌对精子是否有影响，目前尚无定论。有人发现，大肠杆菌感染的生殖道炎症患者，精子活动度降低。在精子活动异常及精子凝集所致不育的患者中，查出64%有细菌感染。

此外，前列腺炎也可影响生育。据研究，精液液化不良的主要原因即是前列腺炎。精囊腺炎可致精囊腺分泌减少，精液量明显降低，精子活力下降，导致不育。

5. 精索静脉曲张

精索静脉曲张是男性不育的主要原因。据有关资料统计，精索静脉曲张伴不育的发病率为35%～40%。有50%～80%的精索静脉曲张患者有精液异常，睾丸活检可见双侧精子发生障碍。

（1）精索静脉曲张所致的生殖病理改变

1）睾丸、附睾的病理改变：精索静脉曲张可导致单侧和双侧睾丸缩小、变软。对此，20世纪70年代就有人报告，如Cockett报告（1979年）左侧精索静脉曲张者左睾丸比右睾丸容积小3～5ml，精索静脉曲张睾丸体积下降到正常睾丸体积的80%。在国内也有学者以睾丸模型对576例正常生育力男性的睾丸体积测量，平均体积为（19.8±3.3）ml（范围12～27ml）；同时对58例精索静脉曲张但能生育者的睾丸体积测量，平均体积为（16.3±3.4）ml。另一组精索静脉曲张伴不育86例，平均睾丸容积右侧为16.2ml，左侧为14.5ml。

许多临床和实验研究均证实，精索静脉曲张所引起的睾丸损害是双侧性的。其病理组织活检表明双侧睾丸的病理变化、范围、程度及病变类型基本相似。Mcfadden和Mehan对101例不育伴精索静脉曲张的病例做睾丸活检，发现曲细精管有细胞脱落、基膜增厚、生精阻滞和Leydig细胞增生。病变组织学类型尽管各家报告不一，但均认为精子发生终止在精子细胞阶段。不成熟生精细胞提前释放入管内，曲细精管壁增厚，间质细胞退行性变，是精索静脉曲张所致睾丸病变的主要表现。20世纪80年代，开始对精索静脉曲张所致睾丸超微结构变化进行研究，结果表明睾丸支持细胞内质网扩张或空泡样变性，精子细胞也有核膜破裂、顶体畸形等表现，睾丸内毛细血管内皮增厚，动脉痉挛，动脉内皮细胞微丝增多等，以及血睾屏障受损。从临床观察来看，若病程较短，病理变化较轻，做精索内静脉高位结扎术可恢复生育力，获得怀孕。但病理改变较严重的则可造成不可逆的睾丸生精功能损害。近来有人对附睾超微结构也进行了观察，发现附睾柱状上皮结构异常，纤维紊乱和稀少。

2）易诱发生殖道感染：研究表明，精索静脉曲张患者由于局部温度升高，睾丸缺氧，代谢产物积聚，附睾功能紊乱，而易合并有生殖道非特异性感染，且感染不易愈合。研究还证实生殖道感染率并不随着精索静脉曲张程度的加重而增加。

3）精液改变：许多研究表明，精索静脉曲张患者，精液中精子数量和活力均降低，尖头或不规则形状的畸形精子增多，自曲细精管脱落的不成熟精子和生精细胞增高。精液中出现原始不成熟精子细胞被认为是精索静脉曲张患者的特征性变化。

（2）精索静脉曲张导致不育的机制：迄今为止，精索静脉曲张所致不育的确切机制尚未明了，为此人们提出了许多假说以阐明其发病机制。主要有：

1）睾丸温度升高：睾丸生精功能得以正常维持，赖于睾丸保持适宜的温度。而曲张的精索蔓状静脉丛包绕睾丸，使精索静脉曲张患者的精索肌筋膜管退化致提睾肌舒缩障碍，睾丸周围的静脉血液淤滞，精索内静脉血液反流，腹腔内较高温度的血液直灌到睾丸而使睾丸温度调节障碍，从而使睾丸温度升高，使睾丸的生精过程发生障碍。

2）血管活性物质及毒性代谢物对睾丸的损伤：精索静脉曲张时，左肾静脉的血液通过左精索内静脉逆流到睾丸，于是肾静脉中含有的来自肾脏和肾上腺的激素物质，如皮质醇、儿茶酚胺、毒性代谢产物如5-羟色胺和肾分泌的前列腺素，都会随精索静脉血逆流进睾丸，进而抑制睾丸生精功能。据研究，精索静脉曲张患者睾丸静脉内的前列腺素E、前列腺素F、儿茶酚胺、5-羟色胺的浓度高于外周血中的浓度，但可的松和肾素的测定显示睾丸静脉内该类物质的浓度并不高于外周血浓度。且这些代谢产物除直接损害睾丸外，已证实儿茶酚胺和前列腺素这些血管活性物质能从睾丸静脉向睾丸动脉转移。实验表明，睾丸静脉内注入儿茶酚胺和前列腺素，睾丸动脉内这类物质也增高，使动脉血管收缩而出现睾丸动脉血流减少。故血管活性物质对睾丸生精功能的抑制，可能是通过睾丸动脉收缩而使血供减少实现的。还有学者认为，前列腺素对男性生育力的影响除了减少睾丸血流量，直接抑制生精功能外，尚能直接引起附属性腺的收缩，使精子不易在附睾内成熟。

3) 曲张导致下丘脑-垂体-睾丸性腺轴功能紊乱：通过精索静脉曲张睾丸组织学研究表明，睾丸间质细胞出现增生，但有表现为退化者，这可能是病变的不同阶段所致。1978年，Meiss取精索静脉曲张者的睾丸组织，测定间质细胞合成睾酮的含量，结果较正常人明显降低，但外周血中睾酮含量未必下降。这种睾丸及附睾局部的睾酮下降也许是导致睾丸精子发生及精子在附睾内成熟的原因。对周围血中FSH、LH、雌二醇（E_2）、睾酮（T）值的变化，目前研究结果不一，有的报告无变化，有的认为T值有所下降，这可能与选择的病例严重程度有差异相关。有人使用促性腺激素释放激素（GnRH）治疗精索静脉曲张性严重少精子患者，使血清LH和FSH明显增加，与高位结扎后的精索静脉曲张少精子症患者使用人绒毛膜促性腺激素（HCG）治疗进行对比研究，显示HCG治疗后可使精液质量改善，提高妊娠率，其机制可能与HCG刺激睾丸间质细胞使睾酮分泌增加有关。

4) 睾丸血流动力学改变影响睾丸代谢：研究表明，精索静脉曲张时，血液淤积，静脉内压增高，可诱发脊髓交感神经反射，使睾丸微小动脉收缩而影响睾丸血供，二氧化碳积聚，进而出现低氧和碳酸升高，造成乳酸的蓄积，从而影响精子的产生。

5) 睾丸、附睾微循环障碍：据研究，精索静脉曲张患者的睾丸局部区域、毛细血管和静脉淤血，动脉血流下降；而另一些区域血供仍正常。这种血供的差异可以用来解释为何精索静脉曲张所致睾丸组织学病变为不均一性、斑点样表现。

6) 精索静脉曲张对附睾功能的影响：有人以人工诱发大鼠精索静脉曲张做附睾超微结构检查，发现附睾柱状上皮退化，精液中α-葡萄糖苷酶活性降低，肉毒碱值降低，表明附睾功能受损。由于附睾的血液循环与睾丸同源，故推测精索静脉曲张影响了附睾的血液供应，从而干扰了附睾功能，使精子的成熟发生障碍，精子质量下降。

7) 免疫屏障的损坏：精索静脉曲张可致睾丸附睾的免疫屏障损害，从而引起抗精子抗体的产生，导致免疫性不育。但有关这方面的研究较少，有待进一步探索。

8) 其他

氧自由基学说：氧自由基主要是有氧代谢时氧的还原不充分而形成，它对精子功能的影响主要是通过启动脂膜过氧化，对精子细胞膜产生破坏而实现。有实验表明，精索静脉曲张时睾丸组织中过氧化物含量比正常者明显增高，这种高浓度的脂质过氧化物损伤了睾丸生精细胞及亚细胞膜，从而引起生精功能障碍。

遗传学因素：精索静脉曲张通常被认为是非遗传性疾病，但近年有研究表明，精索静脉曲张患者具有某种有缺陷的基因，它可能影响Lydig细胞的正常发育，引起睾丸类固醇激素生物合成异常，造成外周血中睾酮水平降低和附属性腺功能紊乱。

总之，尽管有关精索静脉曲张所致不育的机制研究假说较多，但无一种假说能较完整、准确、全面阐述精索静脉曲张不育的发生机制，均存在一定的局限性和片面性。我们认为，精索静脉曲张不育的发生是通过多种途径，诸多因素共同影响的结果。

6. 输精管道梗阻

输精管道梗阻是无精子症的常见原因。梗阻可发生于输精管道的任何部位，从睾丸网、附睾、输精管直到射精管开口。导致输精管道阻塞的病因一般分为先天性和后天性两类。前者是指输精管道发育异常，后者多由于输精管道感染（如常见的结核杆菌和淋球菌感染）、创伤（常见为手术或非手术，误伤或损伤输精管等）和肿瘤（如常见的附睾肿瘤）等所引起。

7. 性功能障碍

可以导致男性不育的性功能障碍主要为阴茎勃起障碍（阴茎不能勃起插入阴道）、早泄（阴茎未放入阴道即射精）、逆行射精、不射精等。

8. 精液或精子异常

精液或精子异常是导致男性不育的重要原因。一般而言，除性功能障碍所致不育外，其他引起男性不育的病因最终都要导致精液或精子异常。常见的异常有精液不液化、少精子症、弱精子症、无精子症、死精子症等。现仅就常见的精子功能结构异常介绍如下。

（1）顶体异常：精子顶体异常具有多种方式，其中有两种是不育的重要原因，一种为顶体发育不全，另一种为顶体未发育。以上精子顶体未发育（无顶体）、核圆形及染色体不成熟被称为三联征，并已经研究证实。

（2）鞭毛缺陷：精子鞭毛是精子活动的动力所在，鞭毛成分中任何一个结构异常便可导致精子运动障碍。

（3）核异常：由于精子核大部分被顶体覆盖，故常规精液分析无法检测，只有通过电子显微镜才能进行结构评价。精子的异常之一是核内空泡及包涵体过大，造成核及头部明显变形。另一种使生育力下降的核异常是染色质不成熟，并常伴有其他头部缺陷，如多核、顶体发育不全及核包涵体等，这种精子的染色质呈粗颗粒状，类似于精子细胞核在早期核伸长阶段的特征，故称为染色质或核不成熟，其最严重的表现为真性核软化。染色质不成熟患者的不育是由其本身异常与其他相关异常如顶体发育不全共同影响所致，后者可单独引起不育。

（4）连接段异常：连接段异常最常见的是精子头尾分离。这种精子无头但鞭毛活动剧烈，精子头很可能是在附睾中获得活动力时分离的。这种异常是先天性的，可能是由于头尾连接错误或因生精的最后阶段鞭毛发育时近端中心位置异常造成。

9. 呼吸道疾病的影响

现代研究表明，男性不育与呼吸道疾病具有一定的相关性。已证实属于该范畴的有纤毛不动综合征、Young综合征以及囊性纤维化。

（1）纤毛不动综合征：1957年，Pederson及Afzelius分别发现有些不育症患者的精子是存活的但不能运行，进一步研究发现精子不能运动是由于精子鞭毛中轴丝的结构异常造成，以后又有学者注意到精子轴丝异常者常同时合并有呼吸道等部位的纤毛运动障碍，即不能定向摆动，丧失了转运作用，表现为呼吸道阻塞性疾病、感染等征象。故轴丝异常即可引起精子鞭毛摆动及纤毛运动障碍。据统计，纤毛不动综合征占男性不育的1.14%。

（2）Young综合征：这是一种与慢性呼吸道感染有关的男性不育，以反复发作的鼻窦炎及肺部感染并双侧附睾渐进性梗阻致无精子症为特征。1970年，Young首次对该综合征进行描述。1978年，Hendry在报道中将其正式命名为Young综合征。Young综合征约占男性不育的3%，在男性梗阻不育中约占50%。该综合征的主要病理改变之一位于附睾，主要表现为三联症——慢性鼻窦炎、支气管扩张和梗阻性无精子症，生精功能正常，但由于浓缩物质阻塞附睾而表现为无精子症。手术重建成功率低。黏稠的黄色液体，其中充满精子及碎片状物。附睾体及其以下部位穿刺抽不出液体及精子。其附睾管的梗阻可能是由于浓缩的分泌物在附睾管中存留造成。

（3）囊性纤维化：属常染色体隐性遗传病。几乎所有囊性纤维化男性患者都伴有先天性双侧输精管缺如（congenital bilateral absence of vas def- erens，CBAVD）。主要为外分泌腺功能紊乱，黏液腺增生，分泌液黏稠，引起呼吸道等其他器官被分泌物堵塞的表现，同时伴有生殖道异，常引起男性不育。带有隐性基因的杂合子占新生儿的5%。该病新生儿死亡率高，活到成年的囊性纤维化患者约占97%～98%，无生育能力。

10. 其他因素

（1）理化因素的影响

1）物理因素：主要包括两大类，即电离辐射和非电离辐射。电离辐射主要指X射线和γ射线。睾丸受到一定量的放射线照射后，生殖细胞可受到一定影响。其影响程度与射线强度及照射时间有关，并有积累作用。一般而言，支持细胞和间质细胞对放射线的损害并不十分敏感，且这种影响变化是可逆的，通常在照射后几个月至几年才能逆转。生殖细胞受到大剂量放射线照射后，突变率也很高。排出体外的精子，放射线照射对精子质量的影响并不大。非电离辐射是指红外线、微波、紫外线、超声、激光等，对睾丸的生精功能也有一定影响。

2）化学因素：对生育的影响可以是直接的也可以是间接的。直接损害是生殖毒素直接分布于靶器官，阻断该器官正常生殖的物质、能量、信息传递，从而损害生殖功能。间接损害是生殖毒素进入人体内后，通过改变内分泌平衡，而间接损害生理功能。对睾丸有损伤作用的化学物质主要包括有机杀虫剂（如有机磷、有机氯衍生物）、除锈剂、杀螨剂、工业化学用品、塑料制品，以及化学元素如铅、锰、镉、铜、铁、硒、钴、氟、溴、砷、汞等。它们通过直接或间接途径破坏睾丸正常组织结构，抑制和干扰生精过程，引起少精子症甚至无精子症，导致不育。

（2）药物影响：许多药物对男性性功能和睾丸生精功能具有不良影响。这种损害作用与用药剂量、用药频率、用药持续时间、用药者的年龄及耐受性密切相关。这些药物主要有化疗药物、某些抗高血压药物、某些利尿药物、激素,以及某些作用于中枢神经系统的药物等。

1)化疗药物:临床研究证实,绝大多数化疗药物可影响睾丸的生精功能。如治疗慢性淋巴细胞性白血病的白消安(马利兰),能抑制精原细胞的分裂。有些抗癌药物对精子发生的后期也有影响,对精子细胞和附睾内的精子也有损害作用。

2)降压药物:如利血平、胍乙啶,可影响下丘脑-垂体功能,抑制精子发生,从而导致不育。

3)作用于中枢神经系统的药物:这些药物常见的有大麻、麻醉剂、乙醇、巴比妥盐酸、苯环己哌啶等。

4)激素和利尿药物:长期大量使用雄性激素,糖皮质激素如泼尼松、地塞米松等,利尿剂如螺内酯(安体舒通)等,可致男性性腺轴功能紊乱,影响精子生成。

(3)营养缺乏:营养缺乏不但可以造成全身性疾病,还可影响男性性腺功能,从而引起精液或精子质量异常,导致不育。研究证实,微量元素锌和镁的缺乏会影响精子生成和精子活力;钙、磷缺乏会降低生育能力;维生素E缺乏可致睾丸损害;维生素B缺乏会影响垂体功能等。

11. Y染色体微缺失

研究表明,有些无精子症或重度少精子症患者,存在Y染色体微缺失。常见的微缺失有AZFa、AZFb、AZFc,调节生殖细胞减数分裂的DAZ基因就位于AZFc区域。

(二)中医病因病机

1. 肾虚是本

"肾主生殖"乃是本病的理论基础,只有肾精充足,生殖功能才能正常。若禀赋不足,肾气虚弱,命门火衰,可致阳痿不举,甚至阳气内虚,无力射出精液;病久伤阴,精血耗散,则精少精弱;元阴不足,阴虚火旺,相火偏亢,精热黏稠不化等,均可导致不育。

2. 肝郁血瘀

情志刺激,郁怒伤肝,肝气郁结,疏泄无权,可致宗筋痿而不举,或肝之疏泄失常,致不射精,乃因精子的排泄与肝的疏泄功能有密切关系。或气郁化火,肝火亢盛,灼伤肾水,肝木失养,宗筋拘急,精窍之道被阻;或外伤子肾,络脉受损,情志不舒,瘀血内阻等,均可导致男性不育。

3. 湿热下注

素嗜肥甘滋腻、辛辣炙煿之品,过量饮酒,则易生热助火,生痰储湿,损伤脾胃,脾失健运,痰湿内生,郁久化热,湿热下注;或精室被扰,或精窍闭阻;或宗筋之络脉损伤等,均可造成不育。

4. 气血两虚

思虑过度、劳倦伤心而致心气不足,心血亏耗;大病久病之后,元气大伤,气血两虚,血虚不能化生精液而精少精弱,甚或无精,亦可引起不育。

三、诊断

(一) 辨病诊断

1. 病名辨别

根据世界卫生组织推荐,夫妇婚后同居 1 年以上,有正常性生活,未采取任何避孕措施,因男性方面的原因而致女方不孕者,即可诊断为男性不育。这些患者一般无明显的临床表现,其诊断的第一步就要详问病史,包括工作环境、婚育史、性生活史、既往史、家族史、遗传病史等,以及全面细致的体格检查。

2. 辅助检查诊断

(1) 实验室检查

1) 精液检查:精液分析是男性不育诊断的基础检查,包括精液常规分析、精子 DNA 碎片率及精液生化检查等。

2) 前列腺液检查:是诊断前列腺炎的重要手段。前列腺炎是导致精液不液化、精液量少、弱精子症的重要原因。

3) 射精后尿离心检查:主要针对无精液或精液量少者,根据射精后尿离心检查是否找到精子可以辅助诊断逆行射精或部分逆行射精。

4) 精子—宫颈黏液体内试验:即性交后试验,其目的是测定宫颈黏液中的活动精子数目,以及评估性交几小时后(宫颈黏液的储池作用)精子的存活和精子状态。同时也可以用于评估男性或女性配偶抗精子抗体(AsAb)阳性的意义。特别当男方手淫取精困难,无法进行精液常规检查时,可以通过性交后试验来了解精液的状况。

正常子宫颈功能的最重要指征是黏液中存在前向运动精子。性交后 9～14 小时子宫颈内黏液中存在任何快速前向运动精子,可以排除宫颈因素以及男方或女方的精子自身免疫因素导致不育的可能。如果黏液中没有观察到精子,实验结果为阴性。当观察到非前向运动精子显示颤动现象,提示宫颈黏液中或精子表面可能存在 AsAb。

5) 内分泌检查:主要检测的项目有 T、FSH、LH、PRL、E_2,是了解男性下丘脑-垂体-睾丸轴功能,判定精子质量异常原因的重要手段。或测定血浆中性抑制素 B,来评估睾丸的生精功能。

6) 免疫学检查:是诊断男性免疫性不育的重要方法,其抗精子抗体在精浆和血液中均存在。一般认为,精浆中抗精子抗体阳性的临床价值较血浆中较大。

7) 细胞遗传学检查:当每次射出的精液中精子总数少于 2000 万,睾丸容积小于 10ml 者,尤其睾丸质地又较差者,应做性染色质和核型鉴定,对不育病因诊断和预后判断具有重要意义。染色体异常引起男性不育的常见疾病有克氏综合征、家族性真两性畸形、性颠倒症群、先天性无睾症、隐睾症、家庭性不完全男性假两性畸形、输精管不发育和精囊缺如等。

8）Y染色体微缺失基因检查：当精子浓度低于每毫升500万，或无精子症患者，应做该项检查。

9）精液支原体、衣原体检测：目前已有较多研究支持支原体、衣原体感染是导致精子浓度、活力及形态异常的原因之一。因此，对于精液参数异常的患者，尤其是精液白细胞增多、合并尿道分泌物的患者应进行支原体和衣原体检测。

10）仓鼠试验或精子毛细管穿透试验：主要用于评价精子功能，尤其对那些精液常规分析正常的不育症患者，该项检查尤为重要。由于该项检查比较烦琐，目前精子功能的评价，多以测定精子顶体酶活性等来替代。

（2）特殊检查

经过一般检查，仍不能明确男性不育的诊断时，就必须做一些特殊检查。临床上常用的有：

1）诊断性睾丸/附睾取精术：无精子症患者因诊断和治疗需要，可考虑实施诊断性睾丸/附睾取精术。常用的手术方法有：

A. 开放手术活检：切口选在任何一侧睾丸的中线，切开皮肤和被膜，暴露白膜，用刀锋将白膜切开，轻轻挤压睾丸后用小直剪切下组织，标本放入 Bouin 液中而不能使用甲醛。标准的睾丸活检方法应同时做涂片细胞学检查，以了解精子存在情况。

B. 经皮睾丸穿刺活检术：该方法比较简单方便，获取的标本可能因太少而不够做组织学检查，同时还可能出现血肿、附睾的损伤或取不到所需的标本等弊端。

C. 睾丸细针精子抽吸术：有研究认为，睾丸细针精子抽吸术损伤小，且可以进行多点抽吸，而另一些研究则认为该技术不像开放活检那样得到有效的病理诊断。

D. 其他方法：包括经皮附睾穿刺取精（percutaneous epididymal sperm aspiration，PESA）、显微外科附睾穿刺取精（microscopic epididymal sperm aspiration，MESA）、显微外科睾丸切开取精。

2）输精管造影：主要用于了解梗阻部位。

3）精索静脉造影：在多普勒听诊、温度记录尚不能明确精索静脉曲张的情况下，应进行精索静脉造影。此外，同位素锝做阴囊血池扫描对隐匿性精索静脉曲张的诊断也有一定价值。

（3）超声波检查

主要用于了解前列腺和精囊腺状况。必要时进行计算机断层成像（CT）和磁共振（MRI）检查。

4. 诊断分类

根据 WHO 男性不育诊断流程，把男性不育症简要分为4大类16小类。

（1）性交和（或）射精功能障碍：主要包括不射精、逆行射精和严重早泄。

（2）精子和精浆生化检查异常与否：①不明原因性不育；②单纯精浆异常；③男性免疫性不育。

（3）病因明确的：①医源性因素；②全身性因素；③先天性异常；④获得性睾丸

损伤；⑤精索静脉曲张；⑥附属性腺感染性不育；⑦内分泌原因。

（4）其他病因：①特发性少精子症；②特发性弱精子症；③特发性畸形精子症；④梗阻性无精子症；⑤特发性无精子症。

5. 精液分析各参数参考值

精液的检查一定要严格按照精液采集与分析和质量控制的要求，并在标准的实验室进行，只有这样获得的结果才会更有参考价值。关于精液分析的各参数，目前最新的有《WHO人类精液及精子—宫颈黏液相互作用实验室检验手册》（第5版，2010年）。由于缺乏国人精液参数的正常参考值范围，目前，许多单位仍推荐沿用WHO第4版参考值标准（1999年）。见表15-1和表15-2。

WHO关于男性不育症的诊断流程

```
性功能及射精功能 ──异常──→ 性功能和射精功能障碍
      │足够
抗体包裹的精子 ──是──→ 免疫因素不育
      │不是
              正常        正常
精子的特点 ──→ 精浆 ──────→ 不明原因不育
              │异常
              └──→ 单独精浆异常不育
      │异常
               有              是
导致不育的因素 ──→ 医源性因素 ──→ 医源性因素不育
                       │是
全身性疾病或环境因素 ──→ 全身性疾病不育
              │是
先天性因素 ──→ 先天性异常不育
              │是
获得性睾丸损害因素 ──→ 获得性睾丸损害不育
              │是
精索静脉曲张 ──→ 精索静脉曲张不育
              │是
感染的标准 ──→ 男性附性腺感染不育
              │是
睾酮：低
伴有FSH不升 ──→ 内分泌原因不良
或PRL升高
      │        存在       异常
精子 ──→ 密度 ──────→ 特发性少精症
                │异常
              活力 ──→ 特发性弱精子症
                │异常
              形态异常 ──→ 特发性畸形精子症
      │无
睾丸体积及FSH ──→ 特发性畸形精子症
      │正常         不全
       └→ 睾丸活检，生精过程
              │完全
              └→ 梗阻性无精子症
```

表 15-1 精液特性的参考值下限（第 5 百分位数，95% 可信区间）（第 5 版）

参数	参考值下限
精液体积（ml）	1.5（1.4～1.7）
精子总数（10^6/一次射精）	39（33～46）
精子浓度（10^6/ml）	15（12～16）
总活力（PR+NP,%）	40（38～42）
前向运动（PR,%）	32（31～34）
存活率（活精子,%）	58（55～63）
精子形态学（正常形态,%）	4（3.0～4.0）
其他共识临界点	
pH	≥7.2
过氧化物酶阳性细胞（10^6/ml）	<1.0
MAR 试验（与颗粒结合的活动精子,%）	<50
免疫珠试验（与免疫珠结合的活动精子,%）	<50
精浆锌（μmol/一次射精）	≥2.4
精浆果糖（μmol/一次射精）	≥13
精浆中性葡萄糖苷酶（mU/一次射精）	≥20

表 15-2 精液分析参考值范围（第 4 版）

参数	参考值范围
外观	均匀、灰白色
量	2.0～6.0ml
pH	7.2～8.0
液化	<60 分钟（一般<15 分钟）
黏稠度	拉丝<2cm
精子浓度	≥20×10^6/ml
精子总数	≥40×10^6/每份精液
活力（采集后 60 分钟）	A 级≥25% 或（A 级+B 级）精子比率≥50%
存活率	≥50% 精子存活（伊红或者伊红-苯胺黑染色法）
形态	≥15% 正常形态（改良巴氏染色法）
白细胞数	<1×10^6/ml
圆形细胞数	<5×10^6/ml
免疫珠试验	附着珠上的活动精子少于 50%
MAR 试验	附着粒上的活动精子少于 10%
微生物培养	菌落数<1000/ml
精子低渗试验	尾部肿胀精子>50%
精浆锌	≥2.4μmol/每份精液
精浆柠檬酸	≥2μmol/每份精液
精浆中性 α-葡糖酶	≥20U/每份精液
精浆酸性磷酸酶	≥200U/每份精液
精浆果糖	≥13μmol/每份精液或者定性试验阳性

表 15-3　精子异常的诊断名称

无精液症（aspermia）	无精液（梗阻、不射精症或逆行射精）
弱精子症（asthenozoospermia）	前向运动（PR）精子百分率低于参考值下限
畸形精子症（asthenoteratozoospermia）	正常形态精子百分率低于参考值下限
无精子症（azoospermia）	精液中无精子（本手册检测方法未检出）
隐匿精子症（cryptozoospermia）	新鲜精液制备的玻片中没有精子，但在离心沉淀团中可观察到精子
血精症（haemospermia）	精液中有红细胞
白细胞精液症（脓性精液症）[leukospermia（pyospermia）]	精液中的白细胞数超出临界值
死精子症（necrozoospermia）	精液中存活精子百分率低于正常参考值，死亡精子百分率升高
正常精子（normozoospermia）	精子总数（或浓度，取决于报告结果），前向运动（PR）精子百分率和正常形态精子百分率均等于或高于参考值下限
少弱精子症（oligoasthenozoospermia）	精子总数（或浓度，取决于报告结果）和前向运动（PR）精子百分率低于参考值下限
少弱畸精子症（oligoasthenoteratozoospermia）	精子总数（或浓度，取决于报告结果）、前向运动（PR）精子百分率和正常形态精子百分率均低于参考值下限
少畸精子症（oligoteratozoospermia）	精子总数（或浓度，取决于报告结果）和正常形态精子百分率低于参考值下限
少精子症（oligozoospermia）	精子总数（或浓度，取决于报告结果）低于参考值下限
畸形精子症（teratozoospermia）	正常形态精子百分率低于参考值下限

（二）辨证诊断

1. 肾阳不足证

主要证候：婚久不育，性欲减退，阳痿早泄，精子数少、成活率低、活动力弱，或射精无力；伴形寒肢冷，腰酸腿软，疲乏无力，小便清长，夜尿多。舌质淡，苔薄白，脉沉细。

2. 肾阴不足证

主要证候：婚久不育，遗精滑泄，精液量少，精子数少，精子活动力弱或精液黏稠不化，畸形精子较多；头晕耳鸣，腰膝酸软，手足心热；舌质红，少苔，脉沉细。

3. 肝郁血瘀证

主要证候：婚久不育，性欲低下，阳痿不举，或性交时不能射精，精子稀少、活力下降；情志抑郁，胸胁胀痛，善太息，或射精时茎中作痛，或睾丸胀痛。舌质暗红或有瘀点，脉弦或涩。

4. 湿热下注证

主要证候：婚久不育，阳事不兴或勃起不坚，精子数少或死精子较多；胸脘满闷，食少纳呆，口中黏腻，大便黏滞不爽，小腹急满，小便短赤，舌质红，苔黄厚腻，脉滑数。

5. 气血两虚证

主要证候：婚久不育，性欲减退，阳事不兴，或精子数少、成活率低、活动力弱；神疲倦怠，面色无华，舌质淡，苔薄白，脉沉细无力。

四、治疗

（一）中医辨证论治

1. 肾阳不足证

治法：温补肾阳，填精继嗣。

方药：淫羊赞育丹（庞保珍方，选自庞保珍主编《不孕不育中医治疗学》）

淫羊藿、鹿茸、仙茅、巴戟天、蛇床子、韭子、山茱萸、枸杞子、杜仲、人参、熟地黄、当归。

2. 肾阴不足证

治法：滋补肾阴，益精续嗣。

方药：济阴衍宗丹（庞保珍方，选自庞保珍主编《不孕不育中医治疗学》）

熟地黄、山药、山茱萸、阿胶、龟板胶、紫河车、鹿茸、菟丝子、五味子、覆盆子、淫羊藿、车前子。

3. 肝郁血瘀证

治法：舒肝解郁，益精种子。

方药：逍遥毓麟丹（庞保珍方，选自庞保珍主编《不孕不育中医治疗学》）

柴胡、香附、当归、白芍、白术、牡丹皮、王不留行、五味子、枸杞子、菟丝子、覆盆子、车前子。

4. 湿热下注证

治法：清热利湿，康精赞育。

方药：萆薢祈嗣丹（庞保珍方，选自庞保珍主编《不孕不育中医治疗学》）

萆薢、茯苓、石菖蒲、乌药、甘草、薏苡仁、黄柏、滑石、车前子、牡丹皮、菟丝子、淫羊藿。

5. 气血两虚证

治法：补益气血，生精毓麟。

方药：芪归螽斯丹（庞保珍方，选自庞保珍主编《不孕不育中医治疗学》）

黄芪、当归、熟地黄、白芍、川芎、人参、白术、茯苓、甘草、菟丝子、巴戟天、车前子。

（二）西医治疗

酌情应用性激素与手术治疗等。

五、疗效判定标准

曹开镛、庞保珍主编《中医男科病证诊断与疗效评价标准》：

1. 疗效判定标准

（1）治愈：配偶受孕。

（2）显效：虽配偶未受孕，但治疗3～6个月精液各项指标化验均达到正常，临床症状积分值下降>5分。

（3）有效：具备下列条件之一为有效：精液量恢复正常、pH恢复正常、正常精子密度增加$5×10^6$/ml、无精子患者出现少量精子、精子存活率或活动力增加15%以上、畸形率下降10%、液化时间在1小时之内、WBC<$1×10^6$/ml、免疫珠实验结果示活动精子附着免疫珠下降10%、MAR实验结果精子被黏附于颗粒上的下降10%、临床症状积分值下降3～5分。

（4）无效：精液化验指标治疗前后无变化，或加重，临床症状积分值下降0～2分。

2. 临床症状积分标准

（1）3分：症状持续出现。

（2）2分：症状时轻时重或间断出现。

（3）1分：症状轻或偶尔出现。

（4）0分：无明显症状。

六、古代文献精选

《易·系辞下》："天地氤氲，万物化醇，男女媾精，万物化生。男女欣悦，阴阳交通，而胚胎结矣。"

《灵枢·天年》："人之始生，以母为基，以父为楯。"

《灵枢·决气》："两神相搏，合而成形。"

《素问·上古天真论》："丈夫……二八肾气盛，天癸至，精气溢泻，阴阳和，故能有子。"

《妇人良方大全·求嗣门》："有夫妇，必有父子。婚姻之后，必求嗣续……凡欲求子，当先察夫妇有无劳伤痼疾，而依方调治，使内外和平，则有子矣。"

《广嗣纪要》："一曰修德，以积其庆；二曰寡欲，以全其真；三曰择配，以昌其后；四曰调元，以却其疾；五曰协期，以合其神。遵而行之有子之道也。"

《秘本种子金丹》："男主乎施，女主乎受，一施一受，胎孕乃成。"又曰："人生之道，始于求子，而求子之法，不越乎男养精、女养血两大关键。盖阳精溢泻而不竭，阴血时下而无愆，阴阳交畅，精血合凝，胚胎结而生育滋矣。若阳虚不能下施于阴，阴亏不能上乘夫阳，阴阳锁牾，精血乖离，是以无子。主治之法，男当益其精，而节其欲，使阳道之常健。女当养其血，而平其气，使月事以时下，交相培养，有子之道也。"

《诸病源候论·虚劳无子候》："丈夫无子者，其精清如水，冷如冰铁，皆为无子之候。又泄精，精不射出，但聚于阴头亦无子。无此之侯，皆有子……男子脉得微弱而涩，为无子，精气清冷也。"

《秘本种子金丹》："今人无子者，往往勤于色欲。岂知色欲无度，阳精必薄，纵欲适情，真气乃伤，妄欲得子，其能孕乎？"

《石室秘录·子嗣论》："男子不生子，有六病……六病如何？一精冷也，一气衰也，一痰多也，一相火盛也，一精少也，一气郁也。"

《秘本种子金丹》："予嗣有无之责全归男子，而世俗专主妇人，此不通之论也。"又曰："疾病之关于胎孕者，男子则在精，女子则在血，无非不足而然。"

（编者：庞保珍　庞清洋）

第十六章 精液异常

第一节 无精子症

【概述】

无精子症是指禁欲3～7天后，通过体外排精的方法获得精液，连续3次（离心沉淀涂片）精液常规检查，均未发现精子。中医学中没有"无精子症"的病名。本症相当于中医学"无子""绝孕""不育"等病。

【发病机制】

（一）中医病因病机

无精子症的诊断按其病因可分为两大类：一类是睾丸生精功能障碍性无精子症，一类是梗阻性无精子症。前者是指睾丸生精细胞萎缩、退化，不能产生精子；后者指睾丸有正常的生精功能，但由于输精管道的梗阻，精子不能排出。特别是睾丸活检能为本病的诊断以及病因鉴别提供有力的依据。

中医认为病因有三，一是肾精亏损：先天禀赋不足，肾精亏损，肾气不充，导致肾子体小或缺如；或由于后天，恣情纵欲，房事太过，而致肾精亏损，生殖之精不生；或大病久病，脾失运化，精血乏源。二是精道阻塞：饮食不节，过食辛辣醇酒厚味，湿热内生，湿热壅盛，瘀阻睾丸，闭塞精道；或因痰湿、寒积等结于精道，瘀血内阻；或其人肝气不舒，疏泄失常，气机失和，奇经血瘀，精道不通，精虫难出。三是余毒留恋：其人先患痄腮，少阳之疫毒下流厥阴，而成"子痈"（腮腺炎性睾丸炎），子痈虽愈，余毒留恋，精室被扰，精虫难生。

（二）西医病因病理

无精子症的分类大致可分为睾丸前（也就是激素调节异常）、睾丸性（睾丸生精功能异常）和睾丸后（精子输出管道梗阻）这三大类。

1. 睾丸前病因

睾丸前因素主要是指激素调节异常，包括激素缺乏、激素过量或受体异常。常见的是促性腺激素缺乏或低下，如Kallmann综合征的患者。主要临床异常是促性腺激素的低下，常常伴有嗅觉异常。

2. 睾丸性病因

睾丸性因素是指睾丸本身的疾病造成的生精功能衰竭，常见的情况如下：

(1) Klinefelter综合征　比正常人多一条X染色体是Klinefelter综合征的遗传标志。发病率大约是每600个男性新生儿有1例Klinefelter综合征。表型为男性，睾丸小而硬，男性乳腺增生和高促性腺激素是Klinefelter综合征的典型表现。近一半的患者睾酮水平正常，而多数病例有促性腺激素水平升高，可能有男性乳腺增生或勃起功能障碍。从外观上看往往是正常男性的特征，因此很多患者直到成年因男性不育就诊时才被确诊。

在临床上，无精子症是典型的表现。FSH水平明显升高，而LH水平升高或正常。大约一半的患者总睾酮水平降低。染色体核型分析显示47，XXY，或少见的嵌合型46，XY/47，XXY，可确诊Klinefelter综合征。嵌合型的Klinefelter综合征临床表现较轻，个别患者甚至可以生育。

(2) 隐睾　出生后男性婴儿隐睾的发生率约为3%。之后有些睾丸可以逐渐下降，但是如果6个月仍然没有下降，之后下降的机会就微乎其微了。大约2/3的隐睾患者是单侧，1/3的是双侧。双侧隐睾会严重影响生精功能而致无精子症的发生。生育潜力和睾丸的位置有直接关系，隐睾的位置越高，睾丸功能障碍的程度越重。

隐睾必须和游走睾丸鉴别诊断，后者是由于提睾肌反射过于敏感造成的，还需与异位睾丸鉴别。异位睾丸和隐睾对睾丸的损害是不同的。隐睾所发生的组织学变化可以通过1岁半左右行隐睾手术恢复正常的睾丸发育。如果存在隐睾，应注意观察随访，如果1岁左右仍然没有下降至阴囊，应该及时就诊。推荐在1岁半左右手术，超过2岁手术会严重影响以后的生育。

(3) Y染色体微缺失　大多数Y染色体微缺失表现为无精子症或严重的少精子症，Y染色体长臂的三个非重叠区，称之为无精子因子，即AZFa（近端）、AZFb（中段）、AZFc（远端）中的一个缺失。多数的微缺失是自体突变而不是从父母遗传。Y染色体微缺失检查对无精子症与严重少精子症的诊断及治疗策略非常重要，大约13%的无精子症或严重少精子症的患者存在Y染色体微缺失。这些微缺失的患者表型正常，唯一的异常是生精缺陷。AZFc缺失是无精子症和严重少精子症最常见的缺失。在Y染色体微缺失中大约近80%都是c区缺失，而且c区缺失的临床表现差异很大，从精子质量接近正常到无精子症。有些患者可以自然受孕，而多数则表现为不育，特别是严重少精子症和无精子症。AZFc缺失通过显微取精手术提取到精子做试管婴儿的成功率很高，大约有60%左右。而AZFb缺失的患者睾丸提取到精子的可能性极低，一般认为b区缺失精子发生在初级精母细胞阶段即停止了。AZFa的缺失较其他区域少见，同样也很难从这样的患者睾丸中提取到精子。应特别注意的是，AZF这些缺失可以传递给男性后代。夫妇双方当男性有Y染色体微缺失时，在进行ART前必须进行遗传咨询。

(4) 唯支持细胞综合征（SCOS）　是指在患者的睾丸内只能看到支持细胞而没有生精细胞。即使通过显微取精手术，对SCOS的手术提取精子的过程仍然是最困难的，而且取精成功率在各种患者中也是相对最低的，只有20%～30%左右，如何提高成功率和术前如何用药仍需进一步研究。引起SCOS的病因比较复杂，有些可能被确认为Y染色体微缺失或核型异常以及遗传表型正常的其他原因。SCOS可能还与隐睾、睾丸炎、化疗、放疗或雌激素治疗有关，但大多数患者是特发性的。患者通常表现为小睾丸或正常体积睾丸与无精子症。

3. 睾丸后病因

睾丸后因素常是精子输出管道梗阻。精子从睾丸产生，经过输出管到达附睾，然后经过附睾管到输精管，再到射精管通过射精从尿道排出。在这一通路上的任何位置出现梗阻均可能造成无精子症的出现。而睾丸后因素绝大多数都可以通过外科手术得到有效的治疗。常见的梗阻部位发生在附睾和射精管开口。输精管梗阻也需要注意，临床中常见的是双侧输精管缺如（CBAVD）。而且，这样的患者还要注意是否有肾脏缺如或发育不全，患者建议进行囊性纤维化遗传学检测与咨询。

【诊断】

对无精子症本身的诊断实际上很容易，即至少3次精液高速离心（3000×，或以上）15分钟，精液中未发现精子即可以诊断，而病因诊断则要复杂得多，但病因诊断对无精子症的病情判断与进一步治疗策略的选择至关重要。

1. 病史询问

病史询问非常重要，尤其是既往的生育史与女方受孕史。若患者曾有生育，特别是健康子女，那么梗阻性无精子症的可能性较大。既往病史与手术史也是很重要的需要询问的内容。如果患者既往得过腮腺炎，那么睾丸性的可能性较大；如果婴幼儿时期做过腹股沟疝手术，输精管损伤梗阻的可能性很大。如果有隐睾的病史，特别是在2岁以后才进行手术的患者，睾丸因素很大。感染病史同样重要，如果有附睾炎或尿道炎的病史，会提示可能有附睾梗阻的机会。射精和勃起功能也需要询问，有的患者由于糖尿病等原因根本无法完成阴道内射精，有的则因为勃起功能障碍而无法顺利完成性生活。接受过放疗或化疗、接触高温、发热等情况也需要留意。当然，针对不同患者还要详细询问特殊的病史，不要遗漏重要的线索。

2. 体格检查

体格检查对无精子症的诊断意义重大。尽管现在有了较多先进的检查手段与设备，但是熟练与准确的体格检查可以很大程度决定诊断的最终结果。睾丸是精子发生的地方，正常的单侧睾丸体积一般大于12～15ml，质地是有一定张力和弹性的。如果睾丸体积小于6～8ml，质地变软，通常提示睾丸生精功能异常。附睾的触诊需要有更为丰富的临床经验。对于梗阻性无精子症，例如附睾梗阻，附睾通常是饱满的和略增大的。如果附睾很小或张力很小，通常不考虑梗阻性无精子症。输精管是否存在是另一个重要的触诊环节。有经验的医生可以准确地区分纤细的输精管和较大的血管的触诊，但有时候个别特殊病例确实不容易查清楚，特别对于较为肥胖的患者同时合并精索静脉曲张的情况。精索静脉曲张的触诊同样重要，对曲张的程度应该有详细的检查和描述。

直肠指诊是可选的检查，但是对多数患者来说，并不是必需的检查。

3. 精液检查

精液检查对无精子症是最关键的实验室检查。不仅应该确认高速离心后没有发现精子，同时也不应该忽视其他的参数。精液量的多少是重要的参数。精液量如果超过2ml，通常不考虑射精管梗阻的问题，而精液量小于1ml甚至在0.5ml以下的情况很可能存在射精管梗阻，或输精管、精囊缺如，或发育不全。精液pH值如果偏酸性提示射精管梗阻或精囊缺如；如果pH正常（碱性）则可能是睾丸生精功能障碍或附睾梗阻。精浆生化也有一定的参考意义，如果果糖明显偏低甚至为0，则说明可能存在精囊缺如或输精管缺如。若α糖苷酶低而果糖正常，则说明可能问题出在附睾。如果患者不能射精，要考虑逆向射精或完全不能射精的情况。要特别注意患者是否有糖尿病，糖尿病患者最终常常会丧失射精功能。

4. 化验检查

实验室检查包括常规检查与激素检查。最重要的激素检查包括血清睾酮（T）、血清卵泡刺激素（FSH）、催乳素（PRL）、黄体生成素（LH）。一般来讲，FSH升高意味着睾丸生精功能受损，但FSH正常并不能说明生精功能就正常，FSH升高的多少并不能直接反映生精功能损害的程度。在临床中的实际意义是，FSH升高的程度和睾丸显微取精术的取精成功率并没有相关性。

5. 特殊检查

常用的特殊检查是超声检查与核磁检查。超声检查是便捷、无创的检查，可以帮助了解睾丸的大小、附睾的情况，是否有精索静脉曲张等情况。经直肠超声可以帮助了解前列腺、精囊和射精管走行区的情况。MRI检查可以进一步帮助诊断精囊与射精管的问题，特别对于是否存在射精管梗阻继发的精囊扩张及精囊结石等帮助极大。

6. 染色体与Y染色体微缺失检查

男性不育的遗传病因包括核型异常（染色体结构和数目异常）、Y染色体微缺失和基因突变。遗传检测包括核型分析、Y染色体微缺失分析、特异性基因突变检测。在一般生育人群中这些异常出现的频率很低，但是在无精子症患者中发生率明显增高。

染色体异常包括数目增多或减少。核型分析的缺陷包括数目和结构异常以及DNA增多。约6%的不育男性染色体核型分析发现染色体异常。随着精子数量的减少，这种异常发生率升高。无精子症患者发生率最高，其核型异常发生率为10%～15%。无精子症主要为性染色体异常，而少精子症以常染色体异常为主。

无精子症中近13%存在Y染色体长臂的微缺失，少精子症中为3%～7%。近7%的男性不育患者有Y染色体微缺失。Y染色体长臂的该区被命名为AZF（无精子症因子）。随着分子生物学技术的发展，该区域染色体微缺失的检测成为可能。AZF区目前分为三个亚区，分别是AZFa、AZFb、AZFc，该区域有各种基因被确认。一般来讲，AZF区域微缺失的大小与精子生成活力成反比。AZF区域内的缺失似乎可提供一些预后信息，当AZFa与AZFb严重损害时，回收精子行ICSI预后较差。严重少精子（<5×10^6/ml）与非梗阻性的无精子症在进行ART之前应行遗传检测，包括核型分析及染色

体微缺失分析。

遗传检测也包括表型可疑的特异性基因突变分析。最常见的是CBAVD、CFTR的突变，引起囊性纤维化，与双侧输精管缺如有关。大多数囊性纤维化的男性均有因输精管缺如造成的无精子症。

【鉴别诊断】

1. 不射精症

是指具有正常的性欲，阴茎勃起坚硬，性交时间长，但达不到情欲高潮与快感，不能在阴道中射精，因而无精液与精子排出。

2. 逆行射精

是指患者勃起正常，有性交快感与射精动作，并能达到性高潮，但无精液自尿道排出，而从尿道逆行流入膀胱的一种病症。

【治疗】

一、中医辨证论治

1. 肾虚证

主要证候：婚久不育，精液常规检查无精子，睾丸偏小，或大小正常而质地偏软，有的无任何不适，有的伴有性欲减退，或阳痿早泄，腰膝酸软，头晕耳鸣，面色少华，失眠心悸，舌质淡，苔薄白，脉细。

治法：补肾填精。

方药：聚精毓麟汤（庞保珍方，选自庞保珍主编《不孕不育中医治疗学》）

熟地黄、山茱萸、黄精、制首乌、菟丝子、鹿茸、人参、当归、沙苑子、鱼鳔胶、牡丹皮。

中成药：五子衍宗丸。丸剂：口服。水蜜丸一次6克，小蜜丸一次9克，大蜜丸一次1丸，一日2次。片剂：口服。一次6片，一日3次。

2. 肝郁血瘀证

主要证候：婚久不育，精液常规检查无精子，心烦易怒，善太息，胸闷胁痛，少腹、会阴部胀痛不适，射精时茎中刺痛，睾丸疼痛，或可扪及结节，或精索静脉曲张成团，自觉下坠，或输精管呈条索状改变，扪之有结节，舌暗红或紫，脉沉细涩。

治法：疏肝理气，化瘀通络。

方药：柴穿聚精丹（庞保珍方，选自庞保珍《不孕不育中医治疗学》）

柴胡、穿山甲、桃仁、红花、赤芍、川芎、当归、路路通、水蛭。

中成药：血府逐瘀口服液。口服。一次2支，一日3次。

3. 湿热瘀阻证

主要证候：婚久不育，精液常规检查除无精子外，常有较多脓细胞，形体壮实，睾丸大小正常，腰痛，会阴部疼痛，睾丸胀痛，或小便色黄如淋，或小便末有白浊，或尿后余沥不尽。舌边尖红或暗红，苔黄腻，脉滑数或涩。

治法：清热利湿，化瘀通络。

方药：猪丹赞精汤（庞保珍方，选自庞保珍主编《不孕不育中医治疗学》）

猪苓、牡丹皮、赤芍、茯苓、薏苡仁、车前子、萆薢、黄柏、栀子、淫羊藿。

中成药：花红胶囊。口服。一次4～5粒，一日3次。

二、西医治疗

对于无精子症的治疗思路关键是要准确判断患者的病因，针对病因进行科学的治疗。治疗方面相对最容易的是各种梗阻性无精子症。绝大多数梗阻性无精子症都可以通过外科手段进行治疗。而梗阻性无精子症也需要进一步明确梗阻的部位，才能进行不同的手术治疗。最常见的梗阻部位在附睾和射精管开口。

对于睾丸因素不同病因通过显微睾丸取精术提取精子的成功率差别很大，对于Klinefelter综合征的取精成功率大约为60%，AZFc缺失的取精成功率约为60%，隐睾的取精成功率大约也在60%，但是化疗后的成功率就只有不到40%，唯支持细胞综合征的取精成功率则只有20%～30%。

对睾丸前因素的治疗，比如促性腺激素低下的Kallmann综合征的患者，有生育要求的，应该建议给予促性腺激素治疗以尝试启动精子发生。可以应用每周3次的HCG 2000IU。通常是在使用HCG3～6个月后开始FSH治疗。

【疗效评价标准】

曹开镛、庞保珍主编《中医男科病证诊断与疗效评价标准》。

1. 疗效判定标准

（1）治愈：配偶受孕。

（2）显效：虽配偶未受孕，但治疗3～6个月精液各项指标化验均达到正常，临床症状积分值下降>5分。

（3）有效：具备下列条件之一为有效：精液量恢复正常、pH恢复正常、正常精子密度增加5×10^6/ml、无精子患者出现少量精子、精子存活率或活动力增加15%以上、畸形率下降10%、液化时间在1小时之内、WBC<1×10^6/ml、免疫珠实验结果活动精子附着免疫珠下降10%、MAR实验结果精子被黏附于颗粒上的下降10%、临床症状积分值下降3～5分。

（4）无效：精液化验指标治疗前后无变化，或加重，临床症状积分值下降0～2分。

2. 临床症状积分标准

（1）3分：症状持续出现。

（2）2分：症状时轻时重或间断出现。

（3）1分：症状轻或偶尔出现。

（4）0分：无明显症状。

【名家经验】

1. 李济仁经验

对于肾阳虚证无精子症李济仁用三仙种子汤（《中国百年百名中医临床家丛书·国医大师卷》之《李济仁》）：淫羊藿30g，仙茅15g，威灵仙9g，枸杞子25g，覆盆子15g，酒炒菟丝子20g，石楠叶15g，制首乌15g，肉苁蓉15g，山萸肉15g，潼蒺藜15g。水煎服。

2. 孙自学经验

孙自学认为，不育症病因复杂，其主要由肾虚、湿热、瘀阻所致，辨证治疗当细审病因，详查病机，工于辨证，精于用药。此病证型虽多，总与肾虚、肝郁、湿热、瘀阻有关，治疗多以补肾益精、清热利湿解毒、活血化瘀为法。补肾益精法以熟地、山药、山茱萸、菟丝子、枸杞子、沙苑子等药物为主。根据辨证，肾阳虚者，加入仙茅、淫羊藿、锁阳、巴戟天、韭菜子等温肾助阳；气血不足者，加入黄芪、红参、当归、白芍等益气养血生精；阴精亏虚者，加入何首乌、黄精、鹿角胶、龟甲胶等血肉有情之品填补肾精。清热利湿解毒法常用金银花、蒲公英、车前子、败酱草、薏苡仁、半枝莲、白花蛇舌草、生甘草等药物；活血化瘀法常用药物有丹参、赤芍、路路通、王不留行、穿山甲、当归、川芎、水蛭、桃仁、川牛膝等。同时提倡夫妻同治，并指导受孕。

【验案选粹】

李济仁治疗无精子症病案

郑某，男，34岁，已婚。1984年1月23日初诊。

患者婚后十载未育。平素经常头晕腰酸，手足欠温，会阴坠痛，神困肢软，体检正常，睾丸、附睾均无异常发现。精液检查：色灰白，质略稀，量约2ml，5次查找无精子。经中西医多次治疗，罔效。患者配偶健康无恙。按其脉濡细，审其舌质淡，苔薄白。

诊断：不育证（肾阳虚型）。

治法：温补肾阳，育精养血。

处方：淫羊藿30g，仙茅15g，威灵仙9g，枸杞子25g，覆盆子15g，酒炒菟丝子20g，石楠叶15g，制首乌15g，肉苁蓉15g，山萸肉15g，潼蒺藜15g。15剂。

2月7日二诊：服药后头晕腰酸好转，精神略振。宗原方加锁阳12g、狗脊15g。15剂。

2月21日三诊：四肢渐暖，阴部坠痛大减。拟原方继服15剂。

3月5日四诊：复查精液常规，量约3ml，色灰白，质稠，精子数7000万个，活动率74%以上。宗原意加巴戟天15g，继服15剂。

3月20日五诊：病愈神振，依上方删锁阳，增五味子12g、车前子9g。15剂。炼蜜为丸，日服2次，每次服15g。时隔两月，患者偕同爱人一道登门报怀孕之喜。翌年产一男孩。

男性无精子患者临床并不鲜见，此证多属肾亏范畴，尤以肾阳虚者为多。据此，先生自拟"三仙种子汤"益肾生精，曾治疗多例，均获显效。三仙中淫羊藿、仙茅为补肾阳、助命火、益精气之要药，配以威灵仙宣经通络，三者合作，促使精子生长。石楠叶、制首乌、肉苁蓉、巴戟天、山萸肉、潼蒺藜为治疗内伤阴衰、肾亏髓耗之上品。更有古今种子良药枸杞子、覆盆子、菟丝子相伍，其生精种子大有望耳。本案因无精子致男性不育症，中西医长期治疗无效。今辨其证属肾阳虚损，命门火衰，无力生精；论其治应温肾填精，自拟三仙种子汤图治获效。二诊加锁阳、狗脊以兴阳通络，故很快使四肢转温，会阴部坠痛减轻。后拟丸方去锁阳，盖虑其久服滑肠之弊；加五味子、车前子以助滋水益精之功而符五子衍宗丸之旨。可见，治疗无精型男性不育症，温补肾阳为根本之法，三仙、五子等确属种子良方，值得推广应用。

【诊疗述评】

对无精子症的诊断主要依靠准确的实验室检查，要嘱患者严格按照要求留取精液标本，一般不能少于3次精液离心分析。

对无精子症患者一定要做全面的生殖系体检，了解双侧睾丸、附睾、输精管和精索等情况；详细询问病史，如疾病史、手术史、用药史等；可酌情进行进一步检查，如内分泌检查、染色体检查与Y染色体微缺失检查等，以明确病因。

对于已经确诊的无精子症患者的治疗思路关键是要准确判断患者的病因，针对病因进行科学的治疗。治疗方面相对最容易的是各种梗阻性无精子症。绝大多数梗阻性无精子症都可以通过外科手段进行治疗。对年龄较小的先天睾丸发育不良或低促性腺激素无精子症患者，可以采取中西医结合治疗，且疗程要足够长，一般在半年至2年以上。对假性无精子症，应在明确梗阻部位、范围与性质的前提下，及时采取药物治疗或手术方案；确因遗传因素所致者，可以考虑辅助生育技术等。

【预防调护】

1. 孩子出生后及时科学预防接种。青少年时，要积极科学预防流行性腮腺炎，一旦感染，要及时科学治疗，避免并发睾丸炎。

2. 避免不良因素的刺激，如放射线、高温、有毒化学物质和某些对生精功能有影响的化学药物。

3. 饮食有节，不宜过食辛辣厚味，戒烟酒，不食粗制棉籽油。

4. 要及早发现与科学治疗某些先天发育异常性疾病，使对生育力的影响降低到最低限度，尤其是要注意尽早发现隐睾，及时科学治疗。

【现代研究进展】

一、中医现代研究进展

（一）病因病机

无精子症的病因分为两大类：一是睾丸的生精功能障碍；二是输精管道梗阻。中医认为本症的病因可概括为虚、瘀、毒。所谓虚是指肾阴阳俱虚，肾精亏虚，或脾胃虚弱，气血化生不足；瘀是指痰湿、寒积等结于精道，瘀血内阻；毒是指疫毒、热毒侵淫肾子而精不生。病机为肾精亏损，生殖之精难生；或精道阻塞，精阻难出。王琦等认为肾虚、瘀热、肾虚血瘀是其主要病机；李祥云主张脾虚不足、肾亏精少、湿热困扰、血瘀阻滞是其主要病机；曹开镛强调肾虚、脉络瘀滞是其主要病机。

（二）中医治疗

1. 辨证论治

徐福松、莫惠等分为 3 型：肾虚证，方用聚精丸（《男科纲目》）加减；肝郁证，方用少腹逐瘀汤加减；瘀热证，方用红白皂龙汤加减（宗敦义方）。王琦等分 3 型：肾虚证，方用聚精汤加减；瘀热证，方用红白皂龙汤加减；肾虚血瘀证，方用五子衍宗丸合血府逐瘀汤加减。李祥云分 4 型：脾虚不足用健脾增精汤（经验方）：党参、黄芪、白术、白芍、熟地黄、山药、茯苓、枸杞子、山茱萸、肉苁蓉、菟丝子、胡芦巴、红枣；肾亏精少用补肾增精汤（经验方）：龟甲、鹿角片（粉）、菟丝子、锁阳、肉苁蓉、山茱萸、肉桂、熟地黄、枸杞子、党参、淫羊藿、阳起石；湿热困扰用利湿增精汤（经验方）：萆薢、龙胆草、知母、黄柏、牛膝、牡丹皮、丹参、赤芍、栀子、柴胡、车前子、木通；血瘀阻滞用血府逐瘀汤加减。曹开镛分 2 型：肾虚型用九子一仁丸（经验方）加味：韭子、蛇床子、沙苑子、益智仁、枸杞子、菟丝子、金樱子、覆盆子、五味子、楮实子；脉络瘀滞型用少腹逐瘀汤加味。

2. 专病专方

罗任波基本方：熟地黄、菟丝子、山茱萸、枸杞子、何首乌、淫羊藿、仙茅、丹皮、知母、当归、鱼鳔胶、巴戟天。刘银健自拟益肾疏肝汤：枸杞子、菟丝子各 20g、桑葚、怀山药、白芍、覆盆子各 15g，淫羊藿、熟地黄各 12g，山茱萸、紫河车粉（分吞）各 10g，全当归、软柴胡各 9g。邓铁涛治睾丸炎方：生大黄 10g，熟附子 10g，黄皮核 10g，荔枝核 10g，柑核 10g，芒果核 10g，橘核 10g，王不留行 15g。

3. 针灸推拿

李彪等取穴会阴、关元、气海、三阴交、肾俞、脾俞等。每次选用 3～4 穴，针刺或隔姜灸治。每日或隔日一次，15 次 1 个疗程。

二、西医现代研究进展

江鱼认为内分泌检查在评估梗阻性无精子症病人中的作用是有限的，FSH 与精子生成和有无之间并没有必然的联系，血清 FSH 水平与睾丸中精原细胞的总数之间的相关性最大，而与成熟的精子细胞和精子计数之间相关性不大，FSH 水平正常而临床表现没有精子，最常见的是精子的成熟停止而不是梗阻，FSH 水平升高的无精子症患者常常意味着与唯支持细胞综合征或克氏综合征有关。徐福松主张诊断主要靠精液的常规分析，凡连续 3 次精液离心沉淀后仍查不到精子者，便可以诊断为本症。特别是睾丸活检能为本症的诊断以及病因鉴别提供有力的依据。

血清抑制素 B 是来源于睾丸 Sertoli 细胞以及生精细胞的肽类激素，是男性 FSH 进行负反馈调节的主要因素。血清抑制素 B 比精浆抑制素 B 稳定可靠，可以通过血清抑制素 B 了解精子发生的状况，在鉴别诊断梗阻性无精子症与非梗阻性无精子症，以及判断精子发生障碍方面是一个较好的临床测定指标，具有较高的敏感性与特异性。此外，研究显示血清抑制素 B 与睾丸体积大小呈正相关，有可能替代睾丸活检。

Y 染色体的研究成为热点。Y 染色体上定位有睾丸决定因子及系列与精子发生相关的基因，这些基因的异常或突变可导致男性性腺发育低下或生精障碍。其中 Y 染色体长臂上无精子症因子（azoospermia factor, AZF）的缺失会引起男性生精障碍，进而造成不育。

近年研究显示，睾丸精子发生是局灶性和不均一的，即使大部分生精小管内未找到精子，并不能排除小部分生精小管内存在精子。因此，针对非梗阻性无精子症患者，特别是睾丸活检证实为无精子症的患者，进行显微外科睾丸取精术，一部分患者可获得形态良好的精子，并可进一步通过卵细胞胞质内单精子注射技术获得后代，但成功率较低，需要与患者进行良好的沟通。

胚胎干细胞（ESC）以及诱导多潜能干细胞（iPSC）诱导精子发生取得了巨大的研究进展，特别是小鼠和人胚胎干细胞向生殖细胞分化的研究。

（编者：庞保珍　庞清洋　庞慧卿　庞慧英　李霞　宋国宏　赵焕云　郑燕）

第二节　少精子症

【概述】

少精子症是指生育期男性具备正常的性功能，在禁欲 3～7 日后，3 次以上精液化验以 WHO 第 4 版标准精子密度均低于 $20\times10^6/ml$，或第 5 版标准精子浓度低于 1500 万/ml，而多于 0 者。该症统属中医的"精少""精清""精薄"等病证。精子密度对生育力的影响较大，而精子计数并非恒定不变，在各种客观因素的影响下，同一个体在不同时间和不同环境，可以出现完全不同的结果。这些因素包括禁欲时间、身体状况、精神因素、休息好坏、检验技术等。故一般认为必须连续检查三次以上，方能做出定论。在判断病人生育能力时，应将精子成活率、精子活动力、精子畸形率等各项指标予以综合分析，才能得出比较正确的结论。

【发病机制】

(一) 中医病因病机

1. 肾精亏损

先天禀赋不足,或房事不节,不知持满,耗伤肾精;或久病及肾;或温病后期热极伤阴,而致肾精亏损,导致精子减少。

2. 肾阳不足

先天禀赋不足,素体阳虚;或房事不节,耗伤肾精,阴虚及阳;或寒邪猛烈,肾阳被遏;或过服苦寒,凉泻太过,伤及肾阳;或五劳七伤,久病及肾,肾阳不足,不能温煦脾阳,终致命门火衰,真阳不足,不能温肾生精,而致精子减少。

3. 气血两虚

久病不愈,气血两虚,后天之精不足,化源空虚,肾精失于充养,致精子减少而不育。

4. 湿热下注

饮食不节,过食辛辣厚味,酿湿生热,或外感湿毒,湿热下注精室,热灼阴液,湿阻精巧,均可致精少不育。

5. 气滞血瘀

久病入络,或外伤瘀血阻络,精道不畅,故精少而不育。

(二) 西医病因病理

1. 睾丸前性因素(内分泌性因素)

(1) 下丘脑病变

Kallmann 综合征、选择性 LH 缺乏综合征。

(2) 垂体病变

垂体腺瘤、高泌乳素血症、生育相关激素异常、糖皮质激素增多、甲状腺激素异常。

2. 睾丸性因素(染色体异常及引起睾丸损伤的其他病因)

(1) 染色体数目或结构异常:嵌合型克氏征(46,XY/47,XXY)是因为受精卵有丝分裂过程中性染色体未分离,约占10%。典型临床表现为:小而硬的睾丸,男性乳腺增生和高促性腺激素。50%患者血清 T 水平降低,90% 血清 FSH 与 80% LH 水平升高,精液多表现为严重少精子或无精子。

(2) 精索静脉曲张。

(3) 医源性因素:药物化疗或者放疗。

(4) 环境毒素与职业暴露:接触杀虫剂、高温、重金属、放射线等。

(5) 感染:睾丸炎可由病毒导致,如腮腺炎病毒等,成年男性感染腮腺炎约25%会并发睾丸炎。睾丸活检提示曲细精管萎缩、间质组织水肿和单核细胞浸润。

3. 睾丸后性因素(精子运输障碍)

(1) 射精功能障碍:逆行射精是指患者射精时有射精的动作和快感,但没有精液从尿道射出，离心尿检有精子或果糖。

（2）输精管道梗阻：输精管与（或）精囊不完全性梗阻、感染或结扎等。

【诊断】

少精子症的诊断标准为禁欲3～7天后通过体外排精的方法获得精液，连续3次以上实验室检查，精子浓度低于2000万/ml，或低于1500万/ml。

1. 病史

了解患者的生活、工作情况，是否服用某些对生精过程有影响的化学药物，是否接触某些放射物质，是否曾食用粗制棉籽油，有无生殖系外伤史，是否患过病毒性腮腺炎、结核等疾病，并结合体格检查，如有无精索静脉曲张、隐睾等，了解全身及生殖器官发育情况。

2. 实验室与其他辅助检查

精液分析检测：精液浓度是诊断该病的主要依据，同时酌情可进一步进行相关检查，如精浆生化、性激素、染色体、Y染色体微缺失。行基因检查、睾丸附睾精索超声检查、X线检查等，了解发病原因。

【鉴别诊断】

少精子症的诊断，主要依靠精液分析，但每次排出精子的多少由于受各种因素，如不同的禁欲天数、取精环境以及检验者的技术水平等影响，其结果也不尽相同，对少精子症的判断，应间隔3～7天留取标本，连续检验3次以上方可做出结论，以免误诊。因此，应注意与下述情况下检验的精液结果鉴别：

1. 禁欲时间不足（包括遗精或手淫）检验的精液结果。
2. 精液标本收集不完全检验的精液结果。

【治疗】

一、中医辨证论治

1. 肾精亏损证

主要证候：婚久不育，精子减少，精液量少或稀薄。腰膝酸软，神疲乏力，健忘，头晕耳鸣，咽干盗汗。舌淡，苔白，脉弱。

治法：滋肾填精。

方药：添精赞育丹（庞保珍方，选自庞保珍主编《不孕不育中医治疗学》）

黄精、鹿角胶、制首乌、菟丝子、桑椹、枸杞子、山茱萸、淫羊藿、续断、生地黄、当归、车前子。

中成药：蚕蛹补肾胶囊。饭后口服。一次2粒，一日2次。或至宝三鞭丸：口服。小蜜丸一次1盒；一日1次。早饭前或临睡前用温开水送服。

2. 肾阳不足证

主要证候：婚久不育，精清精冷，精子数目减少。全身乏力，畏寒肢冷，腰膝酸软，或有性欲减退，阳痿，小便清长，夜尿频多。舌质淡，苔白，脉沉细或沉迟。

治法：温肾壮阳。

方药：益火衍宗丸（庞保珍方，选自庞保珍主编《不孕不育中医治疗学》）

鹿角胶、巴戟天、附子、肉桂、菟丝子、枸杞子、淫羊藿、熟地黄、山药、杜仲、当归、石菖蒲。

中成药：龟龄集。口服。一次2粒，一日1次，早饭前2小时用淡盐水送服；或右归丸：口服，一次1丸，一日3次；或海龙胶口服液：口服。一次40毫升（2支），一日1～2次；或麒麟丸：口服。一次6克，一日2～3次。

3. 气血两虚证

主要证候：婚久不育，精子数目减少。面色萎黄，爪甲苍白，神疲乏力，心悸气短，失眠多梦。舌淡胖嫩，脉细而弱。

治法：补益气血。

方药：八珍种子丸（庞保珍方，选自庞保珍主编《不孕不育中医治疗学》）

熟地黄、当归、白芍、川芎、人参、白术、茯苓、甘草、川续断、淫羊藿、菟丝子。

中成药：复方阿胶浆。口服。一次20毫升，一日3次。

4. 湿热下注证

主要证候：婚久不育，精子数目减少，精液黏稠而不液化，口苦咽干，胸胁胀满，少腹或会阴不适。舌质红，苔黄腻，脉滑数。

治法：清热利湿，兼补阴精。

方药：龙六继嗣丹（庞保珍方，选自庞保珍主编《不孕不育中医治疗学》）

龙胆草、黄柏、栀子、萆薢、败酱草、薏苡仁、车前子、茯苓、牡丹皮、熟地黄、山药、山茱萸。

中成药：龙胆泻肝丸：口服。一次3～6克，一日2次。

5. 气滞血瘀证

主要证候：婚久不育，精子数目少，精液量少，伴面色紫黯，皮肤粗糙，少腹不适，茎中刺痛，舌暗红或有瘀斑，脉弦涩。

治法：行气活血，化瘀生精。

方药：柴穿聚精丹（庞保珍方，选自庞保珍主编《不孕不育中医治疗学》）

柴胡、穿山甲、桃仁、红花、赤芍、川芎、当归、路路通、水蛭。

中成药：血府逐瘀口服液。口服。一次2支，一日3次。

二、西医治疗

1. 遗传相关疾病的治疗

克氏综合征是临床经常可以见到的与遗传相关的睾丸生精功能障碍性疾病。目前西医还没有很好的手段可以改善克氏综合征患者的生精功能，所以一般不建议单独使用药物治疗。尽管克氏综合征的患者睾丸生精功能严重受损，但是确实有部分患者存在局灶生精，部分曲细精管可以找到精子。对克氏综合征患者的研究发现，显微睾丸取精手术可以在40%～60%患者的睾丸中找到精子。因此，尽管我们暂时不能改变克氏综合征患者的睾丸功能，但是可以通过显微外科的手段获取精子，使部分患者通过ICSI获得自己的子代。

2. 内分泌相关疾病的治疗

（1）高泌乳素血症的治疗：高泌乳素血症可以导致ED与男性不育。高泌乳素血症血清泌乳素水平明显升高，睾酮与促性腺激素降低。在甲状腺功能低下的患者中由于甲状腺释放激素刺激泌乳素可以导致后者升高，因此，应该排除甲状腺疾病。对高泌乳素血症的患者应做颅脑MRI等检查排除垂体瘤。不需要手术治疗的患者通常采用药物治疗，常用药物为溴隐亭。

（2）低促性腺激素性生精功能障碍的治疗：常见的有Kallmann综合征与特发性促性腺激素低下。对Kallmann综合征的治疗，在不同的阶段是有区别的。由于患者雄激素水平低，睾酮替代治疗是可以的。但是，在治疗前应该了解患者的生育要求。因为比较大剂量的睾酮补充治疗会因为负反馈作用而抑制生精功能。若患者有明确的生育要求，应该考虑其他治疗方式。

由于低血清睾酮水平可以导致许多身体损害，比如增加心血管疾病与糖尿病的发生率，导致骨质疏松，影响性欲与阴茎勃起功能，腹部脂肪堆积，肌肉比例与力量减退等，故需要补充睾酮到正常生理水平。常用的有口服与肌内注射十一酸睾酮，或者经皮肤吸收的睾酮贴剂。对于还有生育要求的患者应该避免大剂量睾酮补充或替代治疗。建议使用促性腺激素的治疗，不仅可以改善症状，而且可以启动精子发生。治疗一般采用注射2000～5000IU的HCG，每周3次。酌情结合使用75IU的HMG肌内注射，每周3次。也可直接使用重组人FSH取代HMG。

3. 睾丸炎的治疗

睾丸炎导致的睾丸生精功能的破坏甚至丧失，多见于曾经罹患腮腺炎的患者。在临床中经常可以见到继发于腮腺炎的睾丸炎甚至睾丸萎缩的患者。大约有30%的腮腺炎患者可以出现睾丸生精功能的破坏。目前，还没有很好的方法可以治疗因此造成的睾丸功能损害，因此，最重要的是评价睾丸现存的生精状况。通过睾丸大小、质地、精液常规检查与血清促性腺激素的水平可以大致了解睾丸功能。对睾丸体积超过6ml的患者，可考虑进行睾丸穿刺活检了解生精情况。若穿刺睾丸没有精子或睾丸体积很小无法穿刺的患者，可考虑进行显微睾丸取精。不论是穿刺还是显微取精手术，均建议一旦找到精子即进行冻存，以备日后进行ICSI。

4. 隐睾的治疗

一般建议若患儿1岁时睾丸仍然无法下降到阴囊的正常位置，应该及时手术，行隐睾下降固定术。隐睾位置和生精功能相关，位置越高则生精功能破坏越重。隐睾持续时间越长生精功能损害越重。在出生半年内对生精细胞影响不大。到2岁时，部分患儿的生精功能会完全丧失。而在 6 个月之后，隐睾自行下降的可能性就很小了。所以，应该在此时间段尽早手术以保留睾丸功能。

5. 睾丸扭转的治疗

6 小时之内的睾丸扭转多可通过急诊手术及时复位而保留睾丸。12 小时后睾丸损害明显，到 24 小时则很难保留患侧睾丸，经常需要切除。但是，因为睾丸扭转多由于先天发育异常引起，有一定比例患者日后出现对侧睾丸再扭转，而一旦对侧睾丸也扭转且没有及时治疗，对生育将是灾难性的。因此，对切除一侧睾丸的患者应告知，若一旦类似症状出现在对侧睾丸，立即就诊。

6. 精索静脉曲张的治疗

精索静脉曲张的手术主要是希望改善少弱精子症患者的精液质量。精索静脉曲张主要影响精液中精子的活动度，对精子浓度的影响较活力要弱一些。仅能通过 B 超等检查发现的称为亚临床型。对亚临床型是否应该手术尚存在争议，一般并不推荐对亚临床型进行手术。伴有精液质量明显异常的，建议手术。精液质量轻度异常的，可以先尝试应用提高精子活力与浓度的药物，若 3 个月左右改善不明显，建议手术。手术方式主要有传统精索静脉高位结扎术、腹腔镜精索静脉结扎、显微精索静脉结扎术。

7. 经验性药物治疗

除了上述各种有针对性的治疗外，还有不少特发性少精子症的患者可以尝试通过药物等手段改善精液质量。一般建议可以用药 3～6 个月。常见的药物主要包括以下几类：

（1）抗雌激素药物：主要是枸橼酸氯米芬与他莫西芬。其主要通过激素轴使 FSH、LH 与睾酮水平升高，对 FSH 与 LH 没有升高的患者有一定效果，可升高精子浓度。尽管这种治疗方法还缺乏大规模前瞻性随机对照研究，但是这类药物确实对部分患者有明显的疗效。

（2）雄激素药物：常用的为十一酸睾酮，包括注射制剂、口服制剂以及贴皮制剂。在临床治疗中，要注意对精液常规的动态观察，建议每 1～2 个月检查一次，根据不同患者的变化情况决定使用的技巧。

还有一些药物如乙酰左卡尼汀与左卡尼汀可能会改善精液质量，特别是精子活动度。但是因为只有比较少的文献支持，还不足以确定其机制与疗效。维生素 E 与锌制剂也可能对精液质量有益处。

【疗效评价标准】

曹开镛、庞保珍主编《中医男科病证诊断与疗效评价标准》：

1. 疗效判定标准

（1）治愈：配偶受孕。

（2）显效：虽配偶未受孕，但治疗 3～6 个月精液各项指标化验均达到正常，临床症状积分值下降>5 分。

(3) 有效：具备下列条件之一为有效：精液量恢复正常、pH 恢复正常、正常精子密度增加 $5×10^6$/ml、无精子患者出现少量精子、精子存活率或活动力增加 15% 以上、畸形率下降 10%、液化时间在 1 小时之内、WBC<$1×10^6$/ml、免疫珠实验结果示活动精子附着免疫珠下降 10%、MAR 实验结果示精子被黏附于颗粒上的下降 10%、临床症状积分值下降 3～5 分。

(4) 无效：精液化验指标治疗前后无变化或加重，临床症状积分值下降 0～2 分。

2. 临床症状积分标准

(1) 3 分：症状持续出现。

(2) 2 分：症状时轻时重或间断出现。

(3) 1 分：症状轻或偶尔出现。

(4) 0 分：无明显症状。

【名家经验】

1. 王琦经验

王琦对少弱精子症引起的男性不育，提出"肾虚夹湿热瘀毒虫"是男性不育的核心病机，并指出环境污染、电磁辐射、抗肿瘤药物的使用、性传播疾病及微生物的感染等属于"毒""虫"范围的致病因素，在少弱精子症发病中尤为明显，应引起重视。随着时代的进步，生存环境的变化，饮食结构、生活习惯的改变，单纯补肾已不能很好地符合少弱精子症的病理病机，对于"毒""虫"引起的少弱精子症，有炎症反应的，补肾甚至可能导致越补越严重，要掌握好祛邪与扶正的辩证关系。此时，如果在补肾益精的基础上，加以解毒杀虫的药物，就会取得比较满意的效果，常用补肾填精药如黄精、菟丝子、枸杞子等；清热解毒杀虫药，如蒲公英、白花蛇舌草、败酱草、金钱草、蛇床子、蜂房等。

2. 李曰庆经验

李曰庆认为，本病的病机较为复杂，归纳起来有虚、实、寒、热、痰、瘀、郁的不同，与五脏有关，但本病病位主要在肾，病机主要是肾阴阳不足。肾阴阳平衡则精气充盛，藏泻适宜，运行有度，阴阳和而有子；肾阴阳失调则精少气衰，藏泻失宜，气化障碍，从而导致男性不育症。李曰庆根据多年经验，在传统补肾治疗的基础上，提出了"以肾虚为本，以补肾生精为则，以微调阴阳为法"的治疗理论，在具体治法上则偏重"补肾生精，调补肾阳"，提倡用药补肾时清补并用，避免峻补、滥用、久服；强调要微调阴阳，充分调动机体自身的调节机制，使阴阳平衡，以达阴阳互根、互用之效能，精气充盛而有子。

3. 庞保珍经验

肾主生殖，补肾确可生精，但确有部分少精子症不育患者，单纯补肾并不理想，应从多角度来探讨少精子症不育的治疗，活血、祛痰、疏肝、清邪皆可生精，提高精子的活动力，活血、祛痰、疏肝、清邪之法可酌情单独应用，或辨证酌情配合补肾法治之。子类药物有较好的生精功能，主张酌情应用子类药物。另外，淫羊藿是治疗少精子症疗效较好的药物之一，但必须辨证应用。治疗少精子症，必须用中医的思维辨证论治，且用药不可过热、过寒，应科学微调，不可急于求成。

【诊疗述评】

少精子症的诊断主要依靠实验室精液分析。对其治疗要根据病因、患者年龄与配偶年龄等因素综合分析而定。中医药对少精子症的治疗有其独特而强大的优势，但必须用中医的思维辨证论治，方可取得较好的疗效。酌情应用子类药物，且用药不可过热、过寒，应科学微调，不可急于求成。五子衍宗丸是治疗少精子症疗效较好的方剂之一，淫羊藿是治疗少精子症疗效较好的药物之一，但必须辨证应用。少精子症的治疗周期较长，要坚持治疗，不要频繁更换医生和做精液分析，一般以3个月为1个疗程。如夫妻双方不存在影响优生的不良因素，建议在治疗期间不要避孕，并指导受孕，以提高受孕率。

【预防调护】

1. 及时积极治疗原发病。比如及早发现和治疗精索静脉曲张、隐睾等泌尿生殖系疾病。

2. 改变不健康的生活方式。尽量避免高温环境生活与工作、电辐射、长期泡温泉、洗桑拿等。不要久坐、长时间骑自行车；不要穿紧身衣裤等。

3. 饮食有节，忌食辛辣肥甘厚味，宜清淡又富有营养，不食用对生精功能有损害作用的食物，如粗制棉籽油、芹菜等。

4. 树立良好性观念，手淫有度，房事有节，忌恣情纵欲。

5. 科学锻炼，增强体质。

6. 孩子出生后及时注射疫苗。尤其要注意腮腺炎疫苗的注射。

【现代研究进展】

中医治疗少精子症则有其独特而强大的优势，且进展较快。

（一）病因病机

徐福松首次提出男科四大主症——腺、性、精、育学说。其中腺是基础，性是外象，精是物质，育是结果。四者存之与共，缺一不可。王琦等认为肾精亏损、命门火衰、气血两虚、湿热下注、气滞血瘀是少精子症的主要病机。曹开镛提出肾精亏损、肾气不足、心肾不交、心脾两虚、脉络不通是其要病机。

（二）中医治疗

1. 辨证论治

徐福松辨证论治男性不育症的特色及优势在于：坚持整体观念，辨证以全身和局部相结合，诊断以宏观和微观相结合，治疗审证求因，审因求治，先辨病后辨证，辨病与辨证论治相结合。从脾、肺、肾、气、瘀、痰不同角度兼顾扶正祛邪，消补兼施灵活论治男性不育症。处方用药中正平和，轻清灵动。王琦等分5型：肾精亏虚证，方用五子衍宗丸合七宝美髯丹加减；命门火衰证，方用金匮肾气丸合保元汤加味；气血两虚证，方用河车种子丸；湿热下注证，方用龙胆泻肝汤合六味地黄汤加减；气滞血瘀证，方用血府逐瘀汤加减。刘云鹏将男性不育分4型：滋阴清火养精常用知柏地黄丸合五子丸；补肾生精常用六味地黄丸合五子丸（即六五合方）；疏肝活血通精常用血府逐瘀汤；清利湿热通精常用前列腺炎方（验方）：蒲公英30g，枸杞子12g，炮穿山甲9g，赤芍15g，石韦15g，败酱草30g，泽兰叶9g，红花9g，桃仁9g，丹参15g，没药20g，王不留行24g。蔡小荪对男子不育的治疗分三个步骤：①清心寡欲：房事要节制，交接要合时，在排卵前后1周内行房2～3次；②养阴填精：一般以五子衍宗汤及六味地黄汤加减，若兼湿热，精液黏稠较高者，以知柏地黄汤为主，强调辨证求因，反对一味壮阳；③补肾助阳：主张在进行养阴填精的基础上，拟补肾助阳法，喜用龟鹿二仙丹。金维新等分3型：肾阳不足证用打老儿丸合右归丸加减；肾精亏损证用液化生精汤加减；气血两虚证用河车种子丸。陈文伯对肾阴虚者用右归丸加减；肾阳虚者用五子衍宗丸加减；肾精虚者用生精赞育丸加减；肾液虚者用益肾增液汤；精热不育者用凉肾清精汤；精瘀不育者用活精化瘀汤；精滞不育者用理精化滞汤；精湿不育者用化精渗湿汤。曹开镛分5型：肾精亏损用左归丸加味；肾气不足用右归丸、五子衍宗丸；心肾不交用心肾两交汤化裁；心脾两虚用归脾汤化裁；脉络不通用血府逐瘀汤加减。李祥云分3型：脾虚不足用健脾增精汤（经验方）：党参、黄芪、白术、白芍、熟地黄、山药、茯苓、枸杞子、山茱萸、肉苁蓉、菟丝子、胡芦巴、红枣；肾亏精少用补肾增精汤（经验方）：龟甲、鹿角片（粉）、菟丝子、锁阳、肉苁蓉、山茱萸、肉桂、熟地黄、枸杞子、党参、淫羊藿、阳起石；湿热困扰用利湿增精汤（经验方）：萆薢、龙胆草、知母、黄柏、牛膝、牡丹皮、丹参、赤芍、栀子、柴胡、车前子、木通。

2. 辨病与辨证相结合

徐福松主张：先辨病后辨证，辨病与辨证论治相结合，证从病辨，以病统证，只有将辨病论治与辨证论治有机地结合在一起，才能提高治疗效果。只辨证不辨病，则很难把握其病的全貌，治疗也往往难以取得良效。徐福松从临床方面而言，对于治疗精液异常类不育症，通过辨病、辨证论治相结合，总结出了三个原则：①精浆异常和精子异常，以精子异常为主；②精子异常中的数量与质量（形态），以精子质量（形态）为主；③精子质量（形态）与精子自身免疫，以精子自身免疫为主。运用这三个原则治疗精液异常类不育症，已经取得较好疗效。

3. 专病专方

徐福松应用聚精丸（熟地黄、枸杞子、何首乌、紫河车、仙灵脾、沙苑子、茯苓、黄精、薏苡仁等）治疗精液异常所致的男性不育症246例，总有效率为85.77%，其中受孕率为17.1%。治疗前后精液中精子密度、数量、活力、活率、顶体酶、前向运动速度等均有明显的提高和改善（$P<0.01$），尤其是精子活力较治

前改善显著。本结果显示出聚精丸改善生精功能和提高精液质量的良好作用。徐福松常从脾论治男性不育，常用脾肾双补的验方"优精汤"（原名聚精散）治疗精液异常类不育症，以提高精子质量为主，增加精子数量，调节精液异常为辅，总有效率达 85.5%。常用药物有：生地黄、熟地黄、太子参、枸杞子、沙苑子、茯苓、黄精、薏苡仁等。方中以茯苓、黄精、薏苡仁健脾助运，益后天化生之源，以供养先天。实验室精液检查证实本方能提高精子密度与活动率、精子运动组别及前向运动速度、精子顶体酶完整率及活动，降低精子畸形率，在改善生精功能、提高精液质量等方面显示出良好的效果。

徐福松治疗男性不育处方用药心得体会：①用药规律探讨：目前临床治疗男性不育症有以阴阳双补为大法药物的使用趋势，常用者不超过 55 种。按高低顺序补阳药物依次是淫羊藿、菟丝子、鹿角胶、肉苁蓉、仙茅、肉桂、巴戟天、附子、锁阳等；补阴类药物依次是熟地黄、枸杞子、山茱萸、五味子、覆盆子、生地黄、女贞子等；补脾益气养血类药物依次是茯苓、淮山药、当归、党参、黄芪、白术、白芍等；活血祛瘀类药物依次是牡丹皮、红花、路路通、丹参、赤芍、桃仁等；清利下焦湿热药物依次是黄柏、知母、龙胆草、栀子等。对脾肾同治有独到见解，每于补肾之中参以党参、茯苓、薏苡仁、黄精之属。在服药时间上倡导每天上午、晚上"两个九点半服药法"。其别出心裁处，悉从顾护脾胃，发挥药效着眼。②多用子药和动物药。③防止用量偏重：认为淫羊藿、蛇床子、熟地黄、枸杞子、肉苁蓉、人参、附子、仙茅、阳起石等补肾壮阳药，是治疗男性不育症中极为常用的，但用量过大，弊多利少。其理由为：暗耗真阴肾水，导致脏腑气血偏盛偏衰，出现或加强阴虚阳虚征象。淫羊藿、蛇床子、人参有类激素作用，长期过量服用，反而会使体内雄激素浓度过高，而抑制精子生长；附子、仙茅、阳起石、蛇床子等为有毒药物，长期过量服用，可出现舌麻、眩晕、恶心、呕吐等神经系统和消化系统中毒反应。在治疗男性不育症临床中，徐福松谨慎使用补肾壮阳类中药，方中剂量降低，可小剂量长期服用，用药中正平和，轻清灵动，一般每味药量仅在 10～12g 之间，而石菖蒲仅用 2～3g，以引经通精窍；黄连、黄柏、龙胆草等苦寒泻火药，只用 3～6g，而且中病即止，以防苦寒败胃伤阴。李广文生精种子汤：黄芪 30g，仙灵脾 15g，川续断 15g，何首乌、当归各 12g，桑椹、枸杞子、菟丝子、五味子、覆盆子、车前子各 9g。刘明汉益精灵：淫羊藿 500g，锁阳 250g，巴戟天 250g，熟地黄 250g，山茱萸 90g，附片 90g，肉苁蓉 200g，枸杞子 150g，黄芪 250g，当归 90g，韭菜子 60g，车前子 60g，菟丝子 150g，桑椹 150g，龟板胶 100g，鹿角胶 100g，茺蔚子 150g，甘草 100g，上药用 60 度白酒 15kg 左右浸泡（以超过药面寸许为度），7～15 天即可饮用。每日 3 次，每次 25～50ml。水剂方：所用药物与酒剂同，惟淫羊藿量为 30g，余味用量均为酒剂之 1/10。庞保珍用自拟清邪毓麟汤 [蒲公英、白花蛇舌草、红藤、地丁草、川牛膝、王不留行、云茯苓、泽泻、车前子（布包）、竹茹、菟丝子、川续断、枸杞子、何首乌各 10g，丹参 15g，甘草 4g] 加减治疗隐性炎症型不育症 166 例，痊愈 64 例，显效 55 例，有效 38 例，无效 9 例，总有效率 94.6%。庞保珍认为有症状（特别是性腺炎症）的男子不育症，诊断并不困难，但部分无症状的男子不育症，除精液异常外，往往容易忽略生殖系炎症的存在，以致影响疗效。隐性炎症型不育症，属虚实夹杂之证，治疗上宜攻补兼施，扶正宜选燥性小的药物。

4. 针灸推拿

主要选择任脉、足三阴经、督脉以及足太阳膀胱经的肾俞穴为主。常用的穴位依次为关元、三阴交、足三里、命门、太溪、肾俞等。庞保珍等以平补平泻法针刺肾俞、关元、脾俞、足三里，偏肾阳虚配命门，偏肾阴虚配太溪，痰湿内蕴或肝经湿热配太冲、阴陵泉，肝郁血瘀配血海、期门。每日针刺1次，25日为1个疗程，结果128例中痊愈42例，有效76例，无效10例，总有效率为92.19%。彭明华采用针刺肾俞、命门、关元、气海、足三里、三阴交、太溪、太冲治疗39例。操作方法：气海透关元，使针感向下传导至阴部；肾俞透命门；其余穴位按常规操作。手法以补法为主，关元、气海加灸。结果治愈21例，好转10例，无效8例，总有效率79.5%。余镇北取中极、足三里、三阴交、太溪等，治疗34例精液异常患者，结果痊愈25例，有效6例，无效3例，总有效率91.18%。洪文等采用2组穴位交替针刺，一组取穴肾俞、秩边、关元、命门、足三里，另一组取脾俞、三阴交、秩边，施以温补法，结果痊愈6例，显效17例，有效5例，总有效率93.34%。

5. 中药贴敷

庞保珍采用自拟滋阴续嗣丹（龟甲30g，鳖甲30g，熟地黄40g，山药40g，山茱萸30g，牡丹皮30g，王不留行30g，青皮30g，淫羊藿10g。上药共为细末，取药末适量以温开水调和成团，涂以神阙穴，外盖纱布，胶布固定，3天换药1次，10次为1个疗程）贴脐治疗肾阴虚型男性不育128例，结果治愈51例，显效45例，有效25例，无效7例。庞保珍用自拟祛痰衍嗣丹（人参30g，淫羊藿30g，菟丝子30g，陈皮30g，半夏30g，云苓30g，枳壳30g，车前子20g，麝香1g，生姜片10～20片，艾炷42壮，如黄豆大，食盐及麦面粉适量。先将麝香、食盐分别研细末，分放待用，次将其余诸药混合研成细末另备用。嘱患者仰卧床上，首先以温开水调麦面粉成面条，将面条绕脐周围一圈，内径1.2～2寸，然后把食盐填满患者脐窝略高1～2cm，接着取艾炷放于盐上点燃灸之，连续灸7壮之后，把脐中食盐去掉，再取麝香末0.1g，纳入患者脐中，再取上药末填满脐孔，上铺生姜片，姜片上放艾炷点燃，频灸14壮，将姜片去掉，外盖纱布，胶布固定，3天灸一次）治疗痰湿内蕴型男性不育136例，结果治愈50例，显效43例，有效36例，无效7例，总有效率94.85%。庞保珍用自拟温阳广嗣丹（巴戟天30g，川椒6g，淫羊藿30g，菟丝子30g，熟地黄30g，红花30g，香附30g，人参30g，上药共研细末，装瓶备用，临用时取药末10g，以温开水调合成团，涂以神阙穴，外盖纱布，胶布固定，3天换药一次）治疗肾阳虚型男性不育120例，结果治愈50例，显效43例，有效20例，无效7例，总有效率94.17%。

（三）实验研究

李海松、李曰庆研究证实，补肾生精丸能提高精子数量及活动率、精子运动速度，降低精子畸形率，改善内分泌功能，提高 LH、T 水平，改善异常的精核蛋白及其构成，促进精核蛋白基因表达，在促进生精、提高精液质量等方面显示出良好的疗效。金维新、李广文等研究了结婚 2 年以上不育症 274 例，对于精子数量少、成活率低、活动力差，中医辨证符合肾阳虚的不育患者，用生精汤（淫羊藿、川续断、熟地黄、何首乌、桑椹、覆盆子、五味子、党参）治疗 168 例，总有效率为 94.6%，女方妊娠率为 31.3%。经动物灌服生精汤，可使体重和血红蛋白含量明显增加，附睾组织重量增加，血浆睾丸酮含量也明显增加，表明此汤具有类性激素样作用。李育浩研究表明，五子衍宗丸灌胃能提高未成年雄性大鼠的血清睾丸酮含量、精子数及精子活力，增加棉籽油负荷大鼠的精子数及精子活力，提高雄性小鼠的生育能力。王学美研究发现五子衍宗丸可升高老龄大鼠下丘脑去甲肾上腺素含量，降低 5-羟色胺（5-HT）含量和 5-HT/多巴胺（DA）比值；升高老龄大鼠血浆睾酮含量，降低雌二醇比值；提高雄性大鼠精子活动度、精子计数和生育能力。陈文伯等通过 128 例临床病例的观察，对血浆睾酮水平（T）与男性不育关系进行了探讨，结果显示 T<10.41nmol/L 的患者占总数的 11.7%，在 10.41～17.35nmol/L 的患者占 35.2%，说明内分泌因素在不育症中占有相当大的比例，或者说相当一部分不育患者有内分泌方面的影响；而且发现血浆睾酮水平由低到高与中医阳虚内寒到不寒不热再到湿热壅盛之间的线性关系。郭连澍等对补肾壮阳法治疗男性不育症的机理进行了探讨，证实该法可显著提高患者精浆锌含量、精子密度、精子活动度、精子向前运动度、前列腺及精囊的重量。周智恒等观察到补肾壮阳中药对下丘脑-垂体-性腺轴的性激素和促性激素有促进分泌和调整作用，说明补肾壮阳中药对改善睾丸曲细精管及间质细胞的损害有一定作用。

总之，补肾确可生精，经研究亦进一步证实了中医"肾主生殖"理论的正确性，但确有部分少精子症不育患者单纯补肾并不理想，应从多角度来探讨少精子症不育的治疗，活血、祛痰、疏肝、清邪皆可生精，活血、祛痰、疏肝、清邪之法可酌情单独应用，或配合补肾法治之。子类药物有较好的生精功能，用量宜小。

（编者：庞保珍　庞清洋　庞慧卿　庞慧英）

第三节　弱精子症

【概述】

对于精子活力的评价，WHO 第 4 版的标准是：a 级（快速直线运动）达到 25% 以上，或 a 加 b 级（慢速直线运动）之和大于 50%。那么，弱精子症则指 a 级精子少于 25%，或 a 级加 b 级精子少于 50%。或以第 5 版标准，精子总活力低于 40%，或前向运动精子率低于 32%。弱精子症又名精子活力低下。中医无此病名及记载，但本病与中医"精寒""精冷"等证有关。

【发病机制】

(一) 中医病因病机

1. 肾阳不足

先天禀赋不足,或房劳过度,导致肾精不足,肾阳亏虚,命门火衰,不能温煦肾中生殖之精,精子动力乏源。

2. 肾精亏虚

先天禀赋不足,或房劳过度,致肾精不足,生殖之精失于濡养,则精子活力低下。

3. 气血两虚

久病体虚,气血不足,生殖之精失于充养,故精子活力低下。

4. 湿热下注

饮食不节,过食肥甘醇酒厚味,湿热下注,或复感湿热,蕴于肝经,下注精室,阻遏阳气,气机不利而致精子活力低下。

(二) 西医病因病理

1. 环境因素与职业暴露

国内外研究显示:暴露于氯仿、杀虫剂、焊接、抗生素,有腮腺炎病史、胃肠道并发症,以及摄入水果、蔬菜的减少等,均与精子数量的减少及精液质量的改变有关;烟草中的尼古丁等可能通过对精子的直接、间接损伤而影响精子活力;长期嗜酒者可直接与间接影响精子的运动能力。此外影响精子活力的药物也较多。

2. 染色体异常和基因缺失

常染色体与性染色体畸变除能影响精子数量外,还会影响精子的活率与前向运动能力。研究表明,男性原发性无精子症与少精子症患者中有7%～15%存在Y染色体无精子症因子(azoospermia factor,AZF)区域微缺失,即Y染色体微缺失可能是男性原发不育的一个重要遗传病因。另外近些年研究发现,回文序列介导的染色体突变、GSTT1基因多态性、精子线粒体MTCYB与MTATP6的基因缺失以及MTATP6基因的G8887A点突变、MTATPase6基因突变、雄激素受体异常、H19基因印迹丢失等诸多因素均可能是导致少、弱精子症的原因。

3. 内分泌因素

Gonzales等人发现精浆中催乳素影响精子活力。血清中E_2水平升高时,精子的活力降低。精浆中睾酮过高可能抑制精子的运动。Tesarik等指出高浓度的FSH可以改变精子细胞的倍数与精子形态,而这些细胞的减数分裂与精子的生成速度加快均由FSH引起。

4. 感染因素

研究显示,生殖腺体的急、慢性炎症可降低精子的运动能力。感染对精子活力的影响是多方面的,微生物对精子具有直接与间接的作用;微生物还可以改变精浆的pH

值，当 pH 值<7 或 pH 值>9 时，精子活力下降明显。另外，炎症引起的精液中白细胞增多，可以通过直接与间接的原因造成精子运动的下降。前列腺炎引起精子活力不足可能是多种因素综合的结果，除微生物、白细胞、pH 值等因素外，还可能与锌的代谢障碍有关。

5. 其他疾病

对精子产生影响的其他疾病包括：精液不液化；某些免疫因素，如抗精子抗体（AsAb）；精索静脉曲张；微量元素如锌离子缺乏；医源性疾病，如内科方面疾病或恶性肿瘤及部分药物、部分泌尿生殖系统手术、周围神经的损伤、体外冲击波碎石等。

【诊断】

1. 病史

主要了解患者是否有生殖道感染史，有无腮腺炎病史，是否用过对精子有影响的药物以及生活与工作环境等情况。

2. 症状

弱精子症患者可伴有阴囊潮湿，神疲乏力，头晕耳鸣，腰膝酸软，形寒肢冷等症状，但多无明显临床表现。

3. 体格检查

要重点检查睾丸、附睾与精索静脉等情况，如有无隐睾、附睾炎与精索静脉曲张等。

4. 实验室检查与辅助检查

（1）精液分析：是诊断本病的主要依据。在室温下，精液离体 1 小时后，若快速直线运动精子低于 25%，或前向运动精子低于 50%，或精子活动率低于 60% 者；或以第 5 版标准，精子总活力低于 40%，或前向运动精子率低于 32%，即可诊断。但一般要做 2～3 次精液分析。

（2）超声检查：主要了解睾丸、附睾与精索静脉曲张情况。

（3）其他辅助检查：可酌情做前列腺液、微量元素、精浆生化、精液支原体、衣原体等检查，以了解影响精子活力的影响因素。

【鉴别诊断】

死精子症

死精子症是指存活精子减少，需通过染色来判断，以便和不动精子相区别。

【治疗】

一、中医辨证论治

1. 肾阳不足证

主要证候：精子活力检查示 a 级精子少于 25%，或 a 级加 b 级精子少于 50%，婚久不育,阳痿早泄,形寒肢冷,腰膝酸软,小便清长,夜尿频多。舌质淡胖,苔白润,脉沉细迟或微细。

治法:温补肾阳,活精助育。

方药:巴戟续嗣丹(庞保珍方,选自庞保珍主编《不孕不育中医治疗学》)

巴戟天、淫羊藿、肉苁蓉、鹿茸、菟丝子、川续断、当归、熟地黄、山茱萸、山药、人参。

中成药:龟龄集,口服。一次2粒,一日1次,早饭前2小时用淡盐水送服;或右归丸:口服,一次1丸,一日3次;或麒麟丸:口服。一次6克,一日2~3次。

2. 肾精亏虚证

主要证候:精子活力检查示a级精子少于25%,或a级加b级精子少于50%,婚久不育,腰膝酸软,耳鸣或耳聋,眩晕神疲,健忘恍惚,发脱齿摇,舌淡,苔薄白,脉沉细。

治法:补益肾精,活精助育。

方药:济精丹(庞保珍《不孕不育中医治疗学》)

鹿茸、鱼鳔胶、紫河车、熟地黄、山茱萸、枸杞子、淫羊藿、菟丝子、川续断、车前子。

中成药:蚕蛹补肾胶囊,饭后口服。一次2粒,一日2次。或至宝三鞭丸:口服。小蜜丸一次1盒;一日1次。早饭前或临睡前用温开水送服。

3. 气血两虚证

主要证候:精子活力检查示a级精子少于25%,或a级加b级精子少于50%,婚久不育,神疲乏力,面色萎黄,心悸气短,食少便溏,形体瘦弱,舌质淡胖,边有齿痕,苔薄白,脉弱。

治法:补气养血,益精助育。

方药:八珍种子丸(庞保珍方,选自庞保珍主编《不孕不育中医治疗学》)

熟地黄、当归、白芍、川芎、人参、白术、茯苓、甘草、川续断、淫羊藿、菟丝子。

中成药:复方阿胶浆,口服。一次20毫升,一日3次。

4. 湿热下注证

主要证候:精子活力检查示a级精子少于25%,或a级加b级精子少于50%,精液多黏稠色黄不液化,婚久不育,两目红赤,胁肋胀痛,阴囊湿痒,睾丸肿胀热痛,小便短赤,大便干结,舌红,苔黄腻,脉弦数。

治法:清热利湿,益精助育。

方药:清化子春丹(庞保珍方,选自庞保珍主编《不孕不育中医治疗学》)

苍术、厚朴、陈皮、半夏、薏苡仁、车前草、萆薢、滑石、栀子、黄芩、茯苓、莱菔子。

中成药:龙胆泻肝丸,口服。一次3~6克,一日2次。

二、西医治疗

因弱精子症在病因方面与少精子症如出一辙,故弱精子症的治疗同少精子症。

【疗效评价标准】

曹开镛、庞保珍主编《中医男科病证诊断与疗效评价标准》：

1. 疗效判定标准

（1）治愈：配偶受孕。

（2）显效：虽配偶未受孕，但治疗 3～6 个月精液各项指标化验均达到正常，临床症状积分值下降>5 分。

（3）有效：具备下列条件之一为有效：精液量恢复正常、pH 恢复正常、正常精子密度增加 $5×10^6/ml$、无精子患者出现少量精子、精子存活率或活动力增加 15% 以上、畸形率下降 10%、液化时间在 1 小时之内、$WBC<1×10^6/ml$、免疫珠实验结果示活动精子附着免疫珠下降 10%、MAR 实验结果示精子被黏附于颗粒上的下降 10%、临床症状积分值下降 3～5 分。

（4）无效：精液化验指标治疗前后无变化，或加重，临床症状积分值下降 0～2 分。

2. 临床症状积分标准

（1）3 分：症状持续出现。

（2）2 分：症状时轻时重或间断出现。

（3）1 分：症状轻或偶尔出现。

（4）0 分：无明显症状。

【名家经验】

1. 王琦经验

王琦认为瘀血、肾虚、湿热三者构成不育症病变核心，它们单独为病或相互作用导致了疾病的发生、发展，用药以"补肾填精、活血化瘀、兼清湿热"为指导思想，组方以"阴阳并调、补中有通、补中有清"为特色。肾阳不足者，治以温补肾阳、温肾填精，常用方为金匮肾气丸、右归饮；肾精不足、虚火亢盛者，治以滋阴降火、补肾填精，常用六味地黄丸、大补阴丸；肾精亏虚者，治以阴中求阳、阳中求阴、补益肾精，常用方为五子衍宗丸；气血亏虚者，治以益气养血种子，常用补中益气汤。此外，可根据药理研究成果选用相应药物，如对精子有影响，促进病理性精子膜结构改变的淫羊藿、黄精、当归、丹参、枸杞子等（主要是头部、中段线粒体及尾部）；促进 DNA 合成的补中益气汤（增强 DNA、RNA 的合成、蛋白质合成）；调节微量元素的枸杞子、女贞子、菟丝子、巴戟天、沙苑子、韭菜子、蛇床子、仙茅、黄芪、当归（提高精子浓度、运动力、运动速度）。

2. 徐福松经验

徐福松认为，本病的辨证要点首辨虚实。精子动力异常为不足之症。其不足者，有肾阴亏虚、肾阳不足以及气血两虚之分，此为本虚；亦有肝经湿热所致者，此乃因实致虚。

3. 孙自学经验

孙自学认为，治疗弱精子症在临床上应首先明确病因，如生殖道感染、精索静脉曲张、内分泌因素，以及其他不良生活习惯、营养情况、服用药物，并针对这些因素治疗，如静脉曲张严重者建议其尽快手术治疗。对于原因不明的特发性弱精子症，临床以中医辨证为主。弱精子症的发生，多因先天禀赋不足，或房事无度，命门火衰，致使精子活力下降；或久病体弱，气血亏虚，先天之精失于濡养；或嗜食辛辣肥甘厚味，蕴湿生热，下注精室所致。临床辨证有虚、实之别，虚者以肾精亏虚，命门火衰，气血不足最为常见；实者多责之于瘀血内阻，湿热下注。虚者当益肾为主，兼顾肺和脾；实者重在调肝，当以解毒清热利湿、活血通络为主。治法主要有补肾填精，方以五子衍宗丸加减；温肾助阳，方以右归丸加减；益气养血，方以八珍汤加减；清热利湿，方以三仁汤加减。

【诊疗述评】

弱精子症的诊断主要依靠精液分析，不少患者并无明显症状。临证时要辨证、辨体质与辨精液的色、质等结合起来综合分析。中医治疗弱精子症有其独特而强大的优势，既能提高精子的质量，又可整体治疗，增强体质。中医治疗的关键，是要用中医的思维用药疗效才会满意。切忌用西医的思维开中药。中成药同样需要辨证应用，疗效才好。在科学治疗的同时，一定要嘱咐患者改变影响精子质量的生活方式。另外，为提高受孕率，如果夫妻双方不存在影响优生的不良因素，建议治疗期间不要避孕，并指导受孕。

【预防调护】

1. 饮食有节，戒烟酒。
2. 预防与积极治疗泌尿生殖系感染。
3. 避免影响精子质量的生活方式，比如不穿紧身裤、牛仔裤，不洗桑拿浴、蒸汽浴等。
4. 避免接触对睾丸生精功能有影响的化学物品等。
5. 睾丸下降不完全者，应在2岁以前处理。
6. 科学锻炼，增强体质。
7. 调节情志，保持乐观。情志对精子的质量有很大的影响。

【现代研究进展】

中医治疗弱精子症有极大的优势，综述如下。

（一）病因病机

徐福松等认为本症多由于先天禀赋不足，或房劳过度，导致肾精不足，肾阳亏虚，命门火衰，不能温煦肾中生殖之精，精虫动力乏源所致；或素嗜肥甘茶酒，复感湿热，蕴于肝经，下扰精室，生殖之精异常，精子活动下降；或久病体虚，气血不足，精失所养，精子活力低下。王琦等认为命门火衰、肾精亏虚、气血两虚、湿热下注是其主要病机。曹开镛认为肾阳虚、气血两虚是其主要病机。

(二) 中医治疗

1. 辨证论治

徐福松、莫惠等分为 4 型：肾阳不足证，方用巴戟丸(《圣济总录》) 加减；肾精亏虚证，方用鱼鳔丸（经验方）加减；肝经湿热证，方用龙胆泻肝汤加减；气血两虚证，方用十全大补汤(《医学发明》) 加味。王琦等将精子活力低下分 4 型：命门火衰证，方用右归丸加味；肾精亏虚证，方用五子衍宗丸加味；气血两虚证，方用十全大补汤加味；湿热下注证，方用龙胆泻肝汤加减。刘云鹏将男性不育分 4 型：滋阴清火养精常用知柏地黄丸合五子丸；补肾生精常用六味地黄丸五子丸（即六五合方）；疏肝活血通精常用血府逐瘀汤；清利湿热通精常用前列腺炎方（验方）：蒲公英 30g，枸杞子 12g，炮穿山甲 9g，赤芍 15g，石韦 15g，败酱草 30g，泽兰叶 9g，红花 9g，桃仁 9g，丹参 15g，没药 20g，王不留行 24g。刘云鹏一般以辨证（尤重舌脉）辨病（着重检查结果）相结合治之，以肾虚为多（重在肾），六味地黄丸合五子丸（六五合方）、知柏地黄丸合五子丸使用频率最高。张敏建分 3 型：肾阳不足证用巴戟丸加减；肾精亏虚证用鱼鳔丸加减；肝经湿热证用龙胆泻肝汤加减。曹开镛分 2 型：肾阳虚型用河车八味丸(《幼幼集成》) 加味；气血两虚型用十全大补汤加味。

2. 专病专方

曹正柳对各型男性不育症皆用血肉有情之品海狗肾。陈文伯等生精赞育丸：淫羊藿、肉苁蓉、山药、枸杞子。刘明汉益精灵：淫羊藿 500g，锁阳 250g，巴戟天 250g，熟地黄 250g，山茱萸 90g，附片 90g，肉苁蓉 200g，枸杞子 150g，黄芪 250g，当归 90g，韭菜子 60g，车前子 60g，菟丝子 150g，桑椹 150g，龟板胶 100g，鹿角胶 100g，茺蔚子 150g，甘草 100g，上药用 60 度白酒 15kg 左右浸泡（以超过药面寸许为度），7～15 天即可饮用。每日 3 次，每次 25～50ml。水剂方：所用药物与酒剂同，惟淫羊藿量为 30g，余味用量均为酒剂的 1/10。

3. 针灸推拿

取关元、大赫、三阴交、肾俞，用平补平泻法，针后加灸，留针 30 分钟，隔日 1 次，15 次为 1 个疗程。

4. 饮食疗法

(1) 青虾炒韭菜：青虾 250g 洗净，韭菜 100g 洗净，切段。先以素油炒青虾，加入调料，再加入韭菜煸炒，嫩熟即可食用。可常食，对肾阳亏虚、命门火衰而致精弱者有辅助治疗作用。

(2) 羊脊粥：羊脊骨 1 具，洗净，剁碎，肉苁蓉、菟丝子各 30g，以纱布包扎，加水适量，共煮炖 4 小时，取汤加大米适量煮粥，粥熟后加入调料，即可食用。适用于肾精不足伴弱精者。

(3) 薏苡仁粥：每次取薏苡仁20～60g，大米100g同煮熟，早、晚各食1次，具有清利湿热之功。适用于因湿热所致的精子活力低下症。

（三）实验研究

日本学者玉舍辉彦等研究发现中药补中益气汤具有提高精子活力的作用。

（四）小结

弱精子症不育的治疗首要分清虚实。肾阳亏虚、肾精不足、气血亏虚均属虚证，治疗当以扶正为本，以恢复精子活力；而湿热下注属实证，治宜清热利湿以祛邪，邪祛则精自安。尚有部分虚实夹杂者，治当攻补兼施，以重振精子的活力。

（编者：庞保珍　庞清洋　李霞　宋国宏）

第四节　畸形精子症

【概述】

依照世界卫生组织（WHO）编写的第4版《世界卫生组织人类精液及精子-宫颈黏液相互作用实验室检验手册》，畸形精子症是指精液中正常形态精子低于15%的一种病症。或以WHO第5版标准，精子正常形态率低于4%。中医学无此病名，属于中医"无子"或"不育"范畴。

【发病机制】

（一）中医病因病机

1. 肾阳不足

先天禀赋不足，或房劳过度，久病，素体肾气虚弱，命门火衰，致肾阳不足，而精子的生长、发育、正常运行全赖肾阳的温煦，如肾阳亏虚，阴寒内生，温煦失职，精子则因生长发育不全而致畸形。

2. 阴虚火旺

过食辛辣酒醇厚味，或温热病后，或肝郁日久，暗耗阴血，或房劳过度等，致肾阴耗损。肾阴濡润滋养五脏百骸，且对精液、精子的生成发育起物资保证作用，若肾阴不足，不能滋养生殖之精，精子失其所养，不但生精障碍，而且易使精虫生长发育不全而畸形；且虚火妄动，或扰生精子静宁，或伤及已生之精，致精体受损而畸形。

3. 湿热下注

平素过食肥甘辛辣之品，损伤脾胃，运化失职，湿热内生，下注精窍；或交媾不洁等外感湿热毒邪，从外内侵，蕴结精室，湿热熏灼精窍；或阻闭经络，精气失养，精虫生化不利而发生畸形。

（二）西医病因病理

西医学认为，影响精子形态的因素主要包括微生物因素、理化因素、内分泌因素三个方面。

1. 微生物因素

现代研究表明，白细胞释放的活性产物可能是造成精子形态缺陷的一个重要原因；白细胞产生的大量活性氧（ROS）可能是造成精子形态异常的又一重要原因。

2. 理化因素

研究表明，环境的变化，包括空气污染、职业接触、生活习惯等，都可影响精液质量；一些药物（如抗生素、抗狂躁药、抗癌药）也可引起男性精液中形态异常精子率增高。

3. 内分泌因素

研究表明，雌激素与睾酮的平衡对于正常男性精子的发生起到重要作用；抑制素B水平和FSH水平呈现显著的负相关关系，与精子形态呈现显著的正相关关系。随着年龄的增长，FSH的水平逐渐增高，形态正常的精子率逐渐下降，但是FSH通过与睾丸中支持细胞上的同源受体相互作用，在维持精子发生上发挥着重要作用。

【诊断】

1. 畸形精子症

多无临床表现，或伴有腰膝酸软，头晕耳鸣，阴囊潮湿，或睾丸坠胀疼痛等。要详细询问病史，比如有无接触放射性物质，有无腮腺炎病史等；要认真体检，了解有无精索静脉曲张，有无隐睾、睾丸炎或附睾炎、前列腺炎等。

2. 实验室检查

（1）精液分析：若通过精子染色，镜下正常形态精子低于15%，或低于4%。即可诊断。

（2）其他辅助检查：酌情进一步系统检查，如精液支原体、衣原体、精浆生化分析，精浆弹性硬蛋白酶测定等。

【鉴别诊断】

精子凝集

精子凝集是因精子抗原与精子抗体的抗原抗体反应，导致精子头对头，或尾对尾，或头对尾集结在一起。而精子畸形则是指单个精子的形态异常，精液中形态异常精子数目增多。

【治疗】

一、中医辨证论治

1. 肾阳不足证

主要证候：婚久不育，精液清冷，精子畸形率高，阳痿早泄，腰膝酸软，畏寒肢冷,小便清长,夜尿频多,舌质淡胖,苔薄而滑,脉沉细或沉微。

治法:温补肾阳,赞精助育。

方药:济阳赞育丹(庞保珍方,选自庞保珍主编《不孕不育中医治疗学》)

巴戟天、菟丝子、仙茅、淫羊藿、肉苁蓉、川续断、韭菜子、蛇床子、鹿茸、熟地黄、山茱萸、当归。

中成药:龟龄集,口服。一次2粒,一日1次,早饭前2小时用淡盐水送服;或右归丸:口服,一次1丸,一日3次;或麒麟丸:口服。一次6克,一日2~3次。

2. 阴虚火旺证

主要证候:婚久不育,畸形精子过多,精液量少,遗精滑精,形体消瘦,腰膝酸软,五心烦热,头晕耳鸣,失眠盗汗,口干咽燥,健忘,舌红,少苔,脉细数。

治法:滋阴补肾,降火益精。

方药:济阴赞精丹(庞保珍方,选自庞保珍主编《不孕不育中医治疗学》)

熟地黄、山药、山茱萸、牡丹皮、泽泻、五味子、枸杞子、菟丝子、车前子、淫羊藿、知母、黄柏。

中成药:大补阴丸,口服。水蜜丸,一次6克,一日3次;大蜜丸一次1丸,一日2次。或龟甲养阴片:口服。一次8~10片,一日3次。

3. 湿热下注证

主要证候:婚久不育,畸形精子过多,精液黏稠或不液化,或白细胞增多,有脓细胞,常伴有尿频、尿急、尿痛,小便短赤,或尿道灼热疼痛,腰酸,下肢沉重,神疲乏力,口苦心烦,舌红,苔黄腻,脉滑数。

治法:清热利湿,解毒振精。

方药:清解振精丹(庞保珍方,选自庞保珍主编《不孕不育中医治疗学》)

萆薢、薏苡仁、土茯苓、黄柏、栀子、滑石、车前子、山药、白术、淫羊藿。

中成药:三金片,口服。一日3次,一次3片。

二、西医治疗

1. 抗感染治疗

对于合并前列腺炎、精囊炎者,须抗感染治疗。

2. 手术治疗

对于合并腹股沟疝、睾丸扭转、隐睾、输精管梗阻等患者可采用手术治疗。

3. 心理治疗

对于因心理原因导致的精子质量差,畸形精子数增多者,应给予正确的心理引导。

4. 性行为与日常生活引导

对于部分因性行为不当导致精子质量差,畸形精子增多者,应予以正确的性知识教育,树立正确的性观念,指导正确的性行为;对于日常生活方式予以正确引导:戒烟戒酒,饮食健康,忌食辛辣之品,作息规律,不熬夜或少熬夜,着装宽松,不穿或少穿紧身裤，不接触或尽量少接触高温、高压、辐射等环境；怡情养性，保持乐观。

5. 辅助生殖技术治疗

药物治疗无效者，可考虑人工授精或者试管婴儿技术。

【名家经验】

1. 王琦经验

王琦认为，本病的主要病因是肾虚和湿热之邪下注所致，治宜补肾益精，清热利湿解毒。肾阳虚证，治宜温肾壮阳，生精助孕，以赞育丹加减，药用附子、肉桂、巴戟天、仙茅、淫羊藿、蛇床子、韭菜子、肉苁蓉等；肾阴不足证，治宜滋阴补肾，降火益精，以六味地黄丸合五子衍宗丸加减，药用熟地黄、山药、山茱萸、泽泻、茯苓、牡丹皮、菟丝子、覆盆子、枸杞子、车前子等；湿热下注证，治宜清热利湿，解毒生精，以利湿益肾汤加减，药用萆薢、薏苡仁、土茯苓、车前子、山药、肉苁蓉等。

2. 曹开镛经验

对畸形精子过多症，辨证属湿热下注型，用利湿益肾汤（曹开镛方，1998年第4期《男科学报》）：薏米、萆薢、土茯苓、车前子、山药、白术、肉苁蓉、牛膝。

3. 徐福松经验

徐福松常用的治疗思路有健脾补肾、补肾导浊、活血化瘀、清热利湿等。此类患者往往无证可辨，徐福松常常从痰瘀入手，也曾经用温胆汤加减和红白皂龙汤加减治疗多例，亦收效明显。另外多用子类药，因子类药入肾，而且富含脂类及微量元素，对于精子的发生、成熟、获能、酶活性都有帮助。另外，还要让患者改变自己的不良生活习惯，如吸烟、酗酒、洗桑拿等；避免在高温、有毒以及放射性污染的环境中工作。

【诊疗述评】

对畸形精子症的诊断，要按照世界卫生组织推荐的精子染色方法染色后镜检，如果正常形态精子率在15%以下，或低于4%，即可诊断。对其中医治疗，一定要用中医的思维指导用药，且要改变影响精子质量的生活方式。多数畸形精子症常与精液液化不良、弱精子症等并存，治疗时一定要用中医的思维，找到导致畸形精子的病机，针对病机治疗，方可取得好的疗效。

【预防调护】

1. 合理膳食，戒烟酒。
2. 积极预防与治疗睾丸疾病，比如病毒性睾丸炎、睾丸结核、睾丸鞘膜积液、前列腺炎、附睾炎等。
3. 注意保护睾丸，免受外伤、高温与X线照射等。

4. 房事有节。

5. 科学锻炼，增强体质。

【现代研究进展】

研究表明，各种物理（如高温、电磁辐射等）、化学（如杀虫剂等）、药物（如化疗药物、麻醉剂等）的刺激以及内分泌异常、睾丸损伤、睾丸感染、吸烟过度与酗酒等因素，都可影响精子发生过程，导致精子发育不良，形成畸形精子。

（编者：庞保珍　庞清洋　赵忠强　王淑丽　顾仁燕　王绍印　张静蕾）

第五节　死精子症

【概述】

精液化验死精子在50%以上者，称为死精子症。精子的活动能力与精浆质量密切相关。精浆由附睾、精囊、前列腺、尿道球腺和尿道旁腺的联合分泌物组成，它不仅是输送精子所必需的介质，而且含有维持精子生存和激发精子活动的必需物质。精浆中果糖的含量与精子的活动关系更为密切。中医文献中没有"死精症"的病名，但中医所言"肾虚""精寒艰嗣""精热""精浊"等证与本症相关。

【发病机制】

（一）中医病因病机

1. 肾气不足

先天禀赋不足，或久病后体虚，肾气亏虚，生殖之精失于温养，精室空虚，不利于精子生存，致死精过多。

2. 肾阳亏虚

早婚，房事不节，房劳过度，或手淫频繁，伤及肾阳，肾阳衰弱，阴寒内生，生殖之精失于温煦和濡养，故精冷不育，死精多。

3. 阴虚火旺

素体阴血不足，或热病伤阴，或过食辛辣温燥之品，积热伤阴，或房事过度，手淫频繁，肾精亏损，阴虚火旺，热灼精室，灼伤精子，致死精过多。

4. 肝郁血瘀

情志刺激，致情志不畅，肝气郁结，疏泄失常，气滞血瘀，精道不畅，精室失养，影响精子的生存，故死精多而不育。

5. 脾胃虚弱

素体脾胃虚弱，或饮食不节，伤及脾胃。脾胃为后天之本，脾胃虚弱，后天之精乏源，精室空虚，故死精过多。

6. 湿热内蕴

饮食无节，或素嗜辛辣厚味，湿热内生，熏蒸精宫，肾精伤残，致死精过多。

（二）西医病因病理

1. 炎症

一般认为可能与附属性腺炎症及附睾炎症有关，并且要特别重视附睾的炎症及附睾的病理变化。因为精子贮存于附睾，附睾不利的微环境可损伤精子，导致精子的死亡。附睾病理损害时可造成氧化抗氧化的失衡，氧自由基的大量产生更会引起精子严重损害与死亡。有些毒物也可直接作用于精子而造成精子死亡。死亡精子的解体及释放的酶系，又可影响与抑制还存活的精子，造成恶性循环。另外应该注意有无抗精子抗体存在，特别是细胞毒抗体也可导致精子死亡。郭应禄院士在多年研究附睾生殖生理的基础上，十分注意观察和研究附睾生殖病理和男子不育的关系，特别是死精子症和附睾的关系。他认为附睾性死精子症和精子变性是附睾生殖病理的重要表现，也很可能是死精子症的重要原因。

2. 环境毒物

有些毒物也可直接作用于精子而造成精子死亡。死亡精子的解体与释放的酶系，又可影响与抑制还存活的精子，导致恶性循环。

3. 免疫反应

注意有无抗精子抗体存在，特别是细胞毒抗体也可导致精子死亡。

【诊断】

1. 死精子症患者，一般无明显特殊表现，或伴有睾丸坠胀、阴囊潮湿、腰膝酸软、形寒肢冷等，要详问病史，严格系统体检。

2. 实验室检查与辅助检查

（1）精液分析：这是诊断死精子症的主要依据，通过精子染色检查，若死精子超过50%，即可确诊。

（2）其他检查：应酌情进行性激素测定、前列腺液常规分析、彩超检查，以了解精索静脉情况，精囊、附睾是否伴有炎症等，以明确病因。

【鉴别诊断】

假死精子症

假死精子症一是指检查方法不当或操作不规范造成的人为死精子增多；二是将一些活动力差或不活动的精子，误认为死精子。鉴别假死精子症，一要正确收集标本，进行科学检测；二是一定要对不动精子进行染色，以助鉴别。一般用伊红染色法，活精子不被染色，死精子染成红色。

【治疗】

一、中医辨证论治

1. 肾气不足证

主要证候：婚久不育，死精子过多，多伴有精子活动力低下，或精子畸形率增高。或伴有性欲低下，阳痿早泄，射精无力，腰膝酸软，神疲乏力，头晕耳鸣，面色少华，舌淡、苔薄白，脉弱。

治法：温补肾气，活精助育。

方药：子衍丹（庞保珍方，选自庞保珍主编《不孕不育中医治疗学》）

枸杞子、菟丝子、覆盆子、车前子、五味子、蛇床子、韭子、桑椹、王不留行、川楝子。

中成药：蛤蚧补肾胶囊。口服。一次3粒，一日3次。或五子衍宗片：口服。一次6片，一日3次。

2. 肾阳亏虚证

主要证候：婚久不育，死精子过多，精清冷，伴见形寒肢冷，阳痿早泄，面色白，精神不振，腰膝酸软，小便清长，夜尿多，舌质胖，脉沉细。

治法：温肾壮阳，活精助育。

方药：淫羊赞育丹（庞保珍方，选自庞保珍主编《不孕不育中医治疗学》）

淫羊藿、鹿茸、仙茅、巴戟天、蛇床子、韭子、山茱萸、枸杞子、杜仲、人参、熟地黄、当归。

中成药：龟龄集。口服。一次2粒，一日1次，早饭前2小时用淡盐水送服；或右归丸：口服。一次1丸，一日3次；或海龙胶口服液：口服。一次40毫升（2支），一日1~2次；或麒麟丸：口服。一次6克，一日2~3次。

3. 阴虚火旺证

主要证候：婚久不育，死精子过多，精量少而黄，腰膝酸软，耳鸣，五心烦热，潮热盗汗，口感咽燥，会阴部隐隐坠痛，舌质红，少苔或无苔，脉细数。

治法：滋阴降火，活精助育。

方药：壮水起子丹（庞保珍方，选自庞保珍主编《不孕不育中医治疗学》）

知母、黄柏、生地黄、山药、山茱萸、当归、牡丹皮、土茯苓、重楼、续断、淫羊藿、甘草。

中成药：乌灵胶囊，口服。一次3粒，一日3次。或大补阴丸：口服。水蜜丸，一次6克，一日3次；大蜜丸一次1丸，一日2次。或龟甲养阴片：口服。一次8~10片，一日3次。

4. 肝郁血瘀证

主要证候：婚久不育，死精子过多，情志抑郁，胸胁胀痛，善太息，或射精时茎中作痛，或睾丸胀痛。舌质暗红或有瘀点，脉弦或涩。

治法：疏肝理气，化瘀活精。

方药：开郁活精丹（庞保珍方，选自庞保珍主编《不孕不育中医治疗学》）。

柴胡、香附、当归、白芍、甘草、茯苓、白术、牡丹皮、仙茅、淫羊藿、川续断。

中成药：血府逐瘀口服液，口服。一次 2 支，一日 3 次。

5. 脾胃虚弱证

主要证候：婚久不育，死精子过多，面色萎黄，形体消瘦，神疲乏力，食欲不振，脘痞腹胀，肠鸣腹泻，舌质淡胖有齿痕，苔薄白，脉缓无力。

治法：健脾益胃，活精助育。

方药：济脾子春丹（庞保珍方，选自庞保珍主编《不孕不育中医治疗学》）。

人参、白术、茯苓、甘草、鸡内金、黄芪、当归、砂仁、陈皮、川续断。

中成药：人参归脾丸，口服。一次 1 丸，一日 2 次。

6. 湿热内蕴证

主要证候：婚久不育，死精子过多，或伴畸形精子增多，或有阳痿早泄，形体较丰，头晕脑胀，胸脘满闷，食少纳呆，口中黏腻，大便黏滞不爽，舌质红，苔黄厚腻，脉滑数。

治法：清热化湿，活精赞育。

方药：清化子春丹（庞保珍方，选自庞保珍主编《不孕不育中医治疗学》）。

苍术、厚朴、陈皮、半夏、薏苡仁、车前草、萆薢、滑石、栀子、黄芩、茯苓、莱菔子。

中成药：龙胆泻肝丸，口服。一次 3～6 克，一日 2 次。

二、西医治疗

（一）西医治疗

1. 抗氧化治疗

有研究表明，约 40% 的男性不育患者生殖道内的活性氧水平增高。这些活性氧能导致脂质的过氧化反应，损害精子膜。治疗药物包括谷胱甘肽，600mg/d；维生素 E，400～1200U/d。抗氧化治疗仅适用于精浆活性氧水平增高的不育患者。

2. 免疫治疗

抗精子抗体造成的不育，是一个复杂而困难的问题。现有疗法包括肾上腺皮质激素免疫抑制精子洗涤后行宫腔内人工授精（IUI）、体外授精（IVF）和卵母细胞内单精子显微注射（ICSI）。

3. 炎症的对症治疗

男性生殖系统与泌尿系统在解剖及功能学上是密切相关的两个系统，泌尿系感染与男性生殖系感染常同时并存，互为因果，成为泌尿系感染或男性生殖系感染迁延不愈的原因之一。此外，男性生殖器官存在许多抗菌药物较难渗透的屏障。目前较常用的有头孢类、喹诺酮类以及四环素类抗菌药物。

【疗效评价标准】

曹开镛、庞保珍主编《中医男科病证诊断与疗效评价标准》：

1. 疗效判定标准

（1）治愈：配偶受孕。

（2）显效：虽配偶未受孕，但治疗3～6个月精液各项指标化验均达到正常，临床症状积分值下降>5分。

（3）有效：具备下列条件之一为有效：精液量恢复正常、pH恢复正常、正常精子密度增加$5×10^6$/ml、无精子患者出现少量精子、精子存活率或活动力增加15%以上、畸形率下降10%、液化时间在1小时之内、WBC<$1×10^6$/ml、免疫珠实验结果示活动精子附着免疫珠下降10%、MAR实验结果示精子被黏附于颗粒上的下降10%、临床症状积分值下降3～5分。

（4）无效：精液化验指标治疗前后无变化，或加重，临床症状积分值下降0～2分。

2. 临床症状积分标准

（1）3分：症状持续出现。

（2）2分：症状时轻时重或间断出现。

（3）1分：症状轻或偶尔出现。

（4）0分：无明显症状。

【名家经验】

1. 班秀文经验

引起死精子症的原因虽然复杂，但总不外乎先天不足，或后天失养，以致真阴亏损，虚火内炽，或命门火衰，阴盛于内，寒湿过重所致。如肝肾阴虚，精血亏损，水不能济火，虚阳浮动，冲任伏火内炽，煎熬津血，真阴耗竭愈甚，则精液的液化功能失常，精子无法生存而死之。治当用柔养之品，如首乌、桑椹子、枸杞子等以治肝体；用调舒之剂，如合欢花以治肝用；用滋补之方，如六味地黄汤、八仙长寿丸以补肾。依病情轻重缓急，一般选用六味地黄汤或八仙长寿丸加当归、白芍，如阴虚较甚加二至丸、甘麦大枣汤、首乌、枸杞子，并酌加芳香平淡的合欢花加减论治。终用五子衍宗丸加当归、白芍、太子参、山药、山萸肉、女贞子之类以平补阴阳，善其后而巩固疗效。

2. 曹开镛经验

要提高中医男科疗效，使男科事业健康发展，必须掌握好以下四个方面的要领："灵活辨证、异病同治、同病异治""处方用药，贵在权变""心理治疗，举足轻重""衷中参西，重视科学诊断方法"。

3. 徐福松经验

徐福松认为，死精子症多为虚实夹杂之证，以肾虚为本，邪实为标；治宜补肾填精，兼以祛邪。一方面在补虚时不忘祛邪，使补而不滞，以免助纣为虐，邪毒更甚；

另一方面祛邪时也不忘扶正，以免戕伐太过。在治疗时应辨证与辨病结合，在辨证施治的基础上，如患者睾酮水平低于正常，多用温肾壮阳之品；生殖系统炎症明显者，常加清热利湿解毒之品；精索静脉曲张者，多用活血化瘀之品。精子的质量优劣是能否与卵子结合的关键，故精子异常的治疗中，以精子质量为主。提高精子活动率的治疗要点有四：一为滋阴降火，改善全身情况；二为清热化湿，控制感染；三为温补肾气，调整内分泌；四为疏肝理气，改善局部血运。

【诊疗述评】

关于死精子症的诊断，目前尚无统一标准。有医者将死精子率在90%以上者，诊断为死精子症；也有学者认为，全部是死精子者，才可诊断为死精子症。在科学治疗的同时，务要坚持科学锻炼，调节情志，改变不良生活习惯等，如戒烟酒、不洗桑拿、不久坐、远离各种辐射等，这对提高疗效至关重要。

【预防调护】

1. 积极治疗原发病，比如生殖系感染、精索静脉曲张、隐睾等。
2. 养成良好的生活习惯，不抽烟，不酗酒。
3. 避免经常洗桑拿与接触化学物品，远离各种辐射。
4. 适当规律的性生活，既不禁欲，又不纵欲。
5. 禁食粗制棉籽油。

【现代研究进展】

中医治疗死精症有极大的优势，综述如下。

(一) 病因病机

一般来说，属生殖道炎症者，以阴虚火旺、湿热下注、肝郁气滞者居多；健康状况欠佳，生精功能缺陷者，以肾气不足、肾阳虚衰或阴阳两虚者居多。本症病位主要在肾，可涉及脾、肝等脏。王琦等认为肾气亏虚、肾阳亏虚、阴虚火旺、肝郁血瘀、脾胃虚弱为主要病机。李祥云主张肾阳不足、阴虚内热、湿热内蕴、气滞血瘀为主要病机。金维新强调肾气不固、阴虚火旺、湿热内蕴为主要病因病机。

(二) 中医治疗

1. 辨证论治

徐福松，莫惠等分为4型：阴虚火旺证，方用知柏地黄汤加减；肾气不足证，方用五子补肾丸（《证治准绳》）加减；湿热内蕴证，方用芩连平胃散（《医宗金鉴》）加减；肝郁气滞证，方用逍遥散加减。王琦等分5型：肾气亏虚证，方用生精种玉汤；肾阳亏虚证，方用赞育丹加减；阴虚火旺证，方用死精Ⅰ号方；肝郁血瘀证，方用逍遥散合乌药散加减；脾胃虚弱证，方用四君子汤加味。许润三将精液异常性不孕分4型：肾阳虚型用右归饮加减；肾阴虚型用左归饮加减；气滞血瘀型用四逆散加减；湿热蕴结型用龙胆泻肝汤加减。李广文分3型：肾气虚证用生精种子汤；肾阳虚证用加减羊睾丸汤；肾阴虚证用死精Ⅰ号方。陈文伯分5型：肾阳不足以温肾活精汤；精室湿热以清肾活精汤；精脉瘀阻以通肾活精汤；肾阴虚以滋肾活精汤；精气不足以补肾强精汤。李祥云分4型：肾阳不足用右归丸加减；阴虚内热用滋阴降火汤加减；湿热内蕴用龙胆泻肝汤加减；气滞血瘀用血府逐瘀汤加减。金维新分3型：肾气不固用五子衍宗丸加味；阴虚火旺用知柏地黄汤加减；湿热内蕴用自拟清热化湿汤：土茯苓15g，重楼9g，黄芩9g，黄连3g，黄柏6g，车前子15g，生地黄12g，牡丹皮9g，淫羊藿12g，巴戟天9g，菟丝子9g，陈皮9g，生甘草6g。

2. 专病专方

李广文死精Ⅰ号方：金银花、丹参各30g，蒲公英、生地黄、川续断各15g，当归12g，知母、黄柏、赤白芍、生甘草各9g。班秀文活精汤：熟地15g，山茱萸10g，山药15g，牡丹皮10g，茯苓10g，泽泻6g，麦门冬10g，当归10g，白芍6g，女贞子10g，素馨花6g，红花2g，枸杞子10g，桑椹15g。

3. 针灸推拿

气海、关元、足三里、三阴交，艾灸，每次20分钟，每日或隔日1次，3个月为1个疗程。阴虚火旺、精室伏热者忌用。

4. 单方验方

枸杞子15g，每晚睡前嚼碎咽下，连服1个月为1个疗程。适用于一切证型的死精子症。

（编者：庞保珍　庞清洋　李学君）

第六节　白细胞精子症

【概述】

按照《世界卫生组织人类精液检查与处理实验室手册》（第5版）标准，一次精液中白细胞经过氧化物酶染色 $>1\times10^6$/ml，即可诊断为白细胞精子症（leukocytospermia），亦称脓精症。中医学虽无"脓精症"之名，但相当于"精浊""淋证""精热"等病证。

【发病机制】

（一）中医病因病机

1. 湿热下注

嗜食辛辣厚味，过量饮酒，生湿蕴热，湿热之邪循经下注精窍；或包皮过长，积垢久蕴，感染湿毒；或性事不节，感受疫邪，治疗不彻底，邪伏精室，蕴积日久，化毒成腐，导致脓精。

2. 阴虚火旺

房劳太过，或过食温燥之品，或热病伤阴，致肾阴亏损，阴虚火旺，灼精炼液，化腐成脓。

脓精症的病因病机关键是湿、热、毒三者互结，内蕴精室，化腐成脓。

（二）西医病因病理

1. 炎症

前列腺炎、附睾炎、睾丸炎与精囊炎等。

2. 感染

淋病、衣原体、支原体、病毒感染等。

3. 免疫性疾病

如自身免疫性睾丸炎。

4. 环境因素

包括吸烟、酗酒、接触刺激性有毒物质等。

5. 物理因素

如经常热水浴等。

6. 其他

精索静脉曲张。

【诊断】

《世界卫生组织人类精液检查与处理实验室手册》（第5版）标准，一次精液中白细胞经过氧化物酶染色 $>1\times10^6/ml$，即可诊断为白细胞精子症。其发生率为10%～30%。目前常用的过氧化物酶染色法有：正甲苯胺蓝过氧化物酶法、联苯胺法、邻甲苯胺法。

【鉴别诊断】

由于前列腺液约占精液的1/4，精液中白细胞不排除来自前列腺液，若精液中白细胞 $>1\times10^6/ml$，应首先检查前列腺液，只有排除了前列腺炎，才可诊断为白细胞精子症。

【治疗】

一、中医辨证论治

1. 湿热下注证

主要证候：婚久不育，精液浓稠，味腥臭，精液中有脓细胞，白细胞计数大于 $1\times$

10^6/ml，伴口苦咽干，胸胁痞满，少腹或会阴部不适，阴囊湿痒，舌质红，苔黄腻，脉濡数或滑数。

治法：清热利湿，解毒排脓。

方药：龙五赞精汤（庞保珍方，选自庞保珍主编《不孕不育中医治疗学》）。龙胆草、黄柏、栀子、车前子、金银花、连翘、蒲公英、地丁、制首乌、淫羊藿。

中成药：龙胆泻肝丸，口服。一次3～6克，一日2次。

2. 阴虚火旺证

主要证候：婚久不育，精液量少黄稠，精液中有脓细胞，白细胞计数大于1×10^6/ml，伴见形体羸瘦，潮热盗汗，五心烦热，性欲亢进，早泄。舌红，少苔，脉细数。

治法：滋阴泻火，解毒生精。

方药：地知衍精汤（庞保珍方，选自庞保珍主编《不孕不育中医治疗学》）。知母、黄柏、熟地黄、山茱萸、山药、车前子、泽泻、牡丹皮、土茯苓、败酱草、红藤。

中成药：知柏地黄片。口服。一次6片，一日4次。

二、西医治疗

1. 抗生素治疗

适用于精液培养有微生物感染者，应尽早治疗，配偶应同时治疗，可以避免反复交叉感染。根据药敏试验结果，若支原体、衣原体感染可选克拉霉素、米诺环素、多西环素等；革兰阴性菌感染可选喹诺酮类抗生素等；革兰阳性菌可选头孢类抗生素等。

2. 抗氧化剂治疗

适用于精液氧化应激状态评估显示精液ROS过量时，可选抗氧化剂如维生素C、维生素E、谷胱甘肽、辅酶Q10等治疗。

【疗效评价标准】

曹开镛、庞保珍主编《中医男科病证诊断与疗效评价标准》：

1. 疗效判定标准

（1）治愈：配偶受孕。

（2）显效：虽配偶未受孕，但治疗3～6个月精液各项指标化验均达到正常，临床症状积分值下降>5分。

（3）有效：具备下列条件之一为有效：精液量恢复正常、pH恢复正常、正常精子密度增加5×10^6/ml、无精子患者出现少量精子、精子存活率或活动力增加15%以上、畸形率下降10%、液化时间在1小时之内、WBC<1×10^6/ml、免疫珠实验结果示活动精子附着免疫珠下降10%、MAR实验结果示精子被黏附于颗粒上的下降10%、临床症状积分值下降3～5分。

（4）无效：精液化验指标治疗前后无变化，或加重，临床症状积分值下降0～2分。

2. 临床症状积分标准

(1) 3分：症状持续出现。

(2) 2分：症状时轻时重或间断出现。

(3) 1分：症状轻或偶尔出现。

(4) 0分：无明显症状。

【诊疗述评】

白细胞精子症的诊断主要依靠实验室检查。对其发生原因，要做相关检查，如精液支原体检查、衣原体检查、精液的培养等。西医学以抗感染、抗炎为主，酌情提倡配偶同时治疗，以免交叉感染。或中西医结合施治。

【预防调护】

1. 积极预防与科学治疗生殖系炎症。
2. 禁食辛辣厚味，戒烟酒。
3. 科学锻炼，增强体质。
4. 房事有节，既不纵欲，也不禁欲。

【现代研究进展】

精液中过多的白细胞可对精液的主要参数造成影响，主要包括液化时间、精子总数、精子密度、精子活力以及精子活率。目前研究认为，精液白细胞主要来自于不同类型感染，包括：①非特异性感染，如细菌性或非细菌性前列腺炎、附睾炎、睾丸炎及精囊炎等；②非性传播性感染，如结核和腮腺炎引起的睾丸炎等；③性传播性感染，如淋病、衣原体、支原体感染等。

精液白细胞可通过吞噬作用清除退化的细胞残体、未成熟的精子细胞甚至畸形精子，发挥积极作用。但大部分情况下，精液中的白细胞及其产物对精子的数量与质量有影响，或影响接受辅助生殖技术（ART）治疗患者的妊娠结局。精液白细胞中大约有95%是嗜中性粒细胞与巨噬细胞，它们会产生ROS，引发氧化应激，诱导细胞凋亡并造成精子数量减少，损伤精子质膜，降低精子活动率与受精能力，并损伤精子DNA，从而造成男性不育。另外，白细胞含有的过氧化物酶、弹性蛋白酶与胶原酶，以及白细胞产物IL-8、IFN-γ和TNF-α等也会对精子产生损伤作用，使精子运动能力降低，精子DNA碎片增多。

（编者：庞保珍　庞清洋）

第七节　血精症

【概述】

精液中夹有血液，或精液镜检有红细胞，即称血精。其中有肉眼血精和镜下血精之分，肉眼就能见到精中有血，称为肉眼血精；精液外观一般无异常，仅显微镜下可发现有少量红细胞，称为镜下血精。传统中医学所指血精主要是指肉眼血精，现代中医学所指的血精也包括镜下血精。血精之名，最早见于隋·巢元方《诸病原候论》，称为"精血"。本病相当于中医学"精血""精血杂出""半精半血""赤浊"等病症。

【发病机制】

（一）中医病因病机

中医认为血精的病变部位在下焦精室，无论何种原因造成的精室血络受损或气不摄血，均可致血溢脉外，出现血精。

1. 湿热下注

外感湿热或寒湿，郁久化热，湿热火毒之邪循经下注，扰及精室，精室血络受损，热迫血行；或饮食不节，过食辛辣肥甘之品，湿热热毒内生，热扰精室，均可造成血精。

2. 阴虚火旺

房劳过度，肾精亏虚，阴虚火旺，虚火扰及精室，造成血精。

3. 瘀血阻滞

阴部手术或外伤，精室血络受损，血不归经，溢于精室，精血夹杂而出；或生殖器官疾病，日久不愈，久病入络，气血瘀滞，血行不畅，阻滞精道，精液与瘀血互结而成本病。

4. 脾肾气虚

饮食不节，损伤脾胃，脾气亏虚，气不摄血；恣情纵欲，房劳过度，损伤肾气，封藏固摄失职；或患病日久，脾肾气虚，气不摄血，血溢精室，则见血精反复发作，日久不愈。

（二）西医病因病理

1. 器质性

常见于解剖异常、结核、肿瘤、泌尿系结石、感染、创伤、血液系统疾病等，其中精囊炎症是最常见原因。

（1）炎症及感染：如精囊炎、前列腺炎、尿道炎、附睾炎、睾丸炎、淋病、梅毒、结核等。

（2）结石：如前列腺、精囊、尿道、膀胱或输尿管结石等。

（3）管道梗阻与囊肿：如射精管囊肿、精囊扩张、精囊憩室、尿道狭窄、前列腺囊肿。

（4）肿瘤：良性肿瘤，比如肉芽或乳头状腺瘤或腺瘤性息肉、精索或前列腺肿瘤、良性前列腺增生、精囊平滑肌瘤；恶性肿瘤，如精囊癌、睾丸癌、前列腺癌、前列腺或精囊肉瘤、管内癌。

（5）血管异常：膀胱静脉瘘、前列腺尿道异常静脉、尿道血管瘤、静脉畸形。

（6）创伤：如前列腺手术、前列腺穿刺、痔疮注射治疗等。

（7）全身因素：肝脏疾病、血液系统疾病（白血病、血友病）、高血压等。某些药物，如阿司匹林、华法林与抗血栓药物的应用，也可能导致血精。

2. 功能性

与长期的性交突然中断、性节制、持续性交有关，如过度手淫、过度性生活等，导致精囊毛细血管壁破裂出血造成血精。

3. 特发性

原因不明，可能是由于精道的微小病变导致。

【诊断】

（1）实验室检查：尿常规、中段尿培养与药敏试验、尿道分泌物筛查、精液常规与培养、凝血功能检查、血清 PSA 测定（40 岁以上）等。

（2）经直肠超声检查：包括精囊、输精管、射精管与前列腺等部位的检查。应当特别注意的是，许多精囊结石超声检查很难发现，需要做精囊镜检查。

（3）MRI：MRI 的三维切面成像是男性性腺、附属性腺及其导管影像学检查的金标准，对血精症的诊断具有较高的价值。

（4）内腔镜检查：包括精囊镜、尿道膀胱镜等。

【鉴别诊断】

黑色素精（melanospermia）

黑色素精是发生于前列腺、精囊与尿生殖道的恶性黑色素瘤，其特点是精液呈暗褐色或精液中有黑色小点，用色谱法检查可确诊。本病临床极少见。

【治疗】

一、中医辨证论治

1. 湿热下注证

主要证候：血精量多，色红或暗红，射精疼痛，伴会阴潮湿，小便短赤，或淋漓不尽，或兼尿频、尿急、尿痛，口干苦而黏。舌质红，苔黄腻，脉滑数。

治法：清热化湿，凉血止血。

方药：清化定血汤（庞保珍方，选自庞保珍主编《不孕不育中医治疗学》）

苍术、黄柏、薏苡仁、土茯苓、车前子、马齿苋、小蓟、牡丹皮、龙胆草。

2. 阴虚火旺证

主要证候：血精鲜红量少，或兼射精疼痛，伴五心烦热，潮热盗汗，腰膝酸软，形体消瘦，口干咽燥，舌质红，少苔，脉细数。

治法：滋阴泻火，凉血安络。

方药：壮水固血汤（庞保珍方，选自庞保珍主编《不孕不育中医治疗学》）

熟地黄、山药、山茱萸、牡丹皮、知母、黄柏、小蓟、女贞子、旱莲草、龟甲、鳖甲。

3. 瘀血阻滞证

主要证候：血精，日久不愈，精色暗红，或夹血块及血丝，射精疼痛，会阴或阴茎疼痛，或有外伤手术史，舌质暗红，或有瘀斑瘀点，脉沉细涩。

治法：活血止血，化瘀通络。

方药：三七归经汤（庞保珍方，选自庞保珍主编《不孕不育中医治疗学》）

三七、熟地黄、当归、赤芍、川芎、桃仁、红花、马齿苋、蒲黄、阿胶。

4. 脾肾气虚证

主要证候：血精反复发作，日久不愈，精色淡红，神疲乏力，面色无华，食少便溏，头晕腰酸，阴部坠酸不适，小便不利或清长。舌质淡胖，脉沉细无力。

治法：补肾健脾，益气摄血。

方药：济气摄血汤（庞保珍方，选自庞保珍主编《不孕不育中医治疗学》）

熟地黄、山药、当归、枸杞子、山萸肉、五味子、人参、黄芪、白术、茯苓、阿胶、蒲黄。

二、西医治疗

1. 抗生素治疗

适用于精囊炎、前列腺炎的治疗，对细菌培养阳性者，选用敏感药物治疗。常用的有喹诺酮类、大环内酯类、头孢类抗生素。

2. 内分泌治疗

非那雄胺对晚期前列腺癌、后尿道腺瘤与异位前列腺组织导致的血精可以试用。另外，对于特发性、难治性血精也可用非那雄胺联合他药治疗。

3. 对症治疗

对症治疗可用止血药物，比如云南白药胶囊、卡巴克洛、氨甲环酸等。

4. 精囊镜治疗

对一些久治不愈，或伴有精囊结石的血精患者，采用精囊镜检查与治疗，既可以明确诊断，又可以对精囊进行冲洗，并结合药物治疗，具有创伤小、效果好、并发症少等优点。

【诊疗述评】

对于血精的诊疗，首先要系统检查，排除恶性肿瘤等。MRI 的三维切面成像，是男性性腺、附属性腺及其导管影像学检查的金标准。对一些久治不愈，或伴有精囊结石的血精患者，采用精囊镜检查与治疗，既可以明确诊断，又可以对精囊进行冲洗，具有创伤小、效果好、并发症少等优点。用中医的思维组方用药疗效较为满意，且可增强体质，整体治疗。

【预防调护】

1. 忌久坐与长时间骑自行车。
2. 禁食辛辣厚味,戒烟酒。
3. 科学养生,增强体质。
4. 房事有度,既不纵欲,也不禁欲。

【现代研究进展】

血精是男科常见的症状之一,临床表现为射精或遗精时精液中混杂有血液或镜下检查发现红细胞。严重的血精则会影响精液的理化性质,影响精子的运动,特别是感染性的血精能严重影响精液质量,从而造成不育。同时血精也是男性免疫性不育症的主要原因之一。

(编者:庞保珍　庞清洋)

第八节　精液不液化

【概述】

离体精液在 25~37℃室温条件下超过 60 分钟仍不液化者,称为精液不液化。由于精液凝固不化,使精子发生凝集或制动,减缓或抑制了精子的正常运动,使其不能通过宫颈而致不育。本病属中医"淋浊""精寒""精热"等范畴。

【发病机制】

(一) 中医病因病机

1. 肾阴亏损

素体阴虚,或房事过度,肾精过耗;或劳心太甚,或五志化火,耗损精液;或过服温燥助阳之品,而致热盛伤阴,阴虚火旺,精液受灼而黏稠难化。

2. 肾阳不足

先天肾阳不足,或大病久病及肾,损耗肾阳,致肾阳不足,气化失司;或后天失养,脾运失健,湿浊不化;或居处潮湿,寒湿、水湿之邪内侵,损伤阳气,精宫虚寒,致阳不化气行水而精液不液化。

3. 湿热下注

过食辛辣醇酒厚味,湿热内生,湿热下注;或外感湿浊之邪,蕴久化热,熏蒸精室,清浊不分,导致气化失常而精液难化。

4. 痰瘀阻滞

跌扑损伤,或久病入络,或素有痰湿,排精时强忍不泄,败精离位,浊瘀阻窍,气机阻滞，精液不液化。

(二) 西医病因病理

目前精液不液化的发病机制尚未完全明了，可能和感染、内分泌异常、精索静脉曲张、先天性精液液化因子缺如、某些微量元素的缺乏、药物等因素有关。尤其是前列腺炎，使前列腺分泌的纤维酶原激活剂、透明质酸酶与PSA等其他精液液化因子减少，从而不能及时有效地破坏凝固因子而造成精液不液化。

精液不液化是男性不育的常见病因，占男性不育的2.51%～42.65%。由于精液不液化，导致精子活动能力受限，精子在阴道内停留时间过长以致大量死亡，延误了精子穿透宫颈黏液与卵子结合造成不育。精液不液化症精液中介导的免疫反应以及各种体液因子与代谢产物对精子的损伤也是造成不育的原因。

【诊断】

实验室检查为主要依据。在25～37℃室温条件下，精液排出体外1小时以上不液化，或不完全液化者，即可确诊。

【鉴别诊断】

首先要与生理性精液黏度增加相鉴别。这种情况多见于长期禁欲，贮精不泄者，其液化时间虽然相对延长，但不超过1小时，仍属正常范围。其次，要注意与慢性前列腺炎相鉴别。慢性前列腺炎是导致精液不液化的主要原因，但精液不液化并非均由前列腺炎引起。要注意寻找其他病因。

【治疗】

一、中医辨证论治

1. 肾阴亏损证

主要证候：婚后不育，精液黏稠不液化。精子数、精子成活率、精子活动力正常或异常。头晕耳鸣，腰膝酸软，五心烦热，口干盗汗，失眠健忘，性欲不减。舌质红，少苔或无苔，脉细数。

治法：滋阴降火。

方药：壮水化育丹（庞保珍方，选自庞保珍主编《不孕不育中医治疗学》）

知母、黄柏、乌梅、生地黄、白芍、麦门冬、玄参、甘草、牡丹皮、车前草、枸杞子、淫羊藿。

中成药：知柏地黄丸，大蜜丸，一次1丸，一日2次。

2. 肾阳不足证

主要证候：精冷不育，精液黏稠而不液化。精子数、精子成活率、精子活动力正常或异常。阳痿早泄，腰膝酸软，畏寒阴冷，夜间多尿，小便清长。舌质淡，苔薄白，脉细弱。

治法：填精益气，温肾散寒。

方药：阳和化精丹（庞保珍方，选自庞保珍主编《不孕不育中医治疗学》）

白芥子、麻黄、炮姜、熟地、鹿角胶、肉桂、甘草、淫羊藿、巴戟天、川续断、当归、黄芪。

中成药：龟龄集，口服。一次2粒，一日1次，早饭前2小时用淡盐水送服；或右归丸：口服，一次1丸，一日3次；或海龙胶口服液：口服。一次40毫升（2支），一日1~2次；或麒麟丸：口服。一次6克，一日2~3次。

3. 湿热下注证

主要证候：婚后不育，精液黏稠不液化，精液腥臭黄浊，精子数、精子成活率、精子活动力正常或异常。精液内有脓、白细胞。小便灼热刺痛，频数淋漓，黄赤浑浊，甚则尿血，或小腹拘急，身倦嗜睡，舌苔黄腻，脉濡数或滑数。

治法：清热利湿，滋阴降火。

方药：清滋赞育丹（庞保珍方，选自庞保珍主编《不孕不育中医治疗学》）

知母、黄柏、熟地黄、山药、山茱萸、茯苓、牡丹皮、车前子、栀子、萆薢、滑石、淫羊藿。

中成药：龙胆泻肝丸，口服。一次3~6克，一日2次。

4. 痰瘀阻滞证

主要证候：婚久不育，精液量少，黏稠不液化，死精子较多，伴面色黧黑，或皮肤色素沉着，会阴、小腹坠胀痛，或射精时刺痛，肢体困倦，神疲气短，头晕心悸，多素有痰湿，形体肥胖，舌暗红有瘀斑，苔腻，脉弦涩。

治法：化痰祛瘀，通利精道。

方药：导痰逐瘀丹（庞保珍方，选自庞保珍主编《不孕不育中医治疗学》）

苍术、白术、半夏、茯苓、车前子、莱菔子、萆薢、穿山甲、水蛭、路路通、枳实、石菖蒲。

中成药：丹黄祛瘀胶囊。口服。一次2~4粒，一日2~3次。

二、西药治疗

1. 抗生素治疗

适用于细菌性前列腺炎导致的精液不液化，可应用敏感抗生素治疗。

2. 其他药物治疗

维生素E丸（0.1g，每日3次），维生素C片（0.2g，每日3次），葡萄糖酸锌片（3片，每日2次），均1个月为1个疗程。

【疗效评价标准】

曹开镛、庞保珍主编《中医男科病证诊断与疗效评价标准》：

1. 疗效判定标准

（1）治愈：配偶受孕。

（2）显效：虽配偶未受孕，但治疗3～6个月精液各项指标化验均达到正常，临床症状积分值下降>5分。

（3）有效：具备下列条件之一为有效：精液量恢复正常、pH恢复正常、正常精子密度增加$5×10^6$/ml、无精子患者出现少量精子、精子存活率或活动力增加15%以上、畸形率下降10%、液化时间在1小时之内、WBC<$1×10^6$/ml、免疫珠实验结果示活动精子附着免疫珠下降10%、MAR实验结果示精子被黏附于颗粒上的下降10%、临床症状积分值下降3～5分。

（4）无效：精液化验指标治疗前后无变化，或加重，临床症状积分值下降0～2分。

2. 临床症状积分标准

（1）3分：症状持续出现。

（2）2分：症状时轻时重或间断出现。

（3）1分：症状轻或偶尔出现。

（4）0分：无明显症状。

【名家经验】

1. 曹开镛经验

阴虚火旺引起的精液不液化用液化汤。

液化汤是世界中医药学会联合会男科专业委员会创会会长、中华中医药学会男科分会创会会长、国际中医男科学会主席曹开镛，经几十年大量临床实践治疗男性不育症总结出的较好验方，主要适用于阴虚火旺引起的精液不液化所致的男性不育症。临床除精液不液化外，一般表现有经常腰酸，入秋后较为明显，晚上有时干咳，特别是性生活后干咳较为明显，并有口干、舌质红、苔少、脉细稍数等症，属本方治疗适应证。

液化汤（曹开镛方，选自庞保珍《不孕不育名方精选》）

组成：女贞子、旱莲草、首乌、知母、杜仲、公英、沙参、款冬花、紫苑、麦门冬。

用法：水煎服。

功效：滋阴清热，润肺滋水。

主治：精液不液化引起的男性不育症。

2. 李广文经验

李广文认为，精液液化不良乃属肾火偏旺，热灼津液，致精液黏稠难化。临床见症，病程短者，常有性欲亢进，交媾过频；病程长者，每多性欲减退。治当滋阴泻火。用液化汤（自拟）加减施治。基本药物为：知母9g，黄柏9g，生地9g，熟地9g，赤芍9g，白芍9g，牡丹皮9g，天门冬9g，天花粉9g，茯苓9g，车前子9g，连翘12g，淫羊藿15g，生甘草6g。全方具有滋阴降火、祛瘀利湿之功。其中知、柏二味能降低性神经系统兴奋性，减少性活动次数，缓解生殖器官充血水肿。淫羊藿能提高性欲并增加精液量，可防止知、柏抑制过度。性欲下降者，淫羊藿可增 15～30g。

3. 金维新经验

金维新以自拟液化升精汤治疗精液不液化，取得了较好效果。其药物组成为：生地 12g，熟地 12g，赤芍 9g，白芍 9g，牡丹皮 9g，丹参 30g，玄参 9g，车前子 15g，瓜蒌 24g，金银花 18g，淫羊藿 15g，巴戟天 12g，桑椹子 30g，枸杞子 30g，生甘草 6g。全方清补结合，寒温并用，既能促使精液液化，又能提高精子数量和质量。该方一则能消除前列腺的炎症，促进其血运以利炎症的吸收，二则可能促进某些酶类的分泌。

【诊疗述评】

临床上精液不液化常与弱精子症或畸形精子症等同时存在而致不育，治疗时要统筹兼顾，综合考虑，主次明晰，且勿本末倒置。临证切忌长期或大量应用苦寒之品，以免影响精子的生成与精子的活力，或导致性功能障碍，尤其是知母、黄柏二味，容易导致性功能减退。

【预防调护】

1. 科学普及性知识，婚前戒过度手淫，婚后勿纵欲。
2. 合理膳食，禁食辛辣。
3. 积极防治泌尿生殖系感染
4. 不要久坐。
5. 科学锻炼，增强体质。

【现代研究进展】

中医治疗本病取得了良效，不仅能够减少患者精液的液化时间，还可提高精子的质量。

（一）病因病机

李曰庆认为肾虚、湿热、血瘀等是男性不育症的主要原因。徐福松、莫惠等认为本病以阴虚火旺、湿热内蕴者多，肾阳不足、痰瘀阻窍者少。

（二）中医治疗

1. 辨证论治

徐福松、莫惠等分为 4 型：阴虚火旺证，方用乌梅甘草汤(《实用中医泌尿生殖病学》) 加减；肾阳不足证，方用巴戟二仙汤(《男科纲目》) 加减；湿热内蕴证，方用萆薢分清饮(《医学心悟》) 加减；痰瘀阻止证，方用导痰活血汤(《男科纲目》) 加减。辛茜庭等分 2 型论治：湿热下注型，方用《医学心悟》之萆薢分清饮加减：川萆薢 10g，黄柏 10g，石菖蒲 10g，茯苓 12g，白术 20g，莲子心 3g，丹参 10g，车前子 10g（包），泽泻 10g，生苡仁 15g，滑石 30g（包）；阳虚寒湿型：方用《丹溪心法》之萆薢分清饮加味：川萆薢10g，益智仁10g，石菖蒲10g，乌药10g，鹿角霜10g，菟丝子20g，仙茅10g，淫羊藿10g，当归10g，三七粉3g（分冲）。王琦等分5型论治：肾阳不足证，方用金匮肾气丸合保元汤加减；阳虚水湿内停证，方用萆薢分清饮加味；肾阴亏损证，方用液化汤；湿热下注证，方用龙胆泻肝汤合知柏地黄汤加减；气血瘀阻证，方用少腹逐瘀汤加减。罗兰总结王渭川经验：认为肝疏泄失职，气化失常，阴阳失调，则引起精液不液化，治宜疏肝理气中加柔肝养肝，补水生木，以一贯煎、滋水清肝饮加减治疗本病取得了良效。金维新等分3型：肾阴亏损证用液化汤；肾阳不足证用生精汤加味；湿热下注证用龙胆泻肝汤合知柏地黄汤。李祥云分3型：湿热蕴蒸用萆薢分清饮加减；阴虚火旺用知柏地黄汤加减；脾肾阳虚用双补丸（经验方）：党参、黄芪、白术、炒扁豆、熟地黄、菟丝子、山茱萸、鹿角片、乌贼骨、茯苓、山药、胡芦巴。曹开镛分4型：阴虚火旺用知柏地黄汤加味；精气清冷用右归丸化裁；肝经湿热用龙胆泻肝汤加味；痰瘀互结用二陈汤、血府逐瘀汤化裁。

2. 辨病与辨证相结合

李曰庆认为应多层次准确进行诊断，不能笼统地诊断为男性不育症。在具体诊断时，应既辨病又辨证，做到病证结合的多层次诊断。徐福松主张：先辨病后辨证，辨病与辨证论治相结合，证从病辨，以病统证，只有将辨病论治与辨证论治有机地结合在一起，才能提高治疗效果。只辨证不辨病，则很难把握其病的全貌，治疗也往往难以取得好效。徐福松从临床方面而言，对于治疗精液异常类不育症，通过辨病、辨证论治相结合，总结出了三个原则：①精浆异常和精子异常，以精子异常为主；②精子异常中的数量与质量（形态），以精子质量（形态）为主；③精子质量（形态）与精子自身免疫，以精子自身免疫为主。运用这三个原则治疗精液异常类不育症已经取得较好疗效。

3. 专病专方

精液黏稠不液化，徐福松认为多以阴虚火旺、湿热内蕴者为多，而肾阳不足、痰瘀阻络者偏少，治疗原则多以酸甘化阴法，方用自拟乌梅甘草汤加减（乌梅、生地黄、天花粉、五味子、白芍、黄精、何首乌、甘草等），同时还指出滋阴药物大都偏寒性，对精液质量有一定影响，故需同时加服温肾药物以权衡，如五子补肾丸等。徐福松常从痰论治男性不育，常用黄连温胆汤加减。善用明矾一物，常于治痰火之中加入本品少许，量少而效宏，专为消利顽痰郁火而设；对于一些痰火郁结久而成癥瘕者，喜选用蜈蚣、土鳖虫等虫类之品。除用上药泄痰火外，亦十分重视五脏的调护，如善用茯苓、山药、芡实、薏苡仁等健脾固肾化痰，以绝痰火之源。许润三用萆薢分清饮加当归10g、赤芍10g，或龙胆泻肝汤加萆薢10g。李广文液化汤：知母、黄柏、生地黄、熟地黄、赤白芍、丹皮、天门冬、花粉、茯苓、车前子各9g，连翘12g，丹参30g，淫羊藿15g，生甘草6g。庞保珍用自拟液化赞育汤（炒穿山甲10g，丹参20g，王不留行12g，青皮10g，车前子10g，土茯苓10g，萆薢10g，生地黄10g，淫羊藿12g，桂枝3g）加减治疗精液不液化性不育症82例，取得较好疗效。吴一凡等用水蛭治疗精液不液化症56例，能明显缩短疗程，并且基本无副作用。陈志强等报道，麦芽、山楂等助脾胃化生之品，可以调节全身酶的活性，有利于精液液化物质补充及功能的恢复。

4. 针灸推拿

刘春等用针药结合治疗精液不液化性不育症62例，选穴：气海、水道、左行间、左三交、肾俞、阳陵泉、太溪。内服中药方：生地黄、麦门冬、玄参、知母、黄柏，总有效率96.8%。

（三）中西医结合

李曰庆认为，对男性不育症的诊治，要以中西医结合为重点，多角度全面认识病因病机，多层次进行诊断，全方位开展综合治疗。张挺自拟液化汤（生地黄、麦门冬、知母、玄参、赤芍、白芍、女贞子等）及西药（吲哚美辛）联合用药治疗精液不液化症，总有效率92.86%。李言富采用中西结合治疗精液不液化100例，认为本症病机主要在于气化不利，以中药巴戟天、淫羊藿、菟丝子、枸杞子等治疗，以及运用西药头孢唑啉、地塞米松、1%普鲁卡因前列腺注射，同时口服诺氟沙星（氟哌酸）及维生素E，效佳。

（四）实验研究

金维新、李广文等对于精液不液化而中医辨证符合肾阴虚的病人，用液化汤（知母、黄柏、生地黄、丹参、赤芍、麦门冬、天花粉、白芍等）治疗106例，总有效率为90.6%，女方妊娠率为34%。动物连续灌服液化汤，小鼠体重及睾丸组织重量明显增加，阴虚动物血浆cAMP/cGMP比值降低，有关体征迅速消失，证实本方滋阴作用较好，作用部位似在性腺。

（编者：庞保珍　庞清洋）

第九节　精液量过少

【概述】

根据世界卫生组织（WHO）第4版男性不育的诊断标准，若1次排出精液量小于2ml，或第5版标准低于1.5ml者，即为精液量过少。正常男子每次射精的精液排出量并非恒定不变，常与性交频度、体位、性兴奋强弱、精神因素、体质状况等密切相关。本病是以精浆不足为主，中医统称为"精少"，早在《素问·上古天真论》中即有记载。中医所说的精少，既包括精液量的减少，也可能包括精子数目的减少。

【发病机制】

（一）中医病因病机

1. 肾精亏虚

先天禀赋不足，或房事不节，耗伤肾精，故精液量少。

2. 热伤精室

青壮之年，意欲频仍，暗耗阴津；或素体阴虚；或手淫频繁，纵欲无节，遗泄太过，均可导致肾之阴津暗耗，虚火扰动，热伤精室，灼伤精液，故精液量少而不育。

3. 气血两虚

先天不足，后天失养，或久病体虚，或思虑过度，劳伤心脾，心脾两虚，气血双亏。精血同源，气血两虚，则精失化源，故精液量少。

4. 瘀血阻滞

跌扑损伤，或手术刀针之累等，均可使瘀血阻滞精道，精泄不畅，故精液量少而不育。

5. 湿热蕴阻

饮食不节，过食辛辣厚味，内生湿热，下注精室；或外感湿热之邪，熏蒸精室，湿热之邪瘀阻精道，故精液量少而稠，导致不育。

(二) 西医病因病理

1. 睾酮分泌不足。
2. 精囊或前列腺慢性炎症，功能下降，精囊液或前列腺液分泌减少。
3. 射精管囊肿、精囊囊肿、尿道狭窄、尿道憩室或生殖道手术导致输精管道损伤等，造成精液排出不畅。
4. 先天性双侧输精管缺如、射精管梗阻、不完全性逆行射精。

【诊断】

1. 详问病史，特别是性生活史与泌尿生殖系感染、手术、外伤史。
2. 实验室检查

(1) 精液分析：若禁欲 3～7 天，连续 2 次精液化验，精液量均在 2ml 或 1.5ml 以下者，即可确诊。

(2) 辅助检查：酌情进行精液生化分析、前列腺、精囊腺超声等检查以了解精囊腺、前列腺功能状况等。怀疑激素水平异常者，可行内分泌检查，明确病因。

【鉴别诊断】

精液量过少应与性生活过频、遗精过频，以及久病初愈而出现的精液量过少相鉴别。后几种情况一般通过节制性事，合理膳食，适当加强营养调治，即可获得改善。

【治疗】

一、中医辨证论治

1. 肾精亏虚证

主要证候：婚后不育，精液量少于 2.0ml（多于 0ml）。腰膝酸软，神疲乏力，头晕耳鸣，舌淡红，苔薄白，脉沉细。

治法：补肾填精。

方药：精泉丹（庞保珍方，选自庞保珍主编《不孕不育中医治疗学》）

鱼鳔胶、龟板胶、鹿角胶、紫河车、山茱萸、熟地黄、山药、五味子、麦门冬、人参、淫羊藿。

中成药：海龙胶口服液，口服。一次40毫升（2支），一日1~2次。或麒麟丸，口服。一次6克，一日2~3次。

2. 热伤精室证

主要证候：婚后不育，精液量少于2.0ml（多于0ml），伴见五心烦热，口咽干燥，心烦失眠等症。舌红少苔，脉细数。

治法：滋阴清热，补肾生精。

方药：滋清赞精丹（庞保珍方，选自庞保珍主编《不孕不育中医治疗学》）

知母、黄柏、熟地黄、龟板、猪脊髓、玄参、紫河车、山茱萸、淫羊藿。

中成药：知柏地黄丸，大蜜丸，一次1丸，一日2次。

3. 气血两虚

主要证候：婚后不育，精液量少于2.0ml（多于0ml），面色白，神疲乏力，头晕心悸，舌质淡，苔薄白，脉细弱。

治法：补气养血。

方药：八珍精泉丹（庞保珍方，选自庞保珍主编《不孕不育中医治疗学》）

熟地黄、白芍、当归、川芎、人参、白术、茯苓、甘草、淫羊藿、麦门冬、龟板胶、鹿角胶。

中成药：复方阿胶浆，口服。一次20毫升，一日3次。

4. 瘀血阻滞证

主要证候：婚后不育，精液量少于2.0ml（多于0ml）。兼见阴部疼痛，或小腹、睾丸发凉抽痛等症，舌质暗红，有瘀点或瘀斑，苔白，脉沉细而涩。

治法：活血逐瘀，补肾益精。

方药：逐瘀精涌丹（庞保珍方，选自庞保珍主编《不孕不育中医治疗学》）

鱼鳔胶、炮穿山甲、路路通、昆布、石菖蒲、川牛膝、水蛭、制香附、制没药、黄芪、菟丝子、淫羊藿。

中成药：血府逐瘀口服液，口服。一次1支，一日3次。

5. 湿热蕴阻证

主要证候：婚后不育，精液量少于2.0ml（多于0ml），伴见小便黄浊，或尿后有白浊，少腹隐痛或不适，胸胁痞闷或胀痛，口苦咽干。舌质红，苔黄腻，脉滑数。

治法：清热利湿，疏通精道。

方药：萆薢赞精丹（庞保珍方，选自庞保珍主编《不孕不育中医治疗学》）

萆薢、黄柏、苍术、石菖蒲、茯苓、牛膝、车前子、薏苡仁、乌药、淫羊藿、菟丝子。

中成药：龙胆泻肝丸，口服。一次3～6克，一日2次。

二、西医治疗

1. 抗生素治疗

适用于附属性腺感染的患者，在炎症得到控制后，射精量自然会恢复正常。治疗药物应根据前列腺液或精液的微生物学培养结果，选择敏感的抗生素。

2. 激素治疗

对垂体功能低下所致的性腺功能低下者，可根据内分泌激素的检查结果，适当给予相应的激素补充治疗。常用的有HCG、HMG或两者联合应用。比如HCG每次2000～3000U，每周2～3次肌内注射，可连用4～8周。

3. 手术治疗

对于射精管囊肿、尿道狭窄、尿道憩室等可采用手术治疗。

【名家经验】

徐福松经验

本病应先辨虚实。虚证以肾虚为主，又有肾精亏虚、肾气不足、命门火衰之别。实证者分瘀血阻滞、湿热蕴阻。治疗原则虚者补之，实者泻之，瘀者通之。肾阴虚者，当补肾填精、益气养血、滋阴清热；肾气不固者，当益气固精收涩；湿热蕴阻精道者，应根据瘀血和湿热多寡，采用活血化瘀和清热利湿之法以疏通精道。补精或偏于温或偏于凉，常于阴阳偏胜中取事，常用之方多取六味等辈，加紫河车、鹿角胶、龟甲胶等血肉有情之品。补气血或急或缓，要看脾胃强弱。精窍精道阻塞，精泄不畅，加穿山甲、急性子、路路通。

【诊疗述评】

临床上精液量过少不育，常与弱精子症、少精子症等同时存在。临证应首先系统查体，明确病因。若因性腺功能减退所致精液量过少者，可用HCG或人类绝经期促性腺激素（HMG）十一酸睾酮治疗；因附属性腺感染引起的，选用抗感染治疗；因射精管阻塞、输精管阻塞、尿道狭窄、尿道憩室所致者，宜手术治疗，或行单精子卵细胞内穿刺术；因手淫过度或房事过频导致者，要科学养生，加强营养，适度禁欲等，以提高疗效。中医治疗精液量过少有其独特而强大的优势，只要以中医的思维组方用药，坚持治疗，多数疗效满意。一般而言，病因明确，治疗及时，措施得当的精液量过少，多能获得满意疗效。反之，对病程较长，病因未明且又不坚持治疗者，预后较差。

【预防调护】

1. 饮食有节，忌食辛辣，戒烟酒。

2. 房事有度，既不纵欲，又不禁欲。

3. 避免影响生精功能之不良因素的影响，比如放射线、高温、久坐、桑拿浴、长期骑自行车等。

4. 调畅情志，保持乐观。

5. 科学锻炼，增强体质。

【现代研究进展】

中医治疗精液量过少有极大的优势，归纳如下。

（一）病因病机

徐福松、莫惠等认为精液量过少多由先天不足，禀赋薄弱，或房事不节，色欲过度，耗损肾精所致；或有久病不愈，气血俱伤，或先天不足，后天失养，素体虚弱，或思虑过度，劳伤心脾所致；亦有素体内热，或饮食不节，过食辛辣厚味，或外感湿热之邪，湿热内生，致热盛伤阴所致者；或湿热下注，熏蒸精室，精液成浊，瘀阻精脉；或房事忍精不泄，火伏精室，败精瘀阻而成。上述致病因素所致精液量少的病机包括两大类：一则化源亏乏，生殖之精生成不足；二则精窍精道阻塞，精泄不畅，均可致精液量少而难以受孕。金维新认为肾精亏虚、气血两虚、精道瘀阻为主要病机。

（二）中医治疗

1. 辨证论治

王琦等分5型：肾精亏虚证，方用生髓毓麟丹；热伤精室证，方用大补阴丸；气血两虚证，方用八珍汤合五子衍宗丸加减；湿热蕴阻证，方用三妙丸合萆薢分清饮加减；瘀血阻滞证，方用血府逐瘀汤合五子衍宗丸加减。黄海波分4型：肾精亏虚用生髓育麟丹；气血两虚用八珍汤加味；热伤精室用大补阴丸加味；精道阻塞用精脉疏通汤。曹开镛分5型：肾精亏损用左归丸加味；肾气不足用右归丸、五子衍宗丸；心肾不交用心肾两交汤化裁；心脾两虚用归脾汤化裁；脉络不通用血府逐瘀汤加减。

2. 专病专方

庞保珍自拟生精毓麟汤（熟地黄12g，山药15g，山茱萸10g，茯苓6g，牡丹皮6g，淫羊藿15g，川续断10g，枸杞子15g，五味子10g，菟丝子20g，覆盆子10g，王不留行10g，丹参20g，党参15g，黄芪20g）加减治疗精稀不育症61例，结果治愈27例，显效15例，有效11例，无效8例，总有效率86.9%。该方既可增加精浆的数量，又可增加精子的数量。

3. 针灸推拿

王琦等对肾精亏损证主穴取肾俞、志室、关元、精宫，配足三里、三阴交、委中，主穴中刺激，配穴用补法，隔日针刺1次，每次选3～5穴；气血两虚证主穴选血海、肾俞、肝俞、胃俞、气海，配以上巨虚、梁丘、伏兔，方法是主穴中刺激，配穴用补法，1次/天，1次选用3～5穴。热伤精室证主穴选脾俞、肝俞、三焦俞、精宫，配以三阴交、委中、足三里，针法为主穴中、重度刺激，留针10～15分钟，配穴采用平补平泻法，1次/天。

4. 饮食疗法

王琦等治疗肾精亏损之精液量少症，取白鸽1只，去毛及内脏，加枸杞子24g、黄精50g，共炖或蒸熟食。

（编者：庞保珍　庞清洋）

第十七章　引起男性不育的常见疾病

第一节　阳痿

【概述】

阳痿是指男子在有性欲和性兴奋状态下，阴茎不能勃起，或勃起不坚，或坚而不久，以至不能插入阴道完成正常性交的一种病症。西医称为阴茎勃起功能障碍（Erectile dysfunction，ED）。阳痿是男性最常见的性功能障碍之一，是一种影响身心健康的慢性疾病，不仅影响患者及其伴侣的生活质量，也可能是心血管疾病的早期症状和危险信号。

阳痿，《素问·阴阳应象大论》称之为"阴痿"。宋代窦材在《扁鹊心书·神方》中记载："五福丹……又能壮阳治阳萎。"明代周之干《慎斋遗书·阳痿》中有了明确的"阳痿"病名记载，从此沿用至今。

【发病机制】

（一）中医病因病机

1. 肝气郁结

情志不遂，郁怒伤肝，则肝气郁结，肝失调达，宗筋阴血充盈不足，宗筋失用，发生阳痿。

2. 命门火衰

先天禀赋不足或房事不节，使肾精亏耗，阴损及阳；或手淫所伤太过；或久病大病失养；或误用寒凉伤阳，致肾阳亏损，命门火衰。命门少火的温养，乃性功能正常的必备条件。命门火衰，宗筋失于温煦，则阳痿不举。

3. 心脾两虚

思虑过度，损伤心脾，则生化无源，阳明经气血空虚，宗筋失养，且无力鼓舞阳事，阳道不振，导致阳痿。

4. 湿热下注

过食肥甘，或饮酒太过，或感受湿热之邪，损伤脾胃，运化失职，聚湿生热，内阻中焦，郁蒸肝胆，伤及宗筋，致使宗筋驰纵不收而致阳痿；或交合不洁，湿热内生，或忍精不泻，败精内郁，化为湿热，或患病之后，湿热未清，湿热下注，浸淫肝肾，肝肾无力主司外阴，宗筋迟缓，导致阳痿。

5. 瘀血阻络

情志刺激，肝失疏泄，气郁日久；或跌扑外伤，损及阴部；或邻近部位手术创伤；或痰湿、湿热、寒邪、败精久留；或久病等致气虚，气虚失运，血停为瘀；或久病、失血等致血虚，血虚失润，涩滞为瘀；或房事不节，阳虚血寒，凝滞为瘀；或房事过频、手淫过度，损伤肾阴，阴虚血稠，黏滞而瘀等，均可使瘀血阻络。无论何种原因导致的瘀血，均可导致阳痿。因瘀血阻于宗筋络脉，导致宗筋失养，难以充盈则发为阳痿。

6. 阴虚火旺

先天不足，阴精亏虚；或房事太过，屡竭阴精；或久病、大病，失于调养；或屡用刚燥壮阳催性之品，耗伤阴液，致肝肾精血不足，阴虚火旺，宗筋失于濡养则为阳痿。

7. 惊恐伤肾

素来胆虚，多疑善虑，突遭意外，神情恐慌；或初次性交失败而恐于以后性交失败；或性交不和谐，恐怕女方指责；或房事之中猝受惊恐，心悸胆怯，精神不振，惊则气乱，恐则伤肾，肾伤则作强不能，宗筋痿软不用，而致阳痿。

8. 寒滞肝脉

素体阳虚寒盛，或起居不慎，感受寒邪，寒滞肝脉，阳气不能布达阴器，宗筋失煦，宗筋无以屈伸，导致阳痿。

9. 肝血亏虚

禀赋不足，或久病重病失养，或饮食化源不足，或失血，导致肝血亏虚，宗筋失养，则阳痿不举。

10. 痰湿阻络

饮食不节致脾失健运，聚湿生痰；或形体丰盛，素有痰湿等，导致痰湿过盛，湿浊下注，聚于宗筋，经络受阻，则无以令阳器振兴，导致阳痿。

（二）西医病因病理

1. 年龄因素

人体进入老年，血清睾酮水平下降几乎不可避免地导致性欲、勃起能力等性功能降低。同时年龄的增加，某些疾病，比如高血压、冠心病等的发病也会影响阴茎勃起。

2. 精神心理因素

性知识缺乏、不良的性经历、夫妻感情不和、性生活不协调等因素造成压力，产生心理障碍，从而导致阳痿。

3. 血管疾病

血管性病变的原因颇多，比如动脉粥样硬化、动脉损伤、动脉狭窄及心脏病、高血压、心功能异常、糖尿病血管病变等因素，引起阴茎动脉血供不足，阴茎血流动力学改变而继发阳痿。

4. 不良的生活方式

如酗酒，大量酒精可对勃起中枢产生抑制作用，同时酒精可抑制垂体分泌促性腺激素，减少睾酮的合成，造成血清睾酮水平降低；吸烟可加重阴部内动脉与阴茎背动脉的动脉粥样硬化，尼古丁损害血管内皮功能，直接造成勃起功能障碍。

5. 神经系统疾病

脊髓与中枢神经系统病变、脊髓外伤、神经病变均可以损伤支配阴茎勃起的神经而继发勃起功能障碍。

6. 外科手术

盆腔的手术可能造成神经与血管的损伤，神经完全离断时可造成永久性勃起功能障碍。

【诊断】

1. 询问病史

询问病史主要内容包括：①勃起功能障碍发生诱因、严重程度、病程长短；②夜间、晨醒、手淫及视觉刺激时能否勃起；③性交体位变动对勃起硬度有无影响；④性欲和射精有无改变；⑤社会、家庭中发生的心理精神创伤；⑥吸烟、酗酒、吸毒史等；⑦有无慢性疾病、药物服用与手术创伤史。

2. 阳痿的诊断要点

诊断阳痿主要依据患者的自觉症状，在有性刺激与性欲情况下阴茎痿弱不起，或举而不坚，以致不能进行与完成性交，并持续 3 个月以上，即可诊为本病。

3. 全面体格检查

阳痿在诊断时还应考虑并进行全面的体格检查，重点是生殖系统、第二性征的发育与心血管、神经系统检查。其目的在于发现与勃起功能障碍有关的神经系统、内分泌系统、心血管系统及生殖器官的缺陷及异常。实验室检查与特殊检查对阳痿的诊断占有重要地位。血尿常规与血生化检查可以发现和阳痿有关的疾病及原因。

4. 辨别类型

辨别清楚阳痿属原发性还是继发性，属器质性还是功能性阳痿。

原发性阳痿表现为有性行为后阴茎从未能进入阴道；继发性阳痿则有过性交，但之后发生性功能障碍，不能进入阴道。

器质性阳痿表现为阴茎任何时候均不能勃起，既不能在性兴奋时勃起，亦无自发性勃起（如睡梦中与膀胱充盈时）；功能性阳痿则有自发的勃起，但性交时痿而不振。

【鉴别诊断】

1. 阳痿与早泄鉴别

早泄是指在性交之始，阴茎可以勃起，但过早排精，一般不足 1 分钟精液排出，甚至阴茎尚未插入阴道即泄精。早泄虽可引起阳痿，但阳痿是指性交时阴茎根本不能勃起，或勃起无力，不能进行正常的性生活。

2. 阳痿与甲状腺疾病鉴别

甲状腺疾病与阳痿存在着明显的联系，因此在临床上要询问病史，排除甲状腺疾病造成的阳痿。

3. 阳痿与假性阳痿鉴别

假性阳痿是患者的自我意识，即阴茎能正常勃起进入阴道进行性交，很快达到高潮而射精并获得快感，但因不能满足配偶而遭到非议，便自以为是阳痿而求治者。这种情况不属于阳痿。

【治疗】

一、中医辨证论治

1. 肝气郁结证

主要证候：阳事不举，情志抑郁，胸胁胀满，急躁易怒，善太息，舌质淡红，苔薄白，脉弦。

治法：疏肝解郁，通络振痿。

方药：逍遥阳春丹（庞保珍方，选自庞保珍主编《不孕不育中医治疗学》）

当归、白芍、柴胡、茯苓、白术、甘草、蜈蚣、水蛭。

中成药：逍遥丸，口服。一次6~9克，一日2次。

2. 命门火衰证

主要证候：阳事不举，面色㿠白，头晕目眩，精神萎靡，腰膝酸软，畏寒肢冷，耳鸣，舌淡，苔白，脉沉细。

治法：温肾填精，振阳兴痿。

方药：右归媛欣丹（庞保珍方，选自庞保珍主编《不孕不育中医治疗学》）

附子、肉桂、熟地黄、山茱萸、山药、枸杞子、菟丝子、鹿茸、淫羊藿、巴戟天、水蛭。

中成药：龟龄集，口服。一次2粒，一日1次，早饭前2小时用淡盐水送服；或右归丸：口服，一次1丸，一日3次；或海龙胶口服液：口服。一次40毫升（2支），一日1~2次；或麒麟丸：口服。一次6克，一日2~3次。

3. 心脾两虚证

主要证候：阳痿，精神不振，失眠健忘，胆怯多疑，心悸自汗，纳少，面色无华，舌淡，苔薄白，脉细弱。

治法：益气补血，健脾养心。

方药：君土启春丹（庞保珍方，选自庞保珍主编《不孕不育中医治疗学》）

黄芪、人参、当归、龙眼肉、白术、茯苓、夜交藤、酸枣仁、炙甘草、柴胡、白芍。

中成药：人参归脾丸，口服。一次1丸，一日2次。

4. 湿热下注证

主要证候：阴茎痿软，勃而不坚，阴囊潮湿气臊，下肢酸重，尿黄，解时不畅，余沥不尽，舌红，苔黄腻，脉滑数。

治法：清热利湿。

方药：清利莺春丹（庞保珍方，选自庞保珍主编《不孕不育中医治疗学》）

黄柏、苍术、厚朴、草薢、黄芪、车前子、猪苓、滑石、栀子、益母草、枳壳、莱菔子。

中成药：三金片，口服。一次3片，一日3次。

5. 瘀血阻络证

主要证候：阴茎痿软，伴见睾丸刺痛，胸胁胀闷窜痛，性情急躁，胁下痞块，或腹、腰、阴部刺痛，舌质紫暗或有瘀斑瘀点，脉涩。

治法：活血化瘀，通络振痿。

方药：逐瘀秃鸡丹（庞保珍《不孕不育中医治疗学》）

蜈蚣、川芎、丹参、水蛭、三棱、莪术、九香虫、白僵蚕、柴胡、黄芪、当归。

中成药：血府逐瘀口服液，口服。一次2支，一日3次。

6. 阴虚火旺证

主要证候：阳器易兴却痿软无用，动念即泄，头晕健忘，耳鸣腰酸，五心烦热，舌红，少苔或苔薄黄，脉细数。

治法：滋阴降火。

方药：春雨鸳欣丹（庞保珍方，选自庞保珍主编《不孕不育中医治疗学》）

知母、黄柏、熟地黄、山药、山茱萸、泽泻、茯苓、牡丹皮、淫羊藿、菟丝子、龟甲。

中成药：知柏地黄片，口服。一次6片，一日4次。

7. 惊恐伤肾证

主要证候：阳痿，胆怯多疑，精神苦闷，心悸失眠，舌淡，苔薄，脉弦细。

治法：宁心安神，补肾振痿。

方药：宣志祥春丹（庞保珍方，选自庞保珍主编《不孕不育中医治疗学》）

柴胡、当归、白芍、炒枣仁、远志、蜈蚣、熟地黄、巴戟天、淫羊藿、人参、白术、水蛭。

中成药：强龙益肾胶囊，口服。一次3粒，一日3次。

8. 寒滞肝脉证

主要证候：阴茎痿软，性欲减退，阴茎、睾丸冷痛牵引小腹、少腹，得热稍舒，遇寒加重，舌质淡，苔白，脉沉弦。

治法：温经暖肝，散寒振痿。

方药：暖肝金枪长胜丹（庞保珍方，选自庞保珍主编《不孕不育中医治疗学》）

乌药、小茴香、肉桂、淫羊藿、仙茅、山茱萸、枸杞子、橘核、荔枝核、当归。

中成药：少腹逐瘀丸，口服。一次1丸，一日2～3次。

9. 肝血亏虚证

主要证候：阴茎痿软，伴见眩晕耳鸣，面色无华，夜寐多梦，肢体麻木，关节拘急不利，爪甲不荣，视力减退，舌质淡，苔白，脉细。

治法：补血养肝。

方药：鱼水双美丹（庞保珍方，选自庞保珍主编《不孕不育中医治疗学》）

人参、黄芪、白术、甘草、当归、熟地黄、白芍、茯神、枣仁、山茱萸、枸杞子、砂仁。

中成药：四物合剂，口服。一次10毫升，一日3次。

10. 痰湿阻络证

主要证候：阴茎痿软，体倦易疲，晨起痰多，头晕目眩，肢体困重，胃脘痞满，或见胸闷、泛恶，口中黏腻，舌胖大有齿痕，舌质淡苔白腻，脉滑。

治法：化痰，祛湿，通络。

方药：涤痰忘忧丹（庞保珍方，选自庞保珍主编《不孕不育中医治疗学》）

白僵蚕、苍术、半夏、陈皮、茯苓、瓜蒌、薏苡仁、黄芪、露蜂房、桂枝、九香虫。

中成药：小金片，口服。一次2~3片，一日2次。

二、西医治疗

1. 性心理治疗

由于多数阳痿患者存在心理性因素，所以心理治疗十分必要，内容包括性心理教育与行为疗法。而性感集中训练被认为是目前心理性阳痿最重要的治疗方法之一。

2. 口服药物治疗

目前治疗阳痿的一线药物主要有：西地那非（万艾可）、伐地那非（艾力达）、他达拉非（希爱力）。三种药物在药理学作用方面基本相似，性生活前1小时服用，每周至少服用1次，两次服药间隔时间不能少于24小时，每周服药不宜超过3次，1个月为一个疗程。

3. 局部治疗

前列腺素 E_1 是一种阴茎海绵体注射血管活性药物，但因有创伤疼痛、异常勃起以及长期使用后阴茎局部形成瘢痕而较少应用。比法尔是一种局部外用PGE1乳膏，经尿道给药，不良反应有局部疼痛与低血压。

【名家经验】

1. 曹开镛经验

辨证论治、因人施药是中医的优势。中医说的阳痿，即勃起功能障碍（ED）。因为阴茎充血欠佳而引起的阳痿，仅仅是属于中医阳痿众多分型的一种——瘀血阻滞型阳痿。即便是对瘀血阻滞型的阳痿进行中医药治疗，也要根据每个患者的具体情况辨证用药，在组方用药上不能千篇一律，即使选用同样的方药，在用量上也有差别。中医因人而异的用药方法往往能收到药到病除的效果。

2. 方药中经验

勃起障碍阴虚者多为青壮年,阳虚者多为老年。前者性欲亢进,后者性欲减退。阴虚者全身情况良好,阳虚者则较为衰弱。治疗上常用滋阴而略偏于温的五子衍宗丸,少加一二味补阳药物,以期阴中求阳。

3. 孙自学经验

在临床实践的基础上,孙自学认为该病的病机特点为虚实兼杂,所涉脏腑以肝肾为主,兼及其他脏腑;最基本的病理变化是肝郁肾虚血瘀,其中肝郁是主要病理特点,肾虚是主要病理趋势,血瘀是最终病理结局,而且三者有机联系,互为因果,共同作用。因此,疏肝解郁、补肾益阳、活血通络应是基本治法。

4. 黄海波经验

肾阳虚衰,精冷不育,而致精液异常,阳痿早泄,用黄氏增精丸。

黄氏增精丸是黄海波教授于1980年根据中医理论,研制成功治疗肾阳虚衰,精冷不育的有效方药,主要适用于肾阳虚衰而导致精液异常的男性不育症,如:少精症、无精子症、弱精症、死精症、精液量少症、精液量过多症等。其临床表现:多伴有腰膝酸软无力,腰困腰痛,畏寒肢冷,喜温,小便清长;或伴性欲低下,阳痿早泄等症。典型舌脉:舌淡苔白,脉沉弱无力。方中君药雄蚕蛾,是黄教授最爱使用的虫药之一。《内经》云:"精不足者,补之以味。"然雄蚕蛾应选择蚕蛾科昆虫家蚕蛾的雄性全虫,取雄性精满者沸水烫死晒干者为上品,其味咸,性温,入肝、肾经。补肝益肾添精,壮阳道固涩精。附子功为峻补元阳,益火之源。韭子、淫羊藿补肾壮阳;菟丝子补肝肾益精髓;肉苁蓉性温而润,益阴通阳;枸杞子滋补肝肾以治精亏;覆盆子、怀牛膝固肾摄精,补肝益肾又壮腰利膝。鹿角胶益阳补肾,又可强精活血。本方旨在温补肾阳,但阴阳互根,勿忘滋补阴液。故配石斛养胃阴清虚热而益精妙也。而甲珠其性味咸,微寒。归肝、胃之经,既能制约附子大辛大热,又可清精道浊邪之物,故《本草从新》曰:"善窜,专能行散,通经络达病所。"诸药配伍,共奏温补肾阳,增精助育之功效。黄教授在治疗男性不育症中,对药物用量非常注重,而且有严格的要求。每味药物量的选择,要根据患者所在不同地区、环境、体质、病情,因人而异,应灵活加减为用药原则。如:附子性味大辛大热,南方或热性体质患者附子可视情减量。而雄蚕蛾实践经验,药量选用30~50克为佳。辨证加减:肾阳虚致精液不液化症,可加桂枝、王不留行活血温通。对少弱精症,加熟地黄、山药、当归滋养阴血,以"善补阳者,必于阴中求阳,则阳得阴助而生化无穷"也。禁忌与注意事项:禁食辛辣之品、芹菜、发物。忌在摄氏35℃水温中洗浴和长时间浸泡,忌穿紧身裤。鹿角胶应与蜂蜜等量融化和药粉为丸(血糖高者以水代之)。临床经验提示,保持良好心态,多喝温白开水,对治疗效果非常有益。

黄氏增精丸(黄海波方《男性不育症的诊断与治疗》)

组成:雄蚕蛾、炮附子、韭子、肉苁蓉、淫羊藿叶、菟丝子、覆盆子、桑寄生、怀牛膝、石斛、甲珠、鹿角胶。

用法：共研细末，炼蜜和丸，如梧桐子大。每次 6—9g，每日 3 次，白开水或淡黄酒送服。如作汤剂，酌情减量。

功效：温补肾阳，增精益髓。

主治：肾阳虚衰，精冷不育，而致精液异常，阳痿早泄。

【验案选粹】

黄海波医案

赵某，男，28 岁，农民。初诊时间 2001 年 1 月 15 日。结婚 3 年，夫妇同居未避孕而未育。婚后一直给女方检查均正常。经我院男方精液化验为无精子症。自述多年腰痛膝软，怕冷，性欲淡漠，阴茎举而不坚。问诊，婚前有过手淫过度史。望诊，面色苍白无华，舌淡苔薄白。切脉沉弱无力。证属肾阳虚、精冷无精子症。治则温补肾阳、增精益髓。方用黄氏增精丸加减。药用：炮附子 90g，韭菜子 60g，淫羊藿 100g，菟丝子 60g，鹿茸 60g，雄蚕蛾 90g，肉苁蓉 60g，枸杞子 60g，黄精 15g，石斛 15g，覆盆子 60g，怀牛膝 30g。共研细末，过细筛，炼蜜为丸，早、中、晚各服 1 丸（9g），温黄酒送服。连服三个月。二诊：自述上症明显好转，精液检查仍无精子。上方鹿茸改为鹿角胶 150g，黄精 60g，再继服 3 个月。三诊：上症消失，精神俱佳，性欲增强，阴茎勃起有力，面红而光，脉沉有力。精液化验结果：精子出现，精子计数 230 万/ml，活率 10%。患者大喜，效不更方，再继服 2 个月。四诊：精液化验结果为：精液量 5ml，灰白色，30 分钟液化。精子计数：3600 万/ml、活动率 65%，活动力一般。继服原方 2 个月。五诊：上药快服完时，妻子月经错后 7 天，妊娠试验阳性。后访知生一健康女孩。

【诊疗述评】

阳痿的诊治，首先要详细询问病史，全面系统查体，分清阳痿的类型。

提倡夫妻同时就诊，有时女方因素是造成阳痿的主要原因。

中医治疗阳痿有其独特而强大的优势，用中医的思维找到病机，针对病机治疗，方可取得较好的疗效。新病或青壮年患者多为实证，病程较长者或老年患者多为虚证或虚实夹杂证。

治疗总的原则当疏肝、补肾、活血，兼顾脾胃。年轻而体壮者，病多在心肝，实证居多，治以调和心肝为主；年老而体弱者，病多在脾肾，虚证或虚实夹杂证居多，治以调补脾肾为先。因郁致痿或因痿致郁者均有肝郁的存在，阴茎之举全靠血充，不论何因、何证或病程新久，均可适当加入解郁和活血之品。单纯由肾阳亏损或命门火衰所致者不多，切忌一见阳痿便施温补之法。

【预防调护】

1. 学习性科学知识。
2. 房事有节。

3. 调节情志，保持乐观。
4. 科学养生，增强体质。
5. 科学预防、治疗全身性疾病和泌尿生殖系疾病，慎用对性功能有抑制作用的药物。

【古代文献精选】

《黄帝内经》："思想无穷，所愿不得，意淫于外，入房太甚……发为筋痿。"

《景岳全书》："凡惊恐不释者，亦致阳痿。经曰：恐伤肾，即此谓也。又或于阳旺之时，忽有惊恐，则阳道立萎，亦其验也。""凡思虑焦劳忧郁太过者，多致阳痿。盖阳明总宗筋之会，若以忧思太过，抑损心脾，则病及阳明冲脉，气血亏而阳道斯不振矣。"

《类证治裁》："湿热下注，宗筋弛纵而致阳痿。""阴之萎，或恐惧伤肾。"

《临证指南医案》："阳明虚则宗筋纵。盖胃为水谷之海，纳食不旺，精气必虚。况男子外肾，其名为势，若谷气不充，欲求其势之雄壮坚举，不亦难乎？"

【现代研究进展】

西医虽有万艾可问世，但中医治疗阳痿仍有强大的优势，归纳如下。

（一）病因病机

李海松、李曰庆认为中青年时期以痰热、血瘀、肝郁为主，肾虚次之；老年时期以肾虚、血瘀为主，而肝郁、痰热次之，阳痿之中医基本病理变化乃肝郁、肾虚、湿热、血瘀。李兰群认为肾虚、血瘀是男科疾病的常见病机，认为肾虚、血瘀并存为患：血液的运行有赖于肾气的推动、肾阳的温煦及肾阴的濡润。若肾气亏虚，无力推动血液运行，则脉道涩滞而成血瘀。王清任在《医林改错》中指出："元气既虚，必不能达于血管，血管无气必停留而为瘀。"若肾阳不足，阳虚生内寒，寒凝经脉，气血运行不畅，则瘀血内生。若肾阴亏损，津液不足，可致血液黏滞，血行迟缓，瘀阻经脉。又精血同源，二者相互资生。若肾精不足，则血液生成障碍，精亏血少，脉络空虚，血行不利，久而成瘀。反之，脉络瘀阻，血行不畅，水谷精微失于输布，不能充养肾中精气，又可导致肾虚。由此可见，肾虚多致血瘀，血瘀加重肾虚，肾虚与血瘀并存。肾虚、血瘀是男科疾病常见的病理改变，肾虚为本，血瘀为标。因此，益肾勿忘活血祛瘀，活血有助于肾中精气的化生。徐福松、莫惠等强调阴虚火旺、命门火衰、心脾两虚、恐惧伤肾、肝郁不疏、湿热下注、血脉瘀滞为主要病机。

（二）中医治疗

1. 辨证论治

徐福松、莫惠等分为 7 型：阴虚火旺证，方用二地鳖甲煎（《男科纲目》）；命门火衰证，方用还少丹(《杨氏家藏方》)加减；心脾两虚证，方用归脾汤加减；恐惧伤肾证，方用桂枝龙骨牡蛎汤(《伤寒论》)加减；肝郁不疏证，方用沈氏达郁汤(《沈氏尊生书》)加减；湿热下注证，方用柴胡胜湿汤(《男性病治疗》)加减；血脉瘀滞证，方用活血散瘀汤(《男科纲目》)加减。王琦等分11型：肝气郁结证，方用逍遥散合四逆散加味；肝气横逆证，方用逍遥散加味；肝经湿热证，方用龙胆泻肝汤加味；瘀血阻络证，方用蜈蚣达络汤；命门火衰证，方用寒谷春生丹；肾阴亏虚证，方用左归丸；寒滞肝脉证，方用暖肝煎加味；胆虚惊恐伤肾证，方用启阳娱心丹；肝血虚证，方用归脾汤；痰湿阻络证，方用僵蚕达络饮；脾胃气虚证，方用九香长春饮。樊中州等分10型：肾气虚证用加减鹿茸益精丸；命门火衰证用右归丸（饮）；胃气虚证用参苓白术散加味；心脾亏损证用归脾汤加味；肝经湿热下注证用东垣正元汤；脾胃湿热证用三仁汤；肝气郁结证用达郁汤加味或疏肝通肾饮；寒滞肝脉证用温经汤加味；胆虚惊恐伤肾证用启阳娱心丹加味；痰瘀证用还少饮子。李祥云分7型：命门火衰用赞育丹加减；肾阴亏损用滋阴益肾汤（经验方）：知母、黄柏、生地黄、熟地黄、枸杞子、龟甲、麦门冬、地骨皮、何首乌、潼蒺藜、巴戟天；心肾不交用清心丸；心脾两虚用归脾丸加减；肝气郁结用柴胡疏肝散加减；湿热下注用三妙胜湿汤（经验方）：苍术、黄柏、牛膝、栀子、薏苡仁、茯苓、郁金、萆薢、车前子、木香、滑石；血瘀外伤用少腹逐瘀汤加减。金维新分5型：肝气郁结用四逆散加味；命门火衰用右归丸；肝胆湿热用龙胆泻肝汤；心脾两虚归脾汤；惊恐伤肾用宣志汤加味。曹开镛分6型：元阳不足用桂附地黄汤等；肾精亏损用知柏地黄汤等化裁；肾虚血瘀用熟地黄、当归、川芎、桃仁、红花、蜈蚣、路路通、菟丝子、枸杞子、黄芪、淫羊藿、炙附子；心脾两虚用人参归脾汤等加减；下焦湿热用龙胆泻肝汤加味；恐惧伤肾用大补阴煎、定志汤加减。李曰庆分6型：肝气郁结用四逆散加味；肝胆湿热用萆薢渗湿汤加减；命门火衰用赞育丹加减；气血瘀阻用四物汤加减；心脾两虚用归脾汤加减；惊恐伤肾用宣志汤加减。

2. 专病专方

施今墨方用海马、海狗脊、鹿鞭、鹿茸、海参、九香虫诸动物药，壮元阳，补命火；又加仙茅、仙灵脾、补骨脂、肉苁蓉、楮实子诸植物药，增药力，补肝肾。而方中尚用阳起石一味。萧正大等以龙凤宝胶囊（淫羊藿、菟丝子、蛇床子、露蜂房、紫梢花、枸杞子、鹿茸、蛤蚧、熟地黄、马钱子、何首乌、西洋参等）治疗147例性功能障碍患者，每粒胶囊相当于生药2.5 g，3粒/次，3次/天。15天为1个疗程，治疗1～2个疗程后，显效120例，好转27例，总有效率100%。治疗前后血清T、FSH、LH水平无明显变化。李广文补肾医瘘汤：阳起石30g，巴戟天、胡芦巴各9g，淫羊藿15g，仙茅6g，肉苁蓉12g，川续断、菟丝子、枸杞子、五味子、山茱萸各9g，何首乌12g，山羊睾丸1对为引。曹正柳对各型皆用血肉有情之品海狗肾为君。颜德馨化瘀赞育汤：柴胡9g，熟地黄30g，紫石英30g，红花9g，桃仁9g，赤芍9g，川芎9g，当归9g，枳壳5g，桔梗5g，牛膝5g。

3. 针灸推拿

（1）针灸疗法：徐福松等取关元、三阴交或单个会阴穴，两组交替使用，每日1次，强刺激，留针半小时。除命门火衰、心脾两虚针而加灸外，余均针而不灸。庞保珍以自拟玉茎回春散（淫羊藿12g，巴戟天、川椒、蜂房、韭子各10g，蜈蚣1条，麝香0.1g，生姜5～10片，艾炷21壮如黄豆大，食盐30g，麦面粉适量。先将麝香、食盐分别研细末，分放待用，次将其余诸药混合研成细末另备用。嘱患者仰卧床上，首先以温开水调麦面粉成面条，将面条绕脐周围一圈，内径4～6cm，然后填满食盐略高出面条1～2cm，接着取艾炷放于盐上点燃灸之。连续灸7壮之后，把脐中食盐去掉，再取麝香末0.1g，纳入患者脐中，再取上药末填满脐孔，上铺生姜片，姜片上放艾炷点燃，频灸14壮，每隔3天灸1次，连灸7次为1个疗程）治疗肾阳虚型阳痿111例，治愈50例，显效36例，有效13例，无效12例，总有效率89.2%。

（2）推拿按摩法：夏玉春采用手法按摩足部穴位。分为2组：①太溪、复溜、然谷、失眠；②涌泉、昆仑、失眠。2组交替按摩（双侧），10天为1个疗程，总疗程为3个月。患者取俯卧位或半坐靠背位，将足放在术者膝上，令病人情绪放松，术者分别按摩本组每个穴位。首先行向心方向推揉3～5分钟，按揉由轻而重，以病人能忍受为度。治疗48例，痊愈37例，好转9例，总有效率95.83%。

4. 中药外敷法

陈洁生中药外敷治疗阳痿38例，采用急性子1g，蟾蜍3g，蛇床子1g，麝香0.5g，葱白适量，前3味共研末，加入麝香后再研极细末，将药制成水丸，如绿豆大小备用，睡前取药丸3粒，白酒化开，涂敷神阙、曲骨、阴茎头，每晚1次，待阴茎勃起，温开水洗去药，即可交媾。结果痊愈30例，好转5例，无效3例，总有效率92.11%。庞保珍将128例功能性阳痿（命门火衰证）患者随机分为A、B两组。A组66例，给予自拟春欣膏（由鹿茸、海狗肾、淫羊藿、枸杞子、蜈蚣等组成）敷脐治疗；B组62例，给予安慰剂敷脐治疗。结果：近期治愈率、总有效率A组分别为40.91%、90.91%，B组分别为6.45%、32.26%，两组分别比较，差异均有非常显著性意义（$P<0.01$）。结论：春欣膏对功能性阳痿（命门火衰证）有较好的治疗作用。

5. 内外结合疗法

陈瑞华等将100例阳痿患者随机分成针刺组30例，中药组30例，针药组40例。针刺组主穴取气海、中极、关元、三阴交及肾俞、次髎、太溪，配以太冲、内关、神门、百会、涌泉、命门等穴。留针30分钟，留针期间在腰腹部加用温灸仪施以灸法，1次/天，10次为1个疗程，隔3天行第2个疗程。中药组采用自拟阳痿汤为主（肉苁蓉、淫羊藿、巴戟天、熟地黄、当归、益智仁等）随证加减。针药组：以上2组治疗方法配合使用。3个疗程后，针药组总有效率97.5%，针刺组总有效率93.3%，中药组总有效率93.3%。经统计学处理，针药组与针刺组及中药组相比，均有显著差异，针刺组与中药组相比无显著差异。

（三）实验研究

邝安堃等进行了助阳中药（附子、肉桂、淫羊藿、肉苁蓉4味）对正常雄性大鼠肾上腺皮质、睾丸及甲状腺激素浓度影响的研究，发现4种药物均有提高血皮质酮的作用，以肉苁蓉最为显著（P<0.001）。

（编者：庞保珍　庞清洋）

第二节　不射精症

【概述】

不射精是指成年男子在性活动中阴茎可正常勃起，且性交能持续足够时间，但无性高潮，不能在阴道内射精的病证。该病又称"精闭"。

古籍中曾对此有"射精不出""精瘀""能交接而不施泄"等记载。如巢元方《诸病源候论·虚劳无子候》曰："泄精，精不射出，但聚于阴头，亦无子。"

【发病机制】

（一）中医病因病机

1. 肝郁气滞

精神刺激，以致肝气郁结，疏泄失常，精关开合失调，不能射精。

2. 瘀血阻滞

房事不节，病积日久，气滞血瘀，瘀阻精道，故精液不能排出。

3. 湿热蕴结

外感湿邪，或饮食失节，湿热内生，湿热瘀结，阻滞精窍，精关不开，交而不射。

4. 阴虚火旺

房事劳伤，或手淫恶习，导致肾阴耗损，阴虚而至相火亢盛，不能上济于心，心肾失交，精关开阖失度，故交而不泄。

5. 命门火衰

先天禀赋不足，或素体阳虚，又因劳伤过度，砍伐命火，而至肾阳衰微。肾阳不足则气化失调，无力排精，以致精液不能外泄。

（二）西医病因病理

1. 性兴奋过低

性伴侣双方没有进行性交前的语言交流与抚摸、性行为接触等调情活动，以及阴茎进入阴道后抽送频率、时间不够，受到的性兴奋较低，不能使射精中枢兴奋。长期的不良心理状态，或性伴感情较差等，导致在性交时性兴奋较低，不能使射精中枢兴奋。

2. 性知识缺乏

性伴侣双方缺乏性知识，不知道性交是怎么回事；不知道性交的部位，长期进行肛门或尿道的性交；不知道性交时阴茎放入阴道内要抽动，且应有一定的幅度及频率；甚至从来不知道性交的高潮来时要有射精动作等，引起不射精。

3. 射精阈值过高

长期的手淫史与长期的过频性生活史可导致射精中枢兴奋阈值过高，正常的性生活达不到射精阈值，造成不射精。

4. 器官病变

具体包括睾丸、阴茎、精囊腺、输精管、前列腺先天发育不良或缺如以及后天损伤。睾丸病变常见的有 klineflter 综合征。阴茎异常包括阴茎过小，严重尿道上、下裂，尿道阴茎的外伤、硬结、瘢痕、严重弯曲，以及包茎、包皮过长、性交时翻转疼痛等包皮异常，导致不能性交或性交阴茎感觉异常，造成不射精。精囊腺、输精管、前列腺缺如可引起生精障碍造成不射精。此外射精管梗阻亦可造成不射精。

5. 神经病变

后腹膜、椎骨、腹腔的肿瘤、结核与腹腔、盆腔的手术等损伤脊髓 T12～L3、S2～S4神经，造成延迟射精至完全不能射精。当盆神经、马尾、脊髓下段受损伤时，向射精中枢传递的兴奋将显著减少或完全消失而不能射精。

6. 毒物影响

慢性酒精中毒、尼古丁中毒、吗啡成瘾等均会抑制射精。

7. 药物影响

一些精神性药物、镇静药、抗高血压药物、抗雄激素药（醋酸环丙氯地孕酮、雌激素）以及肾上腺素能阻滞药（酚苄明）等，均可造成不射精。

【诊断】

1. 临床表现

（1）原发性不射精症：在正常性交状态下从未在阴道内射精，为原发性不射精。

（2）继发性不射精症：在正常性交状态下，至少有 1 次及以上在阴道内射精，但之后未能在阴道内射精，为继发性不射精。

（3）功能性不射精症：与配偶阴道内性交时不能射精，但其他方式的性刺激或其他性生活有射精或有遗精，为功能性不射精。

（4）器质性不射精症：无论阴道内性交还是其他方式性刺激均不能射精，且从未遗精，为器质性不射精。

2. 病史

了解有无生殖系统先天解剖异常、糖尿病、脊髓受伤等神经病史，有无经尿道介入治疗操作史，或其他有可能影响射精功能的手术史，有无影响性高潮的疾病或用药史。

3. 辅助检查

体检外生殖器官发育是否正常，检查前列腺液常规、尿常规，B 超检查精囊、前列腺，怀疑颅内病变者应做颅脑部 CT 或 MRI 检查；对疑有腰椎、胸椎、骶椎病变的患者，可做椎管造影术或 CT 扫描。

【鉴别诊断】

1. 射精无力

不射精者无精液排出，也无射精动作与快感；射精无力者有精液排出，但射精的动作与快感不强烈，而是精液缓慢流出。

2. 阴茎异常勃起

不射精者性兴奋时阴茎能正常勃起，而阴茎异常勃起一般不因性刺激引起；不射精者性兴奋时没有精液射出，而阴茎异常勃起者射精后仍然持续勃起。

3. 逆行射精

二者均为性生活时无精液排出。但不射精是性生活时无快感、无性高潮、无精液射出；逆行射精是性生活时有性高潮、有射精的感觉，但无精液排出体外，为精液逆行射入膀胱的一种病症。

【治疗】

一、中医辨证论治

1. 肝郁气滞证

主要证候：阴茎勃起坚硬，交而不射，伴少腹及睾丸胀痛，烦躁易怒，或情志抑郁，梦中可有遗精，胸胁胀满，善太息。舌质淡红，苔薄白，脉弦。

治法：疏肝解郁，通精开窍。

方药：开郁启窍丹（庞保珍方，选自庞保珍主编《不孕不育中医治疗学》）

柴胡、枳壳、香附、白芍、川芎、路路通、石菖蒲、当归、白术。

中成药：逍遥丸，口服。一次 6～9 克，一日 2 次。

2. 瘀血阻滞证

主要证候：射精不能，阴部胀痛，胸闷不舒，心烦易怒，舌质紫暗或有瘀斑，舌苔薄，脉沉涩。

治法：活血化瘀，行气通窍。

方药：逐瘀通关丹（庞保珍方，选自庞保珍主编《不孕不育中医治疗学》）

水蛭、穿山甲、蜈蚣、昆布、牛膝、当归、白芍、柴胡、枳壳、桔梗、石菖蒲。

中成药：血府逐瘀口服液，口服。一次 2 支，一日 3 次。

3. 湿热蕴结证

主要证候：阴茎勃起，久交不射，可有遗精，伴胸脘痞闷，食少纳差，口苦黏腻，小便短赤，或尿后白浊，阴囊潮湿。舌质红，苔黄腻，脉滑数。

治法：清热利湿，通精利窍。

方药：清利开窍丹（庞保珍方，选自庞保珍主编《不孕不育中医治疗学》）

苍术、黄柏、薏苡仁、萆薢、茯苓、车前子、牛膝、路路通、麝香。

中成药：龙胆泻肝丸，口服。一次3～6克，一日2次。

4. 阴虚火旺证

主要证候：射精不能，性欲亢进，阳强不倒，性情急躁，心烦少寐，溲黄便干，舌红少苔，脉细数。

治法：滋阴降火，状水启窍。

方药：滋降涌泉丹（庞保珍方，选自庞保珍主编《不孕不育中医治疗学》）

鳖甲、知母、黄柏、熟地黄、山茱萸、山药、牡丹皮、茯苓、泽泻、瓜蒌。

中成药：知柏地黄丸，大蜜丸，一次1丸，一日2次。

5. 命门火衰证

主要证候：射精不能，性欲减退，阴茎勃起正常或不持久，腰下冷凉，腰膝酸软，精神不振，舌质淡，苔白，脉沉细。

治法：温补命门，益火开窍。

方药：温射突泉丹（庞保珍方，选自庞保珍主编《不孕不育中医治疗学》）

附子、肉桂、山药、熟地黄、山茱萸、杜仲、巴戟天、淫羊藿、牡丹皮、王不留行、路路通。

中成药：龟龄集，口服，一次2粒，一日1次，早饭前2小时用淡盐水送服；或右归丸：口服，一次1丸，一日3次；或海龙胶口服液：口服，一次40毫升（2支），一日1～2次；或麒麟丸：口服，一次6克，一日2～3次。

二、西医治疗

（一）西药治疗

1. 左旋多巴 每次0.25g，每日3次口服。适用于不射精伴有低强型膀胱内压曲线，提示高位中枢异常者。

2. 雄激素 适用于雄激素水平减低，性欲低下伴性功能减退患者，可适当补充雄激素，如十一酸睾酮，每日80～160mg口服，连用4～12周。

3. 维生素 适用于神经损伤导致的不射精症的辅助治疗；维生素B_1 10mg，每日3次口服；维生素E 100mg，每日3次口服。

（二）心理治疗

心理治疗主要针对心理因素导致的不射精。由于对性知识缺乏造成的不射精，应酌情告知患者相关性知识，比如性交方式、性交体位、正确的阴茎抽送方式等，鼓励患者树立信心，正确对待性生活。

提倡夫妻双方同时就诊，争取患者配偶治疗，给男方以积极配合、宽慰和鼓励，促使其成功射精。

（三）物理疗法

适用于功能性不射精。主要指电动按摩器局部刺激疗法。

（四）手术治疗

适用于器质性不射精患者，根据相应的原发病灶选取相应的手术治疗。

（五）辅助生育技术

适用以生育为最终治疗目的，多伴有器质性病变很难治愈的患者，建议采取中西医结合的辅助生殖技术治疗。

【名家经验】

1. 王琦经验

王琦认为，不射精的病机可概括为两个方面：一是湿热瘀血等病邪闭阻精窍，以致精道瘀阻，不能射精；二是肝肾亏虚，精关开合失调，而致不能射精。无论虚证还是实证，其根本又都是由于精道阻滞，精窍不开，以致精液不能外泄。

2. 曹开镛经验

曹开镛认为，肾阴亏损，阴虚火旺，肝失条达，郁而化火，湿热阻塞，郁闭精窍，心脾两虚，精源不足，肾阳不足，瘀血阻滞，精道不畅是主要病机。

3. 徐福松经验

徐福松认为，不射精是由于肾水不足，心火亢盛，心肾不交。因心主神明，肾主封藏，肾水不足，心火亢盛，心肾不交。应补肾水，降心火，交泰阴阳，使心肾相交，水火既济，作强行令而能射精。药用交泰丸加黄芩、山栀子、淡竹叶、生地黄、枸杞、远志、枣仁之品，以使患者射精。

【诊疗述评】

不射精的治疗，首先要详细询问病史，排除因性知识缺乏导致的不射精症。提倡夫妻同时就诊，往往女方是导致不射精的重要因素。绝大部分不射精患者采用中药治疗，疗效较好，但必须用中医的思维组方用药。本病单一证型少，复合证型多。对与器质性的不射精症可以酌情考虑手术。对不射精性不育症，以生育为目的者，可以借助辅助生育；对于可以手淫排精的患者，可以排精后进行人工授精。

【预防调护】

1. 加强婚前性教育，普及性科学知识。
2. 避免久坐及长时间骑车。
3. 避免使用可能抑制射精反射的药物。
4. 改善夫妻关系，营造良好性爱氛围，夫妻双方共同参与治疗。
5. 改善居住环境，尤其是改善性交时的环境。

【古代文献精选】

《诸病源候论》："丈夫无子者……精不射出，但聚于阴头，亦无子。"
《辨证录》："血藏于肝，精函肾内，若肝气不开则精不能泄。"

【现代研究进展】

中医治疗不射精症有极大的优势，概述如下。

（一）病因病机

徐福松等认为肾为作强之官，主藏精，兼施射精；肾亏精关开合失度，为本病的主要病机。王琦等认为不射精症的病机，可概括为两个方面：一是湿热瘀血等病邪闭阻精窍，以致精道瘀阻，不能射精；二是肝肾亏虚，精关开合失调，而致不能射精。无论虚证还是实证，其根本又都由于精道阻滞，精窍不开，以致精液不能外泄。曹开镛认为肾阴亏损阴虚火旺、肝失调达郁而化火、湿热阻塞郁闭精窍、心脾两虚精源不足、肾阳不足、瘀血阻滞精道不畅是其主要病机。

（二）中医治疗

1. 辨证论治

徐福松、莫惠等分为 6 型：阴虚火旺证，方用大补阴丸(《丹溪心法》)加减；命门火衰证，方用羊睾丸汤(《男性病治疗》)加减；阴阳两虚证，方用补肾通窍汤(《男科纲目》)加减；湿热下注证，方用四妙丸(《成方便读》)加味；脾虚及肾证，方用秘精丸(《医学心悟》)加减；心肝郁火证，方用化肝煎(《景岳全书》)合定志丸(《医学入门》)加减。王琦等分 4 型：肝郁气滞证，方用四逆散或柴胡疏肝散加减；瘀血阻滞证，方用血府逐瘀汤或少腹逐瘀汤加减；湿热蕴结证，方用四妙散加味；肾虚精亏证，方用右归丸加减。林宏益等分 5 型：肝气郁结证用逍遥散；瘀血停聚证用通窍活血汤；肾阳虚衰证用右归饮；肾阴不足证用知柏地黄汤；湿热下注证用龙胆泻肝汤。李祥云分 5 型：肾阳不足用任督二仙汤（经验方）：仙茅、仙灵脾、鹿角片、龟甲、胡芦巴、肉苁蓉、巴戟天、石菖蒲、路路通、穿山甲、海狗肾（或黄狗肾）；肾阴不足用补阴归肾汤（经验方）：生地黄、熟地黄、首乌、枸杞子、山茱萸、知母、黄柏、麦门冬、牡丹皮、栀子、白芍、龟甲、桔梗、王不留行子；肝气郁结用解郁开心汤（经验方）：当归、白芍、白术、茯苓、牡丹皮、香附、天花粉、开心果、鸡血藤、郁金、穿山甲、路路通；湿热蕴结用龙胆泻肝汤加减；瘀血阻滞用祛瘀排精汤（经验方）：当归、赤芍、红花、桃仁、泽兰、泽泻、牡丹皮、丹参、益母草、穿山甲、川芎、路路通。金维新分3型：阴虚火旺用知柏地黄汤加减；瘀血阻滞用血府逐瘀汤加减；命门火衰用金匮肾气丸加味。李曰庆分5型：阴虚火旺用知柏地黄汤加减；肝郁化火用龙胆泻肝汤加减；肾阳不足用金匮肾气丸加减；心脾两虚用归脾汤加减；精道瘀滞用血府逐瘀汤加减。

2. 专病专方

许润三用萆薢分清饮加穿山甲10g、路路通20g、王不留行20g；阳强不射精则用龙胆泻肝汤加穿山甲10g、王不留行20g、石菖蒲10g、路路通20g。何子淮治不射精常用药：山茱萸、枸杞子、天门冬、麦门冬、知母、阳起石、巴戟天、蜈蚣、生地黄、熟地黄等。颜德馨化瘀赞育汤：柴胡9g，熟地黄30g，紫石英30g，红花9g，桃仁9g，赤芍9g，川芎9g，当归9g，枳壳5g，桔梗5g，牛膝5g。庞保珍用自拟射精如泉汤［淫羊藿15～30g，巴戟天15～30g，阳起石5g（研末冲服），枸杞子12g，菟丝子15g，麻黄3～6g，人参10g，蜈蚣2条，王不留行12g，木通10g］治疗不射精症124例，痊愈86例，显效14例，好转12例，无效12例，总有效率为90.32%。

3. 针灸推拿

徐福松等取肾俞、上髎、次髎、命门。先针前3穴，用补法，得气后加命门，隔姜灸；女方用手托住男方阴囊（睾丸），并压向耻骨联合，可致性高潮而射精。江玉文取穴：曲骨、足五里、三阴交治疗130例，效佳。庞保珍采用自拟射精涌泉散（王不留行20g，路路通10g，川牛膝10g，淫羊藿15g，川椒10g，附子10g，麝香0.1g，生姜5～10片，艾炷21壮如黄豆大，麦面粉适量，食盐30g。先将麝香、食盐分别研细末，分放待用，次将其余诸药混合研成细末另备用。嘱患者仰卧床上，首先以温开水调麦面粉成面条，将面条绕脐周围一圈，内径4～6cm，然后填满食盐略高出面条1～2cm，接着取艾炷放于盐上点燃灸之。连续灸7壮之后，把脐中食盐去掉，再取麝香末0.1g，纳入患者脐中，再取上药末填满脐孔，上铺生姜片，姜片上放艾炷点燃，频灸14壮，每隔3天灸1次，连灸7次为1个疗程）治疗不射精症98例，结果射精者67例。该法对肾阴虚者不宜应用。

4. 中药贴敷

徐福松、王琦采用麝香0.3g，敷脐心，以通窍。

（编者：庞保珍　庞清洋）

第三节 逆行射精

【概述】

逆行射精是指阴茎勃起功能正常,性交时能达到性高潮,有射精的感觉,但无精液或仅有少量精液从尿道外口射出,部分或全部精液从后尿道逆行射入膀胱的一种病证。属于中医学的"不育"等范畴。

【发病机制】

一、中医病因病机

本病主要为肾气亏虚,阴阳失调,推动无力,以致精液无力射出,反而逆行流入膀胱;或为气滞血瘀、湿浊内阻精道,致使精液不循常道,逆行泄入膀胱。前者属虚,后者属实,但二者常相互影响。肾气亏虚,推摄无力,则可致败精、瘀血等阻滞;精道瘀阻,日久不通,亦可损伤肾气而出现虚实夹杂之象。

二、西医病因病理

1. 膀胱颈与尿道病变

先天性尿道瓣膜、脊柱裂及先天性宽膀胱颈都可导致膀胱颈关闭功能失常,产生逆行射精。严重尿道狭窄因长期的排尿梗阻引起内括约肌无张力或扩张,在阴茎勃起时狭窄更为严重,以致精液被迫向后通过内括约肌进入膀胱。

2. 手术外伤等损伤交感神经

骨盆骨折、尿道撕裂、经尿道前列腺切除术与膀胱颈部梗阻切开术等,均损伤膀胱颈正常结构及神经末梢,致射精时膀胱颈部不能关闭。各种盆腔内手术,均可影响支配后尿道的交感神经,造成逆行射精。但局限性交感神经切断并不一定产生射精障碍。

3. 药物因素

用肾上腺素能阻滞剂,比如胍乙啶、利血平、盐酸甲硫达嗪、溴苄胺及苯甲胍等,均可导致逆行射精。

4. 神经内分泌疾患

糖尿病之神经病变,支配后尿道的远近端括约肌因神经系统或局部病变引起括约肌功能失调而导致逆行射精。

【诊断】

1. 症状

性交或手淫时有性高潮及射精快感出现,但尿道口无精液射出。性交后第 1 次小便混浊。

2. 病史

患者一般有会阴部及尿道外伤史、下腹部和盆腔手术史、长期服用降压药史以及糖尿病史等。

3. 辅助检查

（1）果糖测定：性交后第1次尿液离心沉淀后涂薄片镜检，可发现大量精子。果糖定性检查阳性。

（2）膀胱造影：膀胱造影检查可以观察膀胱收缩时膀胱颈部的功能。排尿时用手捏住尿道口，阻滞造影剂流出，摄取前后位及左、右斜位的X射片，可更好地显示后尿道。逆行尿道造影适用于前尿道有狭窄病变者。

（3）尿道膀胱镜检查可发现膀胱颈口松弛、扩大，精阜与膀胱颈的距离缩短，明确有无后尿道瓣膜狭窄、肿瘤或精阜肥大。

【鉴别诊断】

逆行射精当与不射精相鉴别（详见"不射精"篇）。

【治疗】

一、中医辨证论治

1. 肾气亏虚证

主要证候：性交不射精，有性高潮和射精感觉，随即阴茎即痿软，性交后小便混浊，伴性欲低下或勃起不坚，腰膝酸软，头晕耳鸣。舌淡，苔薄白，脉沉细无力。

治法：温补肾气，填精益髓。

方药：温射突泉丹（庞保珍方，选自庞保珍主编《不孕不育中医治疗学》）

附子、肉桂、山药、熟地黄、山茱萸、杜仲、巴戟天、淫羊藿、牡丹皮、王不留行、路路通。

中成药：①还少胶囊，每次4粒，每日3次，口服；②龟龄集胶囊，每次2粒，每日1～2次。

2. 气滞血瘀证

主要证候：性交不射精，有射精快感，阴茎勃起色紫黯，或有会阴外伤手术史，伴少腹、胁肋胀痛。舌质紫黯，脉沉涩。

治法：活血行气，通络开窍。

方药：逐瘀通关丹（庞保珍方，选自庞保珍主编《不孕不育中医治疗学》）

水蛭、穿山甲、蜈蚣、昆布、牛膝、当归、白芍、柴胡、枳壳、桔梗、石菖蒲。

中成药：①桂枝茯苓胶囊，每次4粒，每日3次，口服；②血府逐瘀口服液，每次2支，每日3次，口服。

3. 湿浊阻滞证

主要证候：性交有快感但无精液射出，伴阴囊潮湿，小便混浊，淋漓不畅。舌红，苔黄腻，脉濡数。

治法：清热利湿，通关化浊。

方药：清利开窍丹（庞保珍方，选自庞保珍主编《不孕不育中医治疗学》）

苍术、黄柏、薏苡仁、萆薢、茯苓、车前子、牛膝、路路通、麝香。

中成药：翁沥通胶囊，每次3粒，每日2次，口服。

二、西医治疗

1. 手术治疗

适用于膀胱颈部关闭功能严重失调，尤其是由于医源性损伤引起者。通过手术进行膀胱颈部肌肉重建术，加强该处肌肉的关闭收缩能力。严重者行膀胱颈重建术，采用肠线紧缩膀胱颈口。尿道膜部梗阻、狭窄以及尿道瓣膜等可在尿道镜下行内切开术或切除术，恢复尿道的通畅性。

2. 辅助生殖技术

药物治疗效果较差或者不愿意手术治疗，以解决生育问题为目的患者，可采用中西医结合辅助生殖技术。目前对于逆行射精可采取膀胱排空法取精。

【诊疗述评】

对于逆行射精的治疗，首先要详细询问病史，系统查体，针对病因治疗，酌情给以药物或手术治疗。此外，治疗逆行射精的一个重要目的是为了生育，所以在男方治疗的同时，应系统检查女方生育力，如排卵检测、输卵管检查等。

【预防调护】

1. 注意科学防治膀胱炎、尿道炎、糖尿病等，以减少导致膀胱颈部内括约肌功能紊乱的因素，防止加重逆行射精。
2. 调畅情志，保持乐观。
3. 科学养生，增强体质。
4. 房事有节，切忌房事过频。
5. 禁服肾上腺素能阻滞剂，如胍乙啶、利血平等药物。

（编者：庞保珍　庞清洋　黄海波　黄振州　王劲松　季久华）

第四节　遗精

【概述】

遗精是由于肾虚不固或邪扰精室，导致不因性生活而精液排泄，每周超过一次以上者。其中有梦而遗精的，称为梦遗；无梦而遗精，甚至清醒时精液流出的，称为滑精。

【发病机制】

一、中医病因病机

1. 阴虚火旺

劳神过度，情志失调，妄想不随，则心阴耗损，心火亢盛，心火不下交于肾，肾水不上济于心，于是君火动越于上，肝肾相火应之于下，以致精室被扰，精失闭藏，应梦而遗。

2. 肝火偏旺

所愿不随，情志抑郁，肝气郁结，气郁化火，肝火亢盛，扰动精室，导致遗精。

3. 湿热下注

感受湿邪，或醇酒厚味，中焦脾胃失运，湿热内生，热熬精室，精关失守，则遗精于下。

4. 心脾两虚

心神过劳，耗伤阴血，阴虚火旺，虚火扰动精室而致遗泄；或思虑伤脾，中气虚陷，气不摄精，精失固摄而遗精。

5. 肾虚不固

先天不足，房劳无度，频繁手淫，肾精亏损，封藏失职，精关不固，导致遗泄；或其他证型遗精久延不愈，肾精亏耗，阴损及阳，肾阳虚衰，精关不固而精液滑泄。

二、西医病因病理

1. 神经系统功能紊乱

对性知识缺乏正确的认识，长期受色情书刊的影响，长期过多地思考有关性的一些问题，经常处于色情刺激引起的性冲动中，或有过频繁手淫等不良习惯，导致神经系统功能紊乱。由于大脑皮质功能紊乱，表现为兴奋性增强；脊髓功能紊乱，表现为射精中枢兴奋性高、自控性差，以致射精中枢兴奋性及抑制性失调，兴奋性大于抑制性，造成遗精。

2. 生殖器炎症

如包茎、包皮过长而龟头敏感性增强；前列腺炎、尿道炎、精囊炎造成炎症刺激；前列腺组织因其他原因时常充血，脊髓射精中枢呈病理性兴奋，潜意识或清醒状态下阴茎活动而极易造成遗精。

3. 慢性疾病或大病之后恢复过程

这一时期幻想色情，致性冲动，但因体质过弱，易造成遗精。

【诊断】

1. 临床表现

已婚男子在每周已有 1 次以上性生活状态下,无人为刺激时仍出现精液自行遗泄;或未婚成年男子频繁发生精液遗泄,每周多于 2 次,并伴有其他不适症状,病情持续 1 个月以上者,可诊断为遗精。常伴有头晕、耳鸣、健忘、心悸、失眠、腰酸、精神萎靡等症。

2. 辅助检查

酌情进行尿液检查、前列腺液检查、直肠指诊、前列腺及精囊腺 B 超、前列腺液常规、精液常规等相关检查。

【鉴别诊断】

1. 生理性遗精与病理性遗精

（1）生理性遗精

多发生于健康青壮年,是由于肾精充足而发生的生理现象。健康男性自青春期开始可出现遗精,甚或虽有正常性生活,偶尔也会有遗精现象,如明·龚廷贤在《寿世保元》中所云:"如瓶之满而溢也,是为无病。"一般遗精频度在每月 1～3 次,偶尔稍多或稍少,不伴有全身不适,均属于正常的生理现象。

（2）病理性遗精

遗精次数过频,一般每周超过一次以上,甚至有正常的性生活,仍可频繁遗精,严重者一有性冲动即泄精,多伴有全身不适症状。

2. 病理性遗精与滑精

病理性遗精与滑精均属遗精范畴,只是程度上有所不同而已。伴随梦境的遗精称为梦遗;不因梦境,甚至在清醒时因性欲而出现精液自行滑出者称为滑精。《景岳全书指出》:"梦而遗者,谓之梦遗;不梦而遗者,谓之精滑。"滑精在程度上较遗精严重,多由房劳过度,或先天不足,或大病久病之后强行入房,使肾精过度亏虚,导致精关不固。精液滑脱不禁,在辨证上以虚证为主,其机能由兴奋过度增强转为抑制,机能减弱,出现功能紊乱,从而导致滑精。

3. 膏淋

膏淋是小便浑浊如米泔样,且排尿时尿道热涩疼痛,见于西医学的乳糜尿与男性泌尿生殖系某些炎症性疾病。

4. 精浊

精浊是尿道口经常流出米泔样或糊状物,淋漓不断,尿色浑浊,茎中作痒作痛。临床上以浊不夹血为白浊,带血者为赤浊。遗精者茎中无疼痛感觉。

5. 早泄

遗精是指在没有性交的情况下,精液流出;而早泄是性交时精液过早射出,影响性生活的和谐。诚如《沈氏尊生书》所述:"未交及泄,或乍交及泄。"

【治疗】

一、中医辨证论治

1. 阴虚火旺证

辨证要点：夜寐不实，多梦遗精，阳性易举，心中烦热，头晕耳鸣，面红生火，口干苦。舌质红，苔黄，脉细数。

治法：养阴清火，交通心肾。

方药：得雨固精丹（庞保珍方，选自庞保珍编著《不孕不育中医治疗学》）

黄连、生地黄、当归、酸枣仁、茯神、远志、莲子肉、天门冬、熟地黄、丹皮、黄柏、炙甘草。

中成药：知柏地黄丸，每次6克，每日3次。

2. 肝火偏旺证

辨证要点：遗精，阳物易举，性欲亢进，烦躁易怒，伴胸胁不舒，口苦咽干，大便干燥，头晕目眩，面红目赤。舌质红，苔黄，脉弦数。

治法：清肝泻火。

方药：清泻挽流丹（庞保珍方，选自庞保珍编著《不孕不育中医治疗学》）

龙胆草、栀子、黄芩、柴胡、当归、生地黄、泽泻、车前子、木通、竹叶、甘草。

中成药：加味逍遥口服液，口服。一次10毫升，一日2次。

3. 湿热下注证

辨证要点：有梦遗精频作，尿后有精液外流。小便短黄而混，或热涩不爽，口苦烦渴。舌红，苔黄腻，脉滑数。

治法：清热利湿，健脾升清。

方药：萆薢巩堤饮（庞保珍方，选自庞保珍编著《不孕不育中医治疗学》）

萆薢、黄柏、茯苓、车前子、莲子心、丹皮、石菖蒲、白术、苍术、牛膝。

中成药：萆薢分清丸，口服，每次6克，每日2次。

4. 心脾两虚证

辨证要点：遗精遇思虑或劳累过度而作。头晕失眠，心悸健忘，面黄神倦，食少便溏。舌质淡，苔薄白，脉细弱。

治法：益气补血，健脾养心。

方药：心脾筑堤丹（庞保珍方，选自庞保珍编著《不孕不育中医治疗学》）

黄芪、人参、当归、龙眼肉、白术、柴胡、茯神、远志、酸枣仁、炙甘草、山药、芡实。

中成药：归脾丸，口服，每次9克，每日3次。

5. 肾虚不固证

辨证要点：遗精频作，甚则滑精。腰酸腿软，头晕目眩，耳鸣，健忘，心烦失眠。肾阴虚者，兼见颧红，盗汗，舌红，苔少，脉弦数；肾阳虚者，可见阳痿早泄，精冷，畏寒肢冷，舌淡，苔白滑，尖边齿印，脉沉细。

治法：补益肾精，固涩止遗。

方药：强肾长城丹（庞保珍方，选自庞保珍编著《不孕不育中医治疗学》）

芡实、莲须、金樱子、沙苑子、煅龙骨、煅牡蛎、莲肉、菟丝子、山萸肉。

中成药：金锁固经丸，每次6克，每日3次。

二、中医外治

1. 阴虚火旺证

壮水固精散（庞保珍方，选自庞保珍、庞清洋编著《不孕不育中医外治法》）

黄连10g，生地黄15g，当归10g，酸枣仁10g，莲子肉10g，熟地黄20g，牡丹皮10g，黄柏10g，生甘草6g，芒硝12g，木鳖子10g。

制法：上药共研细末，瓶装封闭备用。

用法：临用时取药末10克以蜂蜜调成糊状，涂两手心、脐部，胶布固定，1天换药一次。

2. 肝火偏旺证

清肝挽流散（庞保珍方，选自庞保珍、庞清洋编著《不孕不育中医外治法》）

龙胆草12g，生栀子10g，黄芩10g，柴胡10g，当归10g，冰片3g，芒硝10g，蓖麻仁10g，车前子10g，竹叶6g，生甘草5g。

制法：上药共研细末，瓶装封闭备用。

用法：临用时取药末10克，以温水调成糊状，涂两手心、脐部，胶布固定，1天换药一次。

3. 湿热下注证

清利巩堤散（庞保珍方，选自庞保珍、庞清洋编著《不孕不育中医外治法》）

萆薢20g，黄柏10g，茯苓15g，车前子10g，莲子心10g，牡丹皮12g，白术10g，苍术12g，芒硝12g，牵牛子5g。

制法：上药共研细末，瓶装封闭备用。

用法：临用时取药末10克，以温水调成糊状，涂两手心、脐部，胶布固定，1天换药一次。

4. 心脾两虚证

火土筑堤散（庞保珍方，选自庞保珍、庞清洋编著《不孕不育中医外治法》）

黄芪20g，人参15g，当归10g，龙眼肉10g，白术10g，木香10g，茯神10g，远志10g，酸枣仁12g，生甘草6g，刺猬皮15g，芡实10g。

制法：上药共研细末，瓶装封闭备用。

用法：临用时取药末10克以蜂蜜调成糊状，涂两手心、脐部，胶布固定，1天换药一次。

5. 肾虚不固证

济肾长城散（庞保珍方，选自庞保珍、庞清洋编著《不孕不育中医外治法》）

芡实 12g，莲须 10g，金樱子 10g，沙苑子 15g，莲肉 15g，菟丝子 15g，山茱萸 20g，刺猬皮 20g。

制法：上药共研细末，瓶装封闭备用。

用法：临用时取药末 10 克以蜂蜜调成糊状，涂两手心、脐部，胶布固定，1 天换药一次。

三、针灸治疗

1. 阴虚火旺证

取穴：太溪、涌泉、太冲。

2. 肝火偏旺证

取穴：期门（肝募穴）、支沟（疏通三焦之气）、阳陵泉（胆经下合穴）、足三里（见肝之病，知肝传脾，当先实脾）。

3. 湿热下注证

取穴：天枢（募穴）、大肠俞、神阙、上巨虚（下合穴）、三阴交、阴陵泉、膀胱俞、行间。

4. 心脾两虚证

取穴：神门、内关、足三里、心俞、脾俞。

5. 肾虚不固证

取穴：中极、关元、膀胱俞、肾俞、次髎、三阴交。

四、饮食治疗

1. 阴虚火旺证

牡蛎知母莲子汤

生牡蛎 20g，知母 6g，莲子 30g，白糖适量。将生牡蛎、知母放砂锅内，加适量清水，小火煎半小时，滤汁，弃渣，洗净莲子，热水浸泡 1 小时，将药汁与莲子连同浸液一起放锅内，小火炖至莲子熟烂，加白糖食用。

2. 肝火偏旺证

栀仁莲子粥

栀子仁 3～5g，莲子心 10g，粳米 50～100g。将栀仁碾末，先煮粳米、莲子心，待粥将成时，调入栀仁末，稍煮即可，或加白糖适量服。

3. 湿热下注证

苡仁萆薢粥

薏苡仁 30g，萆薢 6～10g，粳米 100g，冰糖适量。先将萆薢煎取汁，再与薏苡仁、粳米同煮粥，粥熟入冰糖，稍煮片刻即可，随意服食。

4. 心脾两虚证

桂圆莲子粥

莲子 10～15g，桂圆 10g，大枣 10 枚，粳米 100g。先煮桂圆、大枣，取浓汁与粳米、莲子煮成粥。日服 1～2 次。

5. 肾虚不固证

猪腰核桃

猪腰 1 对，杜仲 30g，核桃肉 30g。三者同炖熟后蘸少许细盐食用。

五、西医治疗

1. 西药治疗

（1）镇静剂　适用于神经衰弱、思想负担过重者。地西泮每次 2.5mg，每日 3 次，口服。

（2）抗生素　慢性细菌性前列腺炎、尿路感染者使用抗生素治疗。慢性细菌性前列腺炎应根据细菌培养结果，选择前列腺腺体内浓度较高的敏感抗生素，常用氟喹诺酮类，治疗至少 4～6 周。尿路感染者使用常规广谱抗生素配合治疗。

2. 手术疗法

针对包皮过长或包茎者行包皮环切术。

3. 心理疗法

可从遗精的生理病理机制予以开导，解除患者思想负担，对疾病的康复无疑是大有益处的。

【名家经验】

一、徐福松临证经验

1. 遗精的双重性和交叉性

遗精和阳痿一样，是两种最常见的男子性功能障碍。它们各自具有双重性和交叉性，即既是一个症状，又是一种病名，还是某些疾病的一个症状。古今中外的医学专著（泌尿、男科）均列有阳痿专门章节，而遗精则或有或无。未列专门章节的理由是遗精仅是其他疾病的一个症状。而阳痿呢？如糖尿病性阳痿、前列腺炎合并阳痿、高泌乳素症性阳痿、药物性阳痿，甚至遗精也可引起阳痿……阳痿岂不是其他疾病的一个症状？由此可见，不把遗精专列成章节者，似乎有失公允，有厚此薄彼之嫌。

2. 遗精的因遗致病和因病致遗

临床上观察到，遗精症引起的其他病变，多为神经精神病变，如遗精引起神经衰弱、性神经官能症、抑郁症、强迫症，甚至精神分裂症等。因病致遗者，即其他病变引起的遗精，多为器质性病变，如前列腺炎、精囊炎、精阜炎、阴茎头包皮炎等。

3. 分清虚实是治疗遗精的关键

一般来说，心有妄想，所愿不遂，劳心太过，多致淫梦的遗精，病多在心；若房劳过度，病久体虚，精关不固，无梦滑精，甚至清醒时精滑不固，病多在肾。病变初期及青壮年患者，以实证居多；久病体虚及年老体弱者以虚证为多。实证多表现为发病时间短，遗精频作，小便短赤，口苦咽干，心烦不安，失眠多梦，舌红苔黄，脉数，多由火盛及湿热之邪扰动精室所致；虚证特征是发病时间较长，遗精频繁，劳则加重，甚至滑精，头晕腰酸，心悸气短，舌淡脉虚等，多为脾肾亏虚，肾虚不藏，精关不固所致。实证自当清泄，虚证自当补虚。切忌迎合病人畏虚喜补心态，一味补肾固涩，而犯虚虚实实之戒。

4. 遗精首重调摄心神

心与肾上下相交，阴阳相济，相互协调，相互制约，使之保持相对平衡，这就是所谓"心肾相交""水火既济"。若肾水不足，不能上济心阴，则心阳独亢，就会出现有梦而遗、心悸失眠等"心肾不交"之证。又心主神明，是人体生命活动的总称，人的精神意识、思维活动莫不由心主宰，当然也包括人的生殖功能在内。如性功能、性行为有时往往由心而定，即喻嘉言所说的"心为情欲之府"，张景岳也说过"精之藏制虽在肾，而精之主宰则在心"。盖心为君火，肾为相火，心火一动，相火随之亦动，即所谓火动乎中，必摇其精，故人有所感必先动心，心火动则欲火动，方有阴茎勃起、男女交媾等行为，临床所见之心火引动相火之梦交、遗精、见色流精，即属此类。遗精之后，亦有心态较差，心神不宁，心悸不寐，心烦意乱，胸闷健忘，心脉不畅等一系列心经病证。所以，本病治疗首先应注意调摄心神，排除妄念，然后再辨证论治。治心神之方有沈尊生黄连清心饮、陈修园封髓丹、王荆公妙香散等，均乃大法中之稳法也。心火既平，则息事宁神；水火既济，则精静遗止矣。

【医案选粹】

徐福松医案

奚某，18岁，未婚，1978年10月3日初诊。

无梦滑精半年，病前屡犯手淫。现在每1～2夜即无梦滑精1次，白天腰酸如折，头晕头痛，口干不欲饮，面色晦滞，心悸少寐，脉来弦大，舌苔薄白。由心肾两亏，精关不固所致。拟心肾同治，补涩并投。

处方：莲须7g，潼白蒺藜各10g，金樱子10g，芡实10g，煅牡蛎（先煎）20g，煅龙骨（先煎）12g，北五味2g，杜仲10g，炙远志3g，茯神10g，鱼鳔胶1条。

外用：五倍子3g，每晚临睡前以冷开水调合为丸，置于脐上，以胶布固定，两日换药1次。

11月3日二诊：内外并治1月，滑精减少（约每周1次），并且大多有梦，尿后余沥不尽，阳事举而不坚，脉转和缓，再从原意扩充。原方加制首乌10g、菟丝子10g。外用同上。

上药又服两月，滑精痊愈。随访8年，疗效巩固。

按：金锁固精丸、水陆二仙丹，为治无梦滑遗之正方。蒺藜补肾益精，莲子交通心肾，牡蛎清热补水，芡实固肾补脾，合之龙骨、莲须，皆涩精秘气之品，以止滑泄也，故名"金锁固精丸"。金樱子、芡实等能益肾，润能滋阴，涩能固脱，一生于水一生于陆，故名"水陆二仙丹"。两方合用，相得益彰，景岳云："精之藏制在肾，精之所主在心"，故复入五味子、茯神、远志宁心安神，即"苟欲惜精，先净其心"之意也。又五倍子酸涩能敛精，成寒能降火；降火敛精亦治遗滑之妙方，贴于脐眼，直取精宫，故奏效更捷。本例药后，无梦滑精转为有梦遗精，病情由重转轻，由深转浅，渐次向愈。

【诊疗述评】

遗精是男子在非性活动中精液自溢的一种现象，有病与非病之分。健康成年男子在无正常的两性生活条件下，一定频率的遗精多为正常的生理现象；只有每周超过一次以上者，且伴有不适症状，方属疾病。

中医认为本病的发病机制主要责之于心、肝、肾三脏，多由劳心过度、思欲不遂、阴虚火旺、心肾不交、酒色过度、久旷溢泄或先天不足、肾虚不藏，以及湿热下注所致。治疗上，多以补肾涩精为主，兼顾滋阴清火、清热利湿、补益气血、交通心肾等法。总之，治疗必须以中医的理论进行指导，辨证论治，切忌单纯的固涩。

另外，在积极治疗本病的同时，应嘱患者注意饮食清淡，合理膳食等。

【预防与调摄】

1. 向青少年进行性教育。宣讲性生理卫生知识，提倡性道德，尤其不看色情书画、影视等，树立正确的性观念。
2. 消除恐惧心理，树立战胜疾病的信心。
3. 适量运动，劳逸结合，适当参加体力劳动和体育锻炼。
4. 节制性生活。
5. 少进酒、茶、椒、葱、蒜、姜等刺激食物；不用烫水洗澡，睡时宜取屈膝侧卧位；被褥不宜过厚、过暖，内裤宜穿着宽松。
6. 包皮过长者，应做包皮环切术；有龟头炎、前列腺炎、精囊炎等疾病者，应及时科学诊治。
7. 病后切忌滥投补涩之剂。

【古代文献精选】

《诸病源候论·虚劳溢精见闻精出候》："肾气虚弱，故精溢也。见闻感触，则动肾气，肾藏精，今虚弱不能制于精，故因见闻而精溢出也。"

《丹溪心法·遗精》："精滑专主湿热，黄柏、知母降火，牡蛎粉、蛤粉燥湿。"

《明医杂著·梦遗滑精》："梦遗滑精，世人多作肾虚治，而为补肾涩精之剂不效。殊不知此证多由脾虚，饮食厚味，痰火湿热之人多有之。"

《证治准绳·遗精》："有色欲太过，滑泄不禁者。"

《医学心悟·遗精》："梦而遗者，谓之梦遗；无梦而遗者，谓之精滑。大抵有梦者，由于相火之强，无梦者，由于心肾之虚。"

【现代研究进展】

由于西医对此症的治疗效果不显著，故很少有特效药的报道，而运用中医药治疗遗精则显示出其优势，综述如下。

一、病因病机

王琦等认为其基本病机可概括为二点：一是火热或湿热之邪循经下扰精室，开合失度，以致精液因邪扰而外泄，病变与心、肝、脾关系最为密切；二是因脾肾本身亏虚，失于封藏固摄之职，以致精关失守，精不能闭藏，因虚而精液滑脱不固，病变主要涉及脾肾。李曰庆认为心肾不交、湿热下注、心脾两虚、肾虚不固是其主要病机。曹开镛强调君相火动，心肾不交，劳伤心脾，气不摄精，肾虚滑脱，精关不固，湿热下注，扰动精室是其主要病机。

二、中医治疗

1. 辨证论治

王琦等分6型：君相火旺证，方用黄连清心饮合三才封髓丹加减；肝火偏旺证，方用龙胆泻肝汤或化肝煎加减；湿热下注证，方用萆薢分清饮或八正散加减；脾虚不摄证，方用妙香散合水陆二仙丹或补中益气汤加减；肾虚不固证，方用右归丸合金锁固精丸加减；瘀血阻滞证，方用血府逐瘀汤加减。王怀义分6型：君相火旺证用三才封髓丹；心虚肝郁证用柴胡桂枝龙骨牡蛎汤；肾气不固证用秘精丸；心肾不交证用心肾同源方；脾虚气陷证用补中益气汤加味；湿热下注证用龙胆泻肝汤。李祥云对肾阳不足用右归丸加减；肾阴亏损用大补阴丸加减；脾肾不足用金锁固精丸加减；心脾两虚用归脾汤加味；心肾不交用黄连清心汤加减；湿热下注用萆薢渗湿汤加味；外伤瘀阻用红花桃仁煎加减。金维新分4型：心肾不交用黄连清心饮合三才封髓丹；肾虚不固用金锁固精丸合水陆二仙丹；心脾气虚用归脾汤加减；湿热下注用萆薢分清饮。曹开镛分4型：君相火动，心肾不交用三才封髓丹加减；劳伤心脾，气不摄精用妙香散加减；肾虚滑脱，精关不固，常用右归丸；湿热下注，扰动精室，用萆薢分清饮。李曰庆分5型：心肾不交用黄连阿胶汤加减；湿热下注用程氏萆薢分清饮加减；心脾两虚用归脾汤加减；阴虚火旺用知柏地黄丸加减；肾阳衰微用右归丸合金锁固精丸加减。

2. 辨病与辨证相结合

徐福松主张：先辨病后辨证，辨病与辨证论治相结合，证从病辨，以病统证，只有将辨病论治与辨证论治有机地结合在一起，才能提高治疗效果。只辨证不辨病，则很难把握其病的全貌，治疗也往往难以取得好效。

3. 专病专方

施今墨"方用覆盆子、菟丝子、沙苑子、金樱子、石莲子、莲须、芡实、桑螵蛸、刺猬皮固涩精关，锁阳、杜仲、川续断、补骨脂补肾温阳，山萸肉、怀山药补肾养阴，龙骨、牡蛎、远志、石菖蒲、益智仁、龟板安神益智，黄柏、丹皮、秦皮清泄相火"。李广文认为知母和黄柏治疗遗精有特效，加相应的药物可以治疗各型的遗精，配枣仁可降低大脑皮层的过度兴奋，故能减少性的冲动，有利于性功能的恢复。任应秋对湿热遗精之湿热下盛者用二黄散（黄柏、黄连、茯苓、泽泻、萆薢）；脾胃湿热太盛者用加味苍白二陈汤（苍术、白术、半夏、陈皮、茯苓、甘草、黄柏、升麻）。

4. 针灸推拿

李曰庆选用心俞、肾俞、神门、百会、气海、关元、曲骨、三阴交等穴，每次选用2～3穴，隔天一次，10次为一疗程。

5. 单方验方

刺猬皮一具，焙干研末，每次服3～5g，黄酒送服。日服二次。

（编者：庞保珍　庞清洋）

第五节　性欲低下

【概述】

性欲低下是指平时没有性交的欲望，即使在性刺激下也没有性交的愿望，对性交意念冷淡的一种性功能障碍。中医古籍未见性欲低下的病名，常与阳痿互参，但本病与阳痿同中有异，其起因与阳痿雷同，但性欲低下是欲望低下，阳痿是勃起障碍，两者不可混为一谈。

【发病机制】

一、中医病因病机

1. 肝气郁结

情志不遂，郁怒伤肝，则肝气郁结，肝失调达，而肝主疏泄，调畅情志，今肝气不舒，气机不畅，自然性欲低下。

2. 命门火衰

先天禀赋不足或房事不节，使肾精亏耗，阴损及阳；或手淫所伤太过；或久病大病失养；或误用寒凉伤阳，致肾阳亏损，命门火衰，而命门少火的温养，乃性功能正常的必备条件。命门火衰，则性欲低下。

3. 心脾两虚

心主神明，为情欲之府，心主血脉，脾为气血生化之源，性欲的产生是由神气血协和而发，而思虑过度等损伤心脾，则性欲低下。

二、西医病因病理

1. 功能性因素

精神心理状态、社会关系、人际关系与环境因素等,均可影响人类的性欲,也是造成人类性欲低下的最常见原因。尤其是对于心理素质脆弱,容易过度紧张的人群,更容易在外界影响下产生焦虑、抑郁情绪,进而干扰大脑皮质功能,引起性欲低下。比较常见的社会环境因素有:初次性生活失败,受到对方责骂、嘲笑;夫妻感情不和;接受不正确的性观念教育,对性生活产生恐惧心理;工作生活压力过大;宗教信仰戒律的束缚等。

2. 器质性因素

全身性疾病引起的身体状态不佳和可能引起身体睾酮水平不足的因素,均是可以导致器质性性欲低下的原因。

(1) 全身性疾病:心、脑、肝、肾、肺等重要脏器功能不全;身体的慢性消耗性疾病导致的营养不良、贫血等;

(2) 睾酮水平不足:原发性的性腺功能低下疾病,比如 Klinnefelter 综合征、Turner 综合征、Kallmann 综合征、隐睾、垂体功能低下等,都可造成性腺功能不足,使睾酮合成减少导致性欲低下;甲状腺功能低下、肾上腺皮质功能亢进、血泌乳素升高也会使人体睾酮水平降低,造成性欲低下;生殖系统的局部炎症、性传播疾病、生殖器发育不良或者损伤等疾病,可能因机械性、生理性、心理性因素使性生活无法完成,进而引起精神心理性的性欲低下;精神类药物、治疗高血压药物、抗组胺类药物、长期大量摄入酒精、吸毒、化工污染等,均会不同程度地影响男性睾酮水平和性能力,进而导致性欲低下。

【诊断】

1. 临床表现

有规律的性生活中发生性欲降低,有性刺激亦无欲产生,自觉无任何性要求。一般无明显体征,由疾病引起者,多有原发病相应的临床体征。有些患者和某个性伴侣的性活动表现为性欲低下,而与另一个性伴侣的性活动则正常,那么就是以暂时性或处境性为特征的心理性的性欲低下;器质性因素所致的性欲低下都有顽固性与持续性特点,经过系统全面的全身检查可发现影响性欲的全身性疾病。

2. 内分泌检查及其他辅助检查

血清睾酮的测定等。内分泌检查可发现血清睾酮水平降低,雌激素或催乳素水平升高,如垂体功能低下、高催乳素血症、甲状腺功能低下等疾病。

【鉴别诊断】

1. 阳痿

阳痿与性欲低下均为男性性功能障碍的常见病。性欲减退是指无性交欲望的勃起,能完成性生活；阳痿是虽有性交欲望，但阴茎也难以勃起，不能完成性生活。

2. 性厌恶

性厌恶是指对性活动存在持续的或周期性发作的厌恶与抵触，发病以女性为多。患者表现为对性生活的厌恶甚至恐惧，躲避任何形式的性行为。而性欲低下只是对性活动接收程度的变化，虽然患者对性行为缺乏兴趣，但并不躲避与恐惧性生活。

3. 性欲减退的功能性病因与器质性病因鉴别

（1）功能性：多为精神因素，并无慢性疾病史；病程反复，一旦诱因解除则症状缓解，呈间歇性低下，病情较轻；外生殖器局部无病变，阴茎夜间勃起试验正常；心理治疗多有效。

（2）器质性：多有生殖器病史（手术史、外伤）、服药史或慢性疾病史；病程持续，虽有反复，但不能恢复到原来的性欲状态，病情较重；外生殖器或神经系统多有异常，阴茎夜间无膨胀；内分泌检查有异常；心理治疗无效。

【治疗】

一、中医辨证论治

1. 肝气郁结证

主要证候：性欲低下，情绪不宁，胸胁胀满，急躁易怒，善太息，默默不欲饮食，头晕失眠，舌质淡红，苔薄白，脉弦。

治法：疏肝解郁。

方药：鸳鸯得春丹（庞保珍方，选自庞保珍编著《不孕不育中医治疗学》）

当归、白芍、柴胡、香附、茯苓、白术、甘草、丹皮、菟丝子、肉苁蓉。

中成药：逍遥丸，口服。一次6～9克，一日2次。

2. 命门火衰证

主要证候：性欲低下，头晕目眩，精神萎靡，腰膝酸软，形寒怕冷，耳鸣。或阳痿早泄。舌淡，苔白，脉沉细。

治法：温肾壮阳。

方药：四季双美丹（庞保珍方，选自庞保珍编著《不孕不育中医治疗学》）

附子、肉桂、熟地、山萸肉、山药、枸杞子、菟丝子、鹿茸、淫羊藿、丹参、柴胡。

中成药：龟龄集，口服。一次2粒，一日1次，早饭前2小时用淡盐水送服；或复方玄驹胶囊：口服。一次3粒，一日3次。

3. 心脾两虚证

主要证候：性欲低下，精神不振，失眠健忘，胆怯多疑，心悸自汗，纳少，面色无华。舌淡，苔薄白，脉细弱。

治法：补益心脾。
方药：春欣丹（庞保珍方，选自庞保珍编著《不孕不育中医治疗学》）
黄芪、人参、当归、龙眼肉、白术、茯苓、酸枣仁、柴胡、白芍、山药。
中成药：人参归脾丸，口服。一次1丸，一日2次。

二、中医外治

1. 肝气郁结证

柴胡鸳鸯丹（庞保珍方，选自庞保珍、庞清洋编著《不孕不育中医外治法》）。
当归、白芍、柴胡、香附、白术、牡丹皮、菟丝子、肉苁蓉、威灵仙、薤白、苏合香。
制法：上药共研细末，瓶装封闭备用。
用法：临用时取药末10克，以蜂蜜调成糊状，涂两手心、脐部，胶布固定，1～3天换药一次。

2. 命门火衰证

鹿茸双美丹（庞保珍方，选自庞保珍、庞清洋编著《不孕不育中医外治法》）。
附子、肉桂、熟地黄、山茱萸、山药、枸杞子、鹿茸、淫羊藿、吴茱萸、川椒。
制法：上药共研细末，瓶装封闭备用。
用法：临用时取药末10克，以蜂蜜调成糊状，涂两手心、脐部，胶布固定，1～3天换药一次。

3. 心脾两虚证

桂圆春娱丹（庞保珍方，选自庞保珍、庞清洋编著《不孕不育中医外治法》）。
黄芪、人参、当归、桂圆肉、白术、茯苓、酸枣仁、山药、木香、威灵仙。
制法：上药共研细末，瓶装封闭备用。
用法：临用时取药末10克，以蜂蜜调成糊状，涂两手心、脐部，胶布固定，1～3天换药一次。

三、针灸治疗

1. 肝气郁结证

取穴：肝俞、神门、内关用补法，三焦用泻法。

2. 命门火衰证

取穴：关元、中极、气海、命门、肾俞、三阴交。

3. 心脾两虚证

取穴：脾俞、足三里、心俞、气海、神门、内关。

四、饮食治疗

1. 肝气郁结证

良附蛋糕（《中国食疗学·养生食疗菜谱》）

高良姜6g，香附6g，鸡蛋5枚，葱白50g，熟猪油130g，食盐2g，味精1g，湿淀粉15g。制法与用法：良姜、香附研细粉，葱白头洗净切碎，鸡蛋打入大碗内，用竹筷搅打1分钟，加入药粉、食盐、味精、湿淀粉、清水，继续搅拌均匀。炒锅置中火上，下熟猪油烧至六成热时，移至小火上，用汤瓢舀出油约30g，随即将糕浆倒入锅中，再将舀出的油倒入糕浆内，用锅盖盖好，约烘10分钟，翻面再烘2～3分钟，用刀划成三角形入盘，直接食用。

2. 命门火衰证

（1）鹿角粥（《瘗仙活人方》）

鹿角粉10g，粳米60g。制法与用法：先以米煮粥，米汤数沸后调入鹿角粉，另加食盐少许，同煮为稀粥，1日分2次服。使用注意：本方温热，夏季不宜选用，适合在冬天服食。因其作用比较缓慢，应当小量久服，一般以10天为1疗程。凡素体有热，阴虚阳亢，或阳虚而外感发热者，均当忌用。

（2）肉桂羊肾羹（《常见慢性病营养配餐与食疗·性功能障碍》）

鲜羊肾1对，肉桂末5克，生姜5克，食盐1克，胡椒粉1克，鸡精1克。制法与用法：①将羊肾洗净，去脂膜，斩细；生姜洗净后切成细粒；②锅中加水一大碗，烧开后下羊肾、姜粒、食盐，再煮沸后下肉桂末、胡椒粉、鸡精即成。

（3）三鞭壮阳汤（《常见慢性病营养配餐与食疗·性功能障碍》）

牛鞭1具，狗鞭1具，鹿鞭1具，羊肉100g，鸡肉50g，枸杞子30g，菟丝子30g，肉苁蓉30g，老姜10g，花椒5g，料酒10g，葱花3g，食盐2g，味精1g。制法与用法：①将牛鞭、鹿鞭用温水发胀后，去净表皮，顺尿道剖成两块，用清水洗净，再用冷水漂30分钟；②将狗鞭用油沙（河沙加油炒热）炒酥，用温水浸泡发胀，刷洗干净；③将羊肉洗净，放入沸水中氽去血水，去腥膻味，凉水漂洗；④将牛、狗、鹿鞭放入大砂锅中，加水3000毫升，大火煮沸后打去浮沫，加花椒、老姜、料酒、鸡肉，再煮沸后改用小火煨炖将熟时，滤去花椒、老姜，再置火上，将装有枸杞子、菟丝子、肉苁蓉的纱布袋放入砂锅，继续煨炖至鞭、肉烂熟，取出纱布药袋，捞出诸鞭，切成条放碗中，冲入热汤，加食盐、味精、葱花即可吃肉喝汤，分多次吃完。每日早、晚各吃1次最好。

（4）肉苁蓉鸡（《常见慢性病营养配餐与食疗·性功能障碍》）

肉苁蓉50g，仔公鸡1只，淫羊藿30g，料酒10g，生姜10g，葱白10g，食盐2g，味精1g，胡椒粉1g。制法与用法：①将肉苁蓉用白酒浸泡后刮去皱皮，切成片，与淫羊藿同入砂锅，水煎两次，取两次滤液合并约500毫升；②将仔公鸡宰杀后去毛和内脏，放入锅中，加药液及水500毫升，大火煮沸后下料酒、生姜、葱白、食盐，改小火煨炖至鸡肉烂熟。吃时将味精、胡椒粉加入汤中。吃肉、喝汤，分多次吃完。

3. 心脾两虚证

龙眼酒（《万氏家抄方》）

龙眼肉60g，上好烧酒500g。

制法与用法：内浸百日，随个人酒量适量饮用。使用注意：湿阻中满或有停饮、痰、火者不宜服用。不善饮酒者，也可煎汤内服。孕妇不宜服用，以免生热助火。

五、西医治疗

1. 心理疏导

在问诊的过程中，密切注意患者的真实想法，引导患者主动参与，是治疗的关键。帮助患者找出病因，让患者充分认识自己的病情，制订解决的方法。提倡夫妻同时就诊，对患者配偶同时进行性教育及心理疏导，帮助患者改善原有不良性观念，减轻心理负担，有利于患者的恢复。

2. 针对原发病的治疗

对患有全身性疾病、内分泌功能异常及生殖系统疾病导致的性欲低下，应该针对原发病进行积极治疗，随着病因的去除或者改善，性欲低下也会有不同程度的改善。

【名家经验】

一、徐福松经验

性欲减退亦称性欲低下，是指持续或反复发生的对性活动缺乏欲望，或者是长时间内对性活动的欲望水平较低。有时性欲正常与否的界限较难判断，单纯性欲异常较为少见，性欲低下往往与阳痿同时存在。治疗一般以先治性欲低下后治阳痿为序。治疗难度前者较后者为大。如仅有性欲减退，则应鼓励患者性交，在性交中逐步提高性欲。通过辨证和辨病论治，心理治疗和体育锻炼，同时注意克服认识和行为上的一些误区，可使不少患者的性欲得以恢复。

【医案选粹】

徐福松医案

案1：张某，35岁，1997年6月初诊。

因阳痿6年而于1997年6月经人介绍到我院就医。患者自述婚前就有阳痿难举病史，几次欲与女朋友试交，但每举不成，婚后依然，渐性趣全无。在当地屡求医治，先后服用中药温肾壮阳之剂年余，仍性欲低下，阳痿不举，并伴有神疲乏力，头昏耳鸣，腰酸膝软，五心烦热，骨蒸盗汗，舌红苔薄，脉细数。拟为肾阴不足，方选虎潜丸加减。

处方：黄柏6g，知母6g，熟地15g，狗骨10g，龟板（先煎）15g，锁阳10g，当归10g，牛膝10g，白芍10g，陈皮10g，紫河车10g。服药2月。

3月后随访无复发，其妻已孕2个月。

按：患者滥用壮阳，斫伤真阴，而致阴精亏损，阴不济阳，阳无所依，宗筋失养，从而使性欲减退，阴茎不能挺举，或举而不坚，或早泄。故入虎潜丸滋阴填精、补肾充髓法治之，使阴精充足，与阳相济，阳得阴助，宗筋受润则功能无穷。《张氏医通》谓："虎体阴性，刚而好动，故欲起潜，使补阴药成随其性，潜伏不动，得以振刚劲之力，则下体受荫矣。"

案2：张某，28岁，教师，2004年12月初诊。

自述考研屡考不中，有神经衰弱病史，3年来性生活不满意，近半年阴茎举而不坚，性欲减退，伴有头晕耳鸣、两目干涩、寐差梦多、健忘心烦、神疲肢倦，舌红苔少，脉沉细数。治以交通心肾，方选交泰丸加味。

处方：黄连2g，肉桂（后下）2g，益智仁、熟地黄、杜仲、当归、枸杞子、山茱萸、鳖甲、龟板、紫丹参、金樱子、沙苑子、何首乌各10g。

水煎服，每日1剂，加减续用30余剂痊愈。

按：心主君火，对相火有强大的支配和制约作用，亦可直接或间接地影响性欲。凡情绪激动，心神不宁，火旺阴亏，阳亢于上，阴衰于下，水火不济，而致阳道不振。本方就是运用交通心肾之法，滋阴降火，引火归原，以使心肾交泰，故以"交泰"命名，情欲之府躁动矣。

【诊疗述评】

中医治疗性欲低下有其强大的优势，不仅可提高性欲，且能不同程度地增强患者体质，改善精子的质量等，同时疗效较为持久，但切忌不用中医的理论指导治疗，滥用补肾壮阳药，应以中医的思维指导治疗，辨证论治。只有坚持中医的整体观念，进行辨证论治，才能取得较好的疗效。

【预防与调摄】

1. 寻找病因，妥善解决心理障碍等影响因素。
2. 设法增进夫妻感情，相互体贴，使性生活协调、有规律。
3. 女方要主动配合男方的治疗，给予必要的性刺激。
4. 积极治疗原发疾病。
5. 适当参加体育锻炼，可使中枢神经系统的兴奋和抑制过程均衡地增强。此外，酌情服食羊肉、麻雀肉、雀卵、海参、韭菜等，对康复亦有重要作用。

【古代文献精选】

《礼记·礼运》："饮食男女，人之大欲存焉。"

《内经》："两神相搏，合而成形，常先身生是为精。"

《千金要方·房中补益》："男不可无女，女不可无男，无女则意动，意动则神劳，神劳则损寿。若念真正无可思者，则大佳长生也，然而万无一有。强抑郁闭之，难持易失，使人漏精尿浊，以致鬼交之病，损一而当百也。"

【现代研究进展】

一、畅春快活枕治疗性欲低下 56 例

庞保珍自 1978 年以来以自拟畅春快活枕治疗男女性欲低下 56 例，疗效满意，介绍如下。

畅春快活枕组成（庞保珍方）：沉香 6g，甘松 10g，羌活、藿香、丁香、肉桂各 30g，山柰、辛夷花、檀香、木香各 20g，共为粗末（过 20 目筛），装入布袋内即成药枕，待日常睡枕使用。注意保持枕面清洁，经常翻晒。

畅春快活枕乃根据祖国医学"内病外治"的传统理论而制，集辛香之药为一体，取辛香醒神催欲之意，"闻气治病"。该枕对各种男女性欲低下均有较好催欲之功，尤以精神因素引起者效果最佳，用之方便，未见毒副作用。

二、香到春生丹治疗性欲低下症 106 例

1995 年 6 月至 2002 年 6 月，庞保珍以自拟香到春生丹治疗男女性欲低下症 106 例，取得较好疗效。

香到春生丹（庞保珍方）：蚯蚓（韭菜地挖出者）7 条，檀香 6g，凤仙子 10g，蝼蛄 7 个，苏合香 10g，茶叶 10g，榆树皮 36g 等。药物研末，用上好香料制成香，候干备用，每欲行房时将香点燃闻之即可。

香到春生丹乃根据中医"内病外治""闻气治病"的传统理论而制。临床观察对各种性欲低下多有较好疗效，尤以精神因素引起者效果最佳，且用之方便，未见毒副作用。方中蚯蚓解痉通络，兴阳；蝼蛄兴阳催欲；凤仙子行瘀通经，通阳；檀香、苏合香其气香烈，开窍醒神，豁痰兴阳；茶叶醒神兴阳；榆树皮安神，共奏醒神催欲之功。

三、春遥丹治疗性欲低下 176 例

庞保珍自 1994～2002 年 12 月，以自拟春遥丹治疗男女性欲低下 176 例，取得较好疗效。

春遥丹（庞保珍方）由人参、麦门冬、淫羊藿、肉苁蓉、五味子、菟丝子、蛇床子、续断等药物组成，共研细末，装入胶囊，每粒 0.5g。每次 5 粒，每日 3 次，口服。

性欲低下乃指性交的欲望减退，对性生活意念冷淡，男女皆可发生。在男子虽性事淡漠，但在性刺激下能够勃起，不同于阳痿，但可影响男子阴茎勃起、性欲高潮、射精等过程；女子则影响性欲高潮，甚至厌恶、拒绝性事。

春遥丹中人参大补元气，补脾生津，安神益智促欲；麦门冬滋阴，为生精血提供

了物质基础；淫羊藿、肉苁蓉、五味子、菟丝子、蛇床子、续断补肾兴阳助欲。诸药合用，共奏催欲快活之功。临床观察该方对男女各种性欲低下均有较好催欲之功，尤对精神因素引起者效果最佳，未发现任何毒副作用，但应注意性欲正常之后，适当节制房事，以防复发。

四、清池动春丹治疗性欲减退66例

庞保珍自1980年以来庞保珍自拟清池动春丹催欲66例，疗效较好。

清池动春丹（庞保珍方）

细辛10g，川椒20g，蛇床子30g，吴茱萸15g，肉桂10g，淫羊藿30g，石榴皮30g，菊花30g，麻黄6g，罂粟壳10g

每次加水2500ml，水煎2次，皆倒入浴盆中，男女洗浴外阴部5～30分钟后即可行房。

正常性欲主要靠五脏与奇经等的正常生理功能来维持，其中性与肾、天癸、冲、任、督、带的关系最为密切。性欲减退是多方面原因所致，如命火虚衰、肝气郁结、气衰痰盛、气血不足等。清池动春丹乃根据中医"内病外治"的传统理论而制，属于外用药，直接作用于外生殖器，通过皮肤之毛窍直接吸收药力，加之在一定的水温下更易吸收药力。本方对各种男女性欲减退均有较好疗效，尤以精神因素引起者效果最佳。本方既可疗疾，又可防病，使用方便，未见毒副作用。方中细辛散寒祛风通阳，川椒、蛇床子温经、杀虫、壮阳，罂粟壳、麻黄催欲，吴茱萸散寒壮阳，肉桂、淫羊藿温肾壮阳，石榴皮止血、止带、杀虫、洁窍，菊花疏散风热，平肝明目而神充，共奏男女壮阳催欲，性事回春之妙。

（编者：庞保珍　庞清洋）

第六节　睾丸炎

【概述】

睾丸炎属于中医的子痈范畴。子痈是指睾丸及附睾的化脓性疾病。中医称睾丸和附睾为肾子，故名子痈。临证中分急性子痈与慢性子痈，以阴囊胀痛下垂、睾丸或附睾肿胀疼痛为特征。子痈相当于急、慢性附睾炎或睾丸炎。

【发病机制】

一、中医病因病机

1. 湿热下注

外感六淫或过食辛辣，或房事不洁，外染湿热秽毒，或跌扑闪挫，肾子受损，经

络阻隔，气血凝滞，瘀久化热，发为本病。

2. 瘟毒下注

冬春季节，乍暖还寒，瘟疫之邪盛行。风温之邪袭于上，而生痄腮之疾。腮为足少阳之络，壅滞而不得解，循经下注，则殃及肾子，而成卵子瘟。

3. 气滞痰凝

郁怒伤肝，情志不畅，肝郁气结，经脉不利，血瘀痰凝，发于肾子，则为慢性子痈。

4. 阳虚寒凝

久卧冰冷之地，或天寒入水，或过食生冷，或房事后受寒，寒邪侵袭机体，客于肝脉，或久病伤阳等导致阳虚寒凝，肾子受损，发为本病。

5. 肝肾不足

禀赋不足，或久病重病失养，或饮食化源不足，或复感疫毒，循经下迫，瘟毒阻于睾络，最易伤及肝肾之阴精等，皆可导致肝肾不足，肾子失滋，则日渐痿废，发为本病。

二、西医病因病理

1. 非特异性睾丸炎

致病菌多为大肠埃希菌、变形杆菌、葡萄球菌、肠球菌、绿脓杆菌等，常由临近器官感染后，经淋巴或者输精管扩散至附睾和睾丸，睾丸炎常与附睾炎并发。经血行播散的单纯睾丸炎较少见。双侧睾丸炎若治疗不及时，可造成男性不育。

2. 特异性睾丸炎

主要有腮腺炎病毒引起的病毒性睾丸炎和梅毒螺旋体引起的梅毒性睾丸炎。腮腺炎性睾丸炎如果治疗不及时，可引起睾丸生精功能的不可逆性损害，发病2个月后可以观察到睾丸萎缩，但分泌雄激素功能基本正常。

【诊断】

1. 发病前多有流行性腮腺炎、急性尿道炎、膀胱炎、前列腺炎、精囊炎等感染的病史。

2. 腮腺炎性睾丸炎多有腮腺炎病史，局部肿胀疼痛，但红、热之象不明显，也伴有明显的全身症状；梅毒性睾丸炎多有身体其他部位的梅毒感染表现；急性细菌性睾丸炎发病急骤，睾丸肿胀疼痛，触痛明显，痛引少腹、小腹，局部色红、灼热，或伴头痛、高热、口渴、恶心等全身症状；慢性睾丸炎多由急性睾丸炎治疗不彻底或迁延所致，睾丸肿硬，可扪及肿块或结节，局部红、热不明显，睾丸以坠胀、酸痛为主，全身无明显症状。

3. 急性细菌性睾丸炎外周血白细胞总数与中性粒细胞比例可明显升高；而腮腺炎性睾丸炎白细胞总数与中性粒细胞比例正常或见降低，嗜酸性粒细胞比例与总数可显著升高。经尿道感染的睾丸炎可见到尿液常规的异常，可见脓细胞、白细胞与红细胞。

对于伴有附睾炎或脓肿形成不确定时，B 超检查有助于诊断。

【鉴别诊断】

1. 睾丸扭转

睾丸扭转症状与腮腺炎性睾丸炎相似，但发病急骤，有剧烈运动或阴囊损伤的诱因，疼痛剧烈，无腮腺炎病史，普雷恩征阳性（Prehn's sign），即托起阴囊可使疼痛加剧。阴囊触诊检查睾丸位置上移或呈横位，精索呈麻绳状扭曲。放射性核素睾丸扫描显示扭转侧睾丸血流灌注减少，呈放射性冷区。

2. 急性附睾炎

急性附睾炎发病急，附睾肿大疼痛，有放射痛且有发热等全身症状，可并发睾丸炎。但多有尿道内使用器械与留置导尿管的病史，无腮腺炎病史，疼痛常可沿输精管放射至腹股沟及下腹部等处，检查时常可发现附睾尾部轻度肿大有硬结。

3. 嵌顿性斜疝

嵌顿性斜疝又称腹股沟斜疝嵌顿，临床症状与睾丸炎相似，但无腮腺炎病史，既往有阴囊内肿物可以还纳入腹腔的病史。嵌顿时腹痛症状较剧，呈持续性、阵发性加重，可伴恶心、呕吐、腹胀、肛门停止排气、发热等肠梗阻症状。局部检查可见阴囊肿胀，但睾丸与附睾扪之无异常，听诊可闻及肠鸣音，血常规检查中性粒细胞明显增多。

4. 急性阑尾炎

睾丸炎发生于右侧者，除应与嵌顿性腹股沟斜疝鉴别外，还应注意与急性阑尾炎相鉴别。

【治疗】

一、中医辨证论治

1. 湿热下注证

主要证候：多见于成人。睾丸或附睾疼痛，阴囊皮肤红肿，皱纹消失，焮热疼痛，少腹抽痛，脓肿形成时，按之应指。伴有恶寒发热。舌苔黄腻，脉滑数。

治法：清热利湿，解毒消肿。

方药：枸橘子春汤（庞保珍方，选自庞保珍编著《不孕不育中医治疗学》）

枸橘、川楝子、秦艽、陈皮、防风、泽泻、赤芍、甘草、制没药、萆薢、龙胆草、栀子。

中成药：四妙丸，每次 5 克，每日 3 次。

2. 瘟毒下注证

主要证候：多见于腮腺炎性睾丸炎患者。腮腺肿痛，并见睾丸肿胀疼痛，阴囊皮色红，扪之灼热，并伴高热寒战，舌淡红苔薄，脉浮数。

治法：清瘟败毒，消肿散结。

方药：普济消毒饮加减。

柴胡、黄芩、板蓝根、连翘、蒲公英、玄参、炒牛蒡子、僵蚕、炙升麻、青皮、炙甘草。

中成药：银翘解毒丸，每次9g，每日2~3次，鲜芦根煎汤或温开水送服；或牛黄解毒片，每次3~4片，每日3次，温开水送服。

3. 气滞痰凝症

主要证候：附睾结节，子系粗肿，触痛轻微，牵引少腹不适，一般无全身症状。舌淡，苔薄腻，脉滑。

治法：疏肝理气，化痰散结。

方药：橘核肾子汤（庞保珍方，选自庞保珍编著《不孕不育中医治疗学》）

橘核、海藻、昆布、白芥子、川楝子、桃仁、厚朴、木通、枳实、延胡索、肉桂、乌药。

中成药：橘核丸，每次10克，每日2次。

4. 阳虚寒凝证

主要证候：附睾结节，子系粗肿，无触痛感，阴囊寒冷。可有腰酸，阳痿，遗精。舌质淡或有齿痕，脉沉或细。

治法：温补肾阳，散寒解凝。

方药：回阳子泰汤（庞保珍方，选自庞保珍编著《不孕不育中医治疗学》）

麻黄、熟地、白芥子、炮姜炭、甘草、肉桂、鹿角胶、菟丝子、巴戟天、黄芪。

中成药：少腹逐瘀丸，口服。一次1丸，一日2~3次。

5. 肝肾不足证

主要证候：一侧或双侧睾丸萎缩，或偏小偏软，偶有隐痛，口干溲黄，腰酸乏力，舌红，脉细。

治法：补益肝肾，兼清余邪。

方药：六萆汤（庞保珍方，选自庞保珍编著《不孕不育中医治疗学》）

熟地、山药、山萸肉、丹皮、泽泻、茯苓、枸杞子、制首乌、紫河车、萆薢、石菖蒲、甘草。

中成药：大补阴丸，每次9克，每日3次。

二、中医外治

1. 湿热下注

枸橘子春汤（庞保珍方，选自庞保珍、庞清洋编著《不孕不育中医外治法》）

枸橘、川楝子、秦艽、陈皮、防风、泽泻、赤芍、甘草、制没药、萆薢、龙胆草、栀子。

制法：浓煎200ml。

用法：灌入已消毒的液体瓶中，连接一次性输液器，须将输液器之头皮针去掉，连接一个14号导尿管插入直肠，缓慢滴注。药液温度以39℃左右为宜，每日1次。

2. 瘟毒下注

普济消毒饮加减。

柴胡、黄芩、板蓝根、连翘、蒲公英、玄参、炒牛蒡子、白僵蚕、炙升麻、青皮、炙甘草。

制法：浓煎 200ml。

用法：灌入已消毒的液体瓶中，连接一次性输液器，须将输液器之头皮针去掉，连接一个 14 号导尿管插入直肠，缓慢滴注。药液温度以 39℃左右为宜，每日 1 次。

3. 气滞痰凝

橘核肾子汤（庞保珍方，选自庞保珍、庞清洋编著《不孕不育中医外治法》）

橘核、海藻、昆布、白芥子、川楝子、桃仁、厚朴、木通、枳实、延胡索、肉桂、乌药。

制法：浓煎 200ml。

用法：灌入已消毒的液体瓶中，连接一次性输液器，须将输液器之头皮针去掉，连接一个 14 号导尿管插入直肠，缓慢滴注。药液温度以 39℃左右为宜，每日 1 次。

4. 阳虚寒凝

回阳子泰汤（庞保珍方，选自庞保珍，庞清洋编著《不孕不育中医外治法》）

麻黄、熟地黄、白芥子、炮姜炭、甘草、肉桂、鹿角胶、菟丝子、巴戟天、黄芪。

制法：浓煎 200ml。

用法：灌入已消毒的液体瓶中，连接一次性输液器，须将输液器之头皮针去掉，连接一个 14 号导尿管插入直肠，缓慢滴注。药液温度以 39℃左右为宜，每日 1 次。

5. 肝肾不足

六萆汤（庞保珍方，选自庞保珍，庞清洋编著《不孕不育中医外治法》）

熟地黄、山药、山茱萸、牡丹皮、泽泻、茯苓、枸杞子、制首乌、紫河车、萆薢、石菖蒲、甘草。

制法：浓煎 200ml。

用法：灌入已消毒的液体瓶中，连接一次性输液器，须将输液器之头皮针去掉，连接一个 14 号导尿管插入直肠，缓慢滴注。药液温度以 39℃左右为宜，每日 1 次。

三、针灸治疗

1. 湿热下注

取穴：天枢（募穴）、大肠俞、神阙、上巨虚（下合穴）、三阴交（健脾利湿）、阴陵泉、膀胱俞、行间。

2. 瘟毒下注

取穴：太冲、大敦、归来、大椎、曲池。

3. 气滞痰凝

取穴：支沟、膻中、中脘、足三里、阴陵泉。

4. 阳虚寒凝

取穴：关元、神阙、百会、足三里、命门。

5. 肝肾不足

取穴：太溪、涌泉、肝俞、肾俞。

四、饮食治疗

1. 湿热下注

（1）滑石粥(《太平圣惠方》)

滑石 20g，粳米 50g，白糖适量。

制法与用法：将滑石磨成细粉，用布包扎，放入煲内，加水 500ml，中火煎煮 30 分钟后，弃布包留药液。粳米洗净入煲，注入滑石药液，加水适量，武火煮沸后文火煮成粥。粥成调入白糖，温热食用。每日 2 次，每次 1 碗。

使用注意：滑石粥有通利破血的能力，孕妇应忌服；脾胃虚寒，滑精及小便多者亦不宜服用。

（2）茵陈粥(《粥谱》)

茵陈 30～50g，粳米 100g，白糖或食盐适量。

制法与用法：茵陈洗净入瓦煲，加水 200ml，煎至 100ml，去渣；入粳米，再加水 600ml，煮至粥熟，调味咸甜均可。每天 2 次微温服，7～10 天为 1 疗程。

使用注意：茵陈应取每年 3、4 月份之蒿枝，药效尤佳。煮粥时只能用粳米，粥宜稀，不宜稠。

（3）栀子仁粥(《太平圣惠方》)

栀子仁 100g，粳米 100g，冰糖少许。

制作与用法：将栀子仁洗净晒干，研成细粉备用。粳米放入瓦煲内，加水煮粥至八成熟时，取栀子仁粉 10g 调入粥内继续熬煮，待粥熟，调入冰糖，煮至溶化即成。每日 2 次温热服食，3 天为 1 疗程。

使用注意：本粥偏于苦寒，能伤胃气，不宜久服多食。如体虚脾胃虚寒，食少纳呆者不宜服食。

2. 瘟毒下注

（1）银翘二根饮(《江西草药》)

银花 10g，连翘 10g，板蓝根 10g，芦根 10g，甘草 10g。

制法与用法：水煎代茶饮，1 天 1 剂。连服 3～5 天。

使用注意：本方性质寒凉，非实热之证禁止使用。

（2）板蓝银花茶(《中国药茶》)

板蓝根 30g，银花 10g，薄荷 5g。

制法与用法：上 3 味共制粗末，水煎代茶饮。

3. 气滞痰凝

香陈山药粥（庞保珍经验方）

香附10g，陈皮10g，山药60g。

制法与用法：香附、陈皮先煮半小时，去渣取汁一大碗。山药研成粉，放入药汁内，煮沸搅成糊状即可食。

4. 阳虚寒凝

（1）吴茱萸粥（《食鉴本草》）

吴茱萸2g，粳米50g，生姜2片，葱白2茎。

制法与用法：将吴茱萸碾为细末。粳米洗净先煮粥，待米熟后再下吴茱萸末及生姜、葱白，文火煮至沸腾，数滚后米花粥稠，停火盖紧焖5分钟后调味即成。早、晚乘温热服，随量食用，一般以3～5天为一疗程。

使用注意：吴茱萸气味浓烈，温中力强，故用量宜小，不宜久服。

（2）附子粥（《太平圣惠方》）

制附子3g，干姜1～3g，粳米60g，红糖少许。

制法与用法：先将制附子、干姜捣碎，研为极细粉末，粥煮沸后，加入药末、红糖同煮即成。或用附子、干姜煎汁（以此法煎煮时，药物用量可稍重）。

使用注意：本方专为内有真寒者而设，凡里热较重、阴虚火旺、湿温潮热者，均不宜食用，以防两阳相合，转增他病。方中附子温热而有小毒，煎煮的时间不能太短，用量不宜过大，应从小剂量开始为妥。

5. 肝肾不足

鳖鱼补肾汤（《补药与补品》）

鳖鱼1只，枸杞子30g，淮山药30g，女贞子15g，熟地15g。

制法与用法：将鳖鱼去肠杂及头、爪，洗净，与诸药共煮至肉熟，弃药调味。食肉饮汤。

使用注意：本药膳功专养阴，滋腻黏滞，凡脾胃虚寒，便溏食少者忌服用。

五、西医治疗

1. 抗生素

（1）非特异性睾丸炎　明确诊断后应足量科学使用广谱抗生素，必要时可以联合用药治疗。常用药物有青霉素类、头孢菌素类、喹诺酮类抗生素，根据患者的病情变化使用1～2周。

（2）特异性睾丸炎　腮腺炎性睾丸炎是腮腺炎病毒感染引起，一般抗生素无效，可以使用抗病毒药物配合对症处理。常用抗病毒药物有利巴韦林、阿昔洛韦、更昔洛韦等。梅毒性睾丸炎的炎症症状不明显，可针对病因治疗，控制梅毒感染即可。

2. 手术治疗

少数患者感染控制不佳，局部脓肿形成时，需要切开引流，彻底引流脓液，并配合药物治疗。

【名家经验】

1. 曹开镛经验

曹开镛将睾丸炎分为湿热下注、气滞血瘀、外伤血瘀3种类型。分别用：急性睾丸炎方1号（龙胆、柴胡、木通、黄芩、栀子、连翘、车前子、当归、泽泻、生地黄、川楝子、延胡索、蒲公英、败酱草），适用于发热恶寒，睾丸肿胀疼痛，质地坚硬，小便赤涩，大便干，舌红苔黄厚，脉弦滑数；急性睾丸炎方2号（橘核、木香、楮实子、厚朴、川楝子、延胡索、红花、桃仁、肉桂、昆布、海藻、海带、木通、生地黄、玄参），适用于睾丸逐渐肿大，扪之坚硬，疼痛轻微，日久不愈，皮色不变，亦不灼热，舌苔薄白，脉弦细；急性睾丸炎方3号（柴胡、当归、桃仁、红花、穿山甲、天花粉、川大黄、甘草、白芍、乳香、没药、赤芍、三棱、牛膝），适用于睾丸外伤所致，局部肿胀疼痛，或红肿灼热，舌青有瘀斑，脉弦。

2. 徐福松临证经验

睾丸及附睾，在解剖学上紧密相连，发病学上互为影响，有时为单个器官，有时则二者同时受累。由于两个器官炎症累及程度的多寡不同而分为附睾炎、睾丸炎或附睾睾丸炎。中医对二病的病名、病因、治疗防护及预后等基本雷同，故有时将两者合并介绍。

本病最大的危害是急性化脓期出现败血症、毒血症、脓毒血症而危及生命。常见的是晚期睾丸萎缩，生精障碍，或附睾结节，精道阻塞，导致无精不育。所以早期诊断、早期治疗尤为重要。

子痈皆为实证。按"实则泻之"的原则，以清泄肝经湿火为要务，龙胆泻肝汤为医者所习用。唯《外科全生集》枸橘汤，有时可补龙胆泻肝汤之不足，初始知之者甚少，其在继承许履和老教授外科学术经验基础上，在男科界大力推广，获益者甚众。

3. 孙自学经验

孙自学认为，急性附睾炎多为细菌经尿道逆行感染所致，常见致病菌为金黄色葡萄球菌、大肠杆菌等，虽然及时足量应用抗生素，能较快改善症状和体征，但有相当一部分患者急性期后易形成附睾结节，久不消散。中医学认为，本病乃外感湿热毒邪，侵犯肝经，循经下注，结于阴部而成。治疗以解毒散结、化瘀消肿为大法。故用仙方活命饮加减治疗该病取得了一定疗效。由于"外治之理即内治之理，外治之药即内治之药"，故在内服中药的同时，根据疾病发展的不同阶段，予以冷敷、热敷，可进一步提高疗效。仙方活命饮加减结合西药，可明显降低附睾结节形成，提高痊愈率，值得临床推广应用。

【医案选粹】

徐福松医案

案一：李某，32岁。1964年8月2日初诊。

患者半月前因劳累引起左睾丸肿痛。某医院诊断为"左侧睾丸、附睾、精索炎"。注射青链霉素、普鲁卡因封闭，症状未得控制。前天饮酒后肿痛加剧，伴发寒热而入院。入院时，左侧睾丸肿大如鸡蛋，疼痛较甚，阴囊色红肿胀，触痛明显，痛引同侧少腹；伴形寒发热，头痛微咳，口干不欲饮，大便秘，小便黄等；苔薄白，脉弦数。血常规：白细胞总数 $12.7×10^9$/L，中性粒细胞82%，淋巴细胞18%；体温38.2℃。

此为湿热下注肝经，气血壅滞而生子痈。治宜疏泄厥阴，分利湿热；方用枸橘汤加味。

处方：川楝子、赤芍、泽泻、延胡索各 10g，全枸橘 15g，青皮、陈皮、防风、黄芩各 4.5g，赤茯苓、猪苓各 6g，柴胡、生草各 3g。

金黄膏，敷左侧阴囊，每日换 1 次。

针刺三阴交，每日 1 次，每次留针半小时。

治疗经过：针药并治 1 周，寒热头痛告退，左睾丸肿消痛定，唯触痛尚明显，停外敷及针刺，内服药去防风。继服 4 剂，触痛大减，复查白细胞总数 $7\times10^9/L$，中性粒细胞 72%，淋巴细胞 28%。原方继服 4 剂，以善其后。

按：枸橘汤系王洪绪方。方中枸橘李又名全枸橘，球形似睾，入肝经，为疏泄厥阴、理气开郁之主药，为君；川楝子、延胡索、青皮、陈皮疏肝理气，化痰消滞为臣；泽泻、赤茯苓、猪苓利小便、清湿热为佐；赤芍、甘草解毒消肿，缓急止痛，引诸药入肝经为使。全方共奏疏肝理气，清热利湿，消肿止痛之功。本方适用于慢性子痈；急性子痈表证未解，全身寒热交作，加柴胡、黄芩、荆芥、防风、马鞭草亦效。

案二：杨某，29 岁。1997 年 5 月 16 日初诊。

5 月上旬患者因嫖宿数日后见尿频、尿急、尿痛，尿道口红肿、刺痒、流脓。在我院泌尿外科检查后诊断为"急性淋菌性尿道炎"。应用氟嗪酸口服治疗后痊愈。但不久出现右侧睾丸肿胀疼痛，稍活动则痛甚，诊为"急性睾丸炎"，应用头孢三嗪肌注治疗，并采取局部冷敷等措施，未见明显效果。现阴部睾丸疼痛剧烈，潮热、口渴喜饮，汗出较多，心中烦躁不安，大便三日未行，小便黄赤。查阴囊红肿，右侧睾丸、附睾明显肿胀，与左侧相比，体积增大 2 倍以上。触摸有热烫感，压痛显著。鞘膜无明显积液。左侧睾丸、附睾无明显肿胀及压痛。体温 37.3℃，血白细胞 $8.5\times10^9/L$，中性粒细胞 75%，淋巴细胞 23%。舌质红，苔黄燥，脉弦滑数。证属肝胃火盛，大肠热结。治宜清肝泻火，通腑泄热。方用枸橘汤合龙胆泻肝汤加味。

处方：枸橘李、龙胆草各 10g，丹皮、赤芍、生山栀、生大黄（后下）、知母、桃仁、枳实、厚朴各 10g，生石膏（打碎先煎）30g。

每日 1 剂，水煎 3 次，每次取汁 150ml，混匀备用。每日上午 9 时、下午 3 时各口服 150ml。晚间 9 时，肛门保留灌肠 150ml。第 1 剂口服及灌肠后，泻下大量深黑色粪便 3 次，臭秽异常。自觉精神好转，睾丸疼痛减轻。

服 7 剂后，阴囊红肿完全消退，右侧睾丸、附睾无肿胀疼痛，大小与左侧相同。其余口渴、潮热、汗出等症亦均消失，唯觉肢体乏力、食欲欠佳、大便变溏，舌质淡红，苔白腻，脉弦细数。证属脾胃气虚，余邪未清。治宜健脾益气，荡涤余邪。

处方：党参 15g，薏苡仁、金银花、蒲公英各 30g，茯苓 15g，黄柏 5g，炒苍术、生杭芍、煨木香各 10g，淡干姜 3g，炙甘草 5g。连服 7 剂后，诸症全消而康复。

按：本例患者先染淋病，继则右睾肿胀剧痛，脉弦滑数，此为湿热实火蕴结三焦，下注肝经而成子痈重症。故用龙胆泻肝汤泻肝胆实火、清三焦湿热。所虑者，患者身热口渴，心烦汗多，大便秘结三日未解，舌红苔黄糙，证已湿热化火，热灼津伤，阳明热结,腑气不通,故又合入大承气汤意,通腑泄热,急下存阴。1剂而腑气得通,7剂而湿热告退,再以健脾益气,清解余邪收功。

【诊疗述评】

如能对急性睾丸炎及时做出正确诊断并科学治疗,一般不发生并发症,少数患者的炎症迁延不愈可转变成慢性睾丸炎。尤其对腮腺炎要尽早科学治疗,尽量避免或减少并发症的发生。

中医治疗本病切忌不加辨证地采用清热解毒药物,必须用中医的思维指导诊疗,方可取得较好的疗效。中医内治与外治相结合疗效明显提高。

【预防与调摄】

1. 急性期宜卧床休息,慢性期可适当活动。
2. 积极尽早科学治疗原发感染,如尿道炎、前列腺炎、精囊炎、腮腺炎等疾患。
3. 治疗期间,暂时中断或减少房事。
4. 忌食酒、葱、蒜、辣椒等刺激性食物,注意合理膳食。

【古代文献精选】

《诸病源候论·卷五十》:"㿉者,阴核气结肿大也。"

《外科证治全书·前阴证治》:"肾子作痛,下坠不能升上,外观红色者,子痈也。或左或右,故俗名偏坠。迟则溃烂莫治。当未成脓时,用枸橘汤一服可愈。"

【现代研究进展】

对于睾丸炎的治疗有的学者采用中西医结合治疗,有的采用中医中药治疗,有的单纯采用中医外治治疗等,均取得了一定的进展。但必须用中医的思维指导诊疗才能取得好的疗效。

(编者:庞保珍 庞清洋)

第七节 附睾炎

【概述】

急性附睾炎较常见,青壮年易发病。主要致病菌有大肠杆菌、葡萄球菌、结核杆菌,淋菌及衣原体亦常见。致病菌可因尿道感染通过输精管侵入附睾,也可因扁桃体炎、牙齿感染、肺部感染等进入血流累及附睾。双侧附睾炎可致男子不育症。

慢性附睾炎在临床较常见,可因急性附睾炎未彻底治疗迁延而成,亦可因慢性前列腺炎而牵累。

附睾炎包括在中医的子痈范畴。

【发病机制】

一、中医病因病机

中医认为本病多因感受寒湿或湿热,或嗜食肥甘,或房室不节,或跌仆外伤等引起,与肝、肾二经密切相关。

1. 湿热下注

外感湿热火毒,侵犯肝经,随经循行,结于宗筋;饮食不节,嗜食肥甘厚腻,脾胃运化失常,湿热内生,注于厥阴之络;应用不洁尿道器械,外邪趁机而入,客于下焦,生湿化热;憋尿或忍精不泄,浊湿瘀精郁而生热,宗筋气血不畅则肿,湿热煎熬,热胜肉腐则为痈,故见睾丸、附睾红肿热痛;湿热熏蒸于内,故见发热。

2. 瘟毒下注

冬春季节,乍暖还寒,瘟疫之邪盛行。风温之邪袭于上,而生痄腮之疾。腮为足少阳之络,壅滞而不得解,循经下注,则殃及肾子,而成卵子瘟。

3. 气滞痰凝

郁怒伤肝,情志不畅,肝郁气结,经脉不利,血瘀痰凝,发于肾子,则为慢性子痈。

4. 阳虚寒凝

久卧冰冷之地,或天寒入水,或过食生冷,或房事后受寒,寒邪侵袭机体,客于肝脉,或久病伤阳等导致阳虚寒凝,肾子受损,发为本病。

二、西医病因病理

1. 急性附睾炎

多继发于后尿道炎、前列腺炎及精囊炎,也可于尿道器械操作或长期留置导尿管后发病。本病发病迅速,除附睾炎症表现外,还可出现身体高热表现,常发生于剧烈运动或频繁性生活后。

2. 慢性附睾炎

多由急性附睾炎迁延而来,但部分患者可以没有急性附睾炎发作史。少数患者可有反复发作病史,常伴发慢性前列腺炎。慢性附睾炎的病变较局限,表现为附睾的纤维组织增生,附睾增厚增大变硬,可以伴有精索增粗,输精管直径增宽。除慢性附睾炎的急性发作期外,患者平时可能没有疼痛感。双侧慢性附睾炎可以引起精道堵塞,造成男性不育。

【诊断】

1. 病史

急性附睾炎起病前多有性交、创伤、导尿等诱因。

慢性附睾炎有急性附睾炎或慢性前列腺炎病史。

2. 临床表现

急性附睾炎起病急，进展快，阴囊肿痛。疼痛可向患侧腹股沟于下腹放射。常伴有高热，亦可伴有尿路刺激症状。

慢性附睾炎表现一侧阴囊长期的或间断性的疼痛，向腹股沟放射。

3. 体征

急性附睾炎：急性阴囊红肿疼痛，患侧精索与下腹部有压痛，附睾肿大，有明显触痛，早期可触及附睾、睾丸间隙，后期两者融成一硬块并可出现继发性鞘膜积液。肛门指诊检查前列腺有触痛、质地不均等炎症征象。

慢性附睾炎：附睾轻度增大、变硬，有结节感，轻度压痛。精索、输精管轻度增粗或触痛。部分患者前列腺触痛，质韧、不均。

4. 辅助检查

（1）实验室检查：急性附睾炎血常规白细胞总数与中性粒细胞比例明显升高。尿常规可检出红细胞、白细胞。

（2）超声诊断：可显示阴囊内附睾与睾丸的炎症范围。在排除精索、睾丸附睾与睾丸附件扭转上，彩色B超检查有一定的鉴别诊断价值。

【鉴别诊断】

1. 精索、睾丸扭转

多发生于青少年，常在剧烈活动之后出现，精索、附睾、睾丸同时发生扭转。扭转早期可在睾丸前侧扪及附睾，睾丸上提；后期见睾丸和附睾均肿大，疼痛加重，压痛明显，较难与附睾炎鉴别。但精索扭转时上抬睾丸，疼痛加重（Prehn征）；而附睾炎时，上抬睾丸疼痛减轻。尤其是急性附睾炎需注意与精索扭转和附睾、睾丸附件扭转的鉴别诊断，如现有检查不能明确鉴别，不宜苛求术前确诊，必要时征得家属同意可及早手术探查，以免延误抢救睾丸的时机。

2. 附睾结核

病程进展缓慢，疼痛不明显，体温不升高。触诊时附睾可与睾丸区分，输精管有串珠状结节，前列腺和同侧精索变硬。尿液可查到抗酸杆菌，TB-DNA-PCR呈阳性反应。

3. 睾丸肿瘤

常无疼痛，睾丸肿块与正常附睾易于区分。尿常规、前列腺液图片正常。超声检查有诊断价值。必要时应尽早手术探查。

4. 嵌顿性斜疝

嵌顿性斜疝虽然也可出现阴囊内疼痛，但体检可以发现睾丸、附睾均正常。此外，近睾丸上方的肿物有还纳的病史。阴囊部彩色多普勒检查可助鉴别。

5. 儿童反复发作附睾炎

需注意尿道有无泌尿、男生殖系统先天性畸形所致的梗阻因素。

【治疗】

一、中医辨证论治

（一）急性附睾炎

1. 湿热下注证

主要证候：多见于成人。睾丸或附睾肿大疼痛，阴囊皮肤红肿，皱纹消失，灼热疼痛，脓肿形成时，按之应指，恶寒发热，少腹抽痛，舌苔黄腻，脉滑数。

治法：清热利湿，解毒消肿。

方药：枸橘子春汤（庞保珍方，选自庞保珍编著《不孕不育中医治疗学》）

枸橘、川楝子、秦艽、陈皮、防风、泽泻、赤芍、甘草、制没药、萆薢、龙胆草、栀子。

中成药：四妙丸，每次5克，每日3次。

2. 瘟毒下注证

主要证候：多见于儿童。多因患痄腮并发（又称卵子瘟）。附睾肿大疼痛，恶寒发热。一般不会化脓。苔黄，脉数。

治法：清瘟败毒，消肿散结。

方药：普济消毒饮加减

柴胡、黄芩、板蓝根、连翘、蒲公英、玄参、炒牛蒡子、僵蚕、炙升麻、青皮、炙甘草。

中成药：银翘解毒丸，每次9g，每日2～3次，鲜芦根煎汤或温开水送服；或牛黄解毒片，每次3～4片，每日3次，温开水送服。

（二）慢性附睾炎

1. 气滞痰凝证

主要证候：附睾结节，子系粗肿，触痛轻微，牵引少腹不适，一般无全身症状。舌淡，苔薄腻，脉滑。

治法：疏肝理气，化痰散结。

方药：橘核肾子汤（庞保珍方，选自庞保珍编著《不孕不育中医治疗学》）

橘核、海藻、昆布、白芥子、川楝子、桃仁、厚朴、木通、枳实、延胡索、肉桂、乌药。

中成药：橘核丸，每次10克，每日2次。

2. 阳虚寒凝证

主要证候：附睾结节，子系粗肿，无触痛感，阴囊寒冷。可有腰酸，阳痿，遗精。舌质淡或有齿痕，脉沉或细。

治法：温补肾阳，散寒解凝。

方药：回阳子泰汤（庞保珍方，选自庞保珍编著《不孕不育中医治疗学》）

麻黄、熟地、白芥子、炮姜炭、甘草、肉桂、鹿角胶、菟丝子、巴戟天、黄芪。

中成药：少腹逐瘀丸，口服。一次1丸，一日2～3次。

二、中医外治

1. 湿热下注证

枸橘子春汤（庞保珍方，选自庞保珍、庞清洋编著《不孕不育中医外治法》）

枸橘、川楝子、秦艽、陈皮、防风、泽泻、赤芍、甘草、制没药、萆薢、龙胆草、栀子。

制法：浓煎200ml。

用法：灌入已消毒的液体瓶中，连接一次性输液器，须将输液器之头皮针去掉，连接一个14号导尿管插入直肠，缓慢滴注。药液温度以39℃左右为宜，每日1次。

2. 瘟毒下注证

普济消毒饮加减

柴胡、黄芩、板蓝根、连翘、蒲公英、玄参、炒牛蒡子、僵蚕、炙升麻、青皮、炙甘草。

制法：浓煎200ml。

用法：灌入已消毒的液体瓶中，连接一次性输液器，须将输液器之头皮针去掉，连接一个14号导尿管插入直肠，缓慢滴注。药液温度以39℃左右为宜，每日1次。

3. 气滞痰凝证

橘核肾子汤（庞保珍方，选自庞保珍、庞清洋编著《不孕不育中医外治法》）

橘核、海藻、昆布、白芥子、川楝子、桃仁、厚朴、木通、枳实、延胡索、肉桂、乌药。

制法：浓煎200ml。

用法：灌入已消毒的液体瓶中，连接一次性输液器，须将输液器之头皮针去掉，连接一个14号导尿管插入直肠，缓慢滴注。药液温度以39℃左右为宜，每日1次。

4. 阳虚寒凝证

回阳子泰汤（庞保珍方，选自庞保珍、庞清洋编著《不孕不育中医外治法》）

麻黄、熟地黄、白芥子、炮姜炭、甘草、肉桂、鹿角胶、菟丝子、巴戟天、黄芪。

制法：浓煎200ml。

用法：灌入已消毒的液体瓶中，连接一次性输液器，须将输液器之头皮针去掉，连接一个14号导尿管插入直肠，缓慢滴注，药液温度以39℃左右为宜，每日1次。

三、针灸治疗

1. 湿热下注证

取穴：枢（募穴）、大肠俞、神阙、上巨虚（下合穴）、三阴交（健脾利湿）、阴陵泉、膀胱腧、行间。

2. 瘟毒下注证

取穴：太冲、大敦、归来、大椎、曲池。

3. 气滞痰凝证

取穴：支沟、膻中、中脘、足三里、阴陵泉。

4. 阳虚寒凝证

取穴：关元、神阙、百会、足三里、命门。

四、饮食治疗

1. 湿热下注证

（1）滑石粥(《太平圣惠方》)

滑石 20g，粳米 50g，白糖适量。

制法与用法：将滑石磨成细粉，用布包扎，放入煲内，加水 500ml，中火煎煮 30 分钟后，弃布包留药液。粳米洗净入煲，注入滑石药液，加水适量，武火煮沸后文火煮成粥。粥成调入白糖，温热食用。每日 2 次，每次 1 碗。

使用注意：滑石粥有通利破血的能力，孕妇应忌服；脾胃虚寒，滑精及小便多者亦不宜服用。

（2）茵陈粥(《粥谱》)

茵陈 30～50g，粳米 100g，白糖或食盐适量。

制法与用法：茵陈洗净入瓦煲加水 200ml，煎至 100ml，去渣；入粳米，再加水 600ml，煮至粥熟，调味咸甜均可。每天 2 次微温服，7～10 天为 1 疗程。

使用注意：茵陈应取每年 3、4 月份之蒿枝，药效尤佳。煮粥时只能用粳米，粥宜稀，不宜稠。

（3）栀子仁粥(《太平圣惠方》)

栀子仁 100g，粳米 100g，冰糖少许。

制作与用法：将栀子仁洗净晒干、研成细粉备用。粳米放入瓦煲内加水煮粥至八成熟时，取栀子仁粉 10g 调入粥内继续熬煮，待粥熟，调入冰糖，煮至溶化即成。每日 2 次温热服食，3 天为 1 疗程。

使用注意：本粥偏于苦寒，能伤胃气，不宜久服多食。如体虚脾胃虚寒，食少纳呆者不宜服食。

2. 瘟毒下注证

（1）银翘二根饮(《江西草药》)

银花 10g，连翘 10g，板蓝根 10g，芦根 10g，甘草 10g。

制法与用法：水煎代茶饮，1 天 1 剂。连服 3～5 天。

使用注意：本方性质寒凉，非实热之证禁止使用。

（2）板蓝银花茶(《中国药茶》)

板蓝根 30g，银花 10g，薄荷 5g。

制法与用法：上 3 味共制粗末，水煎代茶饮。

3. 气滞痰凝证

香陈夏山药粥（庞保珍经验方）

香附10g，陈皮10g，山药60g。

制法与用法：香附、陈皮先煮半小时，去渣取汁一大碗。山药研成粉，放入药汁内，煮沸搅成糊状即可食。

4. 阳虚寒凝证

（1）吴茱萸粥（《食鉴本草》）

吴茱萸2g，粳米50g，生姜2片，葱白2茎。

制法与用法：将吴茱萸碾为细末。粳米洗净先煮粥，待米熟后再下吴茱萸末及生姜、葱白，文火煮至沸腾，数滚后米花粥稠，停火盖紧焖5分钟后调味即成。早、晚乘温热服，随量食用，一般以3～5天为一疗程。

使用注意：吴茱萸气味浓烈，温中力强，故用量宜小，不宜久服。

（2）附子粥（《太平圣惠方》）

制附子3g，干姜1～3g，粳米60g，红糖少许。

制法与用法：先将制附子、干姜捣碎，研为极细粉末，粥煮沸后，加入药末、红糖同煮即成。或用附子、干姜煎汁（以此法煎煮时，药物用量可稍重）。

使用注意：本方专为内有真寒者而设，凡里热较重、阴虚火旺、湿温潮热者，均不宜食用，以防两阳相合，转增他病。方中附子温热而有小毒，煎煮的时间不能太短，用量不宜过大，应从小剂量开始为妥。

五、西医治疗

1. 抗生素

附睾炎在明确诊断后应足量科学使用广谱抗生素，必要时可以联合用药治疗。常用药物有青霉素类、头孢菌素类、喹诺酮类抗生素，根据患者的病情变化使用1～2周。

2. 手术治疗

对少数患者感染控制不佳，局部脓肿形成需要切开引流，彻底引流脓液配合药物治疗。

【名家经验】

一、许履和认为子痈"实则治肝""虚则治肾"

子痈、子痰、囊痈、脱囊均为前阴疾病。对其经络所主，古人有两说，一说属肝，如《内经》云："厥阴病则舌卷囊缩。""厥阴气绝则卵上缩而终。"《医学真传》曰："阴囊卵核乃厥阴肝经之所属。"一说属肾，如《外科真诠》谓："子属肾，子之系又属肝。"因而对此四病的治疗，不离于肝肾两经。

子痈、子痰、囊痈、脱囊虽同发于前阴，然四者之间又有区别。就病位来说，子痈、子痰生于睾丸，而囊痈、脱囊生于阴囊；就病势来看，子痈、囊痈、脱囊起病急骤，常伴全身恶寒发热，而子痰起病缓慢，可见阴虚内热；就病机而言，子痈、囊痈、脱囊多由湿热之邪，下注肝肾，或为火毒外袭，蕴于肝经，或因坐卧湿地，寒湿郁久化热，营气不从，逆于肉里。子痈又有先患痄腮，风热之邪由少阳传入厥阴，其病机关键不外肝肾阴虚，湿热下注，气血凝滞，而子痰则系肝肾不足，阴虚火旺炼液成痰，痰浊凝聚，血脉瘀滞而成。

对子痈、子痰、囊痈、脱囊总的治疗原则是："实则治肝""虚则治肾"。所谓"实则治肝"系指前阴部急性化脓性感染，特别是早期未溃之时，多为湿热下注肝经的实证，应当从肝论治，以清泄肝经湿热为主，代表方如枸橘汤、龙胆泻肝汤等。所谓"虚则治肾"系指前阴部慢性炎症，或急性炎症后期溃后伤及阴液，常见肾阴不足的虚证，应当从肾求治，以滋阴降火为主，代表方如六味地黄丸之类。

子痈初起，睾丸肿胀疼痛并有下坠之感。继则阴囊皮色转红，按之灼热，并伴恶寒发热、头痛口渴、小溲黄赤、脉来弦数等全身症状。由湿热而引起者，内服疏泄厥阴，分利湿热之剂，《外科全生集》枸橘汤（全枸橘、川楝子、秦艽、陈皮、赤芍、泽泻、防风、甘草）疗效甚佳，若寒热往来，加柴胡、黄芩；痛甚，加青皮、延胡索；小便短少，加车前子、滑石、猪苓、赤茯苓；秦艽润阳滑肠，大便未秘者可去。治疗及时，一周左右即可消散。如过期而肿痛加重，寒热不退，便有化脓趋势。由痄腮引起者，多为流行性腮腺炎，痄腮将退，身热不解，忽然一侧睾丸剧痛，迅即肿大，阴囊燔红灼热，治宜清泄肝火，如龙胆泻肝汤加川楝子、延胡索等，一星期左右即可消散，大多不会化脓。亦有引起睾丸萎缩者，病程较长，需仿六味地黄汤法。由寒湿化热而发者，多系素患偏坠（睾丸鞘膜积液），忽然睾丸肿痛，阴囊皮色发红，身发寒热，治疗方法可与湿热引起者互参。以上三者，均可外敷金黄膏，并将阴囊托起，卧床休息。如已成脓，应予切开排脓，溃后按一般溃疡处理。（《当代名医临证精华·男科专辑》）

二、赵炳南认为治子痈当重清解，收全功宜佐活血

子痈一病多由肝肾阴亏，兼有湿热下注而致。病初常见毒热壅盛，治疗宜重用清热解毒，并注意佐以活血消肿之品。医家治痈肿，"以消为贵"，湿热下注必至气血壅滞，早期清解与活血同用，一则去其热毒以遏其势，一则畅其气血以促其消，双管齐下，俾热势得制，则应随症加减：初时以炒皂刺、红花、当归尾增其活血透托之力；肿块坚硬当加化瘀软坚散结之品如三棱、莪术；见气阴有伤以党参、熟地黄、石斛补益气阴；肿势欲溃用穿山甲以求速溃。病由湿热下注所致，故始终应注意加用黄柏、白术等健脾利湿之品。（《当代名医临证精华·男科专辑》）

三、李今庸以二陈汤加减治疗本病

睾丸胀痛为临床所常见，或见睾丸坠痛或坠胀疼痛，或肿痛，其轻重程度，常与

病人的情志变化极为密切。《灵枢·经脉》说:"肝足厥阴之脉……入毛中,过阴器,抵小腹",肝气郁结,痰浊阻滞,故见睾丸胀痛,或肿痛。肝属木,主少阳春生之气,其气以升散为顺,若肝气逆而不升,而反下降,故见睾丸坠痛,或坠胀疼痛。此乃痰浊内停,肝郁气滞所致,法当疏肝理气,化痰去浊,治宜二陈汤加味:茯苓10g、陈皮10g、法半夏10g、青皮10g、橘核10g、荔枝核10g、小茴香10g、炙甘草10g。上八味以适量水煎药,汤成去渣取汁温服,1日2次。若兼见尿黄、口苦等,加川楝子10g、延胡索10g。方中取青皮、陈皮、小茴香、橘核、荔枝核疏肝行气;取法半夏、茯苓化痰祛湿;甘草益气且调和诸药。兼见口苦、尿黄,为郁而化热,故加川楝子、延胡索行气以止痛。(《李今庸临床经验辑要》)

【医案选粹】

一、刘渡舟医案——肝经湿热证

韩某,男,39岁。

有前列腺炎病史,三天前突作左侧睾丸肿胀疼痛。西医诊为"急性附睾炎"。服消炎药两天,胀痛未减,转请中医治疗。现左侧睾丸坠胀剧痛,上引小腹,不可忍耐。小便不利,口渴,心烦。舌胖,苔白,脉沉弦。

[辨证] 肝经湿热郁滞,膀胱气化受阻。

[治法] 疏肝利湿,通阳利水。

[方药] 茴楝五苓散加减

茯苓30g,猪苓16g,白术10g,泽泻16g,桂枝4g,川楝子10g,木通10g,小茴香3g,天仙藤20g,青皮6g。

服药1剂即痛减,3剂小便自利,7剂服完而病瘥。

按:本案睾丸疼痛上控小腹,见小便不利,属古之"癥疝"之证。《医宗金鉴·杂病心法要诀》说:"少腹痛引阴丸,小便不通者,为癥疝也。"为《内经》"七疝"之一。其证候特点是痛、胀、闭,总由肝郁气滞,经脉不利,膀胱闭阻所致。肝主疏泄,其脉"过阴器,抵小腹"。若肝气郁滞疏泄不畅,则三焦水道不行,膀胱气化不利,经脉运行闭阻,故见睾丸胀痛,痛引小腹,小便不利。水气不化,津不上承,则见口渴。舌胖、苔白、脉沉而弦,皆为气滞水湿不化之象。故治当疏肝理气止痛,通阳化气利水。本方为"茴楝五苓散"去葱白加木通、天仙藤、青皮而成。方用川楝子、小茴香、青皮疏肝理气止小腹之痛;五苓散加木通能温阳化气利小便;妙在加天仙藤一味,既能活血通络,又能行气利水,为治疝气痛之要药。服用本方能使肝气畅,水气行,疼痛止,小便利,而癥疝自愈。(《刘渡舟临证验案精选》)

二、章次公医案——湿热下注证

毛某,男。附睾炎由湿热所酿成。左附睾嫩红肿痛,尿赤,大便秘结,舌红苔黄,脉数。

[辨证] 湿热壅结。

[治法] 清热利湿，解毒散结。

[方药] 黄柏5g，牡丹皮9g，冬葵子9g，牛膝12g，泽泻9g，大蓟、小蓟各9g，桃仁9g，荔枝核12g，生侧柏叶30g（煎汤代水）。

另：金银花12g，栀子9g，水煎代茶。

二诊：除局部治疗外，清凉解毒，通利二便。

处方：金银花12g，大蓟、小蓟各9g，桃仁12g，夏枯草9g，菊花9g，牡丹皮9g，七叶一枝花5g，牛膝9g，蒲公英9g，萆薢9g，车前子叶各9g，甘草梢5g，生熟大黄各6g，玄明粉12g（分两次冲入）。

三诊：附睾炎虽未消尽，但已不如前之焮红胀大。

处方：茯苓24g，凤尾草12g，栀子9g，马鞭草12g，黄柏5g，金银花15g，蒲公英9g，小蓟9g，七叶一枝花5g，山慈菇（切片）3g。

四诊：治睾丸炎不外通利二便，消炎尚是次要。

处方：郁李仁（打）9g，小蓟12g，马鞭草9g，牡丹皮9g，冬葵子9g，桃仁12g，苦参5g，黄柏3g，甘草3g。

按：此案系湿热壅遏所致，治以通利二便为主，辅以清热、解毒、散结之品。盖利小便则湿热有出路，通大便则促进毒邪排泄。因此，通利二便是清利肝经湿热的一个主要途径。（《章次公医案》）

三、杨培君医案——寒湿凝滞证

刘某，男，28岁。1971年4月15日初诊。

患者自述左侧睾丸肿大，坠胀疼痛，阴囊冷湿4月余。半年前，曾患阴囊红肿热痛，左侧睾丸肿痛，经用青霉素、链霉素和中药治疗痊愈。近4个月病情复发，渐次加重，邀余诊治。

体检：阴囊皮肤松弛，不红不肿，潮湿发凉；左侧附睾较右侧显著肿大，有明显触痛，与阴囊皮肤不粘连，未扪及精索串珠状硬结。舌质淡，苔白润滑，脉沉弦细。白细胞总数15000/ml，中性性粒细胞75%，淋巴细胞20%，嗜酸性粒细胞2%，单核细胞3%。

西医诊断为慢性非特异性附睾炎。

[辨证] 寒湿客滞厥阴经脉，气血运行受阻。

[治法] 散寒止痛，和营通脉。

[方药] 当归9g，桂枝9g，白芍9g，细辛6g，通草6g，大枣6g，延胡索9g，海藻9g，沉香6g，橘核9g，小茴香9g，生姜3片。每日1剂，水煎，分3次服。

连续服21剂，诸症悉除。继予原方5剂量，碾粉，炼蜜和丸，每丸重5g，每服1丸，日服2次，以巩固疗效。次年3月随访，未再复发。

按：本案为寒湿客滞厥阴经脉之证，故拟桂枝、细辛、生姜、当归、通草温经通脉散寒；白芍、延胡索、沉香、橘核、小茴香理气和营止痛；海藻软坚散结，使结节得散。诸药合用，共奏散寒止痛，和营通脉之功。见效之后又以丸剂巩固，故未见复发。

四、施今墨医案——下焦寒湿证

温某，男，30岁。

9年前睾丸曾被碰伤，肿大疼痛，经治疗即消肿，数月后结婚，睾丸又肿，不久即遭日寇逮捕，居处阴暗潮湿，睾丸肿痛日渐加重。抗战胜利后屡经治疗，时肿时消，解放战争时期，转战各地无暇治疗，痛苦亦不严重，近年来又感病情进展，经协和医院诊断为慢性附睾炎。现症阴囊湿冷，每受寒湿睾丸即肿而痛，并有下坠感，饮食、二便无异常。舌苔正常，脉象沉迟。

[辨证] 寒湿入侵下焦。

[治法] 除积冷，消肿痛。

[方药] 盐橘核10g，盐荔枝核10g，盐小茴香10g，酒炒山楂核30g，巴戟天10g，胡芦巴10g，熟附子6g，桂枝5g，白芍10g，盐炒韭菜子（布包）6g，海浮石10g（布包），升麻6g，细辛6g，熟地黄10g，瓦楞子30g，沙苑子10g，刺蒺藜10g，炙草节6g，醋炒川楝子10g。

二诊：服药7剂，平和无反应，病已深久，加强药力再服。

处方：盐橘核10g，盐荔枝核10g，盐小茴香6g，巴戟天10g，胡芦巴10g，熟附子10g，柴胡3g，白芍10g，炙升麻3g，酒当归6g，川楝子6g，炙甘草3g，沙苑子10g，刺蒺藜10g，肉桂2g。沉香1g，研细末装胶囊，分二次随药送服。

三诊：服药7剂，下坠症状改善，肿痛依然，即将出差，携丸药服用较便。处方：每日早服茴香橘核丸10g，午服补中益气丸6g，晚服参茸卫生丸10g。

四诊：出差1个月，丸药未曾中断，阴囊湿冷、睾丸坠痛等症状均见好转。处方：每日早服茴香橘核丸10g，午服桂附八味丸10g，晚服人参鹿茸丸1丸。

五诊：又服丸药1个月，诸症均感好转，效不更方，前方再服1个月。

按：睾丸为外肾，其与肾气通。本案起源于外伤，加重于感受寒湿后，久病深沉，治之非易。温补肾阳即治睾丸肿痛，宜于缓图，难求速效，故服丸药，逐次见好。（《施今墨临床经验集》）

五、李在明医案——湿热夹瘀证

化某，男，25岁。

病史：5天前全身关节酸痛，恶寒发热，头痛，口渴，小便红赤，胃纳不佳。左侧睾丸下坠胀痛，并影响同侧腹股沟，曾在当地卫生院注射青霉素治疗后发热略退，但睾丸仍红肿疼痛，并逐渐加重。遂来我院就诊。

检查：左侧阴囊红肿光亮，压痛明显，睾丸、附睾、精索皆肿大，舌苔黄腻，脉象滑数。

[辨证] 肝胆实火，湿热下注厥阴之络，致气血凝滞而成。

[治法] 清利肝胆湿热。

[方药] 柴胡9g，黄芩9g，栀子10g，枸橘24g，川楝子12g，陈皮10g，赤芍10g，泽泻12g，车前子（另包）12g，秦艽10g，防风10g，甘草3g。4剂。

外治：用葱胡水调金黄散成糊状敷患处，每日3次。

二诊：药后阴囊肿胀疼痛均减，发热亦退，胃纳转香，黄腻苔渐化。仍守前方服4剂。外治法同上。

共服药8剂诸症均无，达临床治愈。（《临证实效录》）

六、张赞臣医案——湿热下注证

张某，男，30岁。1963年7月31日初诊。

四个月前每在阴雨之时则感两侧睾丸隐痛，步履时亦牵引作痛，甚至不能下蹲，曾诊为"睾丸炎"（应为睾丸附睾炎，编者注）。现阴囊粗大下垂，附睾肿胀，行动时少腹引痛，腰酸不耐久立，头昏，小溲色黄，溺时不畅。脉弦，舌边尖红，苔糙腻而厚。

[辨证] 肝气失疏，湿热交阻。

[治法] 疏肝理气，清热利湿。

[方药] 赤白芍各6g，牡丹皮9g，稽豆衣9g，橘叶核各9g，酸枣仁15g，赤苓12g，刺蒺藜（去刺）9g，通草4.5g，泽泻9g，桑寄生9g，忍冬藤9g，滑石（包煎）9g。3剂。

二诊：8月7日。前方曾续服4剂。睾丸肿胀渐软，惟站久则阴囊滞胀而下垂，余症同前。湿热蕴阻之故。再予前方去稽豆衣、刺蒺藜、忍冬藤，加佩兰梗6g。4剂。

三诊：8月10日。睾丸肿胀渐消，阴囊亦已上束，小便色清，溺时畅利，唯腰酸不宜多行久立。前方加陈皮4.5g。

服药4剂，诸症大减，腰酸如故，舌苔厚腻不化，湿热未清，上方去橘叶核，加制苍术4.5g，山药9g，黄柏4.5g。连服12剂而愈。

按："子痛"与西医之"睾丸炎"相似。本例系湿热下注肝经之络所致，故治用清利湿热，疏肝理气而取效。此病见头昏、腰酸足软，不可误作肾阴虚治之，因脉弦，舌苔糙腻而厚，小便不畅，乃真实假虚之证，不可被假象所惑。（《上海老中医经验选编》）

七、徐履和医案——肝经湿热证

李某，男，32岁。

半月前因工作劳累，引起左睾丸肿痛。某医院诊断为"睾丸、附睾、精索炎"。注射青链霉素，普鲁卡因封闭，症状未得控制。前天饮酒后肿痛加剧，伴发寒热而入院。

入院时，左侧睾丸肿大如鸡卵，疼痛较甚，阴囊色红肿胀，触痛明显，痛引同侧少腹；伴有形寒发热，头痛微咳，口干不欲饮，大便秘，小便黄等，苔薄白，脉弦数。血象：白细胞 $12×10^9$/L，中性粒细胞82%，淋巴细胞18%。体温38.2℃。

[辨证] 肝经湿热下注，气血壅滞。

[治法] 疏泄厥阴，分利湿热。

[方药] 枸橘汤加味。

处方：川楝子10g，全枸橘15g，青皮陈皮各4.5g，赤芍10g，泽泻10g，生甘草3g，防风4.5g，柴胡3g，炒黄芩4.5g，延胡索10g，赤猪苓各6g。

另用金黄膏，敷左侧阴囊，每日换1次。针刺三阴交，每日1次，每次留针半小时。

针药并治一周，寒热头痛告退，左睾丸肿消痛定，惟触痛尚明显，停外敷及针刺，内服药去防风。续服四帖，触痛大减，复查白细胞 $7.0×10^9$/L，中性粒细胞72%，淋巴细胞28%。再以原方续服四帖，以善其后。（《许履和外科医案医话集》）

八、顾伯华医案——肝胆湿热证

邵某，男，38岁。初诊：1975年6月25日。

1周前全身关节酸楚，怕冷发热，右侧睾丸下坠胀痛，向下影响到腹股沟，右侧腰部也疼痛，活动不利，曾到某门诊部外科诊治，诊断为急性睾丸炎，注射青霉素、链霉素后发热略退，但局部红肿疼痛加重，腰部不能直立，大便五日未解。

检查：右侧阴囊红肿光亮，压之疼痛，睾丸、附睾、精索皆肿大，右腰背有叩击痛。白细胞总数10800，中性84%。尿常规：红细胞1～2/HP，白细胞7～9/HP。苔黄腻，根厚，脉弦滑数。

[辨证] 肝胆实火，湿热下注。

[治法] 清利湿热，泻肝胆实火。

[方药] 当归龙荟丸加减

龙胆草9g，当归9g，黄柏12g，栀子12g，生大黄（后下）9g，木香9g，川楝子9g，荔枝核12g，苍术9g，萆薢30g。3帖。黄连片5片，日3次。

外敷：金黄膏掺十香散。另加用阴囊托，不使下坠，腰部热敷，每日2次。

二诊：6月28日。药后日大便2次，阴囊肿胀疼痛已减，腰痛已止，活动自如，胃纳转香，发热也退。苔黄腻渐化，脉弦细带数。再拟前法出入。

龙胆草4.5g，黄芩9g，黄柏9g，栀子12g，茯苓30g，蒲公英30g，当归9g，橘叶、橘核各9g，川楝子9g。4帖。

外敷同前。

三诊：7月2日。阴囊肿胀全退，唯睾丸仍稍肿大，略有压痛。苔、脉正常。拟和营泻热，解其余毒。

当归9g，赤芍12g，防己12g，黄柏9g，忍冬藤30g，生地黄12g，王不留行12g，薏苡仁12g。4帖。

另：小金片日3次，每次4片。7月10日随访，已痊愈。

按：急性睾丸炎，中医叫"子痛"，病由湿热下注厥阴之络，以致气血凝结而成。用龙胆泻肝丸清利湿热，泻肝胆实火，方是正法。此病例实火重，大便结，所以取当归龙荟丸之意，药后便解热退。余留睾丸肿大，加活血散结之品很快收功。（《外科经验选》）

九、陆观虎医案——肝郁气滞，寒邪内侵证

王某，男，20岁。因怒，肝郁气滞，寒邪客之。左侧睾丸坠痛肿大，脉细弦。舌质红，苔白。

[辨证] 肝郁气滞，寒邪内侵。

[治法] 祛寒理气，舒肝解郁。

[方药] 苏梗6g，小茴香9g，炒赤芍6g，木香3g，炒橘核9g，青皮、陈皮各3g，川楝子（炒）6g，荔枝核9g，代代花3g，佛手3g。

本方以苏梗、木香理气和中止痛；炒赤芍、青陈皮活血破结，理气开郁；佛手、代代花舒肝理气解郁；小茴香、炒橘核、荔枝核、川楝子行气活血止痛，软坚破瘀，治寒疝。

按：《素问·缪刺论》云："邪客于足厥阴之络，令人卒疝暴痛。"《素问·五脏生成篇》云："……有积气在腹中，有厥气，名曰厥疝。"邪者寒邪也，寒邪客于厥阴经络。积气者肝气之积也，厥气者寒气也。病人素有肝郁气滞，寒邪又客于肝经，故发睾丸坠痛肿大。治之以祛寒理气舒肝，数剂症消。（《陆观虎医案》）

【诊疗述评】

本病为男科常见病、多发病。急性附睾炎一般来势凶猛，短时间内就出现典型的局部症状，并且多数还合并有全身症状，此乃邪气亢盛之象，治宜祛邪为主；慢性附睾炎表现为反复发作，多为虚实夹杂，治宜扶正祛邪为主。

睾丸为肾所主，足厥阴肝经循会阴、络阴器，因此，本病与肝肾二经关系极为密切。通常本病实证多责之于肝，虚证多责之于肾，而虚实夹杂者则多属肝肾同病。临证应以中医的思维指导诊疗，切忌一派清热解毒之药，要谨守病机，按八纲、脏腑、三焦的辨证合理组方用药。

辨阴阳，一般而言，急性子痛多属实证、热证，属阳；慢性子痛多为虚证或本虚标实证，多属阴证。发病突然，病程短，阴囊局部疼痛较重与红肿，舌红，苔黄腻者，为湿热毒邪内侵；发病缓慢，睾丸坠胀或坠痛，附睾肿大，舌淡或有瘀点，脉弦者，多为肝气郁结，血脉瘀阻；睾丸疼痛不明显，附睾肿大，质地较硬，舌有瘀斑，苔白腻，脉弦滑者，多为痰瘀交阻；如局部溃破，流出脓液稠厚，表明正气充盛；如脓液清稀，多属气血亏虚。

【预防与调摄】

1. 尽量保持阴部卫生，减少感染机会。

2. 避免长时间留置尿管，防止逆行感染。
3. 急性期宜卧床休息。
4. 避免睾丸外伤。
5. 急性期禁止房事，慢性期节制房事。
6. 忌食煎、炸燥热之品，戒酒。
7. 应尽早科学治疗，彻底治愈，以防造成无精子症。

【古代文献精选】

《灵枢·经脉》："肝足厥阴之脉……入毛中，过阴器，抵小腹。"
《素问·厥论》："前阴者，宗筋之所聚，太阴阳明之所合也。"
《医宗金鉴·杂病心法要诀》："少腹痛引阴丸，小便不通者，为癞疝也。"
《外科全生集》："子痈与囊痈有别，子痈则睾丸硬痛，睾丸不肿而囊肿者囊痈。"

【现代研究进展】

一、中医病因病机研究

附睾炎是现代医学的名称，清代以前的中医学论著无专门记述，而散见在关于"癞疝""癫疝""囊痈""子痈"等论述中，至清代《外科证治全生集》才有专门记载："子痈与囊痈有别，子痈则睾丸硬痛，睾丸不肿而囊肿者为囊痈"。病因方面，古代医家多责之于肝，认为是湿热下注厥阴之络，气血凝滞而成。如《证治准绳》指出："足厥阴之经，环阴器，抵少腹，人之病此者，其发睾丸胀痛，连及少腹。"

近代王沛等将病因病机分为以下四方面：①感受湿热。外感湿热，内蕴肝经；或嗜醇酒厚味、煎炒炙煿之物，损伤脾胃，湿热内生，致湿热下注肾子，经络阻隔，气血壅滞而为肿为痛；或外肾不洁、外肾创口等，湿热之邪直接客于肾子而病。若湿热蕴结不化，热甚肉腐成脓，则形成脓肿。湿热为患者多发为急性子痈。②寒湿侵袭。肾虚内生寒湿，或外感寒湿，致寒湿注于外肾，客于肾子而成，湿则为肿，寒则为痛，寒湿凝滞，气血不畅，瘀血不化，则病久不愈。寒湿郁久化热，则可腐肉成脓。寒湿所侵者多发为慢性子痈。③脏腑内伤。情志不舒，气郁化热，郁于肝经，疏泄失常，络脉瘀阻，或房事不洁，忍精不泄，瘀精浊血与湿热交作，结于肾子，亦成子痈。④外伤染毒。跌仆损伤或硬物撞伤肾子，使气血凝滞，经脉阻塞，如瘀血不能消散吸收，兼染邪毒，毒邪聚于肾子不去，瘀毒搏击，也能化热酿脓而成子痈。谭异伦等尚提出素体阴虚，或大病久病之后耗伤肝肾，致肝肾阴虚，络脉失调，亦能诱发本病。

二、治则与治法研究

1. 对于急性附睾炎

王琦等以清热利湿、解毒消痈为原则；邹桃生以清热利湿、泻火解毒、理气行滞、活血通络为原则；李临刚等以疏肝理气、清热利湿、活血化瘀、软坚散结为原则。

2. 对于慢性附睾炎

王琦等以疏肝散结，行气止痛为原则；郭军以解毒活血，软坚散结为原则；郑东利以清热解毒利湿，活血化瘀软坚为原则。

三、辨证论治研究

李彪等将本病分为急性期、慢性期分别辨证，其中急性期又分为初、中、后三期辨证。初期治以清热利湿，疏肝理气，方用枸橘汤加减；中期治以清热解毒，利湿疏肝，直折其势，方选龙胆泻肝汤加紫花地丁、皂角刺；后期疏肝解毒，方用五神汤合枸橘汤加减。慢性期活血散结，以清解余热，方用金铃子散合少腹逐瘀汤加减。

戚广崇等将本病分为三型：①湿火下注型，治以龙胆泻肝汤加减；②肝络失和型，治以枸橘汤加减；③瘀血阻滞型，治以少腹逐瘀汤加减。

安崇辰等将本病分为五型论治：①寒湿子痈，方选暖肝煎加减；②湿热子痈，方选龙胆泻肝汤加减；③气滞子痈，方选橘核丸加减；④气滞血瘀子痈，方选复元活血汤加减；⑤气虚子痈，方选补中益气汤合橘核丸加减。

四、专病专方研究

黄向阳等用香橘散加减治疗：香橘散、橘核、小茴香、山楂、黄芩、当归、延胡索、丹参、生地黄、牡丹皮、皂角刺、猫爪草、忍冬藤。若结节甚，加王不留行、三棱、莪术；若气虚甚，加党参、山茱萸；伴排尿不畅，加泽泻、通草、车前子；阳虚甚，加肉桂、附子。治疗慢性附睾炎患者175例，治愈57例，显效46例，有效65例，总有效率为96%。

（编者：庞保珍　庞清洋）

第八节　精囊炎

【概述】

精囊炎是由细菌或寄生虫侵入精囊腺而引起的炎症，为精囊非特异性感染疾病，多见于20～40岁青壮年。临床可分为急性精囊炎和慢性精囊炎两类，后者较多见。临床以精液里混有不同程度的血液，可伴有尿频、尿急、尿痛、射精疼痛、会阴不适等症状为特征。因其与前列腺炎在病因和感染途径方面相同，故常与前列腺炎同时发生，且是复发性附睾炎的病因。

根据其临床表现，精囊炎以精液中含有血液为特征，属中医"血症"范畴，与中医学之"血精症"相似，其病位在精室。临床虽有虚实之分，但以虚证居多。根据临床观察，本病经正规治疗，一般能获效，预后良好。

【发病机制】

一、中医病因病机

1. 湿热下注

外感湿热或寒湿，郁久化热，湿热火毒之邪循经下注，扰及精室，精室血络受损，热迫血行；或饮食不节，过食辛辣肥甘之品，湿热热毒内生，热扰精室，均可造成血精。

2. 阴虚火旺

房劳过度，肾精亏虚，阴虚火旺，虚火扰及精室，造成血精。

3. 瘀血阻滞

阴部手术或外伤，精室血络受损，血不归经，溢于精室，精血夹杂而出；或生殖器官疾病，日久不愈，久病入络，气血瘀滞，血行不畅，阻滞精道，精液与瘀血互结而成本病。

4. 脾肾气虚

饮食不节，损伤脾胃，脾气亏虚，气不摄血；恣情纵欲，房劳过度，损伤肾气，封藏固摄失职；或患病日久，脾肾气虚，气不摄血，血溢精室，则见血精反复发作，日久不愈。

二、西医病因病理

本病常与前列腺炎并发。

精囊炎根据自然病程可以分为急性和慢性两类，病程迁延超过6周仍然未愈可归为慢性精囊炎。精囊炎一般由临近尿道生殖系统感染而来，因此常见病原菌为大肠埃希菌、葡萄球菌与链球菌。精囊炎的常见感染方式为经尿道逆行感染与经附睾通过输精管感染。发病后，精囊黏膜水肿、充血，偶尔可形成局部脓肿，严重时脓肿可侵入膀胱后壁。

【诊断】

1. 病史

是否有尿道炎反复发作病史，长期禁欲或频繁手淫史，是否性生活过频，是否有性病史、结核病史、生殖系统手术与外伤史，是否酗酒。

2. 临床表现

急性精囊炎和急性前列腺炎临床表现相似，可见尿频、尿急、尿痛、会阴部及肛门胀痛，伴有寒战高热，甚则出现终末血尿与排尿困难，性交时由于射精疼痛而出现暂时性射精抑制，精液呈红色或带血块。慢性精囊炎的主要临床表现为间歇性血精，精液呈粉红色、暗红色或血块，这种血精情况可持续较长时间；耻骨上区隐痛，并伴会阴部不适；其次有性欲减退、早泄、遗精和性交疼痛，尤以射精时疼痛加剧。

3. 体征

肛门指诊：急性精囊炎时可触及肿大的精囊腺，压痛明显，下腹部、会阴部亦可有压痛；慢性者精囊常无增大，但按压前列腺附近可有压痛。

4. 辅助检查

（1）血常规：急性者可发现白细胞升高。

（2）精液常规：精液检查见很多红细胞、白细胞，急性者尤为明显；精子活动率、活力下降。

（3）精液细菌培养：常可培养出致病菌。

（4）经直肠B超或CT检查：常提示精囊腺体积增大，囊壁增厚，边缘粗糙，囊内透声差。

（5）精囊造影检查：主要适用于慢性精囊炎。方法是经射精管口插管逆行造影，或穿刺输精管注入造影剂后摄片，可见精囊形态不规则，边缘欠光滑。

【鉴别诊断】

1. 精囊结核

与精囊炎相比，该病发生时间较晚，精液量减少，呈粉红色带有血丝，严重时精液完全呈血液状；精囊腺指诊检查有时可触及局部变硬或有结节；X线摄片精囊区有钙化影。造影见精囊轮廓不规则，扩张或破坏。精液中可查出结核杆菌。

2. 精囊囊肿

该病发生时间较晚，精液呈淡红色，精子计数及精液量略减少，无射精痛，囊肿较大，压迫周围组织时可见腹部、腰部疼痛，排尿困难，可影响生育。有时肛诊可以触及。经直肠彩超可以明确诊断。

3. 精囊癌

本病精液呈鲜红色，精液量及精子数目均下降，无射精疼痛，无腹股沟及睾丸疼痛，有尿频、尿痛及血尿。肛诊可触及精囊不规则硬结。造影示精囊轮廓不清有破坏，发病年龄较精囊炎者为高。

4. 前列腺结石、精囊结石

可见精液量减少，色暗红，精子计数下降，射精痛存在，合并感染时会阴部放射痛、阴茎疼痛明显，排尿困难常存在，但不影响生育。肛诊可见局部增大压痛。B超可了解结石情况，但注意与钙化影区别。发病年龄多在40岁以上。

5. 淋病性精囊炎

该病人有不洁性生活史或其他传染源接触史，精液色红，镜检可查到淋球菌。肛诊触痛明显。青年人发病率高。

6. 血尿

血尿为血随小便排出体外，尿色因之而淡红、鲜红、红赤，甚至夹杂血块。多无尿道疼痛，或仅有轻度胀痛及灼热感，精液并无红色。

【治疗】

一、中医辨证论治

1. 湿热下注证

主要证候：血精量多，色红或暗红，射精疼痛，伴会阴潮湿，小便短赤，或淋漓不尽，或兼尿频、尿急、尿痛、口干苦而黏。舌质红，苔黄腻，脉滑数。

治法：清热化湿，凉血止血。

方药：清化定血汤（庞保珍方，选自庞保珍编著《不孕不育中医治疗学》）

苍术、黄柏、薏苡仁、土茯苓、车前子、马齿苋、小蓟、牡丹皮、龙胆草。

中成药：龙胆泻肝丸，口服。每次6克，每日2次。或四妙丸，口服，每次5克，每日3次。

2. 阴虚火旺症

主要证候：血精鲜红量少，或兼射精疼痛，伴五心烦热，潮热盗汗，腰膝酸软，形体消瘦，口干咽燥，舌质红，少苔，脉细数。

治法：滋阴泻火，凉血安络。

方药：壮水固血汤（庞保珍方，选自庞保珍编著《不孕不育中医治疗学》）

熟地黄、山药、山茱萸、牡丹皮、知母、黄柏、小蓟、女贞子、旱莲草、龟甲、鳖甲。

中成药：知柏地黄丸，口服，每次8丸，每日3次。

3. 瘀血阻滞证

主要证候：血精，日久不愈，精色暗红，或夹血块及血丝，射精疼痛，会阴或阴茎疼痛，或有外伤手术史，舌质暗红，或有瘀斑瘀点，脉沉细涩。

治法：活血止血，化瘀通络。

方药：三七归经汤（庞保珍方，选自庞保珍编著《不孕不育中医治疗学》）

三七、熟地黄、当归、赤芍、川芎、桃仁、红花、马齿苋、蒲黄、阿胶。

中成药：云南白药胶囊，口服，一次1～2粒，一日4次。

4. 脾肾气虚证

主要证候：血精反复发作，日久不愈，精色淡红，神疲乏力，面色无华，食少便溏，头晕腰酸，阴部坠酸不适，小便不利或清长。舌质淡胖，脉沉细无力。

治法：补肾健脾，益气摄血。

方药：济气摄血汤（庞保珍方，选自庞保珍编著《不孕不育中医治疗学》）

熟地黄、山药、当归、枸杞子、山萸肉、五味子、人参、黄芪、白术、茯苓、阿胶、蒲黄。

中成药：无比山药丸，口服，一次9克，一日2次。

二、中医外治

1. 湿热下注证

清化定血汤（庞保珍方，选自庞保珍、庞清洋编著《不孕不育中医外治法》）

苍术、黄柏、薏苡仁、土茯苓、车前子、马齿苋、小蓟、牡丹皮、龙胆草。

制法：浓煎 200ml。

用法：灌入已消毒的液体瓶中，连接一次性输液器，须将输液器之头皮针去掉，连接一个 14 号导尿管插入直肠，缓慢滴注。药液温度以 39℃ 左右为宜，每日 1 次。

2. 阴虚火旺证

壮水固血汤（庞保珍方，选自庞保珍、庞清洋编著《不孕不育中医外治法》）

熟地黄、山药、山茱萸、牡丹皮、知母、黄柏、小蓟、女贞子、旱莲草、龟板、鳖甲。

制法：浓煎 200ml。

用法：灌入已消毒的液体瓶中，连接一次性输液器，须将输液器之头皮针去掉，连接一个 14 号导尿管插入直肠，缓慢滴注。药液温度以 39℃ 左右为宜，每日 1 次。

3. 瘀血阻滞证

三七归经汤（庞保珍方，选自庞保珍、庞清洋编著《不孕不育中医外治法》）

三七、熟地黄、当归、赤芍、川芎、桃仁、红花、马齿苋、蒲黄、阿胶。

制法：浓煎 200ml。

用法：灌入已消毒的液体瓶中，连接一次性输液器，须将输液器之头皮针去掉，连接一个 14 号导尿管插入直肠，缓慢滴注。药液温度以 39℃ 左右为宜，每日 1 次。

4. 脾肾气虚证

济气摄血汤（庞保珍方，选自庞保珍、庞清洋编著《不孕不育中医外治法》）

熟地黄、山药、当归、枸杞子、山茱萸、五味子、人参、黄芪、白术、茯苓、阿胶、蒲黄。

制法：浓煎 200ml。

用法：灌入已消毒的液体瓶中，连接一次性输液器，须将输液器之头皮针去掉，连接一个 14 号导尿管插入直肠，缓慢滴注。药液温度以 39℃ 左右为宜，每日 1 次。

三、针灸治疗

1. 湿热下注证

取穴：天枢（募穴）、大肠俞、神阙、上巨虚（下合穴）、三阴交（健脾利湿）、阴陵泉、膀胱腧、行间。

2. 阴虚火旺症

取穴：太溪、涌泉、太冲。

3. 瘀血阻滞证

取穴：血海、膈俞、气海、太冲、合谷。

4. 脾肾气虚证

取穴：气海、关元、神阙、命门、肾俞。

四、饮食治疗

1. 湿热下注证

(1) 滑石粥(《太平圣惠方》)

滑石 20g,粳米 50g,白糖适量。

制法与用法:将滑石磨成细粉,用布包扎,放入煲内,加水 500ml,中火煎煮 30 分钟后,弃布包留药液。粳米洗净入煲,注入滑石药液,加水适量,武火煮沸后文火煮成粥。粥成调入白糖,温热食用。每日 2 次,每次 1 碗。

使用注意:滑石粥有通利破血的能力,孕妇应忌服;脾胃虚寒,滑精及小便多者亦不宜服用。

(2) 茵陈粥(《粥谱》)

茵陈 30～50g,粳米 100g,白糖或食盐适量。

制法与用法:茵陈洗净入瓦煲加水 200ml,煎至 100ml,去渣;入粳米,再加水 600ml,煮至粥熟,调味咸甜均可。每天 2 次微温服。7～10 天为 1 疗程。

使用注意:茵陈应取每年 3、4 月份之蒿枝,药效尤佳。煮粥时只能用粳米,粥宜稀,不宜稠。

(3) 栀子仁粥(《太平圣惠方》)

栀子仁 100g,粳米 100g,冰糖少许。

制作与用法:将栀子仁洗净晒干、研成细粉备用。粳米放入瓦煲内,加水煮粥至八成熟时,取栀子仁粉 10g 调入粥内继续熬煮,待粥熟,调入冰糖,煮至溶化即成。每日 2 次温热服食,3 天为 1 疗程。

使用注意:本粥偏于苦寒,能伤胃气,不宜久服多食。如体虚脾胃虚寒,食少纳呆者不宜服食。

2. 阴虚火旺证

(1) 牡蛎知母莲子汤

生牡蛎 20g,知母 6g,莲子 30g,白糖适量。将生牡蛎、知母放砂锅内,加适量清水,小火煎半小时,滤汁,弃渣,洗净莲子,热水浸泡 1 小时,将药汁与莲子连同浸液一起放锅内,小火炖至莲子熟烂,加白糖食用。

(2) 地骨皮饮(《千金要方》)

地骨皮 15g,麦门冬 6g,小麦 6g。

制法与用法:上 3 味加水煎煮,至麦熟为度,去渣取汁,代茶频饮。

3. 瘀血阻滞证

三七蒸鹌鹑(《中医药膳与食疗》)

鹌鹑 1 只,三七粉 1～2g,食盐、味精少许。

制法与用法:将鹌鹑去毛及肠杂,洗净切块,用三七粉同置瓷碗中,加入食盐少许,上锅隔水蒸熟,调入味精即成。食肉饮汁。每日 1 剂,连服 7～10 天。

4. 脾肾气虚证

黄精烧鸡（《家庭药膳》）

黄精50g，党参25g，怀山药25g，鸡1只（约2000g），生姜、葱各15g，胡椒粉3g，料酒50g，味精2g，化猪油70g，肉汤1500ml。

制法与用法：将鸡宰杀后，去杂毛和内脏，剁去脚爪，入沸水锅中氽透，捞出砍成块；将党参洗净切5cm长段，山药洗净切片，生姜洗净拍破，葱洗净切长段。锅置火上，注入猪油，下姜、葱煸出香味，放入鸡块、黄精、党参、怀山药、胡椒粉，注入肉汤、料酒，用大火烧开，打去浮沫，改用小火慢烧3小时，待鸡肉熟时，拣去姜、葱不用，收汁后入味精调味即成。空腹食之。

使用注意：本品性质滋腻，故脾虚湿困，痰湿咳嗽及舌苔厚腻者不宜服用。

五、西医治疗

根据患者症状与个体情况酌情选用抗生素治疗。一般首选杀菌类抗生素，比如青霉素类、头孢菌素类与喹诺酮类，疗程1～2周。即使急性精囊炎已经治愈，患者的精液颜色可能尚未完全恢复正常，可以嘱患者每周排精一次，把精囊腺内残留的积血逐渐排出。

【名家经验】

一、徐福松临证经验

1. 详询病史，审证求因

血精患者就诊时应详询相关病史，重视血精发生的经过，包括血量、血色、血精的性质、复发的情况、伴随症状等。根据血量初步判断出血部位：勃起时充血的尿道黏膜出血常呈鲜红色，不与精液混匀，像混杂的血丝；各种炎症和外伤引起的血精混合均匀，呈鲜红色或深棕色，血液储存较久颜色还会变黄；射精时如果在精液的前段中有血液，病位多在尿道，如果血液出现在射精的后段则多为前列腺及精囊的病变。因为血精易复发，所以如果反复出现血精，必须进行详细的泌尿生殖系统检查，直肠指检尤为重要，既可检查前列腺、精囊腺收集分泌物标本，又有助于发现肿瘤，以免贻误病情。按摩时要注意直肠指诊的按压区域与分泌物的关系，先按摩前列腺，收集前列腺液，排尿后再分别按摩左、右精囊腺，收集精囊腺液，这样有助于二者的鉴别诊断，必要时可做B超、MRI、精囊腺造影术或其他检查，以明确血精的病因。

2. 明确提出治疗适应证

血精首见于《诸病源候论·虚劳精血出候》，既是中医病名，又是许多疾病的症状。历代医家对血精论治虽多，但囿于当时的诊断条件，往往概而论之，未能击中要害。明确中医药治疗的适应证当为首要，唯此方能做到有的放矢，而不是盲目施治。

偶然发生的血精，经检查未发现特异改变，可能是性交过程中，某些组织因急剧充血和机械性碰撞出现微细小血管破裂出血所致，对这种特发性血精只要暂停房事1～2周就能完全恢复。对于感染因素所致的精囊腺、前列腺、尿道、附睾的急慢性炎症，睾丸、会阴部损伤及前列腺手术后引起的血精，中医药治疗每奏良效。对于前列腺结石、精囊腺结石及泌尿生殖系结核所致的血精可试用中医药治疗。至于解剖异常，如苗勒氏管囊肿，或恶性肿瘤，如前列腺癌，精囊静脉曲张，会阴部长期反复压迫，肝硬化伴门脉高压（致痔静脉丛通过侧支前列腺丛压力也增高，精阜旁后尿道上皮下静脉扩张破裂），糖尿病及一些血管、血液疾病所引起的血精，则非单纯中医药所宜。总之，血精病因复杂，中医临床应拓宽思路，开阔视野，对血精的中医药治疗适应证要了然于心。

3. 分清虚实标本缓急

血精的病位在下焦，与肝肾关系密切，涉及脾胃、心、肺，病理性质可虚可实或虚实夹杂。虚者为肾气亏虚，封藏固摄失职；肾阴亏虚，阴虚火旺，扰乱精室；气血虚弱，统摄无力，血不循经，造成血精；肺阴不足，虚热内扰等。实者为肝经湿热，循经下注；跌扑损伤，气滞血瘀，或会阴部手术，血络受损，血不归经，溢入精室；心热下移，火动精室，皆可导致血精。虚实夹杂为血虚致瘀，血溢脉外，或因实致虚。由于前列腺与精囊腺的解剖结构复杂，引流不畅很容易转为慢性，从而引起继发性输精管阻塞，射精管口水肿阻塞而变生他证。血精病机多端，须知常方能达变。因环境、生活习惯及性观念的改变，今人多阴虚，故临床多以阴虚火旺为发病之本，湿热下注为致病之标，慢性多虚者常见。

4. 疏导为先，内外同治

由于东方文化的影响，临床上不少患者见到血精后，十分恐惧，忧心忡忡，认为血液和精液一起排出，一定病情很重，会影响生育能力，害怕下次的性交会出血更甚，不敢勃起，出现暂时性的精神心理性勃起功能障碍，进一步加重心理负担。因此，心理疏导不可忽视。积蓄在精囊腺里的精液不是一次射精就能排空，即使得到及时与充分治疗，血精也要持续一段时间后才会消失。急性出血期间主要是禁忌房事，血精消失后仍应休息1～2周，恢复后性交也不宜过频过激烈；禁忌饮酒和辛辣刺激性食物，以免加重充血程度；不要长距离骑车，这些有必要向患者交代清楚，使患者解除顾虑，正确对待病情，配合治疗。

5. 确立理血、清源、固本为治疗大法

理血者，安络止血养血，血热则凉血止血，选用苎麻根、大小蓟、侧柏炭、白茅根、地榆等；血瘀则化瘀止血，选用生蒲黄、血余炭、失笑散等；血虚致瘀则养血活血，选用当归、鸡血藤、何首乌等；气不摄血则健脾益气统血，选用归脾汤或补中益气汤加入芡实、麦芽、神曲、鸡内金等，使气血生化有源，血归脾统而安。清源以清利为主，肝经湿热则清热利湿，选用程氏萆薢分清饮加入三妙丸、碧玉散、土茯苓、车前子、荔枝草等；心经火热下移尿道，则清心利水，选用导赤散等。固本者，以肾为先天之本，肾虚不能藏精，坎宫之火无所附而妄行，当壮水制火，选用二至地黄汤加入黄精、金樱子等，不用或少用止血之品；肾气不固者，少火生气而归封蛰之本，方用金匮肾气丸加入沙苑子等，至于虚实夹杂者则消补兼施。

此外，在治疗血精时，还应注重外治，或中药坐浴，或保留灌肠，或尿道用药，每获良效。

二、徐福松治精四法

1. 滋阴降火是治血精之常

关于血精的论述，应首推隋·巢元方《诸病源候论·虚劳精血出候》，阐明了精血俱出的病因病理为劳伤肾气，肾不藏精，曰："肾藏精，精者血之所成也。虚劳则生七情六极，气血俱损，肾家偏虚，不能藏精，故精血俱出也"。《医宗必读》说："赤白浊，浊病即精病，非溺病也……精者血之所化，浊去太多，精化不及，赤未变白，故成赤浊，此虚之甚也。所以少年天癸未至，强力行房，所泄半精半血，少年施泄无度，亦多精血杂出。"说明房劳过度是血精的主要原因，房劳则伤肾，肾阴不足，虚火上炎，精室被扰，迫血妄行，血从内溢，乃成血精。临床观察，大凡病程较长，年龄较大，体质较弱，追溯病史有房劳过度的血精患者，常可见到阴虚火旺的证候。治多采用二至地黄汤加减以补益肝肾，滋阴降火。常用药物为：女贞子、旱莲草、生地黄、白芍、茯苓、山药、泽泻、炒丹皮、黄精、金樱子。盗汗加牡蛎；腰酸加杜仲、续断、桑寄生；头晕加枸杞子、沙苑子、菊花；舌有龟裂或剥苔者，参入大补阴丸、天花粉、阿胶等。并嘱食鳖鱼、龟肉、银耳、海参等食物，以增强养阴补肾之功。肾阴既充，虚火即平，不用或少用止血之品，而血精自止。如患者高某，大学教师，44岁，已婚。近2月性交或遗精时均系肉眼血精，并有舌苔龟裂，部分剥苔，脉细带数等明显阴虚体征。始服二至地黄汤12剂，疗效不著，后加知母、黄柏、龟甲，进服5剂，血精即止，剥苔好转，再以原方续服30剂，诸症痊愈。

2. 清热化湿是治血精之变

部分血精患者由于包皮过长，或性交不洁，或有手淫，或梦遗频作等原因，湿热之邪从尿道口袭入，浸淫于上，熏蒸精室，血热妄行，而引起血精。此类病人常兼有男性生殖系统的其他炎症，如睾丸炎、附睾炎、前列腺炎、尿道炎等，而出现下焦湿热征象。治疗常在滋阴降火的基础上，加入清热化湿之品，如四妙丸、碧玉散、土茯苓、车前草、荔枝草等，每能缩短疗程，提高疗效。如湿热之证突出，阴虚火旺不显，可径投清热化湿之剂，湿热一净，血精自除。他如兼有前列腺炎者，参以程氏萆薢分清饮；兼睾丸、附睾丸炎者，参以《全生集》枸橘汤（全枸橘、川楝子、秦艽、陈皮、防风、泽泻、赤芍、甘草）；兼有尿道炎者，参以钱乙导赤散，临床必须灵活变通而用之。如患者张某，32岁，已婚。肉眼血精7～8年，反复发作，经中西药物治疗无效。伴神疲乏力，面色黧黑，腰酸头昏，舌红苔少，脉细而数等症。1979年下半年按阴虚火旺论治，服滋阴降火剂40剂，血精消失，全身症状亦除。1982年夏因挑水导致复发，精色紫红，溲黄，口干苦而黏，大便溏薄。舌苔黄腻，脉弦滑而数。服滋阴降火剂 15 剂无效，转用清热化湿剂 10 剂，血精及诸症若失。

3. 补益气血是治血精之本

精者血之粹，血是男子之精。素体气血两虚的血精患者，或由于精血的慢性消耗，每可见气血不足或心脾两虚之证，如面色㿠白，舌淡而胖，边有齿印，头昏乏力，心悸失眠等，而这些证候又可导致气不摄血，脾不统血，形成恶性循环，进而加重病情，使病程迁延。遇此情况，必须以补益气血治其本，方能获得预期效果。一般可用八珍汤或归脾汤为主，如见中气不足，气虚下陷者，又宜以补中益气汤为主。芡实一味，每多加入，取其甘平无毒，益脾固肾。他如麦芽、神曲、鸡内金等健脾助运之品，亦宜佐用，使补气而不腻，养心脾而不滞。如此气血生化有源，血归脾统而安，则血精自愈矣。如患者周某，54 岁，已婚。患血精十余年，伴有血尿。在某医院做静脉肾盂造影、逆行肾盂造影，泌尿系未发现阳性病变。后检查诊断为精囊炎、前列腺炎，经长期中西医治疗后，血尿消失，血精不愈，每次性交时均有肉眼血精，有时尿道口流出血性黏液，同时伴有面色㿠白，头昏耳鸣，神疲乏力，失眠心悸，食少便溏，会阴部有下坠感，舌淡，苔薄白，脉软。辨证为久病气血两虚，中气下陷，气不摄血。予归脾汤加芡实、蒲黄炭等，1 月而血精止，3 月而诸恙安。

4. 凉血止血是治血精之标

如每次排精均有肉眼血精，量多色红，或镜下血精久而不消，同时还感尿道灼热，舌边尖红，甚则起刺，脉象带数等症者，则宜分别于滋阴降火或清热利湿剂中，参以凉血止血之品治其标，如苎麻根、小蓟、侧柏炭、血余炭、藕节炭等，血遇凉而不妄行。其中苎麻根甘寒无毒，尤为凉血热、安精室之要品，一般宜重用至 30g。如因强力行房，或手淫排精而致血精，或夹有瘀血块，排精时尿道疼痛者，又宜加入茜草、紫草等凉血止血兼活血化瘀的药物。或用参三七、失笑散、琥珀等亦可。即使气血不足，或心脾两虚者，亦可酌加 1～2 味，以助控制血精。如患者史某，成年，未婚。1 年来遗精为肉眼血精，呈咖啡色，诸治无效。经通信治疗 1 次，服二至地黄汤 20 剂，肉眼血精消失，临床症状明显好转，但镜检精液常规仍有少许红细胞，于原方中加入血余炭、藕节炭、苎麻根等味，进服 5 剂，精液常规中红细胞及临床症状消失。随访 1 年，血精未再出现。(《古今名医临证金鉴·男科卷》)

三、王琦主张血精之治重在清、化

王琦指出，出血之症多因于火，血精之病多因下焦湿热、瘀热互结及阴虚火旺等损伤精室血络所致。其论治原则，阳盛伤络者以清热凉血为主；阴虚内热者以滋阴降火为要；瘀热内扰者，祛瘀与清热并举。血精的证候表现，初期以湿热毒邪的实证多见，病久则一方面累及于肾，致使肾阴亏虚，另一方面则出现久病入络，败血瘀滞内结，致使血精缠绵难愈。因此，对于顽固性血精的治疗，除针对其主要病因外，任何证型均宜选加滋阴药与活血祛瘀药，方更切合病情。由于出血之症多与火邪有关，出血之病必导致瘀血，因此瘀热病机可贯穿于血精病的各证型之中。故对方剂的应用，王琦善用《内经》四乌贼骨一藘茹丸（乌贼骨、茜草）及《金匮要略》蒲灰散（蒲黄、滑石）为首选方，前者以化瘀止血为主，后者以化瘀利窍泄热为要。凡出血之病，总归血络受损，不论新久，往往多夹瘀血，王琦强调治疗血精，理血之品当随证运用，尤其是在运用止血药时，应选用既能止血又能化瘀之品，以防止血留瘀之患。具体分三型论治。

1. 肝经湿热

王琦治肝经湿热之血精除善于把握湿热病邪之主因外，对病机过程中出现的溢出脉外之瘀血也十分注重调治。因此，在选用龙胆泻肝汤清肝胆之火泻下焦湿热的同时，常加四乌贼骨一藘茹丸并三七粉化瘀止血。三七为化瘀止血之妙品，助当归祛瘀生新。诸药合用，湿热得清，瘀血得消，郁火得散。

2. 瘀热扰精

瘀热致病，历代医家多有论述。《金匮要略·肺痿肺痈咳嗽上气病脉证并治第七》指出："热之所过，血为之凝滞。"朱丹溪亦谓："血受湿热，久必凝浊。"王琦据多年临床经验认为，久患血精之因，除瘀血阻滞外，多夹热邪内伏。其病机为湿热毒邪侵扰下焦，热迫精室，血瘀脉外未能及时治愈，导致瘀热内伏。或精室络损血瘀，败血瘀滞经络，日久化热，瘀与热邪互结，相互作祟，致使血精反复发作，缠绵难愈。王琦十分重视瘀热病邪的病机所在，治疗以活血祛瘀与泄热利窍并重，方剂用四乌贼骨一藘茹丸合蒲灰散加牡丹皮、栀子、香附、木贼草治之。方中茜草配蒲黄、牡丹皮祛瘀，清热凉血，以针对瘀热致病之主因，同时茜草、蒲黄又为化瘀止血之良药；栀子清热凉血止血，并有解郁除烦化瘀之功效，对于伏热及郁结之火均有特殊的治疗效果。用木贼草、滑石清利下焦湿热。《本草正义》谓木贼草具有"疏泄窒滞，升散郁热"的作用，《圣济总录》《普济方》均载其有止血之功；乌贼骨收敛止血兼化瘀血，尤善治泌尿生殖系统器官的出血症；香附行气解郁，畅达气血。诸药合用，使瘀血得清，精室得利，血精自愈。

3. 阴虚火旺

阴虚火旺血精之病机，多由肾阴亏虚，相火偏亢，虚火扰精，血络受损所致，正如《许履和外科医案医话集》所云："精血……多由肾阴不足，相火偏旺，扰动精室，迫血妄行。"亦有血精日久，热邪久郁，灼伤阴津者。因此，滋养肾阴，清泻虚火，化瘀止血是其基本治疗原则。王琦治疗该病证多选用大补阴丸与二至丸、四乌贼骨一藘茹丸加车前子、三七治之。方中大补阴丸以滋阴降火为主，龟甲既能滋肾阴，又为止血之妙品，以凉血止血的生地炭与龟甲配用，更能发挥滋阴止血的治疗效果；二至丸养肝肾之阴，并能凉血止血；茜草、乌贼骨化瘀止血；三七化瘀止血，祛瘀生新，与茜草相伍，化瘀止血有明显的协同作用；车前子清利下焦，导热下行。诸药合用，滋阴泻火，化瘀止血，祛瘀生新以利精室康复。

王琦指出，血精之治，要在掌握"清""化"二字。清者，或清湿热，导火下行；

或清郁热，泄散火邪；或清虚热，以制阳光。化者，化瘀止血而不凝滞，化湿利窍而不伤阴，如是则大法概矣。

四、张琪主张本病治疗宜标本兼顾

精囊炎常与前列腺炎同时发生，因此辨证治疗基本同前列腺炎，但有部分患者精液带血（包括镜下及肉眼），相当于中医血精病，多因精囊素有湿热，又感受寒邪，属外寒内热证。对本病的治疗采用清热凉血、化瘀与温肾补肾法合用，效果颇佳。（《全国著名老中医临床经验丛书·张琪临床经验辑要》）

【医案选粹】

张琪医案

吕某，男，59岁，干部，1991年10月15日初诊。

发病1年余，会阴部及睾丸胀痛，肉眼血精，腰酸不耐久坐，畏寒，诸治不效，来门诊求治，舌苔干，脉象沉。始以温肾寒、清热解毒之剂治疗，睾丸及会阴部胀痛有好转，但血精不见减轻，尿色如浓茶，舌苔干，脉象沉滑，改用温补肾气、清热凉血化瘀法治疗。处方：熟地黄20g，枸杞子15g，菟丝子15g，女贞子15g，知母15g，黄柏15g，肉桂10g，小茴香15g，茜草20g，血见愁30g，桃仁15g，大黄5g，蚤休30g，白花蛇舌草50g。水煎服，每日1剂。服上方14剂，会阴部及睾丸胀痛明显减轻，血精好转，镜下红细胞10个左右，药已对症，嘱继服上方。继服14剂，会阴部及睾丸胀痛已除，腰部仍稍有酸痛，精液常规红细胞3～4个，前方加龙骨20g、牡蛎20g。继服14剂后，于12月1日复诊时，精液检查红细胞已转阴，仅腰久坐仍觉酸痛，其他症状基本消除，嘱停药观察。

前列腺炎及精囊炎之所以缠绵不愈，乃因病机错综复杂，肾虚而膀胱湿热，本虚标实，虚实寒热错杂，故治疗棘手。对此病治疗一方面补肾气，包括调整肾中阴阳之偏，即偏于肾阴虚者，多用滋阴之品，稍加助阳以反佐；偏肾阳虚者，重用温肾阳之品，佐以滋补肾阴之剂。补肾之同时，再用清热凉血化瘀之剂，尤以用少量大黄化瘀泄热止血，与桃仁活血化瘀合用，止血效果更佳；其他清热解毒之品选而用之，如重楼、白花蛇舌草、茜草、蒲公英等酌加应用，相辅相成，效果尤佳。（《全国著名老中医临床经验丛书·张琪临床经验辑要》）

【诊疗述评】

精囊炎是男科常见病之一，目前研究发现精囊腺分泌的精囊液占人体射出精液的40～50%。精囊腺产生的果糖是精子代谢的重要来源，若精囊发生炎症，必然会使精子的生存环境改变，精液内的果糖含量亦会减少，引起精子活力不足，导致精液质量下降，甚至会造成不育。因此，加强对本病的研究极为重要。

中医治疗本病有一定的特色与优势，尤其是中医治疗慢性精囊炎，临证必须用中医的思维指导诊疗，切忌不加辨证地固涩止血或清热解毒。又应重视活血化瘀法的辨证应用，辨证活血，尤其应重视三七的应用，三七具有活血止血之功，止血而不留瘀。本证虚实夹杂者多，更应重视攻补兼施。

目前许多报道缺乏统一的诊断与疗效评价标准，不利于科研与临床，若能采用统一的诊断与疗效判断标准，则有利于该病的研究。我国第一部中医男科诊断与疗效的判定标准——《中医男科病证诊断与疗效评价标准》（曹开镛、庞保珍主编）2013年已经由人民卫生出版社正式出版。

【预防与调摄】

1. 适量运动，增强体质，注意养生保健，尽量使机体处于阴平阳秘的最佳状态。
2. 合理膳食，尤其忌食辛辣刺激性食物，戒烟酒。
3. 注意房事养生。性生活要有规律，不频繁性交，也不长期禁欲，更不应性交不射精。

不禁欲、不纵欲。禁欲则使前列腺液淤积日久产生炎症，纵欲易使前列腺长时间充血，局部抵抗力降低易致细菌感染。

4. 避免经常长时间骑自行车或久坐刺激前列腺局部，以免造成前列腺充血，引发前列腺炎。
5. 注意个人清洁卫生，经常清洗会阴部，包皮过长者则应行包皮环切术。
6. 洁身自爱，杜绝不正当性交，以免引起尿道炎，进而引起泌尿系统炎症。
7. 应积极治疗上呼吸道感染、扁桃体炎、口腔炎症、泌尿系统炎症、性病等疾病。
8. 急性期禁止做前列腺按摩，以防炎症扩散。
9. 本病与高血压、动脉硬化、前列腺等病有密切联系，因此凡是血精病人均应查血压及脑彩超等，以排除高血压等病。有高血压、动脉硬化、前列腺炎者必须同时治疗才能取得良好的效果。
10. 本病及时科学治疗，一般在8～10天即可肉眼见血精消失，但不能停止治疗，疗程应足3周，慢性前列腺炎应延长至1个月或更长。
11. 本病病机复杂，病程缠绵，症状繁多，故应树立战胜疾病的信心，调节生活的节奏，解除思想顾虑，忽乱用药物，应到正规医院进行系统正规的治疗。

【古代文献精选】

《诸病源候论》："肾藏精，精者血之所成也。虚劳则生七伤六极，气血俱损，肾家偏虚不能藏精，故精血俱出也。"

《医宗必读》："精者，血之所化，浊去太多，精化不及，赤未变白，故成赤浊，此虚之甚至也。所以少年天癸未至，强力入房，所泄半精半血，壮年施泄无度，亦多精血杂出。"

《景岳全书·杂证谟·血证》:"若精道之血,必自精宫血海而出于命门。盖肾者主水,受五脏六腑之精而藏之。故凡劳伤五脏,或五志之火,致令冲、任动血者,多从精道而出……病在命门者,必从精出,凡于小腹下精泄处,觉有酸痛而出者,即是命门之病。而治之之法,亦与水道者不同。盖水道之血宜利,精道之血不宜利。"

【现代研究进展】

一、中医病因病机研究

古代文献对本病最早的论述见于隋代巢元方《诸病源候论》,认为"此劳伤肾气故也。肾藏精,精者,血之所成也。虚劳则生七伤六极,气血俱损,肾家偏虚,不能藏精,故精血俱出也"。指出本病的发生与"房劳过度""肾气虚不能藏精"有关。

近年来,对本病的研究日渐深入,本病病因病机也得到了发展完善。

1. 阴虚火旺

目前多数学者认为阴虚火旺是本病的主要病因。杨伟文等认为房室不节,或久服辛燥壮阳之品,耗阴伤精,肾阴不足,阴虚火旺,扰动精室,迫血妄行,血未及化精,则精液中夹有鲜红血液。曹汉东亦认为,病本不离肝肾。青壮年者易发此病,因其情欲旺盛,易思易动,如精隧不畅,久郁失达,相火妄动,或因房室太过,手淫频频,极易损耗真阴,虚火从生,乃至精室被扰,伤络动血。

2. 湿热下注

王沛等认为,感受湿热毒邪或湿热秽浊之气,性交不洁,感受湿毒,均致湿热火毒蕴结下焦,扰动精室,灼伤血络,精血同下。俞大毛认为肝郁化火,疏泄失职,湿热蕴结以致下扰精室,灼伤血络。杨德明认为平素喜酒酪肥甘,湿热蕴结于中下二焦,扰动精室,损伤血络,致令精血俱下。

3. 脾肾两虚

唐惠川认为血精在脾,多属劳伤过度,化源不足引起,由脾虚到肾虚而成脾肾两虚,统摄失职,精失秘藏。韦俊国认为工作辛苦,长期劳损,又兼房室不节,致使肾气虚衰,封藏失司,固摄失职,气化失常,宗筋弛纵,损及络脉而出现血精。

4. 瘀血阻络

江海身等认为房室邪术,忍精不泄,或思欲不遂,精伤离位,以致瘀血败精阻络,血不循经,则生本病。唐惠川认为局部病变治疗失当,损伤精室血络而成血精,复因失治以致迁延不愈,血精日久,血行不畅而成瘀。

二、治则治法的研究

曾庆琪认为本病病位虽在精室血络,而根本则在脏腑病变。本病有寒热虚实急慢之异,然以虚实夹杂、慢性者居多。论治首当止血活血。或温清,或补泻,辨病辨证结合，其总结出治疗血精的五种方法：①滋肝肾，养阴精，引火归元；②补脾肾，益气血，敛血涩精；③温肾阳，逐痰浊，散寒止血；④清心肝，泄火毒，导热下行；⑤洁精室，化湿热，去瘀通络。

俞大毛分滋阴降火，凉血止血；清热利湿，泻火凉血；解毒清热，凉血活血；健脾补肾，益气摄血；活血化瘀，通络止血五法治疗本病。

三、临床研究

（一）辨证论治研究

1. 阴虚火旺证

有学者主张方选二至丸与六味地黄汤加味，或有学者主张方选知柏地黄丸加减。

2. 湿热下注证

有学者主张方选龙胆泻肝汤；或主张选用四妙合知柏地黄丸加减；或主张选用加味四妙丸、萆薢分清饮。

3. 脾肾两虚证

有学者主张方选济生肾气丸；或主张方选八珍汤加味；或主张方选补中益气汤、圣愈汤、归脾汤。

4. 瘀血内结证

有学者主张方选少腹逐瘀汤；或主张方选、桃红四物汤、祛瘀养阳汤加减、桃仁承气汤。

（二）专病专方研究

林乔英采用理血汤加味治疗。理血汤：山药30g，龙骨15g，牡蛎15g，藕片15g，旱莲草15g，乌贼骨10g，阿胶10g，白头翁12g，白芍12g。加减治疗血精14例，痊愈8例，显效3例，3例效果不明显。李寿彭采用银翘地黄二至汤：女贞子15g，旱莲草15g，金银花12g，连翘12g，生地黄12g，白芍12g，牡丹皮10g。加减治疗血精12例，总有效率为83%。

（编者：庞保珍　庞清洋）

第九节　前列腺炎

【概述】

前列腺炎是由于前列腺受到微生物等病原体感染或某些非感染因素刺激而发生的炎症反应，及由此造成的患者前列腺区不适或疼痛、排尿异常、尿道异常分泌物等临床表现，是一种常见且让人十分困惑的疾病。

西医学的慢性前列腺炎相当于中医的精浊；前列腺炎急性发作者当属中医"热淋"范畴，病情急骤发作或缠绵难愈；前列腺部位脓肿形成，则属中医"悬痈""穿裆毒"范畴。

【发病机制】

一、中医病因病理

1. 气滞血瘀

情欲不遂,肝失疏泄,气机不利;或因性交中断,忍精不泄,气机郁滞,所愿未遂等,均可致精室气机郁结,疏泄不畅而生此疾;或病延而久,由气及血,久病入络,瘀滞精室;或会阴受伤,血脉瘀滞等皆,可致精室脉络不畅,发为本病。

2. 湿热蕴结

素有宿疾,复因感冒等病所诱发;或因过食酒辣,伤于脾胃,湿热内生,循经下注而成;或因包皮过长,藏污纳垢,湿热内生;或因性交不洁,湿热秽毒内侵,湿热之蕴,精室受扰,均可致生此疾。

3. 阴虚火旺

手淫频作,或色情过度刺激,致使精室欲火灼阴,或房事不节,灼伤肾阴,虚火灼伤精室,发为本病。

4. 肾阳虚损

禀赋不足,肾气素亏,或因房劳伤肾,耗及肾精,损及肾阳,气化失司,精不内守,发为本病。

5. 中气不足

多有病程较长,湿热伤脾,或素体脾虚,中气不足,气不摄精,精浊混淆而致本病。

二、西医病因病理

前列腺炎并不是单一疾病,而是一组疾病,随着对本病认识的深入,其分类方法也发生了变化,目前多分为以下四型。

1. I 型

起病急,可表现为突发发热,伴有持续与明显的下尿路感染症状,尿液中白细胞升高,血液或者尿液细菌培养阳性。发病原因主要是病原体感染,多为血行感染或经尿道逆行感染,患者抵抗力下降时,病原体在前列腺迅速繁殖,常见致病菌有大肠埃希菌、金黄色葡萄球菌、变形杆菌等。

2. II 型

有反复发作的下尿路感染症状,持续时间超过 3 个月,前列腺液、精液或者前列腺按摩后尿液中白细胞数量升高,细菌培养阳性。发病原因主要是病原体感染,以逆行感染为主,本型患者身体抵抗力较强,前列腺内尿液反流、前列腺结石等可能是病原体持续存在与反复发作的原因,主要致病菌为葡萄球菌、大肠埃希菌等。

3. III 型

有长期、反复的骨盆区域疼痛或不适,持续时间超过 3 个月,可伴有不同程度的排尿症状。排尿困难症状和性功能障碍，影响患者生活质量。前列腺液、精液或者前列腺按摩后尿液细菌培养阴性。根据前列腺液、精液或者前列腺按摩后尿液常规镜检结果发现，白细胞数量升高的为ⅢA型，白细胞在正常范围的为ⅢB型。目前本型的发病机制存在争议，没有很明确的致病因素，一般认为与病原体感染、炎症、身体免疫力、心理因素、神经内分泌异常等有关。

4. Ⅳ型

没有任何不适感，但是前列腺液、精液或者前列腺按摩后尿液的检查发现有白细胞升高等炎症表现。因为患者临床症状不明显，所以研究较少，推测发病机制与Ⅲ型相同。

三、辨证与辨病

前列腺炎的诊断，除了通过患者的临床表现和体格检查来判断，还可以通过前列腺液分析、尿常规、细菌学检查、尿流动力学检查、B超、膀胱镜及尿道镜等方法进一步明确诊断。

【诊断】

1. 病史

许多患者都有尿道炎反复发作的病史，临床症状多数出现时间在1年以上，故应将重点放在对以往病史的询问上，包括是否存在易感因素、排尿改变情况、损伤病史、以往的炎症、手术、放疗、化疗史等，任何与前列腺炎症候群可能有关的疾病或异常都应该有详细记载，如以往的用药和治疗史、性病史、社会心理因素、饮食与生活制度等。

2. 临床表现

表现为不同程度的排尿异常（尿频、尿急、尿痛、夜尿增多、尿不尽感、尿道灼热、尿道滴白等）；局部疼痛（骨盆区域的疼痛，可见于会阴部、外生殖区、下腹部、肛周部、腰骶等部位坠胀、疼痛不适）。

3. 国际NIH-CPSI评分

4. 体征

前列腺触诊：腺体饱满，或软硬不均，或有炎性结节，或质地较韧，可有局限性压痛。

5. 辅助检查

（1）前列腺液分析　正常前列腺液中白细胞<10个/HP，卵磷脂小体均匀分布满视野，红细胞偶见或不存在。当白细胞>10个/HP，卵磷脂小体数量减少时，有诊断意义，但是白细胞的数量与患者症状的严重程度不成比例。

（2）尿常规及尿沉渣分析　可以排除尿路感染引起的白细胞升高。

（3）细菌学检查　对Ⅰ型前列腺炎应进行中段尿细菌培养、血培养及药敏试验，便于选择敏感抗生素。

(4) 尿流动力学检查 临床怀疑患者存在膀胱尿道功能障碍时，可以选择尿流动力学检查，能够明确膀胱颈肌群和膀胱逼尿肌的功能是否异常。

(5) B超 前列腺炎的B超检查可发现前列腺增大、腺体内回声不均质、前列腺结石或钙化，还能了解患者肾、输尿管、膀胱及残余尿的情况。B超检查是临床常用的无创性检查方法，但其对前列腺炎的分型没有指导意义，还需要配合其他检查项目。

(6) 膀胱镜与尿道镜检查 由于是侵入性检查方法，一般不作为本病的常规检查。当患者存在尿液异常且其他检查不能明确时，可以酌情选择内镜检查明确病变部位。

6. 好发于青壮年，易于复发

7. 病程

病程>3个月。

【鉴别诊断】

参照《前列腺炎》（郭应禄，李宏军主编，2007年第二版，人民军医出版社）制定。

1. 泌尿生殖系统其他部位来源的感染

通过询问近期内有无不洁的性接触史，可以初步判断患者是否感染了某些性传播疾病。通过对患者分段尿液的炎症情况分析，可以帮助判断炎症的来源部位。如首段尿液内的炎症最明显，表明炎症来自于前尿道；按摩前列腺后的尿液内炎症最严重，提示炎症来源于前列腺；而全程尿液的炎症均十分明显且严重程度接近，提示炎症来自于上尿路，包括膀胱、输尿管、肾盂和肾脏，临床表现多为发热、腰痛、尿培养阳性等，但多无排尿困难症状。利用其他辅助检查，如腹部X线平片、造影、腔镜等检查可以帮助除外其他疾病。

2. 非特异性尿道炎

Meares（1991）建议首先使用非穿透性（难以进入前列腺内）的抗生素来杀灭尿道内的细菌，然后再进行定位细菌培养过程，可以将尿道炎与前列腺炎区别开来。

3. 间质性膀胱炎

标准的"四杯法"进行炎症反应的定位检查可以明确炎症的来源部位。利用膀胱尿道镜检查有助于诊断的确定和鉴别诊断。膀胱造影显示膀胱挛缩。膀胱活检显示黏膜逼尿肌内的肥大细胞增加可以诊断为间质性膀胱炎。肥大细胞数目超过$20/mm^3$时，间质性膀胱炎的确诊率为88%。

4. 表浅性膀胱肿瘤

有时过大的表浅性膀胱肿瘤与慢性前列腺炎的症状难以区分。但膀胱肿瘤患者可以有无痛性肉眼血尿，尿液查瘤细胞阳性，膀胱造影可见膀胱内有站位病变，膀胱镜检查有乳头状或绒毛状新生物，活组织检查可明确诊断。

5. 前列腺肿瘤

前列腺癌与前列腺炎患者都可以出现前列腺的增大、血清PSA的增高、前列腺触诊检查的异常改变（变硬、结节、表面不光滑）、超声检查出现异常的影像等，是需要仔细进行鉴别诊断。例如急性前列腺炎患者康复后，外周带的低回声区可持续存在很长时间，彩色多普勒超声检查、DRE、PSA 测定等有助于与前列腺癌相鉴别。

早期前列腺癌患者常无任何临床症状，往往不能够获得准确诊断，部分患者是在常规的体检中发现 B 超检查前列腺异常或化验血清 PSA 明显增高而偶然获得诊断。前列腺癌患者晚期可出现尿频、尿痛、排尿困难等症状，与前列腺炎十分相像，容易造成误诊。但前列腺癌患者往往具有消瘦、乏力等明显的全身症状；直肠指诊前列腺有坚硬的肿块、表面高低不平；血清酸性磷酸酶增高；动态监测血清 PSA 水平持续增高，并不会为应用抗生素所控制；前列腺液涂片可发现癌细胞；会阴部穿刺或经直肠穿刺活组织检查可发现癌细胞；超声检查可见到腺体增大，边界回声不整齐或有缺损，内部光点不均匀，癌肿部位有较亮的光点或光团。

6. 前列腺结石

前列腺结石患者可以出现腰骶部、会阴部疼痛不适及性功能紊乱，如勃起功能障碍（ED）、早泄等症状。但直肠指诊检查可扪及前列腺有结石摩擦感，骨盆 X 线平片在耻骨联合区一侧有阳性结石影，经直肠超声（TRUS）检查可在前列腺结石部位出现强光带，并有明显的影像。

7. 前列腺增生

前列腺炎可以发生在男性的各个年龄段，在成年男性中的发病率为 4%～25%；前列腺增生（BPH）是中老年男性的常见疾病，其发病率随着年龄的增加而递增的趋势，50 岁男性占 40%，而 80 岁男性占 90%。所以，前列腺炎与 BPH 都是男性常见疾病，对于有排尿异常的来诊患者，可以患有前列腺炎、BPH 或同时患有两种疾病。理论上讲，BPH 导致下尿路梗阻、尿道黏膜抵抗力降低、尿液反流、并发泌尿系统结石等都使其容易并发前列腺炎，但是国内外的相关研究报道很少。

对于患者进行美国国立卫生研究院（NIH）制定的慢性前列腺炎症状指数（NIHCPSI）仔细分析，可以初步判断患者是否患有慢性前列腺炎。BPH 可以具有较严重的排尿异常，而不会产生明显的疼痛，但临床诊断的某些前列腺炎合并 BPH 的患者可能有部分是由于膀胱炎所引起的排尿刺激症状，这是因 BPH 所诱发的泌尿系感染所致，在诊断时要注意进行鉴别。BPH 患者合并急性前列腺炎时可以出现血清 PSA 的增高，但是在适当的治疗后会逐渐恢复正常。确定诊断还可以通过实验室和特殊仪器检查来完成。

8. 输尿管结石

有些前列腺炎患者可以表现为下腹部疼痛或肾绞痛，与输尿管结石的临床表现十分相似。但前列腺炎患者通过简单的直肠指诊可以触及异常的前列腺，前列腺液常规化验检查可以明确前列腺炎的诊断，腹部平片不能发现结石的特异性阴影。

9. 髂腹下和髂腹股沟神经功能紊乱

有时，下胸部神经的损伤可以表现为下腹部疼痛，例如髂腹下和髂腹股沟神经。患者往往具有明确的病史，例如下腹部手术或其他类型的损伤。

10. 慢性附睾炎

慢性附睾炎也可以有下腹部及会阴的疼痛不适等症状。慢性附睾炎的诊断主要依据急性附睾炎病史，体格检查发现附睾肿大硬化，可以做出诊断，但确定诊断靠病理检查。

11. 精囊囊肿

精囊囊肿是精囊的良性病变，患者的临床表现主要有血精、血尿、排尿困难，还可以出现下腹、肛周胀痛不适等，有时经常会误诊为前列腺炎或精囊炎。精囊囊肿患者在进行直肠指检时可发现前列腺部存在无压痛的肿胀，但可触及精囊，经 B 超或 CT 检查可明确诊断。

12. 尿道狭窄

尿道狭窄患者可以出现排尿异常。对怀疑有尿道狭窄的患者，应该追问其是否有淋菌性或非淋菌性尿道炎病史，并了解治疗情况，经尿道造影可确诊，行尿道扩张术即可改善症状。

13. 尿道憩室合并结石

尿道憩室合并结石患者可出现会阴部不适和疼痛。检查不全面，没有进行尿道检查是造成误诊的重要原因。一般在查体时可在尿道膜部触及一质硬肿块，尿道平片及尿道造影可确诊。

14. 精索静脉曲张

精索静脉曲张可以导致阴囊坠胀和疼痛不适。精索静脉曲张的严重程度与临床症状有时可不成比例，不重视对轻中度精索静脉曲张的诊断是造成误诊的主要原因。精索静脉曲张造成的坠胀不适往往是在患侧，进行性加重，晨起没有症状或症状最轻，简单的触诊就可以确诊，必要时行多普勒超声辅助诊断。

15. 阴茎纤维性海绵体炎

阴茎纤维性海绵体炎（peyronie 病）患者可以有阴茎头和尿道疼痛，容易引起误诊。对阴茎勃起时出现阴茎头疼痛和阴茎弯曲的患者，应该考虑到本病的存在。体检可触及阴茎海绵体内的斑块，挤压疼痛，勃起时更明显，B 超检查和海绵体造影可进一步证实。

16. 内收肌肌腱炎

内收肌肌腱炎常见于马拉松或长跑运动员，是由于大腿前面直接附着在耻骨结节上的内收肌的急性损伤所致。由于患者主诉弥散性的疼痛可以牵连到骨盆区域，常被误诊为慢性盆腔疼痛综合征（CPPS）。通过手指沿着内收肌内侧边缘检查其进入到耻骨结节的部位，并按压出现剧烈疼痛，疼痛点刚好在这个附着点处，即可确诊。

【治疗】

一、中医辨证论治

1. 气滞血瘀证

主要证候：病程较长或会阴受伤，少腹、会阴、睾丸坠胀不适，或会阴部刺痛明显，痛引睾丸、阴茎、少腹或腰部，眼眶黧黑，或有血尿、血精。舌质紫或瘀点，苔白或黄，脉沉涩。

治法：行气活血。

方药：开瘀前春汤（庞保珍方，选自庞保珍编著《不孕不育中医治疗学》）

川楝子、枳壳、制乳香、延胡索、三棱、莪术、穿山甲、王不留行、当归、昆布、大黄、败酱草。

中成药：血府逐瘀口服液，口服。一次2支，一日3次。

2. 湿热蕴结证

主要证候：尿频、尿急、尿痛，有灼热感，排尿或大便时尿道有白浊溢出。会阴、腰骶、睾丸有坠胀疼痛。苔黄腻，脉滑数。

治法：清热导浊。

方药：萆柏清导汤（庞保珍方，选自庞保珍编著《不孕不育中医治疗学》）

萆薢、黄柏、茯苓、车前子、薏苡仁、苍术、厚朴、白术、滑石、甘草、石菖蒲。

中成药：花红胶囊，口服。一次4～5粒，一日3次。

3. 阴虚火旺证

主要证候：腰膝酸软，五心烦热，头昏眼花，失眠，多梦，遗精或血精，阳事易兴，排尿或大便时尿道有白浊滴出。舌红，少苔，脉细数。

治法：滋阴降火。

方药：壮水起子丹（庞保珍方，选自庞保珍编著《不孕不育中医治疗学》）

知母、黄柏、生地黄、山药、山茱萸、当归、牡丹皮、土茯苓、重楼、续断、淫羊藿、甘草。

中成药：知柏地黄丸，每次3～6g，每日2次。

4. 肾阳虚损证

主要证候：头昏神疲，腰膝酸痛，形寒肢冷，阳痿早泄，排尿淋漓，排尿或大便时尿道有白浊溢出。舌质淡胖，苔白，脉沉细。

治法：温补肾阳。

方药：益火衍宗丸（庞保珍方，选自庞保珍编著《不孕不育中医治疗学》）

鹿角胶、巴戟天、附子、肉桂、菟丝子、枸杞子、淫羊藿、熟地黄、山药、杜仲、当归、石菖蒲。

中成药：龟龄集，口服。一次2粒，一日1次，早饭前2小时用淡盐水送服。

5. 中气不足证

主要证候：病程较长，或素体脾虚；终末尿滴白，尿意不尽，尿后余沥，劳累后加重；会阴部坠痛，神疲乏力，面色少华，小溲清长或频数，纳谷不馨，心悸自汗，舌淡而胖，脉细而软。

治法：补益中气。

方药：济中毓麟汤（庞保珍方，选自庞保珍编著《不孕不育中医治疗学》）

黄芪、人参、甘草、白术、升麻、柴胡、当归、菟丝子、巴戟天、杜仲、砂仁。

中成药：补中益气丸，大蜜丸，一次1丸，一日2次。

二、中医外治

1. 气滞血瘀证

开瘀前春汤（庞保珍方，选自庞保珍、庞清洋编著《不孕不育中医外治法》）

川楝子、枳壳、制乳香、延胡索、三棱、莪术、穿山甲、王不留行、当归、昆布、大黄、败酱草。

治法：浓煎200ml。

用法：灌入已消毒的液体瓶中，连接一次性输液器，须将输液器之头皮针去掉，连接一个14号导尿管插入直肠，缓慢滴注。药液温度以39℃左右为宜，每日1次。

2. 湿热蕴结证

萆柏清导汤（庞保珍方，选自庞保珍、庞清洋编著《不孕不育中医外治法》）

萆薢、黄柏、茯苓、车前子、薏苡仁、苍术、厚朴、白术、滑石、甘草、石菖蒲。

制法：浓煎200ml。

用法：灌入已消毒的液体瓶中，连接一次性输液器，须将输液器之头皮针去掉，连接一个14号导尿管插入直肠，缓慢滴注。药液温度以39℃左右为宜，每日1次。

3. 阴虚火旺证

壮水起子丹（庞保珍方，选自庞保珍、庞清洋编著《不孕不育中医外治法》）

知母、黄柏、生地黄、山药、山茱萸、当归、牡丹皮、土茯苓、蚤休、续断、淫羊藿、甘草。

制法：浓煎200ml。

用法：灌入已消毒的液体瓶中，连接一次性输液器，须将输液器之头皮针去掉，连接一个14号导尿管插入直肠，缓慢滴注。药液温度以39℃左右为宜，每日1次。

4. 肾阳虚损证

益火衍宗丸（庞保珍方，选自庞保珍、庞清洋编著《不孕不育中医外治法》）

鹿角胶、巴戟天、附子、肉桂、菟丝子、枸杞子、淫羊藿、熟地黄、山药、杜仲、当归、石菖蒲。

制法：浓煎200ml。

用法：灌入已消毒的液体瓶中，连接一次性输液器，须将输液器之头皮针去掉，连接一个14号导尿管插入直肠，缓慢滴注。药液温度以39℃左右为宜，每日1次。

5. 中气不足证

济中毓麟汤（庞保珍方，选自庞保珍、庞清洋编著《不孕不育中医外治法》）

黄芪、人参、甘草、白术、升麻、柴胡、当归、菟丝子、巴戟天、杜仲、砂仁。

制法：浓煎200ml。

用法：灌入已消毒的液体瓶中，连接一次性输液器，须将输液器之头皮针去掉，连接一个14号导尿管插入直肠，缓慢滴注。药液温度以39℃左右为宜，每日1次。

三、针灸治疗

1. 气滞血瘀证

取穴：膻中、合谷、太冲、委中、期门、膈俞。

2. 湿热蕴结证

取穴：曲池、合谷、血海、委中。

3. 阴虚火旺证

取穴：太溪、涌泉、太冲。

4. 肾阳虚损证

取穴：关元、中极、气海、命门、肾俞、三阴交。

5. 中气不足证

取穴：百会、神阙、气海、关元、足三里。

四、饮食治疗

1. 气滞血瘀证

七香蒸鹌鹑（庞保珍方）

鹌鹑1只，香附10g，三七粉1～2g，黑木耳3g，食盐、味精少许。

制法与用法：将鹌鹑去毛及肠杂，洗净切块，黑木耳洗净与香附、三七粉同置瓷碗中，加入食盐少许，上锅隔水蒸熟，调入味精即成。食肉饮汁。每日1剂，连服7～10天。

2. 湿热蕴结证

（1）滑石粥（《太平圣惠方》）

滑石20g，粳米50g，白糖适量。

制法与用法：将滑石磨成细粉，用布包扎，放入煲内，加水500ml，中火煎煮30分钟后，弃布包留药液。粳米洗净入煲，注入滑石药液，加水适量，武火煮沸后文火煮成粥。粥成调入白糖，温热食用。每日2次，每次1碗。

使用注意：滑石粥有通利破血的能力，孕妇应忌服；脾胃虚寒，滑精及小便多者亦不宜服用。

（2）茵陈粥（《粥谱》）

茵陈30～50g，粳米100g，白糖或食盐适量。

制法与用法：茵陈洗净入瓦煲，加水200ml，煎至100ml，去渣；入粳米，再加水600ml，煮至粥熟，调味咸甜均可。每天2次，微温服。7～10天为1疗程。

使用注意：茵陈应取每年3、4月份之蒿枝，药效尤佳。煮粥时只能用粳米，粥宜稀，不宜稠。

3. 阴虚火旺证

（1）地骨皮饮（《千金要方》）

地骨皮15g，麦门冬6g，小麦6g。

制法与用法：上 3 味加水煎煮，至麦熟为度，去渣取汁，代茶频饮。

（2）双母蒸甲鱼（《妇人良方》）

甲鱼 1 只（500～600g），川贝母 6g，知母 6g，杏仁 6g，前胡 6g，银柴胡 6g，葱、姜、花椒、盐、白糖、黄酒、味精适量。

制法与用法：甲鱼宰杀，放尽血水，剥去甲壳，弃除内脏，切去脚爪，洗净后切成大块。药材洗净，切成薄片，放入纱布袋内，扎紧袋口。然后把甲鱼块与药袋一起放入蒸碗内，加水适量，再加葱、姜、花椒、盐、白糖、黄酒等调料后入蒸笼内蒸 1 小时，取出加味精调味后即可。分次食用。

4. 肾阳虚损证

（1）鹿角粥（《瘅仙活人方》）

鹿角粉 10g，粳米 60g。

制法与用法：先以米煮粥，米汤数沸后调入鹿角粉，另加食盐少许，同煮为稀粥，1 日分 2 次服。

使用注意：本方温热，夏季不宜选用，适合在冬天服食。因其作用比较缓慢，应当小量久服，一般以 10 天为 1 疗程。凡素体有热，阴虚阳亢，或阳虚而外感发热者，均当忌用。

（2）枸杞羊肾粥（《饮膳正要》）

枸杞叶 250g（或枸杞子 30g），羊肉 60g，羊肾 1 个，粳米 60g，葱白 2 茎，盐适量。

制法与用法：将新鲜羊肾剖开，去内筋膜，洗净，细切；羊肉洗净切碎；煮枸杞叶取汁，去渣。也可用枸杞叶切碎，同羊肾、羊肉、粳米、葱白一起煮粥。待粥成后，入盐少许，稍煮即可。每日早晚服用。

使用注意：外感发热或阴虚内热及痰火壅盛者忌食。

5. 中气不足证

四君蒸鸭（《百病饮食自疗》）

嫩鸭 1 只，党参 30g，白术 15g，茯苓 20g，调料适量。

制法与用法：活鸭宰杀，洗净，去除嘴、足，入沸水中滚一遍捞起，把鸭翅盘向背部；党参、白术、茯苓切片，装入双层纱布袋内，放入鸭腹；将鸭子置蒸碗内，加入姜、葱、绍酒、鲜汤各适量，用湿绵纸封住碗口，上屉武火蒸约 3 小时，去纸并取出鸭腹内药包、葱、姜，加精盐、味精，饮汤食肉。

使用注意：脾胃虚寒所致的食少便溏、脘腹疼痛不宜用。

五、西医治疗

1. 抗生素治疗

由于前列腺的解剖位置特殊，需要选择能够进入前列腺组织内，脂溶性好的药物。主要依据细菌培养与药敏试验选用抗生素。一般选用喹诺酮类与大环内酯类抗生素，根据患者症状体征酌情服用 1～2 周，若疗程未结束，为防止抗生素耐药，可每隔 2 周左右更替抗生素。

2. 热疗

常用的方法有热水坐浴。热水坐浴时，水温应控制在40℃左右，每次15分钟，每天1～2次。

【名家经验】

一、王琦论治慢性前列腺炎经验

1. 关于慢性前列腺炎的中医病机

慢性前列腺炎的病机特点为"瘀浊阻滞"。瘀不仅指血瘀，还包含淤积不通，指前列腺导管常因炎症刺激、纤维变性而管腔狭窄，结石阻塞，致使前列腺导管内分泌物淤积不出；浊为秽浊之分泌物。成人的前列腺呈持续活动状态，每日分泌0.5～2ml液体，这些液体由导管输送，经精阜两侧的开口进入尿道。慢性前列腺炎时前列腺导管常不通畅。前列腺虽不是中医的六腑，然其排泄功能与六腑相似，治疗应在清热解毒杀灭病原微生物及活血化瘀改善前列腺供血的基础上，遵循中医"腑以通为用"的治疗原则，选用排浊之品，保证前列腺导管淤积之物排出。临床实践证明，慢性前列腺炎选用排浊中药如浙贝母、天花粉、石菖蒲、薏苡仁、冬瓜仁等，可使炎性分泌物排出，保证前列腺导管排泄通畅而加速前列腺炎性病灶的愈合。

2. 关于分期论治

大部分慢性前列腺炎患者既有热证，如小便灼热、口干口苦、阴部潮湿、烦热汗出、大便秘结等，又有寒证，如睾丸怕冷、小腹怕凉、脚心发凉、大便稀溏等，呈现寒热夹杂证；一部分慢性前列腺炎患者则以疼痛不适、精神抑郁为主要表现。很多慢性前列腺炎患者在发病初期都有尿道口滴白现象，随着病情发展，滴白现象偶见，甚至消失。这些现象是湿热为病、瘀浊阻滞的病理反应。慢性前列腺炎症状出现缓慢，症状出现时已不在发病初期，而是病情发展到一定阶段的病理改变结果，故不言初期而言初中期。初中期是以湿热为患的寒热夹杂证为主，瘀浊阻滞症状为次。湿热为病，则见热证，且秽浊之物较多；病久湿易郁遏阳气，则又见寒证，故呈寒热夹杂。病情发展到后期（相对初中期而言），以瘀浊互结症状为主，湿热表现为次。血脉运行不畅，血瘀气滞，故见疼痛不适、精神抑郁表现；湿浊内阻，则滴白现象偶见，甚至消失。

治疗以基础方分期加减。基础方的组方原则为"清热解毒，祛瘀排浊，浊去湿清"，是针对慢性前列腺炎的中医发病机制"湿热为病，瘀浊阻滞"而制定的。基础方以当归贝母苦参丸为主，用苦参、黄柏、蒲公英清热解毒；浙贝母、石菖蒲排浊祛湿；牡丹皮、水蛭活血祛瘀，合当归祛瘀而不伤血；乌药防苦寒伤阳，并有行气止痛之功。初中期（寒热夹杂）合薏苡附子败酱散加减，后期（瘀浊互结）合桂枝茯苓丸加减。

3. 关于治疗思路

在治疗思路方面，应注意以下几点：①注重慢性前列腺炎的基本病理。症状的发生有其内在的病理变化，治疗过程中需抓住慢性前列腺炎基本病理，即前列腺组织有炎性细胞浸润和腺叶中纤维组织增生、变性这一主要矛盾。②辨证论治与分期治疗相结合。慢性前列腺炎的病理变化发展到不同阶段可出现不同的症状表现，但由于其症状繁杂而无特异性，因此在治疗过程中需辨证论治与分期治疗相结合，以加强治疗的针对性。③宏观辨证与微观辨证相结合。现代检测手段使中医的传统四诊触角延伸到微观世界，因而辨证需把宏观和微观结合起来，以探讨前列腺各种实验检测指标的临床辨证意义。④基本方的确定与运用。基本方的确定与运用应围绕慢性前列腺炎的基本病理和中医对慢性前列腺炎的病机认识来定，在治疗过程中针对体质、并发症等辨证加减。⑤忌一味苦寒清热解毒。清热解毒是治疗慢性前列腺炎的一大方法，但苦寒的同时需考虑温的因素，防止苦寒伤阳。临床上很多治疗慢性前列腺炎的方剂和用药如桂枝茯苓丸之桂枝、黄柏配乌药，薏苡附子败酱散用附子、引火归原之肉桂等就是一启迪。

二、沈楚翘主张炎症宜清利，勿忘活血

前列腺炎多指淋证而言，以实证多见，病位在膀胱，亦与肝脾相及。此病常因过食醇酒厚味，生活起居不慎，脾胃湿热内蕴，下注膀胱，气化不利而出现尿频、尿痛、尿急等下焦湿热证。小便不利，亦因肝失疏泄，气机不畅，气血失和，络脉瘀滞，影响水液正常运行所致。如病程迁延，日久不愈，或失治误治，或劳伤肾精等，可出现肾脏精气亏损之象，如小便频数，尿后余沥不尽，尿道滴白，头晕目眩，腰膝酸软，遗精盗汗，五心烦热，舌红苔少，脉细数。

治疗本病，总以清热利湿为主，常用药如金银花、连翘、紫花地丁、蒲公英、黄柏、茯苓、泽泻、马鞭草、车前子等。若湿热蕴结，宜选用苦寒清热、泻火解毒之品，如黄连、黄芩、山栀、紫花地丁等。但临床不可妄投苦寒之品，以免损伤脾胃之气。脾胃既伤，生化乏源，轻则病情加重，重则缠绵不愈，而变生他病。清利之药的运用应掌握"衰其大半而止"的原则，做到"中病即止"。另外，可选择淡渗利湿之品，如茯苓、泽泻、车前子、萆薢等既能利湿，又无耗阴之弊。临床上，肛门指检常发现前列腺饱满或硬度增加，按之有压痛，此多由湿热蕴结，经络阻隔，气滞血瘀所致，故在清热利湿之中需配用活血化瘀之品，如牡丹皮、赤芍、王不留行、当归尾等，药力稍峻者如三棱、莪术之类。如肾虚明显者常加山药、枸杞子、覆盆子等益肾之品。

三、徐福松关于前列腺炎病名、症状、病机的认识及分型论治

1. 病名当为精浊，病位在于精窍

前列腺是男性最大的副性器官，所分泌的前列腺液是构成精液的成分。在前列腺发炎时其充血、肿胀、分泌物增多，流入尿道而出现排尿后或大便时尿道滴白，这是前列腺炎的典型症状之一，中医称之为"清浊"或"白浊"。对此病症，前人早有精辟论述。如清·徐时进谓："浊者，白黏如精状，从茎中流出，不痛不涩，粘下衣有迹

者是也。"又说："清浊者，茎中似刀割火灼，而溺自清，与便溺绝不相混。"说明本病在尿道滴白的同时，或有尿道灼热疼痛，或不痛不涩，这与临床所见是吻合的。不应囿于"痛则为淋，不痛为浊"之说，而误将本病划为淋证之列。其实淋、浊之别绝非在于尿道之痛与不痛，而应结合临床症状全面分析，正如清·程文囿所述："淋自膀胱，出于溺窍，或膏或血，与尿并出，出则无余；浊为败精，出自精窍，内虽大痛而尿自清，或在尿前，或在尿后，便后尚有余滴而沥，马口常湿，以此分别。"至于本病的病位，林骊琴谓："肾有二窍：一溺窍，一精窍。淋出溺窍，病在肝脾；浊出精窍，病在心肾。"临床所见，本病主要病变部位在肾，与膀胱、心、脾、肝等也有关，而"精窍"应该是前列腺、精囊腺、尿道球腺等分泌组成精液的组织器官。

2. 症状复杂多变，病理虚实夹杂

慢性前列腺炎的临床症状极为复杂，没有固定的证候群，经过10多年的临床系统观察总结，发现本病最常见的症状依次为：尿道滴白、腰膝酸软、尿后余沥、小腹胀痛、神疲乏力、遗精、尿频尿急、会阴胀痛、尿液混浊、头昏头晕、失眠多梦、腰骶胀痛、睾丸精索胀痛、尿道灼痛、阳痿、早泄、血精、不育等。这些症状或多或少地在病人身上出现。一般来说，具有典型的临床症状，加之前列腺液常规检查，脓细胞（白细胞）每高倍镜视野10个以上，卵磷脂小体减少或消失；肛门指检前列腺饱满、质软、压痛，或前列腺因纤维化而体积缩小、质韧、高低不平等，诊断并不困难。但临床上对一些症状不典型或不很典型的患者，如仅有双侧腹股沟处、小腹等处胀痛，或仅以"男子不育""性功能障碍"等就诊的患者，应认真分析，仔细检查，以免误诊或漏诊。

本病临床症状繁杂，按照中医审证求因的精神，经过观察发现，大多数患者表现虚实夹杂之候。精浊初起以热证居多，因相火偏旺，湿热偏盛，扰动精室，清浊混淆，精离其位，不能闭藏，则源流相继淫溢而下，其时多为急性前列腺炎或慢性前列腺炎急性发作。久而久之，湿热伤及脾肾，脾气下陷而不化湿，肾精不足而虚象毕露。这是本病由实转虚的大致过程。临床又以肾虚者多，脾虚者少。因肾藏精，故精浊伤肾者多，而肾虚中，又以肾阴不足者多。湿热是标，肾虚是本，瘀血是进入慢性过程的进一步的病理反映。中虚是湿热伤脾的必然结果，或系素体脾虚所致，或由肾虚及脾之故。虚实之间常相互影响，或相互转化，互为因果。

3. 治疗重在辨证，关键补消兼施

辨证论治是中医治病之精髓，临床上将本病分为5个证型：

（1）湿热证：年龄较轻，病程较短，或有包皮炎、龟头炎、尿道炎、睾丸炎等病史，小溲黄少混浊或有沉淀，尿频、尿急、尿痛、尿道灼热，小腹及会阴胀痛，大便干结，努责时尿道口滴白量多，口干苦而黏，舌苔黄腻，脉弦滑带数。肛门指检：前列腺肿、压缩。前列腺液中脓细胞20个以上。治以清热导湿为主。方选程氏萆薢分清饮加减：萆薢10g，茯苓10g，车前子10g，丹参10g，黄柏6g，白术6g，厚朴花6g，薏苡仁12g，石菖蒲2g，碧玉散15g。

（2）瘀血证：病程较长，或有会阴受伤史。终末尿滴白量少，小便滴沥涩痛，或有肉眼血精，会阴部刺痛明显，痛引阴茎、睾丸、少腹、腰骶部，眼眶黧黑，舌质紫或有瘀斑，脉涩。肛门指检：前列腺质地较硬，或有结节。前列腺液中有红细胞。治以活血化瘀为主。方选王不留行汤：王不留行15g，延胡索10g，牡丹皮10g，丹参10g，皂角刺10g，桃仁10g，三棱10g，莪术10g，牛膝10g，穿山甲6g，红花6g，苏木6g，川芎6g，赤芍6g。

（3）中虚证：病程较长，素体脾虚。终末尿滴白，尿意不尽，尿后余沥，劳累后加重，会阴部隐痛，有下坠感，小便清长或频数，神疲乏力，面色少华，纳谷不香，形寒畏冷，心悸自汗，舌淡而胖，脉细而软，肛门指检后肛门坠胀感可延续数天。治以补中益气为主，方选补中益气汤加减：炙黄芪10g，党参10g，当归10g，茯苓10g，芡实10g，薏苡仁10g，煅龙骨（先煎）12g，煅牡蛎（先煎）20g，白术6g，陈皮6g，炙升麻6g，炙甘草3g。

（4）肾虚证：病史较长，有手淫及房劳史。尿末滴白，尿道口时流黏液黏丝，小便余沥不尽，腰酸而软，有梦而遗，性功能减退，或有肉眼血精，面色黧黑，五心烦热，午后低热颧红，大便干结，小便黄少，失眠多梦，舌红，苔少中有龟裂或有剥苔，脉细带数。前列腺液中卵磷脂小体明显减少，或有红细胞。治以补肾涩精为主，方选菟丝子丸加减：菟丝子10g，茯苓10g，山药10g，沙苑子10g，车前子10g，石韦10g，生熟地黄各10g，续断10g，益智仁10g，远志6g。

（5）混合证：肾虚型兼有其他（1）～（3）证者。治疗以菟丝子丸为主，加入相应证型的方药。

既然本病的临床表现及病理变化虚实夹杂，治疗自当消补兼施。所谓消，包括湿热型用草薢分清饮清热导湿，瘀血型用验方王不留行汤活血化瘀；所谓补，包括中虚型用补中益气汤补中益气，肾虚型用菟丝子丸滋肾敛精。然临床虚实夹杂者多，需量其兼夹之证复合用之，常推菟丝子丸合草薢分清饮加减，两方均出于程钟龄《医学心悟》，一以补肾，一以导浊，合而用之，为消补兼施之妙方，临床若能运用得当，洵有良效。中虚型前列腺炎，着重表现在会阴（或少腹、腰骶部）疼痛而有下坠之感。单纯中虚型者，可径投补中益气汤；如与其他证型相兼者，仍可配服补中益气丸。即使肾虚兼有湿热，又兼中虚，亦可补肾、清化、补中三者并用。因消中有补，不会克伐正气；补中有消，毋虑徒增湿热。

眼眶或面色黧黑，究属肾虚其色外露，抑或瘀血凝滞，有时很难分辨。肾虚者，多见阴虚火旺之证；瘀血者，舌有瘀斑，是区别的要点。但有时单作肾虚或瘀血治收效甚微，在此虚实疑似之际，可以补肾与活血同用，消补兼施。此外，不论哪一型，常嘱患者配用前列腺炎Ⅲ号方（苦参、龙胆草、黄芩、黄柏、炙乳香、炙没药）煎汤坐浴，对改善局部血液循环，促进炎症吸收、缓解临床症状有一定帮助。盖血得热则行故也。对男子不育者，则不相宜，以免局部持续加温，影响睾丸生精及精子活力。

4. 孙自学经验

孙自学认为，慢性前列腺炎与疮疡有相似的病因病机，治疗上采用疮疡治疗的"消、托、补"三法，依据不同的发展阶段和证候特征灵活运用。消法包括清热利湿，解毒散结，活血化瘀，主要用于湿热蕴结证，自拟前列腺1号方，常用药物有金银花、马鞭草、连翘、蒲公英、红藤、败酱草、野菊花、赤芍、牡丹皮、天花粉、玄参、知母、黄柏、萆薢、赤芍、泽兰、益母草、三棱、莪术、穿山甲、地龙等。托法主要是指补益正气、托毒外出，在消法的基础上加入补益气血或补益肝肾的药物，如黄芪、熟地等。补法则针对虚证患者，补益气血、补肾健脾，常用八珍汤或五子衍宗丸加减。

5. 王劲松经验：论治慢性前列腺炎当据精室理论

（1）精室理论之框架

王劲松等1996年5月在《南京中医药大学学报》第12卷第3期发表论文《略论精室当为奇恒之腑》，倡说之精室理论为：精室位居下焦，乃男子奇恒之腑之一，亦是一个具"亦脏亦腑，非脏非腑，能藏能泄"的特殊器官。以中医脏腑作为器官为有形之说，就其功能表象又是无形之论为立论基础，认为据其有形之说：精室当包括睾丸、附睾、精囊和前列腺等；缘其无形之论：精室当囊括与男子生殖相关的诸多器官组织等。女子胞主藏蓄阴精，月经间歇期蓄藏精（经）血，妊娠间孕育胎儿；男子之精室，藏蓄化生精液，"满则溢泻"，施精成孕，育成胚胎，可以与女子胞相提并论，皆隶属于肾，为肾所主，两者同为肾主生殖的效应器官等。

精室的生理功能：生精、藏精、施精、种子，与女子胞皆赖于"天癸"之作用而发生生理效应，与脏腑经络有密切关系，其藏泄功能皆以气血调和、脏腑经络功能之正常为其物质基础，其功能盛衰与脏腑经络气血等强弱息息相关。

精室之精，贵在藏泄有度，然当脏腑经络、奇恒之腑功能不足或失调，内外病邪或病理产物蓄滞稽留精室等，皆可致其藏泄功能失常出现局部或全身诸多寒热虚实之腺、性、精、育等病变，体现在男子性与生殖、生长、发育等许多方面。

精室疾患虽居隐奥之处，而根本在于脏腑病变，临证论治之则当遵循寒热虚实，或其兼顾之法。祛除病邪，消除病因；协调脏腑经络之功能，纠正阴阳气血之盛衰；洁净清宁之腑精室之邪滞，滋补精室阴精之亏损。既重视局部整体；又重视辨病辨证等，最大限度地恢复其固藏秘守、施泄畅通之功用，使其犹若一泉，化生、闭藏、施泄有度，源泉不竭，畅流不腐。切莫拘泥通利涩补之法，更忌过寒过热补肾一端等。

把精室定为男子奇恒之腑之一，对于男子性及生殖系生理认识、疾病分析、临床诊治、辨证用药和男科常见疾病之预防保健等奠定了坚实的理论基础，并丰富发展了中医基础理论藏象学说的理论之内涵等。

（2）慢性前列腺炎论治经验

前列腺乃男子奇恒之腑精室的特殊有形器官之一，前列腺炎（精浊）也是精室最常见的病症之一，其发病机制完全符合精室的病理特点：湿热浊瘀滞精室或精室亏虚是其主要病理机制；机体亏虚是其本为内因，感染、充血等乃其标外因，本虚则腺液闭藏固摄无力，标实则腺液输出排泄不畅，由乎本虚标实则前列腺液化生不足，施泄失宜，久之性事异常等。

人体是一个有机的整体，局部病变可影响全身或其他器官，而全身的状况又可影响到局部病理变化，所谓："一脉不知，周身不遂"，"外之症必根于内"。不可仅侧重于局部抗炎按摩等，还应兼及有"下元虚惫""相火妄动""膀胱湿热壅滞"等内在整体因素，症状虽在前阴，而根本却在整体。是故本病临证论治，当谨守精室施治之则，既重视局部整体，又重视辨病辨证等。

再者，本病病程较长，症状复杂，常表现为寒热虚实夹杂之象，其寒者有虚寒实寒，热者有湿热火毒，虚者有脾虚肾虚；实者有痰湿浊瘀。故临床治疗上除应局部整体参合，还要着眼于"通之"之法，立足补其不足，泻其有余，温清补泻，阴阳并调。使其犹若一泉，化生、闭藏、施泄有度，源泉不竭，畅流不腐，以达浊去本固之旨等。

具体论治方法有：清热利湿，解毒泄浊，洁净精室，临床方选程氏萆薢分清饮、三妙丸合抽薪饮加减；化瘀通络，散寒逐痰，通畅精道，临床方选少腹逐瘀汤、金铃子散合二陈汤化裁；疏肝活血，理气解郁，安神定志，临床方选越鞠丸、逍遥丸合秘元煎加减；健脾补肺，益气生血，填补精室，临床方选补中益气汤、补肺汤合五子衍宗丸化裁；滋养肝肾，潜阳坚阴，清泄相火，临床方选二至丸、知柏地黄丸合天王补心丹加减；温阳补肾，暖肝养血，益固精室，临床方选菟丝子丸、右归饮合暖肝煎化裁等。

除此，本病病理变化是动态的，然前列腺疾病既有局部病理改变，又有全身性症状，且较多患者有不同程度精神抑郁；故在温清补泻施治，调摄精神心理的同时，还应随证灵活变通等。

【诊疗述评】

慢性前列腺炎是成年男性常见病、多发病之一，同时又是难治病。临床表现复杂多变，病因各异，迁延难愈与容易复发是其特点。

由于大多数慢性前列腺炎的病因尚不完全清楚，因而西医治疗本病疗效并不理想。即使是对于经过细菌培养证实为细菌性前列腺炎的少数患者，由于一般抗生素很难进入前列腺达到有效浓度，因此疗效不佳，而且西医治疗该病具有疗程长、不良反应多等缺点。直接将抗生素注射入前列腺体内理论上是比较理想的办法，但实际临床效果却不理想，而且不少病人由于穿刺注射，使前列腺损伤出血，反而临床症状更为明显，给以后治疗带来困难。

急性前列腺炎以及特异性感染的前列腺炎患者（如淋病、衣原体、念珠菌等）用西药治疗效果较理想，能有效地杀灭病原体。

中医中药治疗慢性前列腺炎有其强大的特色与优势，但必须按中医的思维指导诊疗的全过程，辨证论治方可取得较好的疗效，切忌一见炎症就不加辨证地应用清热解毒中药。临证尤其要重视补肾活血法的辨证应用。但是，通过对大量文献资料的回顾性分析，中医药治疗前列腺炎症亦存在一定的问题，总的来说疗程偏长，部分患者疗效欠佳，缺乏特别有效而且方便使用的中成药等，同时也存在临床研究诊断标准与疗效标准不够统一规范等问题。我国第一部中医男科诊断与疗效判断标准——《中医男科病证诊断与疗效评价标准》（曹开镛、庞保珍主编）2013年由人民卫生出版社正式出版。采用统一的诊断与疗效评价标准，将有助于临床、科研，提高疗效。

【预防与调摄】

1. 急性前列腺炎不可做前列腺按摩，以防感染扩散。
2. 急性发作期应卧床休息，多饮水，保持大便通畅。
3. 忌食酒类、辣椒、葱、蒜、生姜、咖啡、可可等刺激性食物，以免助火生热，引起前列腺充血，使病情加重或反复。
4. 慢性前列腺炎所致的不育症，切忌热水（药水）坐浴等局部加温方法，以免睾丸被灼，妨碍生精。
5. 预防上呼吸道感染与泌尿系感染，对预防前列腺炎有重要意义。
6. 有规律地进行性生活，避免纵欲与过度手淫。
7. 改变不健康的生活起居方式。起居有常，劳逸结合，增强体质，调节精神。但不宜长时间骑车、骑马或久坐湿地，以免局部摩擦过久。
8. 用药忌妄投苦寒，这是预防医源性病变的关键。

【古代文献精选】

《素问·至真要大论》："诸转反戾，水液浑浊，皆属于热。"

《素问·痿论》："思想无穷，所愿不得，意淫于外，入房太甚，宗筋弛纵，发为筋痿，及为白淫。"

《金匮要略·消渴小便不利淋病脉证并治》："淋之为病，小便如粟状，少腹弦急，痛引脐中……淋家不可发汗，发汗则便血。"

《诸病源候论·淋病诸候》："诸淋者，由肾虚而膀胱热故也……肾虚则小便数，膀胱热则水下涩，数而且涩，淋沥不宣，故谓之为淋。"

【现代研究进展】

据不完全统计，本病约占泌尿外科门诊病人的1/3左右。其临床特点是发病缓慢、病情顽固、缠绵难愈，反复发作。中医治疗该病有极大的优势，综述如下。

一、病因病机

李曰庆认为湿热蕴结、气滞血瘀、阴虚火旺、肾阳虚损是前列腺炎的主要病机。徐福松、莫惠等认为慢性前列腺炎总的病因病机是肾亏于下，封藏失职。凡败精瘀浊，湿热下注，精室被扰，精关不固，皆可形成本病。常见的原因是忍精和感染。其病机转化是病久伤及脾肾，脾气虚则湿愈难化，肾气伤则精易下泄，此为本病由实转虚的大致过程。肾虚是本，湿热是标，久病入络，血脉瘀滞，乃是进入慢性过程的病理反应。肾藏精，主生殖，肾虚则精少，故生育功能低下；湿热熏蒸精室，精道阻塞，故有精子数减少，活动率降低，精液不液化，精子凝集等表现。王琦等认为慢性前列腺炎的病机特点是湿热之邪久郁不清，致腺体脉络瘀阻，腺管排泄不畅，呈现瘀浊阻滞的病理改变。湿热不清，常易伤阴伤阳，出现寒热、虚实错杂之象。其湿热之因有四个方面：饮食不节、性事不洁、忍精不泄、他病不愈。

二、中医治疗

1. 辨证论治

李曰庆等分 4 型：湿热蕴结证，方用八正散或龙胆泻肝汤加减；气滞血瘀证，方用前列腺汤加减；阴虚火旺证，方用知柏地黄汤加减；肾阳虚损证，方用济生肾气丸加减。徐福松、莫惠等将慢性前列腺炎分为 4 型：湿热证，方用萆薢分清饮（《医学心悟》）加减；瘀血证，方用王不留行汤（《实用中医泌尿生殖病学》）加减；中虚证，方用补中益气汤加减；肾虚证，方用菟丝子丸（《和剂局方》）加减。王琦等将慢性前列腺炎分为 3 型：湿热证，方用程氏萆薢分清饮加减；瘀血证，方用复原活血汤加减；寒热错杂证，方用薏苡附子败酱散加减。刘云鹏将男性不育分 4 型：滋阴清火养精常用知柏地黄丸合五子丸；补肾生精常用六味地黄丸合五子丸（即六五合方）；疏肝活血通精常用血府逐瘀汤；清利湿热通精常用前列腺炎方（验方）：蒲公英 30g，枸杞子 12g，炮穿山甲 9g，赤芍 15g，石韦 15g，败酱草 30g，泽兰叶 9g，红花 9g，桃仁 9g，丹参 15g，没药 20g，王不留行 24g。刘云鹏一般以辨证（尤重舌脉）辨病（着重检查结果）相结合治之，以肾虚为多（重在肾），其六味地黄丸合五子丸（六五合方）、知柏地黄丸合五子丸，使用频率最高。徐福松等对急性前列腺炎分 2 型：湿热下注证用八正散；热毒蕴盛证用龙胆泻肝汤；对慢性前列腺炎分 4 型：湿热证用萆薢分清饮加减；瘀血证用活血散瘀汤；中虚证用补中益气汤；肾虚证用菟丝子丸加减。李祥云分 3 型：湿热下注用八正散加减；血瘀阻滞用清瘀汤（经验方）：当归、川芎、桃仁、红花、丹参、地龙、穿山甲、路路通、通草、瞿麦、丹皮、败酱草；肝肾亏损用加味归肾汤（经验方）：菟丝子、山萸肉、巴戟天、枸杞子、肉苁蓉、当归、川芎、红花、赤芍、山药、知母、黄柏。曹开镛对慢性前列腺炎分 4 型：湿热型用萆薢分清饮加减；瘀血型用王不留行汤或复原活血汤加减；气虚型用补中益气汤加减；肾虚型用菟丝子丸加减。

2. 辨病与辨证相结合

徐福松主张：先辨病后辨证，辨病与辨证论治相结合，证从病辨，以病统证，只有将辨病论治与辨证论治有机地结合在一起，才能提高治疗效果。只辨证不辨病，则很难把握其病的全貌，从而治疗也往往难以取得良效。

3. 专病专方

早在 1980 年末徐福松临床研究了 113 例因性腺炎症所致男性不育症，其中慢性前列腺炎 77 例（68%），慢性精囊炎 13 例（12%），慢性附睾炎 15 例（13%），附睾结核 6 例（5%），睾丸萎缩 2 例（2%），慢性前列腺炎者治以补肾固精、分清渗浊法，用萆菟汤加减；慢性精囊炎者，治以滋阴降火、凉血止血法，药用二至地黄汤加减；慢性附睾炎者，治以疏泄厥阴、补益中气法，用枸橘汤合补中益气汤加减；附睾结核者，治以养阴清热、化痰散结，用六味地黄汤合五味龙虎散加减；睾丸萎缩者，治以滋养肝肾、清解余邪法，用归芍地黄汤合胚宝片加减。治疗结果为：治愈 53 例，占 47%；有效 37 例，占 33%；无效 23 例，占 20%。男性生殖道沙眼衣原体（Chlamydia tracho-matis, CT）感染对男性生殖功能的影响已引起人们的重视。徐福松研究 273 例男性不育者，结果表明 CT 感染可引起畸形精子数目增多（>20%）和精液白细胞增多（>5 个/HP），同时精子的活力、活率、运动速度，尤其是前向运动速度，也均降低，从而影响受精力。徐福松认为此类疾病所致不育病理特点是正虚邪恋、虚实夹杂，故常用扶正祛邪，消补兼施法施治。较之单一扶正（补）或单一祛邪（消）有更多的优越性。消中有补，不会克伐正气；补中有消，毋虑留滞邪气。庞保珍用自拟清邪毓麟汤［蒲公英、白花蛇舌草、红藤、紫花地丁、川牛膝、王不留行、茯苓、泽泻、车前子（布包）、竹茹、菟丝子、川续断、枸杞子、何首乌各 10g，丹参 15g，甘草 4g。］加减治疗隐性炎症型不育症 166 例，结果痊愈 64 例，显效 55 例，有效 38 例，无效 9 例，总有效率 94.6%。有症状（特别是性腺炎症）的男子不育症，诊断并不困难，但部分无症状的男子不育症，除精液异常外，往往容易忽略生殖系炎症的存在，以致影响疗效。隐性炎症型不育症，属虚实夹杂之证，治疗上宜攻补兼施，扶正宜选燥性小的药物。

4. 针灸推拿

李曰庆常用穴位：腰阳关、气海、关元、中极、肾俞、命门穴、志室、三阴交、足三里。以上穴位分组交替使用，隔 1～2 日 1 次，多采用中弱刺激、平补平泻手法，并可配合艾条灸法。徐福松、莫惠等采用肾俞、气海、三阴交，每日一次，每次留针 15 分钟。

5. 中药敷贴疗法

李曰庆会阴部敷贴法：熏洗坐浴后，以生姜汁调大黄末 20 g，外敷中极、会阴两穴，局部胶布固定。据统计治疗 60 例，有效率 90% 以上。李曰庆脐部敷贴法：先将麝香 0.15 克填脐，再用白胡椒 7 粒研末盖在上面，白纸覆盖，胶布固定，7 天换药 1 次，10 次为 1 疗程。庞保珍以安慰剂对照，将 128 例该病患者随机分为两组，双盲给药．结果：以自拟纯中药制剂下焦逐瘀丹（王不留行 30g，三棱 30g，莪术 30g，炒穿山甲 15g，川牛膝 15g，川芎 15g，车前子 15g，龙胆草 15g，石菖蒲 20g 等，共研细末，瓶装备用。临用时取药末 10 克，以温水调和成团涂神阙穴，外盖沙布胶布固定，3 天换药一次）治疗该病 66 例，临床痊愈 44 例，与安慰剂治疗的 62 例比较，$x^2=51.42$，$P<0.01$，两组疗效有显著差异。结论：下焦逐瘀丹对气滞血瘀型慢性前列腺炎（非特异性）确有较好疗效。庞保珍对湿热下注型与湿热血瘀型慢性非特异性前列腺炎用自拟前春丹（龙胆草 30g，黄柏 30g，萆薢 30g，车前子 30g，王不留行 20g，炒穿山甲 30g，麝香 1g，上药共研细末装瓶备用，临用时取药末 10g，以温开水调成糊状涂神阙穴，外盖纱布，胶布固定，3 天换药一次）治疗 106 例，临床痊愈 70 例，显效 22 例，有效 11 例，无效 3 例，总有效率 97.17%。

6. 中药坐浴

庞保珍将 155 例慢性前列腺炎患者随机分为治疗组（采用自拟仙泉涤邪汤：土茯

苓30g，萆薢30g，苦参20g，透骨草30g，伸筋草30g，丹参30g，红花20g，延胡索20g，川芎20g，枳壳20g，桂枝20g，川椒20g，艾叶20g，上药煎汁坐浴，2～3次/日，每次20分钟）79例，对照组（采用前列康片）76例，结果治疗组疗效明显优于对照组（P<0.01），结论：仙泉涤邪汤坐浴外治是治疗慢性前列腺炎的理想途径之一。

7. 直肠滴注

庞保珍以自拟文武毓麟汤［萆薢12g，土茯苓12g，地丁12g，川牛膝10g，丹参15g，王不留行10g，云苓10g，泽泻10g，车前子10g（布包），乌药8g，石菖蒲10g，甘草4g，菟丝子10g，川续断10g，枸杞子10g，何首乌10g，浓煎200ml，灌入已消毒的液体瓶中，连接一次性输液器，须将输液器之头皮针去掉，连接一个14号导尿管插入直肠，缓慢滴注，药液温度以39℃左右为宜，每日一次］治疗慢性前列腺炎性不育症168例，痊愈102例，好转51例，无效15例，总有效率91.1%。

三、实验研究

戴春福等对男泌清胶囊（大黄、水蛭、黄芪等4味中药组成）进行了药理研究，结果发现，男泌清胶囊改善大鼠前列腺组织病理学、血浆内皮素、血栓素B_2和6-酮-前列腺$F_1\alpha$以及超氧化物歧化酶（SOD）、IgG、IgA的作用优于前列康（P<0.01）。

四、预防与调护

慢性前列腺炎病情顽固、缠绵难愈，如不注意预防，可直接影响治疗效果，甚至发生反复。

1. 预防感冒着凉：受凉之后，可引起交感神经活动兴奋，使尿道内压增加，前列腺管也因收缩而排泄障碍，产生淤积充血，往往使症状加重或发生反复。

2. 注意饮食：不要过食肥甘厚味、辛辣刺激之品，勿过量吸烟饮酒，喝酒后可引起前列腺充血，使症状加重。

3. 生活要有规律：注意劳逸结合，不要久坐或骑车时间过长，以防影响会阴部血液循环；不要性交中断，强忍精出，应戒除过度手淫恶习。

4. 积极治疗身体其他部位的慢性感染病灶，如慢性扁桃腺炎、溃疡性结肠炎等。

5. 前列腺按摩时，用力不宜过大，按摩时间不宜过长，按摩次数不宜过频。急性前列腺炎则禁忌按摩。

（编者：庞保珍　庞清洋）

第十节　精索静脉曲张

【概述】

精索静脉曲张是指精索静脉因回流不畅，血流淤积而造成的精索静脉蔓状丛发生扩张、伸长、迂曲，呈蔓状，如蚯蚓盘曲在阴囊内，继而引起一系列临床症状的疾病。中医文献中无此病名，根据其临床表现，属中医学"筋瘤""筋疝"的范畴。

本病多见于成年男性，而青少年相对较少。目前很多学者认为，这种病人中相当一部分可引起睾丸、附睾形态结构的改变和功能障碍，影响精液质量，成为男性不育的重要原因。据文献统计，精索静脉曲张发生率在原发性不育者中占35%，在继发性不育者中为50%～80%。精索静脉曲张是一种血管病变，通常见于左侧，约占85%～90%，双侧为10%，右侧多见于双侧病变中，单纯发生于右侧的少见。

【发病机制】

一、中医病因病机

1. 湿热瘀阻

过食辛辣醇酒厚味，损伤脾胃，湿热内生，湿热下注，或外感湿浊之邪，蕴久化热，湿热下注，血脉瘀阻，以致血不养睾，热灼精伤，导致不育。

2. 寒滞肝脉

久居阴湿，或冒雨涉水，或过食生冷，或房事后感寒，寒湿之邪内侵，凝滞肝脉，寒性收引，气滞血瘀，络脉瘀阻，肾子受损，失于温养，精清精冷，导致不育。

3. 瘀血阻络

强力举重，或经久站立，或阴部外伤，致筋脉受损，血络瘀滞，睾丸失于濡养，则精液异常而不育。

4. 气虚血瘀

久病气虚，或饮食伤脾，脾虚气陷，运血无力，血运不畅，停而为瘀，肾子失于濡养，精虫异常，导致不育。

5. 肝肾亏虚

先天禀赋不足，肾气不充，或房事不节，耗损肾精，精不生血，肝血亏虚，以致筋脉失养，迟缓不收，络血瘀滞。肝主宗筋，肾主生殖，肝肾亏虚，一则宗筋不用，二则生精之源不足，导致阳痿、不育。

二、西医病因病理

（一）精索静脉曲张影响生育的机制

1. 精索静脉内血液瘀滞，睾丸局部温度升高，影响生精。
2. 血液瘀滞影响血液循环，睾丸组织内供氧不足，有碍精子生成。
3. 左侧精索静脉反流，带来左肾静脉的肾上腺及肾脏分泌的代谢产物，睾丸局部儿茶酚胺、类固醇、5-羟色胺类物质增多，导致血管收缩，精子过早脱落。
4. 两侧睾丸间存在静脉的交通支，一侧精索静脉血液中的物质也会影响对侧睾丸的精子。

（二）精索静脉曲张的分类与病因

1. 原发性精索静脉曲张

精索内静脉的走行较长，如果存在静脉瓣发育不良、损伤、关闭不全，或者静脉壁平滑肌或弹力纤维薄弱等因素，血液回流受阻，引起精索静脉曲张。左侧精索静脉曲张发病率高的原因有：左侧精索静脉比右侧长，左侧精索静脉压力大于右侧；左侧精索静脉呈直角注入左肾静脉，直立体位时静脉回流阻力增大；左侧精索静脉的静脉瓣缺陷率明显高于右侧；左肾静脉和左髂总静脉容易受到压迫，使同侧静脉压升高；左侧精索静脉受到乙状结肠的压迫等。

2. 继发性精索静脉曲张

因腹腔内或腹膜后肿瘤、肾积水或异位血管压迫上行的精索静脉，可造成单侧或双侧精索静脉曲张，称为继发性精索静脉曲张。发病率低于原发性精索静脉曲张。

【诊断】

1. 询问病史

生活史：是否是长期站立工作者，久站、步行后症状是否加重，平卧后是否可缓解或消失，以及症状持续时间等情况。是否有其他血管疾病（如下肢静脉曲张、痔）。

婚育史：是否不育，是否曾让女性怀孕。是否有手术史、外伤史，特别要注意肾脏手术史，左肾切除后蔓状静脉丛直径显著增大。

2. 临床表现

该病患者多无明显临床症状，多因不育症于体检时发现。常见症状为阴囊部坠胀不适；患侧睾丸部隐痛，有时疼痛向腹股沟附近、下腹、会阴部放射，久站、久走时症状明显，平卧可减轻或消失；部分患者合并有性功能障碍，如勃起不坚或阳痿。临床症状和静脉曲张程度可不一致。

3. 体征

典型患者在阴囊皮肤浅表可见扩张并扭曲的呈浅蓝色的蔓状血管丛，触诊可感觉到这种曲张静脉呈蚯蚓状，若平卧或按压后便消失，站立时复现。不典型病例需 Valsalva 试验检查，检查者用手按压被检查者腹部以加大腹压，并请病人用力屏气加大腹压，配合，再触摸阴囊内精索静脉，可发现轻度的精索静脉曲张。临床上根据体格检查分度如下：

亚临床型　触诊与病人屏气增加腹压（Valsalva 试验）时不能扪及曲张静脉，但经彩色多普勒检查可发现轻微的精索静脉曲张。

Ⅰ度　触诊不明显，但病人屏气增加腹压（Valsalva 试验）时可扪及曲张静脉。精索静脉内造影示造影剂精索内静脉内逆流长度达 5cm。

Ⅱ度　触诊可扪及曲张静脉。精索静脉内造影示造影剂精索内静脉内逆流到腰$_{4\sim5}$水平。

Ⅲ度　阴囊肿大，触诊可扪及明显曲张的静脉团。精索静脉内造影示造影剂逆流到阴囊。

4. 辅助检查

（1）彩色多普勒超声（CDFI）检查：彩色多普勒超声检查对精索静脉曲张的诊断具有特别重要价值。

（2）精索内静脉造影检查：精索内静脉造影有助于减少高位结扎手术的失败率，分析手术失败原因。

（3）实验室检查

精液检查：精液质量在一定程度上反映睾丸生精功能受损的程度，精索静脉曲张越重，精液质量则越差。

雄激素（总睾酮、游离睾酮、性激素结合球蛋白）检查：建议检查总睾酮，有条件单位行游离睾酮或生物活性睾酮检查，或根据总睾酮、性激素结合球蛋白与白蛋白通过 Vermeulen 公式计算出游离睾酮。

卵泡刺激素（FSH）、黄体生成素（LH）、泌素素（PRL）、雌激素（E）检查：FSH 对于评价睾丸生精功能是较好的指标，较低的血清 FSH 水平提示较好的睾丸生精功能，也预示有较好的治疗效果。有研究认为 FSH、LH 和青少年精索静脉曲张患者睾丸生精功能相关性大，可用于评价其睾丸生精功能。

血清抑制素 B 检查：有研究显示血清抑制素 B 相对于 FSH 能更准确评价睾丸生精功能，可作为预测术后生精功能改变的指标。

【鉴别诊断】

1. 丝虫性精索淋巴管扩张

精索增厚、迂曲、扩张，与精索静脉曲张相似，但有反复发作的丝虫性精索炎史，触诊于精索下部有较细的索团状肿块，立位明显，卧位减轻，可伴有鞘膜积液，入睡后外周血液可找到微丝蚴（有鞘膜积液者可在积液中找到）。

2. 输精管附睾结核

亦可有阴囊部位坠胀不适的症状，但多伴见输精管增粗呈串球状硬结，附睾尾部不规则肿大、变硬。

3. 慢性前列腺炎

也常有睾丸胀痛，但多数伴有慢性前列腺炎的其他症状，如尿频、尿急、会阴胀痛或隐痛，前列腺液常规检查示白细胞增加；触诊无精索静脉曲张。

4. 继发性（症状性）静脉曲张

系因肾肿瘤、肾积水、迷走血管等病变压迫或癌栓阻塞肾静脉，使静脉血回流受阻所致的精索静脉曲张。可以下列方法初步鉴别：第一鞠躬征，弯腰时血液回流压力较小，原发性者曲张的静脉团块可缩小，而症状性者不改变。第二挤空征：立位触及曲张的静脉团块后，两手指前后轻挤，由于回流改善，原发性者团块缩小，而症状继发性者精索静脉曲张往往不能缩小。

【治疗】

一、中医辨证论治

1. 湿热瘀阻证

主要证候：精索静脉曲张如蚯蚓状，团块较大，阴囊坠胀、潮湿、烘热、搔痒、疼痛或红肿，身重倦怠，脘腹痞满，口中黏腻，恶心，小便黄，舌红，苔黄腻，脉弦滑。

治法：清热利湿，化瘀通络。

方药：薏丹筋春汤（庞保珍方，选自庞保珍编著《不孕不育中医治疗学》）

防己、萆薢、茵陈、薏苡仁、泽兰、牛膝、赤芍、牡丹皮、荔枝核、全枸橘、川楝子、柴胡。

中成药：花红胶囊，口服。一次4～5粒，一日3次。

2. 寒滞肝脉证

主要证候：精索静脉曲张，盘曲成团，青筋暴露，状若蚯蚓，久行、久立加重，平卧休息减轻，阴囊坠胀发凉，睾丸少腹抽痛，腰部冷痛，精清精冷，形寒肢冷，舌淡，苔白，脉弦细。

治法：温经散寒，益气通络。

方药：暖肝筋通汤（庞保珍方，选自庞保珍编著《不孕不育中医治疗学》）

当归、芍药、丹参、桂枝、细辛、小茴香、高良姜、乌药、柴胡、橘核、荔枝核。

中成药：少腹逐瘀丸，口服。一次1丸，一日2～3次。

3. 瘀血阻络证

主要证候：筋瘤盘曲成团，状若蚯蚓，睾丸坠胀较重，甚则刺痛，劳累加重，休息后减轻，面色晦暗，精液异常，舌质暗或有瘀斑点，脉弦涩。

治法：活血化瘀，通络止痛。

方药：水蛭理筋汤（庞保珍方，选自庞保珍编著《不孕不育中医治疗学》）

水蛭、三棱、莪术、昆布、制没药、当归、川芎、川楝子、延胡索、小茴香、荔枝核、柴胡。

中成药：血府逐瘀口服液，口服。一次2支，一日3次。

4. 气虚血瘀证

主要证候：筋疝盘曲如蚯蚓，阴囊坠胀不适，直立及久行后加重，负重后症状更为明显，神疲乏力，少气懒言，纳谷不振，大便溏薄，舌质淡胖，苔薄白，脉细软。

治法：益气升阳，佐以通络。

方药：参芪调筋汤（庞保珍方，选自庞保珍编著《不孕不育中医治疗学》）

黄芪、人参、甘草、白术、柴胡、升麻、延胡索、丹参、三七、鸡血藤。

中成药：丹黄祛瘀胶囊，口服。一次2～4粒，一日2～3次。

5. 肝肾亏虚证

主要证候：阴囊青筋暴露，状若蚯蚓，阴囊、睾丸坠胀不适，时有隐痛，头晕目眩，腰膝酸软，失眠多梦，阳痿，不育，舌淡，苔白，脉沉细无力。

治法：补益肝肾，佐以通络。

方药：枸杞畅筋汤（庞保珍方，选自庞保珍编著《不孕不育中医治疗学》）

枸杞子、熟地黄、山药、菟丝子、鹿角胶、龟板胶、山茱萸、川楝子、延胡索、当归、鸡血藤。

中成药：杞菊地黄胶囊，口服。一次 5 粒，一日 3 次。

二、中医外治

1. 湿热瘀阻证

萆桃螽嗣丹（庞保珍方，选自庞保珍、庞清洋编著《不育不孕中医外治法》）

萆薢、桃仁、牡丹皮、赤芍、猪苓、车前子、薏苡仁、黄柏、栀子、蓖麻仁、牵牛子、麝香。

制法：将上述药物共同研成细末，瓶装备用。

用法：治疗时，取药末 10g，以温开水调成糊状，纱布包裹，敷于脐部，胶布固定，3 天换药 1 次。

2. 寒滞肝脉证

橘荔金枪长胜丹（庞保珍方，选自庞保珍、庞清洋编著《不育不孕中医外治法》）

川乌、生南星、干姜、川椒、吴茱萸、淫羊藿、仙茅、山茱萸、枸杞子、橘核、荔枝核、威灵仙。

制法：将上述药物共同研成细末，瓶装备用。

用法：治疗时，取药末 10g，以温开水调成糊状，纱布包裹，敷于脐部，胶布固定，3 天换药 1 次。

3. 瘀血阻络证

桃红衍嗣丹（庞保珍方，选自庞保珍、庞清洋编著《不育不孕中医外治法》）

桃仁、红花、牡丹皮、赤芍、当归、延胡索、枳壳、三棱、莪术、香附、乳香、麝香。

制法：将上述药物共同研成细末，瓶装备用。

用法：治疗时，取药末 10g，以温开水调成糊状，纱布包裹，敷于脐部，胶布固定，3 天换药 1 次。

4. 气虚血瘀证

济气逐瘀汤（庞保珍方，选自庞保珍、庞清洋编著《不育不孕中医外治法》）

黄芪、人参、白术、赤芍、川芎、当归、三棱、莪术、水蛭。

制法：将上述药物共同研成细末，瓶装备用。

用法：治疗时，取药末 10g，以温开水调成糊状，纱布包裹，敷于脐部，胶布固定，3 天换药 1 次。

5. 肝肾亏虚证

菟棱毓麟散（庞保珍方，选自庞保珍、庞清洋编著《不育不孕中医外治法》）

熟地黄、山茱萸、巴戟天、菟丝子、肉苁蓉、三棱、莪术、生香附、威灵仙、乳香、麝香。

制法：将上述药物共同研成细末，瓶装备用。

用法：治疗时，取药末10g，以温开水调成糊状，纱布包裹，敷于脐部，胶布固定，3天换药1次。

三、针灸治疗

1. 湿热瘀阻证

取穴：长强、会阳、百会、承山。

2. 寒滞肝脉证

取穴：太冲、大敦、归来、关元、三阴交。

3. 瘀血阻络证

取穴：血海、膈俞、气海、太冲、合谷。

4. 气虚血瘀证

取穴：气海、足三里、合谷。

5. 肝肾亏虚证

取穴：太溪、涌泉、肝俞、肾俞。

四、饮食治疗

1. 湿热瘀阻证

栀七粥（庞保珍方）

薏苡仁30克，三七粉1g，栀子仁10g，粳米100g，冰糖少许。

制作与用法：将栀子仁洗净晒干，研成细粉备用。粳米、薏苡仁放入瓦煲内，加水煮粥至八成熟时，取栀子仁粉、三七粉调入粥内继续熬煮，待粥熟，调入冰糖，煮至溶化即成。

2. 寒滞肝脉证

（1）吴茱萸粥（《食鉴本草》）

吴茱萸2g，粳米50g，生姜2片，葱白2茎。

制法与用法：将吴茱萸碾为细末。粳米洗净，先煮粥，待米熟后再下吴茱萸末及生姜、葱白，文火煮至沸腾，数滚后米花粥稠，停火盖紧焖5分钟后调味即成。早、晚乘温热服，随量食用。

（2）附子粥（《太平圣惠方》）

制附子3g，干姜1～3g，粳米60g，红糖少许。

制法与用法：先将制附子、干姜捣碎，研为极细粉末，粥煮沸后，加入药末、红糖同煮即成。或用附子、干姜煎汁。

使用注意：本方专为内有真寒者而设，凡里热较重、阴虚火旺、湿温潮热者，均不宜食用，以防两阳相合，转增他病。方中附子温热而有小毒，煎煮的时间不能太短，应煎煮1小时，用量不宜过大，应从小剂量开始为妥。

3. 瘀血阻络证

三七蒸鹌鹑(《中医药膳与食疗》)

鹌鹑1只，三七粉1～2g，食盐、味精少许。

制法与用法：将鹌鹑去毛及肠杂，洗净切块，与三七粉同置瓷碗中，加入食盐少许，上锅隔水蒸熟，调入味精即成。食肉饮汁。

4. 气虚血瘀证

参七蒸鹌鹑（庞保珍方）

鹌鹑1只，人参6克，黑木耳5克，三七粉1～2g，食盐、味精少许。

制法与用法：将鹌鹑去毛及肠杂，洗净切块，黑木耳洗净，人参、三七粉同置瓷碗中，加入食盐少许，上锅隔水蒸熟，调入味精即成。食肉饮汁。

5. 肝肾亏虚证

山杞炖母鸡（庞保珍方）

怀山药30克，宁夏枸杞子15g，母鸡1500g，生姜、葱、料酒、食盐各适量。

制法与用法：将母鸡宰杀后，去掉杂毛与内脏，洗净；再将洗净的怀山药、宁夏枸杞子放入鸡腹内，置砂锅中，加入葱、姜、料酒等与适量的清水，武火煮至沸后，改用文火炖至鸡肉熟透即成。可分餐食肉及汤。

五、西医手术治疗

1. 开放手术

手术途径有经腹股沟管精索内静脉高位结扎术与经腹膜后精索内静脉高位结扎术。

2. 腹腔镜手术

效果可靠，损伤小，恢复快，可同时进行双侧手术。

3. 显微外科手术

传统的开放手术经显微镜下操作，能够清楚地分辨局部管状组织，结扎除输精管静脉外的所有引流静脉，保留动脉、淋巴管与神经。疗效稳定，复发率低，并发症少，是本病手术治疗的发展方向。

【名家经验】

1. 徐福松经验

本病多属实证。或为寒凝肝脉，或为血瘀络阻，或为湿热夹瘀。

治疗原则：无症状的轻度精索静脉曲张不需治疗。非手术治疗：轻度精索静脉曲张或伴有神经衰弱者可托阴囊、冷敷等。手术治疗：较重的精索静脉曲张、精子数连续三次在两千万以下或有睾丸萎缩者，平卧时曲张之静脉可消失者，可行精索内静脉高位结扎术。

（1）根据精索静脉曲张临床表现和病理特征，归属于中医"偏坠""筋瘤"等范畴。合并不育是较典型的以瘀滞为突出特点的病证，相当于《素问·平人气象论》中的"疝瘕、少腹痛"之证。该病病位在肝，肝气郁结也是基本病机之一。肾精亏虚为本，血脉瘀阻为标，二者互为因果，导致不育。

（2）治疗大法应补益肝肾、活血化瘀为主，佐以益气升提。药理研究表明，活血化瘀药物可以改善组织缺血缺氧状况，增加毛细血管开放数目，降低毛细血管通透性，提高容量血管张力及改善微循环，促进组织缺血缺氧造成损害的修复。

（3）某些精索静脉曲张患者，可以采用手术方法结合中医中药治疗，疗效更好。

2. 戚广崇经验

治疗精索静脉曲张性不育常用活血化瘀、益肾养肝之药，并自拟活血补肾方——理精煎，药选丹参、莪术、牛膝、虻虫、当归尾、熟地黄、续断、狗脊、淫羊藿、肉苁蓉、鹿角霜、红枣。一般连用3～6个月，临床效果满意。

【医案选粹】

徐福松医案

案一：岑某，32岁，1980年9月2日初诊。

患者5年前因过度用力移动重物后，发觉左侧阴囊部肿胀微痛，有坠胀感，捏之疼痛，此后遇劳动后疼痛加剧，休息则轻，曾多次治疗未效而转我科治疗。

检查：舌质暗红，边有暗瘀点，脉弦微涩。左侧精索肿胀，站立时可触及曲张静脉如一团蚯蚓，皮色不变。

辨证为劳伤瘀留，阻滞筋脉。治以理气散结，活血通络。

处方：青皮15g，川楝子12g，莪术18g，三棱18g，地鳖虫12g，荔枝核18g，橘皮核各12g，台乌药12g，炙甘草3g，水煎服。

服药14剂后，阴囊肿胀消失一半，劳累亦不觉胀痛。再服10剂后症状完全消失。

按：精索静脉曲张引起不育的机理尚未完全阐明。大致瘀血阻积于脉络，旧血不去，新血难来，睾丸失于荣养而不育。用较大剂量破气散结之品推陈出新，疏浚脉道，睾丸环境为之一新，功到自然成。

案二：唐某，42岁，1988年11月4日就诊。

1年前，患者出现睾丸坠胀疼痛，痛引至少腹，站立行走则加剧，平卧减轻，我院泌尿外科诊断为左侧精索静脉曲张。诊时情绪低落，头晕目眩，纳少乏力，舌质紫暗，脉虚而涩。辨证为气虚夹瘀。治以益气活血。

处方：炙黄芪30g，茯苓15g，白术15g，甘草5g，延胡索、柴胡各10g，乌药15g，地鳖虫10g，石菖蒲15g，牛膝15g，郁金10g。

连服20剂后，睾丸坠胀疼痛减轻；再服15剂，睾丸坠胀疼痛消失，状如常人。

按：补气药具有滋养作用，能够促进血液循环，增强机体免疫功能；活血祛瘀药可改善血液循环，促进组织因缺血缺氧造成损害的修复；很多补益药对精子密度低、活动率低、活动力弱、畸形精子增多等有较好的治疗作用，能提高配偶的妊娠率。

案三：肖某，29岁，1987年7月29日初诊。

结婚5年未育。夫妇在外院检查，女方未发现异常，男方诊为精索静脉曲张。现会阴部胀闷疼痛,头晕目眩,腰膝酸软,胸闷叹息,脉象细弦,舌红苔薄。经本院泌尿外科检查,确诊为精索静脉曲张。精液常规示精子计数异常,活率30%。证属肾精不足,肝气失达。拟滋水清肝饮加味治疗。

处方:生地黄、熟地黄各15g,生山药30g,山茱萸15g,粉丹皮10g,云苓12g,泽泻10g,全当归10g,杭白芍10g,醋柴胡8g,生山栀8g,小茴香10g,川楝子12g,台乌药10g,橘核12g。服药30余剂,诸症消失,精液常规正常。其妻在12月已孕。

按:除了肾精不足外,肝气郁结也是本病的基本病机之一。临床医师一般不会忽略补肾生精,但常常会忘记本病的病位在肝经的事实。据临床所见,必须辅以或清肝,或疏肝,或柔肝,或养肝,不一而足。

【诊疗述评】

目前研究认为精索静脉曲张可能造成男性精子活力与数量降低,影响生育能力。到目前为止,精索内静脉结扎(包括栓塞疗法)对精索静脉曲张本身的疗效是肯定的,但结扎后的精液质量改善程度却并不尽如人意。西药治疗效果不理想,且不良反应较多。中医药在改善精液质量,尤其是弱精子症与少精子症方面,疗效肯定。但必须以中医的理论指导治疗,辨证论治,尤其应重视辨证应用补肾活血法。

【预防与调摄】

1. 避免剧烈运动与重体力劳动,以防腹压升高,加重病情;少骑或不骑自行车、摩托车;驾车时间不宜过长,注意使用竹垫,以防止局部温度过高。
2. 忌食辛辣刺激性食物,多食水果与蔬菜,保持大便通畅。
3. 洗澡以淋浴为宜,且不宜水温太高,洗澡时间太久。
4. 房事有节,切勿纵欲。
5. 不穿牛仔裤与紧身衣裤。

【古代文献精选】

《灵枢·刺节真邪》:"有所疾前筋,筋曲不得伸,邪气居其间不反,发于筋瘤。"

《外科秘录·筋瘤骨瘤石瘤》:"筋瘤者,乃筋结成于体上也。初起之时必然细小,按之如筋也。筋蓄则曲,曲久成瘤,而渐大矣。然虽渐大,亦不甚大也。固是筋瘤,亦无大害,竟可以不治置之。"

【现代研究进展】

中医治疗精索静脉曲张有极大的优势,综述如下。

一、病因病机

中医学认为本病总有瘀血为患;或因肝肾不足,外感寒湿,气滞血瘀,筋脉失濡;

或因举重担物，长途跋涉，筋脉受伤，肝络瘀滞；或因湿热下注，脉络失和；或因脾虚气陷，血运无力，皆可形成筋疝或筋瘤。病后血运受阻，蕴而化热，血不养睾，热灼精伤，导致不育。王琦等认为肝肾亏虚、肝郁气滞是发病的内在病理基础。日久则瘀血停滞，络道阻塞，以致脉络迂曲、显露，是本病的病机特点。精索静脉曲张性不育病位在外肾，气滞血瘀是标，肾精亏虚是本。

二、中医治疗

1. 辨证论治

徐福松、莫惠等分为5型：血瘀络阻证，方用血府逐瘀汤合失笑散(《太平惠民和剂局方》)加减；气虚夹瘀证，方用补中益气汤合四物汤加减；肾虚夹瘀证，右归丸(《景岳全书》)合活络效灵丹(《医学衷中参西录》)加减；湿热夹瘀证，防己泽兰汤(《男科纲目》)合枸橘汤(《外科证治全生集》)加减；寒滞厥阴证，当归四逆汤(《伤寒论》)加减。王琦等分4型：湿热瘀阻证，方用防己泽兰汤加减；寒滞肝脉证，方用当归四逆汤合良附丸加减；瘀血阻络证，方用少腹逐瘀汤加减；肝肾亏虚证，方用左归丸加味。李祥云分5型：肝肾亏损用调肝汤加减；气滞血瘀用红花桃仁煎加减；寒湿凝滞用当归四逆汤加减；湿热瘀阻用萆薢渗湿汤加味；气虚不提用补中益气汤加减。曹开镛分3型：气虚下陷用补中益气汤加味；气滞血瘀用理气止痛汤(《中医伤科学》)加减；肝肾亏虚，努伤筋脉用左归丸加味。李曰庆分3型：血虚肝郁，肾阴亏损，用左归丸加减；脾肾阳虚，肾气不充，用右归丸合二仙汤加减；血瘀络阻，痰瘀互结，用桃红四物汤合失笑散加减。

2. 辨病与辨证相结合

徐福松主张：先辨病后辨证，辨病与辨证论治相结合，证从病辨，以病统证，只有将辨病论治与辨证论治有机地结合在一起，才能提高治疗效果。只辨证不辨病，则很难把握其病的全貌，治疗也往往难以取得良效。

3. 专病专方

陈和亮将精索静脉曲张所致少精子及弱精子症辨证为肝经血瘀，应用前列通瘀胶囊治疗56例，显效41例，有效13例。

4. 针灸推拿

王琦等采取每晚睡前平卧，右手食指和拇指缓慢按摩阴囊，以促进精索静脉血液回流。每次20～30 min，每晚1次。

三、手术治疗

对于精索静脉曲张的手术治疗争议较大。大多数泌尿科专家认为精索静脉曲张与不育症有关，而其他生殖医学专家认为不育症与精索静脉曲张无关。有许多设计了对照组的研究表明，精索静脉结扎术对于不育症治疗是无效的。但已有支持精索静脉结扎手术可治疗不育的研究。

(编者：庞保珍　庞清洋)

第十一节 免疫性不育

【概述】

男性免疫性不育是指结婚 1 年以上的夫妻，有正常性生活且未采用避孕措施，女方生育能力正常，男方性功能正常，由于血清或精浆中抗原抗体阳性而致不育者。据 WHO 统计，原因不明的不育夫妇中，约 10% 为免疫因素所致。不育男性中有 6%～10% 可在血或精液中查到抗精子抗体。对于男性免疫性不育而言，尚无特效治疗，中医学中亦无此病名的记载，但可归属"无子""无嗣"的范畴。

【发病机制】

一、中医病因病机

1. 肾阳不足

先天肾阳不足，或大病久病及肾，损耗肾阳，致肾阳不足，气化失司，精室紊乱；或后天失养，脾运失健，湿浊不化；或居处潮湿，寒湿、水湿之邪内侵，损伤阳气，精宫虚寒，致精室紊乱，精凝不散。

2. 肾阴亏损

素体阴虚，或房事过度，肾精过耗，或劳心太甚，或五志化火，耗损精液，或过服温燥助阳之品，而致热盛伤阴，阴虚火旺，扰乱精室，精凝不散。

3. 肺脾气虚

久病体虚，或饮食不节，伤及脾胃，运化失司，则肺脾气虚，外邪易侵，常患上呼吸道感染及肠道感染，诱导男子自身免疫反应，故精子凝集不散而不育。

4. 阴虚湿热

房事不节，损耗肾阴，过食辛辣醇酒厚味，湿热内生，或外感湿浊之邪，蕴久化热，热又伤阴，致阴虚湿热，精室被扰，精凝不散。

5. 肝经湿热

过食辛辣醇酒厚味，湿热内生，湿热下注，或外感湿浊之邪，蕴久化热，熏蒸精室，精室被扰，精凝不散。

6. 气滞血瘀

情志刺激，跌扑损伤，或手术损伤生殖器等，致情志抑郁，气机不畅，肝失疏泄，气滞血瘀，气机阻滞，精凝不散。

二、西医病因病理

（一）病因

1. **感染** 腮腺炎性睾丸炎、生殖道特异与非特异感染。

2. 损伤　既往有生殖道外伤或手术史，如睾丸、输精管及腹股沟区外科手术史，尤其是输精管结扎术后、输精管吻合术后；其他还有睾丸外伤、睾丸扭转、输精管外伤等。

3. 梗阻性少精子症（不全梗阻）或梗阻性无精子症。

4. 隐睾。

5. 精索静脉曲张　精索静脉曲张患者会增加并发附属性腺感染、附睾疾病和免疫性因素的发病率。

6. 其他不明原因。

(二) 病理生理

一般认为，精子抗原的自体免疫或同种免疫，至少可通过以下两种机制引起不育：一是干扰正常的精子发生过程，引起无精症或少精症，导致不育；二是通过抗体对精子及精子在正常生育中的作用产生不良影响，导致不育。

【诊断】

1. 询问病史

详细询问患者现病史、既往史、个人史、婚姻史、性生活史，患者是否有多次辅助生殖失败病史，其妻是否有习惯性流产史；询问患者已有的精液检查结果并详细记录。

2. 临床表现

可有原发病变的症状和体征，或无临床症状。

3. 实验室检查

WHO 推荐的抗精子抗体检测方法：混合抗球白蛋白反应实验（MAR）和免疫珠实验（IBT）。至少在一份精液样本中，发现有 50% 或以上的活动精子包被有抗体才可以诊断。同时，这一诊断必须经过精子-宫颈黏液接触实验加以证实。

【鉴别诊断】

主要是病因方面的鉴别诊断。

(1) 感染：包括腮腺炎后睾丸炎、生殖道特异与非特异感染。

(2) 损伤：输精管结扎术后、输精管吻合术后。输精管结扎术是导致手术性梗阻和产生抗精子抗体的最常见原因，这些抗体可以在输精管复通术后继续存在，即使顺利解除梗阻因素，仍会阻碍自然受孕。腹股沟疝手术（尤其是年轻人）可损伤输精管，导致输精管完全或不全梗阻，或导致免疫反应产生抗精子抗体。这种情况也可出现在鞘膜积液、所有生殖腺和腹股沟手术之后。

(3) 梗阻：精道梗阻的特征是无精子症和睾丸体积正常。诊断需要符合以下条件：睾丸活检标本中存在精子；单侧睾丸体积>11ml；血浆中 FSH 正常；不符合其他诊断。引起梗阻的原因有：损伤因素如附睾、输精管、射精管外伤或手术损伤；先天性因素为输精管、精囊缺如；炎症性、结核性、淋病性、丝虫病性、梅毒性感染也是引起精道梗阻的重要原因；射精管梗阻较少见，常由于前列腺尿道和附性腺的感染或损伤引起（有血精、淋病、前列腺炎导融及尿道灌注史），或者由于前列腺正中线囊肿引起。Mullerian 管囊肿和 Wolffian 管囊肿，前者可以压迫射精管导致梗阻，后者也称为射精管憩室。

【治疗】

一、中医辨证论治

1. 肾阳不足证

主要证候：婚久不育，血清、精浆抗精子抗体阳性，精子密度、精子活力、精液液化时间异常或正常。畏寒肢冷，面色白，头晕耳鸣，腰膝酸软，小便清长，舌质淡，苔薄白，脉沉细。

治法：温肾壮阳。

方药：阳春逐疫丹（庞保珍方，选自庞保珍主编《不孕不育中医治疗学》）

淫羊藿、巴戟天、菟丝子、肉苁蓉、熟地黄、山药、人参、黄芪、徐长卿、生甘草。

中成药：龟龄集，口服。一次 2 粒，一日 1 次，早饭前 2 小时用淡盐水送服；或右归丸：口服，一次 1 丸，一日 3 次；或海龙胶口服液：口服。一次 40 毫升（2 支），一日 1～2 次；或麒麟丸：口服。一次 6 克，一日 2～3 次。

2. 肾阴亏损证

主要证候：婚久不育，血清、精浆抗精子抗体阳性，精子密度、精子活力异常或正常，或精子畸形率高，或精液不液化。眩晕耳鸣，五心烦热，腰膝酸软，口干溲黄，舌红苔少，脉细数。

治法：滋肾填精。

方药：壮水涤疫丹（庞保珍方，选自庞保珍主编《不孕不育中医治疗学》）

生地黄、麦门冬、玄参、白芍、女贞子、旱莲草、龟甲、鳖甲、牡丹皮、徐长卿、生甘草。

中成药：六味地黄颗粒，开水冲服，一次 5 克，一日 2 次。

3. 肺脾气虚证

主要证候：婚久不育，血清、精浆抗精子抗体阳性，常有上呼吸道感染及肠道感染史，平素容易感冒鼻塞，咽痛咳嗽，或有纳少便溏，腹胀腹痛，恶心欲吐，头昏自汗，面色少华，舌淡边有齿印，舌苔薄白，脉细弱。

治法：补肺健脾，祛邪活精。

方药：土金精泰丹（庞保珍方，选自庞保珍主编《不孕不育中医治疗学》）

人参、白术、茯苓、黄芪、山药、砂仁、鸡内金、防风、黄芩、金银花、菟丝子、淫羊藿。

中成药：参鹿健肺胶囊，口服。一次 3 粒，一日 3 次。

4. 阴虚湿热证

主要证候：婚久不育，血清、精浆抗精子抗体阳性，午后潮热，五心烦热，口渴喜饮，腰膝酸软，尿黄便秘，夜寐盗汗，舌红少苔，脉细弦数。

治法：滋阴降火，清热利湿。

方药：文武赞精丹（庞保珍方，选自庞保珍《不孕不育中医治疗学》）

生地黄、麦冬、白芍、知母、牡丹皮、枸杞子、泽泻、茯苓、车前子、碧玉散、萆薢、薏苡仁。

中成药：六味地黄颗粒，开水冲服，一次5克，一日2次。

5. 肝经湿热证

主要证候：婚久不育，血清、精浆抗精子抗体阳性，精子密度、精子活力多数异常，或精子畸形率高，或精液不液化。胸闷心悸，头晕而胀，口中干黏，渴不欲饮，小便黄少，舌质红，苔黄腻，脉滑数。

治法：清热化湿。

方药：清化祛疫汤（庞保珍方，选自庞保珍主编《不孕不育中医治疗学》）

龙胆草、栀子、黄芩、制大黄、生地黄、牡丹皮、萆薢、车前子、白花蛇舌草、薏苡仁、生甘草。

中成药：龙胆泻肝丸，口服。一次3～6克，一日2次。

6. 气滞血瘀证

主要证候：婚久不育，血清、精浆抗精子抗体阳性，射精量少，常伴外生殖系外伤史或手术史，小腹、会阴时有刺痛，且痛处不移。舌质紫暗或有瘀斑瘀点，苔薄白，脉弦或涩。

治法：疏肝理气，活血破瘀。

方药：柴蛭精春汤（庞保珍方，选自庞保珍主编《不孕不育中医治疗学》）

柴胡、水蛭、三棱、莪术、当归、白术、川续断、制没药、黄芪、菟丝子。

中成药：血府逐瘀口服液，口服。一次2支，一日3次。

二、西医治疗

男性免疫性不育的治疗包括采用雄激素治疗、免疫抑制剂治疗以及对因治疗。

1. 对因治疗

彻底治疗原发病，如因附睾炎、精囊炎所导致的免疫性不育，可运用抗生素治疗，因局部损伤而导致的精子抗原暴露，可运用外科手术进行修复和切除病灶。

2. 免疫抑制剂治疗

是目前研究得最多，应用最为广泛的一种方法，通过运用类固醇药物来达到抑制抗体产生的目的。目前国内外在应用免疫抑制疗法的剂量、具体使用方法上尚不一致，大体上有三种：

（1）低剂量持续疗法：每日口服地塞米松2～3mg，连服9～13周，以后经7周减量停药。

(2)大剂量间歇疗法：要求患者在其配偶月经周期的第 21 天开始，每天服甲基泼尼松龙 96mg，连服 7 天，如未能妊娠则重复进行。此疗法常使患者出现恶心、呕吐等消化道症状及发热皮疹、神经痛，甚至精神异常等副作用，一旦出现药物反应必须立即停止给药。

(3)周期疗法：要求患者在配偶月经周期的第 1～10 天，每日服用泼尼松 40mg，如抗精子抗体滴度不降，剂量增加到 80mg。

3. 精子洗涤后宫腔内人工授精（IUI）

本手法根据精浆中抗体可用洗涤方法去除的原理而用。精液悬于介质 4 倍稀释的 4% 人血清白蛋白溶液，用 2000rpm 离心 5 分钟，取其柔软小块再悬浮、再离心，反复 3 次。然后，将最后的精子悬浮于 0.5ml 白蛋白中，做宫腔内人工授精，成功率 10%。

4. 抗感染治疗

由于感染常为精子自身免疫的促发因素，因此对有生殖道感染的患者行抗感染治疗对于自身免疫性不育的治疗可能是有益的。

5. 手术治疗

对于一些不能以非手术方法治愈的生殖器疾患如附睾囊肿、精道阻塞、精索静脉曲张等，通过手术治疗，对体内抗精子抗体滴度的下降可能有一定的帮助。

【名家经验】

徐福松经验

徐福松认为，男性免疫性不育的病机在于先天不足，同时后天失养，以致肝肾亏虚，日久引动下焦湿热，湿热循肝经结于精道，气血运行不畅，日久精血瘀滞；或有局部损伤，伤及先天屏障，与湿热互结，精血瘀滞；或肺脾气虚，易于外感，邪热入于营血，归于精室，阻滞精道。徐福松指出，本病的病理基础是免疫功能紊乱，其中以细胞免疫低下为主，体液免疫亢进为次，符合中医肝肾肺脾之虚为本、湿热瘀血之实为标的病机。临床治疗方面，对于肝肾阴虚湿热型患者，多以滋阴降火、清利湿热的六味二碧散加减为主；肺脾气虚易感型，多以补肺健脾、理气清肠的参苓香连汤加减为主。徐福松还认为要将"未病先防，既病防变"的思想，贯穿于治疗男性免疫性不育的全过程，重视日常生活习惯；同时，告诫患者积极治疗可能导致免疫性不育的泌尿生殖系疾患。在治疗期间，嘱患者忌烟酒、辛辣刺激等食物，预防感冒、腹泻。

【诊疗述评】

对男性免疫性不育的诊断，首先要详细询问病史，并要了解配偶的生殖能力状况；在实验室检查方面，要采用 WHO 推荐的抗精子抗体检测方法即混合抗球白蛋白反应实验（MAR）和免疫珠实验（IBT），二者选一即可。在治疗上，要辨证、辨精、辨体质三者做到有机结合。对有明确外伤史者，可加入活血化瘀之品，如赤芍、丹参、三棱等。对生殖道感染者，可同时配合抗生素治疗。对原因不明者，也可同时采用免疫抑制剂如糖皮质激素治疗。

【预防调护】

1. 积极防治可能导致男性免疫性不育的泌尿生殖系统疾病，诸如急慢性前列腺炎、精囊炎、急慢性睾丸附睾炎、睾丸鞘膜积液、精索静脉曲张等疾病。

2. 避免服用具有生殖毒性的食物和药物，如棉籽油、香菜、芹菜、苦瓜等杀精食物，以及雌激素、雷公藤、西咪替丁、庆大霉素等药物。

3. 保持积极健康的生活方式，如不饮酒、少食肥甘厚腻、不久坐、不桑拿、不穿紧内裤，多饮水等。

4. 尽力避免接触可能导致男性免疫性不育的物理因素和化学因素。物理因素主要有热、电磁辐射、放射线等；化学因素主要有各类重金属，以及各种有害食品添加剂和食品染色剂等。

【古代文献精选】

《千金方·求子论》："凡人无子当为夫妻俱有五劳七伤、虚羸百病所致，故有绝嗣之患。"

《医方集解》："无子皆由肾冷精衰造成。"

《石室秘录》："男子不能生子有六病：一精寒也，一气衰也，一痰多也，一相火盛也，一精少也，一气郁也。"

【现代研究进展】

一、西医研究进展

目前，对于男性免疫性不育的发病机制研究表明，在正常男性体内，精子具有抗原性，但是因为精子抗原受血-睾屏障、男性生殖道内的一系列的精子包裹抗原、精液中的免疫抑制物质等3种免疫屏障保护，将精子与抗精子抗体隔离，从而不产生免疫反应。然而，当发生泌尿系统感染或泌尿生殖系统外伤时，有可能导致体内抗精子抗体产生，从而抑制精子的产生，降低精子的活力，干扰精子和卵子的相互作用等。抗精子抗体不仅可以造成男性自身免疫性不育，也可引起女方免疫性不孕或习惯性流产。

二、中医研究进展

中医治疗免疫性不育有极大的优势，归纳如下。

（一）病因病机

徐福松认为在正常情况下睾丸和男性生殖道有坚固的血睾屏障，精子抗原不与人体的免疫系统相接触。自身免疫现象的发生，提示精子逾越正常屏障与人体免疫系统发生接触，诱发了自身免疫反应，出现此种情况多由疾病因素造成，如睾丸损伤、炎症、输精管道感染、阻塞等。由于它是自身免疫反应，出现于人体内部的抗精子抗体，处理起来比女性有更大的难度。徐福松认为男性免疫不育症的病位，首在肝、肾，次在肺、脾；病因之本为体虚，病因之标为损伤或感染；病机为正虚邪恋，虚实夹杂。金维新认为肾阳不足、肾阴亏损、肝经湿热是其主要病机。

(二) 中医治疗

1. 辨证论治

徐福松治疗多审因求治，辨病与辨证论治相结合，扶正祛邪，消补兼施，阴虚火旺者，用大补阴丸加减（熟地黄、龟甲、黄柏、知母）以滋阴降火；肺虚易感者用玉屏风散（生黄芪、防风、白术）加减以益气固表；脾胃虚弱者用参苓白术散（人参、茯苓、白术、炙甘草、扁豆、山药、薏苡仁、莲子肉、陈皮、桔梗、砂仁）加减，以健脾和胃。徐福松、莫惠等将血清、精浆抗精子抗体阳性分为6型：肺卫虚弱型，方用玉屏风散加减；胆府郁热型，方用苍耳子散（《济生方》）加减；实火上炎型，方用导赤散合玉女煎（《景岳全书》）加减；肺脾气虚型，方用补中益气丸加减；阴虚内热型，方用麻仁丸（《伤寒论》）加减；阴虚湿热型，方用六味地黄丸加减。王琦等分4型：肝肾阴虚湿热证，方用知柏地黄汤加减；肺虚气虚易感证，方用参苓白术散合香连丸加减；气滞血瘀证，方用少腹逐瘀汤加减；阴阳平和证，方用王氏脱敏生育方（经验方）。陈文伯对精室湿热以知柏地黄汤加减；精脉瘀阻以桃仁四物加减；精气不足以补肾填精丸。

2. 专病专方

徐福松发现不少原因不明的男性不育患者常合并口腔病，中医学认为肾藏精，主骨，齿为骨之余，手阳明入上齿中，足阳明入下齿中，因此，口腔牙周病变与肾阴不足、胃热有余所致的男性不育症有密切关系。基于这一理论的指导，徐福松提出滋补肾阴与清泻胃火相结合，采用"补肾清胃法"治之。方选聚精散合玉女煎化裁。常用药：熟地黄、枸杞子、首乌、生石膏、知母、牛膝、淡竹叶、连翘、天花粉。以聚精散合玉女煎治疗合并口腔疾病患者43例，结果取得了总有效率81.4%，精浆抗体转阴率68.75%的疗效。临床研究提示，男性不育症合并口腔病患者，细胞免疫功能低下，表现为病久正虚；体液免疫亢进，局部免疫反应则表现为邪恋邪实。久病及肾，久病必虚，本病以虚实夹杂，上实下虚，肾虚胃实为特点。因而"补肾清胃法"可以增加机体的免疫力，维持免疫自稳功能，祛除毒素，从而使睾丸的生精能力恢复正常。本研究确认口腔病是男性不育症的病因之一，并为其提供了治疗思路。

(三) 实验研究

陈晓平等发现知柏地黄丸可能直接、间接抑制循环血中抗体，减少血清、精浆中IgA、IgM的含量，抑制睾丸、精囊、输精管、前列腺中抗原抗体含量，从而达到治疗目的。梁国珍等SD鼠采用主动免疫法建立血清AsAb阳性的动物模型，并用具有滋肾补肾、活血化瘀作用的助孕1号方、助孕2号方于建模同期灌胃给药，结果二方均有抑制AsAb的作用，这为中医治疗免疫性不育提供了动物实验依据。徐晨等运用扫描电镜及免疫电镜观察了精液解脲支原体培养阳性的不明原因不育男性及正常生育男性的精子，结果发现不育组精子上有较多的支原体吸附，精子畸形率高，精子凝集，精子膜损伤，精子活力低下等，这提示解脲支原体感染确可引起不育。

（编者：庞保珍　庞清洋）

参考文献

1. 庞保珍，赵焕云．不孕不育中医治疗学［M］．北京：人民军医出版社，2008.
2. 庞保珍，庞清洋，赵焕云．不孕不育中医外治法［M］．北京：人民军医出版社，2009.
3. 庞保珍．不孕不育名方精选［M］．北京：人民军医出版社，2011.
4. 庞保珍．饮食养生之道［M］．北京：中医古籍出版社，2012.
5. 庞保珍．男性健康之道［M］．北京：中医古籍出版社，2012.
6. 庞保珍．放松心情之道［M］．北京：中医古籍出版社，2012.
7. 庞保珍．性功能障碍防治精华［M］．北京：人民军医出版社，2012.
8. 李淑玲，庞保珍．中西医临床生殖医学［M］．北京：中医古籍出版社，2013.
9. 曹开镛，庞保珍．中医男科病证诊断与疗效评价标准［M］．北京：人民卫生出版社，2013.
10. 庞保珍，庞清洋．健康长寿之路［M］．北京：中医古籍出版社，2015.
11. 庞保珍，庞清洋．女性健康漂亮的智慧［M］．北京：中医古籍出版社，2015.
12. 庞保珍，庞清洋．战胜不孕不育的智慧［M］．北京：中医古籍出版社，2015.
13. 庞保珍．生活起居中的健康科学——远离癌症、糖尿病、心脑血管疾病［M］．北京：人民卫生出版社，2015.
14. 庞保珍．不孕不育治疗名方验方［M］．北京：人民卫生出版社，2015.
15. 庞保珍．优生优育——生男生女好方法［M］．北京：中医古籍出版社，2016.
16. 庞保珍，庞清洋．健康之路——《国家基本公共卫生服务规范》健康教育解读［M］．郑州：河南科学技术出版社，2017.
17. 孙自学，庞保珍．中医生殖医学［M］．北京：人民卫生出版社，2017.
18. 王琦，曹开镛．中医男科学［M］．天津：天津科学技术出版社，1988.
19. 曹开镛．中医男科临床手册［M］．北京：中国医药科技出版社，1990.
20. 曹开镛．中医男科诊断治疗学［M］．北京：中国医药科技出版社，2007.
21. 王琦．王琦男科学［M］．2版．郑州：河南科学技术出版社，2007.
22. 李曰庆．实用中西医结合男性学手册［M］．北京：华夏出版社，1992.
23. 王沛，李曰庆，张燕生．中医外科治疗大成［M］．石家庄：河北科学技术出版社，1997.
24. 李曰庆．中医外科学［M］．北京：中国中医药出版社，2002.
25. 何清湖等．中华医书集成［M］．北京：中医古籍出版社，1999.

26. 河北医学院．灵枢经校释［M］．2版．北京：人民卫生出版社，2009．

27. 山东中医学院，河北医学院．黄帝内经素问校释［M］．2版．北京：人民卫生出版社，2009．

28. 王洪图．黄帝内经素问白话解［M］．北京：人民卫生出版社，2004．

29. 谷翊群，等．世界卫生组织人类精液及精子-宫颈黏液相互作用实验室检验手册［M］．4版．北京：人民卫生出版社，2001．

30. 王心如，周作民．生殖医学［M］．北京：人民卫生出版社，2004．

31. 窦肇华．生殖生物学［M］．北京：人民卫生出版社，2007．

32. 乔杰．生殖工程学［M］．北京：人民卫生出版社，2007．

33. 周作民．生殖病理学［M］．北京：人民卫生出版社，2007．

34. 朱长虹．生殖药理学［M］．北京：人民卫生出版社，2007．

35. 王应雄．生殖健康学［M］．北京：人民卫生出版社，2007．

36. 熊承良．临床生殖医学［M］．北京：人民卫生出版社，2007．

37. 徐晓阳．性医学［M］．北京：人民卫生出版社，2007．

38. 李铮，等．世界卫生组织男性不育标准化检查与诊疗手册［M］．北京：人民卫生出版社，2007．

39. 张滨．性医学［M］．广州：广东教育出版社，2008．

40. 金维新．不孕症的诊断与中医治疗［M］．北京：科学出版社，1992．

41. 徐福松．徐福松实用中医男科学［M］．北京：中国中医药出版社，2009．

42. 中华医学会．临床诊疗指南·辅助生殖技术与精子库分册［M］．北京：人民卫生出版社，2009．

43. 罗丽兰．不孕与不育［M］．2版．北京：人民卫生出版社，2009．

44. 贾金铭．中国中西医结合男科学［M］．北京：中国医药科技出版社，2005．

45. 乔杰．临床生殖医学与手术［M］．北京：北京大学医学出版社，2009．

46. 陈志强，江海身．男科专病中医临床诊治［M］．2版．北京：人民卫生出版社，2006．

47. 李国栋，赵树森．中医外科临床手册［M］．北京：人民卫生出版社，1996．

48. 谷翊群，等．世界卫生组织人类精液检查与处理实验室手册［M］．5版．北京：人民卫生出版社，2011．

49. 中华医学会．临床技术操作规范·辅助生殖技术和精子库分册［M］．北京：人民军医出版社，2012．

50. 李蓉，乔杰．生殖内分泌疾病诊断与治疗［M］．北京：北京大学医学出版社，2012．

51. 李力，乔杰．实用生殖医学［M］．北京：人民卫生出版社，2012．

52. 瑞兹克．不孕症与辅助生殖［M］．孙鲲，主译．北京：人民卫生出版社，2013．

53. 刘平，乔杰．生殖医学实验室技术［M］．北京：北京大学医学出版社，2013．

54. 乔杰．生育力保护与生殖储备［M］．北京：北京大学医学出版社，2013．

55. 乔杰．生殖医学临床诊疗常规［M］．北京：人民军医出版社，2013．

56. 左伋．医学遗传学［M］．6版．北京：人民卫生出版社，2013．

57. 乔杰．生殖医学临床指南与专家解读［M］．北京：人民军医出版社，2014．

58. 郭应禄，辛钟成，金杰．男性生殖医学［M］．北京：北京大学医学出版社，2016．

59. 王劲松，王心恒，王晓虎．王劲松中医精室论［M］．南京：东南大学出版社，2016．

60. 连方．中西医结合生殖医学［M］．北京：人民卫生出版社，2017．

61. 陈子江．生殖内分泌学［M］．北京：人民卫生出版社，2017．

62. 姜辉，邓春华．中国男科疾病诊断治疗指南与专家共识［M］．北京：人民卫生出版社，2017．

63. 徐福松，黄馥华．男科纲目［M］．南京：南京大学出版社，1993．

64. 徐福松，莫惠．不孕不育症诊治［M］．上海：上海科学技术出版社，2006．

65. 顾方六．现代前列腺病学［M］．北京：人民军医出版社，2003．

66. 戚广崇，实用中医男科手册［M］．上海：知识出版社，1995．

67. 李彪，何耀荣．男科证治指南［M］．长沙：湖南科学技术出版社，1990．

68. 安崇辰，余明干，中医男科证治备要［M］．北京：科学技术文献出版社，1992．

69. 安崇辰．中国男科学［M］．贵阳：贵州科学技术出版社，1993．

70. 世界卫生组织．性传播感染、生殖道感染医疗和预防实践指南［M］．曾光，主译．北京：中国协和医科大学出版社，2005．

71. 中国性科学百科全书编辑委员会，中国大百科全书出版社科技编辑部．中国性科学百科全书［M］．北京：中国大百科全书出版社，1998．

72. 国家中医药管理局．中华人民共和国中医药行业标准·中医病证诊断疗效标准［M］．南京：南京大学出版社，1994．

73. 中华人民共和国卫生部．中药新药临床研究指导原则［M］．北京：1993．

74. 施小墨，陆寿康．施今墨［M］．北京：中国中医药出版社，2001．

75. 李广文．男女性疾病与不孕症［M］．济南：山东科学技术出版社，1991．

76. 冷方南．中医男科临床治疗学［M］．北京：人民卫生出版社，1991．

77. 李祥云工作室．李祥云治疗不孕不育经验集［M］．上海：上海科学技术出版社，2007．

78. 单书健，等．古今名医临证金鉴·男科卷［M］．北京：中国中医药出版社，1999．

女性不孕篇

第十八章 女性不孕概述

【定义】

不孕症是指婚后夫妇同居，性生活正常，配偶生殖功能正常，未避孕，未孕1年者；或曾孕育过，未避孕又1年以上未再受孕者。前者称为"原发性不孕症"，古称"全不产"；后者称为"继发性不孕症"，古称"断绪"。

不孕之病名，早已有之。在中医古籍中，不孕的病名，尚有"无子""不产""绝产""绝子""绝嗣""全不产""断绪""不字""不育"等名。早在两千多年前，《易·渐》中就有"妇三岁不孕"，"妇孕不育"的记载，而《易·屯》中也有"女子贞不字，十年乃字"的记载。孕者，妊娠也。育者，生育也。字者，乳也，怀孕也。"妇三岁不孕"乃多年未有怀孕，而"妇孕不育"则为能怀孕而不能发育成正常的胎儿，足月分娩，不能获得健康的婴儿，即女性不育症，可见当时已有"不孕"与"不育"之区别。今人则把由于男方因素造成的不孕症，称之为男性不育症。"不字"则为"不孕"。在《黄帝内经》中有生理性无生育能力之"无子"，如《素问·上古天真论》谓："女子……七七任脉虚，太冲脉衰少，天癸竭，地道不通，故形坏而无子也。"此言女子在一定年龄阶段因生理性衰退而"无子"，而在《素问·骨空论》中则出了"督脉者……此生病……其女子不孕"，此为"不孕"之病名。在《诸病源候论》中则分别有"无子""绝子""绝产""不复生子""绝嗣不产""断绪"等病名。详察其文，由于候之不同，脉症之异，故病名有别。总之，在古医籍记载中，"无子""绝产""绝嗣""全不产"大概相当于今人所说的"原发性不孕症"；而"断绪"则相当于"继发性不孕症"。从本病病名的不同来看，我国古代医家已经注意到不孕症有不孕与不育的区别，有原发性不孕与继发性不孕之不同，亦有相对性不孕与绝对性不孕之分，如"绝产""绝嗣"则为绝对性不孕症范畴，至于"无子"则有生理与病理的不同含义。

历代医家均重视对不孕症的研究。不孕的研究是生命科学的一部分。中医学对人类生命起源的认识比西方医学早了几千年，在殷周时期《易经》中即有"天地氤氲，万物化淳，男女构精，万物化生"关于人类生命起源的记载，且《周易》记载"妇三岁不孕"，首先提出不孕病名与不孕年限界定，并注意到"妇人不育""妇三岁不孕"对嗣续传代的影响，当求药治疗；主张"同姓不蕃"，不主张近亲结婚。《内经》中详细阐释了"女子七岁，肾气盛，齿更发长；二七而天癸至，任脉通，太冲脉盛，月事以时下，故有子……丈夫八岁，肾气实，发长齿更；二八肾气盛，天癸至，精气溢泻，阴阳和，故能有子"。这些论述均揭示了人类生命起源的奥秘。《内经》有关生殖生理的经文为后代中医学的生殖理论打下基础。《素问·上古天真论》首先提出了肾气盛，天癸至，任通冲盛，月事以时下，故有子的受孕生理。《素问·骨空论》中指出"督脉者……此生病……其女子不孕"的病理。《神农本草经》紫石英条下载："女子风寒在子宫，绝孕十年无子"。《金匮要略·妇人杂病脉证并治》温经汤条下云："亦主妇人少腹寒，久不受胎。"温经汤是目前现有文字记载的第一条调经种子之方。西晋《针灸甲乙经·妇人杂病》指出"女子绝子，衃血在内不下，关元主之"，率先提出瘀血导致不孕的机理。《诸病源候论》专设"无子候"，分列"月水不利无子""月水不通无子""子脏冷无子""带下无子""结积无子"等"挟疾无子"病源。唐代《千金要方》《千金翼方》广泛研究了求子、种子、赤白带下、崩中漏下致不孕等问题，并认识到不孕涉及男女双方；必要时当男女双方求治。《千金要方·求子》首先提出："凡人无子，当为夫妻有五劳七伤、虚羸百病所致"与"全不产""断绪"分类。宋代《妇人大全良方》继承前贤学术，专设"求嗣门"。元代朱丹溪对不孕症研究颇深，在《格致余论·受胎论》中指出："男不可为父，得阳气之亏者也；女不可为母，得阴气之塞者也"，并首先提出"女涵男"的真假阴阳人不能生育；并在《丹溪心法·子嗣》中增补了肥盛妇人痰湿闭塞子宫和怯瘦妇人子宫干涩不能怀孕的证治。万全著《广嗣纪要》指明"无不女"和"无不男"不能生育，且《万氏妇人科》指出："女子无子，多因经候不调……此调经为女子种子紧要也"。张景岳《妇人规·子嗣类》强调治疗不孕应辨证论治："种子之方，本无定轨，因人而药，各有所宜"，且提出"情怀不畅，则冲任不充，冲任不充则胎孕不受"的七情内伤导致不孕的机理。清代《傅青主女科》强调从肝肾论治不孕，创制的养精种玉汤、温胞饮、开郁种玉汤、宽带汤至今广泛应用。王清任《医林改错》高度重视活血化瘀法治疗不孕，认为所创少腹逐瘀汤"种子如神"，并创经期服药法，即月经来潮之日起连服5天中药以祛瘀生新、调经种子治疗。历代医籍为我们今天研究不孕症积累了宝贵的学术理论与丰富的临床经验，中国医药学是治疗不孕症的伟大宝库，读经典，是做好临床的阶梯。

不孕症不是一个独立的疾病，是由多种疾病所造成的后遗症或结局，严重影响着民族的繁衍与昌盛，是造成家庭与社会不稳定的因素之一，也是妇科常见的疑难病症。积极诊治不孕症是世界共同关注的热点，也是妇产科医务工作者的责任与义务。

不孕的发生关系到夫妇双方，发病率经世界卫生组织统计各国不尽相同，西方国家发生率要高于我国。我国的发病率约为10%～15%，根据国内一些地区流行病学的调查，不孕夫妇中女方因素占50%～60%，男方因素占30%～40%，男女双方因素占10%。此外，调查中发现不孕症可能与结婚的年龄、受教育的程度、月经初潮的年龄、民族、居住地区、生活条件、遗传基因等因素有关。随着人们思想观念的变化，不少妇女晚婚晚育，35岁以后，由于卵巢储备能力与排卵功能开始减弱，自然孕育功能也会随之下降；近几年，由于一些女性压力过大，内分泌失调性疾病越来越多；另外，随着性传播性疾病与流产发生率的上升，生殖系统炎症、免疫功能下降亦随之呈上升的趋势，由此而导致不孕症的发病率逐年增高。因此预防和诊治不孕具有极重要的意义。

关于不孕症的年限问题,古代医籍中大多认为婚后3年不孕为不孕症。《周易》即有"妇三岁不孕"之说。中华人民共和国成立以后,全国中医规划教材《中医妇科学》第1版至第4版及西医《妇产科学》均将不孕症的年限定为3年。自1984年起国际妇产科联合会将不孕标准改为2年。中国中西医结合学会妇产科专业委员会于1987年制定不孕症的标准是:凡育龄妇女婚后2年,夫妇同居,性生活正常,男性生殖功能正常,未避孕而不孕者,称为原发性不孕症。末次妊娠后2年未避孕而不孕者,称为继发性不孕症。2012年中华中医药学会发布的《中医妇科常见病诊疗指南》将不孕症的年限定为1年,而世界卫生组织已经将不孕症的诊断年限改为1年,目的是为了早期诊断,早期治疗。

关于不孕与不育的概念人们常常混淆,其实二者完全不同。不孕是指没有受孕的能力;而不育是指能够受孕,但由于某种原因均以堕胎、小产、早产、死胎、死产而告终,使之未得到活婴。

【发病机制】

一、中医病因病机

1. 肾虚

先天禀赋不良,肾气不足,阳虚不能温养子宫,令子宫发育不良,或冲任、胞宫虚寒;或房事不节、反复流产、大病久病,穷必及肾;或年事已高,肾气渐衰;或寒湿伤肾。若肾气虚,则冲任虚衰;肾阳亏虚,命门火衰,或阴寒内滞于冲任、胞宫,均不能摄精成孕;若肾阴亏虚,精亏血少,天癸乏源,冲任亏虚,子宫干涩;或阴虚生内热,热扰冲任、胞宫,亦不能摄精成孕。尤其是导致肾-天癸-冲任-胞宫生殖轴失调,发生闭经或崩漏而造成不孕。

2. 肝气郁结

若素性忧郁,性格内向,或七情内伤,情怀不畅;或由于婚久不孕,受到家庭、社会与自身的心理压力导致情绪低落,忧郁寡欢,气机不畅,互为因果,加重肝气郁结,以致冲任不能相资,不能摄精成孕。又肝郁克伐脾土,脾伤不能通任脉而达带脉,任、带损伤,胎孕不受。

3. 瘀滞胞宫

瘀血既是病理产物,又是致病因素。寒、热、虚、实、外伤均可发生瘀滞胞宫,造成不孕。早在西晋《针灸甲乙经·妇人杂病》已明确指出:"女子绝子,衃血在内不下,关元主之";唐代《备急千金要方》亦指出"瘀血内停……恶血内漏"是无子原因之一。明清医家更重视血瘀导致不孕之理。如《张氏医通》曰:"因瘀积胞门,子宫不净"导致不孕;同时,经期、产后余血未净,房事不节,亦可致瘀,瘀积日久成症。正如《诸病源候论》引"养生方"说:"月水未绝,以合阴阳,精气入内,令月水不节,内生积聚,令绝子。"经期、产后余血未净即合阴阳可致崩漏、瘀血等,现代医学认为可导致盆腔炎等疾病，从而造成不孕。目前研究认为：在经期或子宫内膜炎时性交，可致女方产生抗精子抗体致不孕，亦可发生子宫内膜异位症，导致不孕。

4. 痰湿内阻

素体脾虚或劳倦思虑过度，饮食不节伤脾或肝木犯脾，或肾阳虚不能温脾，脾虚则健运失司，水湿内停，湿聚成痰；或嗜食膏粱厚味，痰湿内生，躯脂满溢，闭塞胞门，不能摄精成孕。金元时代朱震亨明确提出痰湿不孕，他在《丹溪心法·卷五·子嗣九十三》中指出："若是肥盛妇人，禀受甚厚，恣于酒食之人，经水不调，不能成胎，谓之躯脂满溢，闭塞子宫"，明确地指出了本证型的病因、病机、症状，并提出了行湿燥痰的治法与方药。傅山在《傅青主女科·种子》中对此也有详细论述："妇人有身体肥胖，痰涎甚多，不能受孕者……乃脾土之内病……不知湿盛者多肥胖。肥胖者多气虚，气虚者多痰涎，外似健壮而内实虚损也……夫脾本湿土，又因痰多，愈加其湿，脾不能受，必浸润于胞胎，日积月累，则胞胎竟变为汪洋之水窟矣！且胖之妇，内肉必满，遮隔子宫，不能受精，此必然之势也。"

上述各病机既可独立发病，又常因脏腑相生相克，气血、脏腑、经络间的有机联系而兼夹发病，更由于不孕病程长，以年为计，病因往往并非单一，病机涉及多脏受损，往往脏腑、气血、经络同病。病情单一者少，虚实夹杂者多，如肾虚肝郁、肾虚血瘀、肾虚痰湿或瘀痰互结、气滞血瘀、瘀阻冲任胞脉等。

二、男方因素

男方因素主要是精子发生障碍与输送障碍，包括睾丸发育不良、隐睾、精索静脉曲张、睾丸炎等引起的少精症、无精症，或精子异常；输精管阻塞、创伤或先天缺如导致精子输送障碍；勃起障碍、不射精、逆行射精等性功能异常导致的排精障碍；自身免疫反应产生精子抗体引起精子凝集，影响精子活力等。

三、男女双方因素

男女双方均存在一些影响孕育的因素，如缺乏性知识，性交过频或过少等，或情绪焦虑、精神紧张等心理障碍，导致性生活不够协调；男方生殖道炎症影响精浆免疫抑制成分，从而使女方产生抗精子抗体等。

上述因素可单一存在，也常多因素复合作用而造成不孕。

四、西医病因病理

西医认为受孕是一个复杂而又协调的生理过程，必须具备下列条件：卵巢排出正常卵子；精液正常并含有正常精子；卵子与精子能够在输卵管内相遇并结合成为受精卵，受精卵顺利地被输入子宫腔；子宫内膜已充分准备适合于受精卵着床。其中任何一个环节不正常，便能阻碍受孕。

不孕的原因较复杂，多项流行病学调查结果显示，不孕夫妇中，女方因素占40%～50%，男方因素占25%～40%，男女双方共同因素占20%～30%，不明原因不孕约占10%。其中女性不孕的病因主要包括排卵异常、输卵管因素、子宫内膜异位症、子宫因素、宫颈因素等。

(一) 排卵异常

正常的排卵需要完整的下丘脑-垂体-卵巢性腺轴的正常功能,其中任何一个环节的功能失调,或器质性病变,均可以造成暂时或长期的卵巢功能障碍,导致排卵异常,造成不孕。不排卵或稀发排卵约占女性不孕因素的40%。

1. WHO I型排卵异常

即低促性腺激素性排卵障碍,约占排卵异常性不孕的10%,表现为内源性雌激素水平低落,FSH、LH水平低下。病变在下丘脑或垂体,可由功能性因素如过度运动、精神应激、营养所引起,另外,如Kallmann综合征、下丘脑与垂体坏死、垂体肿瘤、空蝶鞍综合征与特发性下丘脑垂体疾病等器质性病变也可引起。

2. WHO II型排卵异常

表现为内源性FSH、LH水平失调,可导致不排卵或闭经、稀发排卵,约占排卵异常性不孕的85%,常见于PCOS患者。

3. WHO III型排卵异常

即高促性腺激素性排卵障碍,卵巢功能衰竭,表现为FSH、LH升高,雌激素水平降低,占排卵异常性不孕的4%~5%,可见于先天性性腺功能不全、性腺发育不良、卵巢早衰与抵抗性卵巢综合征等。

4. 其他内分泌腺异常

(1) 高催乳激素血症:高水平的PRL作用于下丘脑,使其GnRH合成、脉冲性释放频率与振幅降低,对雌激素的正反馈消失。催乳素作用于垂体,使垂体释放Gn异常,LH/FSH比值升高,导致排卵前LH高峰不能出现,FSH的数量不足以使卵泡充分成熟。血中PRL升高,使卵巢失去对Gn的正常反应能力,造成不孕。

(2) 甲状腺功能异常:导致甲状腺激素分泌异常,反馈性干扰TRH-TSH的正常分泌平衡,进而干扰垂体Gn释放及Gn-PRL平衡,并降低卵巢对Gn的敏感性,抑制排卵及性激素合成。

(3) 肾上腺功能异常:肾上腺受垂体分泌ACTH调控分泌糖皮质激素。肾上腺功能失调,一方面可通过反馈机制引起ACTH分泌异常,干扰垂体Gn分泌,同时还可使糖皮质激素与雄激素分泌异常,从而抑制Gn的分泌功能,造成无排卵。

(二) 输卵管因素

输卵管因素约占女性不孕症的40%。输卵管参与精子的运送、卵子的摄取、精子卵子结合、胚胎的早期发育及将受精卵运送到子宫腔等,若其中任一环节受到影响均可造成不孕。

常见原因有输卵管病变（炎症）、输卵管周围病变、宫外孕术后、输卵管结扎或化学药物粘堵绝育后与输卵管发育不良。以上情况可引起输卵管阻塞、输卵管黏膜受损、纤毛消失、输卵管蠕动障碍、伞端闭锁，或与其周围粘连，影响输卵管的通畅。另外，输卵管积液所产生的细胞因子，直接或间接影响精子卵子质量、受精环境与胚胎发育，造成不孕。

（三）子宫内膜异位症

子宫内膜异位症约占女性不孕的10%。其引起不孕的可能机制有：①盆腔解剖结构改变。子宫内膜异位症可引起盆腔粘连的发生，这种粘连往往范围大而致密，容易使盆腔内器官的解剖功能异常，干扰输卵管拾卵与输卵管的正常运输功能，如卵巢周围粘连严重，可妨碍卵子的排出。②腹膜腔功能改变。患子宫内膜异位症的女性，腹腔液增多，同时腹腔液中的炎症因子（如白介素-1、白介素-6、肿瘤坏死因子-α等）亦增多。这些患者血清炎症因子浓度也较正常人群增高，表明子宫内膜异位症与系统性炎症的发生有关。这些变化可能会干扰卵细胞、精子、胚胎与输卵管的功能，造成不孕。③子宫内膜容受性降低。子宫内膜异位症患者子宫内膜的免疫球蛋白抗体与淋巴细胞增高，导致子宫内膜容受性降低，影响胚胎着床，造成不孕。④内分泌与排卵异常。子宫内膜异位症患者可能存在卵泡黄素化未破裂综合征、黄体功能不足、卵泡发育不良及多个黄体生成素峰，这些均可能与不孕有关。⑤卵细胞与胚胎质量下降。⑥子宫输卵管运输能力异常。

（四）子宫因素

1. 子宫发育异常

如先天性子宫缺如、子宫畸形，如残角子宫、双角子宫双宫颈、双角子宫单宫颈、纵隔子宫、不完全纵隔子宫、鞍形子宫等。

2. 子宫内膜异常

子宫内膜炎、内膜结核可破坏子宫内膜，甚至累及肌层，造成宫腔狭窄、瘢痕、宫腔内粘连，导致受精卵植入障碍，造成不孕。子宫内膜息肉、内膜增生过长，亦可造成不孕。

3. 子宫肿瘤

子宫肌瘤如生长部位压迫子宫输卵管开口部，巨大肌瘤及其囊性变致内膜供血不良，可造成不孕。

（五）宫颈因素

宫颈是精子进入宫腔的主要通道，宫颈异常将影响精子的活动、上游和储存。

1. 宫颈炎症

重度糜烂、某些中度糜烂或宫颈裂伤，由于宫颈管内黏稠脓性白带增多，不利于精子穿透子宫颈管，可造成不孕。

2. 子宫颈发育异常

如先天性宫颈狭窄或闭锁,宫颈先天发育不良。

3. 宫颈肿物

常见宫颈息肉和宫颈肌瘤。

4. 宫颈黏液功能异常

(六) 外阴、阴道因素

1. 外阴、阴道发育异常

如两性畸形、处女膜发育异常、阴道发育异常、阴道创伤后形成瘢痕狭窄,可影响性生活与精子进入宫颈口而造成不孕。

2. 炎症

阴道炎,如滴虫性或真菌性阴道炎,重者因分泌液中 pH 改变,并有大量白细胞,可降低精子活力,缩短其生存时间,甚至吞噬精子,影响受孕。

(七) 不明原因不孕

(八) 影响因素

1. 年龄

女性的生育力随年龄的增长而下降,在 3 年内,如果夫妇性生活正常且未避孕,35 岁女性的累积妊娠率为 94%,而 38 岁女性的妊娠率则下降至 77%。

2. 性交频率与时机

每两到三天一次性生活对成功受孕最有利。性生活过频或过少均可影响受孕。

3. 过量饮酒

过量饮酒会损害女性生育力,且会影响胎儿。

4. 吸烟与被动吸烟

可能降低女性的生育能力及受孕概率,不利于优生。

5. 体重

体重指数超过 29 的女性,可能需要更长的时间才能怀孕。体重指数小于 19 的女性,可能出现月经不规则或闭经。

6. 职业

某些高强度体力劳动或暴露在高温、放射,特别是有害化学物质的职业,会降低女性的生育能力。

【诊断】

通过男女双方全面检查找出原因,是不孕症的诊治关键。但必须明白,检查也给病人带来压力,要对患者同情和关怀,为其保留隐私权。

一、诊断要点

(一) 病史

应详细询问婚育史、同居时间、性生活情况、避孕情况、月经史、结核病史、生殖道炎症病史、其他内分泌疾病史、手术史、免疫性疾病史、家族史。

(二) 症状

婚后夫妇同居，性生活正常，配偶生殖功能正常，未避孕，未孕 1 年；或曾孕育过，未避孕又 1 年以上未再受孕。

(三) 体征

1 体格检查
注意身高与体重、生长发育、第二性征发育情况，有无泌乳，甲状腺大小，毛发分布情况等。

2 妇科检查
注意内、外生殖器的发育，有无畸形、炎症及肿瘤等。

(四) 辅助检查

1 卵巢功能检查
B 型超声监测卵泡发育、BBT 测定、宫颈黏液检查、黄体期子宫内膜活组织检查、女性内分泌激素测定等，了解卵巢有无排卵及黄体功能状态。

2 输卵管通畅试验
子宫输卵管造影术或腹腔镜直视下输卵管通液术，了解输卵管通畅情况。

3 其他检查
免疫学检查，性交后试验，甲状腺功能检查，肾上腺皮质功能检查，宫腔镜、腹腔镜检查，影像学检查。

【鉴别诊断】

不孕症应与暗产（早孕流产）相鉴别。暗产是指受孕早期，胚胎尚未成形而自然流产者，此时孕妇尚未有明显的妊娠反应，一般不易察觉而误认为是月经，以为未曾受孕。通过妊娠早期诊断方法，如尿妊娠试验等，二者可以鉴别。《叶氏女科证治·暗产须知》指出："惟一月堕胎，人皆不知有胎，但未不孕，不知其已受孕而堕也。"

【治疗】

一、中医辨证论治

1. 肾气虚证
主要证候：婚久不孕，或月经不调，量或多或少，色淡暗，质稀；腰膝酸软，头晕耳鸣，精神疲倦，小便清长，面色晦暗，夜尿频多；舌淡，苔薄白，脉沉细。

治法：补益肾气，调补冲任。

方药：肾癸续嗣丹（庞保珍方，选自庞保珍编著《不孕不育中医治疗学》）

人参、白术、茯苓、白芍、当归、川芎、熟地黄、炙甘草、菟丝子、巴戟天、鹿茸、紫石英。

2. 肾阳虚证

主要证候：婚久不孕，或月经不调，量或多或少，色淡暗，质清稀；腰膝酸软，夜尿频多，性欲淡漠，小腹冷，头晕耳鸣，面色晦暗，带下量多，眼眶暗；舌质淡暗，苔薄白，脉沉细弱。

治法：温肾暖宫，调补冲任。

方药：右归广嗣丹（庞保珍方，选自庞保珍编著《不孕不育中医治疗学》）

熟地黄、附子、龟甲、鹿茸、巴戟天、补骨脂、菟丝子、肉桂、杜仲、白术、山药、芡实、人参。

3. 肾阴虚证

主要证候：婚久不孕，或月经不调，量少，色鲜红，质稠；五心烦热，腰膝酸软，头晕耳鸣，形体消瘦，阴中干涩，失眠多梦，眼花心悸；舌质红，苔少，脉沉细。

治法：养血，调补冲任。

方药：左归螽斯丹（庞保珍方，选自庞保珍编著《不孕不育中医治疗学》）

当归、白芍、熟地黄、山茱萸、龟甲、鳖甲、紫河车、肉苁蓉、菟丝子、牡丹皮。

4. 肝气郁结证

主要证候：婚久不孕，或月经不调，色暗红，量多少不一，有血块，经前少腹胀痛，乳房胀痛；精神抑郁，善太息，烦躁易怒，胁肋胀满；舌暗红，苔薄白，脉弦。

治法：疏肝解郁，理血调经。

方药：开郁毓麟丹（庞保珍方，选自庞保珍编著《不孕不育中医治疗学》）

当归、白芍、白术、茯苓、牡丹皮、香附、川楝子、王不留行、瓜蒌、牛膝。

5. 痰湿内阻证

主要证候：婚久不孕，或月经不调，量多少不一，色淡；青春期始形体肥胖，胸闷泛恶，带下质黏，神疲乏力，面目虚浮或白；舌淡胖，苔白腻，脉滑。

治法：燥湿化痰，调理冲任。

方药：涤痰祈嗣丹（庞保珍方，选自庞保珍编著《不孕不育中医治疗学》）

半夏、茯苓、陈皮、甘草、苍术、胆南星、枳壳、生姜、柴胡、人参、黄芪、淫羊藿、巴戟天。

6. 瘀滞胞宫证

主要证候：婚久不孕，或月经不调，量多少不一，色紫暗，有血块，经行不畅；小腹疼痛或胀痛，痛有定处，拒按，腹内包块，质硬，推之不移，性交痛，情志抑郁，胸闷不舒；舌质紫暗，有瘀斑、瘀点，苔白，脉弦涩。

治法：活血化瘀，调理冲任。

方药：逐瘀衍嗣丹（庞保珍方，选自庞保珍编著《不孕不育中医治疗学》）
桃仁、红花、牡丹皮、赤芍、当归、延胡索、枳壳、三棱、莪术、昆布、香附。

二、中成药治疗

1. 肾气虚证

五子衍宗片：口服。一次6片，一日3次。或滋肾育胎丸：口服。一次5克，一日3次，淡盐水或蜂蜜水送服。

2. 肾阳虚证

定坤丹：口服。一次半丸至1丸，一日2次（每丸重10.8克）。

3. 肾阴虚证

六味地黄丸：大蜜丸，一次1丸，一日2次。

4. 肝气郁结证

逍遥丸：口服。一次6～9克，一日2次。

5. 痰湿内阻证

三仁合剂：口服。一次20～30毫升，一日3次。或二陈合剂：口服。一次10～15毫升，一日3次，用时摇匀。

6. 瘀滞胞宫证

血府逐瘀口服液：口服。一次2支，一日3次。或少腹逐瘀丸：口服。一次1丸，一日2～3次。

三、中医外治

1. 肾气虚证

方药：石英续嗣丹（庞保珍方，选自庞保珍、庞清洋编著《不孕不育中医外治法》）

熟地黄、山药、山茱萸、鹿角胶（烊化）、紫石英、杜仲、菟丝子、巴戟天、生香附、麝香。

制备：将所选用的药物共同研成细末，瓶装备用。

用法：治疗时，取药末10g，以温开水调成糊状，纱布包裹，敷于脐部，胶布固定，3天换药1次。

2. 肾阳虚证

方药：巴戟广嗣丹（庞保珍方，选自庞保珍、庞清洋编著《不孕不育中医外治法》）

熟地黄、附子、龟板、鹿茸、巴戟天、菟丝子、肉桂、山药、人参、川椒、吴茱萸、麝香。

用法：上药共研细末，瓶装封闭备用。临用时取药末10克，以蜂蜜调成糊状，涂两足心（即涌泉穴），胶布固定，1～3天换药一次。

3. 肾阴虚证

方药：熟地黄螽斯丹（庞保珍方，选自庞保珍、庞清洋编著《不孕不育中医外治法》）

当归、白芍、熟地黄、山茱萸、龟板、鳖甲、紫河车、肉苁蓉、蓖麻仁、木鳖子、麝香。

制法：上药共研细末，瓶装封闭备用。

用法：临用时取药末 10 克，以蜂蜜调成糊状，涂两足心（即涌泉穴），胶布固定，1～3 天换药一次。

4. 肝气郁结证

方药：香附毓麟丹（庞保珍方，选自庞保珍、庞清洋编著《不孕不育中医外治法》）

当归、白芍、白术、茯苓、牡丹皮、香附、川楝子、王不留行、苏合香、川芎。

制法：上药共研细末，瓶装封闭备用。

用法：临用时取药末 10 克，以蜂蜜调成糊状，涂两足心（即涌泉穴），胶布固定，1～3 天换药一次。

5. 痰湿内阻证

方药：半夏祈嗣丹（庞保珍方，选自庞保珍、庞清洋编著《不孕不育中医外治法》）

半夏、茯苓、陈皮、苍术、胆南星、枳壳、柴胡、人参、黄芪、淫羊藿、威灵仙、苏合香。

制法：上药共研细末，瓶装封闭备用。

用法：临用时取药末 10 克，以蜂蜜调成糊状，涂两足心（即涌泉穴），胶布固定，1～3 天换药一次。

6. 瘀滞胞宫证

方药：香蛭胤嗣丹（庞保珍方，选自庞保珍、庞清洋编著《不孕不育中医外治法》）

香附、水蛭、当归、川芎、枳壳、延胡索、三棱、莪术、苏合香、薄荷。

制备：将所选用的药物共同研成细末，瓶装备用。

用法：治疗时，取药末 10g，以温开水调成糊状，纱布包裹，敷于脐部，胶布固定，3 天换药 1 次。

四、针灸治疗

1. 肾气虚证

取穴：肾俞、神阙、气海、关元、三阴交、太溪、子宫穴。

2. 肾阳虚证

取穴：肾俞、命门、神阙（隔盐灸）、关元、中极、三阴交。

3. 肾阴虚证

取穴：肾俞、关元俞、关元、三阴交、太溪。

4. 肝气郁结证

取穴：肝俞、太冲、气海、三焦俞、膀胱俞、中极。

5. 痰湿内阻证

取穴：肾俞、脾俞、中极、气冲、四满、三阴交、丰隆。

6. 瘀滞胞宫证

取穴：中极、归来、膈俞、血海、太冲。

五、饮食治疗

1. 肾气虚证

食疗方：羊脊骨粥(《太平圣惠方》)

组成：羊连尾脊骨 1 条，肉苁蓉 30g，菟丝子 3g，粳米 60g，葱、姜、盐、料酒适量。

制法与用法：肉苁蓉酒浸 1 宿，刮去粗皮；菟丝子酒浸 3 日，晒干，捣末。将羊脊骨砸碎，加水 2500ml，煎取汁液 1000ml，入粳米、肉苁蓉煮粥；粥欲熟时，加入葱末等调料，粥熟，加入菟丝子末、料酒 20ml，搅匀，空腹食之。

2. 肾阳虚证

（1）食疗方：鹿角粥（《瘫仙活人方》）

鹿角粉 10g，粳米 60g。

制法与用法：先以米煮粥，米汤数沸后调入鹿角粉，另加食盐少许，同煮为稀粥，1 日分 2 次服。

使用注意：本方温热，夏季不宜选用，适合在冬天服食。因其作用比较缓慢，应当小量久服，一般以 10 天为 1 疗程。凡素体有热，阴虚阳亢，或阳虚而外感发热者，均当忌用。

（2）食疗方：枸杞羊肾粥（《饮膳正要》）

枸杞叶 250g（或枸杞子 30g），羊肉 60g，羊肾 1 个，粳米 60g，葱白 2 茎，盐适量。

制法与用法：将新鲜羊肾剖开，去内筋膜，洗净，细切；羊肉洗净切碎；煮枸杞叶取汁，去渣。也可将枸杞叶切碎，同羊肾、羊肉、粳米、葱白一起煮粥。待粥成后，入盐少许，稍煮即可。每日早晚服用。

使用注意：外感发热或阴虚内热及痰火壅盛者忌食。

（3）食疗方：虫草炖老鸭（《本草纲目拾遗》）

冬虫夏草 5 枚，老雄鸭 1 只，香葱、黄酒、生姜、胡椒、精盐各适量。

制法与用法：鸭子去肚杂洗净，将鸭头劈开，纳冬虫夏草于中，仍以线扎好，加酱油、酒等调味品如常煮烂食之。

3. 肾阴虚证

食疗方：生地黄鸡（《肘后方》）

生地黄250g，乌雌鸡1只，饴糖150g。

制法与用法：鸡宰杀去净毛，洗净治如食法，去内脏备用；生地黄洗净，切片，入饴糖，同拌后塞入鸡腹内。将鸡腹部朝下置于锅内，于旺火笼蒸约2～3小时，待其熟烂后，食肉，饮汁。

4. 肝气郁结证

（1）食疗方：良附蛋糕（《中国食疗学·养生食疗菜谱》）

高良姜6g，香附6g，鸡蛋5枚，葱白50g，熟猪油130g，食盐2g，味精1g，湿淀粉15g。

制法与用法：良姜、香附研细粉，葱白头洗净切碎，鸡蛋打入大碗内，用竹筷搅打1分钟，加入药粉、食盐、味精、湿淀粉、清水继续搅拌均匀。炒锅置中火上，下熟猪油烧至六成热时，移至小火上，用汤瓢舀出油约30g，随即将糕浆倒入锅中，再将舀出的油倒入糕浆内，用锅盖盖好，约烘10分钟，翻面再烘2～3分钟，用刀划成三角形入盘，直接食用。

（2）食疗方：玫瑰花茶(《慢性疾病营养美味配餐图谱．性功能障碍》)

玫瑰1朵，蜂蜜15克。

制法与用法：在玫瑰花盛开的季节，采含苞待放者（干品亦可），放入茶杯，开水浸泡，加盖5分钟；饮时调入蜂蜜，拌匀即成。代茶饮，最后连花吃下。

5. 痰湿内阻证

食疗方：半夏山药粥(《药性论》)

半夏10g，山药60g。

制法与用法：半夏先煮半小时，去渣取汁一大碗。山药研成粉，放入半夏汁内，煮沸搅成糊状即可食。

使用注意半夏：有小毒，宜制成法半夏后使用，且煎煮时间宜长，去其毒性。

6. 瘀滞胞宫证

食疗方：三七蒸鹌鹑(《中医药膳与食疗》)

鹌鹑1只，三七粉1～2g，食盐、味精少许。

制法与用法：将鹌鹑去毛及肠杂，洗净切块，与三七粉同置瓷碗中，加入食盐少许，上锅隔水蒸熟，调入味精即成。食肉饮汁。每日1剂，连服7～10天。

【名家经验】

一、班秀文学术思想：不孕子嗣，重调经，益肝肾

1. 调经即为种子 古有"调经种子"之说。《女科要旨》云："妇人无子，皆由经水不调，经水所以不调者，皆由内有七情之伤，外有六淫之感，或气血偏盛，阴阳相乘所致。种子之法，即在调经之中。"临床所见，月经不调者，鲜有受孕。月经不调临床表现有月经先期、后期、先后不定期、量或多或少、闭经、痛经等。班老根据其致病原因，分别治疗，为孕育创造条件。在调经中，班老提出治经要治血之说。他认为，

经由血化，妇人以血为本，以血为用，经、孕、产、乳数伤于血，故常出现"有余于气，不足于血"的生理偏盛状况。故调经之法，除根据血分的寒、热、虚、实而采用温、清、补、攻等法外，班老尤重视血分的虚与瘀，选方用药补而不滞，温而不燥，寒而不凝，攻而不散，常用方以四物汤加鸡血藤、丹参加减出入。又血为气之母，气为血之帅，气行则血行，调经要养血，养血要顺气，顺气要疏肝，故在补血调经的基础上选用柴胡、合欢花、素馨花、玫瑰花等疏肝顺气之品。

2. 重视肝肾，使之藏泻有度　若肝郁气滞，则血行不畅，可致月经不调甚或经闭不行，给孕育造成障碍。肝肾同源，阴阳互根，故调补肝肾，使阴阳气血调和，是孕育的关键。临床见月经不调，排卵功能欠佳者，大多与肝肾不能生发，肾虚不能作强有关。班老常用五子衍宗丸、左归丸、右归丸加减出入。又因本病虚实夹杂，阴阳相兼，在调补肝肾的同时，班老注意稍佐温化通行之品，如巴戟天、红花、蛇床子、韭菜子等，他认为，气血以通行为贵，通则能生、能养、能化、能行。故治疗不孕症疗效显著。(《中医妇科名家经验心悟》)

二、罗元恺辨证治疗不孕症

罗元恺认为：不孕不育症原因复杂，治疗上既无定法，也无定方，必须临床细审，明确原因，辨证施治，并配合心理的开导，方能奏效。并主张妇女首先着重调经，经调然后有子嗣。对于女性不孕，临床上分为肾虚、气血虚弱、肝郁、血瘀、痰湿五型辨证治疗。

1. 肾虚型不孕　可分为肾阳虚、肾阴虚或阴阳两虚。①肾阳虚型：证见月经不调，或后期，或稀发，经质清晰淡薄，腰膝酸痛，腹冷阴寒，四肢不温，精神不振，怕冷畏寒，疲乏无力，面色晦黯，唇周等部有黯黑斑，眼眶黯黑，性欲淡漠，小便清长，夜尿多，或大便溏，舌淡嫩，苔白润，脉沉迟或沉细无力，尺脉尤若。治以温肾壮阳暖宫，可用右归丸（附子、熟地、菟丝子、枸杞子、杜仲、鹿角胶、当归、肉桂、山萸肉、怀山药）加仙灵脾、艾叶。②肾阴虚型：证见月经量少或月经后期，经色鲜红，五心烦热，睡眠不熟，甚或失眠，口干或盗汗，形体消瘦，腰酸膝软，或大便干结，舌嫩红少苔或无苔或光剥苔，脉细弱略数。治以滋肾养阴益血，可用左归饮（地黄、山萸肉、枸杞子、山药、茯苓、炙甘草）加女贞子、金樱子、桑寄生、地骨皮之类。③肾阴阳两虚：治以阴阳双补，可参照上方药加减应用。但求补阴不忘阳，补阳不忘阴，以达到阴阳相长之目的。

2. 气血虚弱型不孕　妇女以血为主，经、孕、产、乳都以血为用。气血虚弱，则冲任失养，以致月经失调，不能摄精成孕。其原因可由素体不足，或慢性疾病耗损气血所致。证见经候不调，偏血虚者则经量偏少；偏气虚者由于气不摄血，则经量偏多，但均色淡质薄。或经后下腹隐痛，头晕目眩，心悸怔忡，体倦肢麻，面色晦黄或萎黄，色淡苔薄白，脉细弱。治以大补气血，佐以温肾，可用《景岳全书》之毓麟珠（八珍汤加菟丝子、杜仲、鹿角霜、川椒）去川椒，加仙灵脾、何首乌。偏血虚者再加红枣、枸杞子；偏气虚者加黄芪。

3. 气滞血瘀型不孕 气滞则血亦滞,血滞亦可成瘀,则冲任不通畅,以至月经失调或行而不爽,或经病疼痛。罗氏认为本证型包括了现代医学之盆腔炎、子宫内膜异位症及输卵管阻塞之不孕等。证见:月经失调,痛经,盆腔疼痛,经色紫黯,血块较多,舌黯红,或舌边尖有瘀斑点,或唇色紫黯瘀斑,脉象沉弦。治以行气活血化瘀以调经。偏热者可用丹栀逍遥散合金铃子散去白术,加青皮、五灵脂;偏寒者可用少腹逐瘀汤(干姜、桂枝、没药、小茴香、川芎、当归、芍药、延胡索、五灵脂、蒲黄)加皂角刺、穿山甲、青皮等。

4. 肝气郁结型不孕 人是一个整体,精神因素可以影响生育功能。如心情紧张,思虑过度,或大惊卒恐,或情绪忧郁,肝气不舒,均足以使血气运行不畅,月经失调。故不孕症除药物治疗外,兼辅以心理上的开导及设法获得舒适的环境,是非常重要的。肝气郁结型的患者每见月经先后无定期,或行而不畅,经色黯红,夹有小血块,少腹胀痛,烦躁易怒,或抑郁寡欢,精神不宁,甚或悲伤欲哭等,舌色黯红,苔薄白,脉弦细。治以疏肝解郁,行气养血,可用《傅青主女科》的开郁种玉汤(当归、香附、茯苓、丹皮、天花粉)去天花粉,加郁金、合欢皮、白芍、女贞子等。

5. 痰湿内阻型不孕 本证多见形体肥胖,但面色比较苍白,主要是由于气虚不运,水湿内停,凝聚成痰,痰湿壅滞下焦,阻遏经隧,以致胞宫、胞络受阻,冲任失调。其他见证可有经行不畅,或月经稀发、闭经,带下增多,疲倦多汗,不耐寒凉,胸闷呕恶,纳呆便溏。舌色多淡嫩而质胖,苔白腻,脉沉缓滑。治以燥湿化痰,佐以补血,可用叶天士苍附导痰丸(苍术、香附、茯苓、胆南星、橘红、甘草、枳壳、神曲、姜汁)合四物汤去黄柏,加白术、艾叶。(《罗元恺医著选》)

三、韩百灵辨证治疗不孕症

韩氏认为不孕症病因病机虽然复杂,但不外与肝脾肾三脏的功能及阴阳气血失调有关,从而提出了12种证型进行治疗。

1. 肾阴虚不孕

症见月经先期、量少、色红、质稠,形体消瘦,心悸失眠,腰酸膝软,脉细数,舌红,苔薄白。治以滋阴补肾固冲任。方药:熟地、杜仲、山茱萸、怀牛膝各15g,川续断、山药、桑寄生、牡蛎、龟板各20g,白芍、海螵蛸各25g。兼月经量多加炒地榆,输卵管不通加山甲珠、皂角刺;经闭加王不留行、通草;腰痛甚加狗脊。

2. 肾阳虚不孕

症见月经后期或正常,量少、色淡红、有血块,小腹冷痛,腰腿酸软乏力,带下量多质清,性欲淡漠,脉沉细,苔薄白。治以温肾扶阳固冲任。方药:山药、云苓各20g,白术、熟地、菟丝子、泽泻、巴戟天、仙茅、芡实、补骨脂、鹿角各15g,肉桂10g。

3. 脾阳虚不孕

症见月经先期、量多、色淡红,气短懒言,神疲肢软,或纳少便溏,带下量多如水,脉细弱,舌淡苔薄白。治以健脾益气化湿。方药:党参、白术、云苓、陈皮、砂仁、扁豆、薏苡仁、芡实、苍术、车前子各15g，半夏10g，山药20g。

4. 脾血虚不孕

症见月经量少、色淡，心悸怔忡，头晕目眩，失眠多梦，脉细软，舌淡苔薄白。治以健脾滋阴生血。方药：云苓、白术、山药、熟地、当归、枸杞子、女贞子、龟板、木瓜、阿胶各15g，白芍20g，黄芪25g，痛经加泽兰、益母草。

5. 肝郁气滞不孕

症见月经先后无定期，量多或少，色紫黯，胸胁或乳房作胀，小腹胀痛，时欲叹息，脉弦涩，舌红苔薄白，治以疏肝理气通络。方药：当归、枳壳、川楝子、川牛膝、炮穿山甲、瓜蒌各15g，王不留行、通草、皂角刺各10g，白芍20g。

6. 肝郁化热不孕

症见月经先期或先后无定期，量多色红，乳胀疼痛，烦躁易怒，小腹胀痛，脉弦细数，舌红，苔薄黄。治以调肝清热凉血。方药：白芍25g，生地、枳壳、地骨皮、栀子、丹皮、夏枯草、川楝、川牛膝、银柴胡各15g，甘草10g。

7. 肝肾阴虚不孕

症见形体瘦弱，月经量少或后期，经色黯红，五心烦热，夜寐不安，头晕耳鸣，口干目涩，盗汗，腰膝酸软，脉细数，舌红少苔。治以滋补肝肾。方药：六味地黄丸去丹皮、泽泻，加怀牛膝、杜仲各15g，桑寄生、白芍、煅牡蛎、龟板各20g。

8. 肝郁肾虚不孕

症见月经后期或先后不定期，量少或多，色黯，有血块，乳胀胸闷，腰痛，脉细弦，舌黯苔薄白。治以调肝理气补肾。方药：当归、枳壳、川楝子、川牛膝、佛手、山药各15g，王不留行、通草、皂角刺各10g，白芍20g、川续断、桑寄生各20g。

9. 肝郁脾虚不孕

症见月经愆期，量少或多，乳胀，心悸，便溏，经前头面浮肿，脉弦细，苔白舌淡。治以调肝理气健脾。方药：当归、枳壳、川楝子、川牛膝、山药各15g，王不留行、通草、柴胡各10g，白芍20g，川续断、桑寄生各20g。

10. 脾肾阳虚不孕

症见婚后不孕，月经、后期、量少、色淡，或闭经，面色晦黯，腰痛腿软，畏寒肢冷，性欲低下，带下质清，小便清长，便溏，舌胖大，边有齿印，苔薄白。治以温肾扶阳健脾。方药：山药20g，云苓25g，熟地、白术、泽泻、巴戟天、菟丝子、芡实、仙灵脾、补骨脂各15g，肉桂10g。

11. 气滞血瘀不孕

月经失调，痛经或闭经，少腹疼痛，痛有定处，血块多质稠，舌黯有瘀斑，脉涩。治以疏肝理气，化瘀通络。方药：白芍25g，当归、云苓、白术、郁金、丹皮、枳壳、川楝、延胡索、川牛膝各15g，丹参40g。

12. 痰湿阻络不孕

症见体胖，口中黏腻，头重，表情淡漠，性欲低下，经行不畅，或月经稀少、闭经，纳差，舌淡体胖，脉沉缓或滑。治以健脾燥湿，化瘀通络。方药：山药20g，苍白术、半夏、枳壳、厚朴、神曲、陈皮、炮甲珠各15g，茯苓25g，滑石、皂角刺各10g。

四、夏桂成辨证治疗免疫性不孕症

近来，抗精子免疫在不孕症中占有重要地位，应用滋阴抑抗汤和助阳抑抗汤治疗不孕症，疗效较好。①滋阴抑抗汤：又名抗精Ⅰ号方，主治阴虚火旺之月经先期，量少或多，色红质稠，头晕耳鸣，心悸失眠，腰腿酸软，烦躁口干，舌红，苔黄腻，脉细弦数。方药：炒当归、赤白芍、山药、丹皮、地黄各10g，山茱萸9g，甘草6g，钩藤15g。服法：经后服，每日1剂，至排卵后上方加川续断、菟丝子、鹿角片各10g，连服7剂，服药期间采用避孕套避孕。②助阳抑抗汤：又名抗精子Ⅱ号方，主治阳虚瘀浊之月经后期，腰腿酸软，小腹作凉，便溏，神疲乏力，脉细，舌淡苔白。方药：黄芪15g，党参、鹿角片、丹参、赤白芍、云苓、川续断、山楂各10g。服法：排卵期开始服药，至经潮停药。每日1剂，同时采用避孕套避孕。结果：50例患者中转阴19例，好转8例，有效率88%，无效6例，占12%。体会：阴虚者，应本着"酸甘化阴"的原则，选用四物汤去川芎加山茱萸（出自《傅青主女科》养精种玉汤，确有抗精转阴而达种玉之意）。阳虚者本着"气中补阳"的原则，选用黄芪、鹿角片最合适，是为抗精转阴的特效药。

五、韩冰经验

不孕病因及见证虽多，仍不外虚实两端，虚者又有阴阳之异，实者又有肝郁、血瘀、痰湿之别，虚与实又有兼夹。临证宜详审，不可拘泥。然肾藏精，主生殖，冲任又是联系正经与胞宫的直接通道，因此肾虚冲任失调为其根本，治疗重在补肾调冲任。

1. 补肾调冲，贯穿始终

肾藏精，主生殖，冲任又是联系正经与胞官的直接通道，不孕病因及见证虽多，仍不外虚实两端，虚者又有阴阳之异，实者又有肝郁、血瘀、湿浊之别，虚与实又有兼夹，然不离肾虚冲任失调之基本病机，治疗上补肾调冲任须贯穿始终。

2. 寒热虚实，当予明辨

不孕之中以肾气虚寒、子宫寒冷最为多见。盖春气温和，则万物发生；冬气寒冽，则物消殒。人得天地之气以有生，无阳则无生矣，而精血皆其化生，此其常也。先天禀赋不足，月经后期，量少或见不孕，无明显寒热之象；或伤肾中真阳，命门火衰，不能化气行水，寒湿滞于冲任，湿壅胞脉，不能摄精成孕；或经期摄生不慎，涉水感寒，寒邪伤肾，损及冲任，寒客胞中，不能摄精成孕。陈士铎谓："夫寒冰之地，不生草木，重阴之渊不长鱼龙，胞胎寒冷，又岂能受孕哉！"症见月经稀发，畏寒肢冷，腰脊酸楚，尿频便溏，带下清稀，舌淡胖而润，脉沉而迟，确知其寒，径散其寒，以温补肾阳为主，纠其所偏，阴阳调和，经调而有子嗣。习用方：党参15g，黄芪10g，当归12g，白芍9g，川芎6g，熟地黄12g，菟丝子12g，鹿角霜10g，淫羊藿12g，巴戟天10g，紫石英30g，桂枝10g，杜仲10g。

但临证宜详审，不能拘泥于肾虚宫寒一味温补。有房事不节，精血耗散，胞失煦濡，不能成孕，甚则阴血不足，阴虚内热，不能凝精成孕者，所谓干旱之田，岂能长养？症见月经稀发，或月经先期而经少，或经多，咽喉干燥，手足心热，腰痛酸软，消瘦，失眠，大便秘结，舌红而干，脉弦细或细数者，治以滋阴清热，养血填精。习用方：生熟地黄各20g，黄精30g，玄参15g，何首乌30g，地骨皮30g，牡丹皮10g，白芍20g，麦门冬15g，阿胶10g，桂枝10g，巴戟10g。

3. 善察机转，经调子嗣

因天时而调气血，善察机转，因势利导，经调子嗣。诸症减轻，为药中病所，机转随现，即阴阳得复，升降复常，瘀滞渐通。如见乳胀、腹胀、阴道分泌物转多等月经征兆时，适时加入活血通经之品，利导月经，一次不效，可反复数次。经调为气血通调满溢之征，肾藏泄有序之象，遂据其带下及监测排卵，择其的候，一举成孕。

4. 内外合治，直达病所

不孕患者婚久不孕，情怀怫郁，气机不畅。肝郁不孕临床颇为多见，久之可成瘀血内阻，故治疗每少佐活血化瘀之品，如四物、失笑散、桃仁、红花、益母草等，每每收效。而冲任又是受妊的直接条件，冲任之中瘀血停滞，亦妨碍受妊。治以理气化瘀之四逆散加减，并强调内外合治。灌肠方：丹参30g，赤芍30g，三棱15g，莪术15g，枳实10g，皂角刺15g，当归15g，乳香10g，没药10g。浓煎150ml，每晚灌肠，温度以39C为宜。直肠与子宫相邻，药力直接作用在少腹部位，通过渗透作用使经脉疏通，气血畅通无阻，冲脉之气顺利下达。适用于气滞血瘀型的子宫内膜异位症、盆腔炎、输卵管积水、输卵管通而不畅、盆腔粘连的不孕症患者，确有其效。

5. 选方用药，多入奇经

妇科见病，必损及奇经，不孕一症亦不例外。或脏腑气血影响，延及奇经；或奇经直接受损，所谓奇经自病。治疗重视奇经用药，或温补，或疏通，或降逆。温督以血肉有情之鹿角片为主，既能补肾阳，又能益精血，更兼温通之功，用以填髓充液，通补奇经，治精血之惫，非草木可及。因督脉与足少阴相通，故巴戟天、补骨脂、菟丝子等通阳柔药，临床温督亦多选用。冲脉为病，可用紫石英镇逆。紫石英为阳中有阴之品，功能补肾而益精血，其质重而润，能引诸药直达冲中而暖之，又能深入血分，故可通奇经，为温养奇经、镇逆安冲之要药。奇经之治，通补并重。虚则补之，此为常法，然病在经络，非通则不能入脉，不能流畅气血，是故通之与补，不可偏废，药选当归、丹参、鸡血藤之属。

6. 衷中参西，病证结合

辨证归纳了不同疾病在某一发展阶段的共性，而辨病则注重不同疾病的特殊性，各有所长，亦各有不足。随着科学的进步，新的技术手段有必要为我们所借鉴，从而提高辨证论治深度和范围，辨病辨证结合，如经纬交叉，治疗上更有的放矢，故务要衷中参西，病证结合。

7. 既孕防堕，预培其损

不孕患者孕后之安胎尤需重视。阴阳升降之机初复，虽能受孕，虑其不固，盛衰之偏未得尽复，而胎伤损易堕，故捷足于先，未雨绸缪，预培其损，谨于顾护，并嘱慎诫房事，以免扰动胎元。

【医案选粹】

刘敏如医案：补肾健脾种子验案

李某，女，34岁，病历号：5030002604。结婚2年，未避孕未孕。既往月经周期约2～3个月一行，BBT为单相。中医辨证为脾肾不足，治以健脾益肾，养血调经助孕。主方以杞菊地黄丸、参苓白术散交替使用，并随证加减化裁。脾胃改善后，主要用归肾丸。至第4个周期开始，BBT转为双相，于第5个周期自然怀孕。

按语：该患者为原发性不孕症合并月经后期，中医辨证为脾肾不足。因脾主生血，肾主藏精，精血亏虚，冲任不盈而致后期、不孕。治以杞菊地黄丸补肾填精以益精血，参苓白术散健脾以益气血生化之源。二者交替使用，待脾胃改善后，主用归肾丸补肾调经，三月后BBT转为双相，随即自然怀孕。

【诊疗述评】

1. 不孕症不是一个独立的疾病

不孕症不是一个独立的疾病，尤其是多种妇科病、性疾病等多学科疾病所造成的一种后遗症或结局，有因男方因素导致的不孕症。因此，诊疗不孕症应该系统查体、系统咨询，男女都要系统检测。

2. 衷中参西，始终以中医的思维指导诊疗

现代医学有关先进的科学检测手段，需要酌情采用，但不要受西医的检测结果所束缚。要以中医的思维进行科研设计，尤其是处方用药时，一定要用中医的思维指导，切忌受西医检测的影响，以西医的思维开中药。同样中医在辅助生殖中的应用，要想取得好的疗效，仍要用中医的思维指导科研设计、用药。

3. 辨证论治，针对病机治疗

治疗不孕症与中医在辅助生殖医学的应用，均要始终坚持中医的整体观念，辨证论治，针对病机治疗。要想取得好的疗效，离不开辨证论治，但辨证论治不是万能的，而离开辨证论治要想取得好的疗效也是万万不可能的。针对辨证论治所找到的病机进行处方用药，只有这样针对病机处方用药，疗效才会好，方子才会精。药味少而精，剂量小，且能取得较好的疗效，才是追求的目标。而离开辨证论治的大杂方是不会取得好的疗效的。

4. 补肾为主，酌调他脏

肾主生殖，但人体是一个整体，肾脏的功能离不开他脏的协调配合。

5. 种子先调经

《丹溪心法》指出："经水不调，不能成胎。"《妇人秘科》认为："女人无子，多以经候不调"。临床上伴随不孕的常见症状是：月经失调，经期或先或后，或先后不定期，或经间期出血，经量过多或过少，或崩漏，或闭经，或经期延长，经色淡红或瘀黯，经质稀薄或瘀稠瘀块。致月经失调不孕的常见疾病有功能失调性子宫出血、多囊卵巢综合征、卵巢早衰、垂体微腺瘤、高催乳素血症等。调经种子之法，重在调理肾、肝、脾。

6. 助孕必治带

生理性白带，属于人体的一种阴液，其性状为白色略稠，无臭气。在经间期白带量增多，呈清亮透明如鸡蛋清状。正常白带有濡养、自净、润滑阴道、抗御病邪等功能，正如王孟英所言："带下乃女子生而即有，津津常润，本非病也。"但由于妇人有月经、泌带、妊娠、产褥、哺乳等生理特点，从而会有产伤、崩中、漏下、带浊的病理损害。在解剖位置上，女性生殖器官下生殖道开口于尿道口与肛门之间，容易受到各种病邪的侵袭，阴道的温度与湿度，是病原体、微生物滋生与繁殖的温床。在房事不节，或不洁交合，或洗洁用具不净，月经垫不干净，或在堕胎、小产、宫腔手术等的过程中，感染了各种致病菌、病原体时，白带的色、质、量当即发生变化，或伴有气臭，便成为异常的带下病。如炎症发生在阴道、宫颈、子宫内膜，可能会出现黄浊带下，或血性白带，影响了精子在阴道的生存和活动，脓性白细胞、阴道滴虫等还会吞噬精子。若炎症侵犯了输卵管内膜，破坏了管腔内的纤毛组织、黏膜，会使输卵管粘连、狭窄、扭曲或僵直，或积液、梗阻，形成盲端，丧失了拾卵和运送卵子的功能，精卵不能相遇结合，造成不孕症。盆腔炎症可使盆腔内环境发生改变，或炎症渗出物被包裹形成包块时，可压迫或牵扯输卵管，不利于输卵管的蠕动。此外，生殖器官的肿瘤、子宫内膜异位症，或某些内分泌失调引起的异常带下，也可影响孕育。对异常的带浊，应首先明确发病部位，辨证论治。

【预防调护】

不孕症除了少数属先天性生殖器畸形，或严重染色体畸形不能用药物与精神治疗外，多数不孕症是可以预防的，因为不孕症不是一种独立的疾病，而是许多妇科疾病造成的一种后遗症或结局。因此，及早科学防治可以或可能导致不孕症的妇产科疾病，重视"未病先防""病中防变"和"病后防复"的三级预防思想，就是不孕症的预防的要点。

1. 未病先防

（1）遵循科学求嗣之道

①**防止近亲结婚**

夫妇双方必须是非直系亲属和非三代以内旁系血亲才可以结婚。我国《婚姻法》规定："直系血亲和三代以内旁系血亲禁止结婚"。

②**科学选择结婚年龄**

最新研究表明：女子的最佳生育年龄是 25～30 岁。过早或过晚结婚都可能发生不孕。

③**聚精养血**

《万氏妇人科·种子》明确提出："故种子者，男则清心寡欲以养其精，女则平心定气以养其血……此清心寡欲，为男子第一紧要也……此平心定气，为女子第一紧要也"。因为男精女血，"两精相搏，合而成形"，是为人之始。

④交合有节

节是有节度。过频过稀的性生活不利受孕，特别是房事过频，房劳足以伤肾；经期或产后余血未净或经血刚净1天即合阴阳者，常导致生殖器炎症、子宫内膜异位症、免疫性不孕症等，因此，月经干净3天后开始房事较稳妥，房事要有节制，房劳过度会损伤肾气，造成不孕。且要掌握性知识，在氤氲之时交合，频率适中，以增加受孕机会。《内经》指出当女子月事以时下，男子精气溢泄之时，阴阳和，故能有子。至何时阴阳和？《证治准绳·女科·求子》中引袁了凡所言："凡妇人一月经行一度，必有一日氤氲之候，于一时辰间……此的候也……顺而施之，则成胎矣。""的候""氤氲之时"，即西医所称之排卵期，正是受孕良机。

（2）科学调治劳伤痼疾

不孕是许多妇科痼疾造成的结果，故《妇人大全良方·求嗣门》引陈无择所言："凡欲求子，当先察夫妇有无劳伤痼害之属，依方调治，使内外和平，则妇人乐有子矣。"《诸病源候论·卷三十九》分为"月水不利""月水不通""子脏冷""带下""结积"五种夹疾无子，就是导致不孕主要的劳伤痼疾。其中调经、治带、消癥尤为重要。临床上多种妇科疾病，均可导致不孕症。因此，应该积极科学治疗妇科疾病，增强妇女体质，减少不孕症的发病率。

①种子必先调经

朱丹溪说："求子之道，莫如调经。"《万氏女科》更明确地指出："女子无子，多因经候不调，药饵之辅，尤不可缓。若不调其经候而与之治，徒用力于无用之地，此调经为女子种子紧要也。"《女科要旨》云："妇人无子，皆由经水不调，经水所以不调者，皆由内有七情之伤，外有六淫之感，或气血偏盛，阴阳相乘所致。种子之法，即在于调经之中。"古人的观点在今日临床实践中依然实用。大量的不孕患者常表现为各种月经不调或有痛经、闭经、崩漏、初潮较晚，常为无排卵。有的虽有排卵，而黄体不健，或同时伴有高催乳素血症，而导致不孕。

②科学治疗带下病

带下病往往是由于脾、肾、肝的功能失调，湿邪从内而生，湿邪损伤任带，使任脉不固，带脉失约而发病；亦有湿热、毒、虫邪从下阴直犯胞宫、任、带者。女性生殖系统炎症如阴道炎、宫颈炎等及一些性传播疾病，当出现阴道分泌物异常为主要临床表现时，可归属带下病范围。有学者报道，盆腔炎占不孕原因的43.3%。因此科学防治生殖系统的各种炎症和性病，调治带下病，是防治不孕的重要举措。

③消癥散结助孕

盆腔的癥瘕积聚是导致不孕的常见病，主要是癥瘕改变了输卵管与宫腔的形态，造成受精与着床的困难，孕后亦容易流产，因此，必须科学预防与治疗癥瘕，必要时先手术剔除肌瘤再怀孕，以消除由此导致的不孕或孕后堕胎小产。

（3）合理膳食

妇女应尤为重视合理膳食，否则会损伤脾胃，发生多种妇科疾病，如痛经、崩漏等。长时间节食,会伤害身体,并有可能导致神经性厌食症,而引发闭经、不孕等。《妇人规·子嗣类》中指出:"惟酒多者不宜。酒性淫热,非惟乱性,亦且乱精……故凡欲择期布种者,必宜先有所慎……欲为子嗣之计者,其母以此为后着"。现代研究证实,烟酒都能损害生殖细胞,烈性酒更不宜饮。此外,美国早有报道,发芽的土豆可致畸胎。至于有些食物和药物吃后或会导致不孕者,中药学也有记载。因此,妇女应改掉不良生活方式,尤其要戒烟、戒毒、不酗酒。

(4) 调理情志

情志因素与不孕症关系密切,历代医家均非常重视情志因素对不孕的影响。《妇人规》指出:"产育由于血气,血气由于情怀,情怀不畅则冲任不充,冲任不充则胎孕不受"。叶天士也指出:"求子心愈切,得之愈难"。如若精神紧张,情怀不畅,百想经心,内伤五脏,外损姿颜,容易抑制或干扰排卵,导致不孕。傅青主有"嫉妒不孕"之说,并创制开郁种玉汤从郁论治。有时久治无效的情志所伤的不孕症,给予心理治疗后如灵丹妙药,终于开花结子;或当其领养小孩后不久,放下思想包袱,又见怀孕,都佐证了情志与妊孕的关系。

因此,要注意科学调畅情志,"两情酣畅",使其情投意合。

(5) 适量运动

运动过少,尤其会导致肥胖等,从而引起不孕,因此,合理膳食,适量增加运动是最好的减肥方式。最好的运动是步行。

(6) 科学防治流产

流产包括自然流产与人工流产、药物流产,均可以损伤冲任、气血、脏腑、子宫,导致继发不孕。有报道称,168例继发不孕中,曾人流者占66.6%。如此惊人的数字,应该足以引起全社会的重视。一要提高素质,减少人工流产;二要提高人工流产技术;三要及时预防、治疗人工流产和药物流产的后患。因此防治流产,特别是预防反复流产是不孕症防患于未然的最重要措施。

2. 防病中的变化

不孕症的治疗较为复杂。张景岳在《妇人规》中指出:"种子之法,本无定轨,因人而药,各有所宜"。

①早诊断,早治疗

不孕的成功率与年龄及病程的长短有关。一般来说,年龄越轻,病程越短,治愈率越高。因此对不孕症早诊断、早治疗极为重要,特别是对子宫发育不良、月经病、附件炎、盆腔炎及早治疗,以防病情加重;对于发育较差,又盲目避孕者给以指导。若病程长,年龄渐大,增加治愈的困难。对晚婚者求嗣,更要着眼于一个"早"字,若高龄40求嗣,还应尽力而为。

②治无定方,辨证施治

由于导致不孕的原因复杂,故治疗不孕症应用中医的思维,因人而药,辨证论治。明代张景岳在《妇人规·子嗣类》中指出:"种子之方,本无定轨,因人而药,各有所宜,故凡寒者宜温,热者宜凉,滑者宜涩,虚者宜补,去其所编,则阴阳和而化生著矣"。

3. 防病后复发

临床上继发不孕者不少，因此亦须注意防病后复发。

①孕后科学调治

不孕患者在治愈后，在孕早期仍需科学调治，特别是肾虚排卵功能障碍者自然流产的发生率较高，因此，除孕后首忌交合外，常须补肾养胎安胎为主，并避免外力震动胎胞宫。若为输卵管阻塞治愈后怀孕，要注意异位妊娠发生的可能性。宫内妊娠一般调治至孕3个月为宜，并注意孕期保健，确保母子平安。

②产后调护

重视产后调护，防止产后病，特别是产后发热，保护生殖器官及其功能的健全，以防继发不孕。

③做好计划生育工作

生育应有计划，否则房劳不节，反复流产，可导致继发不孕。

【古代文献精选】

《素问·上古天真论》："女子七岁，肾气盛，齿更发长；二七而天癸至，任脉通，太冲脉盛，月事以时下，故有子"，"年已老而有子者……肾气有余也。"

《丹溪治法心要·妇人科·子嗣》："肥者不孕，因躯脂闭塞子宫而致，经事不行，用导痰之类。瘦者不孕，因子宫无血，精气不聚故也，用四物养血、养阴等药。"

《医学正传·妇人科中·胎前》："夫人欲求嗣，必先视其妇之经脉调否，其或未调，必以药而调之，经脉既调，宜以人事副之，按其法而行之，庶不失其候也。诀云：三十时中两日半，二十八九君须算，落红满地是佳期，金水过时空霍乱。霍乱之时枉费工，树头树底觅残红，但解开花能结子，何愁丹桂不成丛。此盖妇人月经方绝，金水才生，此时子宫正开，乃受精结胎之候，妙合太和之时，过此佳期，则子宫闭而不受胎矣。"

《普济方·针灸·足少阴肾经左右二十六》："然谷二穴……治……女子不孕，男子精溢……"

《济阴纲目·求子门·论孕子杂法》："薛氏曰：妇人之不孕，亦有因六淫七情之邪，有伤冲任；或宿疾淹留，传遗脏腑；或子宫虚冷，或气旺血衰，或血中伏热；又有脾胃虚损，不能营养冲任（求责极当，诚哉言也）。审此更当察其男子之形质虚实何如，有肾虚精弱，不能融育成胎者；有禀赋元弱，气血虚损者；有嗜欲无度，阴精衰惫者，各当求其原而治之。至于大要，则当审男女之尺脉。若左尺微细，或虚大无力者，用八味丸；左尺洪大，按之无力者，用六味丸；两尺俱微细，或浮大者，用十补丸（岂此三方所能尽，宜扩充之）。若误用辛热燥血，不惟无益，反受其害。"

《证治准绳·女科·胎前门》："胎前之道，始于求子。求子之法，莫先调经。每见妇人之无子者，其经必或前或后，或多或少，或将行作痛，或行后作痛，或紫或黑或淡，或凝而不调，不调则血气乖争，不能成孕矣。详夫不调之由，其或前或后，及行后作痛者虚也。其少而淡者血虚也，多者气虚也。其将行作痛及凝块不散者，滞也。紫黑色者，滞而夹热也。治法：血虚者四物，气虚者四物加参、芪。滞者香附、缩砂、木香、槟榔、桃仁、玄胡。滞久而沉痼者，吐之下之。脉证热者，四物加芩、连。脉证寒者，四物加桂、附及紫石英之类是也。直至积去、滞行、虚回，然后血气和平，能孕子也。予每治经不调者，只一味香附末，醋为丸服之，亦百发百中也。《素问》云：督脉生病，女子不孕。"

《针灸聚英·玉机微义针灸证治·妇人》："女子不月，灸会阴三壮。妇人月水不利，难产……妇人月事不利，利即多，心下满，目不能远视，腹中痛，灸水泉五壮。妇人月事不调，带下崩中，因产恶露不止，绕脐痛，灸气海。妇人不孕，月不调匀，赤白带下，气转连背引痛不可忍，灸带脉二穴。"

《医宗金鉴·妇科心法要诀·调经门》："不孕之故伤任冲，不调带下经漏崩，或因积血胞寒热，痰饮脂膜病子宫。"

《女科经纶·嗣育门·合男女必当其年欲阴阳之完实》："褚澄曰：合男女必当其年，男虽十六而精通，必三十而娶。女虽十四而天癸至，必二十而嫁。皆欲阴阳完实，然后交而孕，孕而育，育而为子坚壮强寿。今未笄之女，天癸始至，已近男色，阴气早泄，未完而伤，未实而动，是以交而不孕，孕而不育，育而子脆不寿。"

《女科精要·嗣育门绪论》："妇人无子者，或经不匀，或血不足，或有疾病，或交不时，四者而已。调其经而补其血，去其病而节其欲，无疾病而交有时，岂有不妊娠者乎。然更有二，凡肥盛妇人，禀受甚厚，恣于酒食，不能有胎，谓之躯脂满溢，闭塞子宫，宜燥湿痰，如星、半、苍术、台芎、香附、陈皮，或导痰汤之类；若是瘦怯性急之人，经水不调，不能成胎，谓之子宫干涩无血，不能摄受精气，宜凉血降火。如四物加黄芩、香附，养阴补血及六味地黄丸之类。"

【现代研究进展】

中医药治疗不孕症有其独特的优势，中医药在治疗不孕症与中医药在辅助生育中的应用方面均取得了令世人瞩目的突出成就，在理论研究、临床研究、实验研究中均硕果累累，如明确了"肾-天癸-冲任-胞宫"之生殖轴理论、中医调周理论。中医药在体外受精-胚胎移植应用中取得了令世人瞩目的成就，尤其是中医药在身体整体调节，特别是调节自身卵巢功能，诱导排卵与提高优质卵泡数，改善子宫内膜容受性，提高妊娠成功率与试管婴儿出生率，有效降低西药的不良反应等方面成绩显著；在不孕不育领域，庞保珍、庞清洋编著出版第一部不孕不育外治专著——《不孕不育中医外治法》；庞保珍、李淑玲编著出版第一部中西医生殖专著——《中西医临床生殖医学》；曹开镛、庞保珍主编第一部中医男科诊断与疗效评价标准专著——《中医男科病证诊断与疗效评价标准》。但亦存在一定的不足之处，如对经典著作的发掘不够、诊疗不规范、缺乏统一的规范的诊断与疗效评价标准、科学的双盲对照研究较少，存在一定的用西医的思维开中药的现象等。为了进一步发挥中医药在诊治不孕症中的强大优势，提高不孕症的临床治疗效果，有必要制定全国统一的辨证论治标准及施治方案。

读经典,做临床,以中医的思维指导不孕症的治疗,以辨证论治为前提,衷中参西,针对目前不孕症诊疗技术中的瓶颈问题,进行中医药的科学研究,做到中西医取长补短,相互促进,提高诊疗不孕症的水平。

(编者:庞保珍　庞清洋　庞慧卿　庞慧英)

第十九章　排卵障碍性不孕

【概述】

排卵障碍包括无排卵和与黄体功能不全。无排卵主要原因是由于下丘脑-垂体-卵巢轴功能性或器质性异常导致无排卵。无排卵者可表现为月经初潮年龄较大，月经量少，月经后推或稀发，或闭经，或崩漏不止，或溢乳、不孕。伴发的西医病种有：先天性卵巢发育不良、席汉综合征、无排卵型功能失调性子宫出血、多囊卵巢综合征、高催乳素血症、未破裂卵泡黄素化综合征、卵巢早衰，以及甲状腺、肾上腺皮质功能失调等所致的无排卵，可见于中医学的闭经、崩漏、月经后期、月经过少、不孕症等。黄体功能不全是指黄体分泌孕酮不足或黄体过早萎缩。黄体功能不全者可表现为月经量少、经期提前、经前点滴出血，或经前乳胀、溢乳，月经周期先后不定或反复自然流产。伴发的西医病种有：月经失调、子宫内膜异位症、高催乳素血症、早期流产或反复早期自然流产等病，可见于中医学的月经先期、月经过少、经行乳胀、暗产、滑胎、不孕症等。

【发病机制】

一、中医病因病机

1. 肾虚

肾藏精，精化气，肾中精气的盛衰主宰着人体的生长、发育与生殖。先天肾气不足，或房事不节、大病旧病、反复流产损伤肾气，或高龄，肾气渐虚。肾气虚，则冲任虚衰，致卵泡发育不良或无排卵，不能摄精成孕；或素体肾阳虚，或寒湿伤肾，肾阳亏虚，命门火衰，阳虚气弱，则生化失期，有碍卵子的发育或排出，且不能触发氤氲乐育之气，致令不能摄精成孕；或素体肾阴亏虚，或房劳多产，久病失血，耗损真阴，天癸乏源，冲任血海空虚；或阴虚生内热，热扰冲任血海，皆影响卵子的发育与排出，不能摄精成孕。

2. 肝郁

若素性忧郁，或七情内伤，情怀不畅；或由久不受孕，继发肝气不舒，导致情绪低落、忧郁寡欢，气机不畅。二者互为因果，肝气郁结益甚，以致冲任不能相资，则卵子发育不良或无排卵，卵子的生长与排出与肝的疏泄功能有密切关系，卵子的排出必须借助肝的疏泄功能，即只有肝的疏泄功能正常，卵子才能有规律的排出，肝气郁结，则无排卵。

3. 脾虚

思虑过度，或饮食劳倦等损伤脾气，脾虚则运化失职，化源不足，则卵子不能发育与排出。

4. 血瘀

瘀血既是病理产物，又是致病因素。经期、产后余血未经，房事不节，或寒、热、虚、实、外伤等，均可导致瘀滞冲任，影响卵子的发育与排出而致不孕。

5. 痰湿

素体脾肾阳虚或劳倦思虑过度，饮食不节伤脾或肝木反脾，或肾阳虚不能温脾，脾虚则健运失司，水湿内停，肾阳虚则不能化气行水，湿聚成痰；或嗜食膏粱厚味，痰湿内生，躯脂满溢，遮盖子宫，壅塞冲任，影响卵子的发育与排出；或痰阻气机，气滞血瘀，痰瘀互结，既不能启动氤氲乐育之气，又影响卵子的排出而致不孕。

二、西医病因病理

1. 无排卵

导致无排卵的病因主要有中枢性的影响、全身性疾病和卵巢局部因素等，均可以通过神经内分泌系统的改变，抑制下丘脑促性腺激素释放激素的分泌，导致下丘脑-垂体-卵巢轴功能紊乱，引起无排卵性月经、闭经等，造成不孕。全身性疾病如甲状腺功能亢进或低下、肾上腺疾患、肝脏疾患、重度营养不良或过度肥胖等，均可影响卵巢功能而导致不孕。卵巢局部原因如先天性卵巢发育不良、卵巢早衰、多囊卵巢综合征、卵巢巧克力囊肿、功能性卵巢肿瘤及卵巢急慢性炎症等，均可影响卵巢激素分泌及排卵功能而导致不孕。

2. 黄体功能不全

主要由于促性腺激素分泌失调，如卵泡期 FSH 分泌不足，使卵泡发育缓慢，卵泡期延长，排卵后黄体发育不全；LH 脉冲频率虽增加，但峰值不高，LH 分泌不足，使排卵后黄体发育不全。此外，PRL 过高也可抑制卵泡的发育和排卵障碍；或黄体细胞本身功能不足等，导致孕激素分泌减少，子宫内膜分泌反应不足，而出现月经异常，从而影响受孕及孕卵着床，造成不孕。

【诊断】

一、无排卵

（一）病史

注意月经初潮年龄以及周期、经期与经量的情况，多数患者有月经稀发、月经周期紊乱、经量减少，甚或闭经、阴道不规则流血等病史。如属于继发性不孕，应注意有无产后出血、哺乳期过长等情况。如曾经避孕，要了解避孕方法，特别是有无长期使用避孕药。如有子宫内膜异位症、子宫肌瘤等病史，要询问既往的治疗方法，如药物抑制排卵、介入治疗、手术治疗等均可能影响卵巢功能。

（二）临床表现

多数有月经的异常，包括月经后期、月经先期、月经先后无定期、月经过少、过多、闭经、崩漏等，也可以表现为月经基本正常但无排卵。

（三）检查

1. 基础体温

多数为单相型。滤泡黄素化未破裂综合征可表现为不典型双相。

2. 宫颈黏液

少或黏稠，不出现蛋清样的黏液，涂片未出现羊齿叶状结晶。

3. 生殖内分泌激素

月经周期 2～3 日测定早卵泡期基础值，如 FSH 升高表明卵巢储备能力下降；如 FSH≥40 IU/ml，伴 E_2 低水平，表明卵巢功能衰退；如基础 LH/FSH≥2，T 升高，考虑为多囊卵巢综合征；PRL 升高则属于高催乳素血症，应进一步检查是否有垂体疾病。

4. 排卵监测

B 超连续监测卵泡发育、成熟与排卵。优势卵泡直径应达到 18 mm 以上，并有排卵的声像表现。如 LH 高峰后 2 日卵泡仍持续生长，而后逐渐缩小，应考虑为卵泡黄素化不破裂；如两侧卵巢均有超过 10 个直径在 10mm 以下的小卵泡，应考虑为多囊卵巢综合征。

二、黄体功能不全

（一）病史

多数有月经频发、经期延长等病史，或有复发性流产史。

（二）临床表现

可有月经先期、月经过少或过多、经期延长，也可表现为月经后期，或月经周期、经期正常。

（三）检查

1. 基础体温

高温相持续时间<12 日，或体温上升幅度<0.3℃，或在高温相体温波动。黄体中期孕酮<31.8 mmol/L。

2. 激素测定

黄体中期血清 P 水平偏低。

3. 子宫内膜组织学检查

黄体中期子宫内膜呈分泌期腺体分泌不足，或较正常落后 2 日以上。

三、卵巢储备功能评估

卵巢储备即卵巢中始基卵泡的数量，随年龄的增加而减少。目前，通过测定月经周期第3天血FSH、E_2水平检测、氯米芬刺激实验、卵巢基础状态窦卵泡数量及AMH水平检查来间接反映卵巢储备功能。

卵巢储备功能下降的高危人群包括：年龄≥35岁；有闭经家族史；有单个卵巢、卵巢手术史、化疗史或盆腔放疗史；不明原因不孕；对Gn刺激反应差；准备行辅助生殖助孕者。对于存在卵巢储备功能下降的高危人群，这些检查可以为其预后（如对外源促性腺激素的反应与通过辅助生育技术成功妊娠的可能性）提供参考。

（1）月经周期第3天血FSH及E_2水平：FSH>10～20U/L，提示卵巢反应性与妊娠率下降。单独的E_2水平并不能用于评估卵巢储备，主要用于FSH水平正常时判断卵巢反应性。FSH水平正常，E_2>60～80pg/ml时，卵巢反应性下降，取消周期率升高，妊娠率下降。

（2）氯米芬刺激试验：氯米芬通过竞争性结合下丘脑细胞内的雌激素受体，导致受体缺乏，使之不能对内源性雌激素的负反馈发生反应，从而产生更多的GnRH，刺激FSH、LH的分泌，使卵巢内的卵泡生长发育，分泌E_2，升高的E_2会反馈性抑制FSH的分泌。若未出现E_2对FSH的抑制，提示卵巢储备功能下降。

克罗米芬试验于月经周期第3天测血FSH，月经或撤退性出血第5～9天，每日口服克罗米芬100mg，于第10天再次测血FSH水平，若第10天血FSH>10U/L或第3天、第10天血FSH总和>26U/L，提示卵巢储备功能下降。

（3）窦卵泡计数：是指双侧卵巢窦卵泡数量总和。窦卵泡描述为平均直径在2～10mm，若窦卵泡计数3～10个，提示卵巢低反应及妊娠率下降。

（4）血清AMH水平：AMH是由早期卵泡的颗粒细胞所分泌，不受促性腺激素水平的影响，在月经周期中水平恒定，反映了卵巢小卵泡的储备量，不受周期的影响，可较准确地预测卵巢的基础状态和功能。若AMH<1ng/ml，提示卵巢反应性、胚胎质量及IVF妊娠率下降。

【鉴别诊断】

应注意与早孕和垂体疾病的鉴别。

【治疗】

一、中医辨证论治

（一）肾虚证

1. 肾气虚证

主要证候：婚久不孕，无排卵，月经不调或停经，经量或多或少，色黯；腰膝酸软,精神疲倦,头晕耳鸣,小便清长;舌淡、苔薄,脉沉细,两尺尤甚。

治法:补肾益气,温养冲任。

方药:肾癸续嗣丹(庞保珍方,选自庞保珍编著《不孕不育中医治疗学》)

人参、白术、茯苓、白芍、当归、川芎、熟地黄、炙甘草、菟丝子、巴戟天、鹿茸、紫石英。

2. 肾阳虚证

主要证候:婚久不孕,无排卵,月经迟发,或月经后推,或经闭,经色淡暗,性欲低下,小腹冷,带下量多,清稀如水。或子宫发育不良;头晕耳鸣,腰酸膝软,夜尿多;眼眶黯,面部黯斑,或环唇黯;舌质淡黯,苔白,脉沉细尺弱。

治法:温肾暖宫,调补冲任。

方药:右归广嗣丹(庞保珍方,选自庞保珍编著《不孕不育中医治疗学》)

熟地黄、附子、龟甲、鹿茸、巴戟天、补骨脂、菟丝子、肉桂、杜仲、白术、山药、芡实、人参。

3. 肾阴虚证

主要证候:婚久不孕,无排卵,月经常提前,经量少或停经,经色鲜红;或经期延长,甚则崩中或漏下不止。形体消瘦,头晕耳鸣,腰酸膝软,五心烦热,失眠多梦,眼花心悸,肌肤失润,阴中干涩,性交痛;舌质稍红略干,苔少,脉细或细数。

治法:补肾养血,调补冲任。

方药:左归螽斯丹(庞保珍方,选自庞保珍编著《不孕不育中医治疗学》)

当归、白芍、熟地黄、山茱萸、龟甲、鳖甲、紫河车、肉苁蓉、菟丝子、牡丹皮。

(二)肝郁证

主要证候:婚久不孕,无排卵,月经或先或后,经量时多时少,或经来腹痛;或经前烦躁易怒,胸胁乳房胀痛,精神抑郁,善太息;舌黯红或舌边有瘀斑,脉弦细。

治法:疏肝解郁,理血调冲。

方药:开郁毓麟丹(庞保珍方,选自庞保珍编著《不孕不育中医治疗学》)

当归、白芍、白术、茯苓、牡丹皮、香附、川楝子、王不留行、瓜蒌、牛膝。

(三)脾虚证

主要证候:婚久不孕,无排卵,神疲乏力,纳呆,头晕心悸,面黄或体瘦,大便或溏,舌质淡,苔白,脉细弱。

治法:补脾益气,调理冲任。

方药:济脾育嗣丹(庞保珍方,选自庞保珍编著《不孕不育中医治疗学》)

人参、黄芪、白术、茯苓、山药、大枣、当归、柴胡、菟丝子、巴戟天、甘草。

(四)血瘀证

主要证候:婚久不孕,无排卵,月经多延后,或周期正常,经来腹痛,甚或成进行性加剧，经量多少不一，经色紫黯，有血块，块下痛减。时经行不畅，淋漓难净，或经间出血。或肛门坠胀不适，性交痛。舌质紫黯或舌边有瘀点，苔薄白，脉弦或弦细涩。

治法：逐瘀荡胞，调冲助孕。

方药：逐瘀衍嗣丹（庞保珍方，选自庞保珍编著《不孕不育中医治疗学》）

桃仁、红花、牡丹皮、赤芍、当归、延胡索、枳壳、三棱、莪术、昆布、香附。

（五）痰湿证

主要证候：婚久不孕，无排卵，多自青春期始即形体肥胖，月经常推后、稀发，甚则停经；带下量多，色白质黏无臭；头晕心悸，胸闷泛恶，面目虚浮；舌淡胖，苔白腻，脉滑。

治法：燥湿化痰，行滞调冲。

方药：涤痰祈嗣丹（庞保珍方，选自庞保珍编著《不孕不育中医治疗学》）

半夏、茯苓、陈皮、甘草、苍术、胆南星、枳壳、生姜、柴胡、人参、黄芪、淫羊藿、巴戟天。

二、中成药治疗

（一）肾虚证

1. 肾气虚证

五子衍宗片：口服。一次 6 片，一日 3 次。或滋肾育胎丸：口服。一次 5 克，一日 3 次，淡盐水或蜂蜜水送服。

2. 肾阳虚证

定坤丹：口服。一次半丸至 1 丸，一日 2 次（每丸重 10.8 克）。

3. 肾阴虚证

六味地黄丸：大蜜丸，一次 1 丸，一日 2 次。

（二）肝郁证

逍遥丸：口服。一次 6～9 克，一日 2 次。

（三）脾虚证

人参归脾丸：口服。一次 1 丸，一日 2 次。

（四）血瘀证

血府逐瘀口服液：口服。一次 2 支，一日 3 次。或少腹逐瘀丸：口服。一次 1 丸，一日 2～3 次。

（五）痰湿证

三仁合剂：口服。一次 20～30 毫升，一日 3 次。或二陈合剂：口服。一次 10～15 毫升，一日 3 次，用时摇匀。

三、中医外治

（一）肾虚证

1. 肾气虚证

方药：石英续嗣丹（庞保珍方，选自庞保珍、庞清洋编著《不孕不育中医外治法》）

熟地黄、山药、山茱萸、鹿角胶（烊化）、紫石英、杜仲、菟丝子、巴戟天、生香附、麝香。

制备：将所选用的药物共同研成细末，瓶装备用。

用法：治疗时，取药末 10g，以温开水调成糊状，纱布包裹，敷于脐部，胶布固定，3 天换药 1 次。

2. 肾阳虚证

方药：巴戟广嗣丹（庞保珍方，选自庞保珍、庞清洋编著《不孕不育中医外治法》）

熟地黄、附子、龟板、鹿茸、巴戟天、菟丝子、肉桂、山药、人参、川椒、吴茱萸、麝香。

用法：上药共研细末，瓶装封闭备用。临用时取药末 10 克，以蜂蜜调成糊状，涂两足心（即涌泉穴），胶布固定，1～3 天换药一次。

3. 肾阴虚证

方药：熟地螽斯丹（庞保珍方，选自庞保珍、庞清洋编著《不孕不育中医外治法》）

当归、白芍、熟地黄、山茱萸、龟板、鳖甲、紫河车、肉苁蓉、蓖麻仁、木鳖子、麝香。

制法：上药共研细末，瓶装封闭备用。

用法：临用时取药末 10 克，以蜂蜜调成糊状，涂两足心（即涌泉穴），胶布固定，1～3 天换药一次。

（二）肝郁证

方药：香附毓麟丹（庞保珍方，选自庞保珍、庞清洋编著《不孕不育中医外治法》）

当归、白芍、白术、茯苓、牡丹皮、香附、川楝子、王不留行、苏合香、川芎。

制法：上药共研细末，瓶装封闭备用。

用法：临用时取药末 10 克，以蜂蜜调成糊状，涂两足心（即涌泉穴），胶布固定，1～3 天换药一次。

（三）脾虚证

方药：济脾祈嗣丹（庞保珍方，选自庞保珍、庞清洋编著《不孕不育中医外治法》）

人参、黄芪、白术、茯苓、山药、大枣、当归、柴胡、巴戟天、白芷、木香、威灵仙。

制法：上药共研细末，瓶装封闭备用。

用法：临用时取药末 10 克，以蜂蜜调成糊状，涂两足心（即涌泉穴），胶布固定，1～3 天换药一次。

（四）血瘀证

方药：香蛭胤嗣丹（庞保珍方，选自庞保珍、庞清洋编著《不孕不育中医外治法》）

香附、水蛭、当归、川芎、枳壳、延胡索、三棱、莪术、苏合香、薄荷。

制备：将所选用的药物共同研成细末，瓶装备用。

用法：治疗时，取药末 10g，以温开水调成糊状，纱布包裹，敷于脐部，胶布固定，3 天换药 1 次。

（五）痰湿证

方药：半夏祈嗣丹（庞保珍方，选自庞保珍、庞清洋编著《不孕不育中医外治法》）

半夏、茯苓、陈皮、苍术、胆南星、枳壳、柴胡、人参、黄芪、淫羊藿、威灵仙、苏合香。

制法：上药共研细末，瓶装封闭备用。

用法：临用时取药末 10 克，以蜂蜜调成糊状，涂两足心（即涌泉穴），胶布固定，1～3 天换药一次。

四、针灸治疗

（一）肾虚证

1. 肾气虚证

取穴：肾俞、神阙、气海、关元、三阴交、太溪、子宫穴。

2. 肾阳虚证

取穴：肾俞、命门、神阙（隔盐灸）、关元、中极、三阴交。

3. 肾阴虚证

取穴：肾俞、关元俞、关元、三阴交、太溪。

（二）肝郁证

取穴：肝俞、太冲、气海、三焦俞、膀胱俞、中极。

（三）脾虚证

取穴：脾俞、胃俞、中脘、足三里。

（四）血瘀证

取穴：中极、归来、膈俞、血海、太冲。

（五）痰湿证

取穴：肾俞、脾俞、中极、气冲、四满、三阴交、丰隆。

五、饮食治疗

（一）肾虚证

1. 肾气虚证

食疗方：羊脊骨粥（《太平圣惠方》）

组成：羊连尾脊骨1条，肉苁蓉30g，菟丝子3g，粳米60g，葱、姜、盐、料酒适量。

制法与用法：肉苁蓉酒浸1宿，刮去粗皮；菟丝子酒浸3日，晒干，捣末。将羊脊骨砸碎，加水2500ml，煎取汁液1000ml，入粳米、肉苁蓉煮粥；粥欲熟时，加入葱末等调料，粥熟，加入菟丝子末、料酒20ml，搅匀，空腹食之。

2. 肾阳虚证

（1）食疗方：鹿角粥（《瘅仙活人方》）

鹿角粉10g，粳米60g。

制法与用法：先以米煮粥，米汤数沸后调入鹿角粉，另加食盐少许，同煮为稀粥，1日分2次服。

使用注意：本方温热，夏季不宜选用，适合在冬天服食。因其作用比较缓慢，应当小量久服，一般以10天为1疗程。凡素体有热，阴虚阳亢，或阳虚而外感发热者，均当忌用。

（2）食疗方：枸杞羊肾粥（《饮膳正要》）

枸杞叶250g（或枸杞子30g），羊肉60g，羊肾1个，粳米60g，葱白2茎，盐适量。

制法与用法：将新鲜羊肾剖开，去内筋膜，洗净，细切；羊肉洗净切碎；煮枸杞叶取汁，去渣。也可将枸杞叶切碎，同羊肾、羊肉、粳米、葱白一起煮粥。待粥成后，入盐少许，稍煮即可。每日早晚服用。

使用注意：外感发热或阴虚内热及痰火壅盛者忌食。

(3) 食疗方：虫草炖老鸭（《本草纲目拾遗》)

冬虫夏草5枚，老雄鸭1只，香葱、黄酒、生姜、胡椒、精盐各适量。

制法与用法：鸭子去肚杂洗净，将鸭头劈开，纳冬虫夏草于其中，仍以线扎好，加酱油、酒等调味品如常煮烂食之。

3. 肾阴虚证

食疗方：生地黄鸡（《肘后方》）

生地黄250g，乌雌鸡1只，饴糖150g。

制法与用法：鸡宰杀去净毛，洗净治如食法，去内脏备用；生地黄洗净，切片，入饴糖，同拌后塞入鸡腹内。将鸡腹部朝下置于锅内，于旺火上笼蒸约2～3小时，待其熟烂后，食肉，饮汁。

(二) 肝郁证

1. 食疗方：良附蛋糕（《中国食疗学·养生食疗菜谱》)

高良姜6g，香附6g，鸡蛋5枚，葱白50g，熟猪油130g，食盐2g，味精1g，湿淀粉15g。

制法与用法：良姜、香附研细粉，葱白头洗净切碎，鸡蛋打入大碗内，用竹筷搅打1分钟，加入药粉、食盐、味精、湿淀粉、清水继续搅拌均匀。炒锅置中火上，下熟猪油烧至六成热时，移至小火上，用汤瓢舀出油约30g，随即将糕浆倒入锅中，再将舀出的油倒入糕浆内，用锅盖盖好，约烘10分钟，翻面再烘2～3分钟，用刀划成三角形入盘，直接食用。

2. 食疗方：玫瑰花茶（《慢性疾病营养美味配餐图谱．性功能障碍》)

玫瑰1朵，蜂蜜15克。

制法与用法：在玫瑰花盛开的季节，采含苞待放者（干品亦可），放入茶杯，开水浸泡，加盖5分钟；饮时调入蜂蜜，拌匀即成。代茶饮，最后连花吃下。

(三) 脾虚证

1. 食疗方：人参粥（《食鉴本草》)

人参3g，粳米100g，冰糖适量。

制法与用法：将粳米淘净，与人参（切片或打粉）一起放入砂锅内，加水适量，煮至粥熟，再将化好的冰糖汁加入，拌匀，即可食用。

2. 食疗方：八宝饭（《方脉正宗》)

芡实、山药、莲子肉、茯苓、党参、白术、薏苡仁、白扁豆各6g，糯米150g，冰糖适量。

制法与用法：先将党参、白术、茯苓煎煮取汁；糯米淘洗干净，将芡实、山药、莲子、茯苓、薏苡仁、白扁豆打成粗末，与糯米混合；加入党参、白术、茯苓煎液和冰糖，上笼蒸熟。亦可直接加水煮熟。作主食食用。

3. 九仙王道糕（《万病回春》）

莲子肉 12g，炒麦芽、炒白扁豆、芡实各 6g，炒山药、白茯苓、薏苡仁各 12g，柿霜 3g，白糖 60g，粳米 100～150g。

制法与用法：以上药食共为细末，和匀，蒸制成米糕。酌量服食，连服数周。

（四）血瘀证

食疗方：三七蒸鹌鹑（《中医药膳与食疗》）

鹌鹑 1 只，三七粉 1～2g，食盐、味精少许。

制法与用法：将鹌鹑去毛及肠杂，洗净切块，用三七粉同置瓷碗中，加入食盐少许，上锅隔水蒸熟，调入味精即成。食肉饮汁。每日 1 剂，连服 7～10 天。

（五）痰湿证

食疗方：半夏山药粥（《药性论》）

半夏 10g，山药 60g。

制法与用法：半夏先煮半小时，去渣取汁一大碗。山药研成粉，放入半夏汁内，煮沸搅成糊状即可食。

使用注意：半夏有小毒，宜制成法半夏后使用，且煎煮时间宜长，去其毒性。

六、西医治疗

1. 诱发排卵

（1）氯米芬（克罗米芬）：为首选促排卵药物，适用于体内有一定雌激素水平者。于月经周期第 5 天开始，每日口服 50～150mg，连续 5 天，3 个月经周期为一疗程。对于雌激素水平低，应先辨证应用中药调治或同时辨证服用中药治疗，较单用氯米芬的疗效高。

（2）HCG：具有类似 LH 作用，当宫颈黏液结晶为（+++）时，或 B 超提示卵泡发育成熟时，可肌注 HGG 5000～10000 IU，每日 1 次，连续 1～2 天，以促使卵泡破裂排卵及形成黄体。临床常与氯米芬配合应用。

（3）溴隐停：适于无排卵伴有高催乳素血症或有垂体肿瘤的患者，或长期溢乳者，开始用量为每次口服 1.25mg，每日 2 次，1 周后改为每次口服 2.5mg，每日 2 次，一般连续用药 3～4 周时，PRL 降至正常，用药至妊娠后停药。口服副反应明显者，可改用阴道纳药。用药一个月后复查 PRL。停药时要逐渐减少，或辨证配合中药巩固疗效。

2. 改善黄体功能

（1）黄体酮：于 BBT 上升后 2～3 天开始，每日肌注黄体酮 10～20mg，连续 10 天，以补充黄体不足。

（2）HCG：于 BBT 上升后 2～3 天开始，隔日 1 次肌注 HCG 1000～3000 IU，共 3～5 次，可促进或延长黄体功能。

3. 手术治疗

（1）多囊卵巢综合征患者用中西药物治疗无效者，可行双侧卵巢楔形切除术，或在腹腔镜下用电灼法。术后仍要配合药物治疗，争取在术后半年内妊娠，否则可复发。

（2）垂体肿瘤可用溴隐停或中药治疗观察，待肿瘤缩小后再手术。目前用伽马刀治疗，提高了安全性与疗效。经临床观察，伽马刀治疗前后配合中西药治疗效果较好。

【名家经验】

1. 罗元恺经验

罗元恺认为，无排卵者，多属肾阳虚衰。肾阳虚具有垂体-肾上腺皮质系统功能低下的表现。近代医家对于本病的病因分析众说纷纭，但归纳起来排卵障碍性不孕关键在于肾虚，以肾虚血瘀、肝郁肾虚、脾肾两虚、痰湿阻滞等证型多见。

2. 夏桂成经验

夏桂成对黄体功能不全属肾虚者48例进行分析，其中肾阳虚者41例、占85.4%，肾阴虚者7例、占14.6%，提出黄体功能不全与肾阳偏虚（宫寒）关系较大。

3. 蔡小荪经验

蔡小荪等通过对110例不孕症分析，认为不孕以肾虚为首，治疗当以补肾为主，即使湿热瘀滞阻塞胞络，除清热化湿、活血理气通络外，仍需兼顾及肾，只有在肾气的作用下，才能有助于胞络通调，以利孕育。

4. 韩百灵经验

肾阴亏损，用百灵育阴汤（熟地15g，山药15g，川续断15g，桑寄生15g，怀牛膝15g，山萸肉15g，白芍15g，牡蛎20g，杜仲15g，海螵蛸20g，菟丝子15g，龟甲20g）；血虚，用育阴补血汤（熟地15g，山药15g，当归15g，白芍15g，枸杞子15g，炙甘草10g，山萸肉15g，牡丹皮15g，龟甲20g，鳖甲20g）；肾阳虚，用渗湿汤（熟地15g，山药15g，白术15g，茯苓15g，泽泻10g，枸杞子15g，巴戟天15g，菟丝子15g，肉桂10g，附子10g，鹿角胶15g，补骨脂15g，陈皮10g，甘草10g）；肝郁气滞，用调肝理气汤（当归15g，白芍15g，柴胡10g，茯苓15g，白术10g，牡丹皮15g，香附15g，瓜蒌15g，怀牛膝15g，川楝子15g，王不留行15g，通草15g，甘草10g）。

5. 赵松泉治疗女性不孕症经验

女性不孕症不是独立的疾病，而是由多种原因引起的、病因复杂的一个临床表现。因此在治疗前应当充分了解病史，参考西医妇科检查结果及诊断，根据临床症状和体征认真辨证施治。

（1）对受孕机制的认识

赵老认为受孕是一个复杂的生理过程。首先要肾气旺，真阴足；同时要肝气舒、血脉畅；在任脉通调，冲脉旺盛的基础上，才能排卵和受孕。因此月经正常是受孕的首要条件。肾气旺盛是人身阳气之根本，真阴充足是一身阴液的源泉。正如傅山曰："妇人受妊，本于精气之旺也。"《灵枢·决气》曰："两神相搏，合而成形，常先身生，是谓精。"肾精是机体生殖起源的基本物质，即所谓"受精结胎，阴主成形，阳主生化，胎孕乃成"。胎孕的形成，男女双方又都须具备一定的条件。《女科正宗·广嗣总论》曰："男精壮而女经调，有子之道也。"他指出："女经调"指女子月经周期、行经时间、经量、经色、经质均要正常。任何原因导致的月经不调，包括月经周期不准，如崩漏、频至、稀发、后错、经闭；经血量过多、过少；经血颜色过于黯黑、浅淡、褐色；多量血块；经期腹痛难忍等，都反映了冲任失调，从而影响受孕。同时受孕还要掌握一定的时机，《女科准绳·胎前门》曰："天地生物，必有氤氲之时，万物丛生，必有乐育之时……凡妇人一月经行一度，必有一日氤氲之候，于一时辰间……此的候也……顺而施之，则成胎矣。"所谓"的候"即排卵之日，是男女交媾易于受孕之时。基于以上理论，他在临床治疗中特别重视调理月经，重视结合基础体温测试来指导服药、性生活。

(2) 排卵功能障碍是女性不孕症的根本原因

《内经》认为肾为先天之本、生殖发育之源，是藏真阴而寓元阳之脏。他认为：生之本，本于阴阳，阴阳二气相互既济，以平为顺。命门、真阴乃阴阳合一的具有高层调节作用的生命物质，是人体功能活动的总枢纽。肾上通于脑，下连冲任二脉，是贮藏五脏六腑精气之宅，为生命之根。肾对生殖功能的调节是通过"脑—肾—冲任—胞宫"来完成的。所以肾精滋长是排卵的基础，冲任经脉气血和畅是排卵的条件，肾阴肾阳消长转化失常是卵巢功能失调病机的关键所在，是排卵功能障碍的根本原因。若肾精充盈，精化气，阳气内动，即为排出成熟卵泡的真机期。抓住调节肾阴肾阳的消长转化，就抓住了治疗本病的根本。通过调整肾阴肾阳，使阴阳二气达到相对平衡的常阈。肾精旺盛，肾阴充实，促进天癸、冲任、气血的功能，卵巢才能温煦生化出成熟的卵泡，激活排卵期，以达到排卵受孕的目的。

(3) 月经紊乱是卵巢功能失调的临床表现

经者，经常也。妇女月经三旬一见，如月之盈亏，周而复始，信而有期。这种生理功能秉承于肾气的温煦濡养，天癸、冲任、胞宫共同协调而产生。王冰曰："肾气全盛，冲任脉通，经血渐盈，应时而下，冲为血海，任主胞胎，二者相资，故能有子。"肾阴癸水是经血的物质基础，血是月经的主要成分。肾气封藏有度，肝气疏泄有序，经血通过经脉，汇于血海，达于胞宫，血充气畅，应时而下。冲任二脉隶属肝肾，肝藏血，肾藏精，乙癸同源，精血互生，脾统血，为后天之本，气血生化之源。女子又以肝为先天，以血为本。肝脾肾三脏与气血、经络的相互协调共同作用，对女子的成长、发育、月经、排卵、生育、哺乳有着十分重要的意义。如肾气虚损，命门火衰；肾阴不足，精血亏虚；肝失条达，疏泄无度；脾不健运，生化失常，固摄无力等，均可导致冲任失调、胞宫失养，月经紊乱，排卵功能障碍，婚后久不受孕，或孕后流产。

(4) 生殖器官炎症是影响摄精受孕的另一个主要原因

生殖器官炎症多属于中医脏腑辨证中的肝脾湿热。本病的发生多因六淫之邪由外入侵，或手术感染，或房劳所伤，或情志不遂。但无论内因、外因致病，均可导致气血失调、脏腑功能失调及冲任二脉损伤，进而影响摄精受孕。如外感湿邪，湿易困脾，或脾病生湿，湿郁化热，湿热壅遏，伤及气血经络；或七情内伤，肝气郁结，木克脾土，脾失运化，湿从内生，湿热互结，下注胞络，气滞其血，血滞其气，损伤脏腑冲任；热邪与血相搏，伤及血脉，或迫血妄行，或血聚成痈成瘕，即古人云"血之壅也，热甚则肿，血聚成痈，肉腐成脓"。证见腹痛，腰痛，赤白带下，甚者形成痈肿、癥瘕。脏腑功能失调和冲任二脉损伤是影响精卵结合，或影响孕卵着床而不能孕育的主要病机。因此，治疗应采取疏肝理脾、清热利湿、清热解毒、活血化瘀、疏通脉络等方法。

(5) 女性不孕症治疗的基本思路

赵老效法"种子必先调经，经调自易成孕"的医训，在治疗中始终遵循一个基本原则——调理月经。月经失调因冲任失调，冲任失调多因肾气不足，肝气郁结，所以在治疗上注重益肾、疏肝、养血。他认为某种意义上补肝肾就是调冲任。补先天之真阴，益后天之化源，达到肾气足，血脉畅，冲任调和，月经自然以时而下。

他认为，不孕症患者长年不孕多伴有情志抑郁，肝气不舒，正如《素问·举痛论》所云："百病生于气也"。心情郁闷，气机失常则机体发生病理变化。因此治疗女性不孕症一定要注意疏肝理气。

他强调，治疗前必须正确辨证，治病必求于本，但在具体选用药物时也要顾及到标；既要重点解决原发病又要兼顾现有症状；还要根据病情发展的不同阶段采用相应的治疗。以上这些对治疗月经病有很重要的意义。例如对月经稀发、闭经属排卵障碍的患者先选用温肾排卵汤治疗，基础体温显示高相后（黄体期）改服培育汤；在治疗功能失调性子宫出血出现崩漏时，首先选用滋肾排卵汤及大量的收涩药、炭药固涩冲任止血，血止后再调经，若又出现闭经时，再给予温肾排卵汤调理月经促排卵，基础体温出现高相后改服培育汤。

赵老特别提出，在妇科病的治疗中，尤其在不孕症的治疗中，既要注重中医辨证，也要参考、借鉴西医的检查手段、检验结果、病理报告等等；既要注意一般治疗规律，也要注意特殊病例的特点，结合得好就能显著提高疗效。这是他在几十年工作当中总结出来的体会，也是区别于传统中医治疗的特色所在，更是他在临床取得满意疗效的原因所在。比如：针对西医明确诊断的输卵管不通，他在中医辨证施治的基础上加用活血通络的药物；子宫内膜异位症，他就加用软坚散结的药物；子宫发育不良，他就加用补肾的药物等等。从他对中医妇科生理、病理的认识，从辨证用药到服药方法，都体现了遵古不泥古、中西医结合的思想。

(6) 排卵汤的演化过程

"温肾排卵汤""滋肾排卵汤""培育排卵汤"三个"排卵汤"是赵老几十年临床经验总结的精华。三个"排卵汤"基本形成在 20 世纪 70 年代末期，成熟于 20 世纪 80 年代，于 20 世纪 90 年代初成为较完整的具有他本人特色的理论体系。在最初的《妇女不孕症的治疗经验——附 250 例初步小结》中，他对女性不孕症的中医辨证分型有肝肾阴虚、肝郁气滞、肝脾湿热、脾肾两虚、心脾两虚、寒湿凝滞6个证型。在20世纪60～70年代卵巢功能失调性子宫出血患者较多，当时西医妇科激素治疗药物相对较少，所以患者多由西医转来。20世纪80年代以来月经稀发、闭经的患者不断增加，尤其对多囊卵巢综合征有了初步认识，因此他在辨证论治中将肝郁气滞型逐渐演化为肝郁肾虚型，随着病种及患者体质的变化而变化，也反映出他不断学习不断总结，活到老学到老的精神。

①温肾排卵汤：淫羊藿10g，肉苁蓉10g，鹿角霜15g，女贞子10g，覆盆子10g，菟丝子10g，枸杞子10g，柴胡6g，赤芍10g，白芍10g，泽兰10g，益母草10g，木香6g，香附10g，鸡血藤10g，牛膝10g，生蒲黄（包煎）10g。

主治：肾阳偏虚兼肝郁血瘀者，多见月经错后、稀发，甚至闭经，经血量少，第二性征发育不良，性欲淡漠，经妇科内分泌检验，雌激素水平低下或黄体功能不健。

方解：淫羊藿、肉苁蓉、鹿角霜温补肾阳，温煦化生；女贞子、覆盆子、枸杞子、菟丝子滋补肝肾之阴；柴胡、木香、香附疏肝解郁；白芍敛阴柔肝，赤芍、白芍有推陈致新而调经的作用；赤芍通经行血，配生蒲黄行血化瘀，有增强子宫收缩作用；鸡血藤补血活血，疏通经脉，以治血枯经闭，与益母草相伍调经，并化瘀生新；泽兰入厥阴肝经血分，疏肝气以和营血；牛膝引药下行，走而能补，既能益肝肾又可强筋骨，使气血得以畅行。以上诸药意在温补肾阳，兼补肝肾之精，疏肝肾之郁，使气舒精足血畅，从而月经自调。

随症加减：畏寒、腰脊冷，加补骨脂10g，紫河车10g；面色苍白、唇甲色淡，加当归10g，何首乌12g；气短、乏力，加生黄芪10g，党参10g，白术6g，炙甘草10g；手足心热、颧红，加青蒿10g，地骨皮10g，生地黄12g，玄参10g，知母6g；心烦气急、乳胀、胸闷，加青皮6g，橘叶6g，王不留行10g；闭经日久，加苏木10g，刘寄奴10g，红花10g，茜草10g；舌下静脉紫粗或唇舌有紫色瘀斑，加桃仁6g，当归尾10g，三棱10g，莪术10g，水蛭6g；性欲减退，加仙茅10g，巴戟天10g；痛经腹胀，加青皮10g，延胡索6g，川楝子6g；纳差，加焦三仙30g，草豆蔻6g；浮肿，加冬瓜皮12g，茯苓皮12g；肥胖有痰，加茯苓12g，清半夏10g，陈皮10g；寐差，加何首乌12g，炒酸枣仁10g，远志10g，茯苓12g；小腹冷，加肉桂3g，吴茱萸6g，小茴香10g，胡芦巴10g，橘核10g，荔枝核10g；舌苔黄腻，加炒知母6g，炒黄柏6g；黄带有味，加败酱草12g，鱼腥草10g，草河车10g；带下量多，加椿根皮10g，鸡冠花10g。

②滋肾排卵汤：生龙骨（先煎）25g，生牡蛎（先煎）25g，乌贼骨（先煎）15g，龟甲12g，女贞子10g，墨旱莲10g，地骨皮10g，柴胡6g，白芍10g，川续断10g，山茱萸10g，菟丝子10g，枸杞子10g，生地黄10g，牡丹皮10g，石斛10g，椿根皮10g，侧柏叶10g，阿胶（烊化）12g。

主治：肾阴偏虚者，多见月经先期，经期延长，经血量多，崩中漏下，功能失调性子宫出血。

方解：生龙骨、生牡蛎、龟甲滋养肾水，涵潜浮阳；乌贼骨味咸走血分，收涩止血；墨旱莲、地骨皮清虚热，泻阴分伏火；柴胡疏理肝气，解郁调经；川续断、山茱黄、菟丝子、枸杞子、女贞子补肝滋肾，填精益髓，助命门；石斛、生地黄甘寒养阴；阿胶、白芍相伍敛阴养血；牡丹皮荡涤郁热，凉血活血，清而通之，使离经之血尽化其滞，使应脱之内膜脱落而不留瘀；椿根皮、侧柏叶收涩固冲任，使经脉之血得以安宁。意在调理肾之阴阳和冲任气血，以冀精髓充足，温煦化生，以奏冲任调和、蕴育排卵之效。

随症加减：无力、气短、思卧，加黄芪10g，党参10g，升麻6g，五味子10g，减龟甲、地骨皮、生地黄、牡丹皮；出冷汗、精神萎靡，红参6g水煎频服；畏寒、腰脊痛，加补骨脂10g，胡芦巴10g，肉桂3g，熟附子10g，紫河车粉10g（冲服），减龟甲、地骨皮、生地黄、牡丹皮、石斛、女贞子；出血过多，加赤石脂15g，五倍子6g，五味子10g，三七粉3g（冲服），地榆炭15g，侧柏炭15g，棕榈炭15g，贯众炭15g；赤带有味，加荆芥6g，蚕砂10g，椿根皮10g，马鞭草10g，知母10g，黄柏10g；面色苍白、唇甲色淡，加熟地黄10g，当归10g，何首乌10g，减牡丹皮；颧红潮热，加青蒿10g，地骨皮10g，减菟丝子；汗多，加五味子6g，浮小麦30g；性欲低下，加仙茅10g，巴戟天10g，淫羊藿10g；心烦急躁，加香附10g，木香6g；血块多，加益母草10g，五灵脂10g，蒲黄炭（包煎）10g，茜草炭10g。

③培育排卵汤：桑寄生12g，菟丝子12g，川续断10g，杜仲10g，椿根皮10g，石莲子10g，苎麻根10g，芡实12g，山茱萸10g，升麻6g，熟地黄10g，山药15g，太子参10g。

主治：脾肾不足，气血亏虚所致久不受孕者，或胎元不固先兆流产者，或反复自然流产不育者，或黄体功能不全者，不孕症治愈保胎。

方解：桑寄生、菟丝子固肾安胎；川续断、杜仲强阴益肾固胎气；椿根皮、苎麻根收涩固冲任；山茱萸秘精气，补肾阴；石莲子、山药、芡实补任脉之虚，补脾益肾固冲；升麻提举中气；熟地黄、太子参益气养血以助胎元。全方固摄胎元，培育长养。

随症加减：畏寒、腰背冷，加补骨脂10g，鹿角胶10g（烊化）；身热、口渴思饮，加女贞子10g，墨旱莲10g，枸杞子10g，桑椹10g，生地黄10g，减熟地黄；面色苍白、唇甲色淡，加当归10g，何首乌10g，阿胶10g（烊化），大枣数个；颧红、五心烦热，加地骨皮10g，黄芩10g，生地黄10g，减熟地黄；身倦懒言、乏力，加黄芪10g，党参10g，白术10g，炙甘草10g；出血，加川续断炭10g，杜仲炭10g，升麻炭6g，减川续断、杜仲、升麻；血多，加地榆炭15g，莲房炭15g。

（7）独创中药调周序贯服药法，借鉴基础体温测定指导服药

赵老在多年临床工作中逐步探索，打破常规，形成独特的服药方法，对月经不调者，以建立正常月经周期或不干扰正常月经为原则，采用调周序贯服药法，并通过基础体温测定和观察月经周期指导服药。具体方法是：

①月经周期规律者：在月经第1、2、3天连续服汤药3天，每日1剂，意在清理子宫内膜；停药观察7天或根据病情服用中成药7天；再于月经第11、12、13天连续服汤药3天，每日1剂，为排卵创造良好条件；停药观察或根据病情服用中成药至下一

月经期。

②月经先期者：在月经第1、2、3天连续服汤药3天，每日1剂，将月经第11～13天的服药时间提前至月经的第9、10、11天服药。

③月经错后、稀发、闭经者：根据基础体温服药，若基础体温在36.5℃以下，就诊当日起连服3天汤药，每日1剂，以调节卵巢功能，促进卵泡生长；停药观察或根据病情服中成药3～5天。若基础体温持续低相，再连服汤药3天，观察或服用中成药3～5天；直到月经来潮，则按第1种方法服药。若基础体温温差上升超过0.3～0.5℃，保持36.5℃以上5～7天未下降，即可停药观察或给予培育汤。若基础体温持续在高相期>16天以上，嘱患者进行必要的检查以确定是否妊娠，如确认妊娠酌情服用保胎药，以防流产。

④崩漏者：以经期服药为主，经血量多时每日1剂，经血量少淋漓不止时，可隔日服药，血止即停。血止后可按周期服药。这种边服药、边观察、边指导性生活的服药方法，既起到调经促排卵、助孕育的目的，又能帮助医生及时分析病情，还能最大限度地减少盲目服药，具有一定的科学依据。

6. 庞保珍经验

（1）病机研究

庞保珍研究认为除了肾虚可导致不排卵外，肝郁、痰湿、血瘀均可造成不排卵。庞保珍提出卵子的生成、有规律地排出与肝的疏泄功能有着密切的关系，卵子的排出必须借助肝的疏泄功能才能有规律地排出；痰湿可以影响卵子的生长和排出；活血可促进卵子的生长，促进排卵，促进精卵的结合。

（2）辨证分型心得

临证发现排卵障碍性不孕关键在于肾虚，单一证型出现者较少，多虚实夹杂，以肾虚血瘀、肾虚肝郁、脾肾阳虚、痰湿阻滞等证型多见。

（3）用药心得

①用药规律：补肾为主，各型均可酌情选加补肾药物。补肾阳常用紫石英、巴戟天、菟丝子、淫羊藿、鹿角胶、鹿角霜、肉苁蓉、仙茅、肉桂、附子、锁阳等，其中紫石英有较好的促排卵之功；补肾阴类药物常用熟地、山萸肉、生地、女贞子等；补脾益气养血类药物常用淮山药、当归、党参、黄芪、白术、茯苓等；活血祛瘀类药物常用路路通、王不留行、炒穿山甲、红花、丹参、赤芍、桃仁、三棱、莪术等；清利下焦湿热药物常用黄柏、知母、龙胆草、栀子等。②多用子药，且用量宜小，如五味子、枸杞子、菟丝子、覆盆子、车前子、桑椹子、女贞子等。因子类药有类激素作用，长期过量服用，反而会使体内雌性激素浓度过高，而抑制卵子生长，抑制排卵。③多用动物类药，如阿胶、鹿茸、鹿角胶、紫河车等。因动物类药为血肉有情之品，绝非其他草木可比。④保养精血为要，凡大苦大寒或辛燥之品皆当慎用，而以甘温咸润养柔之剂为佳。

（4）专病专方

排卵毓麟汤（庞保珍方）：紫石英40g，肉苁蓉10g，枸杞子20g，菟丝子20g，鹿茸 1g（冲），紫河车 3g（冲），五味子 10g，人参 10g，麦门冬 12g，益母草 12g，红花 10g，半夏 10g，竹茹 10g，香附 10g，青皮 10g，月经第 5 天开始，每日 1 剂，连服 5～12 剂。闭经者采用服 3 剂，停 3 天，再服 3 剂，再停 3 天的服药方法。

【医案选粹】

1. 柴松岩医案

杨某，女，34 岁，已婚。初诊日期：2004 年 6 月 1 日。

主诉：婚后 5 年未避孕未孕。

病史与现状：患者 13 岁月经初潮，周期不规律，1～4 个月一行，6～7 天干净，量中。结婚 5 年未避孕未孕，2003 年行试管婴儿未成功。末次月经 2004 年 5 月 16 日。纳可，眠佳，二便调。

2002 年碘油造影示输卵管通畅，弥散欠佳。

舌嫩暗，脉细滑无力。乳头见毳毛，胡须重。

2003 年 4 月曾查女性激素。E_2：82.19pg/ml，FSH：4.49 mU/ml，LH：28.5mU/ml，T：91.35ng/dl，P：2.17ng/ml。

辨证：肾阳不足，湿阻下焦。

立法：补肾调经，利湿化浊。

病证分析：患者既往月经稀发，1～4 个月一行，体毛重，结婚 5 年未避孕而未孕，雄激素（T）高于正常值，确诊为多囊卵巢综合征、原发不孕。患者月经原本自初潮即后错，已示其先天禀赋不足，肾气本虚；已近五七之年，正处于"阳明脉衰，面始焦，发始堕"之时。阳明脉衰，则气血不足，肾气开始衰弱，舌嫩暗，脉细滑无力，为其佐证。

对于多囊卵巢综合征，老师指出：卵巢的多囊改变，B 超提示囊内多为液性暗区，可考虑为中医的湿邪留滞；输卵管造影示弥散欠佳，考虑局部可能有粘连，亦为湿邪阻络之征；今见脉呈细滑，可见肾阳不足之甚。辨证为肾阳不足，湿阻下焦，治以温肾调经，除湿化浊之法。

处方：车前子 10g，川芎 8g，菟丝子 20g，夏枯草 12g，川楝子 6g，枳壳 10g，桔梗 10g，杜仲 10g，百合 12g，茜草 10g，草乌 6g，益母草 10g。30 付。

首诊方以杜仲为君。杜仲甘、温，入肾经，温补肾阳的同时又具走下之性。以菟丝子、草乌、川芎、茜草、益母草为臣。菟丝子补肾阳、益肾精，为平补阴阳，偏于补阳之品。现代药理学研究结果表明，菟丝子水煎剂能明显增强黑腹果蝇交配次数，说明其有鼓动肾阳作用。草乌行气温肾，同时辛散宣通，《药品化义》云其"气雄性温，故快气宣通，疏散凝滞，甚于香附"，因而可在促进卵巢功能恢复的同时，又改善输卵管粘连状态。菟丝子、草乌二药合用，共同辅助君药温补肾阳。患者舌暗，为瘀阻之象，造影提示输卵管伞端粘连，故辅以川芎、茜草、益母草共奏活血之功。其中茜草善走血分，《本草纲目》言其"专于活血行血"；川芎既能活血，又能行气，上行头目，下入血海，为"血中之气药"，具有通达气血功效；益母草主入血分，既能活血,又能利水,以上三药活血而不破血。车前子、桔梗、夏枯草、枳壳、川楝子、百合为佐药。车前子善通利水道,桔梗善调理气机,夏枯草、川楝子、枳壳疏肝理气散结,百合缓急迫。全方温肾利湿行气调经,温肾而不过于燥热,活血而不动血。

二诊:2004年9月3日。

药后2004年7月5日月经来潮,末次月经8月7日,经前基础体温均有不典型双相,现基础体温上升6天。

舌嫩暗,脉细滑。

处方:枸杞子15g,续断15g,川芎3g,柴胡3g,草乌10g,女贞子15g,丹参10g,覆盆子10g,山药20g,桑寄生20g,当归10g。20付,月经第5天开始服用,连服2个月。

患者现身处外埠,求诊困难,首诊30付药服尽后,自行照方抓药若干付,连服2个月。

患者服药后月经复至一月一行,均有排卵。现脉细滑,脉无力改善,肾气渐复。脉细提示血海尚未充盛。故二诊在续用草乌、覆盆子、续断温肾的同时,加用枸杞子、女贞子、桑寄生、当归养阴血。

三诊:2004年12月3日。

患者家属代诉:末次月经2004年10月19~24日,现停经42天,近日查尿酶免(HCG)阳性。

处方:覆盆子20g,合欢皮10g,白芍10g,续断15g,菟丝子20g,黄芩10g,百合12g,山药10g,女贞子15g,莲须15g,椿皮15g,14剂。服药4个月后妊娠,以后治疗重用覆盆子、菟丝子予以温肾固冲安胎。

2. 赵松泉医案

沈某,女,29岁。初诊日期:1972年9月30日。

主诉:原发不孕4年余,月经稀发渐至闭经数年。病史:初潮16岁,月经2~3个月一行,偶有6个月一行,1970年前曾用人工周期可来月经,停药后又闭经,转中医门诊就诊时已闭经4个月,基础体温呈单相,宫颈黏液检查:羊齿结晶不典型。

西医诊断:原发不孕,月经稀发。

主证:闭经,形体肥胖,头晕心烦,胸闷嗳气,乳房胀痛,身倦腰酸,下肢无力,腹胀,大便秘结等;舌质紫黯,舌苔白;面色黄,口唇周围青有短髭,脉象沉弦。

辨证:肝郁气滞,经闭不孕。

治法:疏肝益肾,活血化瘀,疏通经络。

方药:柴胡6g,白芍10g,赤芍10g,泽兰10g,益母草10g,鸡血藤10g,怀牛膝10g,刘寄奴10g,苏木10g,生蒲黄(包煎)10g,女贞子10g,覆盆子10g,菟丝子10g,枸杞子10g,桃仁6g,红花10g,当归尾15g,茜草10g,青皮10g。

五子衍宗丸,每次6g,每天2次。

治疗经过:按照调周序贯法服药,每月服药9剂。1972年9月30日诊后,次日开始连服中药3天,以后每隔7天再服中药3剂。1972年11月1日月经来潮,行经7天,经血量少不畅，经色紫黑，经期连服汤药3剂并加服益母草膏1茶匙，每日2次。以后仍按照隔7天服药3剂，接服五子衍宗丸。12月8日自然来经，周期37天。在月经周期建立两个月后，基础体温由单相逐渐阶梯上升，5天后达到37℃左右，连续10天，体温下降时即来月经，且症状逐渐减轻。末次月经1973年7月5日，基础体温双相平稳上升未降，9月26日妇科检查：宫颈光滑，宫体前位增大如孕7周左右，质软，尿妊娠试验阳性，治愈怀孕。1974年4月分娩一男婴，母子健康。(《中医妇科名家经验心悟》)

【诊疗述评】

目前，对本病的治疗，西医学主要为激素促排卵，许多情况下好比是病马再打上几鞭；中医促排卵好比是将病马养成一个健壮的骏马，不用扬鞭自奋蹄。因此，中医辨证施治，通过整体调节，改善卵巢功能，从而诱发排卵，对排卵障碍性不孕具有一定优势。根据病情，可采取中西医结合疗法，以缩短疗程，提高受孕成功率。

【预防调护】

1. 合理膳食

食物花样尽量多，蔬菜最好每天保持5样以上。

2. 适量运动

尤其对于肥胖者，要适当增加活动量，适量减少食量，以保持适当体重。适当增加活动量与减少食量是最好的减肥方法。

3. 调节情志

情志与排卵、孕育的关系极大。要自找情趣，如听音乐、散步、跳舞、书法等调节情志。家人尽量不要多问有关孕育之事，家人的催促，是导致不孕的重要因素之一。

【古代文献精选】

《素问·上古天真论》："女子七岁，肾气盛，齿更发长。二七而天癸至，任脉通，太冲脉盛，月事以时下，故有子。"

《素问·阴阳别论》："二阳之病发心脾，有不得隐曲，女子不月。"

《素问·腹中论》："有病胸胁支满者，妨于食，病至则先闻腥臊臭，出清液，先唾血，四支清，目眩，时时前后血……病名血枯，此得之年少时，有所大脱血，若醉入房中，气竭肝伤，故月事衰少不来也。"

《素问·评热病论》："月事不来者，胞脉闭也，胞脉者属心而络于胞中，今气上迫肺，心气不得下通，故月事不来也。"

《类经·疾病类·血枯》："血枯一证，与血膈相似，皆经闭不通之候。然枯之与膈，则相反有如冰炭。夫枯者，枯竭之谓，血虚之极也。膈者，阻隔之谓，血本不虚，而或气或寒或积有所逆也。"

《金匮要略·妇人杂病脉证并治》："妇人经水不利下，抵当汤主之。"

《诸病源候论·妇人杂病诸候·月水不通候》:"醉以入房……劳伤过度……先经唾血及吐血、下血。""妇人月水不通者,由劳损血气,致令体虚受风冷。风冷邪气客于胞内,伤损冲任之脉,并手太阳少阴经,致胞络内绝,血气不通,故也。"

《医学正传·妇人科》:"月经全借肾水施化,肾水既乏,则经血日以干涸……渐而至于闭塞不通。"

《景岳全书·妇人规·血枯经闭》:"血枯之与血膈,本自不同……凡妇女病损至旬月半载之后,未有不闭经者。正因阴竭,所以血枯。枯之为义,无血而然,故或以羸弱,或以困倦,或以咳嗽,或以夜热,或以食饮减少,或以亡血失血,及一切无胀无痛,无阻无膈,而经有久不至者,即无非血枯经闭之候。欲其不枯,无如养营,欲以通之,无如充之,但使雪消则春水自来,血盈则经脉自至,源泉混混,又庶有能阻之者?奈何今之为治者,不论有滞无滞,多兼开导之药,其有甚者,则专以桃仁、红花之类,通利为事。岂知血滞者可通,血枯者不可通也。血既枯矣,而复通之,则枯者愈枯,其与榨干汁者何异,为不知枯字之义耳,为害不小,无或蹈此弊也。"

《丹溪心法·子嗣》:"肥盛妇人,禀受甚厚,恣于酒食,经水不调,不能成孕,以躯脂满溢,湿痰闭塞子宫故也。"

《圣济总录》:"女子无子,由于冲任不足,肾气虚弱故也。"

《医学正传》:"月水全借肾水施化,肾水既乏,则经血是以干涸。"

《女科切要》:"肥人经闭,必是痰湿与脂膜壅塞之故。"

【现代研究进展】

一、病因病机

肾虚为主。中医认为肾主生殖,肾为天癸之源,冲任之本,肾气的盛衰决定着月经是否按时来潮,从而构成了"肾-天癸-冲任-子宫"的中医生殖轴。现代医学认为,排卵障碍主要是由于卵巢功能障碍,连方认为冲任二脉实与卵巢功能有关,卵巢功能已在冲任二脉功能中有所体现,故中医生殖理论应引入卵巢概念。天癸是与生殖有关的内分泌激素的总称,在没有明确中医卵巢概念的今天,中医妇科生殖轴暂定为"肾-冲任-子宫"更为恰当。故近代医家公认排卵功能障碍主要是肾虚,是肾的阴阳失调所致。月经正常是卵泡能够正常发育、成熟及排出的外在表现,同时也是形成胎孕的前提条件,若卵泡发育不良、成熟延迟、萎缩、排出障碍及黄体功能不健等,可引起诸多月经失调病症,"有诸内者,必形之于外",故卵巢功能障碍性不孕的主症常表现为月经异常。"经水出诸肾"(《傅青主女科》),"月水全赖肾水施化"(《医学正传》),因此月经的产生以肾为主导。肾主藏精,就女子而言,肾所藏之精,包括其本身生殖之精,似与现代医学之"卵子"同属;又精血同源,精能化血,精是形成月经的物质基础。肾中精气充盛,则天癸产生,而达充任,使任通冲盛,聚阴血以注于胞宫,周而复始,形成一月一行之月经。即肾中精气不足,乃排卵障碍性不孕的基础病机,故卵巢功能障的不孕患者，都有着不同程度的肾虚表现。许润三认为排卵功能障碍之病机主要责于肾虚，肾虚则性腺功能失调，引起排卵功能障碍而不孕。蔡小荪等通过对110例不孕症分析，认为不孕以肾虚为首，治疗当以补肾为主，即湿热瘀滞阻塞胞络，除清热化湿、活血理气通络外，仍需兼顾及肾，只有在肾气的作用下，才能有助于胞络通调，以利孕育。夏桂成对黄体功能不全属肾虚者48例进行分析，其中肾阳虚者41例，占85.4%，肾阴虚者7例，占14.6%，提出黄体功能不全与肾阳偏虚（宫寒）关系较大。罗元恺认为无排卵者，多属肾阳虚衰。肾阳虚具有垂体-肾上腺皮质系统功能低下的表现。

肝郁。庞保珍提出卵子有规律地排出与肝的疏泄功能有着密切的关系。庞保珍等采用补肾疏肝与补肾法治疗149例无排卵性不孕症患者，结果补肾疏肝法疗效明显优于单纯补肾法，故提出无排卵性不孕症患者均有不同程度的肝郁表现，卵子有规律地排出与肝的疏泄功能有密切关系。研究证明，情志因素可经大脑皮质干扰下丘脑-垂体-卵巢轴的分泌功能，导致排卵障碍和内分泌功能紊乱，出现停经、月经不调、功能性出血、黄体功能不全、输卵管痉挛、宫颈黏液分泌异常等，造成不孕。

痰湿。庞保珍等观察到不少无排卵性不孕患者有不同程度的痰湿表现，认为痰湿可以影响卵子的生长和排出，故采用祛痰补肾法和补肾法治疗132例无排卵性不孕症患者，结果显示祛痰补肾法的疗效明显优于单纯补肾法，尤以多囊卵巢综合征疗效较好。

血瘀。庞保珍研究认为，活血可促进卵子的生长，促进排卵和精卵的结合。

哈荔田认为闭经之因虽繁复，实为血滞虚血枯。许丽锦、罗颂平认为卵子属生殖之精的范畴，先天之精藏于肾，肾精滋长乃卵子发育成熟的基础，冲任经脉气血通畅是排卵的条件。肾精亏损、肝气郁结、瘀血痰浊壅滞冲任，皆会导致排卵障碍。张玉珍、刘敏如认为肾虚和肝郁是排卵障碍不孕的原发病因病机。近代医家对本病的病因分析众说纷纭，但归纳起来排卵障碍性不孕关键在于肾虚，以肾虚血瘀、肝郁肾虚、脾肾两虚、痰湿阻滞等证型多见。

二、中医治疗

1. 辨证论治

韩百灵对肾阴亏损用百灵育阴汤：熟地15g，山药15g，川续断15g，桑寄生15g，怀牛膝15g，山萸肉15g，白芍15g，牡蛎20g，杜仲15g，海螵蛸20g，菟丝子15g，龟板20g；血虚用育阴补血汤：熟地15g，山药15g，当归15g，白芍15g，枸杞子15g，炙甘草10g，山萸肉15g，牡丹皮15g，龟板20g，鳖甲20g；肾阳虚用渗湿汤：熟地15g，山药15g，白术15g，茯苓15g，泽泻10g，枸杞子15g，巴戟天15g，菟丝子15g，肉桂10g，附子10g，鹿角胶15g，补骨脂15g，陈皮10g，甘草10g；肝郁气滞用调肝理气汤：当归15g，白芍15g，柴胡10g，茯苓15g，白术10g，牡丹皮15g，香附15g，瓜蒌

15g，怀牛膝15g，川楝子15g，王不留行15g，通草15g，甘草10g。以上皆为韩百灵临床经验方。徐福松、莫惠等将黄体功能不全分为5型：肾虚偏阳虚证用右归饮(《景岳全书》) 加减；脾肾虚弱证用温胞饮(《傅青主女科》)；心肝郁火证用调经种玉汤(《济阴纲目》) 合丹栀逍遥散(《太平惠民和剂局方》) 加减；痰湿内阻证用毓麟珠(《景岳全书》) 合越鞠二陈汤(《丹溪心法》) 加减；血瘀偏盛证用毓麟珠(《景岳全书》) 合脱膜散(《实用妇科方剂学》) 加减。张玉珍、刘敏如分5型：脾肾阳虚证，方用毓麟珠(《景岳全书》) 加减等；肝肾阴虚证，方用养精种玉汤(《傅青主女科》) 合六味地黄丸(《小儿药证直决》) 加味等；肾虚肝郁证，方用定经汤(《傅青主女科》) 加减等；肾虚血瘀证，方用补肾活血胶囊［《中医杂志》1990 (4)］等；肾虚痰凝证，方用肾气丸(《金匮要略》) 合苍附导痰汤加味。哈荔田认为血滞宜通枯宜补，强攻峻补皆非度；实不过苦寒辛燥，虚不忘辛热滋腻；枯滞总宜行活血，经通养荣滋阴液。蒲辅周对闭经属于血寒者用温经汤、当归四逆汤加减；石瘕兼表证者用吴茱萸汤；血气凝结用大黄䗪虫丸，虚不任攻者用泽兰叶汤；气郁用逍遥散加香附、泽兰，兼服柏子丸；血虚用十全大补汤、归芪建中汤等；生育过多，血海空虚用养荣汤；房劳过伤用六味地黄汤；中气虚，消化力差，用补中益气汤或无味异功散。刘云鹏认为求子之道，莫如调经，经病所致的不孕，分10型进行论治，10型之中以肝气郁结为多，该型以自拟调经Ⅰ号方（柴胡9g，当归9g，白芍9g，益母草15g，香附12g，郁金9g，川芎9g，甘草3g。）加减，酌情辨证调经，分期治疗：经前以理气为主，用自拟调经Ⅰ号方；经期以活血为主，用自拟益母生化汤：当归24g，川芎9g，桃仁9g，甘草6g，姜炭6g，益母草15g；经后以补虚为主，亦随胞脉气血的盛衰，按法调制，常用自拟益五合方：益母草15g，熟地15g，当归12g，丹参15g，茺蔚子12g，香附12g，川芎9g，白芍9g，枸杞子15g，覆盆子9g，五味子9g，白术9g，菟丝子15g，车前子9。李祥云对黄体功能不全分4型：肾阴虚用清热固精汤加减；肾阳虚用大补元煎加减；脾虚用固冲汤加减；肝郁气滞用理气活血汤加减。

2. 辨病与辨证相结合

连方认为辨病与辨证相结合调治是提高不孕症疗效的关键，并主张应以保养精血为要，凡大苦大寒或辛燥之品皆当慎用，而以甘温咸润养柔之剂为佳。

3. 专病专方

著名中医妇科学家赵松泉研究认为，以补肾与活血药组成的排卵汤，疗效明显优于单存补肾方的疗效，并创立三个排卵汤：闭经排卵汤（主治月经稀发错后、闭经，量少，肾阳偏虚者）：柴胡、赤芍、泽兰、益母草、鸡血藤、怀牛膝、生蒲黄、女贞子、覆盆子、菟丝子、枸杞子、仙灵脾、肉苁蓉；崩漏排卵汤（主治月经先期量多，淋漓不断，肾精不足者）：生龙牡、乌贼骨、龟板、女贞子、旱莲草、地骨皮、柴胡、白芍、续断、山萸肉、菟丝子、枸杞子、生地、石斛、椿皮、侧柏叶；培育排卵汤（用于黄体功能不足，久不受孕及有习惯性流产的患者）：桑寄生、菟丝子、续断、杜仲、白术、石莲子、苎麻根、芡实、山萸肉、升麻、熟地黄、山药。罗元凯促排卵汤：

菟丝子、巴戟天、淫羊藿、当归、党参、炙甘草、枸杞、附子、熟地。李淑玲采用排卵助孕汤（熟地黄、当归、何首乌、菟丝子、山药、茯苓、女贞子、枸杞子、淫羊藿、川芎、黄芪、党参、甘草。加减：月经后12～16天服药时去熟地黄、当归、黄芪、党参，加柴胡、鸡血藤、泽兰、川牛膝、益母草。每日1剂，25天为1疗程）治疗肾虚无排卵不孕疗效较好。朱敏华、李淑玲采用促排卵汤（柴胡10g，赤芍、白芍各10g，旱莲草10g，怀牛膝10g，菟丝子12g，枸杞子12g，淫羊藿10g，紫石英30g，当归10g，益母草20g，女贞子12g，甘草6g）治疗排卵障碍性不孕症的妊娠率明显优于单纯使用西药的治疗效果。张海峰采用促黄体汤（制香附、柴胡、熟地、当归、白芍、枸杞、仙茅、仙灵脾、川续断、山茱萸、紫河车、菟丝子、川芎、甘草）治疗黄体功能不足不孕，获得显著疗效。李祥云等用自拟扶黄煎（菟丝子、仙灵脾、巴戟天、鹿角粉、山萸肉、怀山药、制龟板），肾虚肝郁加川楝子、制香附、当归、川芎，肾虚宫寒加紫石英、石楠叶、附子（先煎）、当归、艾叶，肾虚脾弱加党参、黄芪、枸杞子、黄精、熟地。治疗72例，妊娠率为84.72%。姚石安、夏桂成对74例黄体不健患者采用自拟助孕方（全当归、炒白芍、怀山药、菟丝子、大熟地、炒柴胡）进行治疗，经后期加女贞子，接近排卵期加巴戟肉、制香附直至月经来潮，3个月经周期为1个疗程，有习惯性流产者，妊娠后继续服本方直至妊娠3个月，同时进行心理疏导，结果治疗1年之内妊娠者39例，妊娠率为52.7%，黄体功能恢复率为82.4%。北京中医医院等应用自拟的"坤宝Ⅲ号"治疗肝郁型黄体不健不孕症30例，结果显著改善了基础体温（BBT）图像，具有降低PRL，调整E_2作用趋势，妊娠率为20%，总有效率为96.67%，其疗效与孕激素治疗基本相同。李石林用补肾育精汤治疗不孕症188例，在排卵前期酌情应用药性缓和的化瘀药，取得较好疗效，认为活血化瘀药用量宜小，提示了补肾活血是不孕症治疗中的技术环节。吕春英等认为心神对生殖起主导作用，对无排卵性不孕症患者于经行后期加入酸枣仁、柏子仁等养心安神之品，经间期采用补肾活血宁心法，以熟地黄、川续断、柏子仁、合欢皮等加减治疗60例，总有效率达86.7%。王玉东、连方研究认为补肾益气、活血通经是促卵泡发育的有效治法，对肾虚型卵泡发育障碍患者有较好的疗效，比单纯的补肾气疗效显著。补肾活血中药的疗效机制与抑制抗体对卵巢细胞的免疫效应，改善卵巢内分泌水平，从而相应改善卵巢血流而促使卵泡发育有关。经统计，中药治疗黄体不健性不孕，补阳类中以菟丝子应用最多，达94%，巴戟天次之，为49%；补阴类以枸杞子居首，补血类冠以当归，补气类怀山药为主，理血药多用川芎，理气药常用香附。夏桂成治肾阳偏虚用补肾助孕汤：丹参、赤白芍、怀山药、炒丹皮、茯苓各10g，紫石英（先煎）12～15g，川续断、菟丝子各12克，紫河车6～9g，炒柴胡5g，绿萼梅5g；肾虚性无排卵用补肾促排卵汤：炒当归、赤白芍、怀山药、熟地、丹皮、茯苓各10g，山萸肉6～9g，川续断、菟丝子、鹿角片先煎各10g，五灵脂10g，红花5g；脾肾不足，湿浊内阻用健脾补肾促排卵汤：党参15g，制苍白术、山药、丹皮、茯苓、川续断、菟丝子各10g，紫石英（先煎）12g，佩兰10g，煨木香6～9g，五灵脂10g；寒瘀内阻用温阳促排卵汤：炒当归、赤白芍、熟地黄、丹皮、茯苓各10g，川桂枝9～12g，川续断10～15g，红花6～10g，五灵脂10g，鹿角片（先煎）10g，制苍术9g，山楂10g；痰湿瘀阻用化痰促排卵汤：制苍术、制香附、丹皮、山楂各9g，陈皮、川芎各6g，制南星、炒枳壳各9g，丹参、赤白芍、五灵脂、紫石英（先煎）各10g。李广文石英毓麟汤：紫石英15～30g，川椒1.5g，川芎6g，川续断、川牛膝、仙灵脾各12～15g，菟丝子、枸杞子、香附各9g，当归12～15g，赤芍、白芍各9g，肉桂6g，丹皮9g。刘奉五四二五合方：当归9g，白芍9g，川芎3g，熟地12g，覆盆子9g，菟丝子9g，五味子9g，车前子9g，牛膝12g，枸杞子15g，仙茅9g，仙灵脾12g。朱小南对气滞不孕善用苏罗子与路路通，认为二药通气功效卓越，经前有胸闷乳胀等症者，十有六七兼有不孕症，治宜疏解，选方：香附15g，郁金15g，白术10g，当归15g，白芍10g，陈皮15g，茯苓15g，合欢皮15g，苏罗子15g，路路通15g，柴胡7.5g，于经前感觉胸闷乳胀时服用，至经末1～2日止。裘笑梅对肾阳不足、子宫虚寒者用桂仙汤：淫羊藿15，仙茅9g，肉桂末1.5g（吞），苁蓉9g，巴戟天9g，紫石英15g；对肝郁者用蒺麦散：白蒺藜9g，八月札9g，大麦芽12g，青皮3g，橘核3g，橘络3g，蒲公英9g。王渭川育麟珠：当归60g，枸杞30g，鹿角胶30g，川芎30g，白芍60g，党参30g，杜仲30g，巴戟30g，淫羊藿30g，桑寄生30g，菟丝子30g，胎盘60g，鸡血藤膏120g，共研细末，炼蜜为丸，每日早、中、晚各服9g。王渭川种子方：鹿角胶15g，肉苁蓉12g，枸杞12g，巴戟12g，柏子仁9g，杜仲9g，牛膝3g，小茴香9g，桑寄生15g，菟丝子15g，覆盆子24g，淫羊藿24g。黄绳武对子宫发育不良而致不孕拟"温润添精"之法，以八珍汤加枸杞子、菟丝子、川椒、香附、鹿角霜、紫河车、仙灵脾等。蒲辅周对妇人胞宫虚寒不孕多选用温经汤治疗。李衡友菟蓉合剂：菟丝子12g，肉苁蓉6g，怀山药12g，熟地12g，枸杞10g，川续断10g，当归10g，香附6g，仙灵脾6～10g。吴高媛六味紫河汤：紫河车30g（吞），仙茅10g，仙灵脾10g，山萸肉15g，熟地10g，丹皮6g，云苓10g，山药12g，泽泻10g。黄绳武温润填精汤：党参15g，白术12g，茯苓15g，甘草6g，当归10g，川芎9g，香附12g，熟地20g，白芍15g，枸杞15g，菟丝子15g，鹿角胶15g，川椒6g，紫河车30g，用于子宫发育不良不孕。庞保珍从补肾、疏肝、祛痰、活血等多种治法，从中药内服、中药敷贴、针灸、药枕等多种给药途径深入探讨促排卵之路。庞保珍将112例不同类型的无排卵致不孕患者，随机分为治疗组〔采用自拟补肾种子丹：紫石英40g，枸杞子、菟丝子各20g，鹿茸1g（冲），紫河车3g（冲），肉苁蓉、五味子、淫羊藿、覆盆子各10g，熟地25g，砂仁2g。月经第5天开始，每日1剂，连服6～12剂。闭经者采用服3剂，停3天，再服3剂，再停3天的服药方法〕59例，对照组（采用氯米芬）53例，结果：经统计学处理P<0.05，说明实验组疗效明显优于对照组。结论：补肾种子丹是促排卵较理想的方法。补肾法确有促排卵之功，亦证明了中医肾主生殖理论的正确性。庞保珍将149例无排卵不孕症患者随机分为补肾疏肝组（采用自拟补肾疏肝方：紫石英30～60g，川椒2g，巴戟天、枸杞子、菟丝子、川续断、肉苁蓉、熟地各10g，柴胡、香附、枳壳、夜交藤各10g。从月经第5天开始服用，每日1

剂，连服 6～10 剂；月经周期紊乱者，服 3 剂，停 3 天，然后再服 3 天，再停 3 天）77 例，补肾组（采用自拟补肾方）72 例。结果：经统计学处理，$X^2 = 4.78$，$P<0.05$，说明补肾疏肝组疗效明显优于补肾组。结论：补肾疏肝法是促排卵较理想的方法。并认为无排卵不孕患者均有不同程度的肝郁表现，卵子有规律的排出与肝的疏泄功能有密切关系。庞保珍将 132 例无排卵不孕症患者随机分为祛痰补肾组［采用自拟祛痰补肾方：紫石英 40g，紫河车粉（冲）3g，川椒 2g，巴戟天、枸杞子、川续断、熟地各 20g，肉苁蓉、淫羊藿各 10g，陈皮、制半夏、茯苓、竹茹、白芥子各 10g。从月经第 5 天开始服药，每日 1 剂，连服 6～10 剂；月经周期紊乱者，服 3 剂，停 3 天，然后再服 3 剂，停 3 天］67 例，补肾组 65 例（采用自拟补肾方）。结果：经统计学处理，$X^2 = 4.38$，$P<0.05$，说明祛痰补肾组疗效明显优于补肾组。结论：祛痰法可促排卵，补肾与祛痰结合，可以收到更好疗效。庞保珍还发现不少无证可辨或用多法治疗无效的无排卵不孕患者，投祛痰补肾法常可奏功。庞保珍将 126 例无排卵不孕症患者随机分为补肾活血组（采用自拟活血胤嗣丹：紫石英 30g，川椒 2g，巴戟天 10g，枸杞子 10g，川续断 20g，肉苁蓉 10g，女贞子 12g，炒桃仁 10g，红花 10g，鸡血藤 12g，川芎 10g。从月经第 1～5 天与月经第 13～17 天各服 5 剂，水煎服。月经紊乱者，服 3 剂，停 3 天，然后再服 3 天，再停 3 天）65 例，补肾组 61 例。结果：经统计学处理，$X^2 = 4.6$，$P<0.05$，说明补肾活血组疗效明显优于补肾组。结论：活血可促进卵子的生长、促进排卵及精卵的结合。庞保珍将 108 例不同类型的无排卵不孕患者随机分为实验组［采用自拟排卵毓麟汤：紫石英 40g，肉苁蓉 10g，枸杞子 20g，菟丝子 20g，鹿茸 1g（冲），紫河车 3g（冲），五味子 10g，人参 10g，麦门冬 12g，益母草 12g，红花 10g，半夏 10g，竹茹 10g，香附 10g，青皮 10g，月经第 5 天开始，每日 1 剂，连服 5～12 剂。闭经者采用服 3 剂，停 3 天，再服 3 剂，再停 3 天的服药方法］56 例，对照组（采用氯米芬）52 例。结果：经统计学处理，$P<0.05$，说明实验组疗效明显优于对照组。结论：排卵毓麟汤是促排卵较理想的方法。并认为肾虚虽为无排卵的重要原因，但无排卵不孕患者均有不同程度的肝郁血瘀、痰湿表现，肝主疏泄，卵子有规律的排出，与肝的疏泄功能有密切关系，此外瘀血、痰湿皆可影响卵子的生长与排出。庞保珍研究认为求嗣丹对气虚而又肾精不足所致的无排卵有较好促排卵之功，之后将 253 例无排卵致不孕症患者随机分为以庞保珍研制的求嗣丹（人参、黄芪、枸杞子、菟丝子等药物，研末为水丸，每服 9g，每天 3 次。月经第 5 天开始，连服 20 天。闭经者采用连服 20 天，停服 10 天，再连服 20 天，再停 10 天的服药方法）治疗的实验组（129 例）和以氯米芬治疗的对照组（124 例）。结果：实验组与对照组促排卵疗效无差异（$P>0.05$），而痊愈（妊娠）疗效有明显差异（$P<0.01$）。结论：求嗣丹对气虚而又肾精不足所致无排卵致不孕症有较好的临床疗效，且用药后均有不同程度的增强体质作用。庞保珍研究认为，生脉散对气阴两虚所致的无排卵有较好促排卵之功。庞保珍用雄狮丸治疗肾阳虚型无排卵性不孕症 63 例，效佳。庞保珍观察男宝对肾阳虚无排卵有一定促排卵作用。庞保珍用自拟绸蕴育子汤（紫石英 40g，淫羊藿 15g，菟丝子 20g，

枸杞子20g，露蜂房10g，川椒2g，人参10g，益母草12g，王不留行10g，红花10g，香附10g，柴胡10g，枳壳10g）与氯米芬促排卵进行对照研究，结果缃蕴育子汤的妊娠率高于氯米芬，并认为卵子有规律的排出与肝的疏泄功能有密切关系。

4. 针灸推拿

俞理等研究说明对于低水平FSH、LH无排卵患者，电针有促进垂体分泌、促卵泡生长、促排卵的作用，而FSH、LH分泌正常，排卵障碍倾向于卵巢者，电针效果差，说明电针促排卵的效果可能与患者脑内促性腺激素释放激素（GnRH）水平及卵巢对促性腺激素的反应敏感性有关。沙佳娥等研究表明，针灸可激活脑内多巴胺系统，从而调节下丘脑-垂体-卵巢轴功能。钟礼美等研究证明，在应用雌激素或中药作用基础上针刺某些穴位，发现能诱导出LH高峰，出现排卵反应，形成黄体，孕酮分泌增加，与醋酸酮诱发排卵结果相似。其发现针刺这些穴位确实通过某种机制兴奋下丘脑-垂体系统，使LH分泌，诱发排卵。连方认为针灸取穴主要是足少阴肾经、足厥阴肝经、足太阴脾经及任脉。其方法是：从月经周期第12天开始，取关元、中极、子宫穴、三阴交（双）。进针得气后通电约30分钟，每日1次，共3天。如不出现BBT双相，按同法再治3天。庞保珍以自拟真机散（食盐30g，巴戟天10g，川椒10g，附子10g，肉桂10g，淫羊藿10g，紫石英10g，川芎6g，香附10g，小茴香6g，麝香0.1g，生姜片5～10片，艾炷21壮，如黄豆大，麦面粉适量。先将麝香、食盐分别研细末，分放待用，次将其余诸药混合研成细末另备用。嘱患者仰卧床上，首先以温开水调麦面粉成面条，将面条绕脐周围一圈，内径约1.2寸～2寸，然后把食盐填满患者脐窝略高1～2cm，接着取艾炷放于盐上点燃灸之，连续灸7壮之后，把脐中食盐去掉，再取麝香末0.1g，纳入患者脐中，再取上药末填满脐孔，上铺生姜片，姜片上放艾炷点燃，频灸14壮。月经第6天开始，每隔2天灸1次，连灸6次为一个疗程）填脐灸法治疗无排卵性不孕症109例，结果排卵率为61.5%，妊娠率为30.3%，提示该方对肾阳虚型无排卵不孕症疗效较好。庞保珍采用自拟针刺疗法（月经第5～9天针刺脾俞、肾俞、气海、三阴交、足三里、内关、期门。月经先期加刺太冲、太溪，月经后期甚至闭经加刺血海、归来，月经先后无定期加刺交信。月经第12～15天针刺肾俞、命门、中极、血海、行间、子宫）治疗无排卵所致不孕症106例，结果妊娠41例。

5. 中药人工周期疗法

中医认为月经周期性变化是肾-天癸-冲任-胞宫之间的相互影响，相互调节的结果，肾-天癸-冲任-胞宫构成中医之"性轴"与现代医学的下丘脑-垂体-卵巢轴有着相似之处。

1980年，张丽珠等报道"中药人工周期"配合西药，其疗效高于国外周期治疗水平。程泾于1984年著《月经失调与中医周期疗法》一书，进行较系统的论述。程泾认为月经失调有狭义、广义之分，详述、主张以中医周期疗法治疗功能性月经失调，将治疗功能性月经失调常用的调制奇经基本治则，归纳为补肾填精调冲、滋肾养阴调冲等十四法；认为治疗妇科病尤其是功能失调疾病，必须重视调理冲任（督带）；认为常用的奇经药物有：紫石英、当归、紫河车、鳖甲、肉苁蓉、杞子、杜仲、山药、丹参、巴戟肉、白术、莲子、川芎、附子、香附、甘草、木香、吴茱萸、黄芩、黄柏、鹿衔草、鹿茸、郁金、小茴香、川乌、黄芪、三棱、莪术、龙骨、牡蛎等入冲脉；龟板、紫河车、覆盆子、丹参、鹿茸、白果等入任脉；鹿茸、肉桂、黄芪、杞子、羊肾等入督脉；等等；认为较具代表性的奇经方有：《千金要方》小牛角䚡；《济阴纲目》茸附汤；王孟英温养奇经方；吴鞠通通补奇经方；张锡纯治冲四汤，即理冲汤、安冲汤、固冲汤、温冲汤等。夏桂成认为，调周法既有固定的特点，又必须根据临证病变差异进行辨证加减，亦即是辨病辨证相结合的治疗方法。夏桂成根据月经周期生理病理特点，运用奇数律探究女性生殖发展规律，将月经周期划分为7个时期，即行经期活血调经，重在祛瘀；经后初期滋阴养血，以阴扶阴；经后中期滋阴养血，佐以助阳；经后末期滋阴助阳，阴阳并调；经间排卵期补肾活血，重在促新；经前期补肾助阳，辅助阳长；经前后半期助阳理气，补理兼施，使调周法深化。夏桂成认为调周法临床使用时，必须测量基础体温（BBT），观察雌激素变化，B超监测排卵等，通过西医检查的优势，掌握微观的深层次资料，有助于了解月经周期中不同时期的变化特点。中西医各取所长，宏观与微观结合，才能不断提高调周法疗效。夏桂成近年来还将调周法广泛应用于一些器质性疾病，如子宫肌瘤、子宫内膜异位症、慢性盆腔炎等，取得了较好的效果。罗志娟认为增殖期血海空虚，当注重补肝肾之精而养阴调血气，为排卵创造必需的物质基础；排卵期是肾之阴精发展到一定程度而转化为阳的阶段，用滋补肾精调气血之品，促使发育成熟的卵子顺利排出；分泌期在肾阴充盛的基础上益肾温肾健脾，维持黄体期的高温相，为受精卵着床创造良好的条件；月经期应用滋阴活血之药物，以促经血畅通排出。连方、孙宁铨认为月经周期与肾之阴阳转化密切相关，经后期（卵泡期）以肾阴滋长为主，治宜滋肾调气血为主；经间期（排卵期）重阴转阳，治宜温经通络、行气活血为主；经前期（黄体期）阴充阳旺，治宜滋肾温肾、气血双调；月经期阴阳俱虚，治宜行气活血调经。连方认为"中药人工周期疗法"的提法有欠妥当，因为中药重在调整月经四期体内阴阳气血的变化，使之趋于平衡，而非像西药人工周期一样，使月经一定在28～30天来潮，所以称之为"中药调整月经周期疗法"更为恰当，可简称"中药调周法"。连方四期调周法：经期，活血调经，促使子宫泻而不藏。用四物汤加泽兰、丹参、香附等。于行经第一天开始，连服3～5剂。经后期：以补肾养血为主，促进阴精的聚集。主要药物用女贞子、旱莲草、枸杞子、紫河车、熟地。经间期：以补肾活血为主，促进阴充阳旺。常用药物如丹参、赤芍、桃仁、红花、香附、川牛膝等。经前期：以补肾养肝为主，常用药物如仙灵脾、仙茅、菟丝子、鹿茸、山萸肉等。中药的周期治疗，大多数医家只提及经后期、经间期、经前期、经期，没有客观指征，仅有基础体温作大致分期。建议应在动态下观察激素水平、卵泡的变化，应做宫颈黏液检查，B超监测排卵，以便更准确地确定不同时期。金季铃采用经后期（卵泡期）以滋阴养血为治疗大法。肾阴虚者，以滋阴养血为主，佐以助阳；肾阳虚者，平补阴阳。滋肾养血药常用：当归、生地黄、熟地黄、白芍、制何首乌、制黄精、枸杞子、女贞子、麦门冬等；温肾助阳药常用：淫羊藿、鹿角霜（片）、紫河车、紫石英、菟丝子、巴戟天、续断、补骨脂、肉苁蓉等。经间期（排卵期）以补肾活血行气为主。肾阴虚者，滋肾活血行气加温肾助阳药；肾阳虚者，温肾活血行气。活血行气常用药：丹参、泽兰、川牛膝、茺蔚子、桃仁、红花、赤芍、木香、香附等。经前期（黄体期）以温补肾阳为治疗大法。肾阳虚者，温补肾阳为主，佐以滋阴；肾阴虚者，平补阴阳。月经期，月经量少者，以活血行气为主；月经量多，经期延长者，治以补肾固冲止血。肾阴虚常用药：熟地黄、枸杞子、山茱萸、女贞子、旱莲草、龟板胶、阿胶、茜草、海螵蛸、生龙骨、生牡蛎、仙鹤草等；肾阳虚，上方减龟板胶、女贞子、旱莲草，加鹿角胶、赤石脂、菟丝子、杜仲等。兼证属肝郁气滞加柴胡、青皮、香附、郁金等；痰湿阻滞加半夏、苍术、茯苓、陈皮、胆南星等；脾虚加党参、白术、黄芪、山药等。治疗排卵障碍不孕症82例，治愈（基础体温呈典型双相并怀孕）48例，有效（基础体温由单相变为双相，闭经者月经恢复；功能失调性子宫出血者周期规律；黄体不健者，黄体期延长或恢复正常，基础体温高相期较为稳定）23例，无效（基础体温无变化，月经情况无改善）11例，总有效率86.59%。胡雪梅采用经后期二至地黄汤加减补肾养血促卵泡发育；经间期促排卵汤（熟地黄、菟丝子、紫石英、续断、当归、川芎、赤芍、白芍、丹参、桃仁、红花、路路通、香附）补肾活血行气，促使成熟卵子排出；经前期促黄体汤（紫石英、菟丝子、鹿角片、仙茅、淫羊藿、熟地黄、怀山药、枸杞子、巴戟天）继续温养肝肾，促使黄体功能健全；经行期活血调经汤，因势利导。

6. 中药贴敷

庞保珍以自拟促黄祈嗣丹（山萸肉30g，熟地30g，山药30g，白芍30g，甘草10g，龟板30g，干姜1g。上药共研细末备用，临用时取药末10g，以温开水调成糊状涂神阙穴，外盖纱布，胶布固定，3天换药一次）治疗肾阴虚所致的黄体不健性不孕症132例，结果痊愈86例，无效46例。庞保珍用自拟促排卵散（紫石英30g，川椒6g，巴戟天30g，淫羊藿30g，枸杞子30g，人参30g，红花30g，柴胡12g，上药共研细末，瓶装备用，临用时取药末10g，以温开水调成糊状涂神阙穴，外盖纱布，胶布固定。于月经第5天开始应用，3天换药一次，5次为一个疗程）治疗肾阳虚型无排卵性不孕症122例，结果痊愈56例，无效66例，痊愈率为45.90%。

7. 药枕

庞保珍以自拟广嗣药枕（香附、柴胡、青皮、木香、川芎、枳壳、砂仁、陈皮、玫瑰花、合欢花、夜交藤、白菊花、白芍、丹皮、益母草、淫羊藿等。将上述药物研成粉末，作成药枕。每昼夜使用时间不短于6小时，平时保持枕面清洁，经常翻晒）治疗肝郁型不孕症85例，结果用药枕6个月后妊娠26例。

8. 从奇经八脉论治

"久病不愈，当辨奇经。"韩冰对奇经八脉做了详细的论述，久不排卵，当辨奇经，从奇经论治，善用补肾调冲法，并筛选出具有济阴和阳、温而不燥、滋而不腻、疗效确切的菟丝子、女贞子、肉苁蓉、仙茅等补肾良药及养血调经的当归、赤芍等药，补肾药常用"血肉有情"之品以"填精补髓"，如鹿角、鹿茸、鹿角霜、鹿角胶、紫河车等；调冲药常选柴胡、香附、荔枝核、当归、川芎、王不留行、路路通等舒调冲任，在治疗不孕症等卵巢功能失调性疾患中，收到了满意的临床效果。朱小南善用峻补冲任之品，如鹿角霜、紫河车、巴戟天、仙灵脾等。

三、中西医结合

李颖、韩冰等在服中药的基础上，治疗排卵功能不健者，用克罗米芬每日50mg，于周期第5天开始，连服5天。并于月经周期第12天，1次肌注HCG5000单位，连用3个月经周期为1疗程。于晓兰等研究认为克罗米酚使子宫内膜厚度及回声类型发生了改变，使内膜发育延迟，抑制子宫内膜血管生成，减少子宫血液灌注，可能损害了子宫容受性。郭玉琪等研究认为小剂量阿司匹林可通过调节TXA_2/PGI_2平衡使子宫血流增加、子宫内膜增厚。小剂量阿司匹林通过增加子宫血液供应而促使内膜发育，从而改善了氯米芬造成的子宫内膜发育不良，并改善了子宫内膜的容受状态。朱景华等以补肾为主，兼以活血为原则，结合西药促排卵，治疗排卵障碍性不孕患者53例。在月经第5天同时服用中药（菟丝子12g，淫羊藿10g，续断10g，何首乌10g，枸杞子10g，泽兰10g，蒲黄6g。）及克罗米芬。结果：子宫内膜分泌期表现占69.50%，B超排卵监测10个周期占7个周期，血LH值明显升高。胡会兵以中药人工周期疗法为主，加用克罗米芬，治疗排卵障碍性不孕症32例，取得较好疗效。经后期以补肾养阴调气血为主；经间期以温阳通络、行气活血为主；经前期阴阳并补，气血双调，以补阳为主；行经期以活血调经为主；不同时期随症加减用药。克罗米芬于每个月经周期第5天开始口服，连用5天。结果：排卵率71.09%，受孕率53.1%。

四、实验研究

罗元恺用自拟的促排卵汤，喂饲雌兔进行实验观察，结果发现，给药组的卵巢有较丰富的黄体，子宫内膜腺体增多，分泌现象明显，且可见有爬跨动作的性行为表现，提示了补肾药有提高雌激素水平，甚至可兴奋下丘脑及垂体的功能。刘金星等对养精汤进行观察，结果发现养精汤对无排卵大鼠垂体具有明显增重作用，能促进GnRH释放，增加子宫、卵巢重量，增加各级卵泡总数和黄体数，内膜明显增厚，腺体增多。张树成等的研究说明，具有补肾作用的中药能提高排卵细胞的质量和卵裂能力。马灵芝的研究显示促排卵汤对不孕小鼠体重及子宫有增重作用，而对其增大的卵巢可调节其恢复正常状态；能调整卵巢功能，诱导小鼠动情周期的出现，从而出现排卵。魏美娟等采用建立雄激素致无排卵大鼠（ASR）模型，发现补肾方药能使排卵率上升70%，黄体数量增加，卵泡壁颗粒细胞层次增加。连方研究说明，二至天癸方可与西药发挥协同作用，并能提高卵细胞质量，其提高卵细胞质量的机理可能与提高颗粒细胞IGF-1R mRNA的表达量有关，说明肾气不足可成为卵细胞发育障碍的基础病机，表明补肾益天癸、养血调冲任对生殖功能有明显的促进作用已成为共识。聂淑琴研究提示，当归芍药散能激活闭经和不孕妇女的卵巢功能，对闭经或不孕具有治疗作用。范春茹等的临床研究表明，补肾阳法治疗肾阳虚型排卵功能障碍，血 E_2、LH、FSH 治疗后显著提高，补肾阴法治疗肾阳虚型排卵功能障碍，血 E_2、LH、FSH 治疗后明显下降，说明补肾法可以调节性腺轴各腺体的病理状态。陆华等的研究结果显示，补肾填精法能明显改善卵巢和子宫的血供，具有促卵泡发育作用。王希浩等研究结果发现，肝郁型月经病中，存在着 PRL 水平升高，P 水平显著偏低，E_2/P 比值显著升高，FSH、LH 水平升高，而在月经病肝郁三型（肝郁气滞型、肝郁血瘀型、肝郁肾虚型）中，PRL、E_2/P 水平升高是其共性。黄莉萍研究结果发现，肝郁型不孕症患者血清睾丸酮、泌乳素、儿茶酚胺、雌二醇高于对照组。以上研究显示，肝郁证患者存在 PRL 水平的升高。李炳如等提出补肾中药可能增强下丘脑-垂体-卵巢促黄体功能。廖玎玲证实中药人工周期法对下丘脑闭经妇女垂体促性腺激素起正反馈兴奋作用。

（编者：庞保珍　庞清洋　赵焕云）

第二十章 输卵管阻塞性不孕

【概述】

输卵管阻塞性不孕是指因输卵管不通而使卵不能出，精不能入，精卵不得交合而致不孕。本病中医无此病名，可归于中医学、无子、断绪、癥瘕、带下等范畴。

输卵管性不孕多因管腔粘连而导致机械性阻塞，或因盆腔粘连导致迂曲，或影响输卵管的蠕动功能和伞端的拾卵功能，使卵子无法与精子会合所致。输卵管因素引起的不孕症占女性不孕的1/3。临床多见于慢性输卵管炎导致输卵管阻塞、输卵管结核、子宫内膜异位症或盆腔手术后输卵管粘连，以及输卵管发育不全等。

【发病机制】

一、中医病因病机

1. 气滞血瘀

因七情内伤，肝气不疏，气机郁结，气滞则血行不畅，以致瘀阻脉络而不孕。

2. 寒湿凝滞

素体阳虚，寒从内生，阳气不运，脏腑机能不振；或外寒入侵，寒客胞中，血为寒凝；或脾虚运化失职，水湿潴留，寒湿凝滞，脉络受阻而不孕。

3. 湿热瘀阻

感受湿热之邪，或肝火炽盛，血内蕴热，久而蕴结成瘀，湿热瘀阻，脉络闭塞不通而不孕。

4. 气虚血瘀

素体虚弱，或正气内伤，外邪侵袭，留注于冲任，与冲任气血相博结，血行不畅，瘀血停聚；或久病不愈，瘀血内结，日久耗伤，正气亏乏，致气虚血瘀，脉络阻止而不孕。

5. 肾虚血瘀

先天禀赋不足，或房事不节，命门火衰，或经期摄生不慎，感受风寒，寒邪入里，损伤肾阳，冲任失于温煦，胞脉虚寒，寒则血凝，结于胞宫胞脉，而发为本病。

二、西医病因病理

1. 输卵管炎症

常在人工流产、分娩、宫腔内手术后，因致病菌感染而引起输卵管化脓性炎症，形成输卵管积水、积脓，继而输卵管管壁肥厚、僵硬，并长出肉芽肿或结节，往往与附近器官和组织紧密粘连，致使输卵管管腔闭塞。

2. 盆腔炎

腹腔内邻近器官炎症的蔓延、波及，如阑尾炎化脓后常可累及附件，发生输卵管炎症，导致输卵管阻塞、婚后不孕。

3. 输卵管结核

多继发于肺结核和结核性腹膜炎，极易致输卵管狭窄，甚至阻塞。

4. 子宫内膜异位症

子宫内膜异位在细狭的输卵管内，引起输卵管管壁结节状肥厚，而致输卵管不通。或卵巢巧克力囊肿粘连，导致输卵管机械性阻塞。

5. 其他

宫外孕术后，输卵管结扎或化学药物粘堵绝育后，输卵管发育不良。

以上情况可引起输卵管阻塞、输卵管黏膜受损、纤毛消失、输卵管蠕动障碍、伞端闭锁，或与其周围粘连，影响输卵管的通畅。另外，输卵管积液所产生的细胞因子，直接或间接影响精子卵子质量、受精环境与胚胎发育，导致不孕。

【诊断】

一、病史

可有盆腔炎、结核病史，或有人工流产术、清宫术等宫腔操作史，或有痛经等。

二、临床表现

可有下腹疼痛或腰骶疼痛，或肛门坠胀痛，在经行前后、劳累或性交后加重。或有带下异常、月经不调、痛经等。也有少数患者除不孕外，并无任何自觉症状。

三、检查

1. 妇科检查

部分患者有子宫抬举痛、摇摆痛；子宫固定，或有压痛；附件可增粗、增厚，或有包块，并有压痛；或子宫直肠陷窝及宫骶韧带触及痛性结节。

2. 输卵管通畅性检查

子宫输卵管造影或腹腔镜下输卵管通液检查，显示输卵管阻塞，或通而不畅，或迂曲、积液等。

【鉴别诊断】

1. 急性阑尾炎

急性阑尾炎亦发病急骤，有发热及腹部剧痛，但腹痛多从上腹部开始或脐周痛，逐渐局限于右下腹，并伴有恶心呕吐。腹部检查：麦氏点压痛、肌紧张、反跳痛、腰大肌试验与结肠充气试验阳性。妇科检查双侧附件多无异常,而右侧高于附件区有压痛。急性阑尾炎有时亦可引起急性右侧输卵管炎,此时应以治疗急性阑尾炎为主。

2. 异位妊娠破裂或流产、黄体破裂

输卵管妊娠破裂或流产于发病前多有闭经史,早孕反应、尿HCG阳性,以及不规则阴道流血,多无寒战、高热等症状,白细胞计数一般在正常范围,但腹痛更为剧烈或伴有休克,双合诊可触及一侧附件有触痛及包块,后穹隆饱满而有触痛,穿刺可抽出暗红色不凝血。黄体破裂时,亦以伴有休克与后穹隆穿刺抽出不凝血为特点。

3. 卵巢囊肿蒂扭转

卵巢囊肿蒂扭转多发病突然,且常与体位突然改变有关,下腹一侧绞痛,伴恶心呕吐,可有下腹部肿块病史,无发热及阴道出血。妇科检查时,一侧附件区可触及囊性肿块,表面光滑,触痛明显,同侧子宫角有压痛,合并感染,可有发热或白细胞增高。

4. 急性结肠炎

该病多有进不洁食物史,腹痛呈绞窄样,并伴有呕吐、腹泻,腹痛时有排便感,便后腹痛可暂缓解,腹部检查可有触痛,但无肌紧张,粪便检查可发现脓细胞,妇科检查一般无异常所见。

5. 陈旧性宫外孕

陈旧性宫外孕易与慢性输卵管炎混淆,但前者多有停经以及急性下腹痛病史,以后自行缓解,且反复发作。下腹部可触及包块,伴疼痛,可有阴道持续性少量出血,妇科检查时,可见肿块多偏于一侧,后穹隆穿刺可抽出陈旧性血液及小血块。

6. 子宫内膜异位症

子宫内膜异位症多表现为严重的痛经,并以继发性及进行性加重为特点。由于子宫内膜异位症亦多有广泛性粘连,并有不孕、月经过多、性交痛、排便痛等病史,有时与慢性输卵管炎较难鉴别,对于诊断有困难者,可通过腹腔镜检查协助诊断。

7. 卵巢囊肿

卵巢囊肿主要需与输卵管积水相鉴别,卵巢囊肿一般无炎症病史。妇科检查可见肿物多呈圆形或椭圆形,囊性感,表面光滑,活动性好,位于下腹一侧;输卵管积水多为双侧,且多与周围有粘连,囊壁薄。二者在临床上常不易鉴别,多于手术时才能确诊。

8. 盆腔瘀血综合征

本病症状与慢性盆腔炎相类似,长期下腹疼痛、腰骶痛,但妇科检查可无异常体征,可通过盆腔静脉造影术、腹腔镜检查以鉴别。

9. 卵巢癌

附件炎性包块与周围粘连,不活动,多为囊性;而卵巢癌为实性,多较大,或伴或不伴腹水。

【治疗】

一、中医辨证论治

1. 气滞血瘀证

主要证候：原发或继发不孕，输卵管不通或通而不畅。月经先后不定期，经行不畅，经色紫暗，夹有血块，经前少腹及乳房胀痛，心烦易怒，平时下腹隐坠或刺痛。舌质紫暗或有瘀斑，苔薄白，脉弦细。妇科检查双侧附件增厚或压痛，阴道后穹隆及骶骨韧带可查及触痛性结节。

治法：理气活血，化瘀通络。

方药：疏化通管汤（庞保珍方，选自庞保珍编著《不孕不育中医治疗学》）

柴胡、炮穿山甲、皂角刺、三棱、莪术、制乳香、制没药、昆布、水蛭、路路通、黄芪、菟丝子。

2. 寒湿凝滞证

主要证候：输卵管不通或通而不畅。月经后期、量少，色暗有血块，带下清冷，形寒肢冷，少腹冷痛，喜温喜按，小便清长，大便溏薄。舌质淡，苔白腻，脉沉细或沉滑。妇科检查一般无其他异常发现。

治法：散寒除湿，活血通络。

方药：温活畅管汤（庞保珍方，选自庞保珍编著《不孕不育中医治疗学》）

紫石英、淫羊藿、炮姜、肉桂、白芥子、茯苓、炮穿山甲、皂角刺、水蛭、制没药、鸡血藤。

3. 湿热瘀阻证

主要证候：输卵管不通或通而不畅。月经先期、量多、质黏稠，色鲜红或紫红，夹有血块，带下色黄，少腹疼痛拒按，面红身热，口苦咽干，小便黄赤，大便干结，舌质红，苔薄黄或黄腻，脉滑数。妇科检查可见子宫稍大，有压痛，双侧附件或有增厚及压痛。

治法：清热利湿，散瘀通络。

方药：清利启管汤（庞保珍方，选自庞保珍编著《不孕不育中医治疗学》）

红藤、黄柏、败酱草、薏苡仁、苍术、牡丹皮、柴胡、炮穿山甲、三棱、莪术、制没药、当归。

4. 气虚血瘀证

主要证候：下腹部疼痛结块，痛连腰骶，缠绵日久，经期加重，经血量多有块，带下量多，神疲乏力，食少纳呆，舌体黯红，有瘀点瘀斑，苔白，脉弦涩无力。

治法：益气健脾，化瘀通络。

方药：济气疏管汤（庞保珍方，选自庞保珍编著《不孕不育中医治疗学》）

生黄芪、人参、白术、山药、三棱、莪术、鸡内金、水蛭、昆布、菟丝子、柴胡。

5. 肾虚血瘀证

主要证候：小腹冷感，少腹隐痛，腰腿酸痛，带下量多，质稀如水，头晕耳鸣，畏寒肢冷，小便频数清长，夜尿多，大便溏薄，舌质淡，苔薄白，脉沉迟。

治法：补肾助阳，活血化瘀。

方药：济肾洁管汤（庞保珍方，选自庞保珍编著《不孕不育中医治疗学》）

巴戟天、菟丝子、杜仲、续断、香附、当归、三棱、莪术、水蛭、昆布、路路通。

二、中成药

1. 气滞血瘀证

血府逐瘀口服液：口服。一次2支，一日3次。

2. 寒湿凝滞证

桂枝茯苓胶囊：口服。一次3粒，一日3次。

3. 湿热瘀阻证

金鸡胶囊：口服。一次4粒，一日3次。

4. 气虚血瘀证

丹黄祛瘀胶囊：口服。一次2～4粒，一日2～3次。

5. 肾虚血瘀证

定坤丹：口服。一次半丸至1丸（每丸重10.8克），一日2次。

三、中医外治

1. 气滞血瘀证

(1) 疏化通管汤（庞保珍方，选自庞保珍、庞清洋编著《不孕不育中医外治法》）

柴胡、炮穿山甲、皂角刺、三棱、莪术、制乳香、制没药、昆布、水蛭、路路通、黄芪、菟丝子。

制法：浓煎200ml。

用法：灌入已消毒的液体瓶中，连接一次性输液器，须将输液器之头皮针去掉，连接一个14号导尿管插入直肠，缓慢滴注，药液温度以39℃左右为宜，每日1次。

(2) 香蛭胤嗣丹（庞保珍方，选自庞保珍、庞清洋编著《不孕不育中医外治法》）

香附、水蛭、当归、川芎、枳壳、延胡索、三棱、莪术、苏合香、薄荷。

制法：将上述药物共同研成细末，瓶装备用。

用法：治疗时，取药末10g，以温开水调成糊状，纱布包裹，敷于脐部，胶布固定，3天换药1次。

2. 寒湿凝滞证

温活畅管汤（庞保珍方，选自庞保珍、庞清洋编著《不孕不育中医外治法》）

紫石英、淫羊藿、炮姜、肉桂、白芥子、茯苓、炮穿山甲、皂角刺、水蛭、制没药、鸡血藤。

制法：浓煎200ml。

用法：灌入已消毒的液体瓶中，连接一次性输液器，须将输液器之头皮针去掉，连接一个 14 号导尿管插入直肠，缓慢滴注，药液温度以 39℃ 左右为宜，每日 1 次。

3. 湿热瘀阻证

清利启管汤（庞保珍方，选自庞保珍、庞清洋编著《不孕不育中医外治法》）

红藤、黄柏、败酱草、薏苡仁、苍术、牡丹皮、柴胡、炮穿山甲、三棱、莪术、制没药、当归。

制法：浓煎 200ml。

用法：灌入已消毒的液体瓶中，连接一次性输液器，须将输液器之头皮针去掉，连接一个 14 号导尿管插入直肠，缓慢滴注，药液温度以 39℃ 左右为宜，每日 1 次。

4. 气虚血瘀证

济气疏管汤（庞保珍方，选自庞保珍、庞清洋编著《不孕不育中医外治法》）

生黄芪、人参、白术、山药、三棱、莪术、鸡内金、水蛭、昆布、菟丝子、柴胡。

制法：浓煎 200ml。

用法：灌入已消毒的液体瓶中，连接一次性输液器，须将输液器之头皮针去掉，连接一个 14 号导尿管插入直肠，缓慢滴注，药液温度以 39℃ 左右为宜，每日 1 次。

5. 肾虚血瘀证

济肾洁管汤（庞保珍方，选自庞保珍、庞清洋编著《不孕不育中医外治法》）

巴戟天、菟丝子、杜仲、续断、香附、当归、三棱、莪术、水蛭、昆布、路路通。

制法：浓煎 200ml。

用法：灌入已消毒的液体瓶中，连接一次性输液器，须将输液器之头皮针去掉，连接一个 14 号导尿管插入直肠，缓慢滴注，药液温度以 39℃ 左右为宜，每日 1 次。

四、针灸治疗

1. 气滞血瘀证

取穴：膻中、合谷、太冲、委中、期门、膈俞。

2. 寒湿凝滞证

取穴：足三里、天枢、神阙、曲池、合谷。

3. 湿热瘀阻证

取穴：长强、会阳、百会、承山、二白、三阴交、阴陵泉。

4. 气虚血瘀证

取穴：气海、膻中、足三里、合谷。

5. 肾虚血瘀证

取穴：肾俞、命门、关元、气海、三阴交。

五、西医治疗

（一）药物治疗

1. 输卵管内注射药物：每次注药用透明质酸酶 1500U、庆大霉素 8 万 U、地塞米松 5mg，加入生理盐水 25ml，缓慢注入子宫输卵管内，使局部消炎、组织溶解或软化粘连，从而达到闭塞部位通畅的目的。于月经干净后禁房事，从第 3 天开始，隔 1～2 天注一次，直至排卵期前。可连用 2～3 个月经周期。

2. 物理疗法可用超短波、短波透热等疗法。

（二）手术治疗

1. 腹腔镜治疗　镜下进行粘连松解，如用镜端拨开输卵管、卵巢与周围器官之间的松散粘连；而对条索状、薄膜状的纤维组织或瘢痕性粘连则用小剪刀切开，出血点可用电凝止血；对散在性小的子宫内膜异位灶进行电凝。

2. 显微外科手术　对于输卵管不同部位的阻塞，选用不同的手术方式，如：输卵管伞周围粘连分离术、输卵管造口术、输卵管成形术、输卵管中段阻塞部分切除及端与端吻合术、输卵管子宫植入术等。

【名家经验】

1. 罗元恺经验

不孕症亦有实证，主要是痰、瘀所致。血瘀可因气滞、寒凝、热灼或湿热所致，如子宫内膜异位症、慢性盆腔炎、输卵管阻塞等均以血瘀为主要病机。治疗原则以活血化瘀为主，兼行气、温经或清热。此类患者常有痛经或非经期下腹疼痛。罗元恺常以失笑散加味治之。罗元恺善用三七化瘀止痛，在失笑散的基础上创制了田七痛经胶囊（三七、蒲黄、五灵脂、延胡索、川芎、冰片等），治疗寒凝血瘀和气滞血瘀之痛经。其后，又自拟罗氏内异方（益母草、牡蛎、桃仁、延胡索、乌药、乌梅、川芎、五灵脂、山楂、丹参、蒲黄等）治疗子宫内膜异位症所致之痛经和不孕。

2. 李广文经验

李广文认为，本病证属血瘀，治当化瘀通络，自创专用方剂——通任种子汤。药物组成：香附 9g，丹参 30g，赤芍、白芍各 9g，桃仁 9g，连翘 12g，小茴香 6g，当归 12g，川芎 9g，延胡索 15g，莪术 9g，皂角刺 9g，穿山甲 3g，炙甘草 6g。本方有活血祛瘀，通络止痛的功效。用法：水煎服，每日 1 剂，2 次分服，连服 3 天停药 1 天，经期停药。

3. 肖承悰经验

肖承悰认为，对输卵管性不孕的治疗，在针对病理因素瘀血、气郁、湿热、寒湿治疗的同时，要注意补益肾气。

【验案选粹】

1. 刘敏如补肾活血助孕验案

陈某，女，39 岁，婚后十年未避孕未孕。西医检查示左侧输卵管阻塞，多囊卵巢综合征。曾于 2003 年 1 月 13 日体外受精，胚胎移植（IVF-ET）未成功。综合四诊，中医辨证为肾虚血瘀，治以补肾活血，主方用六味地黄丸合五子衍宗丸加养血活血药化裁，根据月经周期，择期用药，调治2月余，基础体温由单相变为双相，于中药调经后第5个周期再次行IVF-ET成功。

按语：该患者结婚十年未孕，中医辨证为肾虚血瘀。故选用六味地黄丸补肾益精，在此基础上合用五子衍宗丸补肾益气，填精补髓，种嗣衍宗。佐以养血活血之品，使瘀祛血行。合之可使肾气旺盛，肾精充实，任通冲盛，胞宫得养而经调子嗣。

2. 柴松岩阻塞性不孕验案一则

刘某，女，30岁，已婚。初诊日期：2003年4月28日。

主诉：近2年未避孕未孕。

病史与现状：患者既往月经周期24～25天一行，2天净，量少。结婚4年间曾有妊娠1次，于2000年6月行人工流产术，手术顺利，术后无腹痛及阴道不规则出血，月经量渐少。近2年未避孕未孕。末次月经2003年4月18日，现基础体温低温相，带下不多。纳可，二便调。

2003年1月碘油造影提示双侧输卵管不通，伞端粘连。妇科检查提示双附件增厚，有轻压痛。

舌肥嫩暗红，脉细滑。

辨证：血海受损，湿热阻滞。

立法：补益冲任，除湿通利。

病证分析：患者人工流产术后未避孕未孕2年，输卵管造影提示双侧输卵管不通，妇科检查双附件增厚，有轻压痛，属继发阻塞性不孕、慢性盆腔炎，证属中医不孕。

患者舌肥嫩，提示素体禀赋不足，脾虚运化不利，痰湿内停，湿邪瘀久结聚。分析病史，人工流产术后血海空虚，湿热之邪乘虚而入，阻滞胞脉，日久结聚壅塞，脉络不通，不能成孕；人工流产术后月经量少，提示冲任损伤，肾气不足。中医辨证为血海受损，湿热阻滞。治以补益冲任，除湿通利之法。处方：菟丝子15g，当归10g，茯苓12g，山药12g，白术10g，桂枝3g，车前子10g，细辛3g，川芎5g，茜草炭12g，薏苡仁20g，川楝子6g，14剂。

全方以健脾扶正为主。方中药用茯苓、山药、薏苡仁、白术多味，共奏健脾利湿之功；辅以菟丝子温肾助阳；佐当归、川芎、茜草炭活血化瘀，车前子利湿活血化痰。

二诊：2003年5月27日。

末次月经2003年5月15日，现基础体温上升1天。舌暗红，脉细滑。

处方：萆薢12g，川芎5g，茯苓20g，野菊花15g，杜仲10g，三棱10g，水蛭2g，泽兰10g，鱼腥草12g，北沙参20g，女贞子20g，香附15g，7剂。

患者服首诊方1个月，舌肥嫩消失，示脾虚改善。现二诊舌质暗红，提示湿热瘀阻为当下主要病机，遂开二诊方，治以清热利湿、活血化瘀之法。此方加用三棱、水蛭。

三棱味苦、性平，归肝、脾经，苦平泄降，即可走血分，以破血中之结，又走气分，以行气消积，善消血瘀气结，癥瘕积聚；水蛭味咸、苦，归肝经，咸能走血，苦能泄结,入肝经血分,为破血逐瘀消癥之良药。《神农本草经》曰其"主逐恶血、瘀血、月闭,破血瘕积聚,无子,利水道",老师云其具"破血而不伤正气"之效。方中以三棱、水蛭合用,共奏化瘀消癥散结之功,以期改善输卵管之阻塞状态,又不至损伤阴血。

又,本方血分所用药之多,系三方面考虑:①患者现双侧输卵管不通,宜加大活血化瘀通络之力;②此时正值基础体温上升之时,活血化瘀以疏通冲任气血,促进排卵;③患者在避孕中,使用活血药相对安全。

三诊:2003年6月3日。

末次月经2003年5月15日,基础体温已典型上升9天。舌苔薄黄,脉细滑。

处方:瓜蒌15g,枳壳10g,续断15g,白芍10g,当归10g,路路通10g,茜草12g,月季花6g,覆盆子12g,桑寄生20g,川芎5g,地骨皮10g,7剂。

三诊治疗继续以理气化瘀通络为主,药用瓜蒌、枳壳、路路通、茜草炭、月季花;辅以补肾养阴清热,以桑寄生、续断走动,补而不腻之品养阴血,地骨皮清虚热。

四诊:2003年6月10日。

末次月经2003年6月8日,经量较前增多。舌暗红,脉细滑。

处方:车前子10g,巴戟天4g,续断20g,泽兰10g,远志6g,桑寄生30g,冬瓜皮20g,薏苡仁20g,赤芍10g,丝瓜络10g,路路通10g,鱼腥草20g,7剂。

四诊方延续上方之法,佐用少量巴戟天。巴戟天其性柔润,不甚燥散,温肾而不伤阴血。此方用之温肾助阳,于理气化瘀通络之时,兼顾护肾气。

五诊:2003年6月17日。

2003年6月15日通液检查,注液10ml,反流明显,压力40.0kPa。舌淡红,脉细滑。

处方:萆薢12g,木香3g,荔枝核10g,白芍10g,杜仲10g,当归10g,何首乌10g,薏苡仁20g,乌药10g,泽兰10g,路路通10g,菟丝子20g,马齿苋15g,延胡索10g,14剂。

患者近日通液检查结果提示,现双侧输卵管仍阻塞。

经治近2个月,患者经量较前增多,舌质由肥嫩暗红转为暗红直至淡红,脾虚、阴血不足之象得以充分缓解。五诊治疗可全力攻伐脉络瘀阻之证,五诊方全方以温经利湿通络为主要功效,药用木香、荔枝核、乌药温通经脉;泽兰、路路通、延胡索化瘀通络;萆薢、薏苡仁清热利湿。

六诊:2003年7月1日。

末次月经2003年6月8日,现基础体温上升12天。舌暗红,脉细滑。

处方:萆薢12g,川芎5g,鱼腥草15g,延胡索10g,泽兰10g,川贝母10g,夏枯草12g,杏仁10g,益母草10g,桑寄生30g,7剂。

六诊方沿用上法,针对脉络瘀阻之证,加川贝母、杏仁加强肺之气化作用。肺气宣达,气血通畅,以助胞脉畅通。

七诊:2003年7月8日。

末次月经 2003 年 7 月 4 日，经前基础体温典型双相，带经 3 天。舌暗，脉细滑。

处方：车前子 10g，萆薢 10g，丝瓜络 10g，桔梗 10g，川贝母 10g，路路通 10g，赤芍 10g，柴胡 5g，当归 12g，桂枝 2g，鱼腥草 20g，7 剂。

八诊：2003 年 7 月 15 日。

继发不孕，输卵管不通复诊。

末次月经 2003 年 7 月 4 日，经前基础体温典型双相。近日感冒，纳可，二便调。

2003 年 7 月 9 日通液检查示：双侧输卵管通畅，注液 25ml，压力 15.5kPa。

舌淡红，脉细滑。

处方：柴胡 5g，丝瓜络 10g，鱼腥草 12g，桔梗 10g，川贝母 10g，赤芍 10g，川楝子 6g，枳壳 10g，茵陈 12g，合欢皮 10g，香附 15g，木香 3g，茜草 12g，7 剂。

经治近 3 个月，患者近日通液检查提示，双侧输卵管已通畅。

八诊方仍以理气化瘀通络之法巩固疗效。

【诊疗述评】

1. 通畅试验有数种，镜下通染金标准

目前常用的输卵管通畅性试验有输卵管通气术、输卵管通液术、子宫输卵管碘油造影、腹腔镜下通染液试验等。输卵管通气术容易造成空气栓塞，现多不用。最常用的是输卵管通液术，特别是基层医院更常用。庞保珍临证发现有不少患者经输卵管通液试验，结果认为是通畅的，经过较长时间的治疗仍不受孕。对这种经输卵管通液试验认为通畅的患者，再经子宫输卵管碘油造影或腹腔镜下通染液试验证实输卵管不通，经治通畅而受孕。输卵管通液术所得结果并不可靠，仅供参考。确切诊断应做腹腔镜下通染液试验，目前公认腹腔镜下通染液试验是评价输卵管通畅性的金标准。

2. 症状明显易诊断，无症阻塞不能忽

对有明显临床症状的输卵管阻塞性不孕，容易诊断，不易漏诊。对隐性炎症所导致的输卵管阻塞，平时无明显自觉症状，最容易被医者忽略。因此对隐性炎症所致输卵管阻塞应予以高度重视。对不孕患者来说，确定输卵管通畅与否是重要一环。输卵管通畅试验最好列为女性不孕的常规检查项目之一。

3. 辨证论治是关键，切忌一派清热药

输卵管阻塞虽多由输卵管炎症所致，临证且不可一见炎症，就把大队的清热解毒药用上，结果往往愈用愈重，必须按中医基本理论进行辨证论治。

4. 内服外用相结合，疗效提高疗程短

验之临床，内服进行整体调治与外用进行局部治疗相结合，较单纯内服疗效均有所提高，可以明显缩短疗程。输卵管阻塞外治法有多种，如阴道纳药、直肠导入、外敷、热熨、药物离子导入等。

5. 致病原因须细查，预防知识给患讲

导致输卵管阻塞的常见原因有经期淋雨、涉水、经期性交、放环取环无菌操作不严格等。有病药物治疗固然重要，要知药物能去病，致病因还可致病，如不注意防治，这次虽愈，很快又可复发。如经期性交引起者，用药病虽去大半，经期又性交，病又可加重，周而复始，很难治愈。因此，在药物治疗的同时，对患者讲清所要注意的问题相当重要。

【预防调护】

1. 注意经期卫生，严禁经期性生活，以防盆腔感染。
2. 重视婚前教育，避免婚前妊娠，做好新婚夫妇的避孕指导与计划生育宣传工作，尽量减少人工流产率。
3. 积极预防与早期治疗人工流产及分娩所致的生殖道感染。人工流产术前应严格检查生殖道分泌物的清洁度，术中应严格执行无菌操作。

【古代文献精选】

《素问·骨空论》："任脉为病……女子带下瘕聚。"

《金匮要略·妇人杂病脉证并治》："妇人中风七八日，续来寒热，发作有时，经水适断，此为热入血室，其血必结，故使如疟状，发作有时，小柴胡汤主之。"

《诸病源候论·妇人杂病诸候》："带下者，由劳伤过度，损动经血，致令体虚风冷，风冷入于胞络，搏其血之所成也。冲脉、任脉为经络之海，任之为病，女子则带下……秽液与血相兼连带而下，冷则多白，热则多赤，故名带下。"

《校注妇人良方·妇人腹中瘀血方论》："妇人腹中瘀血者，由月经闭积，或产后余血未尽，或风寒滞瘀，久而不消，则为积聚癥瘕。"

《女科撮要·热入血室》："妇人伤寒或劳役，或怒气发热，适遇经行以致热入血室。或血不行，或血不止，令人昼则明了安静，夜则谵语如见鬼状。用小柴胡加生地黄。血虚者，用四物加生地、柴胡。切不可犯胃气。若病既愈而血未止，或热未已，元气素弱，用补中益气。脾气素郁，用济生、归脾。血气素弱，用十全大补，应无误矣。"

《女科撮要·带下》："或因六淫七情，或因醉饱房劳，或因膏粱厚味，或服燥剂所致。脾胃亏损，阳气下陷，或湿痰下注，蕴积而成，故言带也。凡此皆当壮脾胃、升阳气为主，佐以各经见症之药。"

《景岳全书·妇人规·带浊梦遗类》："湿热下流而为浊带，脉必滑数，色见红赤，证有烦渴而多热者，宜保阴煎、加味逍遥散，或经验猪肚丸亦佳。若热甚兼淋而赤者，宜龙胆泻肝汤。"

《景岳全书·妇人规·癥瘕类》："瘀血留滞作瘕，惟妇人有之。其证则或由经期，或由产后，凡内伤生冷，或外感风寒，或恚怒伤肝，气逆而血滞，或积劳积弱，气弱而不行。总由血动之时，余血未净，而一有所逆，则留滞日积而渐以成瘕矣。"

《医宗金鉴·妇科心法要诀·带下门》："五色带下，皆从湿化。若少腹胀痛，污水绵绵，属湿热者，宜用导水丸；其方即牵牛、滑石、黄芩、生军，治热有余也。属湿寒者，宜用万安丸；其方即牵牛、胡椒、小茴香、木香，治寒有余也。"

《内府秘传经验女科·赤白带》："赤属血，白属气，湿热为病，漏与带俱是胃中痰积下流，渗入膀胱，稠黏者是。又有如白汤者，名曰白浊，主燥湿为先，法当升之。甚者法以提其气，宜断厚味。"

《傅青主女科·带下》："夫带下俱是湿症，而以'带'名者，因带脉不能约束而有此病，故以名之……况加以脾气之虚，肝气之郁，湿气之侵，热气之逼，安得不成带下之病哉……夫白带乃湿盛而火衰，肝郁而气弱……方用完带汤。夫青带乃肝经之湿热……方用加味逍遥散……夫黄带乃任脉之湿热也……方用易黄汤。夫黑带者，乃火热之极也……方用利火汤。夫赤带亦湿病……火热故也……方用清肝止淋汤。"

《温热经纬·叶香岩外感温热篇》："雄按：温邪热入血室有三证，如经水适来，因热邪陷入而搏结不行者，此宜破其血结；若经水适断，而邪乃乘血舍之空虚以袭之者，宜养营以清热；其邪热传营，逼血妄行，致经未当期而至者，宜清热以安营。"

【现代研究进展】

一、病因病机

西医学认为输卵管阻塞主要是由于急慢性盆腔炎、输卵管炎或输卵管结核、子宫内膜异位症、盆腔手术后盆腔粘连所引起，这些疾病造成输卵管充血、水肿、炎性浸润、积脓、积水以及肉芽性增生等病理改变，最终导致输卵管不通或通而不畅，影响卵子与精子的结合而不能受孕。

多数医家认为本病与气血失和，血瘀阻络有关。连方在临床与实验研究的基础上认为，输卵管阻塞属少腹血瘀证的范畴。贝润浦认为其病理乃冲任瘀阻，胞络涩滞，卵管不通，碍于受精，导致不孕。肖承惊认为肾虚肝郁是慢性盆腔炎的主要发病机理。郭志强认为慢性盆腔炎的病机特点以血瘀、湿阻、寒凝为主。血瘀是慢性盆腔炎的基本病理改变，贯穿于慢性盆腔炎的始终；湿浊损伤任带是发病的重要因素；慢性盆腔炎寒证多而热证少。瘀、湿、寒三者交结，致慢性盆腔炎迁延难愈。蔡小荪认为慢性盆腔炎的发病原因以肝郁气滞为主，其次是脾虚、肾虚。何少山等认为人流对女性生殖机能的影响，是因为胞宫留瘀、胞宫虚损和心理冲击三方面的相互影响。许良智等研究认为，以往有慢性不明原因的下腹疼痛而未进行诊治和既往任何部位的结核病史是输卵管性不孕的危险因素，而较晚开始性生活是输卵管性不孕的保护因素。单因素分析还发现，避孕套避孕多个性伴侣、有婚前性行为和婚前妊娠、阴道炎，与输卵管性不孕有关。庞保珍认为输卵管炎可不同程度地导致输卵管阻塞、蠕动功能障碍、管腔内分泌异常或产生抗精子抗体而引起不孕症。

二、治疗方法

1. 辨证论治

韩冰对慢性盆腔炎分3型：湿热蕴结型用清热调血汤加味；气滞血瘀型用膈下逐瘀汤；寒湿凝滞型用少腹逐瘀汤加味。郭志强将慢性盆腔炎归纳为气滞血瘀、湿热瘀阻、寒湿瘀阻3个证型进行辨证论治。赵松泉认为治疗时不局限于病名，而须突出中医特色，在辨证论治上，体现整体观，标从于本，或标本同治，以八纲加上气血二纲进行辨证论治。归纳为五个证型：湿热壅遏型用赵松泉经验方：炒知母9g，炒黄柏9g，瞿麦9g，萹蓄9g，白芍9g，川莲子6g，蒲公英9g，黄芩9g，延胡索6g，郁金5g，山慈菇9g，木通5g，草河车20g，败酱草15g，水煎服；寒湿凝滞型用赵松泉经验方：橘核9g，川楝子9g，延胡索6g，广木香3g，荔枝核9g，香附5g，乌药5g，茴香6g，艾叶5g，吴茱萸6g，白术6g，制乳香、没药各5g，丹参9g，桂枝6g（或肉桂1.5g），水煎服；血瘀郁结型用膈下逐瘀汤加减；肝郁气滞型用加味逍遥散；阴虚内热型用鳖甲散、清骨散加减。赵红在继承全国名老中医许润三教授经验的基础上，结合临床，采用局部辨病和全身辨证相结合的分型论治：肝郁血滞型用四逆散加味（柴胡、枳实、赤芍、生甘草、丹参、穿山甲、生牛膝）；瘀血内阻型用栝蒌根散加减（桂枝、桃仁、赤芍、䗪虫、花粉、生牛膝、路路通、王不留行）；瘀湿互结型用桂枝茯苓丸加味（桂枝、丹皮、赤芍、桃仁、茯苓、水蛭、白芥子、马鞭草）；寒凝瘀滞型，用少腹逐瘀汤加味（小茴香、肉桂、当归、川芎、赤芍、延胡索、干姜、生蒲黄、五灵脂、没药、穿山甲、路路通）；湿热瘀阻型用解毒活血汤加味（连翘、葛根、柴胡、枳壳、当归、赤芍、生地、红花、桃仁、甘草、败酱草、薏苡仁、路路通、皂角刺）。尤昭玲等将慢性盆腔炎分为4型：湿热壅阻用银甲丸（《王渭川妇科经验选》）；寒湿凝滞用少腹逐瘀汤；气滞血瘀用膈下逐瘀汤；气虚血瘀用理冲汤（《医学衷中参西录》）。张玉珍、刘敏如分4型：气滞血瘀证用膈下逐瘀汤加味等；寒凝瘀滞证用少腹逐瘀汤加味；肾虚血瘀证用二仙路路通汤（《中国现代名中医医案精华》）加味等；湿热瘀阻证用解毒活血汤（《医林改错》）加味等。刘云鹏认为大部分盆腔炎病属癥瘕范畴，分3型：肝郁血瘀以血府逐瘀汤加味；热（湿）毒内蕴以自拟柴枳败酱汤加味；肝郁脾虚以逍遥散加味或当归芍药散，并配自制的水蛭内金片，分期、分步治疗。罗元凯对形证偏热者用丹栀逍遥散合金铃子散加减；形证偏寒者用少腹逐瘀汤加味。李祥云分5型：气滞血瘀用理气祛瘀峻煎（经验方）：三棱、莪术、穿山甲、丹皮、丹参、路路通、柴胡、香附、夏枯草、当归、白术；寒凝瘀滞用温经祛瘀峻竣煎（经验方）：附子、桂枝、仙灵脾、紫石英、丹参、香附、苏木、穿山甲、路路通、茯苓；气虚血瘀用益气祛瘀峻竣煎（经验方）：党参、黄芪、山药、黄精、白芍、赤芍、三棱、莪术、地鳖虫、皂角刺；热盛瘀阻用清热祛瘀峻竣煎（经验方）：红藤、蒲公英、败酱草、黄芩、黄柏、三棱、莪术、夏枯草、赤芍、穿山甲、路路通；肾亏瘀阻用益肾逐瘀峻竣煎（经验方）：当归、川芎、香附、菟丝子、仙灵脾、三棱、莪术、丹参、水蛭、路路通。庞保珍输卵管阻塞性不孕论治四法：温经活血法用少腹逐瘀汤（《医林改错》）、温经汤（《金匮要略》）、没药除痛散（《证治准绳》）加减；行气活血法用开郁种玉汤（《傅青主女科》）、血府逐瘀汤（《医林改错》）、膈下逐瘀汤（《医林改错》）加减；解毒活血法用仙方活命饮（《外科发挥》）、解毒活血汤（《医林改错》）加减；滋阴活血法用通幽汤（《兰室秘藏》）、玉女煎（《景岳全书》）加减。

2. 专病专方

肖承悰认为治法应补肾疏肝为主，兼以清热活血散结。主要药物为续断、牛膝、夏枯草、郁金、赤芍、败酱草等。许润三以四逆散加味方治之效佳。夏桂成用通管汤：山甲片10g，天仙藤15g，苏木9g，炒当归、赤白芍各12g，路路通6g，丝瓜络6g，鸡血藤15g，川续断12g，炒柴胡5g。王子瑜常用当归尾、川芎、赤芍、桃仁、丹参、柞木枝、穿山甲、路路通、皂角刺、海藻、血竭、柴胡、广木香。蔡小荪通络方：皂角刺15g，王留行子9g，月季花9g，广地龙9g，降香片3g。对生殖系统结核蔡小荪用抗痨方：丹参12g，百部12g，王留行子9g，山海螺15g，鱼腥草12g，十大功劳叶15g，夏枯草12g，皂角刺12g，怀牛膝9g，大生地9g，路路通9g。李广文通任种子汤：香附9g，丹参30g，赤白芍、桃仁、红花各9g，川芎6g，当归、连翘各12g，小茴香6g，络石藤9g，炙甘草6g。刘奉五对急性盆腔炎属湿毒热型者用清热解毒汤：连翘15g，银花15g，蒲公英15g，紫花地丁15g，黄芩9g，瞿麦12g，萹蓄12g，车前子9g，丹皮9g，赤芍6g，地骨皮9g，冬瓜子30g；对盆腔脓肿属热毒壅聚者用解毒内消汤：连翘30g，金银花30g，蒲公英30g，败酱草30g，冬瓜子30g，赤芍6g，丹皮6g，大黄3g，赤小豆9g，甘草节6g，土贝母9g，犀黄丸9g（分两次吞服）；对慢性盆腔炎属湿热下注者用清热利湿汤：瞿麦12g，萹蓄12g，木通3g，车前子9g，滑石12g，延胡索9g，连翘15g，蒲公英15g；对慢性盆腔炎属下焦寒湿，气血凝结者，用暖宫定痛汤：橘核9g，荔枝核9g，小茴香9g，胡芦巴9g，延胡索9g，五灵脂9g，川楝子9g，制香附9g，乌药9g；对慢性盆腔炎腰腹疼痛属气滞血瘀者用疏气定痛汤：制香附9g，川楝子9g，延胡索9g，五灵脂9g，没药3g，枳壳4.5g，木香4.5g，当归9g，乌药9g。裘笑梅对盆腔炎、子宫内膜炎、附件炎等用二藤汤：忍冬藤30g，蜀红藤30g，大黄9g，大青叶9g，紫草根9g（后下），牡丹皮9g，赤芍9g，川楝子9g，制延胡索9g，生甘草3g。王渭川对湿热蕴结者用银甲丸：银花15g，连翘15g，升麻15g，红藤24g，蒲公英24g，生鳖甲24g，紫花地丁30g，生蒲黄12g，椿根皮12g，大青叶12g，西茵陈12g，琥珀末12g，桔梗12g。上药共研细末，炼蜜成63丸，此为一周量。也可改成煎剂。黄绳武认为妇科病的慢性炎症用药不能过于寒凉，而应用一些具有温养流动之性的当归、川芎、鸡血藤、鹿角霜等，配以活血通络之品，温通经脉。钱伯煊认为慢性盆腔炎以湿热下注最为常见，方用逍遥散合三补丸加减：柴胡6g，赤芍9g，白术9g，茯苓12g，生甘草6g，黄连3g，黄柏9g，川楝子9g，贯众12g，川续断12g。马宝璋对血瘀气滞型用自拟逐瘀助孕汤：丹皮15g，赤芍20g，柴胡15g，黄芩20g，香附20g，延胡索15g，银花50g，连翘20g，海藻20g，牡蛎50g，皂刺15g，牛膝20。李竹兰参连通管汤：丹参30g，连翘24g，丹皮15g，当归15g，苏木15g，川芎9g，穿山甲12g，王不留行12g，车前子12g（包），泽泻9g，牛膝15g，川楝子12g。吴熙通管猪蹄汤：猪蹄甲90g，路路通30g，牛膝10g，赤芍15g，香附10g。

3. 针灸推拿

余海琼等采用针灸和中药治疗输卵管炎性粘连不孕症108例，治疗方法：（1）针灸取穴：关元、血海（双）、三阴交（双）、合谷（双）等，气血虚者加足三里（双），痰湿瘀阻者加丰隆（双）。除丰隆穴用泻法外，余穴皆用补法。同时用 TDP 灯照下腹部，每日 1 次，月经期停止治疗。（2）中药将川芎、细辛、盐附片等药按 1∶1 的比例制成粉末，用消毒纱布分装成 5g 的药团，于经净后每晚临睡前置于阴道内，次日晨起取出，每晚 1 次。治疗结果：治愈 88 例，显效 15 例，无效 5 例，总有效率为 95.36%。黄宣能等选用关元、气海、水道、归来、足三里、内关、太冲、三阴交、公孙、外陵、大巨等隔天针刺一次。庞保珍对虚寒型及寒凝血瘀型输卵管阻塞性不孕用通管散（庞保珍方，选自庞保珍主编《不孕不育中医治疗学》）：食盐 30g，熟附子 10g，川椒 10g，王不留行 10g，路路通 10g，小茴香 10g，乌药 10g，延胡索 10g，红花 10g，川芎 10g，五灵脂 10g，麝香 0.1g，生姜片 5～10 片，艾炷 21 壮，如黄豆大，麦面粉适量。先将麝香、食盐分别研细末，分放待用，次将其余诸药混合研成细末另备用。嘱患者仰卧床上，首先以温开水调麦面粉成面条，将面条绕脐周围一圈（内径约 1.2 寸～2 寸），然后把食盐填满患者脐窝略高 1～2cm，接着取艾炷放于盐上点燃灸之，连续灸 7 壮之后，把脐中食盐去掉，再取麝香末 0.1g，纳入患者脐中。再取上药末填满脐孔，上铺生姜片，姜片上放艾炷点燃频灸 14 壮，每隔 3 天灸一次。

4. 保留灌肠法

此法将肛管或导尿管放置肛门内，将药物灌入直肠内，灌后保留 30～60 分钟，每天 1 次，经期停用。庞保珍用自拟通管种子汤（红藤 20g，紫花地丁 12g，丹参 30g，赤芍 30g，三棱 30g，莪术 15g，枳实 15g，当归 15g，制乳香 10g，制没药 10g，穿山甲 10g，王不留行 20g，路路通 20g，小茴香 2g，浓煎 200ml，灌入已消毒的液体瓶中，连接一次性输液器，须将输液器之头皮针去掉，连接一个 14 号导尿管插入直肠，缓慢滴注，每日一次）治疗输卵管阻塞性不孕 96 例，取得较好疗效。郭志强化瘀宁坤液以温经活血、消癥散结、祛湿止带而组方。药物组成：水蛭 5g，附子 10g，桂枝 10g，三棱 15g，莪术 15g，赤芍 15g，昆布 15g，槟榔 12g，败酱草 20g 等，灌肠治疗慢性盆腔炎取得较好疗效。卢丽芳采用通液术加中药（三棱、莪术、穿山甲、丹参、王不留行、毛冬青、蒲公英、紫花地丁、鱼腥草）灌肠治疗 125 例，结果痊愈（双侧输卵管通畅并受孕）52 例，显效（单侧输卵管通畅并受孕）37 例，无效（双侧输卵管仍阻塞）36 例，治疗时间最短 20 天，最长 6 个月。蔡小苏灌肠方：炒当归 12g，丹参 15g，桂枝 4.5g，皂角刺 20g，赤芍 12g，川牛膝 12g，桃仁 9g，大黄 9g，石见穿 30g，败酱草 30g，莪术 15g。乐秀珍灌肠Ⅰ号方：忍冬藤 15g，马鞭草 15g，生甘草 9g。

5. 宫腔注药法

李淑芹等采用宫腔及输卵管注射鱼腥草液治疗输卵管炎性阻塞性不孕症 390 例，经 1～4 疗程治疗痊愈 210 例，200 例分别于治疗后 1～12 个月内妊娠，治愈率达 53.8%。

6. 输卵管介入注药法

对输卵管阻塞患者，先行 X 线下输卵管道扩通术，术后向输卵管内注入复方当归注射液或鱼腥草注射液，以预防术后输卵管再粘连。连方曾用此法治疗，输卵管再通率达到97.4%，再粘连率仅9.3%，低于国外单纯输卵管介入治疗。朱庭舫等应用介入疗法加中药内服治疗77例（146支输卵管），即于介入法疏通输卵管后次日起口服中药（银翘、紫花地丁、蒲公英、虎杖、赤芍、当归、桃仁、制香附、三棱、莪术、威灵仙、柴胡、枳实、琥珀），随症加减，连续服用15天为1个疗程。结果输卵管再通137支，再通率为93.9%。张淑增借助宫腔镜，用硬膜外导管疏通输卵管，同时注入抗生素、激素等疏通输卵管，术后服中药（败酱草、蒲公英、金银花、当归、牛膝、延胡索、皂角刺、穿山甲）治疗60例，结果受孕者37例，好转15例，无效8例，总有效率86.67%。

三、实验研究

连方采用具有活血祛瘀、温精通脉之效的痛经宝口服与复方当归液通水治疗，取得94.6%的有效率和46.7%的妊娠率。实验研究提示：痛经宝与复方当归液具有抗炎、抑制纤维组织增生和促进上皮组织再生的功能。

（编者：庞保珍　庞清洋　庞慧卿　庞慧英）

第二十一章　心因性不孕

【概述】

在不孕症中,经各种临床与病理检查不能确定病因,社会心理因素在发病与病程演变中起着重要的作用,则属于心因性不孕。几乎每个不孕症患者均有不同程度的心理因素。不孕患者存在着复杂的心理威胁与情绪紧张。不孕可导致精神情绪变化,反过来精神情绪的变化又影响受孕,如得不到科学的心理治疗,不能控制自身感受与情感,则将进一步影响治疗的效果。

【病因病机】

中医认为情志与脏腑关系十分密切,情感活动是以五脏精气作为物质基础的。

1. 肝气郁结

家庭不和、工作压力较大等,导致抑郁忿怒,肝郁气结,疏泄失常,气血不和,冲任不能相资,造成不孕。反过来,婚久不孕的过度忧郁又往往导致肝的疏泄功能失常,而加重不孕。

2. 脾虚血少证

忧思不解,损伤脾气,则气血生化乏源,血海不充,可致闭经、崩漏、月经不调等,从而造成不孕。

3. 肾气不足证

悲伤、惊恐过度,肾气虚损,导致冲任失养,不成摄精成孕。

4. 瘀血阻滞证

肝郁日久,气滞则血运,血行不畅,瘀血阻滞胞脉,两精不能结合,造成不孕。

现代医学认为心因性不孕的发病因素极其复杂,社会因素、心理因素与生物学因素往往交织在一起,共同起作用。社会压力、工作挫折、家庭关系紧张等生活事件对心身疾病起激发作用;人格特征、情绪状态与童年精神创伤等内在因素可影响患者对外部不良刺激的反应,从而导致心身疾病。

【诊断】

一、病史

详细询问病史,特别要注意社会生活因素、家庭、婚姻、性生活、有无精神刺激、环境变迁及其他原因。其中尤其要注意精神情绪稳定性以及涉及自主神经系统功能失调的某些陈诉，如肩酸、便秘、头重、潮红、蚁行感与皮肤症状等。

二、临床表现

婚后多年不孕夫妇，常无明显症状，经系统检查，双方未发现器质性病变与生殖功能异常的，应详细询问，并用心理量表做生活事件的调查，可有下面临床心理特征。

1. 焦虑心理

不孕早期常情绪紧张不安，消极焦虑。

2. 绝望心理

对不孕的系统检查而未得出异常的诊断结果时，患者常有绝望之念或挫折感。

3. 耻辱心理

因婚久不能生儿育女，而感到自卑无能，心情烦躁，抑郁，羞于见人，若被歧视耻笑，则更加闷闷不乐。

4. 性功能障碍

由于婚久不孕，情志不畅等原因，常出现性欲下降、性反应能力与性快感降低等性功能障碍。

5. 假孕体验

可有妊娠反应、停经、腹部隆起，甚至自感胎动等，但经系统检查未孕。

三、检查

1. 不孕症专科检查

生殖器官、排卵功能、输卵管、免疫功能等系统检查无异常。

2. 心理学试验

包括精神分析与脑电图、皮肤电阻反应以及指尖容积波形测定等其他检查。

3. 自主神经系统功能检查

包括眼球压迫试验、颈动脉压迫试验、自主神经张力测定等。

【鉴别诊断】

需系统检查排除其他不孕因素，方可定为心因性不孕。

【治疗】

一、辨证论治

1. 肝气郁结证

主要证候：精神抑郁，或烦躁易怒，经期先后不定，经来少腹胀痛，经行不畅，量少色暗，有小血块，经前乳房胀痛，胸胁不舒，舌质正常或暗红，苔薄白，脉弦。

治法：舒肝解郁，调经助孕。

方药：开郁毓麟丹（庞保珍方，选自庞保珍编著《不孕不育中医治疗学》）

当归、白芍、白术、茯苓、牡丹皮、香附、川楝子、王不留行、瓜蒌、牛膝。

2. 脾虚血少证

主要证候：神疲乏力，食欲不佳，食后腹胀，少腹下坠，头晕心悸，面色萎黄，四肢不温，大便溏薄，面目浮肿，下肢水肿，月经不调，量或多或少，色淡质薄，带下量多，舌淡边有齿痕，苔薄白，脉虚弱。

治法：益气补血，健脾助孕。

方药：济脾育嗣丹（庞保珍方，选自庞保珍编著《不孕不育中医治疗学》）

人参、黄芪、白术、茯苓、山药、大枣、当归、柴胡、菟丝子、巴戟天、甘草。

3. 肾气不足证

主要证候：面色晦黯，腰酸腿软，性欲淡漠，头晕耳鸣，精神疲倦，小便清长，大便不实，月经后期，量少色淡，质稀，或月经稀发、闭经，舌淡，苔白，脉沉细或沉迟。

治法：补肾益气，调经助孕。

方药：肾癸续嗣丹（庞保珍方，选自庞保珍编著《不孕不育中医治疗学》）

人参、白术、茯苓、白芍、当归、川芎、熟地黄、炙甘草、菟丝子、巴戟天、鹿茸、紫石英。

4. 瘀血阻滞证

主要证候：月经后期，量少或多，色紫黑，有血块，经行不畅，或少腹刺痛，经时加重拒按，舌紫暗或有瘀点、瘀斑，脉细弦。

治法：活血化瘀，调经助孕。

方药：逐瘀衍嗣丹（庞保珍方，选自庞保珍编著《不孕不育中医治疗学》）

桃仁、红花、丹皮、赤芍、当归、延胡索、枳壳、三棱、莪术、昆布、香附。

二、中成药：

1. 肝气郁结证

逍遥丸：口服。一次6～9克，一日2次。

2. 脾虚血少证

人参归脾丸：口服。一次1丸，一日2次。

3. 肾气不足证

五子衍宗片：口服。一次6片，一日3次。

4. 瘀血阻滞证

血府逐瘀口服液：口服。一次2支，一日3次。

三、中医外治

1. 肝气郁结证

香附毓麟丹（庞保珍方，选自庞保珍、庞清洋编著《不孕不育中医外治法》）

当归、白芍、白术、茯苓、牡丹皮、香附、川楝子、王不留行、苏合香、川芎。

制法：上药共研细末，瓶装封闭备用。

用法：临用时取药末10克，以蜂蜜调成糊状，涂两足心（即涌泉穴），胶布固定，1～3天换药一次。

2. 脾虚血少证

济脾祈嗣丹（庞保珍方，选自庞保珍、庞清洋编著《不孕不育中医外治法》）

人参、黄芪、白术、茯苓、山药、大枣、当归、柴胡、巴戟天、白芷、木香、威灵仙。

制法：上药共研细末，瓶装封闭备用。

用法：临用时取药末10克，以蜂蜜调成糊状，涂两足心（即涌泉穴），胶布固定，1～3天换药一次。

3. 肾气不足证

石英续嗣丹（庞保珍方，选自庞保珍、庞清洋编著《不孕不育中医外治法》）

熟地黄、山药、山茱萸、鹿角胶（烊化）、紫石英、杜仲、菟丝子、巴戟天、生香附、麝香。

制备：将所选用的药物共同研成细末，瓶装备用。

用法：治疗时，取药末10g，以温开水调成糊状，纱布包裹，敷于脐部，胶布固定，3天换药1次。

4. 瘀血阻滞证

香蛭胤嗣丹（庞保珍方，选自庞保珍、庞清洋编著《不孕不育中医外治法》）

香附、水蛭、当归、川芎、枳壳、延胡索、三棱、莪术、苏合香、薄荷。

制备：将所选用的药物共同研成细末，瓶装备用。

用法：治疗时，取药末10g，以温开水调成糊状，纱布包裹，敷于脐部，胶布固定，3天换药1次。

四、针灸治疗

1. 肝气郁结证

取穴：肝俞、太冲、气海、三焦俞、膀胱俞、中极。

2. 脾虚血少证

取穴：任脉、中极、关元、冲脉、大赫、三阴交、血海、脾俞

3. 肾气不足证

取穴：关元、气海、三阴交、足三里、肾俞。

4. 瘀血阻滞证

取穴：关元、归来、水道、曲骨、三阴交。

五、心理治疗——怎样调适不良心情

由于自然（含个体生理）与社会因素的压力或不和谐，会在心理上产生不同程度的紧张，乃至出现心理障碍；如果应对不当，心理会失去平衡，甚至精神崩溃，因而采取正确的心理应对以维持心理平衡，是心理保健的重要措施。心理应对在个体社会化与人格形成过程中逐步获得，并随社会阅历而不断丰富。心理应对具有个性特征。面对同样的生活事件，不同的人会有不同的应对；同一个人在不同情境下对同样的生活事件也可能采取不同的应对方法。心理应对一般可分消极与积极两大类。

增强对刺激或压力的耐受力和对挫折的容忍力是心理平衡的根本。在困难面前，自觉地克服困难，以坚韧不拔、百折不挠的积极态度去设法求得解决，是应予鼓励与支持的。那种遇事悲观失望、畏缩后退、颓废沮丧的消极态度是不可取的。当然，我们也不能要求人人、事事、时时都有坚毅刚强的意志行为，因为每个人免不了有软弱与心理暂时失控的时候。但那种消极悲观和精神病态的现象则应尽力避免。

在当今社会发展较快、竞争加剧、生活节奏加快、各种压力加大的情况下，一个人不出现心情紧张是不可能的，关键是遇到心情紧张后怎样迅速调整好自己的心态，适应现实生活。力争时刻保持心情舒畅，天天拥有好心情。

1. 冷静、制怒

历史文学巨著《三国演义》中的周瑜，二十岁被孙权拜封为东吴大都督，可说勇谋皆备，一身豪气。但他有一个致命的弱点：器量狭小，易于发怒。在诸葛亮三气之下，周瑜脾气爆发，指天恨地：既生瑜，何生亮？怒爆而亡。

长寿学研究表明：最能使人短命夭亡的，应是不好的情绪与恶劣的心境。勃然大怒就是这种不好的情绪与恶劣的心境之一。《东医宝鉴·内景篇》曰："七情伤人，惟怒为甚，盖怒则肝木克脾土，脾伤则四脏俱伤矣。"

乐观是健康长寿的必要条件之一，因此做人必须学会制怒。制怒之法，首先是以理制怒，即以理性克服感情上的冲动。在日常工作与生活中，虽遇可怒之事，但想一想不良后果，可理智地控制自己过极情绪，发之于情，止之于理。其次可用提醒法制怒，在自己的床头或案头写上：制怒、息怒、遇事戒怒等警言，以此作为自己的生活信条，随时提醒自己可收到较好的效果。再次，怒后反省。每次发怒之后，吸取教训，并计算一下未发怒的日子，减少发怒次数，逐渐养成遇事不怒的好习惯。可用转移、吐露、忘却、运动等法，达到冷静、制怒之目的。

实践中，我们获得了一个非常有效的方法：

当心情过度紧张时，首先微微闭上自己的眼睛，双手平放在膝盖上，使自己充分放松，再放松，平静下来，平静下来，平静下来，将远处的声音收入耳底……

静下来之后，听听自己内心的声音，人生百年，一切痛苦，皆由自造。万病之根在于心，而心病的根在于心动、心不静、心烦意乱。为什么遇到不顺心的事，别人的伤害、不解，非要发怒、郁闷、伤心呢？这不是拿别人的错误来伤害自己，来惩罚自己吗？若惩罚得我伤痕累累，疾病缠身，值得吗？不，我偏不要伤害自己，我心不动，我心静。不管遇到什么事，哪怕天塌下来，我心也不动。心静才能思路广，心静才能出方法，才能使事情转危为安！徒劳无功，伤人不利己的事，我才不做呢。

经过内心的不断反省，你会渐渐发现自己的心理开始发生变化，开始能够有意识地主控自己的情绪了。每发生一件事，不管是好事还是坏事，不大喜（喜伤心），也不大悲（悲伤肺），更不动怒（怒伤肝），首先冷静下来。冷静是对的，冷静是你战胜不健康心理的关键一步。冷静，你就迈出了成功的第一步。然后告诉自己，任何事情的出现均是好事，均是前进路上必须经历的，它一定会使事业向前推进，使我变得更成熟、更健康。真幸运，这件事发生在我身上，又给了我一次成长与锻炼的机会。用平静的、喜悦的心情去处理，事情十有八九均会向好的方向发展。

经过不断反复地在实践中锻炼，你会发现自己不知不觉地逐渐成熟起来了，能遇事平静思索，心情愉悦地处理事情了；你还会发现：路路畅通，处处皆是青山绿水。这才是从根本上获得好心情，大脑不断分泌 β-内啡肽，便自己变得年轻、漂亮而又健康。这是最宝贵的，才是生命中放松心情的最无价之宝。

2. 自我宽慰

君子坦荡荡，小人长戚戚。自我安慰是以一种未必能够成立或实现的假设来安慰自己，从而求得心理平衡的良方。假如你被别人误解，如果你想到人无完人，或许过两天他会知道事情真相的。这样，你的心胸必定能够豁然开朗。假如，一个朋友对你做了亏心事，你当时会觉得很生气，这时你若想到：生气是拿别人的错误来惩罚自己，你也许很快就会气消怨散。

3. 适度宣泄

选择适当时间、地点、对象，采用适当的方法（如倾诉、呐喊、痛哭、写信、记日记，等等），将自己的痛苦表达出来谓之宣泄。

怒是一种很强的心理能量，强行压制。积累，有时可酿成更大的怒气，对事情更为不利，无论是转移回避，还是设法自慰，均只能暂时缓解心理矛盾，求得表面上的心理平衡。长期的压抑对身体形成损害，因而适度地宣泄就显得极其重要。当然，这种宣泄应当是良性的，以不损害他人、危害社会为原则。假如当你心情压抑时，你可以去踢踢球，或狠摔一下沙发垫、毛巾、枕头等，将火发在它们身上，发泄完后你会感觉轻松得多。当你被别人误解而又没有机会解释时，当你对生活环境感到极端厌倦、压抑时，就适当地发泄一下，使不快情绪彻底宣泄，可以开怀大笑，也可以在无人之处大声喊叫或号啕大哭。哭泣能发泄精神压力和心理痛苦，大哭一场，一吐为快，能使心理保持平衡。人在悲痛时，会产生一些不明的毒素，从泪液中排出体外，对人体有益。还可以找几个要好的朋友且与此事无关的人倾诉、谈谈心，诉说完后会感到一身轻松。唠叨有益身心健康，唠叨是女性从生活中获得精神充实、愉快和思想稳定的需要。女性通过唠叨，满腹的忧愁则可以从体内发泄出来，沉重的思想包袱也得以缓和和消除。你甚至可以在适当的场合对完全陌生的路人倾诉一番，以从别人的理解中求得心理上的安慰与平衡。也可通过较重的体力劳动或体育锻炼来发泄，但一定要根据个人的身体状况，不可盲目进行。

摒弃错误的宣泄方法。不要试图暴饮暴食，不要试图酗酒，不要试图吸烟，不要试图疯狂购物，不要网络成瘾，不要试图赌博。错误的宣泄方法，不仅不能取得任何减压的效果，反而会适得其反。所以宣泄，是合理地发泄。

4. 角色互换

角色互换就是在心理上将自己与他人调换位置，设想自己是对方或是其他比你受伤害更重要的人，将心比心地思考，摆正自己与他们的位置，找出自己在此次事件中应负的责任，如此就学会了理解别人，尊重别人，也不会再钻牛角尖，可放松心情。

5. 转移

将注意力指向无害的事物或从事有益的活动（如看书、听音乐、学歌舞、做家务、看电视、体育锻炼、钓鱼、逛街旅游等），以减轻痛苦，谓之转移。

有意识地将注意力转移到别的方面去，假如心情紧张时就去参加各种文体活动，或将心思集中到劳动中或学习中去，以使自己从中获得乐趣和满足，排遣心中的忧闷和烦恼。

当心情压抑沉重之际，千万别一个人躺在床上或呆坐在屋内，你可以让户外的风景陶冶你的性情，让开阔的视野舒解你的郁闷。当你感到心情烦躁时，可以听一段相声或音乐，看几幅漫画，或读一读幽默笑话。当你感到恐惧之时，你可以到球场去看一看球赛，或到繁华的商场逛一逛等等。当你火上来的时候，对那些看不惯的人或事往往是越看越生气，此时不妨来个三十六计走为上计，迅速离开令你发怒的场合，选择一个你喜欢的地方，换一个环境，换一种心情，听一段美妙的音乐，欣赏一下花香鸟语，这会使你逐渐安静下来。改变或脱离不利环境，可以使你从不利环境中及时解脱出来，避免因不利环境使人产生的心理压力，而导致个人情绪的恶化。

心理调适是因人而异、因情而定的，它是一个动态的过程，贯穿于人的一生。

实践证明，外因永远通过内因而起作用。只有一个人历经多次失败体验，深感内心痛苦，疲惫不堪时，才会发自内心地认识到，心情过度紧张必定后患无穷，从内心深处渴望改变。知道改变的方法，并不断地付诸实践，心理才能真正走向健康。

6. 代偿

改变目标与追求，或用一方面的优势弥补另一方面的不足，谓之代偿。

人人都能成功，且成功的路不止一条，一个目标得不到，可以继续努力，也可适可而止，可以用另一个目标来代替。假如你喜欢某一个工作职务、某一个学校、某个专业，或喜欢某一个人、某一样东西，虽然努力想得到它，但并不是都能实现，若得不到就会有挫折感，这是就要调整好自己的心态。其中有一种办法就是酌情换一个目标。

7. 升华

改变不被社会所允许和接纳的动机和行为，导向比较崇高的方向，使之符合社会规范和时代要求，具有建设性，有利于社会及个人发展，能被社会所接纳；或化悲痛为力量，变压力为动力，将情绪激发的能量引导到正确的方向，使其具有建设性、创造性，对人对己对社会都有利，谓之升华。假如追求异性的爱，但限于种种因素而不能实现等，采用写诗作赋、书画音乐来抒发不能倾泻之情感。德国作家歌德因绿蒂另有所爱而初恋失败，于是写下了《少年维特之烦恼》；孔子厄而著《春秋》；太史公腐而《史记》出，皆是升华的范例。化悲痛为力量，也是升华的一种表现。

8. 放松训练

工作中不可避免地要出现心情紧张。在处理一件棘手的事情，或者持续一天的辛劳后，应及时松弛自己的情绪，不要让紧张情绪影响自己的休息与睡眠。为此可以学习心理治疗中的一些放松训练技巧。每个人根据自己的特点与喜好，选择一至两种方法即可。可以是气功、太极拳，也可以是瑜伽、训练或肌肉放松训练，如应用得当，可以非常有效地消除紧张情绪，放松心情，使身心健康。

9. 积极心态

人本来就是生活在压力之中的，没有压力，人们甚至无法生存。比如到了高空，气压太低，对生活不利。人是怎样出生的呢？是在高压下从妈妈肚子里来到这个世界的。

目前一些人普遍感到压力越来越大，原因何在？一是变化较快。尤其是近30年来，中国社会发生了翻天覆地的变化。社会急剧变化，技术蓬勃发展，生活急速前进，信息流汹涌澎湃，对人的高级神经活动提出的要求日益增多，人们必然要加快适应的步伐，如适应不良自然会产生压力。二是竞争激烈。我国正在由计划经济向市场经济转化，市场经济的主要特点是竞争，残酷的优胜劣汰自然会给人们带来压力。三是选择增多。政治越来越民主，社会越来越宽松，自然给了人们更多选择的自由，选择多则冲突多，冲突多则烦恼多，压力大。四是欲望增高。目前人们低层次的需求满足了，自然会产生更高层次的需求，温饱问题解决了，精神需求便越来越多，欲望本身就是一种无形的压力。

压力未必尽是坏事，压力多是社会进步的另一种表现。

压力促进变化，变化带来压力。要学会应对压力，轻松驾驭工作与生活。

压力能危害你的身心健康，同时也能让你警觉，调动你的能量。人有强烈情绪的时候会爆发出一种力量，甚至是平时所没有的力量，也就是说压力能够促进人努力。

失败可以是一块踏脚石，也可以是一块绊脚石，这决定于你的心态是积极的还是消极的。

所有的成就在开始时均不过只是一个想法罢了！

人的心理能够设想与相信什么，人就能用积极的心态去达到什么。

成功决定于你的心态。

积极心态可以使人攀登到顶峰，并且都留在那里，而消极心态则可使人在整个人生中都处在底层。当另一些人已经达到顶峰的时候，正是消极的心态把他们从顶峰拖下来的。

你要认识你有无限的心理能量，你要探索、开发自己的无限的心理能量。

你只有保持积极的心态，才能开发无限的心理能量，从而创造条件，利用条件，取得成功，故在任何时候均要保持积极心态。若一旦出现消极情绪，就要立即调整心态。

有了积极心态,并且有了明确目标,就要立即行动。行动是建功立业的秘诀。没有行动,就没有一切,只有坚定不懈的行动,才能一步步走向目标,取得成功。

好多事情往往在顺利的情况下做不成,而在受挫折后,却能做得更完美。压力能使人产生奇异的力量,思想上的压力,甚至肉体上的痛苦,均可能成为精神上的兴奋剂。然而让挫折成为成功之母的前提,是从中获得更大的力量。郭沫若先生曰:艰难的环境一般是会使人消沉下去的。但是,凡具有坚强意志、积极进取精神的人,困难被克服后,就会有出色的成就。这就是所谓'艰难困苦,玉汝比成'。玉汝比成这个词是说玉经过琢磨而成器。

压力并不一定全是负面的,只要我们正确对待,完全可以变压力为动力。

10. 合理用药

除自身寻找方法放松心情之外,可酌情到正规医院找专科医生合理用药来放松心情。

如肝郁血虚,脾失健运所导致的两胁作痛,烦躁易怒,寒热往来,头痛目眩,口燥咽干,神疲食少,月经不调,乳房作胀等,可用逍遥丸。

专利药枕疗法:根据异病同治的原则,不同的疾病,只要病机相同,就可采用相同的方法。对于肝郁肾虚所致的心情过度紧张、失眠等,可采用专利药枕(庞保珍发明专利药枕,专利号:ZL 2009 1 0080100.9,有较好的缓解压力、放松心情的保健作用。适用于肝郁肾虚所致的不孕症等各种病证)。

六、饮食治疗

1. 肝气郁结证

(1) 良附蛋糕(《中国食疗学·养生食疗菜谱》)

高良姜6g,香附6g,鸡蛋5枚,葱白50g,熟猪油130g,食盐2g,味精1g,湿淀粉15g。

制法与用法:良姜、香附研细粉,葱白头洗净切碎,鸡蛋打入大碗内,用竹筷搅打1分钟,加入药粉、食盐、味精、湿淀粉、清水继续搅拌均匀。炒锅置中火上,下熟猪油烧至六成热时,移至小火上,用汤瓢舀出油约30g,随即将糕浆倒入锅中,再将舀出的油倒入糕浆内,用锅盖盖好,约烘10分钟;翻面再烘2~3分钟,用刀划成三角形入盘,直接食用。

(2) 香苏炒双菇(《中医药膳与食疗》)

香附6g,紫苏10g,枳壳6g,香菇50g,鲜蘑菇100g。

制法与用法:香附、紫苏、枳壳三味另煎取汁,备用;香菇,水发透,去蒂;鲜蘑菇,洗净。起油锅加植物油,待七成热时,倒入双菇,煸炒透,加入药汁、盐、味精,煮沸10分钟,加糖少许,湿淀粉勾薄芡,起锅装盆,即可食用。

2. 脾虚血少证

(1) 人参粥(《食鉴本草》)

人参3g,粳米100g,冰糖适量。

制法与用法：将粳米淘净，与人参（切片或打粉）一起放入砂锅内，加水适量，煮至粥熟，再将化好的冰糖汁加入，拌匀，即可食用。

(2) 八宝饭（《方脉正宗》）

芡实、山药、莲子肉、茯苓、党参、白术、薏苡仁、白扁豆各6g，糯米150g，冰糖适量。

制法与用法：先将党参、白术、茯苓煎煮取汁；糯米淘洗干净，将芡实、山药、莲子、茯苓、薏苡仁、白扁豆打成粗末，与糯米混合；加入党参、白术、茯苓煎液和冰糖，上笼蒸熟。亦可直接加水煮熟。作主食食用。

(3) 九仙王道糕（《万病回春》）

莲子肉12g，炒麦芽、炒白扁豆、芡实各6g，炒山药、白茯苓、薏苡仁各12g，柿霜3g，白糖60g，粳米100～150g。

制法与用法：以上药食共为细末，和匀，蒸制成米糕。酌量服食，连服数周。

3. 肾气不足证

羊脊骨粥（《太平圣惠方》）

羊连尾脊骨1条，肉苁蓉30g，菟丝子3g，粳米60g，葱、姜、盐、料酒适量。

制法与用法：肉苁蓉酒浸1宿，刮去粗皮；菟丝子酒浸3日，晒干，捣末。将羊脊骨砸碎，加水2500ml，煎取汁液1000ml，入粳米、肉苁蓉煮粥。粥欲熟时，加入葱末等调料。粥熟，加入菟丝子末、料酒20ml，搅匀，空腹食之。

使用注意：脾胃虚寒久泻者，应减肉苁蓉；大便燥结者，宜去菟丝子。

4. 瘀血阻滞证

三七蒸鹌鹑（《中医药膳与食疗》）

鹌鹑1只，三七粉1～2g，食盐、味精少许。

制法与用法：将鹌鹑去毛及肠杂，洗净切块，与三七粉同置瓷碗中，加入食盐少许，上锅隔水蒸熟，调入味精即成。食肉饮汁。每日1剂，连服7～10天。

【名家经验】

一、班秀文学术思想：妇科治病崇尚肝肾

妇科疾病概括起来包括经、带、胎、产、乳和杂病。妇科诸病的发生发展，多由各种原因使得冲任二脉、子宫受损而导致。班老认为，对妇科诸病的治疗应针对其病因病机，从整体出发，辨证论治，其中，调补肝肾在妇科诸病的治疗中起着重要的作用。

1. 补肾的重要性

(1) 肾在女性生殖生理中的重要性：女性的经、带、胎、产与肾均有密切的关系。肾藏精，主生殖，肾气充盛使得天癸正常泌至，则月经能按时而至。且肾为冲任之本，冲任的通盛以肾气盛为前提，肾气的强弱决定着月经的盈亏有无及通畅与否。带下产生与调节不仅与脾有关，尤与肾密切相关。肾者水脏，主津液，对机体津液代谢过程

中各器官有调节作用；且带下由肾精随肾气充盛而藏泻，充养、濡润于前阴后窍。妇女妊娠，赖肾气充盛，天癸成熟，冲任二脉通盛，则能孕育胎儿。肾藏精而系胞，为胎之本，胎孕的牢固，赖肾脏封藏之功。而胎儿生产，肾气充足，则可助胞宫运胎而出。

（2）补肾在治疗妇科诸病的应用：妇女生殖生理与肾关系密切，班老认为妇科诸病的治疗，如治月经病，凡月经病属虚证者都与肾有直接关系，在治疗时应兼顾养肾扶脾，通过补益肾气而调经；治疗带下病，健脾利湿历来为治带之法，但肾对全身津液有调节作用，带下异常亦与肾之蒸腾作用有关，治带应以温肾健脾为主；妊娠病发病的根本原因均与肝肾功能失调密切相关，故治疗妊娠病主要以补肾安胎为主；产后亡血伤津，精血同源，津血耗伤实为肝肾亏损，故仍需着眼于肝肾。在补肾过程中，应着眼于补其不足，且无论滋肾养阴或是温补肾阳均应注意补阴配阳，补阳配阴。

2. 调肝的重要性

（1）肝对女性生殖生理的重要性：肝藏血，女子以血为本，以肝为先天。肝藏血，调节血量，肝血下注冲任，血海按时满溢，月事能按周期而至。肝疏泄功能正常，气机通畅，与肾之封藏一开一合，使得藏泻有度，气血调和，经气正常。冲、任、督三脉均起于胞中，会集于小腹下焦，除与肾之盛衰有关外，还与肝的生发气血密不可分。带脉环腰一周，能约束诸脉，有赖于肝气的升发。故肝之气血阴阳失常，必会导致奇经八脉受损而出现妇科诸病。此外，肝脉络阴器，若肝经遭邪侵犯，前阴亦会出现病变。

（2）调肝在治疗妇科诸病中的应用：肝为阳脏，体阴而用阳，肝的病变，对妇科诸病的影响错综复杂。班老认为，治肝当以治用、治体、治阴阳为纲，其中又以治肝用、治肝体为主要，前者以疏泄清降为法，后者以柔养阴血为主。调肝以疏解调养为宗，做到疏中有养，养中有疏，肝气条达，疏泄功能正常。在实际应用中，又要根据患者的具体情况辨证施治。如血海空虚而致月经后期，月经过少甚至闭经者，治疗当以健脾柔肝；带下异常，肝郁化火乘脾，脾失健运，引起湿热下注，治以疏肝清热之法。

3. 治血论瘀

妇女以血为本，以血为用，气血功能失调必将导致妇科诸病的发生，故治血为治疗妇科诸病的大法。血分为病，有血虚、血瘀、血热、血寒之分，治血之法亦分补养、攻伐、凉开、温化，班老在治疗妇科诸病中又着重于治瘀。因血液发挥其濡养全身的作用需以其流利通畅为前提，而血分为病，均可引起血瘀，发为诸病。

班老认为治疗妇科诸病，应以治血为着眼，同时注重肝肾的调节。血分致病，导致冲任二脉功能失调，引起妇科疾病。冲任为肝肾所主，治血兼顾调补肝肾必能受收到良好的效果。其次，妇女有余于气，不足于血，精血同源，肾藏精，肝主升发，肾精为化生血液之源，肝之升发能助心脾生血。再次，肝之藏血功能使血液正常行于脉内而发挥其功能；肝之疏泄功能使脉道通利，血液循行通畅。

总之，班老在治疗妇科诸病之中，重视肝肾的作用，调补肝肾是妇科诸病治疗的重要法则。在临床应用中，调肝与补肾同为一体，并与治瘀之法相互配合使用，并根据患者具体情况有所侧重，则能收到良好的效果。（《中医妇科名家经验心悟》）

二、刘敏如经验

1. 药物为主，身心并调

当今医学已从单纯医学模式到生物—医学模式转变到今天的社会—心理—生物—医学模式。中医的诊疗方式，最有利的是能结合现代医学模式，综合诊治疾病，提高临床疗效，不能仅从生物学单方面治疗疾病，同时要从心理、社会方面考虑患者的诊疗与康复，重视社会、心理对妇女健康和疾病的综合作用及影响。在药物施治的基础上，重视精神因素对于病情演变及治疗效果的影响，仔细倾听患者心声，观察其精神状态，配合精神心理治疗，提高临床疗效。

2. 三因制宜，灵活化裁

人与天地相应，中医学把人与自然看作是互相联系的统一整体。自然界的运动变化与人的生理功能和病理变化有着密切的联系。同一疾病，由于气候、环境、体质的不同而表现有所差异，因此临床强调因时、因地、因人制宜，个体化诊疗。同为感冒，由于季节、气候、生活环境、生活习惯的不同，有风寒、风热、暑湿、燥热及兼夹气虚、阳虚、阴虚等之别，因而治疗方法也各不相同。（《中医妇科名家经验心悟》）

三、李广文经验

不孕症的非药物疗法之一：保持良好心境。

《素问·阴阳应象大论》曰："人有五脏化五气，以生喜怒悲忧恐。"说明五脏皆寓有情志。受孕必须以脏腑功能正常为前提，而情志活动对脏腑功能有重要影响，情志不畅影响脏腑功能，脏腑功能影响气血。若情志不畅，则肝失条达，气血失调，血海蓄溢失常，冲任不能相资而不孕；忧思伤脾，脾失健运，生化之源不足，冲任亏虚，则难以摄精成孕。故情志与不孕有密切的关系。正如《景岳全书·妇人规》云："产育由于血气，血气由于情怀，情怀不畅则冲任不充，冲任不充则胎孕不受。"说明情志因素对不孕症发病有一定影响。

精神心理因素对不孕症的影响已是公认的一种不孕因素，有研究表明，约有5%的不孕症是由精神因素引起的。不孕夫妻常有较重的心理压力和精神负担，盼子心切，过度焦虑，都会引起不孕，因人的精神状态可直接影响精子的产生和排卵功能，精神紧张和情绪紊乱还可影响正常的性功能，女性可见性欲淡漠、性厌恶及性高潮障碍，男性常有性欲减退、阳痿及早泄，以致无法交合而不孕。不孕也可引起情感波动，情绪变化又导致受孕更难，从而形成恶性循环。医生应仔细听取患者的意见，理解和同情他们，对其进行心理疏导，使其放下思想包袱，放松紧张情绪，消除对不孕症不必要的恐惧，帮助他们建立良好的心理状态，以期得到满意的结果。临床不乏多年不孕夫妻在抱养了孩子后很快即怀孕的例子，这是由于他们那种盼子心切的心情因抱养孩子而被淡化，紧张情绪随之消失的缘故。（《中医妇科名家经验心悟》）

四、韩百灵经验

1. 百灵调肝汤（韩百灵方，《百灵妇科传真》）

组成：当归、赤芍、怀牛膝、王不留行、通草、皂角刺、瓜蒌、枳实、川楝子、青皮、甘草。

用法：水煎服。

功效：疏肝理气，调经通络。

主治：肝郁气滞引起的不孕症等。症见胸胁或少腹胀满窜痛，胸闷善太息，烦躁易怒或情志抑郁，妇人可见乳房胀痛、月经不调、痛经等，舌质暗或有瘀点，脉弦或弦涩。

2. 按语

1. 肝郁气滞，肝失疏泄，气机不利，冲任失调而致月经过少、月经后期、月经愆期、闭经等。临证时酌加香附、川芎、桃仁、红花以行气活血调经；经行腹痛者加延胡索行气止痛；经血有块者加丹参、益母草活血调经。

2. 肝郁日久化热，热伤冲任，迫血妄行，而致月经先期者，加栀子、牡丹皮、黄芩以清热凉血；量多者改赤芍为白芍，去王不留行、枳实，加炒地榆、旱莲草以固冲止血；经行不畅或有血块者，加益母草、泽兰活血化瘀调经。

3. 肝气郁结，气滞血瘀，经行气血下注，胞脉更加壅滞而致痛经者，加延胡索、蒲黄、五灵脂以活血化瘀，行气止痛。

4. 肝气郁结，郁久化热，正值经期气血下注冲任，冲气挟肝火上逆而致经行吐衄者，加牡丹皮、栀子、小蓟、白茅根以清热凉血止血；便秘者加少量大黄以清热降逆，止血通便。

5. 肝郁化热，阳气浮越致经期发热、产后发热等。临证适加牡丹皮、黄芩、栀子清热凉血；口苦咽干者，加龙胆草清肝泻火。

6. 肝郁化火，上扰心神而致经行情志异常、子烦、经断前后诸症等。头晕目眩者加石决明、木贼草；头痛者加川芎、白芷；失眠者加酸枣仁；五心烦热者加牡丹皮、地骨皮以滋阴凉血；烦躁者加莲子心、麦门冬以清心除烦。

7. 肝气郁结，气机不利，脉络不畅，而致经行乳房胀痛者加香附、甲珠疏肝理气，通络止痛；妊娠腹痛者改赤芍为白芍缓急止痛，加苏梗行气宽中安胎；气胀者去通草，加天仙藤以行气消肿；妇人腹痛者加三棱、莪术、延胡索行气活血止痛；胁痛者加郁金、延胡索以调肝理气而除胁痛。若症见腰痛、头晕、耳鸣者，加熟地、枸杞子、山茱萸补肾填精，滋水涵木。

8. 肝郁日久，克于脾土，脾胃不和而致经行泄泻、妊娠恶阻、妊娠泄泻、妊娠肿满等。泄泻者加山药、白术、防风；呕吐者加芦根、竹茹；肿满者加香附、茯苓、天仙藤；妊娠期去通草、皂角刺、枳实。

9. 肝郁气滞，疏泄失常。若疏泄不及而致产后乳汁不下者，加漏芦、路路通、甲珠以通经下乳；若疏泄太过而致产后乳汁自出者，加牡蛎、五倍子、海螵蛸以收涩回乳。

10. 肝气郁结，肝失疏泄，冲任失调而致不孕。若肝郁犯脾症见厌食者，加陈皮、白术、茯苓健脾和胃；若肝病日久，累及于肾，即子病及母而见腰酸乏力、头晕耳鸣等症状者，加龟板、枸杞子、女贞子滋肾水以养肝。

11. 肝气郁结，气机不利，气血运行失常，滞于体内而致癥瘕、乳岩、乳痈等。有包块者加鳖甲、龙骨、牡蛎以软坚散结；乳房有肿块者加甲珠、浙贝母、当归尾、桔梗以通络散结；红肿热痛者加金银花、天花粉。

3. 案例

日本某女士，结婚后数年未孕，经国内外著名医生检查多次，均无疾患，查不出病因。经有关方面介绍，1976年夏季的一天，患者夫妇求余往诊。余望其形体不甚健康，面色黯滞，精神抑郁，舌苔微黄，语言清晰。问其发病之由，云：性情急躁，无故多怒，胸胁胀满，经期乳房胀痛，血量涩少，色紫黯有块，小腹坠胀，经后乳痛腹胀较轻，手足干烧，呃逆，不欲饮食，喜食清淡而厌恶油腻，大便秘结，小便短赤。诊其脉象弦涩有力。

证候分析：乃属肝气郁滞，脉络不畅，疏泄失常，胞脉受阻而不孕。予以调肝理气通络之方：当归9g，赤芍9g，川牛膝9g，川芎6g，王不留行9g，通草9g，川楝子9g，皂角刺3g，瓜蒌9g，丹参9g，香附9g。嘱服3剂。7日后又诊，症无变化，脉象如前，惟食欲不振，此因肝气乘脾，脾气不运之故，仍以前方加白术9g、山药9g以扶脾气，又服3剂。1周后又诊，据云：经期胸闷乳痛减轻，饮食增进，但腰酸痛。仍以原处方减皂角刺、瓜蒌，加川续断9g、桑寄生9g以补肝肾，嘱其久服为佳。

1977年其夫妇返回日本东京。1978年春其丈夫来信说：他们夫妇回国以后，其夫人怀孕生一女孩，为纪念中国，借用松花江的"花"字，将这一女孩取名大石花，并对中国医生治好他夫人的多年不孕症表示衷心感谢。

此乃肝郁不孕症，是妇女最常见的疾病，也是最难医治的疾病。余通过50余年临床验证，对此症运用该方药，故治愈。

韩老认为肝郁、肾虚是导致妇女不孕的主要原因。盖肾为先天之本，元气之根，关乎生殖；肝司血海，疏泄为用。封藏固秘，疏泄以时，胞宫蓄溢有常，方能经事如期，摄精成孕。若先天不足，或后天房事所累，或欲念不遂，情志抑郁，则易致肾虚、肝郁而致不孕。治疗不孕症，韩老提出贵在调经，其具体方法有调肝、补肾、化痰等法，王清任更有逐瘀一说。故韩老治疗本案紧锁肝肾二脏而立法，疏肝之郁，补肾之虚。运用自拟经验方百灵调肝汤加减治之，川楝子、瓜蒌、丹参、香附以疏肝解郁，理血调经；川续断、桑寄生滋补肝肾，调理冲任；当归、赤芍补血、养血、活血以助调经；白术、山药培补后天，益气养血；妙用王不留行、通草通络下乳之药，取其行走通络之意。诸药共伍，使肝气得调，胃气得和，肾精得益，冲任得畅，则孕育而成。韩老治疗此病，辨证准确，用药精良，加减灵活，充分显示其诊疗风范及特点。古有天地以阴阳化生万物，男女本阴阳和而生长之说。男女交媾必聚精养神，清心寡欲，才能交而孕，孕而育，育而为子。若不知持满，不时御神，思虑无穷，耗气竭精，则心火伤而不降，肾水亏而不升，上下不交，水火不济，阴阳失调，焉有生育之理乎？这些认识为后人辨治不孕症提供了借鉴。（《百灵妇科》）

【诊疗述评】

几乎所有的不孕症患者，均有不同程度的肝郁表现，即使不是心因性不孕，辨证酌情加以适当的疏肝理气药物，可不同程度地提高疗效。

【预防与调摄】

1. 尽力保持心情舒畅，防止心因性不孕发生。

（1）科学用脑，智力旺盛。

（2）修德养性，保持乐观。

（3）健全意志。

（4）自找情趣。

（5）广交朋友。

（6）风趣幽默。

（7）家庭和睦。

（8）科学生活。

（9）笑口常开。

2. 科学调适不良心情，利于早日生儿育女。

（1）冷静、制怒。

（2）自我宽慰。

（3）适度宣泄。

（4）角色互换。

（5）转移。

（6）代偿。

（7）升华。

（8）放松训练。

（9）积极心态。

【古代文献精选】

《景岳全书·妇人规》："产育由于血气，血气由于情怀，情怀不畅则冲任不充，冲任不充则胎孕不受。"

《竹林女科证治》："妇人思郁过度，致伤心脾冲任之源，血气日枯，渐致经脉不调，何以成胎？"

【现代研究进展】

现代医学认为社会心理因素通过中枢神经系统、内分泌系统与免疫系统起中介作用而导致不孕。①通过神经系统起作用：当人们由于心理紧张而产生应激状态时，产生的情绪变化以冲动的形式通过大脑皮层影响交感与副交感神经的功能。自主神经兴奋性的改变可导致输卵管痉挛，拾卵发生障碍，影响卵子在输卵管内的运输；子宫的自主神经兴奋性的变化可影响受精卵的种植率。②通过神经内分泌系统起作用：心理创伤可导致儿茶酚胺的浓度改变，使促性腺激素（GnRH）分泌紊乱，结果导致排卵障碍。精神因素影响着中枢神经系统中多巴胺的浓度，认为LH的浓度降低是由多巴胺活性增高所致。慢性与急性精神紧张均可使催乳素浓度增高，高催乳素抑制GnRH分泌；卵泡液内高催乳素抑制正常卵泡的甾体激素合成，因而造成不孕。在精神紧张状态下所分泌的糖皮质激素释放因子通过对中枢的作用而抑制LH的释放。③通过免疫系统起作用：实验研究证明应激还可影响到免疫功能而造成不孕。

陆亚文等采用不育妇女问卷、90项症状清单、焦虑自评量表、Hamilton抑郁量表及Eysenck个性问卷，对不育妇女的精神状况及个性进行测评，结果显示不育妇女中83.8%感到有精神压力，她们比对照组精神症状多，焦虑频度高，抑郁程度重；并有神经质和偏于内向的个性缺陷；情绪缺陷是不孕妇女求治的心理问题，部分人有自杀念头。影响最大的心理社会因素依次为：①神经质；②生育观；③不育年限。结果提示，矫正人格缺陷，加强社会宣传，改善生育观，是心理干预的重点。宋爱琴等采用症状自评量表、Eysenck个性问卷、社会支持评定量表与一般情况问卷对86名不育妇女进行调查，结果提示不育妇女的心理状况与其年龄、职业、文化程度、婚龄、不育年限、性生活满意程度及对待不育的态度等因素密切相关；心理状况的部分因子与就诊次数及就诊费用相关；心理状况也与不育妇女的个性及所得到的社会支持相关。

徐苓等对夫妇进行心理咨询调查，结果80.0%以上的夫妇承受着不育所致的各种心理压力，最普遍的心情是不甘认可；男方对这种精神压力的自我调节能力明显优于女方；农民与文化水平较低的不育夫妇心理压力更大；约30.0%的妇女表示不育检查与治疗过程本身也带来一定的精神紧张和心理负担。不育使12.0%～15.0%的夫妇性生活受到影响。故提出对要求治疗的不育夫妇除药物治疗外，精神上的同情理解与心理支持是不可忽视的。

各种环境改变或精神因素可能成为闭经的原因而造成不孕，此类患者的尿中17-酮类固醇和17-羟类固醇值增高，而尿中促性腺激素值减低或正常。有时促性腺激素特别是促黄体激素（LH）分泌减少，患者可表现为无排卵性月经、稀发排卵。有学者对闭经患者给予Mecholyl（一种似副交感神经剂及血管舒张剂），试验发现226例无排卵闭经中有异常反应者占7.5%；52例原发闭经者与尿中促性腺激素值关系不大；而在交感神经反应性减低的患者中，尿17-酮类固醇值增高者较多。估计ACTH分泌亢进可能与此型的自主神经系统功能失调有关。由此提出对闭经妇女应做各种心理学检查，一般认为有神经症倾向者为正常对照组的2倍，情绪不稳定以及对环境不适应者为正常对照组的3倍。

张建伟等综述了心因性不孕的病因与治疗，认为紧张、抑郁等不良情绪与心理因素可通过内分泌-自主神经系统-性腺激素，引起停经、输卵管挛缩、宫颈黏液分泌异常等而导致不孕。治疗包括精神心理治疗、中西药物治疗、生育指导，其中传统中医学有着非常丰富的心身医学思想，其一贯重视整体观念，强调辨证论治，认为补肾宁心为首选治则。

高月平认为不排卵大多与心因性因素有关，情绪可以通过下丘脑-垂体-卵巢轴，影响生育，破坏体内正常的内分泌环境，使神经介质如多巴胺、去甲肾上腺素等代谢紊乱，促性腺激素等内分泌异常，使排卵受到抑制。肝主疏泄，具有调畅气机的功能，在氤氲之时，阴阳消长转化之机，卵子的排出有赖于肝的疏泄。因此，在经间期都需在补肾调经的前提下，加入疏肝解郁、行气活血之品以促进排卵。

张韶珍等对34名不孕妇女和10例正常育龄妇女进行问卷调查，并测定其血浆β-内啡肽（β-EP）水平，结果提示不孕妇女有明显升高的焦虑、抑郁、烦恼，其心理压力因职业不同而有差异，不孕妇女血浆β-EP水平显著高于对照组。

罗元恺认为精神因素可影响生殖功能，故不孕患者除药物调治外，兼辅以心理上的开导及设法获得舒适的环境是非常重要的。女子除调经外，最忌精神忧郁及思想紧张，愈是念子心切，却愈难孕育，必须心情舒畅，泰然处之，情意欢乐，才易成孕。故精神心理的调摄，极为重要。

健康的心理状态与受孕是彼此相依的，健全的心理状态则有利于肝气的条达、气血的流畅，有益于胎儿的着床。一旦情志过激与抑郁，导致心理紧张，则可影响肝气的条达与气血的流畅，日久瘀阻胞脉胞络，而造成不孕。因此，科学调畅情志，保持心情舒畅，减轻心理压力，避免心理过度紧张，常处于无忧无虑的自我调节的平稳状态，是防止不孕发生的重要前提之一。

（编者：庞保珍　庞清洋　庞慧卿　庞慧英　李霞　佟庆　顾仁燕　胡孝荣）

第二十二章 女性免疫性不孕

【概述】

免疫性不孕是由于生殖系统抗原的自身免疫或同种免疫而引起的不孕症，占不孕症的 10～20%。自 1954 年抗精子抗体被发现以来，免疫因素造成的不孕越来越受到重视。人类性腺产生的生殖细胞与分泌的激素，均具有抗原性。目前已知和不孕相关的免疫因子主要有抗精子抗体（AsAb）、抗子宫内膜抗体（EMAb）、抗心磷脂抗体（AcAb）、抗卵巢抗体（AoAb）、抗绒毛膜促性腺激素抗体（AhcGAb）、抗透明带抗体（AZPAb）等。

祖国医学无"免疫性不孕"的记载，本病属中医学"不孕症"范畴。

【发病机制】

一、中医病因病机

1. 肾阴亏损

素体阴虚或病后体虚，阴血不足，精亏血少，冲任脉虚，胞脉失养，子宫干涩，不能受孕；或阴虚火旺，血海蕴热，胞宫受灼，不能受孕。

2. 肾阳不足

先天禀赋不足，素体肾阳偏虚或其他因素损伤肾阳，阳虚不能温煦胞宫，子宫虚冷，不能摄精成孕。

3. 湿热下注

因经行、产后、人流术后房事不节，邪热乘虚袭入，内侵胞宫，损伤冲任督带，精不循常道而致不孕。或因肝经湿热下注，奇经亏损，不能摄精成孕。

4. 气滞血瘀

情志不随，肝气郁结，气滞则血瘀，血滞不行，冲任停瘀，瘀阻于内，两精不能相合，而致不孕。

5. 寒凝血瘀

经期、坠产余血未净，感受寒邪，寒凝血瘀，阻滞胞脉，两精不能相合，不能成孕。

二、西医病因病理

各种免疫因子可通过干扰精子在生殖道正常运行、精子获能或顶体反应、精子穿透透明带、精卵融合或胚胎着床生长发育过程而导致女性不孕。

1. 女性生殖道损伤或感染

女性生殖道感染或损伤是女性产生 AsAb 的最主要原因。因物理、化学、感染或创伤因素造成女性生殖道黏膜损伤，外来精子抗原可通过损伤处进入女性循环系统，对女性来讲，精子是一种异己蛋白，可诱发机体免疫应答。衣原体、支原体等病原体和精子具有相同的抗原表位，可刺激机体发生交叉免疫应答，且两者可通过性传播造成生殖道感染，并和不孕不育密切相关。

2. 自身免疫功能异常

如患桥本甲状腺炎、系统性红斑狼疮等自身免疫性疾病，使体内固有的免疫屏障结构遭到破坏，产生过度免疫应答，影响正常的排卵、受精与着床过程。有研究表明，辅助生殖过程中，人工授精反复刺激、穿刺取卵，亦可造成大量卵巢抗原释放，诱发 AoAb 形成。

3. 子宫内膜异位症

异位子宫内膜产生的内膜碎屑流入盆腹腔，被盆腹腔巨噬细胞吞噬后，内膜中的某些抗原成分被机体识别，激活机体的免疫系统，产生自身免疫应答，造成免疫功能异常。子宫内膜异位症也是导致 EMAb 最常见原因之一。

【诊断】

1. 排除其他原因造成的不孕。
2. 血清检测证实 AsAb、AcAb、EMAb、AoAb 任何一项为阳性者。
3. 宫颈黏液、精液相合试验

选择在排卵期进行。取一滴宫颈黏液与一滴液化的精液放在玻片上，两者相距 2～3mm，轻晃玻片使两滴液体相互接近，在光镜下观察精子的穿透力。若精子穿过黏液并继续向前运行，表示精子活动力及宫颈黏液的性状都正常，黏液中无抗精子抗体。

4. 性交后精子穿透力试验

了解宫颈黏液对精子的反应与精子穿透黏液的能力。应选择在排卵期进行，试验前3天禁止性交，避免阴道用药或冲洗。在性交后 2～8 小时吸取宫颈管黏液涂于玻片上，若每高倍视野有 20 个活动精子为正常。若精子在宫颈黏液中原地抖动或颤抖，则疑为免疫异常。

【鉴别诊断】

1. 输卵管阻塞性不孕

慢性输卵管炎症引起输卵管阻塞或输卵管通而不畅。子宫输卵管造影术或宫（腹）腔镜下通液术等，可以证实相应的输卵管病变。

2. 排卵障碍性不孕

由下丘脑-垂体-卵巢功能轴功能异常或卵巢病变引起。中枢性多见于下丘脑、垂体器质性病变，外周性多见于多囊卵巢综合征、卵巢早衰等疾病。

3. 宫腔粘连性不孕

既往有流产或宫腔手术病史，术后月经量少、经行不畅，宫腔镜检查可以证实宫腔粘连。

4. 子宫内膜异位症与子宫腺肌病所致不孕

进行性痛经加重、不孕，子宫增大，超声或腹腔镜检查可见异位灶，血液化验可见 CA125 升高。

5. 男方因素

因男方因素造成的不孕。

【治疗】

一、中医辨证论治

1. 肾阴亏损证

主要证候：婚久不孕，免疫试验阳性。月经先期、量少、色红质稠，无血块，或月经正常。形体消瘦，腰膝酸软，头晕心悸，五心烦热，口干咽燥，舌质红，苔少，脉细数。

治法：滋肾填精，调冲助孕。

方药：济阴驱疫汤（庞保珍方，选自庞保珍《不孕不育中医治疗学》）

熟地黄、山茱萸、山药、麦门冬、白芍、龟甲、鳖甲、牡丹皮、黄芪、制黄精、徐长卿、生甘草。

中成药：六味地黄丸，大蜜丸，一次 1 丸，一日 2 次。

2. 肾阳不足证

主要证候：婚久不孕，免疫试验阳性，小腹凉感。腰腿酸软，月经后期或正常，神疲乏力，小便清长或频数，脉细，舌质淡红，苔薄白腻。

治法：温补肾阳，调理冲任。

方药：鹿角赞孕汤（庞保珍方，选自庞保珍主编《不孕不育中医治疗学》）

鹿角霜、紫石英、川椒、杜仲、菟丝子、熟地黄、人参、白术、山药、白芍、炙甘草。

中成药：定坤丹，口服。一次半丸至 1 丸（每丸重 10.8 克），一日 2 次。或海龙胶口服液：口服。一次 40 毫升（2 支），一日 1～2 次；或麒麟丸：口服。一次 6 克，一日 2～3 次。

3. 湿热下注证

主要证候：婚久不孕，免疫试验阳性，带下黄白。月经或先期，经量稍多，色红，质黏腻有小血块；头昏腰酸，小腹作胀，大便或溏，舌苔黄白腻，脉细濡数。

治法：清热利湿，兼调气血。

方药：薏柏续嗣汤（庞保珍方，选自庞保珍主编《不孕不育中医治疗学》）

苍术、牛膝、黄柏、薏苡仁、猪苓、车前草、茯苓、红藤、败酱草、淫羊藿、香附。

中成药：龙胆泻肝丸，口服。一次 3～6 克，一日 2 次。或妇科千金片：口服。一次 6 片，一日 3 次。

4. 气滞血瘀证

主要证候：婚久不孕，免疫试验阳性，心烦易怒，善太息，胸闷乳胀，少腹胀痛，经量或多或少，色紫黑挟有血块，月经后期；头昏腰酸；舌质黯或边有紫瘀，舌苔白微腻，脉弦涩。

治法：理气活血，祛瘀调经。

方药：柴桃衍宗汤（庞保珍方，选自庞保珍主编《不孕不育中医治疗学》）

柴胡、桃仁、当归、生地黄、川芎、赤芍、枳壳、水蛭、川牛膝、桔梗、白术。

中成药：血府逐瘀口服液，口服。一次2支，一日3次。

5. 寒凝血瘀证

主要证候：婚久不孕，免疫试验阳性，月经后期量少，色紫黑，有血块，或月经正常，平时少腹作痛，遇寒则重，得热则舒，舌质紫暗或舌边有瘀点，脉弦细或沉细。

治法：暖宫散寒，化瘀毓麟。

方药：温活抗疫汤（庞保珍方，选自庞保珍《不孕不育中医治疗学》）

桃仁、红花、昆布、水蛭、益母草、柴胡、肉桂、淫羊藿、菟丝子、黄芪、徐长卿、生甘草。

中成药：艾附暖宫丸，口服。小蜜丸一次9克，大蜜丸一次1丸，一日2～3次。或少腹逐瘀丸：口服。一次2丸，一日2～3次。

二、西医治疗

1. 隔离疗法

禁欲或性生活时使用避孕套，避免精子或者精浆中的抗原再次刺激女方，以减少女方免疫活性细胞和抗原接触的机会，而不产生新的抗体，使原有抗体滴度逐渐下降直至消失。

2. 西药治疗

目前应用较多的是类固醇激素疗法。可酌情应用地塞米松等。

3. 局部用药

宫颈黏液中存在 AsAb 患者可采用局部用药疗法，用氢化可的松栓剂置阴道内；或者用泼尼松5mg，每天一次纳入阴道，连续4周为1个疗程。

此外，小剂量的阿司匹林可用于治疗抗磷脂抗体综合征患者。

4. 宫腔内人工授精（IUI）

经过洗精处理，将0.3～0.5ml精液通过导管插入宫腔，将精液注入宫腔内，避开宫颈黏液中抗精子抗体对精子通过的限制作用，但患者的子宫分泌液与输卵管分泌液中也可能有抗体存在，因此，效果也不是很理想。

【名家经验】

1. 夏桂成经验

夏桂成认为，免疫性不孕既有局部的血瘀湿热原因，又有整体的肝肾阴阳气血失调的因素，但整体的气血阴阳失调尤为重要。阴虚火旺是免疫性不孕症发生发展的主要方面，阴虚与肝肾有关，其中天癸的不足是主要的内涵。因此，夏桂成在治疗免疫性不孕时，采用燮理阴阳，调周助孕，结合心理疏导，促进早日受孕。

2. 刘敏如经验

刘敏如认为，肾阳虚或肾阴不足是病之本，热灼精血、精血凝聚、精失常道、瘀痰内结胞中是病之标。

【医案选粹】

柴松岩免疫性不孕验案一则

卢某，女，34岁，已婚。初诊日期：2005年1月11日。

主诉：结婚4年未避孕未孕。

病史与现状：患者既往月经周期25～30天一行，7天净，量少。末次月经2004年12月12日。结婚4年未避孕未孕。曾行腹腔镜检查，盆腔无异常，双侧输卵管通而不畅。纳可，眠佳，大便不爽。

舌苔黄白，脉细滑。

2004年2月6日查抗心磷脂酶阳性，风疹病毒抗体测定阳性。

辨证：湿热阻滞，胞脉不畅。

立法：清热利湿，活血通络。

病证分析：患者结婚4年未孕，西医诊断原发不孕，证属中医不孕症。

曾查抗心磷脂酶、风疹病毒抗体测定阳性，腹腔镜检查提示双侧输卵管通而不畅，大便不爽，舌苔黄，脉细滑，辨证为湿热阻滞，胞脉不畅。

处方：柴胡3g，枳壳10g，玫瑰花5g，益母草10g，冬瓜皮12g，杜仲10g，川芎5g，夏枯草10g，莱菔子10g，大腹皮10g，茵陈12g，茯苓30g，7剂。

柴松岩老师认为：患者抗心磷脂酶、风疹病毒抗体测定阳性，提示内有毒热，为当前治疗需解决的首要问题。首诊方以茯苓为君，利湿解毒；针对输卵管通而不畅，大便不爽，舌苔黄等，湿热阻滞之证，以柴胡、夏枯草、茵陈、冬瓜皮为臣，辅助君药清热利湿，软坚散结；佐枳壳、玫瑰花、益母草、莱菔子、大腹皮、川芎，辅佐臣药活血理气，以期改善胞脉阻滞之疾；杜仲走下，佐以温补肝肾。全方重在清热利湿以治标。

二诊：2005年1月18日。

末次月经2004年12月12日，基础体温单相。舌苔白干，脉沉滑。

处方：北沙参20g，阿胶12g，枳壳10g，茵陈10g，茜草10g，桃仁10g，泽兰10g，月季花6g，丝瓜络10g，通草10g，苏木10g，焦三仙30g，14剂。

首诊药后舌苔由黄变白干，提示热象减退；脉显沉象，提示血海不足。故二诊方以填冲血海为法，药用北沙参、阿胶滋养阴血。去首诊方茯苓、柴胡等清热之品，仅以茵陈续解余邪；改以茜草、泽兰、丝瓜络、通草、苏木活血通络。

三诊：2005年2月1日。

末次月经2005年1月23日，现基础体温单相。二便调。舌肥红，脉沉滑。

处方：柴胡5g，鱼腥草10g，地骨皮10g，香附10g，远志6g，茯苓12g，菟丝子20g，细辛3g，蒲公英12g，连翘15g，桑寄生15g，14剂。

二诊药后舌苔白消失，湿邪得解。舌胖红，示脾虚血海伏热。

三诊治疗转以清热解毒之法，辅此健脾补肾。以柴胡、鱼腥草、地骨皮、蒲公英、连翘诸药合用，加强清热解毒之效。药用细辛温通血脉，茯苓健脾利湿，桑寄生、菟丝子补益肝肾，香附理气活血。

四诊：2005年2月22日。

末次月经2005年2月20日，量少，基础体温单相，眠欠安，舌暗，苔薄白，脉细滑。

2005年2月11日复查抗心磷脂酶阴性，风疹病毒抗体阴性。

处方：何首乌10g，益母草10g，川芎5g，阿胶12g，枳壳10g，杜仲10g，香附10g，冬瓜皮20g，泽兰10g，菟丝子12g，月季花6g，夏枯草12g，14剂。

经一、二、三诊治疗，患者近日复查抗心磷脂酶、风疹病毒抗体测定均为阴性，热毒之邪基本解除。舌暗、脉细滑，示冲任血海不足，胞脉瘀阻。四诊治以养血温肾，活血理气。四诊方以何首乌为君，补肝肾益精血；以阿胶、杜仲、菟丝子为臣，阿胶养阴血，杜仲、菟丝子温肾助阳；佐以益母草、川芎、枳壳、香附、冬瓜皮、泽兰、月季花、夏枯草活血化瘀、利湿散结。

五诊：2005年3月8日。

末次月经2005年2月20日，基础体温单相。舌暗，脉细滑。

处方：菟丝子15g，菊花12g，金银花12g，女贞子12g，茵陈10g，百部10g，桔梗10g，桃仁10g，丹参10g，茜草10g，续断15g，连翘15g，14剂。

五诊治疗继续前方之法，补肾清热活血。

六诊：2005年4月5日。

末次月经2005年2月20日，现基础体温上升21天。今查尿酶免（HCG）阳性，证实已妊娠。

舌白干，脉沉细滑。

处方：柴胡5g，荷叶10g，藕节30g，地骨皮10g，百合12g，青蒿5g，女贞子20g，黄芩10g，侧柏炭10g，覆盆子12g，菟丝子10g，7剂。

经数诊治疗，患者如期妊娠。因患者既往有抗心磷脂酶、风疹病毒抗体阳性病史，孕后保胎亦与一般保胎不同，亦需佐清热之法，与固肾安胎之法并举。故此方以柴胡、荷叶、藕节、青蒿、地骨皮、黄芩、侧柏炭清热利湿，覆盆子、菟丝子、女贞子固肾安胎。

【诊疗述评】

对免疫性不孕的治疗，西医学常采用免疫疗法，但效果并不理想，且有较多的副作用。中医治疗有其独特的优势，但必须用中医的思维辨证组方，方可取得较好的疗效。

【预防调护】

1. 做好避孕措施，尽量避免流产。研究表明，无论是自然流产还是人工流产均可引起免疫性抗体的产生，因此，一定要做好避孕措施，避免不需要的怀孕。

2. 注意经期卫生，避免经期性交等。

3. 流产后要严格遵守医嘱，不要过早房事。

4. 科学养生，提高免疫力。

5. 积极治疗慢性盆腔炎症。

6. 尽量避免过多的医源性创伤，在宫腹腔镜手术操作过程中务必谨慎，减少不必要的创伤，以保护女性生殖功能。

7. 调节情志，乐观向上。

【古代文献精选】

《傅青主女科》："妇人受妊，本于肾气旺也，肾旺是以摄精。"

《备急千金要方》："凡人无子，当为夫妻俱有五劳七伤，虚羸百病所致。"

《诸病源候论》："积气结搏于子脏，至阴阳血气不调和，故病结积而无子。"

《养生方》："月水未绝，以合阴阳，精气入内，令脉不节，内生积聚，令绝子。"

【现代研究进展】

一、病因病机

免疫性不孕多认为是阴虚火旺所致，连方认为是由于先天肾气不足，后天伤及脾胃，脾肾两虚，冲任功能失调所致，故患者临床上开始多无症状，或素体虚弱，易受风寒等，但随病情变化也可有其他变证，如出现虚热、瘀热等证候。候玲玲指出，经行产后，或房事不节，邪毒内侵，损伤血络，导致瘀毒内阻，冲任不畅，精不循常道，并乘损而入，变为精邪，与血搏结，致冲任胞宫气机失调，失其纳精之力，使精子活力下降，甚至凝集难动，不能与卵子相合成孕或孕后常堕。姚石安认为，经行产后，人流堕胎后，房事不节，邪热内侵，冲任阻滞，精不循常道，反变为邪，内扰气血；或因肾虚冲任不充，胞脉失养，精不循常道，内扰气血导致不孕，临床分为阴虚瘀热和肾虚瘀阻两种。杨石强研究认为抗精子抗体的发生，与子宫内膜的破损和炎症有关，并提醒人流术后患者，应合理性生活，预防感染是减少人流后免疫性不孕之有效措施之一。李大金等认为无论是原发性不孕症、继发性不孕症，还是反复自然流产，均与其体内产生了透明带抗体显著相关。透明带自身抗体可能不仅干扰其精卵结合而影响受精，而且影响孕卵着床及发育，从而导致不孕和自然流产，故透明带抗体比抗精子抗体在更大范围内影响人类生育。张玉珍、刘敏如认为肾阳虚或肾阴不足是病之本，热灼精血、精血凝聚、精失常道、瘀痰内结胞中是病之标。临床上以实证或虚实夹杂多见。常见的病因病机是肾虚血瘀、气滞血瘀和瘀痰互结等。许润三认为肾虚为免疫性不孕发病之本，肝郁为免疫性不孕发病之标。夏桂成认为主要是由于肝肾失调，阴阳气血消长转化异常，加上湿热、瘀血、邪毒等诱因而致，其中又以肾虚肝旺为最基本的原因。

二、中医治疗

1. 辨证论治

罗颂平等将62例抗精子抗体阳性患者分为两型，肾阴虚型41例，用助孕1号丸（菟丝子、淫羊藿、党参、金樱子、当归、熟地黄、甘草等）治疗；肾阳虚型21例，用助孕2号方（菟丝子、淫羊藿、党参、金樱子、赤芍、丹参、甘草等）治疗，90天为1个疗程，取得较好疗效。徐福松、莫惠等将其分为4型：肾阳不足型用毓麟珠（《景岳全书》）；肾阴亏损型用养精种玉汤（《傅青主女科》）；湿热下注型用四妙丸合红藤败酱散加减（经验方）；气滞血瘀型用血府逐瘀汤加减。张玉珍、刘敏如分3型：气滞血瘀证用丹栀逍遥散（《薛氏医案·内科摘要》）合宫外孕Ⅱ号方（山西医科大学附属第一医院）加水蛭；瘀痰互结证用少腹逐瘀汤合启宫丸（经验方）加味。陈文裕等统计分析认为各医者对免疫性不孕的中医辨证分型虽然不尽相同，但以脏腑辨证占绝大多数，且大多定位在肾，其次为肝肾，极少数为脾肾，无从心肺论治者。脏腑辨证的同时又多数有兼夹证，包括湿热、瘀血和痰浊，以湿热及瘀血多见。最常见的辨证为肾虚夹湿夹瘀、肾虚血瘀、肝肾阴虚火旺、肾阴虚、阴虚火旺等。从中医辨证分型来看，肾阴虚多于肾阳虚；从治法和药物统计结果分析，滋阴补肾法的比重稍大于温阳补肾法；滋阴药的频数也多于补阳药。阴虚证有可能成为免疫性不孕证型上的一个倾向，大多数患者属于阴虚体质，而有关抗体的生成与阴虚之间的关系尚待进一步研究。李晓燕分4型：肾阴亏损以抗免疫Ⅰ号加减；肾阳不足以温凝汤加减；肝经湿热以除凝汤加减；寒凝血瘀以抗免疫Ⅱ号加减。李祥云分3型：气虚用举元煎加减；肾虚用右归丸加减；湿热用化湿消抗体汤（经验方）：萆薢、赤芍、牡丹皮、红藤、土茯苓、车前子、忍冬藤、生甘草、薏苡仁、金银花、连翘。

2. 专病专方

连方采用补肾健脾益气法治疗女性AsAb阳性所致的不育症脾肾两虚型103例，分3组，分别用自拟贞芪转阴汤（女贞子15g，黄芪15g，旱莲草15g，党参15g，炒白术12g，当归12g，白芍12g，徐长卿15g，等）配合适时IUI治疗、贞芪转阴汤治疗和适时IUI治疗。结果：三组AsAb转阴率分别为76.47%、82.35%、8.57%。妊娠率分别为41.18%、20.59%、11.43%。服药两组治疗后血清CD4显著下降，CD8显著上升，CD4/CD8值显著性下降，与未服药组有显著性差异。许润三调肝汤加减方：柴胡10g，当归10g，白芍10g，菟丝子30g，女贞子20g，枸杞子20g，沙苑子30g，丹参20g，生黄芪20g，制香附10g，益母草10g。夏桂成对阴虚型免疫性不孕用滋阴抑亢汤：炒当归、赤白芍、怀山药、炒丹皮、茯苓各10g，干地黄9～12g，山茱萸10～12g，甘草5g，钩藤10～15g，炒柴胡5g，苎麻根15g，蒲黄6g，白花蛇舌草12g；阳气虚弱所致用助阳抑亢汤：黄芪、党参各12～30g，鹿角片（先煎）6～10g，炙甘草6g，怀山药、丹参、赤白芍、五灵脂、山楂各10g，茯苓12g。

3. 中药敷贴

庞保珍以自拟逐疫种嗣丹（炒桃仁30g，红花30g，制乳香30g，制没药30g，炒穿山甲 30g，川芎 30g，香附 30g，忍冬藤 30g，生黄芪 40g，上药共研细末，瓶装备用，临用时取药末 10g，以温开水调合成团，涂神阙穴，外盖纱布，胶布固定，3 天换药一次）治疗血瘀型免疫性不孕 112 例，结果痊愈 62 例，无效 50 例。

三、实验研究

曹立幸、韩冰等研究认为，采用益气养血、固肾安胎法中药治疗肾虚型流产能够显著改变造模后异常的免疫功能，并可能通过此途径达到治疗作用；调整体内血清抗滋养细胞抗体、IL-2 等的含量。该法该方能够显著提高模型大鼠的妊娠功能。益气养血、固肾安胎中药疗效显著优于中药对照组。

四、用药分析

1. 免疫性不孕治法统计

陈文裕等综述大量文献对中医治疗免疫性不孕用药分析结果：采用补肾法所占比率最大，占总数的 34%（滋阴补肾法 19%，温阳补肾法 15%）；其次为活血化瘀法和清热祛湿法，分别占总数的 21% 和 20%；补气法占总数的 17%，其他合计共占 8%（注：其他治法包括疏肝理气法、泻利透散法、化痰法、平肝法）。统计结果显示，治疗免疫性不孕的核心用药集中体现在补肾、活血化瘀、清热祛湿 3 种治法。现代药理学研究证明，滋阴、补肾、化瘀、清热、补气药是治疗免疫性疾病的主要中药。从而得出中医药治疗免疫性不孕集中在补肾、活血化瘀、清热祛湿方面，这与治法的统计结果相吻合。

2. 免疫性不孕治疗药物种类统计

陈文裕等统计 4760 个病例的 63 个处方中使用中药 104 种（主要是治疗主症的药物，兼夹症用药不列入），其中滋阴补肾药 18 种，以熟地黄、枸杞子、女贞子、龟甲、紫石英为主；温阳补肾药 23 种，以菟丝子、淫羊藿、续断、益智仁、紫河车为主；补气健脾药只有 6 种，为黄芪、山药、白术、党参、人参、太子参；活血化瘀药 24 种，以当归、赤芍、丹参、桃仁、徐长卿、红花、川芎、牡丹皮等为主；清热祛湿药 32 种，以黄柏、生地黄、白花蛇舌草、牡丹皮、茯苓、金银花、虎杖、薏苡仁、黄芩、泽泻、败酱草等为主；调和药性和激素作用的甘草；收涩药 1 味，为山茱萸。

（编者：庞保珍　庞清洋　佟庆）

第二十三章 引起女性不孕的常见疾病

第一节 多囊卵巢综合征

【概述】

多囊卵巢综合征（polycystic ovarian syndrome，PCOS）于 1935 年首先由 Stein-Leventhal 提出，是一种发病多因性、临床表现呈多态性的内分泌失调综合征，以雄激素过多和持续无排卵为主要临床特征，主要表现为月经失调、不孕、多毛、痤疮、肥胖、黑棘皮症等。本病属于中医"闭经""月经后期""崩漏""癥瘕""不孕"等范畴。远期可以并发心血管疾病、糖尿病、子宫内膜癌等。

多囊卵巢（PCO）与 PCOS 是两个不同的概念。PCO 只表现为卵巢呈多囊性改变，而无临床症状及血激素的改变，可由其他疾病引起。

【发病机制】

（一）中医病因病机

1. 肾虚

先天禀赋不足，肾气未盛，天癸不至，冲任失养，经血无从而生，血海难以充盈，导致闭经、月经稀少、不孕等。

2. 肾虚痰实

先天禀赋不足，肾气未盛，或素体肥胖，或饮食失节，损伤脾胃，运化失职，痰湿内生，冲任气血受阻，血海不得以满盈，故而月经闭止或失调或不孕；痰湿凝聚，脂膜壅塞，肺气不宣，日见体胖多毛，卵巢增大而致病。

3. 肝郁化火

素性忧郁，情志不畅或郁怒伤肝，肝气郁结，疏泄失常，郁久化火，冲任失调，气血不和，至月经不行或失调，不孕，面部痤疮等。

4. 肾亏血瘀

先天不足，或后天损伤，大病久病，房劳多产，损伤肾气。肾阳不足则阴寒内盛，冲任虚寒，血失温煦推动而致血瘀；肾阴不足，虚火内生，内热灼血亦可致瘀；而肾水不足，不能涵木，则肝失调达，疏泄失常，气血不和而致冲任瘀阻，导致闭经、不孕、癥瘕等症。

5. 气滞血瘀

多因平素抑郁或恚怒伤感，致肝气郁结，气机不畅，冲任失和，以致经脉瘀阻，瘀血稽留胞宫、胞脉，导致闭经、不孕、癥瘕等。

（二）西医病因病理

1. 发病相关因素

目前对本病的发病机制尚未完全明确，主要有以下几个方面：

（1）下丘脑-垂体-卵巢轴调节功能异常：由于垂体对促性腺激素释放激素敏感性增加，分泌过量的 LH，刺激卵巢间质卵泡膜细胞产生过量雄激素。卵巢内高雄激素抑制卵泡成熟，不能形成优势卵泡，但卵巢中的小卵泡仍能分泌相当于早卵泡期水平的雌二醇（E_2），加之雄烯二酮在外周组织芳香化酶作用下转化为雌酮（E_1），导致高雌酮血症。持续分泌的雌酮与一定水平的雌二醇作用于下丘脑和垂体，对 LH 分泌呈正反馈，使 LH 分泌幅度与频率增加，呈持续高水平，无周期性，不形成月经中期 LH 峰，因此无排卵出现。对 FSH 分泌呈负反馈，使 FSH 水平相对降低，LH/FSH 比值增高。LH 水平增加又促使卵巢分泌雄激素，形成高雄激素与持续无排卵的恶性循环。低水平 FSH 持续刺激，使卵巢内小卵泡发育至一定时期，无优势卵泡产生，造成卵巢形成多囊样改变，多数小卵泡形成而无排卵。

（2）肾上腺分泌功能异常：50% PCOS 患者存在脱氢表雄酮与脱氢表雄酮硫酸盐升高，可能与肾上腺皮质网状带 $P_{450C}17\alpha$ 酶活性增加，肾上腺细胞对促肾上腺皮质（ACTH）敏感性增加与功能亢进有关。促肾上腺皮质激素的靶细胞敏感性增加与功能亢进可能与此有关。脱氢表雄酮硫酸盐升高也提示增多的雄激素来源于肾上腺。

（3）胰岛素抵抗与高胰岛素血症：PCOS 病因可能与和胰岛素抵抗有关。约 50% 的 PCOS 患者不同程度存在胰岛素抵抗与代偿性高胰岛素血症，过量胰岛素作用于垂体的胰岛素受体，可增强 LH 释放并促进卵巢及肾上腺分泌雄激素；抑制肝脏性激素结合球蛋白合成，使游离睾酮增加。

（4）其他：卵巢卵泡膜细胞的 $P_{450C}17\alpha$ 等酶的调节机制也可能存在异常，导致雄激素增多。生长激素、类胰岛素样生长因子及其受体与结合蛋白、瘦素、内啡肽等的分泌或调节失常也与 PCOS 的发生或病理生理的形成有关。

2. 病理改变

（1）卵巢：检查可见双侧卵巢体积增大，为正常妇女的 2～5 倍，表面光滑，色灰发亮，白膜均匀性增厚，较正常厚 2～4 倍，白膜下可见大小不等≥10 个、直径多为<1cm 的囊性卵泡，呈珍珠串样。光镜下见白膜增厚、硬化，皮质表层纤维化，细胞少，血管显著存在。白膜下见多个不成熟阶段呈囊性扩张的卵泡与闭锁卵泡，无成熟卵泡生成与排卵迹象。

（2）子宫内膜：主要表现为无排卵性子宫内膜。子宫内膜的组织学变化因卵巢分泌的雌激素水平不同而异，卵泡发育不良时，子宫内膜呈增殖期；当卵泡持续分泌少量或较大量雌激素时，可刺激内膜使其增生过长。更值得注意的是，由于长期持续无排卵，仅有单一无对抗的雌激素作用，可增加导致子宫内膜癌的概率。

【诊断】

（一）病史

病发于青春期，月经初潮如期，逐渐出现月经稀发，闭经史，或月经频发，淋漓不尽。

（二）症状

1. 月经失调

主要表现是闭经，绝大多数为继发性闭经，闭经前常有月经过少或稀发，偶见闭经和月经过多、淋漓不尽交互出现。

2. 不孕

多在月经初潮后发病，婚后伴有不孕，主要由于月经失调与无排卵导致不孕。

3. 痤疮

痤疮，以颜面额部、背部较明显，油脂性皮肤。

4. 多毛

可出现不同程度的多毛，特别是以性毛为主，比如阴毛浓密延及肛周腹股沟、腹中线，乳晕周围的毛发浓密，唇口细须明显。

5. 肥胖

腹部肥胖型（腰/臀≥0.80），体重指数（BMI）≥25。

6. 黑棘皮症

常见阴唇、颈背部、腋下、乳房下与腹股沟等处皮肤出现灰褐色色素沉着，呈对称性，皮肤增厚，有如天鹅绒纹状。

（三）辅助检查

1. 基础体温测定

BBT 表现为单相，月经周期后半期体温无升高。

2. 妇科检查

外阴阴毛较密，阴道通畅，子宫大小正常或略小，质中，无压痛，双附件（-）。

3. 实验室检查

（1）B超检查：声像图显示双侧卵巢体积均匀性增大，包膜回声增强，轮廓较光滑，间质增生内部回声增强，一侧或两侧卵巢各有10个以上直径为2～9mm的无回声区，围绕卵巢边缘，呈车轮状排列，称为"项链征"。连续检测未见主导卵泡发育与排卵迹象。

（2）内分泌测定：血清睾酮、硫酸脱氢表雄酮、脱氢表雄酮升高，睾酮水平通常不超过正常范围上限 2 倍；血清 FSH 值偏低而 LH 值升高，LH/FSH>2；血清雌激素测定，雌酮（E_1）升高，雌二醇（E_2）正常或稍增高，恒定于早卵泡期水平，无周期性变化，$E_1/E_2>1$，高于正常周期；尿 17-酮皮质类固醇正常或轻度升高，正常时提示雄激素来源于卵巢，升高时提示肾上腺功能亢进；部分患者血清催乳素（PRL）偏高。腹部肥胖型测定空腹血糖与口服葡萄糖耐量试验（OGTT），测定空腹胰岛素水平（正常<20mU/L）与葡萄糖负荷后血清胰岛素（正常<150mU/L），肥胖型患者可见甘油三酯增高。

（3）诊断性刮宫：对于月经淋漓不断或闭经日久子宫内膜增生患者，可在月经前数日或月经来潮 6 小时内进行诊断性刮宫，子宫内膜呈增殖期或增生过长，无分泌期变化。年龄>35 岁的患者应常规进行诊断性刮宫，以便早期发现子宫内膜的恶性病变。

（4）腹腔镜检查：经过腹腔镜直接窥视，可见卵巢增大，包膜增厚，表面光滑，呈灰白色，有新生血管。包膜下显露多个卵泡，但无排卵征象（排卵孔、血体或黄体）。腹腔镜下取卵巢组织送病理检查，诊断即可确定。在诊断的同时可进行腹腔镜治疗。

（四）诊断标准

1. 稀发排卵或无排卵；
2. 高雄激素的临床表现和/或高雄激素血症；
3. 卵巢多囊性改变一侧或双侧卵巢直径 2～9mm 的卵泡≥12 个，和/或卵巢体积≥10ml；
4. 上述 3 条中符合 2 条，并排除其他高雄激素病因如先天性肾上腺皮质增生、库欣综合征、分泌雄激素的肿瘤等。

【鉴别诊断】

1. 卵巢雄激素肿瘤

卵巢门细胞瘤、卵巢睾丸母细胞瘤等都可产生大量雄激素。多为单侧、实性肿瘤，可做 B 超、CT 或 MRI 帮助定位。

2. 卵泡膜细胞增殖症

临床及内分泌征象和 PCOS 相仿但更严重，该症患者比 PCOS 更肥胖，男性化更明显，睾酮水平也高于 PCOS，可高达 5.2～6.9nmol/L，而血清硫酸脱氢表雄酮正常，LH/FSH 比值可正常。镜下见卵巢皮质黄素化的卵泡膜细胞群，皮质下无类似 PCOS 的多个小卵泡。

3. 肾上腺皮质增生或肿瘤

当血清硫酸脱氢表雄酮值超过正常范围上限 2 倍时，或>18.2μmol/L 时，应和肾上腺皮质增生或肿瘤鉴别。肾上腺皮质增生患者血 17α 羟孕酮明显增高，ACTH 兴奋试验反应亢进，地塞米松抑制试验时抑制率≤0.70；肾上腺皮质肿瘤患者则对这两项试验反应都无明显反应。

【治疗】

一、中医辨证论治

1. 肾虚证

主要证候：婚久不孕，月经后期，量少，色淡，质稀，渐至闭经，伴头晕耳鸣，腰膝酸软，形寒肢冷，大便不实，小便清长，形体肥胖，多毛，性欲低下；舌淡，苔白，脉细无力。

治法：补肾填精，调补冲任。

方药：济肾续嗣丹（庞保珍方，选自庞保珍主编《不孕不育中医治疗学》）

熟地黄、山药、山茱萸、鹿角胶（烊化）、紫石英、杜仲、菟丝子、巴戟天、柴胡、当归、三棱。

中成药：麒麟丸，口服。一次6克，一日2～3次。

2. 肾虚痰实证

主要证候：婚久不孕。月经稀少或闭经，腰酸腿软，乏力怕冷，肥胖多毛，胸闷泛恶，或大便溏薄，舌质淡胖，苔薄腻，脉滑细。

治法：补肾化痰。

方药：济肾涤痰丹（庞保珍方，选自庞保珍主编《不孕不育中医治疗学》）

菟丝子、补骨脂、淫羊藿、山茱萸、鹿角霜、紫石英、白术、黄芪、昆布、白芥子、茯苓。

中成药：五苓散，一次9克，一日2次。

3. 肝郁化火证

主要证候：婚久不孕，月经稀少、闭经或不规则流血，形体壮实，毛发浓密，面部痤疮，乳房胸胁胀满，口干喜冷饮，大便秘结，苔薄黄，脉弦数。

治法：清肝泻火。

方药：济水清肝丹（庞保珍方，选自庞保珍主编《不孕不育中医治疗学》）

生地黄、玄参、山茱萸、山药、牡丹皮、龙胆草、栀子、黄芩、柴胡、知母、菟丝子、昆布。

中成药：加味逍遥口服液，口服。一次10毫升，一日2次。

4. 肾亏血瘀证

主要证候：婚久不孕，月经稀少或闭经，或经来淋漓不尽，色淡暗，或有血块，畏寒怕冷，腰酸腿软，头晕耳鸣，舌暗红，舌边有瘀点，脉沉细或沉滑。

治法：补肾祛瘀。

方药：济肾逐瘀丹（庞保珍方，选自庞保珍主编《不孕不育中医治疗学》）

熟地黄、山茱肉、巴戟天、菟丝子、肉苁蓉、淫羊藿、三棱、莪术、当归、柴胡、益母草、昆布。

中成药：定坤丹，口服。一次半丸至1丸，一日2次（每丸重10.8克）。

5. 气滞血瘀证

主要证候：婚久不孕，月经延后，或量少不畅，经行腹痛，拒按，或闭经，精神抑郁，胸胁胀满；舌质暗紫，或有瘀点，脉沉弦或沉涩。

治法：行气导滞，活血化瘀。

方药：香蛭赞孕丹（庞保珍方，选自庞保珍主编《不孕不育中医治疗学》）

香附、水蛭、当归、川芎、枳壳、延胡索、三棱、莪术、菟丝子、甘草。

中成药：血府逐瘀口服液，口服。一次2支，一日3次。

二、西医治疗

1. 口服西药

（1）口服避孕药：比如炔雌醇环丙孕酮片、炔雌醇屈螺酮片等通过促进 LH 分泌负反馈，减少卵巢、肾上腺雄激素合成，增加 SHBG 合成，降低循环中游离雄激素活性，并抑制睾酮转化为活性更强的双氢睾酮，减少痤疮、多毛。

（2）其他抗雄激素药物：比如螺内酯，为醛固酮拮抗剂，可竞争性结合雄激素受体，减少雄激素产生，并抑制5α还原酶活性。

（3）联合胰岛素增敏剂：二甲双胍可改善多囊卵巢综合征胰岛素抵抗。

2. 腹腔镜手术

腹腔镜卵巢打孔技术等广泛应用于难治性 PCOS 治疗。

3. 促排卵

酌情应用一线促排卵药物，比如枸橼酸氯米芬。对枸橼酸氯米芬抵抗的患者可更换芳香化酶抑制剂来曲唑。

二线促排卵药物为外源性促性腺激素制剂，如重组、高度纯化或尿源性促卵泡生成素、促黄体生成素等。

【名家经验】

1. 韩冰经验

辨治重点在于气、痰、瘀、肾，由于多囊卵巢综合征症情复杂，治疗时往往理气、祛痰、化瘀、补肾四法兼而用之。

（1）疏肝理气法：单用恐化燥伤阴，故寓疏肝于补肾之中。常取药对如柴胡配菟丝子，橘核配鹿角霜，香附配补骨脂等。调肝之法，诸如养血柔肝常用当归、白芍，强金制木用桑叶，酸泻肝木用乌梅、木瓜，等等，随证治之。

（2）祛痰利湿法：多囊卵巢综合征多形体肥胖，肥胖之人多阳虚、多痰湿，阳虚重点是脾阳虚，脾失健运，水湿内停，则生痰聚湿，故治疗重点为健脾祛痰利湿。常用薏苡仁、苍术、茯苓、浙贝母、皂角刺、车前子等。

（3）活血化瘀法：气郁日久可成瘀，痰积日久可成瘀，湿蕴日久可成瘀，任何邪气积久均可成瘀，故活血化瘀法贯穿始终。常用当归、川芎、赤芍、桃仁、红花等。

（4）补肾调冲法：肾虚及气、痰、瘀均可致冲任失调，冲任失调则月事不以时下，故月经稀发、闭经。因经水出诸肾，故虚者治疗以补肾为主，实者要兼以补肾，虚实均要调理冲任。常用补骨脂、菟丝子、山茱萸、淫羊藿、鹿角霜等补肾，当归、川芎、紫石英等调理冲任。

2. 尤昭玲经验

尤昭玲治疗本病首重补肾，认为肾虚血瘀是基本病机，补肾活血贯穿始终。常用紫石英、补骨脂、锁阳、覆盆子、桑寄生、菟丝子、山茱萸、地龙、三七、泽泻、泽兰等组成基本方随兼证加减。另外，尤昭玲针对PCOS患者月经的不同周期，分别从肾、心、脾、肝四脏论治。卵泡期（月经周期第3～5天开始至优势卵泡直径≤17mm），当从肾论治，选用三子汤（生地黄、熟地黄、沙参、麦门冬、菟丝子、覆盆子、桑椹子、甘草等）补肾填精，促卵泡发育之功。排卵期（优势卵泡直径达到18mm至卵泡排出）应从心论治，以补肾宁心、温阳通络为治疗大法，使心降肾实，以利于卵泡顺势排出，方药由生地黄、熟地黄、山药、莲肉、石斛、莲心、紫石英、百合、月季花、橘叶、珍珠母、甘草组成；若既往出现黄素化未破裂卵泡综合征及B超示卵泡壁厚，此时可酌加三七、路路通。黄体期要求怀孕者从脾论治，补脾益气以载胎，方由生黄芪、白术、苎麻根、阿胶、川续断、苏梗等组成；而对暂无生育要求者，以调经为主，从肝论治，常选柴胡、当归、白术、川芎、车前子、牛膝、益母草等以疏肝调经，引血下行。

3. 庞保珍经验

对于辨证为脾肾阳虚为本，寒凝血瘀痰湿互结为标的多囊卵巢综合征应用阳合汤治疗。

（1）病因病机

1）脾肾阳虚为本

PCOS患者表现的不孕及卵巢增大，均与内分泌失调所导致的无排卵有关，而排卵障碍首先表现为月经不调，故该病主要归属月经病范畴。月经的产生，是女子发育成熟后，脏腑、天癸、气血、经络协调作用于胞宫的生理现象，其中与肾的关系最为密切。《素问·上古天真论》云："女子七岁，肾气盛，齿更发长；二七而天癸至，任脉通，太冲脉盛，月事以时下，故有子……帝曰：有其年已老而有子者何也？岐伯曰：此其天寿过度，气脉常通，而肾气有余也。"这里阐明有子的因素：肾气的强与弱，天癸的至与否，任脉的通与涩，冲脉的盛与衰。肾藏精，主生殖而为作强之官，是元阴元阳之根，只有肾的真阴真阳充沛，肾气旺盛，火暖水温，才能促进天癸至、任脉畅通、太冲脉盛，保证月经按时来潮，足见月经的产生以肾为主导。PCOS患者临床常见主要表现为月经稀发，甚至闭经，经血淋漓不断，伴畏寒肢冷，口中不渴，舌淡或伴有紫点，苔白，脉沉细等。肾为先天之本，肾气不足、肾精亏虚、肾阳虚，是PCOS月经异常的根本原因。肾阳虚，命门火衰，冲任失于温煦，下不能暖宫，胞宫虚寒，阳虚寒凝可致宫寒不孕；肾阳虚，兴奋施泄功能减退，则出现性冷淡、闭经、排卵障碍而不孕；肾阳虚，血失温运，运行迟缓，则月经后期，甚则月经稀发或闭经；阳虚寒凝，血失温煦又可迟滞成瘀，经脉瘀阻，血不归经，则经血淋漓不断；阳虚寒凝，营血不足，则月经过少甚则闭经；营血不足，阳气虚弱，故畏寒肢冷；口中不渴、舌淡苔白、脉沉细均为虚寒之象,舌质有紫点乃寒凝血瘀之征。脾胃为后天之本,气血生化之源。又脾主运化,主中气,其气主升,具有统摄血液、固摄胞宫之权。脾气健运,血循常道,血旺而经调。胃主受纳,为水谷之海,乃多气多血之腑,足阳明胃经与冲脉会于气街,故有"冲脉隶于阳明"之说。胃中水谷盛,则冲脉之血盛,月事以时下。脾阳不振,运化失职,水湿流注下焦,湿聚成痰,痰湿壅滞冲任、胞宫,同时脾阳不振,影响腐熟水谷、吸收水谷之精华,营血不足可致PCOS,表现为月经过少、闭经、泄泻等。月经所重在精血,精血性质属阴,故又称阴精、阴血。阴的化生离不开阳,如《素问·阴阳应象大论》所说:"阳生阴长、阳杀阴藏。"郑钦安认为元阴元阳是人身立命之根本,"阳统乎阴""阳主阴从""人生立命全在坎中一阳","坎中一阳"即肾阳,为人身阳气之本,立命之根。肾有阴阳二气,为水火之宅,五脏的阴阳,皆以肾阴肾阳为根本,由此可见脾肾阳虚尤其肾阳虚是PCOS的根本病机。

2)寒凝血瘀痰湿互结为标

《黄帝内经》认为脾肾功能失常是生痰之主因,《灵枢·经脉别论》曰:"饮入于胃,游溢精气,上输于脾,脾气散精,上归于肺,通调水道,下输膀胱,水精四布,五经并行。"《素问·至真要大论》云:"诸湿肿满,皆属于脾。"又,《素问·上古天真论》云:"肾者主水。"肾阳者,司气化,主前后二阴,调节水液代谢。若肾阳虚气化不利,水液代谢失常,停聚而成痰湿,痰湿阻络,阻滞气机,气滞血瘀,痰瘀互结,不能启动氤氲乐育之气,从而导致本病。脾主运化水湿,脾气虚,运化失调,水精不能布散,反化为饮,聚而成痰;肾阳偏虚,火不暖土,脾土更虚,不能运化水湿,聚液成痰,痰湿阻塞胞脉而致病,表现为月经不调、不孕。《丹溪心法·卷五》云:"肥盛妇人,禀受甚厚,恣于浊食,经水不调,不能成孕,以躯脂满溢,湿痰闭塞子宫故也。"或瘀生湿浊:津血相依,同源异类,血瘀内阻,可致津液输布失常,化生湿浊。《灵枢·刺节真邪》曰:"血道不通……此病荥然有水。"唐容川亦说:"血积既久,亦能化为痰水……"血、水、气三者流动不息,一旦停留,必然相互影响,故瘀阻之处,常有水湿停滞。脾肾阳虚,阳虚则寒,寒则血瘀,腠理闭塞,经脉被阻,寒凝、瘀血、痰湿互结,导致不孕。正如《女科经纶》引武叔卿所言:"痞一癥二,曰血曰食,而不及痰饮,何也?盖痞气之中,未尝无饮,而血癥、食癥之内,未尝无痰。则痰食血,未有不因气病而后形病。故消积之中兼行气、消痰、消瘀之药为是。"验之临床,多囊卵巢综合征绝大部分是阳虚寒凝、血瘀、湿浊、痰饮相兼而成,而PCOS之痰湿血瘀之标,又是肾脾阳虚导致的。血瘀、湿浊、痰饮是不可忽视的病理产物。

(2)辨治经验

1)阳和汤加减治疗,恰合病机而治本

阳和汤出自清代王维德《外科证治全生集》,功能温阳补血、散寒通滞,主治阴疽,其证见患处漫肿无头、皮色不变、酸痛无热,或伴畏寒肢冷、口中不渴、舌淡苔白、脉沉细,或迟细。阴疽是由素体脾肾阳虚,致化源不足,进一步导致营血不足,使寒凝痰滞血瘀痹阻于肌肉、筋骨、血脉、关节而成。阴寒为病,寒痰凝滞,故局部漫肿、皮色不变、酸痛无热、畏寒肢冷、口中不渴、舌淡苔白、脉沉细或迟细,均为虚寒之象。故阳和汤方病证之病机以脾肾阳虚血弱为本,寒凝痰滞血瘀为标,可见阳和汤证之病机恰和PCOS常见证型之病机。

根据异病同治的原则，庞保珍认为治疗PCOS应以辨证与辨病相结合，以温补脾肾之阳治其本，利湿化痰祛瘀治其标，临证以阳和汤（《外科证治全生集》）原方加味：熟地黄30g，肉桂（去皮，研粉）3g，麻黄2g，鹿角胶9g，白芥子6g，姜炭2g，生甘草3g，紫石英30g，紫河车12g，淫羊藿15g，菟丝子12g，白术12g，常可获得满意效果。阳和汤原方组成药物基本分为两类：①温补营血药：熟地、鹿角胶；②辛散温行药：肉桂、姜炭、麻黄、白芥子。方中重用熟地味厚滋腻，以温补营血，配伍血肉有情之鹿角胶，以生精补髓、养血壮阳、强壮筋骨；两药合用，"补之以味"，既养血，又补阳，以治其本。姜炭为苦温之品，入血分，温经散寒，肉桂为辛甘大热之品，功擅补火助阳散寒；两药合用，温通经脉，破阴回阳，"温之以气"。月经所重在精血，阴的化生离不开阳，因此，在滋补肝肾之阴的同时强调阳气的重要性，注重温肾壮阳药的配伍应用。麻黄散寒宣通，发越阳气，开腠祛邪，白芥子辛温气锐，性善走散，搜剔皮里膜外以消痰散结，二药可助姜、桂以散寒凝。麻、芥、姜、桂诸温药合用，又可制熟地、鹿角胶之滋腻，使补而不滞，滋而不腻。生甘草则解毒调和诸药。紫河车、紫石英壮督脉、温肾阳，填精益髓。《神农本草经》谓紫石英有"主心腹咳逆邪气，补不足，女子风寒在子宫，绝孕十年无子"之功；淫羊藿、菟丝子温补肾阳，调理冲任；白术为补气健脾之主药。全方共成温肾健脾、温阳补血、填精补血治本为主，佐以散寒活血、化痰除湿治其标之剂。PCOS就全身而言常见阳虚寒凝，经血不足，痰血瘀滞的症状体征，就局部而言，因增生扩张的多个卵泡形成大小不等的囊肿，卵泡与间质细胞增生及纤维化，使卵巢增大，包膜增厚坚韧，手术或腹腔镜下可见表面光滑，凸凹不平，颜色灰白，其表面与阴疽相类，关键在于其病机一致，故予阳和汤治疗效佳。加减：卵巢增大者加皂角刺、穿山甲；嗜睡乏力者加人参、黄芪；痰多加川贝母；形寒畏冷加制附子；瘀血重者加三棱、莪术；兼见烦躁易怒、乳房胀痛者加柴胡；便秘者加肉苁蓉。

2）关于麻黄、肉桂、炮姜的应用

王维德指出：阳和汤"主治骨槽风、流注、阴疽……及漫肿无头，平塌白陷，一切阴凝等证"，在论述"阴疽治法"时指出："非麻黄不能开其腠理，非肉桂、炮姜不能解其凝结。此三味，酷暑不能缺一也。腠理一开，凝结一解，气血能行，行则凝结之毒随消矣"。还有学者据此提出麻黄、肉桂、炮姜共为君药。尚氏研究总结王维德治疗疮疡阴证诸方，发现肉桂、姜炭、麻黄三药出现频率最高，其中"阳和丸"仅以此三味药组成，认为温散寒凝是王氏治疗阴证疮疡大法，故方以温散药作为君药较为符合其立方之旨。王维德认为麻黄"甘温，开腠理凝滞闭塞"；"肉桂纯阳，引火归元"；炮姜"性纯阳。如误服寒剂，非此不解"。《本经》曰：麻黄"主中风，伤寒头痛，温疟，发表出汗，祛邪热气，止咳逆上气，除寒热，破癥坚积聚"。《日华子》云：麻黄"通九窍，调血脉，开毛孔皮肤，逐风，破癥坚积聚，逐五脏邪气，退热，御山岚瘴气"。《别录》谓肉桂"主温中，利肝肺气，心腹寒热……坚骨节，通血脉，理疏不足，宣导百药"。《本草求真》说：肉桂"大补命门相火，益阳治阴。凡沉寒痼冷、营卫风寒、阳虚自汗、腹中冷痛、咳逆结气、脾虚恶食、湿盛泻泄、血脉不通、胎衣不下、目赤肿痛,因寒因滞而得者,用此治无不效"。《医学入门》谓:炮姜"温脾肾,治里寒水泻,下利肠澼、久疟、霍乱、心腹冷痛、胀满,止鼻衄、唾血、血痢、崩漏"。庞保珍通过临床运用体会此三味药,的确不可缺一,也是此方治疗该病能有卓效的奥妙。

3)阳和汤的"神用"及熟地与麻黄的用量特点

王维德《外科证治全生集》中阳和汤组成:熟地一两,肉桂一钱,去皮,研粉,麻黄五分,鹿角胶三钱,白芥子二钱,姜炭五分,生甘草一钱,方后云:"麻黄得熟地不发表,熟地得麻黄不凝滞,神用在此。"充分指明熟地与麻黄的巧妙配伍,包括药量及其药量比在内,就是阳和汤的"神用"。古代医家十分注重将一个方子的君药写在最前面,该方将熟地写在第一位,麻黄写在第二位,进一步说明王维德对熟地、麻黄的高度重视。张秉成认为熟地为君药,其理由是本方所治阴疽是因营血亏虚、寒凝痰滞引起,既然"病因于血分者,仍必从血而求之,故以熟地大补阴血之药为君"(《成方便读》卷四)。《中医方剂学讲义》(南京中医学院主编,上海科学技术出版社,1964)从此观点。阳和汤方中重用熟地一两,麻黄轻用五分,两药用量相差悬殊。熟地为滋阴补血之良药,乃阴虚证、血虚证必用之品,而本方所治正系营血亏虚,"精不足者,补之以味",非味厚滋腻峻补阴血之熟地难以奏效,故重用之,取治病求本之意。又因寒邪凝滞,以致腠理闭塞,非发散之品,则邪无出路。诚如王维德所谓:"非阳和通腠,何能解其寒凝?"麻黄辛温微苦,具宣散发越之性,能开腠理,透毛窍,该方取其宣通经脉,散寒开腠以祛邪外出。二药配伍,"麻黄得熟地不发表,熟地得麻黄不凝滞"。两药一阴一阳,一散一补,补血不滞邪,温散不伤阴。《王氏医存》曰:"麻黄少同熟地多,但开腠理而不滞不汗",故其麻黄用量极少,以防重伤阴血。此为该方重用熟地、轻用麻黄的原因。

【医案选粹】

韩冰医案

李某,女,31岁,已婚,干部。初诊时间:2003年4月7日。

主诉:月经量少3年。

现病史:患者于3年前孕7周行人工流产术,术后月经周期经期发生异常,量少,色暗,有少量血块,无腹痛,经前乳房胀痛,体重明显增加。曾自行服用桂枝茯苓丸等中成药调经,效不佳,近3年未避孕而未再怀孕。现形体偏胖,失眠,腰膝酸软,畏寒肢冷,易疲劳,二便正常,舌质紫暗,苔白腻,脉沉。

经孕史:13岁初潮,既往月经规律,5~7/25~32天。末次月经2003年2月18日。结婚6年,2000年曾行人流一次,近3年未再怀孕。

妇科检查:外阴已婚未产型,宫颈轻度糜烂,宫体前位,大小、质地、活动正常,可触及增大的双侧卵巢。

B超:子宫6.4cm×4.2cm×3.3cm大小,内膜厚1.0cm,双侧卵巢增大,卵泡数增多,直径达0.7cm以上的有10~12个。

实验室检查：性激素检测 LH/FSH>2。

辨证与治法：诊为多囊卵巢综合征、继发不孕，证属肾虚血瘀型，治以温肾助阳，活血利湿。

处方：菟丝子30g，覆盆子15g，女贞子15g，补骨脂10g，淫羊藿10g，黄精30g，鹿角霜15g，丹参30g，鸡血藤30g，桂枝10g，紫石英30g。14剂，水煎服。

二诊：2003年4月21日。

服药后腰酸、肢冷等症状有所改善，月经于4月16日来潮，量较前增加，3天净。

处方：菟丝子30g，淫羊藿10g，当归10g，熟地黄20g，白芍10g，薏苡仁30g，车前子10g（包煎），山楂30g，郁金10g，丹参30g，紫石英30g，牛膝10g。

三诊：2003年5月31日。

服上方30余剂，月经于5月28日来潮，量少，余无不适。此后予补肾调冲Ⅰ号、Ⅱ号，按月经周期不同时期调治1年余，患者怀孕。

【诊疗述评】

PCOS为本虚标实之证，肾虚为本，痰湿、瘀血、肝郁为标，涉及心、肝、脾、肾等四脏。用中医的思维辨证论治多可取得较好疗效。另外，科学应用中药调周疗法对多囊卵巢性不孕亦有较好疗效，但不能机械地周期用药，同样需要辨证周期用药，疗效才好。

中西医结合治疗多囊卵巢综合征导致的不孕具有较好的发展前景，可以优势互补，协同增效，从而缩短疗程，提高疗效。

对于体质肥胖者，在科学治疗的同时，务必让患者适当加强锻炼，适当减少饮食，科学减肥，改变不健康生活方式。

此类患者怀孕后易发生流产，所以一旦确定怀孕要积极采取保胎措施。

【预防调护】

1. 科学起居。生活起居要有规律，避免熬夜。
2. 调节情志，保持心情舒畅。
3. 合理膳食。应进食血糖指数低的碳水化合物，减少脂肪和单糖的摄入。适当减少饮食。
4. 适当增加运动，科学减肥。

【古代文献精选】

《丹溪心法》："若是肥盛妇人，禀受甚厚，恣于酒食之人，经水不调，不能成胎，谓之躯脂满溢，闭塞子宫，宜行湿燥痰。""痰积久聚多，随脾胃之气以四溢，则流溢于肠胃之外，躯壳之中，经络为之壅塞，皮肉为之麻木，甚至结成窠囊，牢不可破。"

《陈素庵妇科补解·调经门》："经水不通有积痰者，大率脾土虚，土不能制水，水不能化精，生痰不生血，痰久则下流胞门，闭塞不行，或积久成块，占住血海，经水闭绝。"

《女科切要》："肥人经闭，必是痰湿与脂膜壅塞之故。"

【现代研究进展】

一、病因病机

近年来众多学者的研究认为：肾虚是本病的基本病因，在此基础上还分别兼有血瘀、痰湿、肝郁和痰瘀互结等。桑海莉等认为肾虚是致病之本，多兼有痰血瘀阻、肝胆郁热。王东梅等研究认为病机以脏腑功能失常为本，肾虚为主，尤以肾阳虚为主要病机，并涉及肝、脾；血瘀、痰浊阻滞是本病之标。尤昭玲认为冲任之本在肾，冲为血海，任主胞胎，肾虚则冲任不充，血瘀则冲任不畅，气血无以顺利下行，则胞宫、胞脉、胞络失去滋养，肾-天癸-冲任-胞宫生殖轴功能失调，由此引起经、带、胎、产等一系列的妇科疾病。陆美亚等指出肾虚肝郁为 PCOS 的主要病机，脾虚湿盛及阴虚火旺为两个重要病理改变。史莲花等认为 PCOS 以脾肾阳虚为本，气滞湿阻、痰瘀互结为标。万朝霞等认为 PCOS 以痰瘀交阻、心肝火旺为表象，肾虚为本。徐福松、莫惠等认为病因病机主要为肾虚、痰湿、肝郁化火、气滞血瘀，导致肾气不足，冲任失资；脏腑功能失常，气血失调，经络不畅，痰湿脂膜积聚，血海蓄溢失常而致本病。罗颂平认为肝脾肾虚，痰湿阻止胞宫所致。庞保珍通过临床观察和研究发现：无排卵性不孕患者均有不同程度的肝郁表现，而卵巢长期持续无排卵正是 PCOS 的一个显著特点，所以认为肝郁气滞，肝的疏泄功能失常是 PCOS 发生的重要病机。刘瑞芬认为本病病机以肾虚为本，痰瘀为标。其核心病理是卵泡不能发育或卵泡壁过度增生不能破裂导致卵泡闭锁。肾为先天之本，肾主生殖，卵子的发育成熟与肾精充盛、肾阳鼓动密切相关。肾精亏虚，卵子发育缺乏物质基础；肾虚致瘀，卵子不能顺利排出。李光荣认为肾虚是其根本原因，肝郁脾虚是重要病机。肾阴虚，精亏血少，血海不能按时满溢；肾气虚，气化不及，血海不能按时施泻。肝失疏泄，脾失运化，则肝血亏虚，痰湿内生，均可导致月经稀发或闭经。

二、中医治疗

1. 辨证论治

韩百灵对肾阴亏损用百灵育阴汤：熟地黄 15g，山药 15g，川续断 15g，桑寄生 15g，怀牛膝 15g，山茱萸 15g，白芍 15g，牡蛎 20g，杜仲 15g，海螵蛸 20g，菟丝子 15g，龟甲 20g；血虚用育阴补血汤：熟地黄 15g，山药 15g，当归 15g，白芍 15g，枸杞子 15g，炙甘草 10g，山茱萸 15g，牡丹皮 15g，龟甲 20g，鳖甲 20g；肾阳虚用渗湿汤：熟地黄 15g，山药 15g，白术 15g，茯苓 15g，泽泻 10g，枸杞子 15g，巴戟天 15g，菟丝子 15g，肉桂 10g，附子 10g，鹿角胶 15g，补骨脂 15g，陈皮 10g，甘草

10g；肝郁气滞用调肝理气汤：当归15g，白芍15g，柴胡10g，茯苓15g，白术10g，牡丹皮15g，香附15g，瓜蒌15g，怀牛膝15g，川楝子15g，王不留行15g，通草15g，甘草10g。

王东梅等研究认为肾虚证是最常见的证候，肝郁气滞证是本病的第二大证候，另可见脾虚痰湿证和血瘀证。张玉珍常分为4型：肾虚型方用右归丸加石楠叶、仙茅；痰湿阻滞型方用苍附导痰汤为主加桃仁、当归、红花、夏枯草；气滞血瘀型方用膈下逐瘀汤；肝经湿热型方用龙胆泻肝汤加减。

罗颂平对肾虚夹瘀用归肾丸加法半夏、苍术、胆南星；肾阴虚夹瘀方用六味地黄丸合失笑散；气虚夹瘀方用苍附导痰汤为主加黄芪、党参；肝气郁结方用丹栀逍遥散合清气化痰丸。

尤昭玲将本病分4种证型：肾虚用右归丸加减；痰湿阻滞用苍附导痰丸合佛手散加减；肝郁化火用丹栀逍遥散加减；气滞血瘀用膈下逐瘀汤为主加减。徐福松、莫惠等将其分为4型：肾虚痰湿证用肾气丸（《金匮要略》）和二陈汤（《太平惠民和剂局方》）；痰湿阻滞证用苍附导痰丸（《叶天士女科诊治秘方》）加减；肝郁化火证用丹栀逍遥散（《女科摄要》）加减；气滞血瘀证用膈下逐瘀汤加减。刘云鹏认为求子之道，莫如调经，经病所致的不孕，分10型进行论治，10型之中以肝气郁结为多，该型以自拟调经Ⅰ号方（柴胡9g，当归9g，白芍9g，益母草15g，香附12g，郁金9g，川芎9g，甘草3g）加减，酌情辨证调经，分期治疗。经前以理气为主，用自拟调经Ⅰ号方；经期以活血为主，用自拟益母生化汤：当归24g，川芎9g，桃仁9g，甘草6g，姜炭6g，益母草15g；经后以补虚为主，亦随胞脉气血的盛衰，按法调制，常用自拟益五合方：益母草15g，熟地黄15g，当归12g，丹参15g，茺蔚子12g，香附12g，川芎9g，白芍9g，枸杞子15g，覆盆子9g，五味子9g，白术9g，菟丝子15g，车前子9g。王耀廷认为燥湿化痰为治标，健脾补肾乃求本，然缓不济急，故常于健脾豁痰之中佐以补肾化瘀之品，曾用苍术20g、香附15g、陈皮15g、茯苓20g、胆南星10g、桂枝10g、鹿角霜50g、紫石英50g、川牛膝15g治之，效佳。

2. 专病专方

柴松岩验方（菟丝子、车前子、淫羊藿、杜仲、当归、桃仁、生薏苡仁、川芎等。每剂2煎，水煎煮至200ml，早晚各服药1次，连续用药6个月为1个疗程）具有益肾健脾、养血通利的作用，对PCOS证属脾肾阳虚型闭经进行治疗取得了良好的效果。

王子瑜对脾肾阳虚，痰湿所致的"多囊卵巢综合征"闭经不孕证常用淫羊藿、巴戟天、鹿角片、菟丝子、山药、苍术、白术、党参、制香附、当归、石菖蒲、天南星、海藻、益母草。李广文石英毓麟汤：紫石英15～30g，川椒1.5g，川芎6g，川续断、川牛膝、淫羊藿各12～15g，菟丝子、枸杞子、香附各9g，当归12～15g，赤芍、白芍各9g，肉桂6g，牡丹皮9g。刘奉五四二五合方：当归9g，白芍9g，川芎3g，熟地黄12g，覆盆子9g，菟丝子9g，五味子9g，车前子9g，牛膝12g，枸杞子15g，仙茅9g，淫羊藿12g。

朱小南善用峻补冲任之品，如鹿角霜、紫河车、巴戟天、淫羊藿等；对气滞不孕善用苏罗子与路路通，认为二药通气功效卓越，经前有胸闷乳胀等症者，十有六七兼有不孕症，治宜疏解，方选香附 15g，郁金 15g，白术 10g，当归 15g，白芍 10g，陈皮 15g，茯苓 15g，合欢皮 15g，苏罗子 15g，路路通 15g，柴胡 7.5g，于经前感觉胸闷乳胀时服用，至经末 1～2 日止。

裘笑梅对肾阳不足，子宫虚寒者用桂仙汤：淫羊藿 15g，仙茅 9g，肉桂末 1.5g（吞），肉苁蓉 9g，巴戟天 9g，紫石英 15g；对肝郁者用蒺麦散：白蒺藜 9g，八月札 9g，大麦芽 12g，青皮 3g，橘核 3g，橘络 3g，蒲公英 9g。

王渭川育麟珠：当归 60g，枸杞子 30g，鹿角胶 30g，川芎 30g，白芍 60g，党参 30g，杜仲 30g，巴戟 30g，淫羊藿 30g，桑寄生 30g，菟丝子 30g，胎盘 60g，鸡血藤膏 120g，共研细末，炼蜜为丸，每日早、中、晚各服 9g。

王渭川种子方：鹿角胶 15g，肉苁蓉 12g，枸杞子 12g，巴戟 12g，柏子仁 9g，杜仲 9g，牛膝 3g，小茴香 9g，桑寄生 15g，菟丝子 15g，覆盆子 24g，淫羊藿 24g。

蒲辅周对妇人胞宫虚寒不孕多选用温经汤治疗。

哈荔田天龙散：女贞子 15g，旱莲草 10g，菟丝子 20g，仙茅 15g，石楠叶 15g，龙胆草 7g，牡丹皮 9g，瞿麦穗 9g，天龙散（大蜈蚣 1 条，九香虫 5g）研面冲服，用于痰湿不孕。

庞保珍用补肾、疏肝、祛痰、活血等多种治法，从中药内服、中药敷贴、针灸、药枕等多种给药途径深入探讨促排卵之路。

（1）庞保珍将 112 例不同类型的无排卵致不孕患者，随机分为治疗组［采用自拟补肾种子丹：紫石英 40g，枸杞子、菟丝子各 20g，鹿茸 1g（冲），紫河车 3g（冲），肉苁蓉、五味子、淫羊藿、覆盆子各 10g，熟地黄 25g，砂仁 2g。月经第 5 天开始，每日 1 剂，连服 6～12 剂。闭经者采用服 3 剂，停 3 天，再服 3 剂，再停 3 天的服药方法。］59 例，对照组（采用氯米芬）53 例。结果：经统计学处理，$P<0.05$，说明实验组疗效明显优于对照组。结论：补肾种子丹是促排卵较理想的方法。补肾法确有促排卵之功，亦证明了中医肾主生殖理论的正确性。

（2）庞保珍将 149 例无排卵不孕症患者随机分为补肾疏肝组（采用自拟补肾疏肝方：紫石英 30～60g，川椒 2g，巴戟天、枸杞子、菟丝子、川续断、肉苁蓉、熟地黄各 10g，柴胡、香附、枳壳、夜交藤各 10g。从月经第 5 天开始服用，每日 1 剂，连服 6～10 剂；月经周期紊乱者，服 3 剂，停 3 天，然后再服 3 天，再停 3 天）77 例，补肾组（采用自拟补肾方）72 例。结果：经统计学处理，$P<0.05$，说明补肾疏肝组疗效明显优于补肾组。结论：补肾疏肝法是促排卵较理想的方法。并认为无排卵不孕患者均有不同程度的肝郁表现，卵子有规律的排出与肝的疏泄功能有密切关系。

（3）庞保珍将 132 例无排卵不孕症患者随机分为祛痰补肾组［采用自拟祛痰补肾方：紫石英 40g，紫河车粉（冲）3g，川椒 2g，巴戟天、枸杞子、川续断、熟地黄各 20g，肉苁蓉、淫羊藿各 10g，陈皮、制半夏、茯苓、竹茹、白芥子各 10g。从月经第 5 天开始服药，每日 1 剂，连服 6～10 剂；月经周期紊乱者，服 3 剂，停 3 天，然后再服3剂，停3天］67例，补肾组65例（采用自拟补肾方）。结果：经统计学处理，$P<0.05$，说明祛痰补肾组疗效明显优于补肾组。结论：祛痰法可促排卵，补肾与祛痰结合，可以收到更好疗效。庞保珍还发现不少无证可辨或用多法治疗无效的无排卵不孕患者，投祛痰补肾法常可奏功。

（4）庞保珍将126例无排卵不孕症患者随机分为补肾活血组（采用自拟活血胤嗣丹：紫石英30g，川椒2g，巴戟天10g，枸杞子10g，川续断20g，肉苁蓉10g，女贞子12g，炒桃仁10g，红花10g，鸡血藤12g，川芎10g。从月经第1～5天与月经第13～17天各服5剂，水煎服。月经紊乱者，服3剂，停3天，然后再服3天，再停3天）65例，补肾组61例。结果：经统计学处理，$P<0.05$，说明补肾活血组疗效明显优于补肾组。结论：活血可促进卵子的生长、促进排卵、促进精卵的结合。

（5）庞保珍将108例不同类型的无排卵不孕患者随机分为实验组［采用自拟排卵毓麟汤：紫石英40g，肉苁蓉10g，枸杞子20g，菟丝子20g，鹿茸1g（冲）、紫河车3g（冲）、五味子10g，人参10g，麦门冬12g，益母草12g，红花10g，半夏10g，竹茹10g，香附10g，青皮10g，月经第5天开始，每日1剂，连服5～12剂。闭经者采用服3剂，停3天，再服3剂，再停3天的服药方法］56例，对照组（采用氯米氛）52例。结果：经统计学处理，$P<0.05$，说明实验组疗效明显优于对照组。结论：排卵毓麟汤是促排卵较理想的方法。并认为肾虚虽为无排卵的重要原因，但无排卵不孕患者均有不同程度的肝郁血瘀、痰湿表现。肝主疏泄，卵子有规律的排出，与肝的疏泄功能有密切关系，此外瘀血、痰湿皆可影响卵子的生长与排出。

（6）庞保珍将253例无排卵致不孕症患者随机分为以求嗣丹（人参、黄芪、枸杞子、菟丝子等药物，研末为水丸，每服9g，每天3次。月经第5天开始，连服20天。闭经者采用连服20天，停服10天，再连服20天，再停10天的服药方法）治疗的实验组（129例）和以氯米芬治疗的对照组（124例）。结果：实验组与对照组促排卵疗效无差异（$P>0.05$），而痊愈（妊娠）疗效有明显差异（$P<0.01$）。结论：求嗣丹对气虚而又肾精不足所致无排卵致不孕症有较好的临床疗效，且用药后均有不同程度的增强体质作用。

（7）庞保珍用自拟絪蕴育子汤（紫石英40g，淫羊藿15g，菟丝子20g，枸杞子20g，露蜂房10g，川椒2g，人参10g，益母草12g，王不留行10g，红花10g，香附10g，柴胡10g，枳壳10g。）与氯米芬促排卵进行对照研究，结果絪蕴育子汤的妊娠率高于氯米芬，并认为卵子有规律的排出与肝的疏泄功能有密切关系。

3. 针灸推拿

谢红亮等用针刺配合滋肾育胎丸治疗PCOS 30例，针刺取体穴：关元、三阴交（双）、太溪（双）、太冲（双）、子宫或卵巢（双侧，交替），平补平泻，留针30分钟，留针期间，每10分钟运针1次，自月经后第5天开始，每周3次，4周为1个疗程。连续治疗3个疗程。滋肾育胎丸（党参、续断、白术、巴戟天、何首乌、杜仲、枸杞子、菟丝子、熟地黄等），每次5g，每日3次，于月经后第5天开始服用，15天为1个疗程，连续治疗3个疗程，取得较好疗效。

费义娟等选取肝俞、肾俞、脾俞、关元、子宫穴、三阴交，于末次月经第5天开始进行针刺，每日1次，每次30分钟；以电针刺激，频率3Hz。连续15天，3个周期为1个疗程。治疗PCOS患者30例，有效率为86.67%。

史常旭等采用中药、针刺、中药加针刺联合治疗PCOS 117例，中医辨证为痰湿、肾虚痰湿、肾虚三型，分别给予中药方剂。其针刺，取穴为关元及双侧子宫穴，月经第14～17天每天针刺1次，每次留针15分钟，联合治疗有效率达92.78%，单用中药或针刺有效率为60%～76%。

马仁海等应用针灸治疗PCOS 98例，取主穴为腹部六针（关元、中极、子宫、大赫、三阴交）；对照组服用克罗米芬。结果：治疗组治愈率94%，对照组治愈率62.5%。治疗组妊娠26例，对照组妊娠15例，有显著性差异（P<0.05）。认为针灸能够调整人体内分泌功能。

张丽梅治疗PCOS 64例，卵泡期口服自拟补肾汤（山茱萸、石斛、肉苁蓉、熟地黄、巴戟天、附子、白茯苓、石菖蒲、陈皮、香附），排卵期、黄体期辅以电针治疗（选用疏波，中等强度，针刺双侧子宫穴、中极穴）。治疗3个月为1个疗程，症状改善率96%，LH/FSH、T值下降70%。现代研究认为，针刺可引起脑内某些核团反应和递质变化，调整下丘脑功能而促排卵。

庞保珍以自拟真机散：食盐30g，巴戟天10g，川椒10g，附子10g，肉桂10g，淫羊藿10g，紫石英10g，川芎6g，香附10g，小茴香6g，麝香0.1g，生姜片5～10片，艾炷21壮，如黄豆大，麦面粉适量。先将麝香、食盐分别研细末，分放待用，次将其余诸药混合研成细末另备用。嘱患者仰卧床上，首先以温开水调麦面粉成面条，将面条绕脐周围一圈，内径1.2～2寸，然后把食盐填满患者脐窝略高1～2cm，接着取艾炷放于盐上点燃灸之，连续灸7壮之后，把脐中食盐去掉，再取麝香末0.1g，纳入患者脐中，再取上药末填满脐孔，上铺生姜片，姜片上放艾炷点燃，频灸14壮。月经第6天开始，每隔2天灸1次，连灸6次为1个疗程。填脐灸法治疗无排卵性不孕症109例，结果排卵率为61.5%，妊娠率为30.3%，提示该法对肾阳虚型无排卵不孕症疗效较好。

4. 中药周期治疗

临床运用虽然不尽相同，但主要治疗机理即强调经后期以滋阴补肾为主，促卵泡发育；经间期滋肾活血以促卵泡排出；经前期以温补肾阳为主促黄体功能；行经期以活血通经为主利经血正常排出。

袁雄芳将辨证论治、中药周期疗法揉为一体，分肾阳虚、肾阴虚、痰湿3型治疗PCOS 38例。各型均在月经周期不同阶段分别拟促卵泡汤、促排卵汤、促黄体汤、活血调经汤，经1～3个疗程治疗。结果：治愈26例，好转7例，总有效率86.8%。

王娜等在采用中药人工周期治疗PCOS中，重视B超对卵泡的检测，对B超监测示卵泡发育欠佳者，重用补肾之品。于月经第 10～12 天开始用 B 超（专人专机）监测卵泡生长发育情况。若卵泡直径在 15mm 左右时，则连续监测优势卵泡大小、饱满状态、壁厚薄、破裂消失否及子宫后方积液、子宫内膜变化，患者自测基础体温。

盛玉凤以补肾为主，根据月经的不同阶段各有侧重，经后期滋补肾阴（血）而养冲任，常用药物：龟甲、阿胶、女贞子、旱莲草、山茱萸、白芍、炙首乌等；经间期益肾填精而疏冲任，常用药物：鹿角霜、紫石英、肉苁蓉、菟丝子、补骨脂、柴胡、皂角刺、牡丹皮等；月经前期温补肾阳而调冲任，用仙茅、淫羊藿、鹿角霜、巴戟天、补骨脂等；月经期活血化瘀而调月经，常用药物：当归、赤芍、丹参、红花、川芎、茺蔚子、川牛膝等。

邵志英采用自拟补肾化痰方（熟地黄 20g，山药、茯苓各 15g，仙茅、菟丝子各 25g，苍术、半夏、川芎各 10g，羌活、炙甘草各 6g），从月经来潮第 9 天开始服用，每日 1 剂，连服 6 剂，排卵后改服健黄体汤（熟地、山药、白芍各 15g，当归、菟丝子各 25g，覆盆子、枸杞子各 20g，甘草 6g）。3 个月经周期为 1 个疗程。配合克罗米芬治疗 50 例，痊愈 30 例，好转 15 例，无效 5 例。

梅彬等应用中药人工周期疗法，滋阴补肾，配合西药克罗米芬治疗 50 例 PCOS，取得满意疗效。月经第 5～11 天：滋阴补肾为主，稍佐温阳药，用熟地黄、山药、山茱萸、菟丝子、覆盆子、佐少量肉苁蓉、巴戟天；月经第 12～16 天：活血化瘀为主，自拟排卵汤，用桃仁、红花、皂角刺等；月经第 17～24 天：温补脾肾，用补中益气汤合六味地黄汤加减；月经第 25 天至下次月经来潮：用桃红四物汤加减，重用赤芍、枳壳。

郝兰枝等用中药人工周期治疗青春期 PCOS 40 例，基础方：淫羊藿 30g，仙茅 10g，菟丝子、鹿角霜、女贞子、墨旱莲各 30g，当归、黄芪、益母草各 15g，川芎 10g，炙甘草 6g。分期论治：月经后期（周期第 6～10 天）以滋补肾阴、调养冲任为主，排卵前期（周期第 11～14 天）为静中生动之际，上方中酌加理气活血之丹参、泽兰、香附；排卵后期（周期第 15～23 天），为阳气旺盛时期，应酌加补肾阳之品，经前期（周期第 24～28 天），为血海满盈将要溢泻之际，应因势利导，促使经血顺利外泄。结果总有效率为 90%。

程泾认为月经失调有狭义、广义之分，详述、主张以中医周期疗法治疗功能性月经失调，基本治则归纳为补肾填精调冲、滋肾养阴调冲等十四法；认为治疗妇科病尤其是功能失调疾病，必须重视调理冲任（督带），常用的奇经药物有：紫石英、当归、紫河车、鳖甲、肉苁蓉、枸杞子、杜仲、山药、丹参、巴戟天、白术、莲子、川芎、附子、香附、甘草、木香、吴茱萸、黄芩、黄柏、鹿含草、鹿茸、郁金、小茴香、川乌、黄芪、三棱、莪术、龙骨、牡蛎等入冲脉；龟甲、紫河车、覆盆子、丹参、鹿茸、白果等入任脉；鹿茸、肉桂、黄芪、枸杞子、羊肾等入督脉，较具代表性的奇经方有：《千金要方》小牛角䚡；《济阴纲目》茸附汤；王孟英温养奇经方；吴鞠通通补奇经方；张锡纯治冲四汤，即理冲汤、安冲汤、固冲汤、温冲汤。

三、中西医结合

在中西药结合促排卵方面，最为多见的是克罗米酚（CC）联合中药治疗PCOS。黎小斌等自拟导痰种子方联合克罗米芬治疗多囊卵巢综合征，于月经（或黄体酮撤血）第5～9天服克罗米芬50 mg，1/天，连用5天；同时于月经第5～14天服用导痰种子Ⅰ号方：茯苓15g，白术15g，陈皮5g，法半夏9g，胆南星9g，鸡血藤30g，当归9g，川芎5g，仙灵脾9g，仙茅9g，黄芪15g；第14天或排卵后服导痰种子Ⅱ号方：茯苓15g，白术10g，淮山药15g，党参20g，黄芪15 g，丹参15g，鸡血藤20g，当归9g，泽泻10g，至月经来潮或确定妊娠。治疗3个月为1个疗程，以1～2个疗程为限。结果：治疗组痊愈44例，有效2例，总有效率为97.9%。治疗后妊娠29例，占65.9%，排卵率为85.12%，睾酮（T）及LH/FSH值均较治疗前明显下降（$P<0.01$），LH/FSH比值下降显著。陈翔以补肾中药自拟促卵泡汤配合服用克罗米酚不孕症PCOS治疗38例，B超监测卵泡成熟时肌注绒毛膜促性腺激素（HCG）临床收效显著，妊娠率为55%。邵瑞云等用补肾活血中药加克罗米酚（CC）治疗PCOS所致的不孕症，疗效优于单用克罗米酚（CC）的治疗，且周期排卵率高达87%，总妊娠率为65.6%。现代药理学研究表明，补肾类中药能够降低PCOS高胰岛素血症、高雄激素水平，改善卵巢微循环，促进卵泡的发育与排卵。补肾中药联合西药，能纠正内分泌的异常，建立规律的月经。朱红鹏等治疗重度PCOS，在促排卵治疗前使用达英-35及螺内脂，服至血LH和T降至正常停药，然后开始中药人工周期，总排卵率为86.67%，妊娠率为13.33%。黎小斌等报道腹腔镜下双侧卵巢多点电凝术辅以补肾化痰中药（导痰种子方）治疗PCOS不孕症24例，术后6个月治疗组总妊娠率58.3%，对照组29.2%，2组比较有显著性差异（$P<0.05$）。腹腔镜术后辨证中药治疗，可提高术后排卵率及受孕率，术后T（睾酮）、LH/FSH下降后维持时间长。研究表明腹腔镜术后采用中药治疗，术后半年内排卵率及受孕率均保持在较高水平。

四、实验研究

归绥琪等研究提示补肾法除能调节性腺轴外，同时也调节肾上腺皮质功能，共同参与对生殖功能的调节作用，进一步体现了中医的整体观，并为临床补肾药有效地治疗高雄激素无排卵不孕症提供了科学依据。黄玉华等研究柴松岩健脾益肾养血通利方（由菟丝子、仙灵脾、杜仲、当归、川芎、车前子、泽泻等组成），认为益肾健脾养血通利方具有降低血清胰岛素水平、改善多囊卵巢征象、恢复排卵的作用。PCOS患者临床证型与基础性激素雌三醇（E_2）、FSH、LH、催乳素（PRL）、T的关系：LH/FSH值<2.5，临床上多表现为肾阴虚征象；LH/FSH值>2.5，患者则出现一系列肾阳虚征象；PRL增高是肝郁证的特异性指标。检查血激素水平，应在取血前3个月内未用过任何激素类药物，并于月经来潮3～5天的清晨取血。

（编者：庞保珍 庞清洋）

第二节 高催乳素血症

【概述】

催乳素（prolactin，PRL）是垂体前叶嗜酸细胞、妊娠子宫蜕膜和免疫细胞等分泌的一种蛋白激素。高催乳素血症（hyperprolactinemia，HP）是指非妊娠期、产后停止哺乳6个月之后由于各种原因所致外周血催乳素（PRL）水平高于$25\mu g/L$，造成下丘脑-垂体-性腺轴功能失调的疾病。高催乳素（PRL）血症是临床最常见的生殖内分泌疾病，占不孕妇女的15%～20%，常导致无排卵、闭经、不孕、溢乳和性腺功能减退。

祖国医学没有本病的专门论述，属中医学"月经过少""月经稀发""闭经""乳泣""不孕"范畴。

【发病机制】

（一）中医病因病机

1. 肝郁气滞

情志抑郁或忿怒伤肝，以致疏泄失司，气血失调，血海蓄溢失常，导致月经稀少或闭经，终使血中催乳素升高而不孕。

2. 肝肾阴虚

禀赋不足，肾气未盛，精气未充，肝血不足，冲任失于充养，无以化为经血；或房劳、堕胎，或久病及肾，以致肾精亏耗，肝血虚少，精血匮乏，冲任亏损，胞宫无血可下，终使月经稀少、闭经、不孕；肝肾亏虚，肝失所养，疏泄失职则致气血逆乱，随肝气上逆乳房而致溢乳。

3. 脾虚痰阻

素体肥胖或恣食膏粱厚味，或饮食失节，或思虑劳倦，损伤脾胃，脾虚痰湿内生，痰阻气机，经脉受阻，冲任失调，而致月经后期、闭经，甚则不孕；脾虚不能摄血归经，气血逆乱，不得下注冲任，上逆乳房化为乳汁，导致乳汁外溢。

（二）西医病因病理

引起高催乳素血症的病因较多（见下表）。某些生理状态，如夜间睡眠、高蛋白高脂饮食、妊娠、哺乳、刺激乳头乳房、性交、过饱或饥饿、应激和神经紧张等，都会引起PRL轻度升高。

高催乳素血症的病因及发病机制

分类	病因	机制
生理性	妊娠	雌激素水平升高
	刺激乳房	通过自主神经系统抑制多巴胺系统
	哺乳	
	应激	减少多巴胺的刺激
	运动	
	睡眠	
垂体病变	垂体肿瘤：微或大催乳素瘤，腺瘤，下丘脑柄阻断	阻断下丘脑多巴胺的运输和（或）GH和PRL的分泌
	垂体炎	
	肢端肥大症	生长激素腺瘤分泌PRL
	空蝶鞍综合征	垂体损伤/退化
	Rathke囊肿	垂体受压
	浸润性疾患（肺结核，肉瘤样变）	垂体浸润
下丘脑病变	原发性甲状腺功能低下肾上腺功能减退	增加下丘脑TRH的分泌和降低其代谢糖皮质激素合成减少，对抑制PRL分泌的作用下降
	下丘脑损伤或受压	多巴胺合成减少
药物	抗精神病药（酚噻嗪类，氟哌啶醇，苯丁酮类，利培酮，单胺氧化酶抑制药，氟西汀，舒必利）	抑制多巴胺释放
	催吐药（多潘立酮）	
	抗高血压药（甲基多巴、钙离子拮抗药、利舍平）	
	三环类抗抑郁药	
	阿片制剂	刺激下丘脑阿片样受体
	雌激素	刺激泌乳细胞
	维拉帕米	未知
	蛋白酶抑制药	
神经源性	胸壁损伤	阻断中枢神经通路，减少多巴胺释放至垂体门脉系统
	脊髓损害	
PRL产生增加	PCOS	暂时升高PRL
	卵巢切除术	
PRL	肾衰竭	PRL清除减少以及PRL对中枢的刺激增加
	肝功能不全	
异常PRL分子	巨催乳素血症	PRL与IgG结合形成多聚体，不能与PRL受体有效结合
特发性	未知	未知

（选自：乔杰主编《生殖医学临床诊疗常规》）

【诊断】

(一) 病史

溢乳、月经稀发、闭经、多毛、不孕与 PCOS 都提示可能存在高 PRL 血症。用药史可提示药物原因，如可能停药，停药 1 个月后复查血清 PRL，若 PRL 仍高，进一步检查；如不能停药，应进一步检查排除垂体腺瘤。

(二) 体格检查

体格检查包括乳腺检查、视野检查、妊娠试验、甲状腺功能、肝肾功能、PCOS。注意检查有无溢乳，溢乳的量并不重要，重要的是确定是否有乳汁分泌，若涂片发现较多的脂滴，则可确定为溢乳；有无肢端肥大症、胸壁病变或库欣综合征的表现，有无盆腔肿块或生殖器萎缩。

(三) 化验检查

1. PRL 测定

血清 PRL 水平呈现昼夜波动，睡眠时最高，睡眠后 2～3 h 即可达 24 h 平均值的 180%，醒后 2 h 返回基线，早晨 8：00 至中午清醒时最低，因此，应在此时采血测定。正常的 PRL 水平在男性与女性分别是 <20μg/L 与 <25μg/L（1μg/L 约为 21.2mU/L）。但是大部分实验室的 PRL 正常参考值存在差异，绝经前妇女 PRL 正常值上限为 <35μg/L（700mU/L）较合适。不同病因 PRL 增高的程度也不一致。

2. TSH、T_3、T_4 测定

可排除原发性甲状腺功能低下，若 TSH 上升，即可诊断原发性甲状腺功能低下（通常为桥本 Hashimoto 甲状腺炎）。

3. 垂体功能检查

可测促性腺激素水平，了解垂体的促性腺功能。

(四) 放射线检查

主要是头颅 X 线摄片，有条件时亦可进行蝶鞍断层摄片，或 CT、MRI 检查。蝶鞍断层 X 照相术只能检查蝶鞍而不能检查垂体本身，也无法发现小腺瘤与肿瘤侵犯鞍上部分，但可用于筛查。若 PRL 与断层皆正常，没必要进行 CT 检查，只有断层异常才行 CT 或 MRI 检查，以便发现垂体的微小腺瘤。CT 主要提供蝶鞍的骨质变化，对软组织（如垂体肿瘤）与正常的解剖结构（如视交叉）提供信息少。

核磁共振（MRI）是目前常用的检测手段，可弥补 CT 的不足，选择性地发现空鞍，鉴别视交叉、视神经、血管等软组织的异常。通过 MRI 增强扫描可增加微腺瘤的检出率，但即使通过高分辨率扫描也难以发现 <2mm 微腺瘤及区分单纯泌乳细胞增生与特发性高 PRL 血症患者。

一般来讲，PRL 超过 100μg/L 时，催乳素瘤可能性大，所以，有研究者建议，PRL 水平超过 100μg/L 时才有必要做 MRI，但一项 104 例高 PRL 血症患者的回顾性分析提示，对于持续性高催乳素血症患者，在排除一般病因后有必要做 MRI 检测，刚刚超过正常范围的 PRL 水平也可能检测到垂体肿瘤的存在。

（五）其他检查

包括眼底与视野检查，以排除可能存在的肿瘤压迫造成的眼底或视野改变。

由于闭经、溢乳的症状可早在确诊垂体肿瘤前数年，甚至 10～20 年前出现，因此，经各种检查未找出病因者，特别是 PRL 增高者，虽疑诊为特发性闭经溢乳综合征，但仍应继续随访，每 6 个月复查 PRL，每年复查蝶鞍断层摄片。若溢乳达 6 个月至 1 年或高 PRL 血症伴有月经紊乱、不孕与多毛，应考虑垂体肿瘤。

【鉴别诊断】

主要通过头颅或垂体 CT、MRI 检查与特发性高催乳素血症、垂体肿瘤及其他颅内肿瘤进行病因鉴别。

【治疗】

一、中医辨证论治

1. 肝郁气滞证

主要证候：婚久不孕，血清催乳素>25μg/L，乳房胀痛，乳汁外溢或挤压而出。月经先后无定期，渐至经闭不行；精神抑郁，时善叹息，胸闷胁胀；或少腹胀痛，经期加重，舌质淡红或暗红，苔薄白，脉弦。

治法：疏肝解郁，调经助孕。

方药：逍遥降乳丹（庞保珍方，选自庞保珍主编《不孕不育中医治疗学》）

柴胡、当归、白芍、茯苓、白术、香附、牡丹皮、川牛膝、女贞子、麦芽、甘草。

中成药：逍遥丸，口服。一次 6～9 克，一日 2 次。

2. 肝肾阴虚证

主要证候：婚久不孕，血清催乳素>25μg/L，月经稀少或闭经，乳房胀痛，乳头可有乳汁溢出或挤出，五心烦热，头痛少寐，腰膝酸软，舌质淡红，少苔，脉沉弱或细涩。

治法：滋补肝肾，调经助孕。

方药：济阴降乳丹（庞保珍方，选自庞保珍主编《不孕不育中医治疗学》）

熟地黄、山茱萸、山药、枸杞子、桑椹、淫羊藿、茯苓、当归、白芍、香附、甘草、麦芽。

中成药：六味地黄丸，大蜜丸一次 1 丸，一日 2 次。

3. 脾虚痰阻证

主要证候：婚久不孕，血清催乳素>25μg/L，形体肥胖，月经稀发，色淡量少，渐至经闭,乳汁自出或挤压而出。胸闷痰多,纳呆腹胀,便溏,带下量多,口中淡腻,舌淡胖,边有齿印,苔白腻,脉沉滑。

治法:健脾燥湿,豁痰调经。

方药:济脾豁痰丹(庞保珍方,选自庞保珍主编《不孕不育中医治疗学》)

黄芪、白术、人参、苍术、茯苓、半夏、陈皮、天南星、枳壳、生姜、甘草、麦芽。

中成药:香砂六君合剂,口服。一次10毫升,一日3次。

二、西医治疗

1. 西药治疗

溴隐亭(bromocriptine,CB154)是目前国内外治疗高催乳素血症的首选药物。

2. 手术治疗

当垂体肿瘤产生明显压迫与神经系统症状,或药物治疗无效时,应考虑手术治疗。

3. 放射治疗

放射治疗适用于对常规手术后PRL下降不满意,有残余肿瘤组织,或其他原因不愿意或不能进行手术治疗的患者。

4. 促排卵治疗

(1)枸橼酸氯米芬促排卵:如通过治疗后,血清催乳素水平下降而排卵仍未恢复者,可用枸橼酸氯米芬(clomiphene,CC)促排卵治疗。CC用于促排卵只适用于下丘脑与垂体有一定功能的患者,而对垂体大腺瘤患者或手术破坏垂体组织较严重、垂体功能受损时,CC促排卵无效。

(2)Gn促排卵:对CC促排卵无效或垂体瘤术后垂体组织遭破坏、功能受损,而造成低Gn性闭经的患者,可用外源性Gn促排卵。人绝经后尿促性腺激素(HMG,每支含75U的FSH与75U的LH)促进卵泡发育、成熟,并用HCG诱发排卵。由于卵巢对Gn的敏感性存在个体差异,故应以低剂量HMG开始,一般可从HMG 75U,每日1次开始,连续使用5~7天,然后行超声监测卵泡发育,若无明显卵泡发育,每隔5~7天增加HMG用量75U。切忌过快增加Gn用量,以防严重的卵巢过度刺激综合征(ovarian hyperstimulation syndrome,OHSS)发生,当最大卵泡直径达18mm时,注射HCG。

【名家经验】

1. 罗元恺经验

罗元恺认为,临床上闭经—溢乳综合征可分为两大类型,一为脾肾阳虚型,一为肝郁脾虚型。前者形态肥胖,面色较苍白,闭经,乳房不胀,挤压有乳汁溢出,乳汁多少浓淡不定,易疲倦或头晕,舌淡胖,苔白润,脉沉细;治宜温补脾肾阳气,用肾气丸加白术、炒麦芽(可用到100g左右)。后者平素肝气郁结,脾气不运,形体不胖或消瘦,除闭经或溢乳外,如时间延长,可见生殖器官萎缩,卵巢功能低下,伴精神抑郁、食欲不振、睡眠不佳、多梦,舌苔红,脉沉弦;治宜疏肝解郁健脾,用逍遥散加郁金、素馨花、鸡内金、生麦芽（用量100g左右）、生薏苡仁等。

2. 柴松岩经验

柴松岩认为，毒邪侵袭，郁积体内，郁而化热，是高催乳素血症发生的主要病机。毒热可因不明时期、不明原因局部感染所致，亦与脏腑功能紊乱致代谢失司有关。柴松岩辨治高催乳素血症经验为清解毒热、调理气机，选择走上、走两胁药物治疗，泌乳治在阳明，观察患者有无阳明病变，常以全瓜蒌调理；以"通"法为治，化瘀行滞，给邪以出路；擅用引经药，常以葛根、桔梗、川芎引经，载药上行。

【医案选粹】

柴松岩医案：脾肾阳虚，心神失养证案

薛某，女，31岁，已婚。首诊2011年12月31日。

主诉：月经量少17年。

现病史：14岁月经初潮，既往月经周期尚规律，30～36日一行，经期4～5日，经量少。末次月经2011年12月25日，末前次月经2011年11月13日，经前基础体温呈不典型双相。舌嫩暗，脉细滑。

孕产史：结婚3年，妊娠2次，2010年9月生化妊娠，2011年7月妊娠60日左右胎停育。

化验检查：2011年12月27日激素水平检查示：FSH 7.10mIU/ml，LH 4.10mIU/ml，E_2 115.29pmol/L，PRL 1299.56mIU/L，T 1.70nmol/L。B超检查：子宫4.3cm×3.7cm×2.5cm，子宫内膜厚度0.6cm。

中医诊断：月经量少，不育。

西医诊断：高泌乳素血症。

辨证：脾肾阳虚，心神失养。

治法：健脾补肾，养血填冲。

处方：

太子参12g，当归10g，菊花10g，钩藤10g，冬瓜皮15g，茯苓10g，白术10g，枸杞子15g，菟丝子15g，远志10g，桑寄生15g，夏枯草12g，川续断10g，川芎5g，桔梗10g，20剂。

二诊：2012年3月24日。末次月经2012年3月4日，经前基础体温不典型双相，经量少，经色淡。末前次月经2012年2月2日。近日时感头痛，二便调。舌淡嫩，脉细滑。

处方：

太子参15g，当归10g，生甘草5g，白术10g，龙眼肉10g，阿胶珠12g，枸杞子15g，何首乌10g，菟丝子15g，月季花6g，钩藤15g，葛根6g，浙贝母10g，川芎5g，40剂。

三诊：2012年4月14日。末次月经2012年4月11日，经前基础体温典型双相。末前次月经2012年3月4日。舌瘦嫩暗、有齿痕，脉沉细。

处方：

扁豆10g，钩藤10g，葛根5g，月季花6g，女贞子15g，丹参10g，连翘12g，夏枯草10g，桔梗10g，生甘草5g，金银花10g，百部10g，绿萼梅6g，30剂。

四诊：2012年6月23日。末次月经2012年6月14日，经前基础体温呈不典型双相。近日乏力，腰痛，舌淡，脉细滑。2012年4月13日激素水平检查：FSH 5.24mIU/ml，LH 3.00mIU/ml，$E_2$1032.12pmol/L，PRL 440.28mIU/L。

处方：

阿胶珠10g，太子参15g，当归10g，川芎5g，白术10g，夏枯草12g，龙眼肉12g，何首乌10g，川续断15g，菟丝子15g，茵陈10g，山药15g，20剂。

五诊：2012年7月22日。末次月经2012年9月10日，末前次月经2012年8月11日，经前基础体温均有不典型双相。舌淡，脉细滑。2012年9月12日激素水平检查：FSH 8.85mIU/ml，LH 3.80mIU/ml，$E_2$519.72pmol/L，PRL 542.71mIU/L，T 1.04nmol/L。

处方：

枸杞子12g，何首乌10g，白术10g，瞿麦6g，桔梗10g，川续断15g，当归10g，茯苓10g，益母草10g，绿萼梅10g，玉竹10g，生甘草5g，百合10g，连翘10g，20剂。

六诊：2013年3月2日。末次月经2013年2月11日，经前基础体温有不典型双相，经量略增多。末前次月经2013年1月4日。现服溴隐亭每日1片治疗中，二便调，舌暗，脉细滑。

处方：

当归10g，炒白芍12g，阿胶珠12g，茜草12g，地骨皮10g，茵陈12g，墨旱莲15g，枸杞子15g，女贞子15g，白术10g，月季花6g，钩藤10g，泽泻10g，川芎5g，20剂。

七诊：2013年5月11日。末次月经2013年4月13日，末前次月经2013年3月14日，经前基础体温均有不典型双相，量较前增多。现每日服溴隐亭半片，舌淡暗，脉沉滑。2013年4月15激素水平检查：FSH 6.99mIU/ml，LH 5.30mIU/ml，E_2 442.86pmol/L，PRL 2193.35mIU/L。

处方：

冬瓜皮20g，泽兰10g，阿胶珠12g，桃仁10g，月季花6g，薏苡仁20g，丹皮10g，金银花12g，浙贝母10g，杏仁6g，白术10g，川续断15g，菊花10g，合欢皮10g，女贞子15g，杜仲10g，当归10g，20剂。

八诊：2013年7月27日。末次月经2013年7月19日，经前基础体温不典型双相。舌嫩暗，脉细滑稍弦。2013年6月29日激素水平检查：FSH 6.56mIU/ml，LH 5.60mIU/ml，E_2 4537.65pmol/L。

处方：

菊花10g，钩藤10g，泽兰10g，夏枯草12g，月季花6g，红花5g，生甘草6g，大腹皮15g，川续断10g，菟丝子10g，郁金6g，合欢皮10g，金银花12g，女贞子10g，白术10g，杜仲10g，车前子10g，20剂。

九诊：2013年10月26日。末次月经2013年10月19日，末前次月经2013年9月18日，经前基础体温均有不典型双相。现每日服溴隐亭1/4片，近日面色萎黄，焦虑，舌肥黄，齿痕重，脉沉滑。2013年5月查双侧输卵管通畅。

处方：

阿胶珠12g，白术10g，川续断15g，川芎5g，茯苓皮10g，砂仁3g，高良姜3g，蛇床子3g，龙眼肉10g，杜仲10g，桃仁10g，生甘草6g，郁金6g，月季花6g，泽兰10g，20剂。

十诊：2014年3月1日。末次月经2014年2月13日。舌肥暗，齿痕重，脉沉细滑。2014年2月14日激素水平检查：FSH 5.32mIU/mL，LH 6.03mIU/ml，E_2 900.36pmol/L，T 1.08nmol/L。

处方：

太子参12g，当归10g，川续断5g，川芎5g，夏枯草12g，月季花6g，茵陈10g，龙眼肉12g，砂仁3g，大腹皮10g，蛇床子3g，瞿麦6g，桂枝2g，20剂。

十一诊：2014年3月15日。末次月经2014年2月13日。现基础体温呈高温相、稳定，舌嫩暗、有齿痕，脉沉滑数。2014年3月13日激素水平检查：HCG 114.78mIU/ml，PRL 658.68mIU/L，P 122.05nmol/L。

处方：

覆盆子15g，茜草12g，金银花10g，百合10g，苎麻根10g，荷叶10g，菟丝子15g，地骨皮6g，竹茹6g，珍珠母6g，侧柏炭12g，山药15g，白术10g，茯苓10g，14剂。

十二诊：2014年3月22日。近日基础体温上升后稳定，舌嫩暗，有齿痕，脉沉弦滑。2014年3月20日激素水平检查：HCG 4086.00mIU/mL，PRL 401.10mIU/L，P 112.09mol/L。

处方：

覆盆子15g，白术10g，川续断15g，苎麻根6g，百合12g，荷叶10g，茯苓10g，枸杞子15g，菟丝子15g，山药15g，地骨皮10g，金银花12g，14剂。

十三诊：2014年4月5日。基础体温稳定，近日感冒，舌肥淡，脉沉滑。2014年4月2日B超检查：宫内胎囊1.9cm×1.8cm×2.6cm，胎芽0.3cm，可见胎心。2014年3月31日查：血HCG 49870.60mIU/mL，PRL 959.51mIU/L，P 115.71nmol/L。

处方：

覆盆子15g，山药15g，白术10g，茯苓10g，苎麻根10g，侧柏炭15g，枸杞子15g，菟丝子15g，百合10g，荷叶10g，椿皮5g，莲子心3g，14剂。

辨证要素：月经初潮后即月经量少，有2次不良妊娠史；经查PRL值高于正常值；首诊见舌嫩暗，脉细滑；激素水平检查：PRL 1299.56mIU/L。

诊疗思路：结合初潮后即月经量少、舌、脉及激素水平检查，诊断为高泌乳素血症脾肾阳虚、心神失养之证。施以健脾补肾之法，药用太子参、茯苓、白术健脾益气，菟丝子、杜仲、川续断、桑寄生、枸杞子补肾。施以养血填冲之法为辅，药用当归、何首乌、龙眼肉。辨病治疗，药用菊花、钩藤、葛根、浙贝母、桂枝、夏枯草清热平肝、软坚散结、调理气机。

治疗结果：经治患者妊娠。

【诊疗述评】

高催乳素血症是引起不孕的常见原因之一，临床诊断主要依靠实验室对 PRL 的检测。首先要系统查体排除器质性病变，针对病因治疗，对于没有发现器质性病变者，也要定期观察。

中医药治疗本病具有一定效果，特别对特发性高催乳素血症疗效较好。在辨证治疗的前提下，务要重视"肝"在正常"月经"与"孕育"中的重要地位，重视疏肝理气药的应用。

【预防与调摄】

1. 科学养生，增强体质。
2. 注意调节情志，保持乐观。
3. 尽量避免使用消耗下丘脑多巴胺或阻滞多巴胺药物。

【现代研究进展】

一、西医研究进展

研究证实，导致高催乳素血症的常见原因有：①垂体疾病：如催乳素瘤、蝶鞍内肿瘤、蝶鞍内囊肿致垂体促性腺激素分泌下降，使催乳素分泌增加。②下丘脑与垂体柄疾病：切断了催乳素抑制因子对催乳素的抑制作用，如肉芽肿性疾病，包括肉样瘤病、结核；颅咽管瘤、错构瘤；头颅照射或垂体柄切除。③原发或继发性甲状腺功能减退症：促甲状腺激素释放激素、促甲状腺激素水平升高致催乳素水平升高。④肝、肾功能不全：前者由于肝脏降解催乳素异常，后者则由于肾脏代谢减慢所致。

二、中医研究进展

（一）病因病机

徐福松、莫惠等认为肝经郁热、肝肾不足、脾虚痰阻是主要病机。贾金英等提出，肝郁肾虚血瘀为其主要病机。张越林等主张肾虚精亏，肝失条达，气血失和，瘀血内阻是本病的基本病因。哈荔田指出引起不孕的原因不一，月水不调是要因，脏腑当求肝、脾、肾。吕春英强调肾阳虚肝郁、肾阴虚肝郁、肝郁脾虚是其主要病机。孙跃农等认为主要病机是肝郁气滞、肾阳虚肝郁、肾阴虚肝郁、脾肾阳虚痰湿阻滞、脾虚血瘀。李祥云认为肝郁气滞、肾亏肝旺、气血两虚、痰瘀交阻为主要病机。

(二) 中医治疗

1. 辨证论治

韩百灵对肾阴亏损有用百灵育阴汤：熟地黄 15g，山药 15g，川续断 15g，桑寄生 15g，怀牛膝 15g，山茱萸 15g，白芍 15g，牡蛎 20g，杜仲 15g，海螵蛸 20g，菟丝子 15g，龟甲 20g；血虚用育阴补血汤：熟地黄 15g，山药 15g，当归 15g，白芍 15g，枸杞子 15g，炙甘草 10g，山茱萸 15g，牡丹皮 15g，龟甲 20g，鳖甲 20g；肾阳虚用渗湿汤：熟地黄 15g，山药 15g，白术 15g，茯苓 15g，泽泻 10g，枸杞子 15g，巴戟天 15g，菟丝子 15g，肉桂 10g，附子 10g，鹿角胶 15g，补骨脂 15g，陈皮 10g，甘草 10g；肝郁气滞用调肝理气汤：当归 15g，白芍 15g，柴胡 10g，茯苓 15g，白术 10g，牡丹皮 15g，香附 15g，瓜蒌 15g，怀牛膝 15g，川楝子 15g，王不留行 15g，通草 15g，甘草 10g（以上皆为韩百灵临床经验方）。哈荔田认为治疗不孕症应重视肝、脾、肾三脏的调治，分为肝肾亏损、脾肾两虚、肾虚肝热、气滞血瘀、湿热瘀阻、寒湿凝滞等 6 种证型辨证施治。罗元恺认为，可分为脾肾阳虚、肝脾郁结两大类型。用肾气丸加白术、炒麦芽（可用至 100g 左右）及逍遥散加郁金、素馨花、鸡内金、生麦芽（用量 100g 左右）、生薏苡仁等，获良效。吕春英治疗高泌乳素血症性不孕 65 例，分为肾阳虚肝郁、肾阴虚肝郁、肝郁脾虚 3 型，方用妇孕 1 号、妇孕 2 号、逍遥散加减效佳。徐福松、莫惠等分为 3 型：肝经郁热证用丹栀逍遥散（《内科摘要》）加减；肝肾不足证用归肾丸（《景岳全书》）加减；脾虚痰阻证用苍附导痰丸（《叶天士女科诊治秘方》）。孙跃农等分 5 型：肝郁气滞型，药用柴胡、当归、白芍、川芎、白术、茯苓、牛膝、鸡血藤、山楂、麦芽、生甘草；肾阳虚肝郁型，药用柴胡、白芍、枳壳、生甘草、当归、仙茅、淫羊藿、鹿角胶、巴戟天、菟丝子、肉苁蓉；肾阴虚肝郁型，药用柴胡、白芍、枳壳、生甘草、山楂、熟地黄、枣皮、怀山药、牡丹皮、地骨皮、女贞子、旱莲草、龟甲；脾肾阳虚痰湿阻滞型，药用白术、茯苓、生甘草、陈皮、半夏、苍术、香附、石菖蒲、木香、砂仁、菟丝子、补骨脂、鹿角霜；脾虚血瘀型，药用党参、白术、茯苓、生甘草、丹参、当归、白芍、川芎、鸡血藤、牛膝、卷柏。结果：显效 14 例，有效 16 例，无效 6 例，总有效率为 83.33%。杨桂芹等从肝肾论治，药用淫羊藿 30g、枸杞子 20g、山茱萸 15g、柴胡 10g、杭白芍 20g、醋香附 12g、生麦芽 60g、当归 15g、牡丹皮 12g、怀牛膝 30g、甘草 6g。腰膝软者加桑寄生、川续断各 20g；烦躁易怒者加郁金、合欢皮各 15g；失眠者加炒酸枣仁、夜交藤各 30g。治疗 30 例，痊愈 14 例，显效 8 例，有效 5 例，无效 3 例，总有效率为 90%。翁雪松等对辨证属痰浊内蕴的 HP，采用化痰泄浊法，同时停服溴隐亭等其他治疗 HP 的药物。药用茯苓（带皮）12g、猪苓 12g、瞿麦 15g、泽泻 12g、车前子 12g、枳实 9g、生大黄 9g、番泻叶 6g、大腹皮 12g、远志 6g、青皮 4.5g、生麦芽 60g（泻下药以患者日排稀软便 2～3 次为度）。治疗 62 例，治愈 25 例，显效 20 例，有效 12 例，无效 5 例，总有效率 91.94%。何贵翔对 HP 分三型：

肝肾亏损、肝失条达、肝气上逆，药用熟地黄10g，怀山药12g，柴胡6g，川郁金10g，制香附10g，青陈皮10g，当归10g，丹参15g，赤芍12g，白芍12g，川牛膝10g，王不留行12g，炙甘草6g，炒麦芽60g；脾肾不足、气血两亏，药用党参15g，黄芪15g，炒白术10g，炒山药10g，鹿角片10g，巴戟天10g，肉桂5g，熟地黄12g，枸杞子10g，当归身12g，白芍15g，炙甘草6g，川芎10g，鸡血藤30g，炒麦芽60g；阴虚肝旺、气血不足，药用干地黄10g，怀山药10g，山茱萸10g，牡丹皮10g，丹参10g，茯苓10g，泽泻12g，当归10g，赤芍10g，白芍10g，山栀子10g，钩藤10g，党参12g，白术10g，炙甘草6g，炒麦芽60g。刘云鹏认为求子之道，莫如调经，经病所致的不孕，分10型进行论治，10型之中以肝气郁结为多，该型以自拟调经Ⅰ号方（柴胡9g，当归9g，白芍9g，益母草15g，香附12g，郁金9g，川芎9g，甘草3g）加减，酌情辨证调经，分期治疗：经前以理气为主，用自拟调经Ⅰ号方；经期以活血为主，用自拟益母生化汤：当归24g，川芎9g，桃仁9g，甘草6g，姜炭6g，益母草15g；经后以补虚为主，亦随胞脉气血的盛衰，按法调制，常用自拟益五合方：益母草15g，熟地15g，当归12g，丹参15g，茺蔚子12g，香附12g，川芎9g，白芍9g，枸杞子15g，覆盆子9g，五味子9g，白术9g，菟丝子15g，车前子9g。李祥云分4型，肝郁气滞用疏肝调经抑乳方（经验方）：柴胡、当归、白术、白芍、茯苓、川楝子、赤芍、川芎、丹参、生麦芽、炙甘草；肾亏肝旺用补肾调经抑乳方（经验方）：生地黄、熟地黄、当归、白芍、川芎、淫羊藿、巴戟天、山药、川楝子、肉苁蓉、菟丝子、紫石英、何首乌、香附；气血两虚用益气调经抑乳方（经验方）：党参、黄芪、白术、白芍、熟地黄、当归、茯苓、枸杞子、陈皮、炙甘草；痰瘀交阻用健脾调经抑乳方（经验方）：苍术、白术、天南星、当归、赤芍、茯苓、陈皮、香附、桃仁、红花、柴胡。

2. 专病专方

张秀霞治疗高泌乳素血症40例，服用自拟方（炒麦芽90g，白芍、茯苓、莲须各30g，当归、柴胡各12g，石菖蒲10g）加减，可降催乳素。张思佳自制仙甲冲剂（柴胡、白芍、当归、淫羊藿、穿山甲、牡丹皮、麦芽、茯苓、夏枯草、牛膝等15味中药）与西药对照组比较，两组总有效率比较无统计学意义，两组血清PRL值自身比较均有极显著性差异（$P<0.01$），治疗组副作用发生率明显低于对照组（$P<0.01$）。张越林应用中药抑乳胶囊（由鹿角胶、肉苁蓉、威灵仙、郁金等药制成胶囊），通过补肾益精、行气活血、化瘀通经对40例垂体微腺瘤患者进行临床对比观察。结果说明中药抑乳胶囊与瑞士进口药溴隐亭临床疗效基本相同，但中药制剂价格低廉，长期服用未见不良反应，停药后复发率较低。董协栋等用滋肾解郁丸（柴胡9g，白芍6g，枳壳9g，山楂15g，麦芽30g，生地黄90g，山茱萸9g，枸杞子10g，巴戟天10g，菟丝子12g，生甘草6g，郁金9g，丹参12g，淫羊藿15g，仙茅10g）治疗HP 2180例，对照组1060例服用溴隐亭片，每日2次，早晚各半片，与饭同服，连服5个月。治疗组中治愈1853例，显效185例，有效41例，无效101例，总有效率为95.36%。对照组中治愈879例，显效91例，有效26例，无效64例，总有效率为93.97%。两组疗效比较$P>0.05$，说明两组疗效基本相当。对照组副作用明显大于治疗组（P<0.01）。对照组的复发率明显高于治疗组（P<0.01）。王为向采用乙癸宝口服液（柴胡、当归、白芍、熟地黄、紫河车）治疗HP 26例，于月经周期第五天开始服药，连续服用15天后停药，在下一个月经周期再用药，连续治疗2个月经周期，结果显效23例，好转1例，无效2例，总有效率为92.3%。吴新华等以清肝袋泡剂（柴胡、当归、白芍、牡丹皮、栀子、麦芽）治疗120例HP，每次1袋（15g）；对照组服溴隐亭（瑞士产），初次剂量1.25mg，每日2次，饭后30分钟服，7天后加至5mg/天。均连服3个月。治疗组痊愈、好转、无效分别为89、22、9例，对照组分别为32、6、2例，总有效率前者为92.5%，后者为95.0%（P>0.05）。对肝气郁结证的改善治疗组较优（P<0.01）。单志群等用坤安丸（菟丝子20g，仙茅、五味子、淫羊藿各10g，麦芽50g）治疗HP 64例，对照组15例服用溴隐亭，1个月为1个疗程，观察3个疗程。治疗组和对照组显效分别为18、7例，好转37、6例，无效9、2例。总有效率分别为86.4%和87.0%，两组比较无显著性差异（P>0.05）。李广文石英毓麟汤：紫石英15~30g，川椒1.5g，川芎6g，川续断、川牛膝、淫羊藿各12~15g，菟丝子、枸杞子、香附各9g，当归12~15g，赤芍、白芍各9g，肉桂6g，牡丹皮9g。朱小南善用峻补冲任之品，如鹿角霜、紫河车、巴戟天、仙灵脾等；对气滞不孕善用苏罗子与路路通，认为二药通气功效卓越，经前有胸闷乳胀等症者，十有六七兼有不孕症，治宜疏解，选方香附15g，郁金15g，白术10g，当归15g，白芍10g，陈皮15g，茯苓15g，合欢皮15g，苏罗子15g，路路通15g，柴胡7.5g，于经前感觉胸闷乳胀时服用，至经末1~2日止。裘笑梅对肾阳不足，子宫虚寒者用桂仙汤：淫羊藿15g，仙茅9g，肉桂末1.5g（吞），肉苁蓉9g，巴戟天9g，紫石英15g；对肝郁者用蒺麦散：白蒺藜9g，八月札9g，大麦芽12g，青皮3g，橘核3g，橘络3g，蒲公英9g。王渭川育麟珠：当归60g，枸杞子30g，鹿角胶30g，川芎30g，白芍60g，党参30g，杜仲30g，巴戟天30g，淫羊藿30g，桑寄生30g，菟丝子30g，胎盘60g，鸡血藤膏120g，共研细末，炼蜜为丸，每日早、中、晚各服9g。王渭川种子方：鹿角胶15g，肉苁蓉12g，枸杞12g，巴戟天12g，柏子仁9g，杜仲9g，牛膝3g，小茴香9g，桑寄生15g，菟丝子15g，覆盆子24g，淫羊藿24g。

3. 人工周期

程泾认为月经失调有狭义、广义之分，主张以中医周期疗法治疗功能性月经失调，将治疗功能性月经失调常用的调制奇经基本治则，归纳为补肾填精调冲、滋肾养阴调冲等十四法；认为治疗妇科病尤其是功能失调疾病，必须重视调理冲任（督带）；常用的奇经药物有：紫石英、当归、紫河车、鳖甲、肉苁蓉、枸杞子、杜仲、山药、丹参、巴戟天、白术、莲子、川芎、附子、香附、甘草、木香、吴茱萸、黄芩、黄柏、鹿衔草、鹿茸、郁金、小茴香、川乌、黄芪、三棱、莪术、龙骨、牡蛎等入冲脉；龟甲、紫河车、覆盆子、丹参、鹿茸、白果等入任脉；鹿茸、肉桂、黄芪、枸杞子、羊肾等入督脉；较具代表性的奇经方有：《千金要方》小牛角䚡散、《济阴纲目》茸附汤、王孟英温养奇经方、吴鞠通通补奇经方、张锡纯治冲四汤（即理冲汤、安冲汤、固冲汤、温冲汤）。

(三) 中西医结合治疗

魏莫愁将 57 例 HP 分为中西医结合治疗组 27 例,在服用溴隐亭的同时辨证加用中药;对照组 30 例仅服溴隐亭而不用中药。治疗组根据中医辨证分型施治,肾阳亏虚者 (9 例) 用金匮肾气丸;脾肾阳虚者 (8 例) 用健妇丸;肝郁气滞者 (7 例) 用舒肝冲剂;气滞血瘀者 (3 例) 用桂枝茯苓胶囊。结果治疗组 6 个月内治愈 19 例,其余 8 例临床症状消失,PRL 降至正常。对照组 6 个月内治愈 9 例,有效 20 例,无效 1 例。两组治愈率有非常显著性差异 ($P<0.01$),但两组总有效率无显著性差异性 ($P>0.05$)。袁惠霞等以中西医结合方法治疗 HP 32 例,中医辨证对肝郁化热型用柴胡疏肝散加味,肾虚肝旺型用知柏地黄丸加味,配合乌鸡白凤丸每次 1 丸,每天 2 次,于周期第 10 天开始,共服 10 天;当归丸每次 10 粒,每天 3 次,于周期第 24 天服至月经来潮。西药采用维生素 B_6,每次 100mg,每天 3 次,连服 10 天。结果痊愈 23 例,好转 6 例,无效 3 例,总有效率 91%。齐玲玲等采用中西医结合治疗高泌乳素血症 62 例,治疗组予口服自拟中药降乳汤 (生麦芽 60g,牡丹皮 15g,白芍 15g,枸杞子 15g,甘草 10g)。月经周期第五天开始服用,服 18 ~ 20 剂为 1 个疗程,酌情加服溴隐亭。血清泌乳素在 30 ~ 70μg/L 者只服中药;血清泌乳素 70 ~ 100μg/L 者,每日服溴隐亭 2.5mg;血清泌乳素 ≥100μg/L 者,每日服用溴隐亭 3.25mg,服至月经来潮为 1 个疗程,治疗 1 个疗程后复查血清泌乳素,定期做 CT 检查,血清泌乳素 ≤70μg/L 后加服促排卵药。对照组口服溴隐亭。两组结果进行比较,总有效率无显著性差异 ($P>0.05$);显效率治疗组为 50.0% ~ 65.6%,对照组为 16.6% ~ 43.8%;受孕率治疗组为 46.74%,对照组为 17.74%;两组显效率、受孕率比较均有显著性差异 (均 $P<0.05$)。

(四) 实验研究

刘菊芳用甲氧氯普胺 (灭吐灵) 造成 HP 模型,观察补肾调肝敛乳方、单味麦芽及溴隐亭的作用,结果表明,补肾调肝敛乳方和单味麦芽可拮抗灭吐灵导致的小鼠血清 PRL 升高、子宫减重、受孕率下降及性周期紊乱,上述作用与溴隐亭相似,同时补肾敛乳方还可促使未成熟雌鼠阴道上皮细胞角化。其发现以上 3 种药物还可以剂量相关形式抑制离体垂体 PRL 的分泌。日本福岛峰子等研究芍药甘草汤对高泌乳素血症无排卵大鼠的作用,发现该汤可降低血清 PRL 水平。

(编者:庞保珍 庞清洋)

第三节 子宫内膜异位症

【概述】

子宫内膜异位症 (endometriosis,EMT) 是指子宫内膜组织 (腺体和间质) 在子宫腔被覆内膜及子宫肌层以外的部位出现、生长、浸润，反复出血，继而引发疼痛、不孕及结节包块等。子宫内膜异位症患者合并不孕症风险明显高于一般育龄女性，可高达40%，约80%的不孕症患者存在子宫内膜异位症。Semm教授于1991年报道万例因各种指征的腹腔镜术中，子宫内膜异位症见于24%的患者，而因不孕行腹腔镜术的861例患者中，51%的患者存在子宫内膜异位症。

子宫内膜异位症属祖国医学"不孕""痛经""月经不调""癥瘕"等范畴。

【发病机制】

（一）中医病因病机

1. 气滞血瘀

多因平素抑郁或恚怒伤感，致肝气郁结，气机不畅，冲任失和，以致经脉瘀阻。

2. 寒凝血瘀

多因经期产后，血室正开，余血未净，摄生不慎，感受寒邪，血遇寒则凝，导致寒凝血瘀。

3. 痰湿血瘀

素体脾虚痰盛，或饮食不洁，劳倦过度，思虑过度，损伤脾气，脾虚生湿，湿聚成痰，痰湿下注冲任胞脉，阻碍血行，导致痰瘀互结。

4. 湿热血瘀

素体脾虚，水湿内停，蕴久化热；或肝郁脾虚，湿热内生；或经期产后，胞脉空虚，感受湿热之邪，湿热稽留于冲任，蕴结于胞宫胞脉，阻滞气血运行，导致血瘀。

5. 气虚血瘀

饮食不节，劳倦过度，思虑过极，或大病久病，损伤脾气，导致气虚运血无力，血行迟滞，冲任瘀阻。

6. 肾虚血瘀

先天不足，或后天损伤，大病久病，房劳多产，损伤肾气。肾阳不足则阴寒内盛，冲任虚寒，血失温煦推动而致血瘀；肾阴不足，虚火内生，内热灼血亦可致瘀；而肾水不足，不能涵木，则肝失调达，疏泄失常，气血不和而致冲任瘀阻。

（二）西医病因病理

子宫内膜异位症造成不孕的可能原因如下：

1. 盆腔解剖结构与功能改变

严重的盆腔粘连可明显破坏盆腔的解剖结构与功能，影响卵子从卵巢的排出，且可对输卵管上皮纤毛的摆动与输卵管自身蠕动及受精卵的运输产生影响。

2. 卵巢功能与卵子质量受累

子宫内膜异位症可引起内分泌与排卵异常，包括黄素化未破裂卵泡综合征

(LUFS)、黄体功能不全、卵泡发育异常等。子宫内膜异位症患者腹腔液中高水平 IL-6 抑制雌激素的分泌，进而引起卵泡发育不良。基质金属蛋白酶（matrix metalloproteinase，MMP）的 MMP2 通过参与降解基膜的骨架成分而参与排卵与卵泡的黄体的转化，子宫内膜异位症患者腹腔液中 MMP2 高水平表达，可能与其排卵障碍有关。子宫内膜异位症患者芳香化酶活性下降，使黄体细胞分泌孕激素能力减弱，可造成黄体功能不足。

3. 对精子的影响

子宫内膜异位症患者盆腔液中前列腺素、蛋白酶、细胞因子包括炎症因子等浓度增加，致精子直线前向运动与总运动量明显降低，且可对卵子、胚胎与输卵管功能造成不利的影响。子宫内膜异位症患者卵泡液对精子和透明带结合有较强的抑制作用。

4. 影响胚胎种植

子宫内膜异位症患者相关的生殖微环境中，包括子宫内膜中的各种细胞因子、各种抗体等体液免疫与细胞免疫皆存在不同程度的紊乱，这可能造成患者子宫内膜容受性以及胚胎种植的异常。已有研究证实了子宫内膜异位症腹腔液具有胚胎毒性作用。

5. 表观遗传学的异常

近年来，随着对基因表达及其调控的深入研究，大量文献已证实子宫内膜异位症和许多肿瘤一样是一种表观遗传学疾病。甲基化有关蛋白的下降和子宫内膜异位症生育能力下降有关，提示表观遗传学修饰可能参与了子宫内膜异位症不孕的发生。

【诊断】

中华医学会妇产科学分会子宫内膜异位症协作组，《子宫内膜异位症的诊治指南》：

1. 临床症状和体征。
2. 影像学检查：彩超检查，主要对卵巢子宫内膜异位囊肿的诊断有价值，典型的卵巢子宫内膜异位囊肿的超声影像为无回声区内有密集光点，经阴道或直肠超声、CT 及 MRI 检查对浸润直肠或阴道直肠隔的深部病变的诊断和评估有一定意义。
3. 腹腔镜检查：目前，子宫内膜异位症诊断的通行手段是腹腔镜下对病灶形态的观察，术中要仔细观察盆腔，特别是宫骶韧带、卵巢窝这些部位。确诊需要病理检查；病理诊断标准：病灶中可见子宫内膜腺体和间质，伴有炎症反应及纤维化。
4. 血清 CA_{125} 水平检测：CA_{125} 水平检测对早期子宫内膜异位症的诊断意义不大。CA_{125} 水平升高更多见于重度子宫内膜异位症、盆腔有明显炎症反应，合并子宫内膜异位囊肿破裂或子宫腺肌病者。
5. 可疑膀胱子宫内膜异位症或肠道子宫内膜异位症，术前应行膀胱镜或肠镜检查并行活检，以除外器官本身的病变特别是恶性肿瘤。活检诊断子宫内膜异位症的概率为 10%～15%。

【鉴别诊断】

1. 子宫腺肌病

二者均出现痛经，但子宫腺肌病的痛经以下腹正中疼痛剧烈，并伴随子宫均匀性增大，质硬。本病可与子宫内膜异位症并存。此外，子宫腺肌病的疼痛出现在行经期间或经行期甚至月经停止后的一段时间，而子宫内膜异位症痛经多发生在经前 1～2 日和行经初期。

2. 盆腔炎性包块

一般有盆腔感染史，本病疼痛无明显周期，非经期亦可出现疼痛，且抗感染治疗有效。

3. 卵巢恶性肿瘤

早期无明显症状，疼痛持续不绝，与月经周期无关联，有腹胀、腹水等严重症状，病情发展迅速。必要时可行腹腔镜或剖腹探查鉴别。

【治疗】

一、中医辨证论治

1. 气滞血瘀证

主要证候：婚久不孕，经前或经期少腹胀痛、拒按，痛引腰骶，或会阴、肛门下坠，或伴胸胁乳房胀痛，或经量少，或经行不畅，经色紫暗有块，块出痛减。舌质紫暗，或有瘀点、瘀斑，苔薄白，脉弦滑。妇科检查子宫略大，较固定，后穹隆、子宫骶骨韧带等处有触痛性结节，或附件粘连包块，月经前后肿块有明显大小之变化。子宫内膜异位症不孕患者表现高催乳素血症者，临床辨证以气滞血瘀型多见。

治法：理气活血，化瘀消癥。

方药：香棱克异汤（庞保珍方，选自庞保珍《不孕不育中医治疗学》）

制香附、三棱、莪术、炮穿山甲、制乳香、制没药、水蛭、川芎、血竭、黄芪、菟丝子。

中成药：血府逐瘀胶囊，口服。一次 6 粒，一日 2 次。或桂枝茯苓胶囊：口服。一次 3 粒，一日 3 次。

2. 寒凝血瘀证

主要证候：婚久不孕，经前或经期下腹冷痛，痛引腰骶、会阴及肛门，得热痛减，经量少，经色暗有块，形寒肢冷，苔薄白，边有瘀点，脉沉细。妇科检查后穹隆、子宫骶韧带等处触及痛性结节。

治法：温经散寒，活血祛瘀。

方药：桂莪消异汤（庞保珍方，选自庞保珍《不孕不育中医治疗学》）

桂枝、莪术、三棱、炮穿山甲、制附子、小茴香、当归、川芎、制香附、血竭、巴戟天、肉苁蓉。

中成药：艾附暖宫丸，口服。小蜜丸一次 9 克，大蜜丸一次 1 丸，一日 2～3 次。或少腹逐瘀丸：口服。一次 1 丸，一日 2～3 次。

3. 痰湿血瘀证

主要证候：婚久不孕，经前或经期小腹掣痛，经色紫黯，而质稀，带下量多。形体肥盛，头晕沉重；或呕恶痰多；胸闷纳呆，或有泄泻；苔多厚腻，脉沉涩。

治法：化痰利湿，活血逐瘀。

方药：半棱逐异汤（庞保珍方，选自庞保珍主编《不孕不育中医治疗学》）
半夏、三棱、苍术、白术、茯苓、滑石、香附、莪术、当归、昆布、水蛭、穿山甲。
中成药：丹黄祛瘀胶囊，口服。一次2～4粒，一日2～3次。

4. 湿热血瘀证

主要证候：婚久不孕，平时少腹时痛，经前或经期少腹疼痛加重。经行腹痛灼热拒按，或痛引腰骶、会阴及肛门，经血量多，经色深红，质稠有块；低热起伏；带下黄稠；小便短黄，大便有时干结；舌质红，舌尖有瘀点或瘀斑，苔黄而腻，脉弦数。该证型以子宫内膜异位症合并感染而致不孕者多见。

治法：清热利湿，活血祛瘀。

方药：薏竭涤异汤（庞保珍方，选自庞保珍《不孕不育中医治疗学》）

薏苡仁、血竭、红藤、萆薢、黄柏、炮穿山甲、鳖甲、昆布、牡丹皮、制香附、茯苓。

中成药：花红胶囊，口服。一次4～5粒，一日3次。

5. 气虚血瘀证

主要证候：婚久不孕，痛经，以经期及经后为甚，伴肛门坠胀，里急后重。月经量多，色淡，神疲肢倦，纳呆便溏，面色白，舌质淡胖，有瘀点瘀斑，苔薄白，脉细涩。

治法：益气化瘀。

方药：芪棱理异汤（庞保珍方，选自庞保珍主编《不孕不育中医治疗学》）

黄芪、三棱、人参、白术、山药、莪术、生鸡内金、水蛭、柴胡。

中成药：止痛化癥胶囊，口服。一次4～6粒，一日2～3次。

6. 肾虚血瘀证

主要证候：婚久不孕，盆腔结节包块，经行腹痛，腰脊酸软。月经先后不定期，量或多或少，神疲，头晕，面部色素沉着，性欲减退，舌淡黯，苔薄白，脉沉细。子宫内膜异位症不孕以黄素化不破裂卵泡综合征、黄体功能不全等表现排卵内分泌障碍的患者，临床辨证以该证型相对多见。

治法：益肾调经，活血祛瘀。

方药：菟棱治异汤（庞保珍方，选自庞保珍主编《不孕不育中医治疗学》）

菟丝子、三棱、熟地黄、山药、山茱萸、杜仲、枸杞子、当归、川芎、延胡索、莪术、柴胡。

中成药：定坤丹，口服。一次半丸至1丸，一日2次（每丸重10.8克）。

二、西医治疗

宫腔镜、腹腔镜手术：适用于子宫内膜异位症合并不孕排除其他不孕因素者，可行宫腔镜、腹腔镜手术。手术目的：全面探查盆腔情况，评估子宫内膜异位症的病变类型、分期及EFI评分，并做相应处理。腹腔镜手术后应同时积极给予辨证治疗。

【名家经验】

1. 罗元恺经验

罗元恺通过长期临床研究认为，气滞血瘀是子宫内膜异位症的重要病机。

2. 朱南孙经验

朱南孙根据妇女以血为本，以气为用，脏腑功能完备，血海充盈由满而溢，胞脉的满溢和胞宫的藏泻有度，而形成和维持正常月经的中医理论，认为经血属"离经之血"，经血排出以通顺、畅行为贵。提出"离经之血"逆行，留聚下焦，瘀滞日久，脉道不通，瘀积成癥是形成子宫内膜异位症的病理基础。认为其主要病机为冲任气滞，胞脉瘀阻。医治该病应以活血化瘀、行气散结为主要法则。将本病分为3个类型，即气滞血瘀型、血热互结型、邪恋正虚型。临证运用"加味没竭汤"加减治疗，常获良效。方药：生蒲黄（包）24g，炒五灵脂（包）15g，三棱12g，莪术12g，炙乳香、没药各3g，生山楂12g，青皮6g，血竭粉2g（冲服）。炙乳没、蒲黄、血竭粉、五灵脂、三棱、莪术为活血化瘀之要药，佐以山楂、青皮行滞散结，有行气活血、通滞化瘀之意。该方特点在于行气与活血兼顾，从而使气机调畅，瘀血得除，新血自生，癥瘕消失。

【诊疗述评】

子宫内膜异位症是一种难治性疾病，临床以痛经、不孕、盆腔痛、盆腔结节或包块为特征。中医治疗本病有其独特的优势，但必须用中医的思维，针对中医的病机，进行组方用药，疗效才好。

【预防调护】

1. 禁止经期性生活。
2. 防止经血倒流。对宫颈闭锁或狭窄、阴道横隔等，要及时治疗。在月经前期或月经期间，尽可能避免不必要的盆腔检查或手术等。
3. 做好避孕措施，尽量避免人工流产。

【古代文献精选】

《证治准绳》："血瘕之聚，腰痛不可俯仰，小腹里急苦痛，背膂疼，深达腰腹，此病令人无子。"

《景岳全书·妇人规》："经行腹痛，病有虚实。实者或因寒滞，或因血滞，或因气滞，或因热滞；虚者有因血虚，有因气虚。然实痛者多痛于未行之前，经通而痛自减；虚痛者于既行之后，血去而痛未止，或血去而痛益甚。大都可按可柔者为虚，拒按拒揉者为实。有滞无滞，于此可察。但实中有虚，虚中亦有实，此当以形气禀质兼而辨之。"

《医学衷中参西录·医论·论女子癥瘕治法》："女子癥瘕，多因产后恶露未净，凝结于冲任之中，而流走之新血，又日凝滞其上，以附益之，逐渐积而为癥瘕矣。"

【现代研究进展】

（一）病因病机

韩冰教授最早提出治疗子宫内膜异位症的辨证规律，以"气、血、痰"立论，提出"瘀久挟痰，渐成癥瘕"的病机特点，制定了"活血化瘀，软坚散结"的治疗大法。韩冰主持完成的"活血化瘀、软坚散结法治疗子宫内膜异位症临床与实验研究"科研课题，获1995年度国家中医药管理局中医药科技进步二等奖。由于异位的子宫内膜周期性脱落、出血，使局部产生粘连，可导致输卵管阻塞；异位病灶能产生大量前列腺素，影响输卵管的蠕动，使卵子运行受阻；子宫内膜异位可导致血清催乳素增高，从而影响卵巢功能，导致排卵障碍或出现黄素化未破裂卵泡综合征；异位内膜脱落出血，腹腔液中含大量巨噬细胞，可进入输卵管吞噬精子和干扰精子的正常活动，从而导致不孕。多数中医学者认为肾虚血瘀是其病理实质。如许润三认为，异位内膜的出血是瘀血，久而聚积成癥瘕，或导致胞脉瘀滞不通，使排卵、运卵受碍，精、卵不能结合而致不孕。潘芳、肖承悰等认为本病症以寒凝血瘀最为常见。连方认为病机属血瘀无疑，究其血瘀的形成，或因素多抑郁，血为气滞，或经期产后，瘀血未净，房事不慎，阻滞胞宫，或外感、内伤导致宿血停滞，或寒客胞中，血为寒凝而瘀滞，因而导致月经失调，积于胞中，精难纳入，难以受孕。尤昭玲等认为本病病机是气虚、血瘀、因虚致瘀。夏桂成认为主要机理是肾虚气弱，正气不足，经产余血浊液流注于胞脉胞络之中，泛溢于子宫之外，并随着肾阴阳的消长转化而发作。总之，本病属本虚标实，虚实夹杂，气滞血瘀、寒凝血瘀、痰湿血瘀、湿热血瘀、气虚血瘀、肾虚血瘀是其主要病机，"瘀久挟痰，渐成癥瘕"。

（二）中医治疗

1. 辨证论治

韩冰根据其发病特点，临床上以气滞血瘀、寒凝血瘀、痰湿血瘀、热郁血瘀、肾虚血瘀等5型进行辨证施治，该法治疗子宫内膜异位症等疾病疗效显著。尤昭玲等分6型论治：气滞血瘀方用膈下逐瘀汤加减；寒凝血瘀方用少腹逐瘀汤加减；湿热瘀结方用清热调血汤加减；痰瘀互结方用丹溪痰湿方合桃红四物汤加减；气虚血瘀方用理冲汤加减；肾虚血瘀方用归肾丸合桃红四物汤加减。徐福松、莫惠等将其分为5型：气滞血瘀证方用膈下逐瘀汤；寒凝血瘀证方用少腹逐瘀汤；瘀热蕴结证方用血府逐瘀汤；气虚血瘀证方用理冲汤（《医学衷中参西录》）；肾虚血瘀证方用归肾丸（《景岳全书》）合桃红四物汤（《医宗金鉴》）。韩冰、常暖分5型：气滞血瘀证，方用膈下逐瘀汤（《医林改错》）加血竭等；寒凝血瘀证，方用少腹逐瘀汤（《医林改错》）等；痰湿血瘀证，方用妇痛宁等；热郁血瘀证，方用小柴胡汤合桃核承气汤（《伤寒论》）加味等；肾虚血瘀证，方用仙蓉合剂（经验方）等。张旭宾等辨证分6型：气滞血瘀型以金铃子散合四逆散加减；寒凝血瘀型以少腹逐瘀汤加减；痰瘀互结型以桂枝茯苓丸合橘核丸加减；气虚血瘀型以血府逐瘀汤合补中益气汤加减；阴虚血瘀型以桃红四物汤合二至丸加减；阳虚血瘀型以少腹逐瘀汤合二仙汤加减。许润三虽以活血化瘀法贯穿始终，但不忘扶正，善用生黄芪；对月经提前、量多、形体消瘦者，用消瘰丸加味；若体胖、体质虚寒者，用桂枝茯苓丸加三棱、莪术；对于卵巢巧克力囊肿者，在上述辨证的基础上加王不留行、穿山甲、路路通等；若年龄接近绝经，则以知柏地黄丸与上几方合用，认为知柏地黄丸能抑制卵巢功能，促进早日绝经。夏桂成主张肾虚瘀结证用琥珀散加减；兼气滞证用血府逐瘀汤加减；兼气虚证用补中益气汤加减；痰瘀互结用苍附导痰汤合血府逐瘀汤加减。刘云鹏以理气活血消癥为主，活血之中兼用化痰之法；或伴久病气虚，兼以益气，攻补兼施，内外合治。李祥云分6型：寒凝瘀阻用少腹逐瘀汤加减；瘀热阻滞用清热调血汤加减；气滞血瘀用理气破瘀汤（经验方）加减；气虚血瘀用理冲汤加减；肾虚血瘀用补肾祛瘀方（经验方）加减。张玉珍等分5型：气滞血瘀用膈下逐瘀汤加味；寒凝血瘀用少腹逐瘀汤；肾虚血瘀用仙蓉合剂（经验方）；气虚血瘀用举元煎合桃红四物汤；热灼血瘀用小柴胡汤合桃核承气汤加味。

2. 专病专方

韩冰研制的妇痛宁颗粒冲剂，临床疗效突出，总有效率达91.6%，其中愈显率62.01%。李佶等采用益气活血、化瘀通腑法治疗本病，内异Ⅰ号方（党参、黄芪、大黄、鳖甲）5片/次，3次/天，连续服用6个月，30例患者中显效9例，总有效率为90%。刘键等以补肾化瘀为法，方用内异消口服液（三棱、莪术、水蛭、䗪虫、穿山甲、菟丝子、仙灵脾）35ml/次，2次/天，3个月为1个疗程，经期停服。治疗36例，痊愈17例（47.2%）。张丽君、姜惠中采用补肾化瘀法治疗30例患者，补肾化瘀方为丹参、川芎、菟丝子、三棱、莪术、血竭、青皮、生牡蛎、延胡索、黄芪、枸杞子、续断、茺蔚子等组成，水煎服，3个月为1个疗程。经1～3个疗程治疗，治愈5例（17%），总有效率87%，显效率57%。黄淑贞等拟定中药内异汤（桂枝、茯苓、桃仁、赤芍、牡丹皮、蒲黄、炒五灵脂、三棱、莪术、香附、延胡索、甘草）加减，效佳。司徒仪以莪棱合剂（三棱、莪术、丹参、郁金、赤芍、鸡内金、浙贝母、当归、枳壳、鳖甲、水蛭）治疗58例患者，痊愈2例，显效11例，有效34例，无效11例，总有效率为81.0%。连方等研究认为祛瘀解毒法可有效改善子宫内膜异位症血瘀蕴毒证候，其作用机理与调节机体免疫状态，促进异位病灶细胞凋亡有关，提示祛瘀解毒方（红藤30g、玫瑰花30g、金银花15g、连翘15g、丹参15g、赤芍15g、丹皮12g等）是治疗血瘀蕴毒型子宫内膜异位症的有效方药。韩冰对子宫内膜异位症伴发不孕症者，以活血化瘀、软坚散结大法为基础，结合临床辨证，圆活加减，偏于肝郁气滞者施以理气化瘀，酌加柴胡、乌药、香附、橘核等药；证见肾虚者，则以补肾化瘀，加肉苁蓉、巴戟天、鹿角霜等药；兼挟痰湿者，又常进以薏苡仁、贝母、皂角刺、山慈菇等化痰湿、散瘀结之品；寒凝血瘀者治以温经通络，化瘀止痛之法，加用桂枝、细辛等药，只要把握病机，辨证入微，施方精当，常可收到满意疗效。潘芳、肖承惊等用温通汤（乌药15g，肉桂6g，吴茱萸10g，肉苁蓉10g，姜黄15g，鬼箭羽15g，马鞭草15g，延胡索10g）治疗子宫内膜异位症痛经32例，取得较好疗效。许润三治疗本病常以桂枝茯苓丸为主，活血化瘀消癥，再根据内膜异位的不同部位配伍加减。夏桂成主张经前1天至经净用内异止痛汤：钩藤15g，牡丹皮、紫贝齿（先煎）、丹参、赤芍、川续断、肉桂、广木香、五灵脂、延胡索各12g，全蝎粉1.5g，蜈蚣粉1.5g（另吞）。

3. 周期治疗

蔡小苏对经痛剧烈者用内异Ⅰ方：炒当归9g，丹参12g，川芎4.5g，川牛膝9g，制香附9g，延胡索9g，赤芍9g，血竭3g，制没药6g，苏木9g，失笑散（包煎）15g，经前3天起连服7剂；月经过多者用内异Ⅱ方：炒当归9g，丹参6g，赤芍、白芍各9g，生蒲黄（包煎）30g，血竭3g，三七末（吞）1.5g，怀牛膝9g，制香附9g，震灵丹（包煎）12g，月经前3天起连服7剂，经净后服用10剂内异Ⅲ方：炒当归9g，丹参12g，制香附9g，桃仁泥9g，干漆4.5g，血竭3g，莪术12g，炙甲片9g，桂枝2.5g，皂角刺30g，地鳖虫9g，川牛膝9g。马志治疗不孕症经期用少腹逐瘀汤加味，非经期用血府逐瘀汤加味。高巍等采用治疗组在非经期服用内异消丸（丹参、赤芍、三棱、莪术、水蛭、蜈蚣等），从月经干净后1天开始，每次10g，服至月经前1天止；在经期服用痛经丸（五灵脂、蒲黄、琥珀、血竭等），从月经来时开始，每次10g，每日3次，服至月经干净为止，连服3个月经周期为1个疗程，有效率67.3%。张俐等非经期予以自拟通经活络汤（莪术、三棱、益母草、当归、川芎、炮姜、半夏、枳壳、黄芪、党参、甘草）；月经期予以自拟通经止痛汤（莪术、三棱、益母草、当归、川芎、柴胡、炮姜、肉桂、枳壳、延胡索、黄芪、党参、甘草），总有效率89.66%。

4. 单味药治疗

汪少娟等的研究结果表明，雷公藤甲素能有效抑制小鼠腹腔液中巨噬细胞杀伤活性和一氧化氮（NO）的生成，从而为临床服用雷公藤制剂治疗子宫内膜异位症，减少患者腹腔内子宫内膜的增殖提供了有效依据。王梅等的研究发现石见穿促进了异位内膜组织细胞的凋亡，进一步使细胞固缩、腺体萎缩而达到治疗目的。

5. 中药贴敷

庞保珍以自拟消异种子丹（水蛭30g，炒穿山甲30g，蜈蚣4条，延胡索30g，制没药30g，制乳香30g，生大黄35g，炒桃仁30g，红花20g，川芎25g，木香25g，肉桂20g，淫羊藿30g，菟丝子30g。上药共为细末，装瓶备用，临用时取药末10g，以温开水调和成团涂神阙穴，外盖纱布，胶布固定，3天换药一次）治疗113例，结果临床痊愈40例，显效45例，有效22例，无效6例，总有效率94.69%。

6. 内外兼治

沈洪沁等在卵泡期用补肾促孕方（熟地黄、山药、枸杞子、菟丝子、桑寄生、鸡血藤、川楝子），排卵期加桃仁、红花、黄芪、石菖蒲等，同时配合活血散结栓（蒲黄、五灵脂、大黄、三棱、莪术）塞肛。

（三）中西医结合疗法

朱文新对巧克力囊肿剥离术后、全子宫切除术后、剖腹产术后复发的患者，口服活血化瘀中药：丹参、牡丹皮、赤芍、蒲黄、五灵脂、延胡索、桃仁、夏枯草、红藤、水蛭，煎服。另加用清热解毒的中药：白花蛇舌草、败酱草、紫草根、丹参、黄柏、煎成100 ml灌肠，并每晚将达那唑100 mg纳入阴道，治疗31例，总有效率90.32%，治疗囊肿有效率88.89%。

（四）实验研究

张丽君等研究结果表明：补肾化瘀方可使造模组动物血清EMAb显性率明显降低，PRL水平显著下降（$P<0.05$），同时能抑制异位子宫内膜的增生。韩冰实验结果表明，妇痛宁（由血竭、穿山甲、鳖甲、皂角刺、海藻、薏苡仁等组成）能抑制异位内膜细胞，尤其是上皮细胞的代谢活动而使异位内膜萎缩，其作用具有高度的选择性。妇痛宁煎剂（由血竭、三棱、莪术、丹参、细辛、延胡索、川楝子、皂刺、鳖甲、薏苡仁、海藻等组成）联合LAK细胞治疗子宫内膜异位症较单独应用妇痛宁或LAK细胞更有效地调节子宫内膜异位症紊乱的免疫机制，提示中西医结合治疗子宫内膜异位症具有诱人的前景，中药妇痛宁可通过神经内分泌整体调节作用，达到治疗子宫内膜异位症的目的。妇痛宁中剂量治疗EMT能够降低患者血清CA125含量。

（编者：庞保珍　庞清洋）

第四节　子宫腺肌病

【概述】

子宫腺肌病是指子宫内膜异位于子宫肌层，并形成弥漫性或局限性病变，常伴随有周围肌细胞肥大及结缔组织增生，也可形成子宫腺肌瘤。本病属中医"痛经""癥瘕""月经不调""不孕"等范畴。

【发病机制】

一、中医病因病机

1. 气滞血瘀
多因平素抑郁或恚怒伤肝，致肝气郁结，气机不畅，冲任失和，以致经脉瘀阻。

2. 寒凝血瘀
多因经期产后，血室正开，余血未净，摄生不慎，感受寒邪，血遇寒则凝，导致寒凝血瘀。

3. 痰湿血瘀

素体脾虚痰盛，或饮食不洁，劳倦过度，思虑过度，损伤脾气，脾虚生湿，湿聚成痰，痰湿下注冲任胞脉，阻碍血行，导致痰瘀互结。

4. 湿热血瘀

素体脾虚，水湿内停，蕴久化热；或肝郁脾虚，湿热内生；或经期产后，胞脉空虚，感受湿热之邪。湿热稽留于冲任，蕴结于胞宫胞脉，阻止气血运行，导致血瘀。

5. 气虚血瘀

饮食不节，劳倦过度，思虑过极，或大病久病，损伤脾气，导致气虚运血无力，血行迟滞，冲任瘀阻。

6. 肾虚血瘀

先天不足，或后天损伤，大病久病，房劳多产，损伤肾气。肾阳不足则阴寒内盛，冲任虚寒，血失温煦推动而致血瘀；肾阴不足，虚火内生，内热灼血亦可致瘀；肾水不足，不能涵木，则肝失调达，疏泄失常，气血不和而致冲任瘀阻。

二、西医病因病理

目前子宫腺肌病的病因与发病机制不清。当子宫内膜受到损伤时，基底层内膜可直接侵入子宫肌层内生长。故一般认为可能和子宫内膜基底层损伤有关。妊娠、刮宫术、人工流产手术与分娩可能是损伤子宫内膜基底层的主要原因。当子宫内膜受到损伤时，子宫内膜-肌层结合带被破坏，造成子宫内膜基底层防御功能减退，由此引发了本病。另外，多种体内激素如雌激素、孕激素与催乳素的作用可能也与本病有关。有关子宫腺肌病发病机制还有血管淋巴管播散、上皮化生学说等。

到目前为止，子宫腺肌病和不孕症之间的关系尚不明确。子宫腺肌病影响女性生育功能的机制可能有以下几个方面：①影响子宫内膜的结构与功能；②改变子宫蠕动功能；③影响胚胎植入；④影响子宫内膜蜕膜化；⑤宫内自由基水平异常。

【诊断】

1. 临床表现

（1）痛经：50%以上患者有继发性痛经，并呈渐进性加重。部分患者还伴有恶心、呕吐、腹泻、肛门坠胀、胃痛、腰痛、性交痛与慢性盆腔痛等。子宫腺肌病的痛经一般较严重。

（2）月经异常：多以月经过多、经期延长或不规则出血为主，因月经异常可引起不同程度的贫血。

（3）不孕：部分不孕症患者的直接发病原因即子宫腺肌病。中、重度子宫腺肌病还可造成流产、早产等。

（4）子宫增大：子宫多为均匀性增大，呈球形，质地硬，有压痛，有时也表现为子宫表面突起不平，与子宫肌瘤相似。也可同时发现有子宫内膜异位症、子宫肌瘤。若合并有子宫内膜异位症则可扪及附件包块、子宫直肠窝痛性结节、子宫活动度受限等。

2. 临床辅助诊断方法

（1）超声检查：超声测量子宫各径线增宽，体积增大，肌层增厚，回声不均。因病变多累及后壁，故常见子宫内膜线前移。病变部位和周围无明显界限，声像图表现为等回声或回声增强，内可见点状或条索状低回声。

（2）核磁共振：当 Tl 加权可见子宫肌层内界限不清、信号强度低的病灶，而 T2 加权像为高信号强度的病灶。因为病变信号的强度与结合带很接近，子宫内膜-肌层结合带变宽，厚度>12mm 时，高度疑诊子宫腺肌病；厚度<12mm 时，若存在其他表现，如高信号斑点或子宫内膜-肌层结合带边界不规则，也可诊断子宫腺肌病。

（3）血清学检测：肿瘤标志物糖类抗原 CA125 水平多数可升高。临床上也可见 CA125 水平正常的子宫腺肌病患者。这种 CA125 水平的非特异性改变，仅为临床诊断提供参考。

（4）宫腔镜检查：近来有研究者提出宫腔镜检查可以比超声、核磁共振更早发现子宫腺肌病的征象。宫腔镜检查的另一好处是同时可发现并处理子宫内膜异位病灶，有利于术后妊娠。

（5）病理检查：组织病理学诊断是诊断本病的"金标准"。特征为子宫切面病灶呈明显的漩涡状结构，与肌层无清楚界限。镜下表现为子宫内膜腺体与间质位于肌层内，周围的平滑肌纤维呈增生肥大改变。

【鉴别诊断】

1. 子宫内膜异位症

除痛经及月经失调与子宫腺肌病相同外，多有不孕，性交痛，经期肛门坠胀，妇科检查时子宫正常大小，常后倾固定，宫颈后上方或骶韧带处扪及一个或数个米粒至蚕豆大小不等的硬结，触痛明显。若合并子宫腺肌病时则不易鉴别。

2. 子宫肌瘤

往往无痛经，只有浆膜下肌瘤发生蒂扭转或肌瘤红色变性时可出现剧烈腹痛，但与月经周期无关，已往可有子宫肌瘤病史。若合并子宫腺肌病时则鉴别较困难。

3. 原发性痛经

多发于未婚、未产妇女，常于婚后或产后显著好转或自愈，妇查子宫大小正常。

【治疗】

一、中医辨证论治

1. 气滞血瘀证

主要证候：婚久不孕。经前或经期少腹胀痛、拒按，痛引腰骶，或会阴、肛门下坠，或伴胸胁乳房胀痛，或经量少，或经行不畅，经色紫暗有块，块出痛减。舌质紫暗，或有瘀点、瘀斑，苔薄白，脉弦滑。

治法：理气活血，化瘀消癥。

方药：香棱克异汤（庞保珍方，选自庞保珍《不孕不育中医治疗学》）

制香附、三棱、莪术、炮穿山甲、制乳香、制没药、水蛭、川芎、血竭、黄芪、菟丝子。

中成药：血府逐瘀口服液，口服。一次1支，一日3次。

2. 寒凝血瘀证

主要证候：婚久不孕。经前或经期下腹冷痛，痛引腰骶、会阴及肛门，得热痛减，经量少，经色暗有块，形寒肢冷，苔薄白，边有瘀点，脉沉细。

治法：温经散寒，活血祛瘀。

方药：桂莪消异汤（庞保珍方，选自庞保珍《不孕不育中医治疗学》）

桂枝、莪术、三棱、炮穿山甲、制附子、小茴香、当归、川芎、制香附、血竭、巴戟天、肉苁蓉。

中成药：少腹逐瘀丸，口服。一次1丸，一日2～3次。

3. 痰湿血瘀证

主要证候：婚久不孕。经前或经期小腹掣痛，经色紫黯，而质稀，带下量多。形体肥盛，头晕沉重，或呕恶痰多；胸闷纳呆，或有泄泻；苔多厚腻，脉沉涩。

治法：化痰利湿，活血逐瘀。

方药：半棱逐异汤（庞保珍方，选自庞保珍主编《不孕不育中医治疗学》）

半夏、三棱、苍术、白术、茯苓、滑石、香附、莪术、当归、昆布、水蛭、穿山甲。

中成药：散结镇痛胶囊，口服。一次4粒，一日3次。

4. 湿热血瘀证

主要证候：婚久不孕，平时少腹时痛，经前或经期少腹疼痛加重。经行腹痛灼热拒按，或痛引腰骶、会阴及肛门，经血量多，经色深红，质稠有块，低热起伏，带下黄稠，小便短黄，大便有时干结，舌质红，舌尖有瘀点或瘀斑，苔黄而腻，脉弦数。

治法：清热利湿，活血祛瘀。

方药：薏竭涤异汤（庞保珍方，选自庞保珍《不孕不育中医治疗学》）

薏苡仁、血竭、红藤、萆薢、黄柏、炮穿山甲、鳖甲、昆布、牡丹皮、制香附、茯苓。

中成药：花红胶囊，口服。一次4～5粒，一日3次。

5. 气虚血瘀证

主要证候：婚久不孕，痛经，以经期及经后为甚，伴肛门坠胀，里急后重。月经量多，色淡，神疲肢倦，纳呆便溏，面色白，舌质淡胖，有瘀点瘀斑，苔薄白，脉细涩。

治法：益气化瘀。

方药：芪棱理异汤（庞保珍方，选自庞保珍主编《不孕不育中医治疗学》）

黄芪、三棱、人参、白术、山药、莪术、生鸡内金、水蛭、柴胡。

中成药：止痛化癥胶囊：口服。一次4～6粒，一日2～3次。

6. 肾虚血瘀证

主要证候：婚久不孕，经行腹痛，腰脊酸软。月经先后不定期，量或多或少，神疲，头晕，面部色素沉着，性欲减退，舌淡黯，苔薄白，脉沉细。

治法：益肾调经，活血祛瘀。

方药：菟棱治异汤（庞保珍方，选自庞保珍主编《不孕不育中医治疗学》）。菟丝子、三棱、熟地黄、山药、山茱萸、杜仲、枸杞子、当归、川芎、延胡索、莪术、柴胡。

中成药：定坤丹：口服。一次半丸至1丸，一日2次（每丸重10.8克）。

二、西医治疗

子宫腺肌病的治疗原则需要根据患病程度的轻重、患者所处年龄段和有无生育要求而定。

（1）期待治疗：用于无症状、无生育要求患者。

（2）药物治疗：不同的药物有不同的治疗疗效，不良反应也不同。药物治疗应根据患者的病情、病变范围、主要症状而制订个体化方案，并结合患者本人意愿与经济条件进行全面考虑，进行综合、个体化的治疗。

子宫腺肌病的治疗药物与子宫内膜异位症类似，可酌情应用非甾体类抗炎药（NSAID）抑制疼痛的对症治疗、促性腺激素释放激素激动剂（GnRH-a）、口服避孕药（COC）、雄激素类衍生物、高效孕激素、左炔诺孕酮宫内节育器（LNG-IUS）、孕激素受体拮抗剂等。

（3）手术治疗：药物治疗无效者可酌情进行适当的手术治疗。

【名家经验】

1. 何任经验

何任教授认为癥瘕最主要是寒凝、气滞、血瘀所致。治则上主张以行气活血并重，佐以温经通脉，散结消癥为治疗大法，在此原则上随证加减。以附桂消癥汤为基本方：制香附、川楝子、八月札、桂枝各9g，丹参、藤梨根、鳖甲各15g，夏枯草、桃仁各12g。气虚加党参、黄芪各15g；血虚加阿胶珠9g，干地黄18g；月经过多加蒲黄炭、血余炭各9g，茜草根15g；腹痛加延胡索、灵脂各9g；带白加白术、淮山药各15～30g；腰酸加杜仲、续断各9g；不孕加枳实、娑罗子各9g，路路通12g。

2. 夏桂成经验

夏桂成认为本病病机关键为本虚标实，本虚者肾阳虚是其发病的根本，标实者血瘀是其病理基础。肾阳不足，温煦失司，影响冲任气血的调畅，从而导致气滞血瘀发为痛经。根据急则治标，缓则治本的原则，痛经剧烈发作时，从标论治，控制疼痛，主要体现在解痉止痛、温阳利湿、宁心安神三个方面。平时宜治本求因，即补肾调周，尤其重视经间排卵期的温肾助阳，并注重患者生活起居、情志饮食方面的配合，每获佳效。具体分期治法如下：行经期重阳转阴，是新旧交替时期，化瘀才能生新，留得一份瘀，就影响一分新生，治以活血化瘀为主，佐以补肾助阳，因为补肾助阳药物有溶解子宫内膜和使其松软的作用，并增强阳长的水平，阳长至重，有利于转化顺利，方选膈下逐瘀汤加减，药用炒当归、赤芍、白芍、五灵脂、香附、延胡索、益母草、全蝎、莪术、肉桂加减。经后期阴长阳消，血海空虚，治以滋阴养血、化瘀消癥，方选归芍地黄汤加减，药用丹参、赤芍、白芍、山茱萸、淮山药、熟地、丹皮、茯苓、川续断、菟丝子、五灵脂加减。经间排卵期重阴转阳，絪缊乐育之气血活动，排出精卵，治以补肾调气血，辅以活血消癥，方选补肾促排卵汤加减，药用丹参、赤芍、白芍、山茱萸、淮山药、熟地、丹皮、茯苓、川续断、菟丝子、黄芪、紫石英、五灵脂加减。经前期阳长阴消，阳旺则血脉流通，治以补肾助阳、化瘀消癥，方选夏老验方补阳消癥汤加减，药用炒当归、赤芍、白芍、淮山药、川续断、丹参、五灵脂、石见穿、骨碎补加减。临证时需结合患者全身及局部症状，随症加减，以奏良效。如伴经行量多者，可酌加蒲黄炭、五灵脂、马鞭草、茜草、仙鹤草等品以化瘀止血；伴经行量少者，可加桃仁、红花、川芎、川牛膝以活血通经；伴经前乳房胀痛明显者，可加醋柴胡、香附、枳壳、丝瓜络以理气通络止痛；伴小腹冷痛喜温、畏寒肢冷者，加桂枝、乌药、艾叶以温经散寒等。

【诊疗述评】

诊治本病首先必须系统查体排除器质性病变，明确病因，酌情治疗。中医治疗本病有其强大的优势，但必须用中医的思维，针对病机组方用药，疗效才好。

【预防调护】

1. 禁止经期性交，注意经期卫生。
2. 防止经血倒流。对宫颈闭锁或狭窄、阴道横隔等，要及时科学治疗。在月经前期或月经期间，尽可能避免不必要的盆腔检查或手术等。
3. 尽量避免人工流产。

【现代研究进展】

子宫腺肌病的治疗西医已从开腹手术发展到经阴道、经腹腔镜的微创治疗方式，进一步发展到介入治疗，直至近年的无任何器械进入人体内的高强度聚焦超声治疗。陈红坚等的研究表明，高强度聚焦超声治疗子宫腺肌瘤的近期临床疗效显著，且无明显并发症及副反应，但其远期疗效还有待进一步观察确定。

中医治疗本病有较好的疗效，但必须用中医的思维，辨证论治。

（编者：庞保珍　庞清洋）

第五节 闭经

【概述】

闭经是妇科疾病常见症状,通常将闭经分为原发性和继发性两类。原发性闭经是指16岁第二性征已发育,但月经还未来潮者;或14岁尚无第二性征发育者。继发性闭经是指月经建立后又停止,停经持续时间相当于既往3个月经周期以上的总时间或月经停止6个月者。原发性闭经多为遗传因素或先天发育缺陷引起。继发性闭经的发生率较原发性闭经至少高10倍以上,其病因复杂,以下丘脑闭经最常见,依次为垂体、卵巢及子宫性闭经。本病属中医学"闭经"范畴。

【发病机制】

(一) 中医病因病机

1. 肝肾不足

先天禀赋不足,素体肝肾不足,精亏血少;或早婚多产,或房事不节等致肾精亏损,肝血耗伤,冲任不足,血海空虚,胞宫无血可下导致血枯闭经。

2. 气血亏虚

饮食不节,或忧思伤脾,或大病久病等损伤气血,气血虚弱,化源不足,冲任空虚,胞宫无血可下导致闭经。

3. 阴虚血燥

嗜食辛辣香燥,或久病伤阴,或素体阴虚等致血海干枯,无血可下而至闭经。

4. 气滞血瘀

所愿不随,肝气郁结,气滞则血瘀,气血瘀滞,冲任气机不畅,胞脉阻止,经血不得下行而至血隔闭经。

5. 寒凝血瘀

经期、产时血室正开,风冷寒邪客于胞宫,或经期涉水,或过食生冷等以致血为寒凝,胞脉阻隔,经水不得下行而成闭经。

6. 痰湿阻滞

先天禀赋不足,素体脾肾阳虚,或久病等致脾肾阳虚,运化失职,水湿内停,聚而成痰、脂膜,痰湿、脂膜阻滞壅塞胞宫、胞脉,致经水不行。

(二) 西医病因病理

闭经病因复杂,可发生于下丘脑-垂体-卵巢轴及其靶器官中的任一环节。2011年中华医学会妇产科学分会内分泌学组在《闭经诊断与治疗指南(试行)》中,根据生殖轴病变与功能失调的部位将闭经病因分为五类：下丘脑性闭经、垂体性闭经、卵巢性闭经、子宫性闭经以及下生殖道发育异常性闭经。

1. 下丘脑性闭经

主要包括功能性、遗传性、器质性与药物性，其中较常见的为中枢-下丘脑功能异常。

2. 垂体性闭经

是指由于垂体病变导致的促性腺激素分泌低下引起的闭经，常见病因包括垂体肿瘤、空蝶鞍综合征、Sheehan 综合征和先天垂体病变。

3. 卵巢性闭经

指卵巢发育异常或功能衰退引起的闭经，属于高促性腺激素性闭经，包括先天性性腺发育不全、酶缺陷、卵巢抵抗综合征和卵巢早衰。

4. 子宫性闭经

可分为两类：先天性子宫畸形（包括苗勒管发育异常与雄激素不敏感综合征）和获碍性子宫内膜损伤。

5. 下生殖道发育异常性闭经

下生殖道发育异常包括处女膜闭锁、阴道横隔与先天性阴道或宫颈缺如。患者多存在周期性腹痛伴梗阻部位上方积血，可继发子宫内膜炎及盆腔粘连。

6. 其他

除以上5种类型外，其他雄激素过量性疾病与自身免疫性甲状腺疾病，包括多囊卵巢综合征、先天性肾上腺皮质增生症、卵泡膜细胞增殖症、分泌雄激素肿瘤、桥本氏甲状腺炎与 Graves 病等，也可影响排卵功能，造成闭经。雄激素过量性疾病患者可表现出不同程度的高雄激素症状，如多毛、男性化等。多囊卵巢综合征与先天性肾上腺皮质增生症临床表现相近，基础状态及促肾上腺皮质激素兴奋后，17-羟孕酮测定可协助鉴别诊断。分泌雄激素肿瘤患者血清雄激素水平显著升高，总睾酮可>200ng/dl 或高于正常上限值 2.5 倍，并呈进行性增加。卵巢与肾上腺影像学检查可明确诊断。

【诊断】

1. 询问病史

应详细询问月经史、婚育史、子宫手术史、用药史、家族史以及发病可能诱因与伴随症状，如精神心理创伤、环境变化、运动性职业或高强度运动、营养状况及有无头痛、溢乳等；原发性闭经者还应了解其青春期生长与发育进程。

2. 体格检查

体格检查应记录其身高、体重、有无体格发育畸形、皮肤色泽与毛发分布、第二性征发育情况、甲状腺有无肿大、乳房有无溢乳、视野有无改变。原发性闭经性征幼稚者还应检查嗅觉有无缺失。

3. 妇科检查

通过妇科检查了解患者内、外生殖器发育情况与有无畸形。已婚女性阴道及宫颈黏液可以反映其体内雌激素的水平。

4. 辅助检查

辅助检查可进一步确定诊断。需注意，有性生活史的患者应首先排除妊娠。

（1）激素测定：包括血清 FSH、LH、PRL 与 TSH 的测定。FSH>12U/L，提示卵巢功能减退；>40U/L 提示卵巢功能衰竭。LH<5U/L 提示促性腺激素水平低下，病变在下丘脑或者垂体水平。血 PRL>25mg/L 可诊断为高 PRL 血症；>100mg/L 提示垂体分泌 PRL 腺瘤可能性大，应进行影像学检查确诊。

此外，对于有临床高雄激素体征或肥胖患者，还应测定睾酮、硫酸脱氢表雄酮、孕酮与 17-羟孕酮、胰岛素等，以确定是否存在高雄激素血症、先天性 21-羟化酶缺乏、多囊卵巢综合征或胰岛素抵抗等疾病。

（2）孕激素与雌激素试验：对于妇科检查确定无内外生殖器发育畸形的患者可行孕激素试验判断内源性雌激素水平。若孕激素撤退后有流血说明体内有一定水平的内源性雌激素，若停药后无流血可进一步行雌激素试验。雌激素试验有撤退性流血说明患者内源性雌激素水平低下，停药后仍无流血者可证实为子宫病变所致闭经。孕激素与雌激素试验具体方法如下：

孕激素试验：黄体酮针剂肌内注射，20mg/天，连用 3～5 天；或口服醋酸甲羟孕酮，10mg/天，连用 8～10 天；或口服地屈孕酮，10～20mg/天，连用 10d；或口服微粒化黄体酮，200mg/天，连用 10 天。

雌激素试验：先给予足量雌激素如戊酸雌二醇 2～4mg/天，连用 20～30 天，后加用孕激素（药物种类与用法同孕激素试验）。

（3）其他辅助检查：盆腔超声可观察子宫形态、内膜厚度、卵巢大小以及储备，并可明确有无盆腔占位性病变与卵巢肿瘤。高促性腺激素性闭经与性腺发育异常患者应进行染色体核型检查。子宫性闭经患者可行子宫输卵管造影或宫腔镜检查确定有无宫腔粘连。对于有高 PRL 血症，尤其是伴有头痛、溢乳或视野改变者应行颅脑 MRI 或 CT 检查以确诊。有明显男性化体征的患者还应行肾上腺与卵巢的超声或 MRI 检查以排除肿瘤。

【鉴别诊断】

1. 原发性闭经应排除生殖器发育不良与先天畸形。

2. 继发性闭经应根据患者具体情况进行鉴别，如患者为青春期少女，应考虑多囊卵巢综合征的可能；年轻女性，应与结核性盆腔炎鉴别；已有生产经历的女性，应考虑子宫腔与子宫颈粘连所致的闭经。还应排除妊娠、哺乳等生理性闭经。

3. 应与一些罕见病鉴别，如暗经（个别育龄妇女，虽有卵巢与子宫内膜的周期变化，但无经血流出，仍能生育，这种情况称暗经）、避年（指育龄妇女在身体正常情况下，月经频率为每年 1 次的情况）等。

【治疗】

一、中医辨证论治

1. 肝肾不足证

主要证候：年满16周岁月经尚未来潮，或初潮较晚，月经量少，经期延后，渐至闭经，腰酸腿软，头晕耳鸣，舌淡红，苔少，脉沉弱。

治法：滋肾柔肝，调补冲任。

方药：肾癸续嗣丹（庞保珍方，选自庞保珍主编《不孕不育中医治疗学》）

人参、白术、茯苓、白芍、当归、川芎、熟地黄、炙甘草、菟丝子、巴戟天、鹿茸、紫石英。

中成药：杞菊地黄丸，大蜜丸，一次1丸，一日2次。

2. 气血亏虚证

主要证候：月经后期，量少，色淡，质稀，渐至闭经，或头晕眼花，心悸气短，神疲肢倦，或食欲不振，毛发不华，或易脱落，羸瘦微黄，唇色淡红，舌淡，苔薄白，脉沉细。

治法：补气养血，调补冲任。

方药：八珍益宫丹（庞保珍方，选自庞保珍主编《不孕不育中医治疗学》）

人参、白术、茯苓、当归、白芍、熟地黄、川芎、炙甘草、紫河车、紫石英、巴戟天。

中成药：复方阿胶浆，口服。一次20毫升，一日3次。

3. 阴虚血燥证

主要证候：月经量少，渐至闭经，五心烦热，潮热汗出，两颧潮红，或骨蒸劳热，或咳嗽，咯血，舌质红，苔少，脉细数。

治法：滋阴清热，凉血调经。

方药：左归螽斯丹（庞保珍方，选自庞保珍主编《不孕不育中医治疗学》）

当归、白芍、熟地黄、山茱萸、龟甲、鳖甲、紫河车、肉苁蓉、菟丝子、牡丹皮。

中成药：百合固金丸，口服。水蜜丸一次6克，大蜜丸一次1丸，一日2次。

4. 气滞血瘀证

主要证候：月经数月不行，精神抑郁，烦躁易怒，善太息，胸胁胀满，少腹胀痛或拒按，舌边紫黯，或有瘀点瘀斑，脉沉弦或沉涩。

治法：疏肝理气，活血调经。

方药：香蛭赞孕丹（庞保珍方，选自庞保珍主编《不孕不育中医治疗学》）

香附、水蛭、当归、川芎、枳壳、延胡索、三棱、莪术、菟丝子、甘草。

中成药：血府逐瘀口服液，口服。一次2支，一日3次。

5. 寒凝血瘀证

主要证候：以往月经正常，突然经闭，数月不行，小腹冷痛拒按，得热痛减，四肢不温，或带下量多，色白，舌质淡或紫黯，或边有瘀点瘀斑，脉沉涩。

治法：温经祛寒，活血调经。

方药：暖宫毓麟丹（庞保珍方，选自庞保珍主编《不孕不育中医治疗学》）

紫石英、肉桂、吴茱萸、淫羊藿、菟丝子、麻黄、炮姜、熟地黄、当归、鹿角胶、炙甘草。

中成药：少腹逐瘀丸，口服。一次1丸，一日2～3次。

6. 痰湿阻止证

主要证候：月经停闭，胸胁胀满，呕恶痰多，神疲乏力，或面浮肢肿，或带下量多，色白，质黏稠，大便溏或完谷不化，舌体胖，苔白腻，脉沉缓或滑。

治法：温补脾肾，燥湿化痰。

方药：涤痰祈嗣丹（庞保珍方，选自庞保珍主编《不孕不育中医治疗学》）

半夏、茯苓、陈皮、甘草、苍术、胆南星、枳壳、生姜、柴胡、人参、黄芪、淫羊藿、巴戟天。

中成药：二陈丸，口服。一次9～15克，一日2次。

二、西医治疗

1. 药物治疗

（1）雌激素人工周期替代疗法：适用于内源性雌激素水平低下患者，可根据患者治疗目的选择合适剂量。

（2）单纯孕激素治疗：适用于有一定内源性雌激素水平的患者。

（3）其他药物治疗：对于高PRL血症患者应采用溴隐亭治疗，无垂体肿瘤的功能性高PRL血症者，治疗剂量为2.5～5mg/d，一般5～6周多可恢复月经；垂体腺瘤患者应每日口服5～7.5mg，一般3个月即可发现肿瘤缩小。开始用药时应注意小剂量起始，逐渐增至治疗剂量，以避免或减轻药物不良反应。对于多囊卵巢综合征患者，可应用口服避孕药，同时达到降雄激素与调整月经周期的双重目的。对于甲状腺功能减低者，可应用甲状腺素治疗。

2. 手术治疗

适用于有器质性病变的患者。

【名家经验】

1. 罗元恺经验

罗元恺认为，闭经的原因很多，临床治疗时应首先滋肾养血，到一定时期后佐以活血行气通经，先攻后补，因势利导，才能收效，可选用集灵膏（生地黄、熟地黄、枸杞子、川牛膝、淫羊藿、党参、麦门冬、天门冬）合四物汤加减运用。至有月经周期的征兆（如小腹胀、乳房胀、阴道分泌物增多等）或服20余剂后，则适当加入行气活血通经之药，如红花、桃仁、香附等，连服几剂，予以利导，往往获得疗效。这种先补后攻之法，一次不效，可反复三四次。

2. 蔡小荪经验

蔡小荪治疗原发性闭经以育肾养血为主，参血肉有情之品，使肾气旺盛，冲任充盈，月事得以时下。其基本方为：炒当归、生地黄、熟地黄、女贞子、淫羊藿、肉苁蓉、山茱萸、制黄精、河车大造丸（吞）。大便不实者，去生地、肉苁蓉，加炒怀山药、菟丝子。每服10剂，1个月为1个疗程，通常观察3个月。蔡小荪认为，本类型闭经，基础体温多呈单相，经过治疗，基础体温呈双相，预示病情好转，可改用调经方。其基本方为：炒当归、熟地黄、川芎、白芍、怀牛膝、丹参、制香附、桂枝、红花、泽兰。经水通行后，仍需继续治疗，直至停药3个月，经水仍能按时来潮，方为痊愈。

【诊疗述评】

闭经其实并不是一个独立的疾病，是其他疾病的一个症状。诊断时首先要明确是原发性闭经还是继发性闭经。要通过详细询问病史与进行相关检查，确定导致闭经的原因，从而制订相应的治疗方案。譬如对因垂体或卵巢肿瘤引起者，应首先采用手术治疗；因卵巢早衰引起的卵巢性闭经、产后大出血引起的垂体性闭经以及人工流产术造成的子宫性闭经等，采用中西医结合疗法效果较好。

中医治疗该病的原则为虚者补而充之，实者泻而通之，切忌急功近利，滥用攻伐，以通经见血为快。此外，女子多郁，在治疗上应重视患者的心理疏导，方中酌情加入理气疏肝的香附、玫瑰花、郁金等，可不同程度地增强疗效。

本病属疑难性疾病，疗程较长，一般3个月为1个疗程。

【预防调护】

1. 对孕产妇做好评估，科学处理，尽量避免产后大出血。
2. 积极科学治疗造成闭经的原发性疾病，如甲状腺功能亢进症、甲状腺功能减退症等。
3. 合理膳食，营养得当。切忌因减肥而吃得过少，或膳食搭配不合理导致闭经。
4. 科学锻炼，增强体质。切忌因减肥而运动过度导致闭经。
5. 吃动平衡，保持健康体重。

【古代文献精选】

《素问·阴阳别论》："二阳之病发心脾，有不得隐曲，女子不月。"

《素问·腹中论》："有病胸胁支满者，妨于食，病至则先闻腥臊臭，出清液，先唾血，四支清，目眩，时时前后大脱血……病名血枯，此得之年少时，有所大脱血，若醉入房，中气竭，肝伤，故月事不来也。"

《素问·评热病论》："月事不来者，胞脉闭也。胞脉者属心而络于胞中，今气上迫肺，心气不得下通，故月事不来也。"

《类经·疾病类·血枯》:"血枯一证,与血膈相似,皆经闭不通之候。然枯之与膈,则相反有如冰炭。夫枯者,枯竭之谓,血虚之极也。膈者,阻隔之谓,血本不虚,而或气或寒或积有所逆也。"

《金匮要略·妇人杂病脉证并治》:"妇人经水不利下,抵当汤主之。"

《诸病源候论·妇人杂病诸候·月水不通候》:"妇人月水不通者,由劳损血气,致令体虚受风冷。风冷邪气客于胞内,伤损冲任之脉,并手太阳少阴经,致胞络内绝,血气不通,故也。"

《医学正传·妇人科》:"月经全借肾水施化,肾水既乏,则经血日以干涸……渐而至于闭塞不通。"

《景岳全书·妇人规·血枯经闭》:"血枯之与血膈,本自不同……凡妇女病损至旬月半载之后,未有不闭经者。正因阴竭,所以血枯。枯之为义,无血而然,故或以羸弱,或以困倦,或以咳嗽,或以夜热,或以食饮减少,或以亡血失血,及一切无胀无痛,无阻无隔,而经有久不至者,即无非血枯经闭之候。欲其不枯,无如养营,欲以通之,无如充之,但使雪消则春水自来,血盈则经脉自止,源泉混混,有熟有能阻之者奈何。今之为治者,不论有滞无滞,多兼开导之药,其有甚者,则专以桃仁、红花之类,通利为事。岂知血滞者可通,血枯者不可通也。血既枯矣,而复通之,则枯者愈枯,其与榨干汁者何异,为不知枯字之义耳,为害不小,无或蹈此弊也。"

《女科撮要》:"夫经水阴血也,属冲任二脉,主上为乳汁,下为月水。其为患,有因脾虚而不能生血者,有因脾郁伤而血耗损者,有因胃火而血消烁者,有因脾胃损而血少者,有因劳伤心而血少者,有因怒伤肝而血少者,有因肾水不能生肝而血少者,有因肺气虚不能行血而闭者。治疗之法,若脾虚而不行者,调而补之;脾郁而不行者,解而补之;胃火而不行者,清而补之;脾胃损而不行者,温而补之;劳伤心血而不行者,静而补之;怒伤肝而不行者,和而补之;肺气虚而不行者,补脾胃;肾虚而不行者,补脾肺。经云:损其肺者,益其气;损其心者,调其荣卫;损其脾者,调其饮食,适其寒温;损其肝者,缓中;损其肾者,益其精。审而治之,庶无误矣。"

《万病回春·经闭》:"妇人壮盛经闭者,此血实气滞,宜专攻也。妇人虚弱经闭者,此血脉枯竭,宜补,经自通也。妇人半虚半实经闭者,宜攻补兼施也。妇女经闭有积块者,宜养血破积也。妇人经通之后,宜调理之剂也。"

《傅青主女科·调经·经水先后无定期》:"经水出诸肾。"

《傅青主女科·调经·年未老经水断》:"经原非血也,乃天一之水,出自肾中。"

【现代研究进展】

现代研究发现,许多导致闭经的原发性疾病多涉及基因或染色体变异,但遗传病或具有遗传倾向的疾病,病因复杂,既有遗传因素的决定性作用,也有非遗传因素的影响。

中医研究认为闭经虚实夹杂者较多。

(编者:庞保珍　庞清洋)

第六节　黄体功能不全

【概述】

黄体功能不全（LPD）是指排卵后卵泡形成的黄体发育不全，分泌孕酮不足，或黄体过早退化，以致子宫内膜分泌反应性降低引起的月经失调和生育缺陷综合征。黄体功能不全主要表现为月经量少、经期提前、经前点滴出血，或经前乳胀、溢乳，月经周期先后不定或反复自然流产等。伴发的西医病种有：月经失调、子宫内膜异位症、高催乳素血症、早期流产或反复早期自然流产等病。本病属中医学月经先期、月经过少、经行乳胀、暗产、滑胎、不孕症等范畴。

【发病机制】

一、中医病因病机

1. 肾虚

肾藏精，精化气，肾中精气的盛衰主宰着人体的生长、发育与生殖。先天禀赋不足，或素体肾阳虚或寒湿伤肾，肾阳亏虚，命门火衰，阳虚气弱，则生化失期，不能触发氤氲乐育之气，致令黄体功能不全；或素体肾阴亏虚，或房劳多产、久病失血，耗损真阴，天癸乏源，冲任血海空虚；或阴虚生内热，热扰冲任血海，皆可影响黄体功能，导致不孕或反复早期自然流产。

2. 肝郁

若素性忧郁，或七情内伤，情怀不畅；或由久不受孕，继发肝气不舒，导致情绪低落、忧郁寡欢，气机不畅。二者互为因果，肝气郁结益甚，以致冲任不能相资，则黄体功能不全。

3. 脾虚

思虑过度，或饮食劳倦等损伤脾气，脾虚则运化失职，化源不足，则黄体功能不全。

4. 血瘀

素体脾肾阳虚或劳倦思虑过度，饮食不节伤脾或肝木犯脾，或肾阳虚不能温脾，脾虚则健运失司，水湿内停，肾阳虚则不能化气行水，湿聚成痰；或嗜食膏粱厚味，痰湿内生，躯脂满溢，遮盖子宫，壅塞冲任，影响黄体功能；或痰阻气机，气滞血瘀，痰瘀互结，即不能启动氤氲乐育之气，又影响黄体功能而致不孕或反复早期流产。

5. 痰湿

素体脾肾阳虚或劳倦思虑过度，饮食不节伤脾或肝木犯脾，或肾阳虚不能温脾，脾虚则健运失司，水湿内停，肾阳虚则不能化气行水，湿聚成痰；或嗜食膏粱厚味，痰湿内生，躯脂满溢，遮盖子宫，壅塞冲任，影响黄体功能；或痰阻气机，气滞血瘀，痰瘀互结，即不能启动氤氲乐育之气，又影响黄体功能而致不孕或反复早期流产。

二、西医病因病理

1. 下丘脑促性腺激素释放激素-垂体促性腺激素（GnRH-Gn）分泌异常

各种原因引起的下丘脑 GnRH 释放节律异常或垂体 GnRH 受体（GnRH-R）减少，或垂体功能失调，皆可能导致卵泡期促卵泡素（FSH）或排卵期 LH 高峰降低，黄体期 LH 分泌不足，从而影响卵泡的发育、黄体的生成或孕酮的分泌。

2. 高催乳素（PRL）血症

垂体释放的 PRL 在生理量可与 LH 共同维持黄体的发育与孕酮的分泌，而高水平的 PRL 可通过旁分泌方式抑制下丘脑 GnRH 脉冲式释放，减少 FSH、LH 分泌，并抑制 FSH、LH 的功能。

3. 卵巢自身病变

如卵巢纤维化、卵巢功能衰退、卵巢及周围组织炎症等，可引起卵巢对垂体 Gn 的反应降低，影响正常卵泡发育或排卵。

4. 高雄激素血症

在一些常见的可引起雄激素升高的疾病中，如多囊卵巢综合征（PCOS）、多毛症，过高的雄激素可抑制 GnRH-Gn 的分泌，从而造成 LPD 发生。

5. 医源性因素

如促性腺激素、氯米芬、合成孕激素、前列腺素、雄激素等，可通过影响垂体或卵巢功能，或促进黄体溶解而形成 LPD。辅助生殖技术抽吸取卵时，可能同时吸出颗粒细胞而引起颗粒细胞不足。在控制性卵巢刺激周期，由于多个黄体同时发育，合成并分泌超生理量的雌、孕激素，负反馈抑制下丘脑-垂体轴，抑制 LH 分泌，从而造成黄体功能不全，其发生率几乎 100%。

6. 其他因素

甲状腺功能异常，子宫内膜异位症，前列腺素分泌异常，血液中低密度脂蛋白（LDL）不足，微量元素锌、铜等缺乏，皆可直接或间接导致 LPD。

【诊断】

1. 临床表现

月经周期缩短，月经频发，不孕或流产，流产多发生在孕早期。

2. 实验室检查

在月经第 18～28 天测血清孕激素<10ng/ml。

3. 基础体温测定

每天晨起测口温，显示体温上升缓慢，或升高温度<0.3℃，或高温波动>0.1℃，或高温维持时间<12 天。

4. 子宫内膜活检

子宫内膜活检是诊断黄体功能不全的金标准。在月经来潮前 3 天内进行子宫内膜取材，内膜腺体或间质发育时间晚于正常月经周期中子宫内膜发育时间 3 天以上者，为黄体功能不全。两次以上的子宫内膜活检均提示异常者，可诊断为黄体功能不全。

【鉴别诊断】

1. 排卵功能障碍

表现为月经周期紊乱，经期长短不一，经量时多时少，甚至大出血；基础体温显示无双相改变；B 超监测排卵未见优势卵泡；诊刮内膜组织学测定显示增生期改变。

2. 黄体萎缩不全

表现为月经周期正常，但经期延长，出血量较多；基础体温测定显示体温下降缓慢；月经第 5 天行诊断性刮宫，仍显示有分泌期改变。

【治疗】

一、中医辨证论治

（一）肾虚证

1. 肾阳虚证

主要证候：婚久不孕，或反复早期自然流产，黄体功能不全，月经迟发，或月经后推，或经闭，经色淡暗，性欲低下，小腹冷，带下量多，清稀如水。或子宫发育不良；头晕耳鸣，腰酸膝软，夜尿多；眼眶黯，面部黯斑，或环唇黯；舌质淡黯，苔白，脉沉细尺弱。

治法：温肾暖宫，调补冲任。

方药：右归广嗣丹（庞保珍方，选自庞保珍主编《不孕不育中医治疗学》）

熟地黄、附子、龟甲、鹿茸、巴戟天、补骨脂、菟丝子、肉桂、杜仲、白术、山药、芡实、人参。

中成药：定坤丹，口服。一次半丸至 1 丸，一日 2 次（每丸重 10.8 克）。或麒麟丸：口服。一次 6 克，一日 2~3 次。

2. 肾阴虚证

主要证候：婚久不孕，或反复早期自然流产，黄体功能不全，月经常提前，经量少或停经，经色鲜红。或经期延长，甚则崩中或漏下不止；形体消瘦，头晕耳鸣，腰酸膝软，五心烦热，失眠多梦，眼花心悸，肌肤失润，阴中干涩，性交痛；舌质稍红略干，苔少，脉细或细数。

治法：滋肾养血，调补冲任。

方药：左归螽斯丹（庞保珍方，选自庞保珍主编《不孕不育中医治疗学》）

当归、白芍、熟地黄、山茱萸、龟甲、鳖甲、紫河车、肉苁蓉、菟丝子、牡丹皮。

中成药：六味地黄丸，大蜜丸，一次 1 丸，一日 2 次。

（二）肝郁证

主要证候：婚久不孕，或反复早期自然流产，黄体功能不全，月经或先或后，经量时多时少，或经来腹痛；或经前烦躁易怒，胸胁乳房胀痛，精神抑郁，善太息；舌黯红或舌边有瘀斑，脉弦细。

治法：疏肝解郁，理血调冲。

方药：开郁毓麟丹（庞保珍方，选自庞保珍主编《不孕不育中医治疗学》）

当归、白芍、白术、茯苓、牡丹皮、香附、川楝子、王不留行、瓜蒌、牛膝。

中成药：逍遥丸，口服。一次6～9克，一日2次。

（三）脾虚证

主要证候：婚久不孕，或反复早期自然流产，黄体功能不全，神疲乏力，纳呆，头晕心悸，面黄或体瘦，大便或溏，舌质淡，苔白，脉细弱。

治法：补脾益气，调理冲任。

方药：济脾育嗣丹（庞保珍方，选自庞保珍主编《不孕不育中医治疗学》）

人参、黄芪、白术、茯苓、山药、大枣、当归、柴胡、菟丝子、巴戟天、甘草。

中成药：人参归脾丸，口服。一次1丸，一日2次。

（四）血瘀证

主要证候：婚久不孕，或反复早期自然流产，黄体功能不全，月经多延后，或周期正常，经来腹痛，甚或成进行性加剧，经量多少不一，经色紫黯，有血块，块下痛减。时经行不畅，淋漓难净，或经间出血。或肛门坠胀不适，性交痛；舌质紫黯或舌边有瘀点，苔薄白，脉弦或弦细涩。

治法：逐瘀荡胞，调冲助孕。

方药：逐瘀衍嗣丹（庞保珍方，选自庞保珍主编《不孕不育中医治疗学》）

桃仁、红花、牡丹皮、赤芍、当归、延胡索、枳壳、三棱、莪术、昆布、香附。

中成药：血府逐瘀口服液，口服。一次2支，一日3次。

（五）痰湿证

主要证候：婚久不孕，或反复早期自然流产，黄体功能不全，多自青春期始即形体肥胖，月经常推后、稀发，甚则停经；带下量多，色白质黏无臭；头晕心悸，胸闷泛恶，面目虚浮；舌淡胖，苔白腻，脉滑。

治法：燥湿化痰，行滞调冲。

方药：涤痰祈嗣丹（庞保珍方，选自庞保珍主编《不孕不育中医治疗学》）

半夏、茯苓、陈皮、甘草、苍术、胆南星、枳壳、生姜、柴胡、人参、黄芪、淫羊藿、巴戟天。

中成药：苍附导痰丸，口服。每次1丸，每日2次。

二、西药治疗

1. 孕酮的补充

合成孕激素多为孕酮或睾酮衍生物,具有雄激素样作用,可能增加子代出生缺陷风险。无生育要求者于排卵后口服醋酸甲羟孕酮(安宫黄体酮)6~10mg/d,共10~14天。对于有生育要求者,可于排卵后予黄体酮20mg肌注,每日1次,或予天然黄体酮胶丸口服,100mg/次,每日2次,或口服地屈孕酮10mg/次,每日2次,14天后查尿HCG,若提示妊娠,可继续用药至孕12周,若未受孕,则停药等待月经来潮。

在ART黄体支持中,黄体酮经阴道途径给药是目前唯一可替代肌内注射黄体酮的制剂。主要有黄体酮缓释凝胶与微粒化黄体酮胶囊,推荐剂量:黄体酮缓释凝胶90mg/d,每日1次;微粒化黄体酮胶囊300~800mg/d,分3或4次纳入阴道。经阴道途径给予黄体酮,由于靶向作用于子宫,子宫局部孕酮浓度高,使用方便,可减少全身的不良反应,在一些国家已成为ART黄体支持的首选治疗方式。

2. 促排卵药物

对于卵泡发育欠佳者适用,目前常用的药物有氯米芬、促性腺激素如FSH或HMG等。于月经来潮第5天起口服氯米芬,从小剂量50mg开始,最大剂量可至150mg,每日1次,共5日,停药第一天开始口服戊酸雌二醇(补佳乐)1mg/次,每日1次,5天后停药。或于月经第5天开始,应用FSH或HMG 75~150U肌注,用药期间检测卵泡,卵泡直径≥18mm停药。应用促排卵药物应注意检测卵泡,避免卵巢过度刺激。由于多卵泡生长或排卵,体内高固醇激素状态,也会影响黄体功能,因此,排卵后可辅助应用黄体酮维持黄体。

雌激素的黄体支持作用存在争议,对于高龄患者有血栓形成风险,大剂量使用有肝功能异常的报道。

3. HCG疗法

超声检测卵泡成熟(直径≥18mm)后,一次性注射HCG 5000~10000U,以加强月经中期LH排卵峰;或于排卵后每2日注射HCG 2000U,共注射5次,可以刺激黄体持续分泌孕酮,并刺激黄体分泌雌激素,延长黄体寿命。若妊娠,则应继续应用黄体酮,至孕12周。

在ART黄体支持中,应用HCG有导致或加重卵巢过度刺激的风险,而且可能对判断早孕有所影响,需至少停药5~7天后进行妊娠试验。因此,HCG不再推荐作为ART控制性卵巢刺激周期中黄体支持的常规用药。

4. 其他

对于黄体功能不全合并高催乳素血症,应用溴隐亭每日2.5~5mg,可使泌乳素水平下降,并促进垂体分泌促性腺激素与增加卵巢雌、孕激素分泌,从而改善黄体功能。

对于甲状腺、肾上腺功能异常等患者,需对症治疗,祛除病因。

【名家经验】

1. 夏桂成经验

夏桂成认为，黄体功能不全在病理变化上主要是肾阳虚为主，阳虚在演变过程中常或兼夹心肝郁火、血瘀、痰湿等，治疗可以毓麟珠配合归芍地黄汤。至于诸多兼夹证型，可根据兼夹证型的程度范围而调治，有时甚则急则治标，先从标证论治。

2. 郭志强经验

郭志强认为，黄体功能不足多为脾肾阳气不足，胞宫虚寒之故，亦多夹郁夹瘀，强调妇人以血为用，血得热则流畅，得寒则凝滞，以及阳气的重要性。临床上用中药序贯法以补脾肾之阳，可以达到经调而孕育自成的目的。

此外，郭志强在临床上发现很多患者经期有膜样组织排出，并伴有轻至中度的腹痛，经过多年的经验总结发现此为黄体功能不全导致的子宫内膜分泌不均，内膜致密脱落所致。

【诊疗述评】

在辅助生殖技术中，黄体功能不全成为胚胎移植后妊娠成功率低的一个重要原因。中医辨证论治黄体功能不全有较好的疗效。在辅助生殖技术中，胚胎移植后，用中医的思维找到病机，针对病机组方用药，可提高辅助生殖技术的临床妊娠率。

【预防调护】

1. 黄体功能不全的女性怀孕后，在孕早期应尽量提早保胎治疗。
2. 调节情志，放松心情。
3. 合理膳食，适量运动，吃动平衡，维持正常体重。

【古代文献精选】

《景岳全书·妇人规·经脉类》云："凡阳气不足，血寒经迟者，色多不鲜，或色见沉黑，或涩滞而少。其脉或微，或细，或沉、迟、弦、涩。其脏气形气必恶寒喜暖。凡此者，皆无火之证。治宜温养血气，以大营煎、理阴煎之类加减主之。大约寒则多滞，宜加姜、桂、吴茱萸、荜茇之类，甚者须加附子。"

《傅青主女科·调经》云："夫经水出诸肾，而肝为肾之子，肝郁则肾亦郁矣；肾郁而气必不宣，前后之或断或续，正肾之或通或闭耳；或曰肝气郁而肾之不应，未必至于如此。殊不知子母关切，子病而母必有顾复之情，肝郁而肾不无缱绻之谊。"

【现代研究进展】

现代研究发现，补肾药具有内分泌激素样作用，能够使下丘脑-垂体-卵巢轴的调节功能得以改善，促进黄体发育。如菟丝子具有雌激素类样作用，可增加下丘脑-垂体的促黄体功能，提高卵巢对促黄体生成素的反应性，从而改善黄体功能不全。值得注意的是，应用中药治疗黄体功能不全必须辨证论治，疗效才好。

（编者：庞保珍　庞清洋）

第七节　卵巢早衰

【概述】

卵巢早衰（POF）是指月经初潮年龄正常或青春期延迟、第二性征发育正常的女性在40岁以前出现持续闭经和性器官萎缩，并伴有卵泡刺激素（FSH）和黄体生成素（LH）升高，而雌激素（E2）降低的综合征。表现为继发闭经，常伴有潮热、出汗等绝经期症状。POF是由于卵巢合成性激素功能低下，或不能合成，降低了对下丘脑-垂体轴的负反馈作用，使得促性腺激素升高，雌激素降低的一种状态。一般人群中发病率为1%～3%，在闭经者中占2%～10%。本病属中医学、闭经、不孕、妇人脏躁、绝经前后诸症等范畴。《傅青主女科》所提出的"年未老经水断"是对本病的专题论述。

【发病机制】

一、中医病因病机

肾藏精，精化气，肾中精气的盛衰主宰着人体的生长、发育与生殖。若女子未到七七即肾气衰，天癸竭，冲任虚衰，阴阳失衡，发为本病，故本病的主要病机为肾虚。

1. 肾阴虚

先天禀赋不足，素体肾阴亏虚，或房劳多产、久病失血，耗损真阴；或阴虚生内热，热扰冲任血海等皆可致肾阴不足，精亏血少，冲任血虚，肾-天癸-冲任-胞宫轴缺乏物质基础，致天癸不足，冲脉精血亏虚，任脉之气衰竭，胞宫胞脉失养，经水渐断。

2. 肾阳虚

先天禀赋不足，素体肾阳虚或寒湿伤肾，肾阳亏虚，命门火衰，阳虚气弱，则生化失期，不能温化肾精以生天癸，通达冲任，温养胞宫，不能触发氤氲乐育之气，肾-天癸-冲任-胞宫轴的功能低下，月水难生。

3. 阴阳两虚

先天禀赋不足，素体阴阳两虚，或阴虚及阳等致肾之阴阳两虚，则天癸竭，冲任不足，发为本病。

4. 肝郁肾虚

肾阴亏虚，则肝血不足，而气（肝）郁者，与肝有关，肝体阴用阳，用阳不及，气机不得舒达升散，故致气郁。用阳不及，还在于肝之体阴不足。另外，长期强烈不能有效排解的情志变化，会严重影响人的身心健康，对女性而言还会严重干扰肾-天癸-冲任-胞宫轴的功能活动。情志不舒，肝失疏泄，气机郁结，郁久化火，暗耗气血，气血不足，不能荣肾添精滋润冲任，下养胞宫，且肝失调达，影响中焦升降纳运之功，纳谷运化功能低下，精微不生，气血亏虚，先天失充，天癸匮源，冲脉精血竭，任脉之气衰，胞宫胞脉失养，肾-天癸-冲任-胞宫轴不能维系正常功能，经血无主，血海空虚，渐致本病。

二、西医病因病理

卵巢早衰病因复杂，目前尚不明确，可由遗传因素、免疫因素、医源性因素、心理因素、环境因素与感染因素等造成。

1. 遗传与先天性因素

约10%的卵巢早衰患者有家族史。若X染色体数量或结构异常，如染色体重组、易位或单体性变化，均可造成先天性卵巢发育不全或卵巢早衰。

2. 免疫学因素

约20%的卵巢早衰患者伴有自身免疫性疾病，如甲状旁腺功能减低、自身免疫性甲状腺炎、系统性红斑狼疮、类风湿性关节炎、1型糖尿病、突发性血小板减少性紫癜等。卵巢早衰常被认为是全身多腺体缺陷综合征的一部分。

3. 促性腺激素功能障碍性因素

部分卵巢早衰患者卵巢内卵泡未完全耗竭，但其对内源性高促性腺激素缺乏反应等因素。

4. 医源性因素

卵巢周围组织的任何手术皆可损伤卵巢的血液供应，或该区域引起炎症，造成卵巢早衰的发生。如子宫切除、输卵管结扎或切除、子宫内膜异位症的保守或半根治术、卵巢楔形切除或打孔术、卵巢囊肿剥除术或术中损伤较大血管等，皆可能破坏卵巢的皮质结构或血液供应，导致卵巢功能的不可逆性损伤，造成卵巢早衰。

放疗与化疗对卵巢功能有严重的损害，可造成急性卵巢功能衰竭。因工作、疾病或意外事故接受大剂量或长时期的放射线，可使卵巢卵泡丧失、间质纤维化与玻璃样变、血管硬化等。研究发现，当卵巢受到直接照射剂量超过8.0Gy时，几乎所有年龄阶段妇女的卵巢功能均发生不可逆损害。化疗药物特别是烷化剂可造成卵巢早衰。

5. 代谢因素

研究证实，17α羟化酶或17，20碳链裂解酶等甾体激素的合成关键酶缺乏，以及调节半乳糖代谢的基因突变，可造成性激素水平低下，促性腺激素反馈性增高。黏多糖病患者也易发生卵巢早衰，可能和代谢产物对卵巢细胞的毒性作用有关。

6. 环境与感染因素

比如使用大剂量的杀虫剂与镉、汞等均可损伤卵巢组织，破坏卵泡，造成卵巢早衰。装修后有毒物质亦对女性生殖系统有一定损害。吸烟可以减少颗粒细胞芳香化酶与影响雌激素合成关键酶的生成，降低雌激素的生物活性，且有特异性抗雌激素活性的作用，对下丘脑-垂体功能有影响。大量流行病学调查显示，不同人群中吸烟皆影响自然绝经年龄，吸烟女性绝经年龄较非吸烟人群提前 1~2 年。

腮腺炎、风疹等病毒感染可引发卵巢炎，使卵巢功能部分或全部丧失，导致卵巢早衰。严重的盆腔结核、淋菌性或化脓性盆腔炎等疾病也可导致卵巢功能损害，最终造成卵巢早衰。

7. 生活因素

长时间睡眠不足、睡眠质量不佳会影响生殖内分泌功能；长期不当的节食减肥也是导致卵巢早衰的原因之一，长期不当的节食与药物减肥致使营养不良，缺乏蛋白质，体内 β-内啡肽水平改变，导致下丘脑促性腺激素分泌异常，造成卵巢早衰。

8. 心理因素

临床研究证明，经常有抑郁或郁闷感，与家人相处不融洽，尤其的夫妻不和，可对下丘脑-垂体-卵巢轴产生刺激，形成不良的负性条件反射，进一步引起下丘脑的 FSH、LH 与卵巢 E_2 分泌异常。强烈精神刺激、巨大精神创伤可引起卵巢早衰。

【诊断】

卵巢早衰的诊断标准是 40 岁以前出现至少 4 个月以上的闭经，并有 2 次以上 FSH>40U/L（两次检查间隔 1 个月以上），雌二醇水平<73.2pmol/L。病史、临床表现与辅助检查有助于本病的诊断。

1. 询问病史

病史采集，包括初潮年龄、月经情况、闭经的年限，有无诱因，有无药物使用史，有无家族史，有无放化疗、卵巢手术史等。

2. 临床表现

闭经是卵巢早衰的主要临床表现，常可并见烘热、汗出、记忆力减退、烦躁、失眠等表现。

3. 辅助检查

血清激素水平测定显示 FSH 水平升高、雌激素水平下降是卵巢早衰患者最主要的特征与诊断依据。一般 FSH>40U/L，雌二醇水平<73.2pmol/L。

多数卵巢早衰患者盆腔超声检查，可显示卵巢中无卵泡，卵巢与子宫体积缩小。

【鉴别诊断】

1. 卵巢储备功能不足

本病有月经稀发，偶有闭经表现。实验室检查中血清激素水平测定显示 FSH 升高，但 FSH 多>10 U/L 而<40U/L；超声检查子宫与卵巢体积正常，卵巢中可见卵泡，但窦卵泡数<5 个。

2. 高催乳素血症

本病常表现为月经量少，稀发，甚至闭经，偶伴有乳头溢液。实验室检查中血清激素水平显示 PRL 高于正常范围，E_2 常较低，而 FSH、LH 多在正常范围内；超声检查子宫、附件未见异常。

3. 多囊卵巢综合征

本病有月经稀发，甚至闭经，临床表现中可见肥胖、痤疮、毛发重等，实验室检查血清激素水平测定显示雄激素水平升高或正常，FSH 多在正常范围，LH/FSH>2.5；超声检查可显示双侧卵巢多囊样改变，直径小于 1cm 的卵泡数在 12 个以上。

【治疗】

一、中医辨证论治

1. 肾阴虚证

主要证候：继发闭经，或月经后期，量少，渐至闭经，头晕头昏，腰酸腿软，面部潮红，烘热出汗，烦躁失眠，心情抑郁，或急躁易怒，神疲乏力，带下甚少或无，阴道干涩，性交困难，手足心热，舌质红或中剥少津，苔薄而黄白干燥，脉细弦数。

治法：滋肾柔肝，育阴潜阳。

方药：左归螽斯丹（庞保珍方，选自庞保珍主编《不孕不育中医治疗学》）

当归、白芍、熟地黄、山茱萸、龟甲、鳖甲、紫河车、肉苁蓉、菟丝子、牡丹皮。

中成药：六味地黄颗粒：开水冲服，一次 5 克，一日 2 次。

2. 肾阳虚证

主要证候：继发闭经，或月经后期量少，渐至闭经，阴道干涩，性交疼痛，神情淡漠，懒言气短，畏寒怕冷，腰背尤甚，纳谷不香，大便溏薄，小溲清长，面色白，舌质偏胖，边有齿痕，苔薄白，脉细弱。

治法：温补肾阳，调补冲任。

方药：右归广嗣丹（庞保珍方，选自庞保珍主编《不孕不育中医治疗学》）

熟地黄、附子、龟甲、鹿茸、巴戟天、补骨脂、菟丝子、肉桂、杜仲、白术、山药、芡实、人参。

中成药：定坤丹，口服。一次半丸至 1 丸，一日 2 次（每丸重 10.8 克）。或海龙胶口服液：口服。一次 40 毫升（2 支），一日 1～2 次；或麒麟丸：口服。一次 6 克，一日 2～3 次。

3. 阴阳两虚证

主要证候：继经发闭经，或月经后期量少，渐至闭经，阴道干涩，性交疼痛，时而烘热汗出，烦躁不安，时而畏寒怕冷，纳谷不香，腰背酸痛，神疲乏力，舌苔薄，脉沉细。

治法：调补阴阳，理经赞孕。

方药：地淫毓麟丹（庞保珍方，选自庞保珍主编《不孕不育中医治疗学》）

熟地黄、淫羊藿、山药、山茱萸、巴戟天、菟丝子、紫石英、仙茅、紫河车、当归、知母、黄柏。

中成药：龟芪参口服液，口服。一次 10 毫升，一日 2 次。或二仙口服液：口服。一次 30 毫升，一日 2 次。

4. 肝郁肾虚证

主要证候：继发闭经，头晕腰酸，面部潮红，烘热汗出，烦热失眠，胸闷气窒，心情抑郁，频欲太息，神疲乏力，乳房萎缩，带下甚少，阴道干涩，性交疼痛，舌淡红，少苔，脉细弦。

治法：滋阴养血，解郁宁神。

方药：滋水疏木丹（庞保珍方，选自庞保珍主编《不孕不育中医治疗学》）

熟地黄、山药、枸杞子、五味子、沙参、当归、白芍、牡丹皮、郁金、炒柴胡、川楝子、炙远志。

中成药：妇科调经片，口服。一次4片，一日4次。

二、西药治疗

目前西医学治疗主要采取激素替代疗法，但停药后复发率高，且长期使用会增加乳腺癌、子宫内膜癌的危险性。

【名家经验】

1. 夏桂成经验

夏桂成提出了"心-肾-子宫轴"理论，认为肾虚心气不足为此病的病机，提出了月经周期调理法。夏桂成运用滋肾调周法，先予滋阴养血、补肾填精方药恢复患者阴精水平，当患者出现蛋清样白带时，则以滋补肾阳、调气和血之法，改善黄体功能。

2. 金哲经验

金哲认为七情、六淫致病因素是卵巢早衰的诱因之一，肾虚是卵巢早衰的主要病机，脉络瘀阻是卵巢早衰的病理状态，肝、心、脾的功能与女性生殖关系密切；提出了以补肾填精、调理冲任气血为主，结合心、肝、脾三经郁滞及功能失调情况再予临证加减化裁。

【诊疗述评】

诊断方面，卵巢早衰需与正常围绝经期鉴别，其重要区别点在于年龄。大于40岁以后若出现闭经、低雌激素、高促性腺激素等表现，则以围绝经期论，不作为卵巢早衰。

卵巢早衰在临床治疗上多从肾论治，肾气盛则天癸至，月事以时下。另外，治疗时应高度重视让患者调节情志，并应重视疏肝理气药的应用，肝肾同治。

【预防调护】

1. 若有卵巢早衰家族史的患者，应尽量早妊娠。
2. 合理饮食，保持合理营养。
3. 调节情志，保持心情舒畅。
4. 适量运动，增强体质。

【古代文献精选】

《素问·阴阳别论》云："二阳之病发心脾，有不得隐曲，女子不月；其传为风消，其传为息贲者，死不治。"

《素问·评热病论》曰："月事不来者，胞脉闭也。胞脉者属心而络于胞中，今气上迫肺，心气不得下通，故月事不来也。"

《沈氏女科辑要笺正·月事不来》云："《金匮》言妇人经水不来之证，分三大纲。积冷、结气两者，皆血滞不行，于法宜通，冷者温经行血，《金匮》归芎胶艾汤，即为此证之鼻祖，而《千金》妇人门中，方药最多，皆含温辛逐瘀之法，亦皆为此而设。尧封只言肉桂一味，尚嫌未备，惟又言瘀通之后，必以养荣调之，则确是善后良图，最不可少。若气结者，自须先疏气分之滞，逍遥所以疏肝络，香附、乌药等，皆通气分而不失于燥，固是正宗。"

《傅青主女科》云："经水早断，似乎肾水衰涸，吾以为心肝脾气之郁者……肾气本虚，又何能满盈而化经水外泄耶。"

【现代研究进展】

目前西医治疗，主要采用激素替代治疗，对于有生育要求的促排卵治疗等是常用治疗方法，辅助生育也逐渐成为获得妊娠的方案之一。近年来，在基因治疗、免疫抑制剂治疗、干细胞移植与中西医结合治疗等方面也做了一些探讨。

中医治疗本病有一定的优势，但必须辨证论治，坚持治疗疗效才好，疗程较长，切忌过早攻伐。

（编者：庞保珍　庞清洋）

第八节　黄素化未破裂卵泡综合征

【概述】

黄素化未破裂卵泡综合征（简称 LUFS），是指卵泡发育未成熟或成熟后但不破裂，卵细胞未排出而原位黄素化，形成黄体并分泌孕激素，体效应器官发生一系列类似排卵周期的改变，即月经周期有规律，而实际月经中期卵泡未破裂、无排卵的一组症候群。中医古籍无此病名，属中医学"不孕症"范畴。

黄素化未破裂卵泡综合征的主要临床特点是月经周期、经期规则，有正常的周期性变化的宫颈黏液，基础体温（BBT）双相和排卵后的孕酮水平升高，子宫内膜活检呈分泌期改变等一系列酷似正常排卵周期的征象，但卵泡未破裂、卵细胞未排出，在临床易被漏诊。LUFS 在正常生育年龄妇女中的发病率为 5%～10%，在不孕症妇女中发生率为 25%～43%。由 Jewelewicz 第一次报道并命名。

【发病机制】

一、中医病因病机

1. 肾虚

肾藏精，精化气，肾中精气的盛衰主宰着人体的生长、发育与生殖。先天肾气不足，或房事不节、大病旧病、反复流产损伤肾气，或高龄，肾气渐虚。肾气虚，则冲任虚衰，致卵泡发育不良或无排卵，不能摄精成孕；或素体肾阳虚或寒湿伤肾，肾阳亏虚，命门火衰，阳虚气弱，则生化失期，有碍卵子的发育或排出，且不能触发氤氲乐育之气，致令不能摄精成孕；或素体肾阴亏虚，或房劳多产、久病失血，耗损真阴，天癸乏源，冲任血海空虚；或阴虚生内热，热扰冲任血海，皆影响卵子的发育与排出，不能摄精成孕。

2. 肝郁

若素性忧郁，或七情内伤，情怀不畅；或由久不受孕，继发肝气不舒，导致情绪低落、忧郁寡欢，气机不畅。二者互为因果，肝气郁结益甚，以致冲任不能相资，则卵子发育不良或无排卵，卵子的生长与排出与肝的疏泄功能有密切关系，卵子的排出必须借助肝的疏泄功能，只有肝的疏泄功能正常，卵子才能有规律的排出，肝气郁结，则无排卵。

3. 血瘀

素体脾肾阳虚或劳倦思虑过度，饮食不节伤脾或肝木反脾，或肾阳虚不能温脾，脾虚则健运失司，水湿内停，肾阳虚则不能化气行水，湿聚成痰；或嗜食膏粱厚味，痰湿内生，躯脂满溢，遮盖子宫，壅塞冲任，影响卵子的发育与排出；或痰阻气机，气滞血瘀，痰瘀互结，既不能启动氤氲乐育之气，又影响卵子的排出而致不孕。

二、西医病因病理

目前西医学对LUFS的病因与发生机制尚未完全清楚，认为生殖轴功能失调与卵巢局部因素是其主要发病机制。

（一）中枢神经内分泌调节紊乱

1. 促性腺激素释放激素（GnRH）分泌紊乱

促性腺激素释放激素无正常的脉冲式释放频率与振幅，造成LH峰无法形成或过早形成LH峰影响正常排卵；LH分泌不足，可影响卵巢内环磷酸腺苷的增加，使孕酮分泌减少，局部纤维蛋白溶酶原激活剂活性降低，降低纤维蛋白的溶解和卵泡壁自身的消化作用，使卵泡的破裂与卵子的排出受到阻碍。

2. 高泌乳素血症。

3. 医源性因素

因枸橼酸氯米芬（CC）导致颗粒细胞过早黄素化或尿促性腺激素（HMG）中LH

含量较高，造成卵泡提前黄素化，孕酮过早上升反馈性引起轴调节失衡，而不能排卵。促排卵药物过早或过晚使用，皆可能发生 LUFS，辅助生育技术中诱导排卵（ovulation induction，OI）与控制性卵巢刺激（controlled ovarian stimulation，COS）药物的应用造成 LUFS 的发生率增加。

（二）卵巢局部因素

1. 卵巢膜增厚

因盆腔子宫内膜异位症或盆腔炎症、卵巢手术后，组织发生粘连、增厚等形态学变化，阻碍卵泡破裂与卵子排出。

2. 酶或激酶不足、缺陷或前列腺素缺乏

卵泡的破裂需在酶的作用下完成，若酶或激酶不足、缺陷或前列腺素缺乏造成卵泡液凝集或卵泡壁不破裂。

3. 卵巢局部调控因子异常

卵巢局部有许多调控因子如激活素、抑制素、甾体激素、血管内皮生长因子（VEGF）、肿瘤坏死因子（TNF）与白细胞介素（IL）等，一旦这些生长因子出现异常，就可能导致颗粒细胞，膜细胞分裂能力下降，造成 LUFS。

4. 相关基因的表达改变与突变

5. 卵巢血流动力改变

【诊断】

1. 临床表现

虽然 LUFS 患者的卵未能排出发生原位黄素化，但仍然可以分泌雌激素与孕激素，因此，患者基础体温呈双相，子宫内膜呈分泌期改变，具有规律的月经周期，在临床表现上难与正常排卵区分。

2. B 超诊断

目前主要通过超声动态观察卵泡的发育过程来诊断 LUFS。

（1）发育正常的卵泡不破裂而持续增大。

（2）包膜逐渐增厚，界限模糊，张力降低。

（3）囊泡内由无回声暗区逐渐变成少许细弱光点。

（4）直到下次月经囊泡才逐渐萎缩消失。

以上情况反复发生 3 个周期及以上即确诊为 LUFS。

3. 腹腔镜诊断

在预测排卵日后 4～7 天，腹腔镜检查卵巢表面未发现排卵孔，腹腔液量较少，迅速凝固。

腹腔镜检查的准确性受腹腔结构与排卵后时间等原因而影响。而且因其花费较大，操作复杂，一般不作为单独 LUFS 的诊断或治疗手段。

【鉴别诊断】

1. 正常黄体或黄体血肿、黄体囊肿

正常排卵过程中，卵泡膜血管破裂，引起出血，形成血体，血体进一步发展为黄体，正常黄体直径10～20mm，若出血较多，血液潴留在卵泡或黄体腔内则形成黄体血肿，黄体血肿多为单侧，一般直径为40mm，偶可达100mm，黄体血肿被吸收后可造成黄体囊肿。超声下黄体血肿与血肿包膜较厚，内壁粗糙，囊内多呈杂乱不均质低回声或呈细网状、粗网状结构，和未破裂卵泡黄素化非常相似，鉴别的首要特征是前者不能见到排卵征象，后两者可见正常排卵征象，即正常黄体或黄体血肿是在排卵后几天形成的，成熟卵泡直径明显缩小或消失后又增大，而未破裂卵泡黄素化的卵泡直径迅速增大是一个持续增大无缩小的过程。在临近排卵期时每日做B超有助于区别LUFS与黄体血肿、黄体囊肿，在LH峰后偶尔做一次B超是不能区别LUFS和黄体囊肿的。

2. 卵巢子宫内膜异位囊肿

子宫内膜组织异位到卵巢上，随卵巢激素变化而发生周期性出血，造成周围纤维组织增生与囊肿形成，其与未破裂卵泡黄素化的超声鉴别诊断首先在于密切随访，前者图像回声偏低，囊内为密集细点状回声，不随月经周期改变；后者图像内回声多为絮状、点状、团状高回声，短期内可有明显变化，1～3个月后可自行消失，可在月经干净后复查B超确诊。

3. 卵泡囊肿或卵泡血肿

并不是所有不破裂的卵泡均发生黄素化，如在生长发育过程中，卵泡发生闭锁或不破裂，致卵泡液积聚，形成卵泡扩张，大于25mm则称卵泡囊肿也称滤泡囊肿，多由卵泡上皮变性、卵泡壁结缔组织增生变厚、卵细胞死亡、卵泡液未被吸收或者增多而形成，常为单发，亦可为多发，囊壁平滑有光泽，壁薄而透明，囊腔内充满清澈或草黄色水样液体，一般直径为25～30mm大小，偶亦可达50～60mm。其超声表现为：一侧卵巢内探及圆形或类圆形囊性暗区，壁薄光滑，内透声好。结合基础体温（BBT）单相、宫颈黏液无月经周期性改变、血清雌激素低、无LH峰等有利于鉴别，部分患者伴有至少这一周期的月经紊乱。

【治疗】

一、中医辨证论治

（一）肾虚证

1. 肾气虚证

主要证候：婚久不孕，测BBT均呈双相型，黄体期正常或较短，B超监测提示未破裂卵泡黄体化，月经周期尚正常，经量或多或少，色黯；腰膝酸软，精神疲倦，头

晕耳鸣，小便清长；舌淡、苔薄，脉沉细，两尺尤甚。

治法：补肾益气，温养冲任。

方药：肾癸续嗣丹（庞保珍方，选自庞保珍主编《不孕不育中医治疗学》）

人参、白术、茯苓、白芍、当归、川芎、熟地黄、炙甘草、菟丝子、巴戟天、鹿茸、紫石英。

中成药：五子衍宗丸，丸剂：口服。水蜜丸一次6克，小蜜丸一次9克，大蜜丸一次1丸，一日2次。片剂：口服。一次6片，一日3次。或滋肾育胎丸：口服。一次5克，一日3次，淡盐水或蜂蜜水送服。

2. 肾阳虚证

主要证候：婚久不孕，测BBT均呈双相型，黄体期正常或较短，B超监测提示未破裂卵泡黄体化，月经周期尚正常，经色淡暗，性欲低下，小腹冷，带下量多，清稀如水。或子宫发育不良；头晕耳鸣，腰酸膝软，夜尿多；眼眶黯，面部黯斑，或环唇黯；舌质淡黯，苔白，脉沉细尺弱。

治法：温肾暖宫，调补冲任。

方药：右归广嗣丹（庞保珍方，选自庞保珍主编《不孕不育中医治疗学》）。

熟地黄、附子、龟甲、鹿茸、巴戟天、补骨脂、菟丝子、肉桂、杜仲、白术、山药、芡实、人参。

中成药：定坤丹：口服。一次半丸至1丸，一日2次（每丸重10.8克）。或海龙胶口服液：口服。一次40毫升（2支），一日1~2次；或麒麟丸：口服。一次6克，一日2~3次。

3. 肾阴虚证

主要证候：婚久不孕，测BBT均呈双相型，黄体期正常或较短，B超监测提示未破裂卵泡黄体化，月经周期尚正常，经色鲜红。或经期延长，形体消瘦，头晕耳鸣，腰酸膝软，五心烦热，失眠多梦，眼花心悸，肌肤失润，阴中干涩，性交痛；舌质稍红略干，苔少，脉细或细数。

治法：滋肾养血，调补冲任。

方药：左归螽斯丹（庞保珍方，选自庞保珍主编《不孕不育中医治疗学》）

当归、白芍、熟地黄、山茱萸、龟甲、鳖甲、紫河车、肉苁蓉、菟丝子、牡丹皮。

中成药：六味地黄颗粒，开水冲服，一次5克，一日2次。

(二) 肝郁证

主要证候：婚久不孕，测BBT均呈双相型，黄体期正常或较短，B超监测提示未破裂卵泡黄体化，月经周期尚正常，经量时多时少，或经来腹痛；或经前烦躁易怒，胸胁乳房胀痛，精神抑郁，善太息；舌黯红或舌边有瘀斑，脉弦细。

治法：疏肝解郁，理血调冲。

方药：开郁毓麟丹（庞保珍方，选自庞保珍主编《不孕不育中医治疗学》）

当归、白芍、白术、茯苓、牡丹皮、香附、川楝子、王不留行、瓜蒌、牛膝。

中成药：逍遥丸，口服。一次6～9克，一日2次。

（三）血瘀证

主要证候：婚久不孕，测BBT均呈双相型，黄体期正常或较短，B超监测提示未破裂卵泡黄体化，月经周期尚正常，经来腹痛，甚或成进行性加剧，经量多少不一，经色紫黯，有血块，块下痛减。或肛门坠胀不适，性交痛；舌质紫黯或舌边有瘀点，苔薄白，脉弦或弦细涩。

治法：逐瘀荡胞，调冲助孕。

方药：逐瘀衍嗣丹（庞保珍方，选自庞保珍主编《不孕不育中医治疗学》）。桃仁、红花、丹皮、赤芍、当归、延胡索、枳壳、三棱、莪术、昆布、香附。

中成药：血府逐瘀口服液，口服。一次2支，一日3次。

二、西医治疗

1. 原发病治疗

积极治疗可能造成LUFS发生的原发病，如慢性盆腔炎、子宫内膜异位症、盆腔粘连等。

2. 西药治疗

（1）枸橼酸氯米芬（CC）　自月经周期第2～6日开始，推荐起始剂量为50mg/d，连用5天；若卵巢无反应，第二周期酌情逐渐增加剂量（递增剂量50mg/d），最大剂量为150mg/d，在卵泡发育成熟至18～24mm，酌情HCG 5000～10 000IU或艾泽250μg注射，模拟内源性LH峰值，促进卵泡排出。

（2）芳香化酶抑制剂　来曲唑自月经周期第2～6日开始，推荐起始剂量为2.5mg/d，连用5天；若卵巢无反应，第二周期酌情逐渐增加剂量（递增剂量2.5mg/d），最大剂量为7.5mg/d，在卵泡发育成熟至18～24mm，酌情HCG 5000～10000IU或艾泽250μg注射，模拟内源性LH峰值，促进卵泡排出。

（3）促性腺激素（Gn）　包括HMG、FSH等自月经周期第2～6日开始，推荐HMG或FSH起始剂量不超过75IU/d，隔日或每日肌内注射；若应用7～14天卵巢无反应，酌情逐渐增加剂量（递增剂量为原剂量50%或100%），若有优势卵泡发育，保持该剂量不变，如应用7天仍无优势卵泡，酌情继续递增剂量，最大应用剂量为225IU/d。卵泡发育成熟至18～24mm，酌情HCG 5000～10000IU或艾泽250μg注射，模拟内源性LH峰值，促进卵泡排出。

3. 穿刺治疗

在B超引导下经阴道刺破卵泡，行人工授精或指导同房受孕。

4. 手术治疗

可通过腹腔镜手术改善盆腔环境，恢复正常解剖结构。

5. 体外受精．胚胎移植（IVF-ET）

对于难治性的LUFS患者，多种方法治疗皆无效，可考虑IVF-ET治疗。

【名家经验】

夏桂成经验

夏桂成认为,整个月经周期在肾气-天癸-冲任生殖轴影响下形成由阴长阳消-重阴转化为阳-阳长阴消-重阳转阴的4个时期,即相当于卵泡期、排卵期、黄体期、行经期。夏桂成认为,氤氲之期阳气水平不足和经后期肾阴不足、癸水欠实有关,而LUFS之后的经前期必出现肾阳不足、黄体不良,因此LUFS的治疗需结合整个月经周期治疗,采用奠基汤、促排卵汤、助黄汤、五味调经散四方协同作用,燮理肾中阴阳。

【诊疗述评】

LUFS是一种特殊类型的排卵障碍,具有一系列伪排卵现象,极易忽视、漏诊,因此,如不孕患者具备LUFS高危因素,应当连续B超监测排卵,判定是否存在LUFS。

中西医治疗该病,各有其优势。绝大部分患者用中医的思维辨证组方,疗效较好。但对于局部机械因素特别是术后瘢痕形成的膜状粘连而致的LUFS,单纯的中药治疗效果差,建议采用中西医结合的多种综合治疗方法,即西医腹腔镜下行内膜症病灶烧灼或粘连松解,去除导致卵泡无法破裂的膜样粘连,再配合中药治疗,从而提高排卵率、妊娠率。

【古代文献精选】

《景岳全书·妇人规·子嗣》:"产育由于气血,气血由于情怀,情怀不畅则冲任不充,冲任不充则胎孕不受。"

【预防调护】

1. 注意经期卫生,避免经期性交。
2. 科学避孕,尽量减少流产。
3. 调节情志,保持乐观。

【现代研究进展】

一、病因病机

程泾等认为本病的发生与肾、血气及冲任失调密切相关,肾气盛,天癸至,气血调和,任通冲盛,男女两精适时相搏,则胎孕乃成。若肾气亏损,血瘀气滞,冲任胞脉失和,即使经水按期而至,亦不能摄、精、成孕。李祥云、庞保珍认为肾虚、肝郁、血瘀是其主要病机。夏桂成认为本病多与先天肾虚及经间排卵期的气血活动有关,排卵是经间氤氲状气血活动的特征性表现,若肾气亏损,血瘀气滞,冲任胞脉失和,即使经水按期而至,亦不能、摄精、成孕。

二、中医治疗

1. 辨证论治

韩百灵对肾阴亏损用百灵育阴汤：熟地黄15g，山药15g，川续断15g，桑寄生15g，怀牛膝15g，山茱萸15g，白芍15g，牡蛎20g，杜仲15g，海螵蛸20g，菟丝子15g，龟甲20g；血虚用育阴补血汤：熟地黄15g，山药15g，当归15g，白芍15g，枸杞子15g，炙甘草10g，山萸肉15g，牡丹皮15g，龟甲20g，鳖甲20g；肾阳虚用渗湿汤：熟地黄15g，山药15g，白术15g，茯苓15g，泽泻10g，枸杞子15g，巴戟天15g，菟丝子15g，肉桂10g，附子10g，鹿角胶15g，补骨脂15g，陈皮10g，甘草10g；肝郁气滞用调肝理气汤：当归15g，白芍15g，柴胡10g，茯苓15g，白术10g，牡丹皮15g，香附15g，瓜蒌15g，怀牛膝15g，川楝子15g，王不留行15g，通草15g，甘草10g（以上皆为韩百灵临床经验方）。任青玲、谈勇分为4型：肝肾阴亏型、肾虚肝郁型、肾阳亏虚型、肾虚血瘀型，并认为肾虚肝郁是LUFS的中心证候，肝肾同治是治愈本综合征的关键。李祥云分3型：肾虚用毓麟珠加减、血瘀阻滞用膈下逐瘀汤加减、肝气郁结用开郁种玉汤加减。

2. 专病专方

程泾等以临床验方益肾活血排卵汤［熟地黄15g，当归12g，赤芍、白芍各12g，菟丝子18g，枸杞子15g，制香附10g，丹参18g，仙灵脾12g，肉苁蓉15g，女贞子15g，鹿角片10g（先煎），泽兰10g，红花6g，川续断15g，茺蔚子12g］加减。朱小南善用峻补冲任之品，如鹿角霜、紫河车、巴戟天、淫羊藿等；对气滞不孕善用苏罗子与路路通，二药通气功效卓越，认为经前有胸闷乳胀等症者，十有六七兼有不孕症，治宜疏解，方选香附15g，郁金15g，白术10g，当归15g，白芍10g，陈皮15g，茯苓15g，合欢皮15g，苏罗子15g，路路通15g，柴胡7.5g，于经前感觉胸闷乳胀时服用，至经末1～2日止。裘笑梅对肾阳不足，子宫虚寒者用桂仙汤：淫羊藿15，仙茅9g，肉桂末1.5g（吞），肉苁蓉9g，巴戟天9g，紫石英15g；对肝郁者用蒺麦散：白蒺藜9g，八月札9g，大麦芽12g，青皮3g，橘核3g，橘络3g，蒲公英9g。王渭川育麟珠：当归60g，枸杞子30g，鹿角胶30g，川芎30g，白芍60g，党参30g，杜仲30g，巴戟天30g，淫羊藿30g，桑寄生30g，菟丝子30g，胎盘60g，鸡血藤膏120g，共研细末，炼蜜为丸，每日早、中、晚各服9g。邓高丕认为无排卵患者，多属肾阳虚为主，而兼肾阴不足，治宜温肾为主兼滋阴，可予经净后服自拟促排卵汤促其排卵。

3. 针灸推拿

连方等研究认为电针治疗未破裂卵泡黄素化综合征有较好的疗效，其机理可能与改善卵巢动脉血供和调节内分泌水平有关，其方法为：取穴关元、中极、子宫（双）、三阴交（双），针刺得气后，接电极线（关元、中极为一对正负极；双侧子宫和三阴交分别为一对正负极），用D 8605电针仪，疏密波，频率0.3Hz，电流输出1～2档，电针30分钟，每日1次，从B超监测卵泡直径≥18 mm时开始，连续1～3次（排卵后终止）。同时 B 超监测排卵情况和卵巢血流搏动指数（PI）和阻力指数（RI），至 B 超监测卵泡排出日则停。

4. 中药人工周期疗法

黄逸玲以中药人工周期法治疗 LUFS 40 例，于月经开始用熟地黄、枸杞子、覆盆子、菟丝子、何首乌、益母草，月经第五天用促卵泡汤：柴胡、桃仁、红花、制香附、当归、女贞子、菟丝子、赤芍、仙茅、淫羊藿、川续断，月经第 10～16 天用促卵泡汤加炙山甲、覆盆子、鸡血藤、川牛膝、泽兰，效佳。雍半医采用月经后期（卵泡发育期，月经周期第 5～10 天）以滋补肾阴（血）而养冲任为主，方用左归汤加减；排卵前期（卵泡渐趋成熟至排卵，一般为月经周期的第 11～14 天）方用二仙汤加减；排卵后期（黄体生成期，一般是月经周期的第 15～24 天），方用右归汤加减。经临床观察 36 例，少则 1 个周期治愈，多则 6 个周期治愈。郝兰枝运用超声监测，根据月经周期阴阳消长变化的规律，采用两步法治疗本病 72 例，效佳，治疗方法：促卵泡发育汤：熟地黄 30g，山药 15g，山萸萸 15g，当归 20g，白芍 10g，枸杞子 15g，菟丝子 20g，淫羊藿 15g，鸡内金 10g。从月经周期第 6 天起连续服 6 付，每日 1 付。促卵泡破裂汤：熟地黄 30g，山药 15g，枸杞子 15g，当归 30g，菟丝子 30g，淫羊藿 30g，桂枝 15g，赤芍 30g，桃仁 10g，鸡血藤 30g，鸡内金 15g。从月经周期第 11 天起，连服 6 付，每日 1 付。若兼经前乳胀，心烦易怒者，加柴胡 15g、制香附 15g。若兼口干、手足心发热者，加牡丹皮 15 克。若卵泡发育成熟而不易破裂，或持续长大者，加穿山甲 15g。

三、实验研究

目前通过临床及动物实验证实补肾药物对下丘脑、垂体与卵巢作用是多元性，对下丘脑的调节可能是有弱雌激素样作用，争夺 ER（雌激素受体），调节 GN-RH（促性腺激素释放激素）的分泌对垂体的作用，可提高对 GN-RH 的反应性，对卵巢的作用可能是提高促性激素受体（如 LH 受体、FSH 受体），提高卵巢对垂体的反应性，健全性腺轴各级腺体功能，促其进行正常的正负反馈作用，健全生殖生理周期。通过实验证明，活血化瘀类药可调节血液循环，改善子宫内膜营养状况，促进子宫内膜慢性炎症的吸收，加速陈旧性子宫内膜脱落，并能促进卵巢排卵功能的恢复，从而为孕育创造良好条件。

（编者：庞保珍　庞清洋）

第九节　功能失调性子宫出血

【概述】

功能失调性子宫出血简称功血，是指由生殖内分泌轴功能紊乱造成的异常子宫出血，而全身及内外生殖器官无器质性病变存在。功血可分无排卵性功血与排卵性功血两类。约80%病例属无排卵性功血，多发生于青春期及绝经过渡期；排卵性功血约占20%，多发于育龄期。本病属中医"崩漏"范畴。

【发病机制】

一、中医病因病机

（一）血热

1. 虚热

久病、失血过多，或素体阴虚等致阴伤，阴虚水亏，虚火内炽，扰动血海，故经血非时妄行。血崩则阴愈亏，冲任更伤，以致崩漏病反复难愈。

2. 实热

素体阳盛，肝火易动；或素性抑郁，久郁化火；或外感热邪；或嗜食辛辣等酿成实热。热扰冲任，扰动血海，迫血妄行，导致崩漏。

（二）肾虚

先天禀赋不足，天癸初至，肾气不足；或绝经前后肾气渐衰；或多产房劳等损伤肾气，以致封藏失职，冲任失摄，经血妄行。若偏于肾阴虚者，为元阴不足，虚火妄动，血不守舍；偏于肾阳虚者，为命门火衰，不能固摄冲任，致成崩漏。

（三）脾虚

思虑过度，或饮食劳倦等损伤脾气，气虚下陷，统摄无权，冲任不固，而为崩漏。

（四）血瘀

经期产后，余血未尽，又感寒、热、湿邪等致瘀血内阻，恶血不去，新血不得归经，发为崩漏。

二、西医病因病理

（一）无排卵性功能失调性子宫出血

1. 青春期

青春期无排卵功血的主要病因是雌激素对下丘脑-垂体的正反馈机制建立不完善，不能诱导LH峰形成，从而造成不排卵。在青春期当机体受内部或外界各种因素，如精神紧张、忧伤、恐惧、过度劳累、营养失调、贫血、代谢紊乱、慢性疾病、环境与气候骤变、饮食紊乱、过度运动、酗酒以及其他药物影响时，可通过大脑皮质与中枢神经系统，引起下丘脑-垂体-卵巢轴功能调节或靶细胞效应异常而造成月经失调。

2. 绝经过渡期

绝经过渡期女性卵泡储备低，对促性腺激素的敏感性降低，或下丘脑-垂体对性激素正反馈的反应性降低，因而可先出现黄体功能不足，间断或不规则排卵，造成月经失调。

3. 育龄期

育龄期妇女也可因内、外环境某种刺激，如应激、劳累、流产、手术或疾病引起短暂的无排卵。或者因肥胖、多囊卵巢综合征、高催乳素血症等长期存在的因素，引起持续无排卵而造成月经失调。

(二) 排卵性功能失调性子宫出血

1. 黄体功能不足。
2. 黄体萎缩不全。

【诊断】

一、无排卵性功能失调性子宫出血

功能失调性子宫出血的诊断是病因性诊断，主要依据病史、体格检查与辅助检查排除全身性或生殖系统器质性因素做出功能失调性子宫出血诊断。需要排除妊娠相关出血（流产、宫外孕等）、非生殖道（泌尿道、直肠、肛门）与生殖道其他部位（宫颈、阴道）的出血、生殖器官肿瘤、感染、血液系统及肝肾重要脏器疾病、甲状腺疾病、生殖系统发育畸形、外源性激素和医源性原因造成的异常子宫出血等。

1. 询问病史

目前流血情况、子宫出血的类型、发病时间、病程经过、流血前有无停经史与以往治疗经过。注意患者的年龄、月经史、婚育史与避孕措施，全身有无相关疾病，特别是肝病、血液病、糖尿病、甲状腺、肾上腺或垂体疾病等，有无精神紧张、情绪打击等影响正常月经的因素，近期有无服用干扰排卵的药物或抗凝药物等；了解已做过的检查与治疗情况。

2. 临床表现

子宫不规则出血，表现为月经周期紊乱，经期长短不一，经量不定或增多，甚至大量出血。出血期间一般无腹痛或其他不适，出血量多或时间长时，常出现头晕、乏力、心悸等贫血症状，大量出血可造成休克。出血的类型决定于血清雌激素的水平与下降的速度、雌激素对子宫内膜持续作用的时间和内膜厚度。异常子宫出血根据出血的特点分为：①月经过多：周期规则，经期延长（>7 天）或者经量过多（>80ml）。②子宫不规则过多出血：周期不规则，经期延长，经量过多。③子宫不规则出血：周期不规则，经期延长而经量正常。④月经过频：月经频发，周期缩短（<21 天）。

3. 体格检查

包括全身检查、妇科检查。妇科检查首先要明确出血来自子宫腔,以排除宫颈疾病或阴道疾病导致的出血。

4. 辅助检查

（1）子宫内膜取样

①诊断性刮宫：目的是止血与明确子宫内膜病理诊断。年龄>35岁,药物治疗无效或存在子宫内膜癌高危因素的异常子宫出血患者,应行诊刮明确子宫内膜病变。可在经前期或月经来潮6h内诊刮,以明确卵巢排卵与黄体功能。不规则阴道流血或大量出血时可随时诊刮。注意诊刮时必须进行全面搔刮整个宫腔,特别是两侧宫角。诊刮时应注意宫腔大小、形态,宫壁是否平滑,刮出物的性质与量。疑有子宫内膜癌时,应进行分段诊刮。青春期或无性生活史患者,如严重出血经药物治疗失败或疑有器质性病变,应经患者或其家属知情同意后再考虑诊刮。

②子宫内膜活组织检查：可以提供重要诊断依据。应根据实际情况,结合几种检测方法与器械进行活检。目前,国外推荐使用Karman套管或小刮匙等进行内膜取样,其优点是创伤小,能获得足够组织标本用于组织学诊断。

（2）超声检查：阴道超声检查,可检查出部分黏膜下肌瘤、子宫内膜息肉等生殖系统器质性病变,并可根据内膜超声相特征判断体内雌、孕激素水平。

（3）宫腔镜检查：是鉴别子宫出血原因的有效手段。在宫腔镜直视下选择病变区进行活检,可提高宫腔病变,如子宫黏膜下肌瘤、子宫内膜息肉、子宫内膜癌的早期诊断率。

（4）基础体温测定：基础体温呈单相型,提示无排卵。

（5）激素测定：雌激素、孕激素测定无周期性波动,尤其是孕激素始终停留在增殖期水平。测定血睾酮、催乳素水平,以排除其他内分泌疾病。

（6）宫颈细胞学检查：排除宫颈病变。

（7）妊娠试验：尿或血HCG测定,排除妊娠与妊娠相关疾病。

（8）宫颈黏液结晶检查：经前出现羊齿植物叶状结晶,提示无排卵。

（9）阴道脱落细胞涂片检查：无排卵患者涂片一般表现为中、高度雌激素影响,无周期性变化。

（10）血常规检查与血凝功能测定：查血红细胞计数与血细胞比容、血小板计数、出血凝血时间、凝血酶原时间,以了解贫血情况及有无凝血功能异常。

（11）感染病原体监测：对年轻性活跃者,应检测淋病双球菌、解脲支原体、人型支原体与沙眼衣原体等。

（12）其他检查：常规检测甲状腺、肾上腺及肝功能,以排除由这些疾病所引起的异常子宫出血。

二、排卵性功能失调性子宫出血

1. 临床表现

排卵性功能失调性子宫出血多发生在生育年龄的女性,部分见于青春期少女与绝经过渡期女性。临床上以出血时间与 BBT 曲线对照，分为月经量多与经间出血两类。经间出血又进一步分为经前出血、月经期长、围排卵期出血三种情况。

黄体功能不足一般表现为月经频发，周期缩短。有时月经周期虽在正常范围内，但卵泡期延长，黄体期缩短。部分表现为经前出血与月经过多，合并不孕及早期流产。

黄体萎缩不全表现为月经周期正常，但经期延长，可长达 10 余日，且出血量多。围排卵期出血为月经中期的少量出血（≤7d），可能和排卵前雌激素高峰后的激素水平波动有关。

2. 黄体功能不足引起的排卵性功血

根据月经周期缩短、不孕或早孕时流产，无引起子宫异常出血的生殖器官器质性病变，基础体温双相型但高温相小于 11 天，子宫内膜显示分泌反应至少落后 2 天，可做出诊断。

3. 黄体萎缩不全引起的排卵性功血

根据经期延长、基础体温双相型但下降缓慢、月经第 5～6 日子宫内膜显示分泌反应，可做出诊断。

【鉴别诊断】

一、无排卵性功能失调性子宫出血鉴别诊断

在诊断功能失调性子宫出血前，必须排除生殖器官病变或全身性疾病所造成的生殖器官出血。鉴别诊断需依据详细的月经与出血史、全身体检与盆腔检查、常规全血象检查、凝血功能检查，血绒毛膜促性腺激素（HCG）、黄体生成素（LH）、卵泡刺激素（FSH）、催乳素（PRL）、雌二醇（E_2）、睾酮（T）、孕酮（P）测定，甲状腺功能、诊刮或子宫内膜活检病理、宫颈刮片、宫腔镜等手段。需注意鉴别的疾病如下。

1. 与妊娠有关的各种子宫出血

包括异常妊娠或妊娠并发症，如各种流产、葡萄胎、异位妊娠、子宫复旧不良、胎盘残留、胎盘息肉等。

2. 生殖器官肿瘤

如子宫肌瘤、子宫内膜癌或肉瘤、宫颈癌、滋养细胞肿瘤、卵巢肿瘤、输卵管癌等。

3. 生殖器官感染

如急性或慢性子宫内膜炎、子宫肌炎和生殖道淋病双球菌、支原体和衣原体感染等。

4. 子宫其他病变

如子宫腺肌症、子宫内膜息肉、子宫动、静脉瘘、子宫内膜血管瘤。

5. 全身疾病

如血液病、肝脏疾病、肾上腺皮质功能失调、甲状腺功能亢进症或减退症、红斑狼疮等。

6. 其他

宫内节育器或异物，生殖道创伤造成的子宫不规则出血；激素类药物使用不当、

服抗凝药或抗纤溶药不当等引起的子宫不规则出血等。

二、排卵性功能失调性子宫出血鉴别诊断

在诊断排卵性功能失调性子宫出血前,必须排除生殖器官病变或全身性疾病所导致的生殖器官出血,并与无排卵性功能失调性子宫出血相鉴别。根据月经类型、性激素检测、基础体温、超声影像检查鉴别有无排卵,了解卵泡发育与黄体功能是否正常。

【治疗】

一、中医辨证论治

(一) 血热证

1. 虚热证

主要证候:经血非时突然而下,量多势急,或量少淋漓不净,血色鲜红而质稠,心烦潮热,或小便量少,或大便干结,舌质红,苔薄黄,脉细数。

治法:滋阴清热,止血调经。

方药:济阴理血汤(庞保珍方,选自庞保珍主编《不孕不育中医治疗学》)

熟地黄、生地黄、白芍、山药、龟板胶、麦门冬、沙参、五味子、黄芩、地骨皮、甘草。

中成药:葆宫止血颗粒,开水冲服,一次1袋,一日2次。

2. 实热证

主要证候:经血非时大下或忽然暴下,或淋沥日久不净,忽又增多,色深红或深紫,质稠,夹少量血块,口干喜饮,便秘尿赤,舌红,苔黄,脉洪数。

治法:清热凉血,止血调经。

方药:清热理经汤(庞保珍方,选自庞保珍主编《不孕不育中医治疗学》)

黄芩、栀子、牡丹皮、黄柏、生地黄、阿胶、龟甲、生藕节、地榆。

中成药:宫血宁胶囊,一次2粒,一日3次。

(二) 肾虚证

1. 肾阳虚证

主要证候:经乱无期,出血量或多或少,或停经数月又暴下不止,色淡质清,畏寒肢冷,面色晦暗,腰腿酸软,小便清长,夜尿多,舌质淡,苔薄白,脉沉细而无力,尺脉尤甚。

治法:温肾固冲,止血调经。

方药:鹿胶固冲汤(庞保珍方,选自庞保珍主编《不孕不育中医治疗学》)

鹿角胶、熟地黄、山药、山茱萸、枸杞子、肉苁蓉、巴戟天、杜仲、仙茅、人参。

中成药：定坤丹，口服。一次半丸至 1 丸，一日 2 次（每丸重 10.8 克）。或海龙胶口服液：口服。一次 40 毫升（2 支），一日 1～2 次；或麒麟丸：口服。一次 6 克，一日 2～3 次。

2. 肾阴虚证

主要证候：经乱无期，出血量少，或淋漓不净，血色鲜红，质稍稠，头晕耳鸣，腰膝酸软，五心烦热，夜寐不宁，舌红或有裂纹，苔少或无苔，脉细数，尺脉尤甚。

治法：滋补肝肾，止血调经。

方药：熟地断流汤（庞保珍方，选自庞保珍主编《不孕不育中医治疗学》）

熟地黄、山药、山茱萸、枸杞子、菟丝子、鹿角胶、龟板胶、女贞子、旱莲草、马齿苋。

中成药：六味地黄颗粒，开水冲服，一次 5 克，一日 2 次。

（三）脾虚证

主要证候：经血非时暴下，继而淋漓不止，色淡，质稀，神倦懒言，面色萎黄，心悸头晕，纳呆便溏，舌淡，苔白，脉缓而无力。

治法：补气摄血，固冲调经。

方药：济脾止崩汤（庞保珍方，选自庞保珍主编《不孕不育中医治疗学》）

人参、黄芪、白术、熟地黄、炮姜、当归、炙甘草、升麻、马齿苋。

中成药：人参归脾丸，口服。一次 1 丸，一日 2 次。

（四）血瘀证

主要证候：经血非时而下，淋漓不断，或时下时止，或停闭日久而又突然暴下，色暗质稠，夹有血块，小腹疼痛拒按，块下痛减，舌紫暗或有瘀点瘀斑，脉涩。

治法：活血化瘀，止血调经。

方药：三七定血汤（庞保珍方，选自庞保珍主编《不孕不育中医治疗学》）

三七、马齿苋、熟地黄、白芍、当归、川芎、蒲黄、五灵脂。

中成药：云南白药胶囊，口服。一次 1～2 粒，一日 4 次。

二、西医治疗

通常使用性激素止血和调整月经周期。经各种治疗效果不佳，持久不愈，无生育要求者酌情手术治疗。

【名家经验】

1. 班秀文经验

班秀文认为，功能失调性子宫出血是血证，虚热瘀湿是导致该病的主因，临证时应四诊合参，辨明病位病性。在治疗上班秀文强调三因治宜，标本兼治，调周重视脾胃，处方药简功专。同时班秀文强调治血不忘气，论气必须及血，而妇女以肝为先天，以血为本，由于有月经、妊娠、分娩、哺乳等生理过程，常处于有余于气，不足于血的状态，故治之常用平和调养之剂为佳。故班秀文在用药上多选甘平、甘凉、甘温之品，主张药以和为贵。

【诊疗述评】

功能失调性子宫出血可属于中医"崩漏"范畴，是下丘脑-垂体-卵巢轴功能失调引起的异常子宫出血。临证时首先要系统查体，明确诊断，明辨无排卵性功血还是排卵性功血。中医治疗本病有其独特的优势与疗效，但必须用中医的思维辨证论治，方可取得理想疗效。切忌盲目见血止血、滥用收敛止血药，导致固涩太过，离经之血无法畅行而瘀血不去。由此而知，临证中必须时刻贯穿辨证求因思想，灵活运用治崩三法，即根据急则治标，缓则治本的理论，出血期以辨证止血为主；非出血期则重在辨证补肾，以调整月经周期为主。

【预防调护】

1. 重视经期卫生，避免经期性交，尽量避免或减少宫腔手术。
2. 早期科学治疗月经后期、经期延长等月经病，以防发展成为功能性子宫出血。
3. 合理膳食，少食辛辣温燥或生冷之品。
4. 适量运动，避免劳累。
5. 重视外阴护理，及时清洗外阴、卫生巾及内裤，防止感染。

【古代文献精选】

《丹溪心法·崩漏》："夫妇人崩中者，由脏腑伤损，冲任二脉气血俱虚故也。二脉为经脉之海，血气之行，外循经络，内荣脏腑，若气血调适，经下依时；若劳动过极，脏腑俱伤，冲任之气虚，不能制约其经血，故忽然而下。谓之崩中漏下，治宜大补气血之药，奉养脾胃，微加镇坠心火之药。治其心，补阴泻阳，经自止矣。"

《古今医鉴》："治崩漏初不问虚实，先用四物汤加荆芥穗、防风、升麻煎服，如不止，加蒲黄、白术、升麻并诸止血药止之。"

《医学入门·妇人门》："凡非时血行，淋漓不净，谓之漏下；忽然暴下，若山崩然，谓之崩中。"

《景岳全书·妇人规·崩淋经漏不止》："崩漏不止，经乱之甚者也。盖乱则或前或后，漏则不时妄行。""阴虚假热之脉，尤当用参、地、归、术甘温之属，以峻补培源。"

《傅青主女科·血崩昏暗》："止崩之药不可独用，必须于补阴之中行止崩之法。"

《傅青主女科·郁结血崩》："妇人有怀抱甚郁，口干舌渴，呕吐吞酸，而血下崩者，人皆以火治之，时而效，时而不效，其故何也？是不识为肝气之郁结也。夫肝主藏血，气结而血亦结，何以反至崩漏？盖肝之性急，气结则其急更甚，更急则血不能藏，故崩不免也。治法宜以开郁为主……方用平肝开郁止血汤。"

《医宗金鉴·妇科心法要诀·崩漏门》:"妇人经行之后,淋漓不止,名曰经漏。经血忽然大下不止,名为经崩。""若血多有块,色紫稠黏,乃内有瘀血,用四物汤加桃仁、红花破之……先期血少浅淡,乃气虚不能摄血也,用当归补血汤补之……若血涩少,其色赤者,乃热盛滞血,用四物汤加姜黄、黄芩、丹皮、香附、延胡通之。""妇人行经之后,淋漓不止,名曰经漏。忽然大下不止,名曰经崩。"

《妇科玉尺·崩漏》:"崩漏,究其源,则有六大端:一由火热,二由虚寒,三由劳伤,四由气陷,五由血瘀,六由虚弱。"

《女科辑要笺正·血崩》:"崩中一证,因火者多,因寒者少,然即使是火,亦是虚火,非实火可比。"

《血证论·崩带》:"崩漏者,非经期而下血之谓也。""示人治崩,必治中州也。"

【现代研究进展】

中医辨证论治该病有较好的疗效与独特的优势。

近年来,国内外相继有学者研究报道,曼月乐(左炔诺孕酮)用于治疗顽固性反复发作的功能失调性子宫出血,效果良好。曼月乐对于增生过长的子宫内膜的转化作用好,优于口服避孕药。曼月乐通过局部高浓度孕激素达到治疗作用,对卵巢功能影响小,全身不良反应轻微,具有依从性好、使用方便、无手术创伤等优势。

(编者:庞保珍　庞清洋)

第十节　席汉综合征

【概述】

席汉综合征,又称垂体前叶功能减退症。常见的是在产后大出血或产褥感染伴休克或昏厥,随之出现垂体功能减退闭经等一系列症候群。临床表现为极度体力衰竭、产后无乳、贫血、感染,渐进出现性征退化、闭经、毛发脱落、性器官和乳房萎缩等性功能减退等。严重者每有晕厥,甚至无明显诱因突然死亡。中医古籍无此病名,属中医学"虚劳""血枯经闭""不孕症"等范畴。

【发病机制】

一、中医病因病机

1. 肾虚

肾藏精,精化气,肾中精气的盛衰主宰着人体的生长、发育与生殖。产后大出血,阴损及阳,或先天禀赋不足,素体肾阳虚或寒湿伤肾,肾阳亏虚,命门火衰,阳虚气弱,则生化失期,有碍卵子的发育或排出,且不能触发氤氲乐育之气,致令不能摄精成孕;或素体肾阴亏虚,或房劳多产、尤其是产后大出血,耗损真阴,天癸乏源，冲任血海空虚；或阴虚生内热，热扰冲任血海，皆影响卵子的发育与排出，不能摄精成孕。

2. 气血亏虚

产后大出血，或饮食不节，或忧思伤脾，或大病久病等损伤气血，气血虚弱，化源不足，冲任空虚，胞宫无血可下导致闭经。

3. 血瘀

瘀血既是病理产物，又是致病因素。经期、产后大出血、余血未净，房事不节，或寒、热、虚、实、外伤等，均可导致瘀滞冲任，胞宫、胞脉阻滞不通而不孕。

二、西医病因病理

产后大出血（如胎盘滞留、前置胎盘）、产褥感染、羊水栓塞或感染性休克等，引起垂体的血管痉挛或弥散性血管内凝血（DIC），因垂体门脉系统缺血导致垂体组织细胞变性坏死，造成席汉综合征。妊娠时，由于雌激素刺激垂体分泌较多催乳素，垂体体积明显增大，体积较孕前增长2～3倍，对氧的需求也同时增加。因此对缺氧特别敏感，因而极易发生缺血性坏死。增生肥大的垂体由于受到蝶鞍的骨性限制，在急性缺血肿胀时极易损伤，加以垂体门脉血管无交叉重叠，缺血时不易建立侧支循环，更使增生肥大的垂体容易发生缺血性坏死，而导致垂体功能低下，累及全身多器官，尤其是引起内分泌系统功能障碍。主要表现为性腺（如闭经、第二性征退化）、甲状腺（如表情淡漠、皮肤干燥、眼睑水肿）与肾上腺功能低下（疲劳、低血压、应激和感染缺乏耐受力）。据文献报道其发生率至少占产后失血性休克患者的25%。垂体危象是席汉综合征最严重的并发症。

【诊断】

1. 病史

有产后大出血、休克病史，当时补充血容量不足。

2. 临床表现

产后无泌乳、表情淡漠、容颜憔悴、毛发枯黄脱落、肌肤不荣、四肢乏力、头晕目眩、腰膝酸软、形寒怕冷，渐至月经停闭、性欲减退或丧失、生殖器萎缩。

3. 检查

（1）全身检查：可见毛发稀而焦枯、容颜憔悴、形体羸瘦等。

（2）妇科检查：阴毛脱落甚至消失。阴道干涩，子宫小于正常。

（3）辅助检查：实验室检查示血清垂体激素分泌呈先后不足，生长激素（GH）、血清泌乳素（PRL）、黄体生成素（LH）、卵泡刺激素（FSH）、促甲状腺激素（TSH）、促肾上腺皮质激素（ACTH）等水平部分或全部低下。

（4）排除其他原因所致腺垂体功能减退（如头部外伤、头部肿瘤手术或放疗术后、淋巴细胞性垂体炎、感染、垂体卒中、原发性空泡蝶鞍等）。

诊断时必具产时或产后大出血的病史，其余不必诸症悉具，但见部分主要症状，结合检查，即可诊断。

【鉴别诊断】

需注意与其他因素引起的闭经、性功能减退鉴别。后两者多无产时及产后大失血史，与分娩无明显关系。

注意与其他原因所致腺垂体功能减退（如头部外伤、头部肿瘤手术或放疗术后、淋巴细胞性垂体炎、感染、垂体卒中、原发性空泡蝶鞍等）鉴别。

【治疗】

一、中医辨证论治

（一）肾虚证

1. 肾阳虚

主要证候：原发或继发不孕，无排卵，经闭，性欲低下，毛发脱落，面色白，形寒肢冷，腰膝冷痛，小腹冷，带下量多，清稀如水。小便不利，夜尿多，舌质淡黯，苔白，脉沉细尺弱。

治法：温肾暖宫，调补冲任。

方药：右归广嗣丹（庞保珍方，选自庞保珍主编《不孕不育中医治疗学》）。

熟地黄、附子、龟甲、鹿茸、巴戟天、补骨脂、菟丝子、肉桂、杜仲、白术、山药、芡实、人参。

中成药：定坤丹：口服。一次半丸至1丸，一日2次（每丸重10.8克）。或海龙胶口服液：口服。一次40毫升（2支），一日1~2次；或麒麟丸：口服。一次6克，一日2~3次。

2. 肾阴虚证

主要证候：原发或继发不孕，无排卵，经闭，形体消瘦，毛发稀疏，头晕耳鸣，腰酸膝软，五心烦热，失眠多梦，眼花心悸，肌肤失润，阴中干涩，性欲低下，性交痛；舌质稍红略干，苔少，脉细或细数。

治法：滋肾养血，调补冲任。

方药：左归螽斯丹（庞保珍方，选自庞保珍主编《不孕不育中医治疗学》）。

当归、白芍、熟地黄、山茱萸、龟甲、鳖甲、紫河车、肉苁蓉、菟丝子、牡丹皮。

中成药：六味地黄丸：大蜜丸一次1丸，一日2次。

（二）气血亏虚证

主要证候：原发或继发不孕，闭经，性欲低下，面色萎黄，头晕眼花，心悸气短，神疲肢倦，食欲不振，毛发不华而稀疏，羸瘦，唇色淡红，舌淡，苔薄白，脉细弱。

治法：补气养血，调补冲任。

方药：八珍益宫丹（庞保珍方，选自庞保珍主编《不孕不育中医治疗学》）

人参、白术、茯苓、当归、白芍、熟地黄、川芎、炙甘草、紫河车、紫石英、巴戟天。

中成药：复方阿胶浆，口服。一次20毫升，一日3次。

（三）血瘀证

主要证候：原发或继发不孕，闭经，性欲低下，形体消瘦，毛发稀疏，或肛门坠胀不适，性交痛；舌质紫黯或舌边有瘀点，苔薄白，脉弦或弦细涩。

治法：逐瘀荡胞，调经助孕。

方药：逐瘀衍嗣丹（自拟）。

桃仁、红花、牡丹皮、赤芍、当归、延胡索、枳壳、三棱、莪术、昆布、香附。

中成药：血府逐瘀口服液，口服。一次2支，一日3次。

二、西药治疗

主要采用靶腺激素替代治疗。

【名家经验】

1. 柴松岩经验

柴松岩认为，本病病机为产后失血过多，精血大亏，脏腑气血亏损，五脏之伤，穷必及肾，故日久则肾虚，血海空虚，冲任瘀滞不畅，月事不来。肾阳虚不能温煦脾阳，亦致脾肾阳虚；脾不生血，肾不藏精，精亏血少，冲任虚衰，又终致经闭不来。因阴血不足是此证之主要矛盾，故治疗切不可急于温肾助阳，而须以养阴清热为一般原则。

2. 哈荔田经验

哈荔田认为，其因产后去血过多，经血亏损，以致冲任虚衰，无血可下，经闭不行，又因精不化气，命门不运，下元虚冷，髓海不充，故见性欲衰退，子宫萎缩，带下清稀，四肢厥冷，腰酸神疲，倦怠乏力等。发为血余，其根在肾；卫源水谷，而出下焦。今肾气不足，化源匮乏，以致发失所养而脱落，卫失固护而自汗。总之本病症结所在为肾阳虚衰、精血亏损，故温肾填精、调补冲任之法，始终不移。

3. 刘奉五经验

刘奉五认为，气血虚极、肾气亏耗是其病机实质，主张用四二五合方治疗。

【诊疗述评】

席汉综合征是因产时血崩、失血过多所引起的一种脏腑、冲任功能衰退的妇科疑难病之一。临证应针对病因病机，组方用药。尤其要注意调理脾肾，这是由于脾为后天之本、主运化、为气血生化之源，肾藏精、主生殖、为先天之本等生理特点所决定的。

席汉综合征临床症状较复杂，易误诊。当临床遇有分娩史的患者出现与垂体功能减退相关的某一突出症状时，要认真询问病史，详细查体，以助诊断。注意排除其他原因所致腺垂体功能减退（如头部外伤、头部肿瘤手术或放疗术后、淋巴细胞性垂体炎、感染、垂体卒中、原发性空泡蝶鞍等）。

【预防调护】

1. 产前注意系统围产保健，尤其对有高危发生产后出血人群进行及早预防，并做好产时抢救措施。
2. 产时尽力消除孕妇分娩时的紧张心态，密切关注产程进展，尽量防止出现软产道损伤，胎盘娩出后，必须仔细检查胎盘、胎膜是否完整。
3. 产时、产后注意观察，及早发现出血或休克。
4. 产后注意适当休息，定期产后检查，了解产妇健康状况于哺乳情况。

【古代文献精选】

《妇人大全良方·产后虚羸方论》："产后虚羸者，因产伤损脏腑，劳侵气血。轻者，将养满日即瘥；重者，日月虽顺满，气血犹不调和，故患虚羸也。夫产后气血虚竭，脏腑劳伤，若人年齿少盛，能节慎将养，满月便得平复。如产后多因血气虚弱，虽逾日月，犹常疲乏，或因饮食不节，调适失宜，或风冷邪气所侵，搏于气血，留注于五脏六腑，则令肌肤不荣，颜容萎悴，故古曰虚羸。脾胃乏弱，四肢无力，全不知饮食，心腹胀膨满，人参散。"

《妇人大全良方·产后褥劳方论》："夫产后褥劳者……气血虚羸，将养所失而风冷客之。风冷搏于血气，则不能温于肌肤，使人疲乏劳倦，乍卧乍起，颜容憔悴，食欲不消。"

《景岳全书》："产后气血俱去，诚多虚证，然有虚者，有不虚者，有全实者。凡此三者，但随证随人辨其虚实，此常法治疗，不得执有诚心概行大补，以致助邪。"

【现代研究进展】

一、西医研究进展

曹卫娟等研究认为席汉综合征的病情轻重不一，临床表现存在多样性，早期正确诊断至关重要。一方面诊断后及时以靶腺激素替代治疗可避免垂体危象、骨质疏松症等的发生，另一方面病情轻者有可能再孕，再孕后病情可改善或缓解。王丽满等研究认为席汉综合征患者确诊后，根据症状的不同给予相应靶腺激素替代治疗，先糖皮质激素，次甲状腺激素，最后性激素。

二、中医研究进展

(一) 病因病机

陈少春认为产后大出血，气随血脱，血少而不生精，精血亏损，冲任虚衰，血海不充，胞宫失养，是其主要病因，气血亏损、脾肾阳虚、肝肾亏损是其主要病机，尤以肾虚为发病关键。张梅兰认为肝肾不足、脾肾亏虚、心脾两虚为病因病机。哈荔田认为与肝肾亏损、精血虚衰的病理相关，尤以肾虚为发病关键。刘奉五认为气血虚极，肾气亏耗是其病理实质。

(二) 中医治疗

1. 辨证论治

韩百灵对肾阴亏损用百灵育阴汤：熟地黄15g，山药15g，川续断15g，桑寄生15g，怀牛膝15g，山茱萸15g，白芍15g，牡蛎20g，杜仲15g，海螵蛸20g，菟丝子15g，龟甲20g；血虚用育阴补血汤：熟地黄15g，山药15g，当归15g，白芍15g，枸杞子15g，炙甘草10g，山茱萸15g，牡丹皮15g，龟甲20g，鳖甲20g；肾阳虚用渗湿汤：熟地黄15g，山药15g，白术15g，茯苓15g，泽泻10g，枸杞子15g，巴戟天15g，菟丝子15g，肉桂10g，附子10g，鹿角胶15g，补骨脂15g，陈皮10g，甘草10g；肝郁气滞用调肝理气汤：当归15g，白芍15g，柴胡10g，茯苓15g，白术10g，牡丹皮15g，香附15g，瓜蒌15g，怀牛膝15g，川楝子15g，王不留行15g，通草15g，甘草10g（以上皆为韩百灵临床经验方）。胡仲英等认为席汉综合征的临床症状复杂多变，气血津液，五脏六腑，多有涉及。又因为它在垂体50%以上破坏时，出现临床症状；75%破坏时，症状较明显；95%破坏时，症状典型，病情已很严重。这种病情变化规律为辨证分型提供了帮助。陈少春分3型：气血虚衰，精亏血乏，用十全大补汤加减；脾肾阳虚，精枯血竭，用右归饮加减；肝肾阴亏，冲任衰竭，用集灵膏(《张氏医通》) 加减。

2. 专病专方

李志文采用生地黄、女贞子、旱莲草、玄参、山茱萸、石斛、麦门冬、黄精、白芍、五味子，治疗席汉综合征获效，并每日服六味地黄丸以善其后。刘春煦用左归丸加味（熟地黄、山茱萸、枸杞子、白芍、当归、龟板胶、菟丝子、山药、白术、牛膝）治疗两例患者，疗效满意。张新华等采用当归补血汤合二仙汤、四物汤加减（黄芪、当归、川芎、熟地黄、白芍、仙茅、淫羊藿、鹿角胶、紫石英、补骨脂、熟附子、益母草）治疗1例，效佳。藤玉莲等用地黄饮子加减（熟地黄、巴戟天、山茱萸、石斛、肉苁蓉、五味子、肉桂、炮附子、茯苓、葛根、远志、焦白术、生姜、大枣、薄荷）治疗1例，获显效。李林凤等采用右归丸加味[熟地黄、山药、山茱萸、枸杞、杜仲、巴戟天、仙茅、黄芪、当归、附子、人参、白术、白芍、川芎、柴胡、肉桂（后下）、炙甘草]治愈1例因精神刺激而致产后大出血者。张仁秀等采用（当归、川芎、生地黄、鹿角胶、沙参、麦门冬、枸杞子、百合、生麦芽、鸡内金、川楝子、菟丝子、淫羊藿、仙茅、胡芦巴）为基本方，治疗席汉综合征18例，效佳。袁支霞以刘奉五之四二五合方，治疗1例，疗效显著。张梅兰等惯用鹿角胶血肉有情之品，直入奇经，培补气血，以水蛭贯穿始终，因虫蚁之类最善走络剔邪，采用酸枣仁、鹿角胶、补骨脂、巴戟天、淫羊藿、白术、党参、水蛭为基本方，效佳。郭镜智用下乳涌泉散加减（当归、白芍、川芎、熟地黄、柴胡、青皮、白芷、穿山甲、鹿角胶、干姜）温补阳气，养血润燥，疗效较好。李相中等以右归丸（熟地黄、山药、山茱萸、枸杞子、鹿角胶、菟丝子、杜仲、当归、川附子、女贞子、旱莲草、肉桂、炙甘草）与通窍活血汤（赤芍、川芎、桃仁、红花、老葱、生姜、红枣、麝香、黄酒、艾叶、益母草）交替应用，效佳。王蒿志以紫鹿椒鳖丸（紫河车一具〔洗净焙干〕、鹿茸片、人参、黄芪、白术、川椒、醋制鳖甲、地鳖虫）为主，治疗席汉综合征16例，治愈14例。黄兆铨以大营煎加味（熟地黄、当归、枸杞、杜仲、制附子、鹿角胶、牛膝、巴戟天、淫羊藿、补骨脂、阿胶）治疗2例效佳。强调用药切忌单用纯阳之品，治宜阴阳兼顾，于补阳剂中酌加益精血、补冲任之血肉有情之品。叶敦敏认为补肾中药有类似激素样作用，可以提高体内激素水平；活血化瘀药则能改善微循环，增加盆腔脏器血流量，通过补肾活血法能调整肾-天癸-冲任-胞宫的平衡关系，而收效，故采用张氏归肾活血调经汤（菟丝子、山茱萸、怀山药、枸杞子、丹参、熟地黄、当归、杜仲、桃仁、赤芍、川芎、香附）治之，效佳。杨灵生仿刘奉五先生四二五合方，创三四五合剂（仙鹤草、仙茅、淫羊藿、人参、炮附子、炮姜、炙甘草、五味子、菟丝子、枸杞、覆盆子、车前子），治疗席汉综合征12例，痊愈10例，显效2例。刘永等以八珍二仙汤（党参、白术、茯苓、熟地黄、川芎、当归、白芍、淫羊藿、仙茅、甘草）治疗席汉综合征48例，效佳。轩秀清以自拟健脾补肾汤（人参、黄芪、白术、山药、甘草、鹿角胶、仙茅、巴戟天、枸杞子、干地黄、紫河车粉、淫羊藿、菟丝子、当归）煎服，并配合炒食胎盘，治疗本病疗效显著。其认为人胎盘为血肉有情之品，有返本还原之功，调补阴阳，治虚劳有特效，并能促进萎缩的性腺发育。戴德英等以自拟温肾通经方（肉苁蓉、巴戟天、黄芪、熟地黄、当归、川芎、鸡血藤、芍药、磁石、阿胶、鹿角片、泽泻、紫河车粉）治疗本病35例，治愈19例，好转及无效者各8例。

（三）中西医结合

唐瑞秀以金匮肾气丸、八珍汤合方（党参、当归、熟地黄、山茱萸、泽泻、牡丹皮、肉桂、制附子、赤芍、炒白术、炙甘草、山药、茯苓、川芎）结合：①人工呼吸、呼吸兴奋药；②氢化可的松200mg/d，静脉滴注；③抗生素控制感染；④纠正水电解质紊乱，抢救1例席汉综合征且垂体危象患者。孙昌茂用仙茅、当归、川芎、山茱萸、香附、橘皮、橘叶、黄芪、白芍、甘草为基本方，西药：每晚服乙底酚1mg，服20天，第16天起，加黄体酮10mg，肌注，1个月为1个疗程，3～6个疗程判断疗效。结果总有效率为94.1%。其认为单纯人工月经周期治疗，虽然月经来潮，但全身症状难以改善。纯用中医治疗,月经周期恢复不易,两者结合相得益彰。徐永正治疗本病 6 例,其治法为:①保暖、供氧,补充热量、维生素。②泼尼松 10～30mg/d,甲状腺素片 20～60mg/d。3 例年轻者,予短期人工月经周期治疗。③抗感染、纠正酸中毒,水、电解质紊乱。④中药以制附子、白芍、党参、黄芪、丹参、熟地黄、白术、甘草为基础方,结果 6 例患者病情持续稳定,好转出院。随访中,6 例患者激素用量大为减少或已停用。毕良研采用绒毛膜促性腺激素,肌注,一天 1 次,泼尼松 10mg,一天 3 次,甲状腺素片 40mg,口服,一天 2 次,并同服八珍汤合右归饮加减,治疗 1 例席汉综合征患者,疗程 2 月余,病情明显好转。柴志凤以补脾益肾汤(党参、白术、炙甘草、当归、熟地黄、黄芪、山茱萸、肉桂、附子、菟丝子、巴戟天)加甲状腺素片 40mg,口服,一天 2 次,苯丙酸诺龙 25mg,肌注,隔天 1 次,泼尼松 10mg,口服,一天 3 次,共 5 次;己烯雌酚 0.5mg,口服,睡前服,共 20 天;右旋糖苷铁 100mg,肌注,一天 1 次,共 10 天。治愈 2 例该病患者。

(编者:庞保珍 庞清洋 庞慧卿 庞慧英 赵焕云 李霞 宋国宏 郑燕)

参考文献

1. 庞保珍,赵焕云. 不孕不育中医治疗学[M]. 北京:人民军医出版社,2008.

2. 庞保珍,庞清洋,赵焕云. 不孕不育中医外治法[M]. 北京:人民军医出版社,2009.

3. 庞保珍. 不孕不育名方精选[M]. 北京:人民军医出版社,2011.

4. 庞保珍. 饮食养生之道[M]. 北京:中医古籍出版社,2012.

5. 庞保珍. 男性健康之道[M]. 北京:中医古籍出版社,2012.

6. 庞保珍. 放松心情之道[M]. 北京:中医古籍出版社,2012.

7. 庞保珍. 性功能障碍防治精华[M]. 北京:人民军医出版社,2012.

8. 李淑玲,庞保珍. 中西医临床生殖医学[M]. 北京:中医古籍出版社,2013.

9. 曹开镛,庞保珍. 中医男科病证诊断与疗效评价标准[M]. 北京:人民卫生出版社,2013.

10. 庞保珍,庞清洋. 健康长寿之路[M]. 北京:中医古籍出版社,2015.

11. 庞保珍,庞清洋. 女性健康漂亮的智慧[M]. 北京:中医古籍出版社,2015.

12. 庞保珍,庞清洋. 战胜不孕不育的智慧[M]. 北京:中医古籍出版社,2015.

13. 庞保珍. 生活起居中的健康科学——远离癌症、糖尿病、心脑血管疾病[M]. 北京:人民卫生出版社,2015.

14. 庞保珍. 不孕不育治疗名方验方[M]. 北京:人民卫生出版社,2015.

15. 庞保珍. 优生优育——生男生女好方法[M]. 北京:中医古籍出版社,2016.

16. 庞保珍,庞清洋. 健康之路——《国家基本公共卫生服务规范》健康教育解读[M]. 郑州:河南科学技术出版社,2017.

17. 孙自学,庞保珍. 中医生殖医学[M]. 北京:人民卫生出版社,2017.

18. 罗颂平等. 中医妇科名家医著医案导读[M]. 北京:人民军医出版社,2006.

19. 罗元恺. 罗元恺论医集 [M]. 北京：人民卫生出版社，1990.
20. 罗颂平. 罗元凯 [M]. 北京：中国中医药出版社，2001.
21. 张玉珍. 中医妇科学 [M]. 2版. 北京：中国中医药出版社，2007.
22. 陈如钧，江鱼. 不孕不育治疗学 [M]. 上海：上海科学技术出版社，1995.
23. 侯丽辉，王耀廷. 今日中医妇科 [M]. 2版. 北京：人民卫生出版社，2011.
24. 刘敏如，谭万信. 中医妇产科学 [M]. 北京：人民卫生出版社，2001.
25. 刘敏如，欧阳惠卿. 实用中医妇科学 [M]. 2版. 上海：上海科学技术出版社，2010.
26. 尤昭玲. 中西医结合妇产科学 [M]. 北京：中国中医药出版社，2006.
27. 司徒仪，杨家林. 妇科专病中医临床诊治 [M]. 2版. 北京：人民卫生出版社，2007.
28. 夏桂成. 夏桂成实用中医妇科学 [M]. 北京：中国中医药出版社，2009.
29. 夏桂成. 妇科方药临证心得十五讲 [M]. 北京：人民卫生出版社，2006.
30. 肖承悰. 中医妇科临床研究 [M]. 北京：人民卫生出版社，2009.
31. 中华中医药学会. 中医妇科常见病诊疗指南 [M]. 北京：中国中医药出版社，2012.
32. 连方，齐聪. 中西医结合妇产科学 [M]. 北京：人民卫生出版社，2012.
33. 廖爱华. 女性不育症 [M]. 北京：人民卫生出版社，2012.
34. 哈孝贤，谷金红，哈小博. 哈荔田 [M]. 北京：中国中医药出版社，2003.
35. 哈荔田等. 中医妇科验方选 [M]. 天津：天津科学技术出版社，1989.
36. 蒲志兰. 蒲辅周 [M]. 北京：中国中医药出版社，2004.
37. 刘云鹏等. 刘云鹏 [M]. 北京：中国中医药出版社，2001.
38. 程泾. 月经失调与中医周期疗法 [M]. 杭州：浙江科学技术出版社，1984.
39. 程泾，实用中西医结合不孕不育诊疗学 [M]. 北京：中国中医药出版社，2000.
40. 黄素英，等. 蔡小荪 [M]. 北京：中国中医药出版社，2002.
41. 北京中医医院，北京市中医学校. 刘奉五妇科经验 [M]. 北京：人民卫生出版社，1982.
42. 朱南孙，等. 朱小南妇科经验选 [M]. 北京：人民卫生出版社，1981.
43. 裘笑梅. 裘笑梅妇科临床经验选 [M]. 杭州：浙江科学技术出版社，1981.
44. 郑兆炽. 女科综要 [M]. 长沙：湖南科学技术出版社，1985.
45. 王渭川，何焕霞. 王渭川临床经验选 [M]. 西安：陕西人民出版社，1979.
46. 韩延华，韩延博. 百灵妇科传真 [M]. 北京：中国中医药出版社，2007.
47. 李祥云工作室. 李祥云治疗不孕不育经验集 [M]. 上海：上海科学技术出版社，2007.
48. 梅乾茵. 黄绳武妇科经验集 [M]. 北京：人民卫生出版社，2004.
49. 丛春雨. 近现代25位中医名家妇科经验 [M]. 北京：中国中医药出版

社，1998.

50. 张玉珍．中医妇科学［M］．2版．北京：中国中医药出版社，2007.

51. 陈如钧，江鱼．不孕不育治疗学［M］．上海：上海科学技术出版社，1995.

52. 王永炎，王耀廷．今日中医妇科［M］．北京：人民卫生出版社，2000.

53. 侯丽辉，王耀廷．今日中医妇科［M］．北京：人民卫生出版社，2011.

54. 王清，经燕．许润三［M］．北京：中国中医药出版社，2006.

55. 史宇广，单书健．当代名医临证精华·不孕专辑［M］．北京：中医古籍出版社，1992.

56. 何清湖，等．中华医书集成［M］．北京：中医古籍出版社，1999.

57. 河北医学院．灵枢经校释［M］．2版．北京：人民卫生出版社，2009.

58. 山东中医学院河北医学院．黄帝内经素问校释［M］．2版．北京：人民卫生出版社，2009.

59. 王洪图．黄帝内经素问白话解［M］．北京：人民卫生出版社，2004.

60. 王心如，周作民．生殖医学［M］．北京：人民卫生出版社，2004.

61. 窦肇华．生殖生物学［M］．北京：人民卫生出版社，2007.

62. 乔杰．生殖工程学［M］．北京：人民卫生出版社，2007.

63. 周作民．生殖病理学［M］．北京：人民卫生出版社，2007.

64. 朱长虹．生殖药理学［M］．北京：人民卫生出版社，2007.

65. 王应雄．生殖健康学［M］．北京：人民卫生出版社，2007.

66. 熊承良．临床生殖医学［M］．北京：人民卫生出版社，2007.

67. 徐晓阳．性医学［M］．北京：人民卫生出版社，2007.

68. 张滨．性医学［M］．广州：广东教育出版社，2008.

69. 金维新．不孕症的诊断与中医治疗［M］．北京：科学出版社，1992.

70. 中华医学会．临床诊疗指南8 辅助生殖技术与精子库分册［M］．北京：人民卫生出版社，2009.

71. 罗丽兰．不孕与不育［M］．2版．北京：人民卫生出版社，2009.

72. 乔杰．临床生殖医学与手术［M］．北京：北京大学医学出版社，2009.

73. 中华医学会．临床技术操作规范·辅助生殖技术和精子库分册［M］．北京：人民军医出版社，2012.

74. 李蓉，乔杰．生殖内分泌疾病诊断与治疗［M］．北京：北京大学医学出版社，2012.

75. 李力，乔杰．实用生殖医学［M］．北京：人民卫生出版社，2012.

76. 瑞兹克．不孕症与辅助生殖［M］．孙鲲，主译．北京：人民卫生出版社，2013.

77. 刘平，乔杰．生殖医学实验室技术［M］．北京：北京大学医学出版社，2013.

78. 乔杰．生育力保护与生殖储备［M］．北京：北京大学医学出版社，2013.

79. 乔杰．生殖医学临床诊疗常规［M］．北京：人民军医出版社，2013.

80. 左伋. 医学遗传学 [M]. 6版. 北京：人民卫生出版社，2013.
81. 乔杰. 生殖医学临床指南与专家解读 [M]. 北京：人民军医出版社，2014.
82. 连方. 中西医结合生殖医学 [M]. 北京：人民卫生出版社，2017.
83. 陈子江. 生殖内分泌学 [M]. 北京：人民卫生出版社，2017.
84. 徐福松，莫惠. 不孕不育症诊治 [M]. 上海：上海科学技术出版社，2006.
85. 世界卫生组织. 性传播感染、生殖道感染医疗和预防实践指南 [M]. 曾光，主译. 北京：中国协和医科大学出版社，2005.
86. 中国性科学百科全书编辑委员会，中国大百科全书出版社科技编辑部. 中国性科学百科全书 [M]. 北京：中国大百科全书出版社，1998.
87. 国家中医药管理局. 中华人民共和国中医药行业标准·中医病证诊断疗效标准 [M]. 南京：南京大学出版社，1994.
88. 中华人民共和国卫生部. 中药新药临床研究指导原则 [M]. 北京：1993.
89. 施小墨，陆寿康. 施今墨 [M]. 北京：中国中医药出版社，2001.
90. 李广文. 男女性疾病与不孕症 [M]. 济南：山东科学技术出版社，1991.
91. 腾秀香. 卵巢早衰治验：蔡松岩中医妇科精粹丛书 [M]. 北京：中国中医药出版社，2016.
92. 柴松岩，腾秀香. 柴松岩治闭经 [M]. 北京：北京科学技术出版社，2016.
93. 腾秀香. 柴松岩妇科思辨经验录 [M]. 北京：人民军医出版社，2009.
94. 佟庆. 家传妇科习医记：柴松岩祖孙俩门诊实录 [M]. 北京：人民卫生出版社，2017.

辅助生殖篇

第二十四章 人类辅助生殖技术概述

人类辅助生殖技术（ART）是指通过处理精子、卵子或者胚胎，达到生育目的的一系列临床和实验室技术，包括体外受精-胚胎移植（IVF-ET）及其衍生技术和人工授精两大类。人工授精技术根据精子来源不同分为夫精人工授精和供精人工授精技术。体外受精-胚胎移植及其衍生技术目前主要包括体外受精-胚胎移植（IVF-ET）、配子或合子输卵管内移植（GIFT/ZIFT）、卵胞浆内单精子显微注射（ICSI）、胚胎冷冻、未成熟卵母细胞体外培养（IVM）、植入前胚胎遗传学诊断（PGD）等技术。

人类辅助生殖技术（ART）是20世纪70年代出现的一种治疗不孕不育症的新方法，它的出现为全球不孕不育患者解除病痛提供了新的途径，为数以万计的家庭带来了福音。

人工授精技术真正成功地应用于临床始于20世纪50年代。1953年美国阿肯色大学医学中心的Sherman等首先应用液氮蒸汽法超低温长期储藏精液获得成功，1954年Bunge等报道首例冷冻精子AID成功妊娠。在我国，1983年湖南医科大学用冷冻精子行人工授精获得成功妊娠并顺利分娩。1984年上海第二医学院用精子洗涤方法行夫精人工授精也获得成功。此后人工授精技术在全国各地先后开展。

世界上第一个试管婴儿布朗·路易斯于1978年7月25日在英国诞生，试管婴儿的诞生引起了世界科学界的轰动，被认为是为人类生殖技术的一大创举，也为治疗不孕不育症开辟了新的途径。1988年我国首例试管婴儿在北京医科大学诞生。1998年我国首例ICSI试管婴儿在中山医科大学诞生。

随着ART技术的应用和普及，辅助生殖技术得到了重大的发展和进步，促排卵技术、体外培养的条件及技术、配子及胚胎冷冻保存技术等有了极大的进步。近几年基因检测技术如全基因组扩增（WGA）、比较基因组杂交技术（CGH）等相继应用于PGD技术，使一些携带致病基因或染色体畸变的夫妇可以通过此技术获得健康的子代，并且通过PGD对染色体异常胚胎的筛除，移植正常染色体的胚胎来提高IVF-ET的成功率。目前我国已有数百家辅助生殖中心可以实行IVF及其衍生技术，每年数十万婴儿通过ART技术出生。

（编者：郭兴萍）

第二十五章 促排卵与超促排卵

第一节 概述

促排卵治疗即刺激卵巢卵泡发育的治疗，根据患者有排卵或无排卵的类型及医疗干预的目的，希望得到一个或多个成熟卵子。卵巢刺激分为诱导排卵（ovulation induction，OI）和控制性卵巢刺激（controlled ovulationstimulation，COS）。诱导排卵指对无排卵妇女进行卵巢刺激，形成正常的排卵周期（模仿生理性的一个优势卵泡的选择和排卵来恢复正常的生理功能）。控制性卵巢刺激目的旨在诱导多个优势卵泡发育，即多个卵母细胞成熟，以增加妊娠概率，由于干预了单个优势卵泡生长的生理机制，是超生理性的，既可以用于排卵正常的妇女，也可以用于无排卵的妇女，是提高IVF-ET成功率和促进ART及其衍生技术发展的基础。

对女性月经生理的正确理解是促排卵及超促排卵应用的重要基础。月经周期的调节主要通过下丘脑、垂体和卵巢分泌的激素的作用，称为下丘脑-垂体-卵巢轴。下丘脑-垂体-卵巢轴是一个完整而协调的神经内分泌系统，此轴又受中枢神经系统控制。下丘脑弓状核神经细胞分泌促性腺激素释放激素（GnRH），直接通过垂体门脉系统输送到腺垂体，其作用是促进垂体合成、释放卵泡刺激素和黄体生成素。腺垂体分泌的且与生殖调节直接有关的激素有促性腺激素和催乳素。腺垂体的促性腺激素细胞分泌卵泡刺激素（FSH），其作用是促进卵泡周围的间质分化成为卵泡膜细胞，使颗粒细胞增生；分泌黄体生成素（LH），作用于卵泡膜细胞，使之合成性激素。卵巢分泌雌激素、孕激素及少量雄激素，维持女性生理功能。下丘脑通过分泌GnRH调节垂体LH和FSH的分泌与释放，从而控制性腺发育和性激素的分泌。女性生殖具有周期性，卵巢在促性腺激素作用下，发生周期性排卵并伴有卵巢性激素分泌的周期性变化；而卵巢激素对中枢生殖调节激素的合成和分泌又具反馈调节作用，从而使循环中LH和FSH呈现密切相关的周期性变化。

（编者：郭兴萍 李艳梅 张汝月）

第二节 促排卵

促排卵治疗主要用于治疗女性因排卵障碍引起的不孕、闭经和功血等疾病。WHO将排卵障碍分为三种类型：WHO I 型，因下丘脑-垂体功能异常导致的无排卵或偶发排卵，患者一般有低于正常低限的促性腺激素和绝经期范围内的雌激素水平；WHO Ⅱ型，非下丘脑-垂体因素导致，其中大部分患者为多囊卵巢综合征；WHO Ⅲ型，FSH、LH水平异常增高，雌激素水平较低导致，如卵巢早衰和性腺发育不全。WHO Ⅰ型和 WHO Ⅱ型的排卵障碍患者可以进行促排卵治疗。

一、促排卵的适应证和禁忌证

（一）适应证

1. 有生育要求但持续性无排卵或稀发排卵的不孕患者，常见为多囊卵巢综合征（PCOS）及下丘脑-垂体性排卵障碍；
2. 排卵障碍导致的不孕；
3. 黄体功能不足；
4. 其他，如配合人工授精治疗的卵巢刺激、不明原因不孕症、轻型子宫内膜异位症等。

（二）以下情况慎用

1. 原发或继发性卵巢功能低下；
2. 血栓栓塞家族史或血栓形成倾向；
3. 患有性激素相关恶性肿瘤治疗前后。

（三）禁忌证

1. 高促性腺激素性无排卵：包括性腺发育障碍/切除/损伤等，卵巢早衰或卵巢促性腺激素抵抗综合征；
2. 先天性生殖道畸形或发育异常，如先天性无阴道、无子宫或始基子宫等；
3. 双侧输卵管阻塞/缺失；
4. 急性盆腔炎症或者严重全身性疾病不适合妊娠者；
5. 对卵巢刺激药物过敏或不能耐受者；
6. 妊娠或哺乳期妇女；
7、男方无精子症，非供精助孕周期。

二、促排卵药物

（一）抗雌激素类药物

枸橼酸氯米芬（Clomiphene citrate，CC），是选择性雌激素受体调节剂，兼具有类雌激素和抗雌激素的特性，主要以抗雌激素的特性发挥作用，通过竞争性占据下丘脑雌激素受体，干扰雌激素的负反馈，促使促卵泡生成激素（FSH）与黄体生成激素（LH）分泌增加，刺激卵泡生长。CC还可直接作用于卵巢，增强颗粒细胞对垂体 Gn 的敏感性和芳香化酶的活性。口服后经肠道吸收进入血液循环，由肝脏清除并由肠道排出，半衰期为5天。CC是无排卵妇女诱发排卵的传统药物及一线药物，其发挥作用依赖于下丘脑-垂体-卵巢轴正负反馈机制的完整性。经过合理选择的妇女经CC诱发排卵后的成功率接近80%。但随着年龄、体重指数的增加及高雄激素血症的程度而下降。在对CC治疗有反应的无排卵妇女中，总的受孕率近15%。经过6～9个周期治疗后累积妊娠率达70%～75%。CC治疗具有较好的耐受性，常见的副作用相对较少。

（二）芳香化酶抑制剂

来曲唑是芳香化酶抑制剂，可能从以下两个方面发挥促排卵作用：一方面限制雄激素向雌激素转化，使体内雌激素相对不足，影响雌激素对下丘脑-垂体的负反馈作用，导致Gn分泌增加而促进卵泡发育；另一方面雄激素在卵泡内积聚，增强FSH受体的表达并促使卵泡发育。卵泡内雄激素的蓄积还可刺激胰岛素样生长因子-Ⅰ（IGF-Ⅰ）及其他自分泌和旁分泌因子的表达增多，在外周水平通过IGF-Ⅰ系统提高卵巢对激素的反应性。芳香化酶抑制剂口服后可完全吸收，平均终末半衰期约为45小时，主要通过肝脏从循环系统中清除。大多数副作用是轻微的胃肠道紊乱，但很少限制治疗。

（三）促性腺激素（Gn）

外源性Gn应用于临床已有40多年的历史，主要用于缺乏Gn或其他治疗方法失败的患者，具有较好的治疗效果。Gn类药物分为两大类：天然Gn和基因重组Gn。前者包括天然的从绝经妇女尿中提取的Gn，如人绝经促性腺激素（hMG）、尿源性人卵泡刺激素（uFSH），以及从孕妇尿中提取的人绒毛膜促性腺激素（uHCG）。基因重组Gn包括重组FSH（rFSH）、重组促黄体生成素（rLH）和重组HCG（rHCG）。FSH在卵泡发育过程中对卵泡的募集和生长有增强作用，它促进颗粒细胞内的芳香化酶的活性，使雄激素转化为雌激素，增加雌激素水平和促进子宫内膜的增殖，可用于诱发排卵和超排卵。LH主要刺激卵泡膜细胞产生雄激素，雄激素又作为芳香化酶的底物。事实上，LH协同FSH发挥作用，促进卵泡和卵母细胞的成熟，触发排卵，促进黄体形成和维持黄体功能。HCG结构和生物学功能与LH相似，有诱发排卵和黄体支持的作用。Gn用药后，个别患者可出现注射部位的局部反应，亦有出现发热、关节痛及皮疹现象的患者，但较少见。部分对Gn敏感的患者特别是PCOS患者或在使用不当的高剂量Gn的情况下，可发生严重的卵巢过度刺激综合征。

三、促排卵药物治疗方案

（一）CC

1. PCOS：CC诱导排卵妊娠多发生于治疗初3～6个月，治疗超过6个月不推荐再用CC；CC成功诱导排卵3～4个周期仍未妊娠，建议进一步检查或治疗；合并轻微男方因素时，建议诱导排卵配合人工授精治疗。

2. 黄体功能不足：对于排卵障碍的黄体功能不足患者可试行 CC 诱导排卵。

3. 不明原因不孕症、EMs I 或 II 期等，CC 有益于患者获得妊娠。

4. 其他：因排卵障碍导致的不孕：建议先纠正引起排卵障碍相关内分泌及代谢因素。

自然周期或黄体酮诱导的月经周期第 3～5 日开始，闭经的妇女在排除妊娠后即可开始用药。诱发排卵的剂量与体重指数有关。推荐起始剂量为 50mg/d，连用 5 天；如卵巢无反应，第二周期逐渐增加剂量（递增剂量 50mg/d），最大剂量为 150 mg/d。其他用法：单用 CC 诱发排卵失败时，建议根据患者情况应用 CC 合并外源性 Gn 或合并二甲双胍等来诱发排卵。在 CC 治疗周期常应用外源性 HCG 替代 LH 来激发排卵，尤其在不明原因不孕或同时存在男方因素行人工授精治疗时更常使用。

（二）芳香化酶抑制剂

1. PCOS：现有的研究结果显示，来曲唑诱导排卵，每患者活产率、排卵率、单卵泡发育率优于 CC，多胎妊娠率低于 CC，出生缺陷无统计学差异。因此来曲唑也是 PCOS 一线卵巢刺激药物。

2. 因排卵障碍导致的不孕：建议先纠正引起排卵障碍相关内分泌及代谢因素。

3. 其他：对不明原因不孕症、EMs I 期或 II 期，LE 的疗效尚不明确。

来曲唑自月经第 3-5 日开始使用，推荐起始剂量为 2.5 mg/d，连用 5 天；如卵巢无反应，第二周期逐渐增加剂量（递增剂量 2.5mg/d），最大剂量为 7.5mg/d；其他用法：来曲唑可合并 Gn 使用。

（三）Gn

1. 下丘脑-垂体中枢排卵障碍患者：建议 FSH 与 LH 同时参与诱导排卵。推荐 hMG 作为下丘脑-垂体中枢排卵障碍的首选用药；建议在诱导排卵前给予雌、孕激素序贯治疗预处理。

2. PCOS：Gn 作为 PCOS 二线诱导排卵方案药物，用于 CC 抵抗患者，以及 CC 或来曲唑后续的联合用药，可以增加卵巢对 Gn 的敏感性，降低 Gn 用量，控制募集卵泡数目，可有效减少卵巢过度刺激。

3. 因排卵障碍导致的不孕：建议先纠正引起排卵障碍相关内分泌及代谢因素；应用 Gn 可有效改善排卵不良，但需充分评估患者的风险与获益后选择适宜的卵巢刺激药物剂量。

4. 其他：不明原因不孕症、EMs I 期或 II 期，配合人工授精治疗而有益于妊娠结局。

月经周期第 3 天开始，根据病因、患者年龄、AMH、基础窦卵泡数选择适宜的启动剂量（75～150u），隔日或每日肌肉注射；根据卵巢反应性逐渐调整剂量，如有优势卵泡发育，保持该剂量不变。当卵泡直径达 18mm 时肌注 HCG 5000～10000IU 激发排卵。其他用法：Gn 可合并 CC 或来曲唑使用。

(四)、诱导排卵方案的取消标准

诱导排卵的目标是获得一枚优势卵泡,配合性生活或人工授精而得到活产。因此,如多卵泡发育需及时取消周期,降低多胎妊娠及卵巢过度刺激发生率。如果诱导排卵时有多于3枚优势卵泡(卵泡直径≥14mm)发育,建议取消该周期同时严格避孕,或改行IVF治疗。

(编者:郭兴萍 李艳梅 张汝月)

第三节 超促排卵与地位

女性进入青春期后开始出现排卵,但从原始卵泡发展到排卵的成熟卵泡不足出生时原始卵泡的1%,其他大多数卵泡在发育过程中发生闭锁退化。在月经的自然周期中,垂体释放的FSH和LH刺激卵泡池中多个卵泡的生长,最终只有一个卵泡发育成熟并排卵。世界上首例试管婴儿出生所用的卵子来自自然周期。

超排卵又称控制性的卵巢刺激,指在可控制的范围内刺激多个卵泡发育和成熟。基本原理是通过使用外源性的促性腺激素,增加在同一周期的卵泡募集,克服机体内在的选择单个卵泡的机制以及主导卵泡对次级卵泡生长发育的抑制作用,从而使多个卵泡同时生长发育并达到或接近成熟。超促排卵过程涉及非生理剂量的外源性促性腺激素的使用及体内超生理剂量的雌激素水平,因此该技术应严格掌握适应证,排除禁忌证,以获得适宜的卵巢反应及尽可能少的近、远期并发症。

一、适应证和禁忌证

(一)适应证:具备实施IVF-ET及其衍生技术指征并排除禁忌证的患者。

1. 因输卵管因素造成精子与卵子遇合困难。

自然受孕要有正常功能的输卵管,包括输卵管平滑肌的蠕动及其上皮细胞纤毛的摆动,输卵管必须通畅。输卵管病变无法手术矫正、疏通或无法恢复功能需要实施IVF-ET治疗。

2. 排卵障碍。

多次诱导排卵失败,或诱导排卵的卵巢手术后药物诱导排卵无效;证实为黄素化卵泡不破裂综合征,并经治疗无效。

3. 子宫内膜异位症。

子宫内膜异位症是生育年龄妇女的多发病,主要引起疼痛及不孕。子宫内膜异位症所产生的炎性反应可损伤盆腔腹膜,严重时可致盆腔内器官解剖异常,干扰输卵管拾卵、受精卵运输,甚至影响排卵。此外,子宫内膜异位症患者腹腔液微环境的改变对卵子的发育、排卵、精子的运动、精卵结合、胚胎分裂着床各方面都有一定的影响。曾经腹腔镜和开腹手术证实为Ⅲ-Ⅳ期子宫内膜异位症;轻度子宫内膜异位症经腹腔镜或开腹手术后复发,或术后1年以上排除其他原因,未避孕亦未怀孕等情况需超排卵行IVF助孕。

4. 男方因素导致的不孕。

在不育夫妇中，大约有 40% 是由男方原因造成的或与男方有关，其中 1%～10% 是直接由男方因素导致的。对于严重的少、弱、畸形精子症患者，可超促排卵后行 ICSI 治疗。

5. 免疫性不孕。

免疫性原因导致的不孕占不孕患者的 10%。对于免疫因素的不孕可采用精子洗涤联合宫腔内人工授精或超促排卵行 IVF-ET 助孕。

6. 不明原因不孕。

不明原因不孕在不孕夫妇中的发生率 10%～20%。诊断不明原因不孕至少应满足以下条件：男方精液分析正常，女方有排卵，子宫腔正常，腹腔镜下双侧输卵管通畅。不明原因不孕患者治疗前要考虑不孕年限、女方年龄和既往妊娠史。对不明原因不孕症可以通过超促排卵技术结合宫腔内人工授精或 IVF-ET 治疗。

（二）以下情况慎用

1. 原发或继发性卵巢功能低下；
2. 血栓栓塞家族史或血栓形成倾向；
3. 患有性激素相关恶性肿瘤治疗前后。

（三）禁忌证

1. 患有严重的精神疾病、泌尿生殖系统急性感染期、性传播疾病活动期；
2. 具有吸毒等严重不良嗜好或接触致畸量的射线、毒物、药品并处于作用期；
3. 子宫不具备妊娠功能或严重躯体疾病不能承受妊娠；
4. 原因不明的子宫出血；
5. 对超促排卵药物过敏或不耐受者。

二、超促排卵治疗方案

控制性卵巢刺激方案强调个体化应用。超促排卵方案的选择应综合考虑患者的基本情况（年龄、基础 FSH、LH、E_2、AMH、基础窦卵泡数、既往促排卵卵巢反应性等）、患者的意愿和经济情况，以及医生的治疗经验。Gn 的启动时机要综合考虑已募集的窦卵泡大小及其同步性，Gn 启动剂量则根据患者年龄、AMH、基础窦卵泡数及 BMI 综合确定。

（一）GnRH-a 长方案

长方案是超促排卵的常用方案，使用方法自月经周期第 2～4 日或黄体期中期开始给予 GnRH-a，短效制剂或长效缓释制剂均可，酌情选择用量，垂体达到降调节标准时（FSH、LH<5 IU/L，E_2<50 ng/L，内膜厚度<5 mm，无卵巢功能性囊肿），给予 Gn 促排卵（75～300 U/d），在用药过程中根据卵巢反应性和激素水平调整 Gn 用量，若为短效制剂通常同时持续 GnRH-a 直至 HCG 日。

（二）GnRH-a 短方案

利用 GnRH-a 的激发作用，协同 Gn 募集卵泡，仍可抑制自发 LH 峰，多应用于卵巢反应不良的患者。通常周期第 2 日开始使用短效激动剂直至 HCG 日，第 3 日用 Gn 促排卵（150～300 U/d）。

（三）GnRH-a 超短方案

也是利用 GnRH-a 的激发作用，大多应用于卵巢反应不良的患者。通常月经第 2 日开始使用短效激动剂，第 3 日用 Gn 促排卵（150～300 U/d），使用 Gn 的第 4 日停用短效激动剂。

（四）GnRH-a 超长方案

主要适用于 EMs 患者，但卵巢反应不良者放弃周期增加，需权衡利弊慎重使用。自月经第 2～4 日注射长效 GnRH-a 全量或半量，4 周后注射第 2 次全量或半量，再经 2～3 周后根据 FSH、LH 和 E_2 水平，卵泡直径/数量及子宫内膜厚度/形态，启动 Gn，促排卵中 Gn 剂量（75～300 U/d），较其他方案 Gn 用量和时间通常增多。

（五）GnRH-A 方案

在卵泡中晚期采用 GnRH-A 抑制内源性 LH 峰的超促排卵方案，无"flare-up"效应，不会产生囊肿，保留垂体反应性，在 PCOS 及高反应患者，联合 GnRH-a 扳机可显著降低 OHSS 发生率。两种用药时机：①固定给药方案，在使用 Gn 促排卵第 6～8 日加用拮抗剂至 HCG 日；②灵活给药方案，根据卵泡的大小/数目和 LH 水平加用拮抗剂，一般当主导卵泡直径达 14 mm 或者 LH≥10 IU/L 时加用。

（六）微刺激、温和刺激、自然周期或黄体期促排卵方案

适用于因病不能进行卵巢刺激；常规超促排卵方案卵巢低反应，反复胚胎质量差，基础 FSH 15～25 IU/L，甚至更高，AFC 较少的患者。

1. 微刺激、温和刺激：CC 50～100mg（或来曲唑 2.5～5mg）可加用 Gn（一般不超过 150 IU），GnRHa 或 HCG 扳机，酌情可用 COX-2 抑制剂（非甾体类消炎药 NSAID）预防卵泡提前破裂；

2. 自然周期：根据月经周期的长短可选择在早卵泡期（第 6～8 天）开始监测，同时监测性激素 LH、E_2、P 的变化，以决定是否注射 GnRHa 扳机及取卵时机；

3. 黄体期促排卵：排卵后 1～3 天内卵巢内有<8mm 的卵泡者，可尝试黄体期促排卵。可用 Gn 和来曲唑 2.5mg/天，当主导卵泡达 12mm 时停用来曲唑，如果排卵后 12 天卵泡直径未达 14mm，需用孕激素来预防出血，GnRHa 或 HCG 扳机，32～36 小时后取卵，冷冻胚胎再解冻移植。

三、HCG 扳机时机

HCG 扳机即正确掌握注射 HCG 的时机，是获得理想的诱导排卵或控制性卵巢刺激

治疗效果的一个重要环节。一般情况下，决定 HCG 使用时机和剂量主要参考卵泡直径的大小/数目和外周血中雌激素水平，通常 HCG 剂量为 2000-10000IU。OI 周期以诱导优势卵泡进一步成熟并控制排卵时机为目的，在监测 LH 峰情况下等候其自行出现 LH 峰或卵泡成熟时注射 HCG。在 COS 周期，当主导卵泡中有 1 个直径>18mm 或 3 个>17mm 时，结合雌激素水平，适时给予 HCG。

GnRH-a 扳机即在非垂体降调促排卵周期（如拮抗剂/微刺激方案）中有多个卵泡发育时，为预防 OHSS 发生，可以利用促性腺激素释放激素（GnRH）激动剂行扳机，激发内源性 LH 峰。

四、超促排卵副作用

超促排卵在达到其治疗效果的同时，也会出现相应的副作用。卵巢过度刺激综合征是超促排卵过程中最为常见的一种医源性疾病。然而在超促排卵的副作用中，最有争议的是与激素依赖性肿瘤的相关性问题。由于大多数的研究结果是通过回顾性的流行病学分析得出，既有支持其相关性的报道，也有认为两者无明确性关联的结论。因此超促排卵技术在体外受精中应有效而安全地应用，在提高妊娠率的同时也要严格把握其适应证，严密监测副作用，以获得健康妊娠。

（编者：郭兴萍　李艳梅　张汝月）

第四节　中医促排卵优势

大量临床研究表明，相对于西药促排卵所引起的一些副作用及不良反应而言，中医的毒副反应小、操作简便、低廉、安全等优势在临床上逐渐显现，并得到临床医务人员的广泛认可。中医促排卵方法可分为外治与内治，外治包括针灸、耳穴贴压、穴位注射等，内治则为中药口服。其优势具体如下：

一、毒副反应小

陈俞儒选取 187 名 PCOS 排卵障碍患者采用艾灸子宫穴进行治疗，并对其疗效进行效果评估时发现，艾灸子宫穴的治疗组和空白组患者的不良反应的发生率仅为 5% 和 4.8%，明显高于对照组，而治疗组与空白组的不良反应发生率不具有统计学意义。高飞雁临床采用王不留行籽对治疗组患者的耳穴进行贴压，在耳部分别选择子宫、内分泌、卵巢、肾、肝、脾等穴位，持续刺激数分钟，两耳轮流贴穴按压，五天更换一次，疗程为三个月。3 个月后进行效果评估时发现，耳穴对于治疗无排卵有其特定的疗效。通过临床相关研究可发现中医外治法中无论是针灸、耳穴贴压，亦或是穴位注射，都是选取相应的经络腧穴进行刺激，进而调节脏腑和器官的功能活动，而不会干预人体的内分泌平衡，且具有临床易操作等优势。其中耳穴疗法更是具有无创性、无肝脏、肾脏损伤，且不受条件限制等特点而得到广泛推广。

临床上西医仍将克罗米芬视为促排卵的一线药物，但在临床应用中因其抗刺激的特异性常可导致宫颈黏液减少、质地变稠等情况，进而加大了精子通过的难度，最终降低受孕概率。同时，由于克罗米芬的使用引起子宫内膜对体内激素变化的反应，使得体内雌激素的含量降低、内膜前列腺素 E2（PGE2）及前列腺素 F2a（PGF2a）分泌增加，最终导致黄体功能不全，出现未破卵泡黄素化综合征。

二、辨证论治

部分医家认为卵子发育成熟与否与肾精密切相关，正常排出卵子必须以肝的疏泄、肾阳鼓动以及气血通畅为前提条件，因此临床上促排卵时应以疏肝、活血、补肾作为其基本治疗原则。也有部分医家认为排卵障碍归其根本是肾虚，偏阳虚，

阳虚气化不利导致的排卵障碍，治疗应重在温振肾阳，阴中求阳，水中补火。

中医促排卵从中医的辨证论治角度出发，体现了运用整体观念进行治疗的特点，即调节机体全身或局部的功能，使整体症状得到缓解。同时更好地补冲任，调气血，改善机体的调节机制，达到自身的阴阳平衡，进而恢复自身的内在功能。其中对于腰膝酸软、头晕、失眠多梦、五心烦热、健忘、舌脉的改善以及整体症状的调节，中医治疗起到了积极的作用，并且明显优于西医治疗。

（编者：张海娇　郭兴萍　张汝月）

第二十六章 人工授精

人工授精（artificial insemination，AI）是指通过非性交的方式将精子注入女性生殖道内，以使精子和卵子自然受精而达到妊娠目的的一种辅助生殖技术，是不孕症的治疗方法之一。

在辅助生殖技术治疗过程中，许多患者对于"受精"和"授精"两者的概念有混淆或误解。从字面意义上理解，"授精（Insemination）"是指借助医疗手段人为使精子和卵子结合，是一个被动的过程。可以用于宫腔内授精进行体内受精，也可指对采集出来的卵子进行加精或单精子注射体外授精，使卵子受精；"受精（Fertilization）"是精子和卵子结合为合子的过程，是一个主动过程。在辅助生殖技术治疗的具体过程中，两者的区别也是很明显的。人类辅助生殖技术（Assisted Reproductive Technology，ART），是指采用医疗辅助手段使不育夫妇获得妊娠的技术，包括人工授精（Artificial Insemination，AI）和体外受精-胚胎移植（In Vitro Fertilization and Embryo Transfer，IVF-ET）及其衍生技术两大类。我们通常所说的试管婴儿是指使用体外受精-胚胎移植技术生育的婴儿。

人工授精历史悠久。早在2世纪Falmud已提出人工授精的可能性，1770年伦敦的John Hunter为严重尿道下裂患者的妻子行人工授精获得妊娠，1844年William Pancoast报道首例供精人工授精成功，1953年美国阿肯色大学医学中心的Sherman等利用液氮蒸气法超低温长期冻贮精液成功，1954年Bunge实行首例利用冷冻精子人工授精成功。

我国利用人工授精治疗不孕的开展较欧美晚。中华人民共和国成立前后，曾有少数医院开展早期的人工授精技术（因各种原因导致的性交不能，医生收集患者的精液注入女方阴道致孕）。1983年，湖南医科大学人类生殖工程研究室开始了人工授精技术的临床应用，用冷冻精液行人工授精获得成功。1984年，上海第二医学院利用洗涤过的丈夫精子行人工授精也取得成功。

（编者：李艳梅 李昂 郭兴萍）

第一节 人工授精的分类

一、根据精液来源不同分类

（一）夫精人工授精（artificial insemination with husband's sperm，AIH）：使用丈夫精液进行人工授精。

（二）供精人工授精（artificial insemination by donor，AID）：使用供精者的精液进行人工授精。

（三）混精人工授精（artificial insemination with mixed，AIM）：将丈夫精液和供精者的精液混合后行人工授精。

二、根据授精部位不同分类

（一）阴道内人工授精（IVI）

不需要洗涤精液，直接将精液注入阴道后穹隆处和宫颈外口。主要适用于女方生育无障碍，男方精液正常但性交困难者。

（二）宫颈管内人工授精（ICI）

直接将处理过的精液注入宫颈管内。此法主要适用于宫腔内人工授精困难、性交困难或只能通过手淫或按摩器排精者。

（三）宫腔内人工授精（IUI）

临床应用最为广泛，也最接近自然妊娠。条件是女方有正常的排卵、子宫及至少一条正常的输卵管，男方的精液经体外洗涤后达标，将其注入排卵期的女性宫腔内。主要适用男性轻度少弱精、精液液化时间延长、射精障碍等；女性宫颈因素不孕、轻度的子宫内膜异位症、免疫因素及不明原因不孕等。

（四）经阴道输卵管内人工授精（IFI）

将精子直接注射到输卵管壶腹部-峡部交界处。主要适合输卵管一侧正常而对侧有解剖或功能改变、宫颈因素、子宫内膜异位症、不明原因不孕等。

（五）腹腔内人工授精

将处理后的精子悬液调节到一定浓度后经阴道后穹隆直接注入腹腔，精子和卵子由输卵管捡拾并受精。适用于不明原因不孕、男性因素不孕及宫颈因素不孕。

（六）卵泡内人工授精

卵泡成熟时，阴道超声引导下经阴道后穹隆对卵泡进行穿刺，注入处理后50ml含2万条精子的悬液。适用于男性因素不孕、宫颈因素不孕、排卵障碍性不孕尤其是卵泡不破裂者。

（编者：李艳梅　李昂　郭兴萍）

第二节　人工授精的原理

根据患者不孕原因，选择相适应的人工授精方式，通过非性交的手段将处理或未处理的精液注入女性生殖道内,以使精子和卵子自然受精而达到妊娠目的。

精子离开精液经宫颈管、子宫腔进入输卵管腔,在此过程中精子顶体表面的糖蛋白被生殖道分泌物中的α、β淀粉酶降解,同时顶体膜结构中胆固醇与磷脂比率和膜电位发生变化,降低顶体膜稳定性,此过程称为精子获能。卵子从卵巢排出,经输卵管伞部进入输卵管内,当停留在输卵管处等待的精子与卵子相遇,精子头部顶体外膜破裂释放出顶体酶,溶解卵子外围的放射冠和透明带,称为顶体反应。借助酶的作用,精子穿过放射冠和透明带。只有发生顶体反应的精子才能与次级卵母细胞融合。精子头部与卵子表面接触时,卵子细胞质内的皮质颗粒释放溶酶体酶,引起透明带结构改变,精子受体分子变性,阻止其他精子进入透明带,这一过程称为透明带反应。穿过透明带的精子外膜与卵子包膜接触并融合,精子进入卵子内。随后卵子迅即完成第二次减数分裂形成卵原核,卵原核和精原核融合,核膜消失,染色体相互混合,形成二倍体的受精卵,完成受精过程。受精卵借助输卵管蠕动和输卵管上皮纤毛推动向宫腔方向移动。同时开始进行有丝分裂,形成多个子细胞,称为分裂球。受透明带限制,子细胞虽增多,并不增大,适应在狭窄的输卵管腔中移动。受精后50小时为8细胞阶段,受精后72小时分裂为16个细胞的实心细胞团,称为桑椹胚,随后早期囊胚形成。受精后第4日早期囊胚进入宫腔。受精后5~6日早期囊胚的透明带消失,总体积迅速增大,继续分裂发育,晚期囊胚形成。晚期囊胚经过定位、黏附和侵入3个阶段种植于子宫内膜,即受精卵着床。

(编者:李艳梅 李昂 郭兴萍)

第三节 夫精人工授精

夫精人工授精(artificial insemination with husband's sperm,AIH),是收集丈夫的精液,进行优化洗涤处理后,通过非性交的方式注入女性生殖道内,以使精子和卵子自然受精而达到妊娠目的的一种辅助生殖技术;是目前无创伤、费用低廉且较易被患者接受的一种助孕方法。这种方法也更接近于自然妊娠过程。

一、夫精人工授精适应证

(一)男性因少精、弱精、液化异常、性功能障碍、生殖器畸形等不育;
(二)宫颈因素不育;
(三)生殖道畸形及心理因素导致性交不能等不育;
(四)免疫性不育;
(五)原因不明不育。

二、夫精人工授精禁忌证

(一)男、女一方患有生殖泌尿系统急性感染或性传播疾病;
(二)男、女一方患有严重的遗传、躯体疾病或精神心理疾患;

（三）男、女一方接触致畸量的射线、毒物、药品并处于作用期；

（四）男、女一方有吸毒等严重不良嗜好。

三、术前准备

（一）双方术前检查

男方：体格检查、生殖器检查、精液检查、辅助检查（乙肝五项、梅毒抗体、丙肝抗体、HIV抗体、肝肾功能、性激素等）。

女方：体格检查、妇科检查、辅助检查（乙肝五项、梅毒抗体、丙肝抗体、HIV抗体、肝肾功能、性激素、甲状腺功能、超声、输卵管造影等）。

（二）需准备双方结婚证、身份证、生育证，证实无违反国家政策法规行为。

（三）向患者夫妇详细介绍人工授精的原理、过程、成功率、费用、可能出现的并发症等，夫妇双方知情同意并签署相关知情同意书。

四、自然周期和诱导排卵周期的选择

（一）自然周期

1. 月经规律，自然周期排卵正常；
2. 子宫内膜异位症、子宫肌瘤、乳腺疾病等不适宜诱导排卵的情况；
3. 患者不考虑诱导排卵周期者。

（二）诱导排卵周期

1. 适应证

（1）排卵障碍的患者；

（2）不明原因不孕患者；

（3）2个周期自然周期治疗未孕。

2. 药物和方案选择

（1）氯米芬/HCG方案：周期第3至5天口服氯米芬50～100mg/天，第11天开始B超监测卵泡发育，卵泡直径达到18mm以上时，适时注射HCG 5000～10000单位。

（2）氯米芬/HMG/HCG方案：周期第3至5天口服氯米芬50～100mg/天，第4天起隔天注射HMG 75IU，第11天开始B超监测卵泡发育，继续肌注HMG，直至卵泡直径达到18mm以上时，适时注射HCG 5000～10000单位。

（3）Gn方案：周期第3天起，每天注射FSH或HMG 75IU～150IU，周期第11天时监测卵泡，余同上。适用于中枢性排卵障碍。

（4）小剂量Gn递增方案：周期第3天起，每日或隔日注射FSH或HMG 75IU，持续10～14天，卵泡监测后酌情每日加量50～75 IU，持续7天；一般每7天加量50IU-75IU，直至单个卵泡发育成熟。适用于多囊卵巢综合征或排卵大致正常患者。

（5）来曲唑方案：周期第3至5天口服来曲唑2.5mg～5.0mg/天，第11天开始B

超监测卵泡发育，卵泡直径达到 18mm 以上时，适时注射 HCG 5000～100000 单位。

（6）来曲唑/HMG 方案：周期第 3 至 5 天开始口服来曲唑 2.5～5.0mg/天，第 4 天起隔天注射 HMG 75IU，第 11 天开始 B 超监测卵泡发育，继续肌注 HMG，直至卵泡直径达到 18mm 以上时，适时注射 HCG 5000～10000 单位。

五、人工授精时间的选择

（一）人工授精时机的选择是成功妊娠的关键因素之一。通常认为精子在女性生殖道内可以存活 72 小时，而卵子存活时间为 24 小时，在 24 小时内尤其是 12 小时内受精能力较强。人工授精时间的选择需要准确的预测排卵时间。判断排卵的方法有多种，包括基础体温测定、宫颈黏液评分、月经周期、血或尿 LH（促黄体生成素）水平测定以及阴道超声监测卵泡发育等。

1. 基础体温测定

基础体温是机体处于最基本代谢状态下的体温。人体的基础体温随着月经的不同时期雌孕激素水平的变化而出现周期性变化的特点。基础体温在月经期及卵泡期较低，排卵前日最低，排卵后由于孕激素对下丘脑体温调节中枢的作用，使体温上升 0.3～0.5℃，一直持续到月经前一天或月经第一天，之后体温会下降到原来水平。

2. 宫颈黏液评分法

正常育龄妇女宫颈黏液的理化性状随卵巢性激素的变化而呈周期性变化。月经期和增殖早期黏液量少，随着卵泡的生长发育，雌激素水平升高，宫颈腺体作用增强，近排卵期时雌激素达高峰，宫颈黏液分泌量多，稀薄，拉丝度达 10cm 以上，显微镜下可见典型的羊齿状结晶。排卵后，随着孕激素的分泌，宫颈黏液分泌减少，黏稠，拉丝度低，羊齿状结晶变为椭圆体。

3. 激素测定

排卵通常发生在血 LH 峰后 34～35 小时，或尿 LH 峰后 12～24 小时。在排卵前 E_2 分泌达高峰。正常卵泡期血中 P 值小于 3.2nmol/L，晚卵泡期 P 升高预示即将排卵，P 值大于 9.6nmol/L 提示已经排卵。

4. 超声监测排卵

（1）月经周期第 11-12 天开始进行卵泡监测；根据患者月经周期调整开始监测的时间。

（2）根据卵泡的大小确定监测的时间：卵泡直径 10～12mm，每 3 天监测；卵泡直径 13～15mm，每 2 天监测；卵泡直径 16～18mm，每天监测。

（3）超声排卵征象：优势卵泡消失，排卵后的卵泡内黄体样改变，盆腔出现液性暗区。

（二）自然周期和诱导排卵周期在卵泡成熟后可以注射 HCG 5000～10000IU 或 GnRH-a 0.2mg 诱导排卵。注射 HCG 后的 24～48 小时之内，或卵泡破裂当日行人工授精

六、精子采集及处理

（一）要求丈夫禁欲 3～5 天后采精，要求在指定的采精室进行。

（二）留精容器必须事先标记好女方姓名，准确无误。

（三）采集后核对丈夫姓名、结婚证、身份证。将精子交精液制备室。

（四）留取精斑以备核查。

七、宫腔内人工授精的操作步骤

（一）嘱患者排空膀胱，取膀胱截石位，生理盐水冲洗外阴。

（二）术者清洁双手及前臂皮肤，戴无粉无毒手套，铺洞巾。

（三）窥阴器暴露宫颈，清洁阴道，拭净阴道内积液。操作应尽量轻柔，减少损伤。

（四）抽取精液前与受者核对姓名无误。

（五）用导管抽取洗涤处理后的精子悬液，再次核对受者姓名无误，经宫颈小心插入宫腔，缓缓推入，取出导管。

（六）患者术后微抬高臀部，静卧30分钟后可离院。

八、术后黄体支持和随访

自然周期的人工授精是否需要黄体支持存在争议。对于黄体功能不全、年龄偏大、长期不孕的患者可以给予黄体支持。促排卵周期由于卵巢受促性腺激素的刺激，产生多个黄体，E_2、P分泌增加，黄体期 E_2、P下降较自然周期快，应给予黄体支持。

多采用黄体酮或HCG支持黄体。人授当日开始HCG 2000IU肌注，隔日注射3次。有卵巢过度刺激风险的不用HCG进行黄体支持。黄体酮每日20～40mg肌注14天，或每日口服地屈孕酮10～20mg。第14天来院随访查血β-HCG。如妊娠，继续促黄体治疗，停经50天超声检查。

九、人工授精术后注意事项

（1）禁止剧烈运动：手术结束回家后不必躺在床上，可正常做家务，但是一定要避免跑跳等剧烈运动，当天可淋浴洗澡，但切记不能坐浴。

（2）术后避免同房，以防感染。

（3）如有特殊不适请及时与工作人员联系，如果本周期未怀孕，按照医嘱进行下个周期准备。

十、人工授精的并发症

（一）出血

出血损伤多由操作不当或插管困难造成，宫颈表面少量出血对人工授精影响不大。宫腔内出血可影响精子运行、精子质量和胚胎着床等，从而导致人工授精成功率下降。

（二）腹痛

一般很少发生剧烈腹痛。人工授精时注入精液过快、过量可导致痉挛性腹痛。注入宫腔的精液量一般不应超过 1ml。精液中的前列腺素可刺激子宫剧烈收缩而导致腹痛。IUI 的精液均经过洗涤处理。

（三）感染

人工授精是侵入性操作，使子宫、输卵管感染的机会增加。人授过程严格遵守无菌操作，并在授精前排除女方生殖道的感染。

（四）卵巢过度刺激综合征

卵巢过度刺激综合征是促排卵的严重并发症。促排卵药物的用量应根据患者的年龄、卵巢功能、体重指数、既往促排卵史等综合因素来确定。通过超声监测卵泡发育及血雌二醇水平进行预测，并通过调整药物用量进行预防。

（五）多胎

促排卵过程中，多个卵泡发育排卵及受精所致。严格把握促排卵适应证，合理用药，多个卵泡发育取消周期，尽量避免多胎妊娠发生。

十一、影响人工授精成功率的因素

（一）女方年龄

到目前为止，所有有关女性 IUI 治疗妊娠率的影响因素中，年龄是最重要的预测因子。女性的生育能力与年龄呈负相关。随着年龄的增长，卵巢储备、卵细胞质量和子宫内膜容受性都会下降。

（二）不孕年限

患者不孕年限长，年龄也多增大。心理压力增大，精神因素间接影响内分泌的调节，也是导致妊娠率下降的原因之一。应加强宣教，正确引导，使患者能及时就医、规范诊治，避免错过最佳的治疗时间。

（三）卵巢功能

卵巢功能减退或早衰，直接影响卵子的质量。

（四）输卵管功能

人工授精的条件是至少一条输卵管通畅且功能正常。输卵管的通畅度差，蠕动功能、拾卵功能欠佳，影响人工授精的成功率。

（五）子宫内膜

正常的子宫内膜随周期变化，排卵前子宫内膜的厚度与回声类型对妊娠有重要影响。

（六）男性因素

精子活动率>30%，活动精子总数>$5×10^6$/ml，是实施人工授精的基本条件。如果 IUI 时男方的精子质量差，则 IUI 的成功率下降。

（七）授精时机的把握

不论采取何种授精方式，时机的选择是非常重要的，准确的时机选择可确保精子在排卵时存活于女性的生殖道中。人工授精周期中根据患者病史，结合超声检查，血尿激素水平测定，把握最佳的人工授精时机，提高妊娠率。

（编者：李艳梅　李昂　郭兴萍）

第四节　供精人工授精

供精人工授精（artificial insemination by donor，AID）：使用供精者冷冻精子复苏后进行人工授精，通过非性交的方式将供精者的精子注入女性生殖道内，以使精子和卵子自然受精而达到妊娠目的的一种辅助生殖技术。供精人工授精技术的实施涉及社会道德、法律和伦理问题。在技术实施过程中应遵守伦理原则，加强伦理监督；严格把握适应证，排除禁忌证；确保安全合格的精液来源，建立严格的精液使用与随访制度。

一、适应证

（一）不可逆的无精子症、严重的少精症、弱精症和畸精症；

（二）输精管复通失败；

（三）射精障碍；

（四）上述三点适应证中，除不可逆的无精子症外，其他需行供精人工授精技术的患者，医务人员必须向其交代清楚：通过卵胞浆内单精子显微注射技术也可能使其有自己血亲关系的后代，如果患者本人仍坚持放弃通过卵胞浆内单精子显微注射技术助孕的权益，则必须与其签署知情同意书后，方可采用供精人工授精技术助孕；

（五）男方和/或家族有不宜生育的严重遗传性疾病；

（六）母儿血型不合不能得到存活新生儿。

二、禁忌证

（一）女方患有生殖泌尿系统急性感染或性传播疾病；

（二）女方患有严重的遗传、躯体疾病或精神疾患；

（三）女方接触致畸量的射线、毒物、药品并处于作用期；
（四）女方有吸毒等不良嗜好。

三、AID 术前准备

（一）评估男方生育力，明确符合供精人工授精适应证。

（二）女方术前检查：

1. 体格检查、妇科检查、宫颈细胞学检查、超声检查。
2. 卵巢功能评估：性激素测定、阴超检查基础窦卵泡、卵泡监测。
3. 输卵管通畅度检查：造影或宫腹腔镜检查证实至少一侧输卵管通畅。
4. 术前化验：血型、乙肝五项、梅毒抗体、丙肝抗体、HIV 抗体、肝肾功能等。

（三）签署相关知情同意书：

医生与患者夫妇谈话，解释 AID 的适应证，交代治疗的过程、费用、夫妇需要承担的风险及子代出生缺陷的风险，告知夫妇对通过该技术出生的子代的义务和子代所具有的权益。夫妇有义务接受治疗机构的随访。夫妇在充分理解、知情同意的情况下签署相关知情同意书，夫妇双方必须同时签名。

（四）审核证件：

详细核对双方证件，核对原件，保留复印件。

四、AID 临床治疗

（一）治疗周期选择

月经周期规律、排卵正常的患者一般采用自然周期进行人工授精。排卵障碍或多次 AID 治疗失败的患者，行促排卵治疗。促排卵治疗时注意：严禁以多胎妊娠为目的使用促排卵药物；签署促排卵及减胎知情同意书。

（二）监测排卵，选择授精时机

根据患者病史，结合超声监测卵泡发育及子宫内膜的变化，测定血尿激素水平，把握最佳的人授时机，提高妊娠率。

（三）授精方式的选择

宫颈条件好的患者选择宫颈管内人工授精；由于宫颈因素或其他因素影响精子通过女性生殖道时，可采用宫腔内人工授精。

（四）手术过程及术后黄体支持

同夫精人工授精。

五、精子的准备及处理

申请有供精协议的国家卫健委批准的精子库的合格冷冻精子,复苏后处理同宫腔内人工授精精液。按照原卫生部技术规范的要求,解冻后精液用于宫腔内人工授精治疗时,要求复苏后精液前向运动精子总数不得低于 $10\times10^6/ml$,前向运动的精子不得低于35%。遵守互盲原则。操作各项均同宫腔内人工授精,留取精斑以备核查。

六、术后随访及反馈

(一)术后 14 天检查血 HCG,判断是否妊娠。术后 35 天超声检查判断临床妊娠孕期有异常随时反馈。出生后记录新生儿分娩情况及健康状况等。

(二)我国《人类辅助生殖技术管理办法》规定,实施供精人工授精技术的机构应建立严格的保密措施,确保患者的个人隐私安全。建立切实可行的随访机制,保证及时准确地向精子库反馈妊娠及子代情况。专职人员负责随访工作,独立进行登记和随访,随访率必须达到100%。建立可靠的运行机制,配合计算机辅助管理系统,严格控制每一位供精者的冷冻精液最多只能使 5 名妇女受孕,以避免今后出生子女近亲结婚的可能,减少一些遗传性疾病发生的概率,因此 AID 术后随访事关重大。

(编者:李艳梅　李昂　郭兴萍)

第二十七章 体外受精-胚胎移植

第一节 概述

体外受精-胚胎移植（IVF-ET）又称"试管婴儿"，是一种人工生育技术。该技术包括从妇女体内获取卵子，放入培养基内培养后，再加入处理获能后的精子，卵子在体外受精后继续培养至受精卵，发育成几个分裂球胚胎或有腔室的囊胚，再移植回母体子宫内，以达到受孕目的。

1978年7月25日世界上首例经体外受精-胚胎移植（In Vitro Fertilization-Embryo Transfer，IVF-ET）技术而获得的婴儿Louise Brown在英国剑桥诞生，她的诞生是人类辅助生殖技术发展中的一大创举，至此人类IVF-ET技术为治疗不孕不育症开辟了新的途径。十年后，我国大陆的首例试管婴儿也在北京医科大学第三医院的诞生。随着社会的不断发展，科研领域日新月异，该项技术也不断发展和更新。1978年Steptoe和Edwards所创造的IVF-ET主要解决的是因女方因素导致的不孕。1992年比利时Palermo医师等首次在人体成功应用卵胞浆内单精子显微注射（ICSI），该技术解决了许多因男性因素而导致的不育问题，使试管婴儿技术的成功率得到更进一步的提高，同时也使试管婴儿技术的适应证更为广泛。近年来，胚胎植入前遗传学筛查（PGS）发展并应用于临床，该技术的出现大大提高了试管婴儿的成功率，降低，流产率。虽然我国的生殖医学工程起步较晚，但发展迅速。现在IVF-ET及其衍生技术均已开展，并与国际水平同步。以试管婴儿为代表的辅助生殖技术的发展，无论对不孕不育症的治疗，还是对人类优生学的应用，都有了长足的进步。

（编者：李艳梅 李慧赟 郭兴萍）

第二节 适应证和禁忌证

一、IVF治疗的适应证

（一）女方因输卵管因素造成精子与卵子遇合困难

输卵管性不孕是不孕症常见的原因之一。输卵管是精子和卵子相遇受精的场所，也是向宫腔运输受精卵的通道。自然受孕要有正常功能的输卵管，包括输卵管平滑肌的蠕动及其上皮细胞纤毛的摆动，保持输卵管通畅。导致输卵管性不孕的常见原因：严重的盆腔炎、输卵管结核、输卵管发育不良、输卵管妊娠，或其他手术已切除或结扎双侧输卵管，或双侧输卵管妊娠保守治疗后，引起输卵管阻塞、蠕动障碍，或与周围粘连影响输卵管的功能；输卵管积液产生的细胞因子直接或间接影响精子和卵子的质量以及他们的结合，还会影响到胚胎的发育和着床而导致不孕。

（二）排卵障碍

卵母细胞及包绕它的卵丘颗粒细胞一起排出的过程称为排卵（Ovulation）。多次诱导排卵失败，或诱导排卵的卵巢手术后药物诱导排卵无效，至少 6 个诱导排卵周期治疗仍无排卵或卵泡发育不良者；经 B 超和黄体中期孕酮值检查（至少连续 2 个周期），证实为黄素化卵泡不破裂综合征，并经治疗无效者；卵巢早衰患者或其他原因需接受卵子赠送治疗；药物和手术治疗无效的顽固性无排卵者，推荐未成熟卵体外成熟培养/体外受精-胚胎移植技术（IVM-ET）治疗。

（三）子宫内膜异位症

子宫内膜异位症所产生的炎性反应可损伤盆腔腹膜，导致水肿，纤维素和浆液渗出，形成瘢痕、粘连及包块，严重时可致盆腔内器官解剖异常，干扰输卵管拾卵、受精卵运输，甚至影响排卵，从而导致不孕不育症。轻度子宫内膜异位症输卵管通畅者，经自然或 3—4 个周期宫腔内人工授精治疗未孕者；轻度子宫内膜异位症经腹腔镜或开腹手术后复发，或术后 1 年以上排除其他原因，未避孕亦未怀孕者；中、重度子宫内膜异位症经药物和/或手术治疗半年仍未孕者，可行 IVF 助孕。

（四）男方因素导致的不育

在不孕不育夫妇中，约有 40% 与男性因素有关，其中 1% ～ 10% 是直接由于男方因素导致的不育。男方精液常规检查（至少两次）结果低于 WHO 标准者；或男方精液常规检查达到 WHO 最低标准，但经三个周期的宫腔内人工授精治疗仍未孕者，可行 IVF-ET 治疗。

（五）免疫性不孕

免疫性不孕是指因免疫因素而导致的不孕，包括抗精子抗体、抗子宫内膜抗体、抗卵子抗体等。在临床中最多见的是抗精子抗体导致的免疫性不孕患者。在自然受孕的各个环节均存在复杂的免疫反应，神经内分泌系统与免疫系统通过肽类激素、神经递质和细胞因子的相互作用而影响生殖内分泌并调节生育过程。对于因免疫因素而导致的不孕患者，可采用精子洗涤联合宫腔内人工授精或促排卵行 IVF-ET 助孕。

（六）不明原因不孕

一对不孕夫妇各项检查指标都正常，而不孕原因又无法解释，即诊断为不明原因的不孕症。该类患者在不孕不育夫妇中的发生率约为 10%～20%。对于不明原因不孕患者治疗前要考虑不孕年限、女方年龄以及既往妊娠史。对于该类患者，临床上可以通过促排卵技术结合宫腔内人工授精或 IVF-ET 治疗。

二、ICSI 治疗的适应证

（一）严重的少、弱、畸形精子症

1. 严重少精子症：$<5×10^6/ml$；
2. 弱精：活率 <10%；
3. 畸精：正常形态 <5%；
4. 以上三种异常的任何组合；
5. 死精子症。

（二）不可逆的梗阻性无精子症

1. 双侧输精管梗阻；
2. 双侧输精管吻合术失败；
3. 如为先天性双侧输精管缺如，需筛查 CF 基因；
4. 睾丸或附睾活检见到形态正常的活动精子。

（三）生精功能障碍（排除遗传缺陷疾病所致的生精功能障碍）

1. 睾丸或附睾活检提示生精功能低下，但能见到形态正常的活动精子；
2. 常规筛查染色体；
3. 推荐在 ICSI 治疗前常规筛查精子发生基因。

（四）免疫性不育

1. 精液或女性血清抗精子抗体（特别是 IgA）持续在 1：200 以上；
2. 经过洗涤后精子凝集现象仍较明显；
3. 以上情况经过 3～4 个周期的宫腔内人工授精治疗仍未孕者。

（五）体外受精失败

1. 前次常规体外受精治疗周期完全未受精；
2. 前次体外受精治疗周期的受精率小于 30%；
3. 对原发性不明原因不孕已行 3～4 周期的宫腔内人工授精治疗仍未孕者，说明有 15%～20% 的不受精可能，可建议行 half ICSI 或 split ICSI；
4. 本周期体外受精治疗完全未受精或受精率小于 30% 者，可在 6～10 小时内行补救性单精子卵浆内注射（rescue ICSI）治疗。

（六）精子顶体异常

（七）需行植入前胚胎遗传学检查的

1. 防止 IVF 时卵母细胞周围多个精子的影响；
2. 避免多精受精造成的染色体倍数异常，影响 FISH 或 PCR 检查结果。

（八）冻卵解冻和未成熟卵母细胞体外成熟治疗的。

三、治疗的禁忌证

有如下情况之一者，不得实施体外受精-胚胎移植及其衍生技术
1. 男女双方一方患有严重的精神疾患、泌尿生殖系统急性感染、性传播疾病；
2. 患有《母婴保健法》规定的不宜生育的、目前无法进行胚胎植入前遗传学诊断的遗传学疾病；
3. 任何一方具有吸毒等严重不良嗜好；
4. 任何一方接触致畸量的射线、毒物、药品并处于作用期；
5. 女方子宫不具备妊娠功能或严重躯体疾病不能承受妊娠。

（编者：李艳梅　李慧赟　郭兴萍）

第三节　术前评估与相关检查

不孕症夫妇在 IVF-ET 治疗前，必须完成系统的不孕症检查以及常规体格检查，排除不能耐受控制性卵巢刺激，妊娠的内、外科疾病，以及肿瘤，确认病人具备适应证且无禁忌证后进入治疗程序。

一、女方检查

1. 详细询问病史、体格检查及妇科专科检查，对女方一般情况进行评估。
2. 输卵管通畅度检查：行子宫输卵管 X 线造影，必要时行宫腔镜、腹腔镜检查。
3. 卵巢功能检查：超声检查双侧卵巢内窦卵泡数的多少能反应卵巢功能。
4. 性激素检查：月经周期第 2—3 天采血测定血清性激素，内分泌激素测定是预测卵巢储备功能的重要指标。
5. 女方血常规、血型、尿常规、凝血酶原时间、部分凝血活酶时间、肝肾功能、甲状腺功能；
6. 心电图、胸片；
7. 乙肝五项、丙肝抗体、艾滋病、梅毒血清学检查；
8. 阴道分泌物检查、宫颈细胞学检查、宫颈分泌物支原体、衣原体、淋球菌检查；
9. 血清 TORCH、血清抗精子抗体、ACA、抗子宫内膜抗体和染色体；
10. 如有痛经或性交痛、子宫内膜异位症病史者需检查 CA125、CA199。

二、男方检查

1. 体格检查；
2. 精液常规检查；
3. 血常规、尿常规、血型、肝功能、肾功能、性激素；
4. 生殖道衣原体、支原体、淋球菌检查、病毒性肝炎、艾滋病、梅毒血清学检查；
5. 染色体检查。

（编者：李艳梅　李慧赟　郭兴萍）

第四节　IVF促排卵与监测

控制性超促排卵是IVF治疗过程中的重要环节。在同一周期获得多个成熟卵，体外受精后形成多个胚胎，选择优质胚胎移植，冻存多个优质胚胎，是控制性超促排卵的目的。

一、治疗前准备

（一）患者将所有检查结果给生殖中心医生予以审核；

（二）评估卵巢储备功能，制定促排卵方案；

（三）对周期不规则、容易产生卵巢功能性囊肿或卵巢内窦卵泡直径均一性较差的患者，提前一个周期使用口服短效避孕药预处理；

（四）对长效GnRH-a治疗子宫内膜异位症的患者，根据卵巢功能可以分为两种方案：

1. 在最后一支GnRH-a的第35天左右检测血清FSH、E_2，以决定Gn启动的时间；
2. 最后一支GnRH-a的第50天开始BBT测定，在体温升高的第6天（相当于周期第21天）进周期，月经来潮后第3天启动；

（五）对高龄或卵巢低反应拟行自然周期或微刺激方案者，可不予预处理，直接根据月经周期第3天激素及B超检查情况决定是否进入治疗周期。

二、促排卵方案的选择

根据患者的年龄、卵巢基础状态、血清第3天FSH和E_2水平或既往促排卵效果选择方案。

（一）长方案

1. 适用于卵巢储备功能正常的患者：年龄<37岁，FSH<10IU/L，AFC>6个。
2. GnRH-a降调：从上周期黄体期（月经第21天）或服OC预处理16天，B超检查子宫和双卵巢情况，血清激素检查E_2、P，若子宫内膜呈C型，卵巢见黄体，E_2>50pg/ml，及P>5ng/ml，提示已排卵。开始皮下注射GnRH-a降调。

(1) 短效长方案：GnRH-a 0.05～0.1mg，每日一次，注射至 HCG 日。

(2) 长效长方案：GnRH-a 1.25～1.875mg，一次注射，用 GnRH-a 7 天，B 超检查双侧卵巢是否有残余卵泡及其他生理性囊肿、巧克力囊肿，如发现应先进行囊肿穿刺。

用 GnRH-a 14 天，达垂体降调节标准，即 FSH、LH<5 IU/L，E_2<50 pg/ml，子宫内膜厚度<5mm，卵泡直径<5～10mm，给予 Gn 启动。若未达上述降调节标准，则继续使用 GnRH-a 7 天，仍未达上述标准，则取消该周期。

3. 垂体达降调节标准后（通常为月经周期 3～5 天），开始给予 Gn 启动：Gn 启动剂量依据患者年龄、BMI、基础 FSH、AFC 来决定。

(1) 年龄<25 岁，体瘦（BMI <18），PCOS，既往有 OHSS 病史者，为卵巢高反应者，Gn 启动量75～150 IU/天，调整剂量在 37.5～75 IU/天。

(2) 年龄 25～37 岁，BMI 18～25，基础 FSH<10IU/L，AFC 8～10 个以上，为正常反应者，Gn 启动量 150～225 IU/天；若 BMI>25，应增加 75 IU/L。

(3) 年龄>37 岁，基础 FSH>10IU/L，AFC<6 个，考虑可能为卵巢低反应，Gn 启动量建议为 225～300 IU/天。

4. 卵泡及血清激素监测

Gn 5 天后阴道 B 超监测卵泡发育、子宫内膜厚度及形态变化，检查血清 E_2、LH，根据卵泡对药物反应情况调整 Gn 剂量。Gn 5 天：卵泡平均直径 9～10mm，至少 4 个，E_2 200～1000 pg/ml，根据患者情况酌情增减 Gn 用量。之后隔日做 B 超检查并监测血清 E_2、LH。此期间，正常卵泡发育以 1～2mm/天速度生长，当优势卵泡直径达 14mm 时，每日做 B 超检查及监测血清 E_2、LH、P。

5. HCG 扳机

当有至少 2 个卵泡直径达 18mm，或 3 个卵泡直径达 17mm，或 4 个卵泡直径达 16mm，并结合当日 P、LH 和 E_2 水平，给 HCG 5000～10000IU 注射，34～36 小时取卵。

6. 若卵泡数目>20 个，卵泡平均直径达 16mm，E_2>5000pg/ml，为防止卵巢过度刺激综合征，可采用"Coasting"治疗，即停用 Gn，仅给予 GnRH-a 注射 1～2 天，待 E_2 水平降低 25% 后注射 HCG 5000IU，34～36 小时取卵。

7、注射 HCG 日评价子宫内膜厚度、类型。内膜厚度>8mm，提示内膜发育正常。

(二) 短方案 (Flare up 方案)

1. 适用于：年龄>37 岁，AFC<6 个，或检查提示卵巢储备功能低下者；或前周期长方案卵巢反应不良者；也可用于卵巢储备正常者。

2. 采用 Flare up 方案患者常规于周期的第 2 天行 B 超监测、测定血 FSH、LH 和 E_2 水平，根据激素及 B 超监测结果，开始注射短效 GnRH-a 0.1mg/天至 HCG 日。

3. Gn 启动：月经第 3 天给予 Gn，起始剂量同长方案，持续至 HCG 扳机日。

4. 卵泡监测、血清激素监测、扳机时机同长方案。

(三) 超短方案

1. 适用于卵巢反应不良、储备卵泡少者。
2. GnRH-a 应用：月经第 1～5 天注射 GnRH-a 0.1mg/天，共 5 天，以后停用。
3. Gn：于月经第 2～3 天开始，每天注射 Gn，起始剂量同长方案，持续至 HCG 扳机日。
4. 卵泡监测、血清激素监测、扳机时机同长方案。

(四) 超长方案

1. 适用于子宫内膜异位症、重度多囊卵巢综合征、子宫腺肌症、子宫肌瘤或其他方案失败者。
2. GnRH-a 降调：月经第 2 天注射长效 GnRH-a 3.75mg，1 次。28 天后重复注射第 2 次，共注射 2～3 次。
3. Gn：末次 GnRH-a 后 28 天查血清 FSH、LH、E_2，根据垂体降调情况酌情开始给予 Gn 启动；垂体过度抑制者（血 LH 小于 1IU/L）可适当推后启动时间，起始剂量同长方案。
4. 卵泡监测、血清激素监测、扳机时机同长方案。

(五) 拮抗剂 (GnRH-ant) 方案

1. 适用于所有患者，尤其卵巢过度刺激综合征高危倾向者。
2. Gn：月经第 2-3 天开始，启动剂量同长方案，直到 HCG 日。
3. GnRH-ant（西曲瑞克）：

(1) 固定方案：于月经第 8 天开始西曲瑞克 0.25mg/天，持续至注射 HCG 日；或单次给予西曲瑞克 3mg，第 12 天仍未使用 HCG 时，再使用同剂量拮抗剂 1 次或西曲瑞克 0.25mg/天，持续至注射 HCG 日。

(2) 灵活方案：当最大卵泡达到 14mm 时，西曲瑞克 0.25mg/天，持续至注射 HCG 日。

4. 卵泡监测、血清激素检测、扳机时机同长方案。可用 GnRH-a 0.1mg 或 0.2mg 代替 HCG 扳机。

(六) 自然周期/微刺激周期方案

1. 适用于高龄；
储备卵泡数目少，前次 COS 卵巢低反应；前次药物促排卵周期卵泡数目多但卵子或胚胎质量极差；卵巢肿瘤；患者要求。

2. 方案的选择
前次克罗米芬促排卵卵巢反应极差者，及前次 Gn 促排卵卵泡数目多但卵子或胚胎质量极差者，优先考虑选择自然周期方案。

3. 预处理方案
雌孕激素的序贯疗法 2 个周期。

4. 微刺激方案

1) 月经第 3 天：B 超检测卵巢储备卵泡数目。

2) 月经第 3 天：克罗米芬 50mg/qd 口服或来曲唑 2.5mg/qd，口服至 GnRH-a 应用当天。

3) 月经第 8 天起，B 超开始监测卵泡发育，若主导卵泡直径<14mm 加用 Gn 75～150 U/天，隔日 B 超监测。卵泡直径≥14mm 每日 B 超监测卵泡发育情况，测定血 E_2、LH、P。

4) 扳机：主导卵泡直径≥16mm，E2≥300pg/ml/个，血 LH≥20U/L，当日予以 GnRH-a（短效达菲林或达必佳，0.1mg/支）0.1～0.2mg 皮下注射。

5) 取卵：GnRH-a 皮下注射后 34～36 小时取卵。

6) 移植：培养成胚胎后，若子宫内膜厚度≥8mm 可以移植新鲜胚胎，否则冷冻胚胎后行冻胚移植。

5. 自然周期

完全不应用促排卵药物，其余方法同上。

三、卵泡监测注意事项

1. 于治疗周期的第 3 天测定血清 FSH、LH、E_2 值，第 8 天起测定血清 E_2、LH 值。当周期第 8—10 天，E_2 值小于 100 pg/ml 或大于 5000 pg/ml 时，向患者说明卵巢反应不良或过度反应的情况，征得患者的治疗意见。

2. 于周期第 8 天起 B 超监测卵泡，记录卵泡生长的直径和子宫内膜的厚度以及其分型。当卵泡数少于 4 个或多于 20 个时，向患者说明卵巢反应不良或过度反应的情况，征求患者的治疗意见；根据卵泡的大小调整监测时间和促排卵药物剂量。优势卵泡直径达到 14mm 以上，应每日 B 超监测卵泡、测定血清 E_2、LH、P。

3. 当有卵巢过度刺激风险，而患者夫妇坚持继续进行治疗时，隔日或每日测定血清 E_2 和血红细胞压积，给予预防性扩容及胰岛素增敏剂治疗。

4. 扳机日向患者说明注射 HCG 和取卵的注意事项。

（编者：李艳梅　李慧赟　郭兴萍）

第五节　IVF 取卵与移植

一、经阴道卵巢穿刺取卵术

经阴道卵巢穿刺取卵术已经成为 IVF 的标准技术。一般 HCG 注射后 34—36 小时进行卵子采集手术。术前三天复查白带常规。术前一天进行阴道冲洗。手术当日晨测体温、脉搏、血压。术前确认手术者身份，再次查看病历，着重了解卵泡数、术前血 E_2 和 P 的水平；根据患者的意愿预约麻醉师，告知麻醉前 6—8 小时禁饮食，签订麻醉知情同意书。非麻醉者，术前 30 分钟注射杜冷丁 50mg。

(一) 术前准备

术前排空膀胱；取膀胱截石位，用 0.5% 碘伏消毒外阴和阴道后，生理盐水洁净外阴和阴道，铺无菌巾单；调整负压吸引器压力为 100～120mmHg，检查连接管道和压力；一次性消毒套和乳胶套隔离阴道 B 超探头，其中充填少许凝胶，排出空气，装上支架。

(二) 手术经过

1. 超声检查卵巢位置，卵泡数目及大小和盆腔情况，注意周围大血管分布。
2. 连接穿刺针、导管、试管和电动负压吸引器。
3. 避开血管和脏器，暴露欲穿刺卵泡的最大切面，在阴道 B 超的引导下沿引导线自阴道穹隆进针，超声屏上可显示针尖的强回声影，将针迅速刺入卵泡中心，同时开始负压吸引，抽吸时转动针头，随着卵泡液抽出，卵泡迅速缩小消失。从最近卵泡开始由近至远在每个穿刺卵泡超声声像最清晰平面进行穿刺，依次穿刺所有卵泡。
4. 对于不同穿刺引导线上的卵泡，退针至卵巢表面，转动超声探头，调整穿刺方向依次进行抽吸，在超声引导下尽可能将所有卵泡吸净。卵泡液大体分为三部分：第一部分为透明、淡黄、量较多；中间部分稍浑浊、淡红色；最后为少量血性液体，表明颗粒细胞和卵冠丘复合体已脱落，卵泡膜细胞层已暴露。
5. 一侧卵巢卵泡穿刺完毕，再行另一侧卵巢的卵泡穿刺。
6. 立即将吸出的卵泡液经传递窗送至培养室。
7. 助手记录每管穿刺液的性状、量、卵泡大小和数目。同时记录捡卵者报告的相应试管内的卵子数目。
8. 穿刺完所有卵泡后，退出穿刺针，检查卵巢的大小、盆腔及阴道穿刺点出血情况，用碘伏消毒阴道和外阴。必要时阴道穹隆加压纱布，记录纱布数量，1 小时后取出。

(三) 注意事项

1. 术前排空膀胱和直肠，避免脏器的损伤。
2. 注意周围大血管分布，穿刺针避开阴道血管，避免误伤盆腔内血管。
3. 尽量减少穿刺针进入盆腔的次数，以免增加感染的机会。
4. 如果卵巢位置在子宫上方，应旋转和改变探头的位置，或让助手按压腹部，或改变体位尽量使卵巢位置下移，经上述方法仍不能使卵巢位置下移者，可穿过宫颈或部分宫体，不能穿过子宫内膜。
5. 术中注意保持抽出的卵泡液在 37℃。
6. 如果有巧克力囊肿、输卵管积水，盆腔积液，应在卵泡抽吸结束后抽吸，术后用抗生素预防感染。

二、胚胎移植

1. 移植术前与患者夫妇充分说明胚胎情况和讨论胚胎移植、冷冻、丢弃、辅助孵出的处理建议，征得患者同意，签字为证。35 岁以下，第一次 ART 周期，移植不超过 2 个胚胎，其余不超过 3 个胚胎。应告知三胎妊娠必须减胎。如患者发生重度 OHSS，或目前虽为轻、中度，但有加重趋势者，建议放弃新鲜周期移植，胚胎全部做冷冻处理。

2. 胚胎移植时间：卵裂期胚胎移植在取卵后第 3 天，囊胚移植在取卵后 5～6 天。

3. 操作程序：

（1）患者术前 1-2 小时饮水，使膀胱适度充盈。

（2）手术室护士、手术医生、实验室人员共同核对患者夫妇姓名及身份无误。

（3）取膀胱截石位，腹部 B 超检查患者膀胱充盈情况，以能清晰显示整个宫体、宫颈、内膜为度，必要时膀胱灌注。

（4）生理盐水冲洗外阴和阴道，用棉签蘸取消毒培养液清除宫颈管黏液。

（5）将移植管的内管交给实验室。根据宫腔深度及子宫曲度调整外套管的弯曲度，在腹部 B 超引导下，缓慢地将移植套管外管插入宫颈管，顶端达宫颈内口，取出内芯，固定外套管。通知实验室人员装载胚胎。

（6）胚胎培养室人员再次核对患者夫妇姓名和移植胚胎数目，避光下，将装有胚胎的内管插入外套管，在 B 超引导下，将内管头部送达宫腔距离宫底 1.0cm～1.5cm 的位置，缓慢推入胚胎，在子宫腔部位见到含气体的指示亮点。缓慢抽出移植管内、外管，送入实验室检查有无胚胎残留。

（7）实验室人员检验完毕，告知无胚胎残留后结束手术；如有胚胎残留，需再次进行移植，过程同前。

4. 术后处理：

（1）叮嘱患者尽可能排空膀胱，如无法排尿可施行导尿术。

（2）术后静卧 30 分钟后离院，离院前向患者交代术后注意事项及黄体支持治疗方案。

（编者：李艳梅　李慧赟　郭兴萍）

第六节　并发症

人类辅助生殖技术的开展为不孕不育患者提供了新的治疗手段，解决了更多的不孕不育难题，为数以万计的家庭带来了幸福。辅助生殖技术通常是安全的，但是作为医疗操作也有潜在的风险。辅助生殖技术中最常见的并发症是卵巢过度刺激综合征与多胎妊娠，此外还有异位妊娠、卵巢扭转、感染、出血等。

一、卵巢过度刺激综合征

卵巢过度刺激综合征是指卵巢对促性腺激素刺激表现过度反应，产生过多卵泡，导致过量的雌激素，激活血管紧张素-醛固酮系统、前列腺素、血管内皮生长因子等产生过多，造成毛细血管的损害，血管通透性改变，血管内体液渗出、丢失，引起腹水、胸水等，导致低血容量，血液浓缩，肾脏灌流量减少，血液黏稠度增加，凝血障碍，血栓形成。临床上表现为胃肠道不适，腹水、胸水、少尿，卵巢增大。月经来潮症状好转消失。妊娠尤其是多胎妊娠可加重病情，至妊娠8—12周逐渐好转。

（一）临床表现

1. 症状：腹胀不适、恶心、呕吐、腹泻、嗜睡、畏食、呼吸困难及尿量减少等。

2. 体征：体重快速增加、少尿或无尿、血液浓缩、白细胞增加、血容量不足、电解质紊乱（典型表现为低钠高钾血症）、肝功能障碍、肾功能障碍、腹腔积液、胸腔积液及心包积液、呼吸窘迫综合征、伴有血栓形成倾向的高凝状态及多脏器功能衰竭，最终可导致死亡。

（二）分类

OHSS 有两种表现形式，即早发型和迟发型。早发型出现在 HCG 注射后 3～7 天，而迟发型出现在 HCG 注射后 12～17 天，早发型与卵巢对激素刺激超强反应有关，而迟发型主要依存于妊娠的发生。

OHSS 按中华医学会妇产科学会内分泌组"多囊卵巢综合征的诊断和治疗专家共识"附件中 OHSS 分类，此系统包括临床表现、症状、超声和实验室检查，分为四度和 6 级。

1. 轻度 OHSS

Ⅰ级：腹围增大，轻度腹胀，血清 $E_2 \geq 1500 pg/ml$。

Ⅱ级：除上述症状外出现恶心、呕吐、和/或腹泻，卵巢增大 ≤5cm。

2. 中度 OHSS

Ⅲ级：2 级临床症状加重，超声诊断腹水而没有临床征象、卵巢增大 5～10cm，实验室检查：血液学和生物学检查正常，血清 $E_2 \geq 3000 pg/ml$。

3. 重度 OHSS

Ⅳ级：呼吸困难、少尿、恶心、呕吐、腹泻、腹痛、腹胀等症状。临床出现明显的腹水或胸水，呼吸困难。B 超提示卵巢明显增大，大量腹水。

Ⅴ级：除上述症状外出现血液浓缩引起的血细胞压积的变化，血液黏稠度增加、凝血功能异常（血栓形成）、肾灌注减少和肾功能异常。具体表现：大量腹水、卵巢明显增大、严重呼吸困难、少尿、红细胞容积>45%，血浆肌酐 1.0～1.5mg/dl，肝功能异常，白细胞>$15 \times 10^9/L$。

4. 极重度 OHSS

Ⅵ级：出现呼吸窘迫综合征，肾功能衰竭，静脉血栓形成。红细胞容积≥55%，白细胞≥$25×10^9$/L，血浆肌酐≥1.6mg/dl。

（三）OHSS 预防

1. 慎重选择超排卵对象，警惕有高危因素的病人如 PCOS、年轻、身材瘦小、有高免疫敏感性或有 OHSS 病史者，要严密监测。

2. 对于 PCOS、OHSS 史、胰岛素抵抗、高 OHSS 风险的患者，可预防性口服二甲双胍 0.5g，tid，妊娠后停药。

3. 对有 OHSS 倾向的病人应调整超排卵方案。

4. Coasting：停用 Gn 日暂不注射 HCG，继续注射 GnRH-a 1—2 天后待 E_2 水平降至 5000pg/ml 以下时注射 HCG。

5. 减少 HCG 的剂量：OHSS 高危患者，或注射 HCG 日双侧卵巢已发育的卵泡数>15 个，血清 E_2≥5000pg/ml，HCG 减量使用，34—36 小时取卵。

6. 移植日患者 OHSS 中度以上者考虑取消移植，待以后 FET。

7. 取卵时尽量吸尽所有卵泡液。取卵数>15 个者，术后禁用 HCG 支持黄体功能。

8. 白蛋白和免疫球蛋白预防性治疗。

（四）OHSS 治疗

原则上轻度密切观察，中度适当干预，重度积极治疗。

1. 门诊处理

Ⅰ级 OHSS 较为常见，告知患者这些症状是自限性的，严密观察症状，鼓励休息，避免剧烈运动及突然改变体位。Ⅱ～Ⅲ级应注意休息，多饮水，每日口服液体量不少于 1000ml，进高蛋白饮食，严密随访。若出现腹胀加重，尿量减少，或其他异常情况，需住院治疗。

2. 住院处理

重度以上患者需住院治疗。

（1）每日测定生命体征、体重、腹围，记 24 小时出入量。及时监测血常规、红细胞比容、凝血功能、电解质、肝肾功能，B 超测定卵巢大小及腹水、胸水、心包积液。

（2）纠正低血容量和维持电解质平衡：0.9% 氯化钠 500ml，低分子右旋糖酐 500ml，羟乙基淀粉 500ml 静滴。患者出量仍少时白蛋白 5—10g，滴注超过 4 小时，必要时 4—12 小时重复。也可考虑使用新鲜的冰冻血浆。

（3）在迟发型 OHSS，患者红细胞容积<35% 伴腹胀严重时，可在扩容的基础上口服或静注速尿 20mg。

（4）胸腹腔引流：对严重腹胀，或胸水影响呼吸的患者，持续吸氧，不定期进行胸腔和腹腔引流；胸腔引流尽量充分，腹腔引流量每次不超过 1000～1500ml。

（5）高钾血症处理：心电图检查。使用胰岛素 2～4u/500ml 静滴、50% 葡萄糖

20ml 静推、葡萄糖酸钙 10mg 静推、5%碳酸氢钠 250ml 静滴，将钾离子转移至细胞内。必要时请心内科医师会诊。

(6) 多巴胺：肾衰时可用低剂量的多巴胺（0.18mg/kg/h）扩张肾血管，增加肾脏血流灌注；检测中心静脉压、肺毛细血管压，甚至可以进行短时间的透析。

(7) 卵巢破裂的处理：

a. 患者生命体征尚平稳，内出血<800ml，立即给予止血药物如立止血、妥塞敏、止血敏等静脉滴注，注意是否有家族血栓病史。严密观察生命体征，保持静脉输液通畅，充分扩容，必要时输血。

b. 出血>800ml，出现休克时，立即开腹止血，对卵巢破口仔细缝合修复、压迫止血。

(8) 卵巢扭转处理：暂时严密观察看卵巢是否有回转的机会，但要特别注意防止血管栓子脱落，造成肺或其他重要脏器栓塞。经 1—2 小时观察疼痛无缓解，腹部压痛、反跳痛有加重，血象升高，应急诊行剖腹或腹腔镜探查。术中根据卵巢情况，对于扭转时间不长，卵巢仍存活无坏死的尽量保留，可以实施卵巢穿刺放液。若卵巢已坏死，功能丧失不能保留者，在卵巢扭转状态下，在蒂根部钳夹切断缝扎，以防栓子脱落。

二、多胎妊娠

ART 治疗中促排卵使得多个卵泡发育，多胎妊娠的可能性增加，尤其 IVF-ET 治疗中，为提高妊娠率，通常移植 1 个以上胚胎，妊娠率增加的同时多胎妊娠率增加。多胎妊娠容易并发各种产科合并症，特别是三胎以上的妊娠。一旦发生多胎妊娠，应向患者及其家属说明情况。一般双胎可以继续妊娠，注意休息，加强监护，预防流产及早产。对三胎以上妊娠在妊娠早期实施减胎术，使多胎妊娠转变为双胎以下妊娠，减少母体/胎儿的并发症，达到安全活产的目的。

减胎术适应证：三胎或三胎以上妊娠，妊娠时间孕 6—12 周；双胎妊娠合并子宫畸形或子宫发育不良，不能承受双胎妊娠者；双胎妊娠孕妇患有内科合并症，为了减少其负担或防止严重并发症的发生；双胎妊娠早期产前诊断确定一个胚胎异常者；患者及家属坚决要求保留单胎妊娠者。禁忌证：泌尿生殖系统急性炎症、传染性疾病急性期、全身疾病的急性期、有阴道流血的先兆流产者，应慎行减胎术。

术前向患者夫妇讲明手术的必要性，可行性及可能存在的风险，签署多胎减胎知情同意书。常规术前检查：包括体格检查、妇科检查、血尿常规、凝血功能及阴道分泌物检查等。负压抽吸法适用于妊娠 6—8 周者。机械破坏减灭法适用于妊娠 8—9 周者。化学减灭法适用于妊娠超过 9 周者。选择减灭目标妊娠囊时选择有利于操作的妊娠囊、含最小配体的妊娠囊、靠宫颈的妊娠囊。原则上一次可减灭 1—2 个胚胎，一般不宜超过 3 个，发现单卵双胎时，选择减灭单卵双胎。术后预防感染及保胎治疗。

三、异位妊娠

异位妊娠是指妊娠时受精卵着床于子宫腔以外的位置，包括输卵管妊娠、腹腔妊娠、卵巢妊娠、宫颈妊娠和阔韧带妊娠、宫角妊娠等。在辅助生殖技术的应用中，异位妊娠的发生率为 3%—5%，宫内妊娠合并异位妊娠的发生率为 1%，IVF-ET 后的异位妊娠发生率与输卵管引起不孕、腹腔及宫腔手术、异位妊娠手术及感染史有关。

（一）异位妊娠

在接受 IVF-ET 治疗移植胚胎后，尿和血 HCG 升高，证实为妊娠。阴道少量流血，腹胀或腹部不适加剧，出现下腹疼痛，严重者出现腹腔内大出血的临床表现，如贫血貌、晕厥史、腹膜刺激征，以及血压下降、脉搏>120 次/分等出血性休克的表现。妇科检查子宫颈举痛，附件区可触到较明显的压痛点及附件包块。B 超可能发现在增大的卵巢旁有胎囊样结构，大小与停经时间相符合，偶见胎心搏动（未破裂时）；若破裂，盆腔积液量增加或出现积液暗区。宫内可见子宫内膜增厚，缺乏妊娠囊影像，或发现妊娠囊位于宫角部。实验室检查孕酮水平与妊娠时间不相符合，常偏低；腹腔内大出血时，血红蛋白明显下降，白细胞总数上升。血 β-HCG 的倍增时间延长或上升不明显。

手术治疗：输卵管妊娠首选手术治疗，对异位妊娠破裂、内出血并发休克者，立即手术，剖腹探查或腹腔镜进行病灶部位的切除术或清除术。保守治疗：对病情稳定的无内出血或出血较少、包块较小和 HCG 水平较低的患者，可采用药物保守治疗。对未破裂特殊部位的异位妊娠（如输卵管间质部妊娠、子宫颈妊娠等），定位诊断清楚者，可在 B 超引导下经阴道吸出异位胎芽，并局部注射 MTX 40～60mg，术后密切观察并定期检测 β-HCG 变化。

（二）宫内、外同时妊娠

指宫腔内妊娠和异位妊娠同时存在的一种病理情况。随着辅助生殖技术的发展其发病率明显升高。宫内、外同时妊娠发病率增高，除与促排卵药物的广泛应用、ART 的发展有关外，还与输卵管的机械损伤有关。人工流产史、慢性盆腔炎、排卵期宫腔操作等均可能是使受精卵着床于宫腔外的因素。

在 IVF-ET 诊疗后，确诊早孕，但出现不能解释的下腹不适或疼痛，并随时间加剧，破裂时出现晕厥等出血性休克的表现。B 超检查宫内妊娠存在，胎囊发育好，在子宫腔外，可探及胎囊样结构，偶可见胎心搏动；宫腔内超声直接妊娠征象以及宫腔外间接妊娠征象伴临床症状；宫腔内超声直接妊娠征象伴异位妊娠的临床表现而无阴道流血；超声检查示宫腔内妊娠流产，而阴道出血与全身失血症状不成比例。

治疗原则：在保胎的前提下尽早手术治疗，切除异位妊娠病灶。

加强术前、术中、术后的保胎处理及治疗。

四、卵巢扭转

卵巢扭转是一种卵巢增大后产生的并发症。多发生于直径为 5～6cm 的卵巢囊肿、卵巢刺激排卵后、卵巢过度刺激综合征时。表现为急腹症的临床症状和体征，体位突然改变后易发。超声检查发现患侧囊性包块，固定不动，彩色多普勒检查见卵巢血流减少,考虑卵巢不完全扭转,卵巢完全扭转时,多普勒检查见患侧卵巢血流减少或无血流。血常规检查:WBC 计数升高,且中性粒细胞比例升高。CT 或 MRI 检查:可见盆腔囊性包块,蒂部较粗大。

在辅助生殖技术实施过程中,注意卵巢增大的现象,嘱患者减少活动,防止卵巢扭转。一旦出现卵巢扭转的迹象,暂时观察,看卵巢是否有回转的机会,但要特别注意防止血管栓子脱落,造成肺栓塞或其他重要脏器栓塞。静脉滴注广谱抗生素预防感染。注意观察体温、脉搏和血象。经过观察大约 1～2 小时疼痛无缓解,腹部压痛和反跳痛有加重趋势,血象升高,应急诊进行剖腹或腹腔镜探查。如果同时有宫内妊娠,应尽早处理卵巢扭转,防止干扰宫内胎儿。在积极保胎的同时,进行剖腹探查。

五、经阴道穿刺取卵术后感染

经阴道穿刺取卵术后引发的内生殖器及其周围的结缔组织、盆腔腹膜发生感染时,导致局部或全身的炎性变化。感染主要源于穿刺针经阴道到达卵巢而引起的卵巢炎、穿刺输卵管积水引起急性炎症发作。很多接受 IVF-ET 的患者,其生殖道及盆腔原有慢性炎症,取卵、移植等阴道操作增加了盆腔感染及急性发作并扩散的可能,严重者可形成盆腔脓肿。胚胎移植手术,如冷冻胚胎移植周期也可发生盆腔感染,但临床发生率低。抗生素的选择应给予足量广谱抗生素,常需静脉滴

六、血管损伤的诊疗常规

血管损伤是辅助生殖技术操作中常见的并发症。一般损伤阴道壁小血管的概率约 1.4%～18.4%,较严重的出血的发生率为 0.07%～0.08%。研究认为,取卵手术后 24 小时内出血 230ml 以下的失血属于正常范围,不会引起严重后果,但是大血管或盆腔脏器损伤可以造成大量出血,严重者甚至休克和死亡。

首先是预防和避免出血:取卵手术前常规检查血小板计数和凝血功能;手术中特别注意避开血管的位置;注意设计进针的途径,争取单次序贯进入多个卵泡抽吸,避免穿刺针反复进出卵巢、盆腔和阴道壁;避免针在盆腔里和阴道壁上来回摆动;穿刺针直径尽量小,减少对组织的损伤;对远距离的卵巢位置要特别当心,必要时可改为腹部进针取卵。对阴道壁出血的患者,应首选局部压迫止血。对出血量大导致休克的患者,要立即建立静脉输血通道,积极扩容。严密观察血压、脉搏、呼吸、体温和神志,以及 24 小时出入量,予吸氧、保暖、抗生素预防感染。

(编者:李艳梅 李慧赟 郭兴萍)

第七节 影响临床妊娠率的女性因素

IVF-ET 治疗对一些不孕症夫妇可能是唯一有效的方法。IVF-ET 的成功率自 1978 年第一例试管婴儿诞生之后,到现在已有显著提高,但仍不是十分理想。如何提高 IVF-ET 妊娠率一直是辅助生殖技术领域研究的重点和难点。影响临床妊娠率的女性因

素是多方面的，主要包括以下几点：

一、子宫内膜与 IVF-ET 结局

IVF 治疗周期中，临床医生通过超声检查子宫内膜的厚度与形态，预测妊娠结局。研究显示在 HCG 日子宫内膜厚度 9～12mm 妊娠最有可能。但是单纯以子宫内膜形态、厚度不足以评估子宫内膜的容受性。子宫动脉血流、子宫内膜血流状态均可影响妊娠结局。

对于子宫内膜血流不佳的患者，医生会采取一定的临床措施进行干预，从而通过改善子宫内膜血流来提高 IVF-ET 妊娠率。

二、年龄

年龄是影响 IVF-ET 成功率的一个重要因素。女性的生育能力与年龄呈负相关。随着年龄的增长，卵巢储备、卵细胞质量和子宫内膜容受性都会下降，获卵数、可移植胚胎数降低，影响胚胎的着床和发育。

三、输卵管积水

输卵管积水可反流进宫腔，由于其低渗、低乳酸盐、低蛋白的环境，动物实验证明可以影响小鼠胚胎发育；积水中的炎性、免疫性因子降低子宫内膜的着床因子的水平。研究证实，输卵管积水降低妊娠率、增加胚胎停育率。对于有输卵管积水的反复 IVF-ET 治疗失败的患者，应考虑行输卵管切除或结扎术，术时尽量多的保留输卵管系膜，减少对卵巢功能的损伤。

四、辅助孵化

动物实验表明，体外培养可使胚胎透明带变硬、增厚或失去弹性，这在一定程度上是由于体外与体内不完全一致的培养条件导致胚胎透明带变硬，并因冷冻和复苏过程而加剧，导致胚胎孵出困难。研究表明，胚胎孵化是种植过程中一系列生理事件的关键，由于透明带异常导致的孵化失败可能是限制人类生殖效能的原因之一。

辅助孵化是通过显微操作技术利用化学、激光或切割的方法对移植前胚胎透明带施行人工开口或消减其厚度，是透明袋失去完整性，有助于使自然孵化困难的胚胎在囊胚完全扩张期顺利孵出，完成植入子宫的过程。其作用机制是通过局部蛋白基质的光吸收作用，使胚胎透明带气化、溶解。应用辅助孵化技术可以提高成功率。

（编者：李艳梅　李慧赟　郭兴萍）

第二十八章　人类辅助生殖实验室技术

第一节　人工授精

人工授精是将男性精液用人工方法注入女性子宫颈或宫腔内，以协助受孕的方法。精液在注入女性子宫颈或宫腔内之前，要经过优化处理。精子优化处理是用于 ART 治疗中的常规步骤，目的是去除精浆与杂质，减少影响受精着床发育的物质，分离与富集足够数量的正常活动精子，提高精子活动能力。

一、双层密度梯度离心法

密度梯度离心法是通过活动精子的运动能力和各类密度差异来分离精子，使精子在试管底部形成松软的沉淀，可得到质量良好的精子，没有白细胞、不成熟生殖细胞等污染。该方法操作容易标准化，精子回收率也较高。最常用的是由 40% 的上层和 80% 的下层组成的两层密度梯度离心方法。密度梯度离心可分为 Percoll 密度梯度离心法（40%、80% 聚乙烯吡咯烷酮组成上、下层）和 Isolate 密度梯度离心法（40%、80% 二氧化硅胶体液组成上、下层）。实验方法：

1. 将 80% 密度梯度培养基 1ml 加于离心管中，然后小心地将 40% 密度梯度培养基 1ml 加在液面之上。

2. 充分混合精液标本，将 1ml 精液小心地加在 40% 密度梯度培养基液面之上，精液体积大时可使用多个离心管。

3. 离心 300g×15 min，优质的精子将集中于试管的底部。

4. 轻轻吸出精子沉淀，重新悬浮于 4ml 培养基中，离心 200g×10 min 以除去残余的密度梯度培养基。

5. 用 4ml 培养基重复洗涤一遍。

6. 将精子沉淀重新悬浮于适量培养基中备用，并测定精子的浓度和活动率。

二、冷冻精液处理

在辅助生殖临床工作中，由于各种原因需要使用冷冻保存的精液。如：无精子症患者需要使用供精的冷冻精液，也有取精困难患者或自精保存患者为保证精子使用及时保险，建议将精液进行冷冻保存并在合适的时间使用等等。

从液氮中取出所需数量的装有冷冻精液的冻存管，放在水浴箱恢复至室温，取出观察解冻后精子的浓度和活动率,用培养基洗涤精子去除冷冻保护剂,精液处理方法根据精液质量选择上述方法进行处理。

人工授精是一种更接近自然的辅助助孕方法,人工授精过程中,精子需要在体外环境中进行处理,可能使精子受到损伤,影响妊娠。如何最大程度保护精子,是目前实验室技术所需要克服的难点之一。

(编写:崔阳阳　李红霞)

第二节　体外受精胚胎移植技术

体外受精-胚胎移植(In Vitro Fertilization and Embryo Transfer,IVF-ET)技术是人类辅助生殖技术(assisted reproductive technology,ART)的基本内容和核心技术,俗称试管婴儿技术,是运用医学技术和方法对配子、合子、胚胎进行人工操作,以达到受孕目的的技术,是用人工方法辅助自然过程的某一个或者全部环节来完成生育的方法,它为不孕不育患者提供了新的生育途径,为病人带来了新希望。1978年,世界上第1例试管婴儿的诞生为人类辅助生殖拉开了新的序幕,也是人类生殖史上的重要阶段。体外受精胚胎培养实验室技术部分是IVF-ET技术重要的组成部分,只有临床部分和实验室部分高度默契配合才能有效完成试管婴儿技术的临床实施。

一、卵子在采集

(一)将收集到的卵泡液倒入培养皿中,在体视显微镜下观察并寻找卵-冠-丘复合体(Oocyte Corona-Cumulus Complex,OCCC),即由卵细胞、透明带、放射冠和卵丘细胞构成的灰色透亮黏液团。可参照下表:

表28-1　卵子成熟度的判断

分级	卵细胞颜色	放射冠	卵丘细胞排列颜色	卵泡膜颗粒细胞	ICSI Day					
					卵细胞形态	PB	细胞核结构GV	卵细胞胞浆	透明带间隙	卵泡膜弹力
A. 成熟卵	很淡	完全分散呈放射状	稀松细胞团大很淡	细胞较大、松散积聚的薄片状或云雾状	规则圆形	完整	消失	胞浆均匀、浅色、颗粒均匀	正常	苹果状
B. 未成熟卵成熟培养(6-12 h)	稍淡	不同程度分散、呈轻度放射状	稍稀松或集密、细胞团稍大、稍淡	细胞较大、密集呈片状	规则圆形	稍不完整稍小或无	消失	胞浆均匀、浅色、颗粒均匀	正常	苹果状

续　表

C. GV期卵母（体外成熟培养24 h后）	深色	完全不松散呈紧密放射	紧密附着于透明带、细胞团小、无卵丘细胞、黏液团色偏深	细胞小、致密块状	规则圆形或不规则	无	有GV	胞浆稍均匀、中心稍黑、并呈颗粒状	偏小	苹果状
D. 过成熟卵	黄、黑色	充分扩散或呈块状变黑	细胞团少或无、黄、黑色	细胞变黑	规则圆形	规则圆形	无	不均匀、稍黄并呈颗粒状	偏大	无苹果果状
E. 黄素化或闭锁卵	棕色、黑色	很少	卵丘细胞极少或无	细胞小、少	很不规则	有或无	有或无	很不均匀、棕色、黑色、空泡等	透明带呈不规则状锯齿状	无苹果果状
卵母细胞退化可发生在任何一个阶段，从最早的不成熟阶段直至过熟阶段。										

（二）捡出卵丘复合体，放入缓冲培养液中，待捡卵结束后，将收集的 OCCC 洗涤数次后，置于 37℃、5% CO_2 培养箱中培养。捡卵过程应尽可能快速，减少卵子体外暴露时间。

（三）在孵育 4—6 小时后受精，受精时间根据卵细胞的成熟度可适当延长，但不宜超过 18 小时。

二、精液处理优化

（一）精液处理方法的选择

辅助生殖实验室常规的精液处理方法包括密度梯度离心法（density-gradient centrifugation，DGC）、上游法（swim-up）和简单洗涤法（simple washing）等，处理方法的选择主要取决于精液标本的质量。可参照下表：

表 28-2　精液特征与处理方法对应表

精子特征	处理方法
射出精液精子浓度 $\geq 5\times10^6$/ml 且 PR $\geq$ 15%	双层密度梯度离心+洗涤后上游
1×10^6/ml $\leq$ 精子浓度 $\leq 5\times10^6$/ml 精子浓度 $\geq 5\times10^6$/ml 且 PR $\leq$ 15%	双层梯度离心
附睾取出精，精子数 $\geq 1\times10^6$/ml 且 PR $\geq$ 15%	微量梯度离心
射出精液浓度 $\leq 1\times10^6$/ml 附睾取出精 $< 1\times10^6$/ml 睾丸精子标本	高速离心

（二）精液处理的方法

1. 双层密度梯度离心法（同前）

2. 双层梯度离心法 + 上游法

（1）双层梯度离心法同前 6 的步骤 1～6。

（2）去上清，留下最下层的精子沉淀约 0.5ml，打散混匀。

（3）将沉淀物打散混匀后加入 5ml 圆底试管的底部，在其上方缓慢添加 1ml 含 10% SPS 的 Quinn's 1020，松开盖子，将试管倾斜 45°，置 37℃、5% CO_2 培养箱中孵育上游 30 分钟。

（4）取上层液体，调整精子浓度至（5～30）×10^6/ml，显微镜下观察并记录处理后的精子浓度、活力，松开盖子，置 37℃、5% CO_2 培养箱待用。

3. 微量梯度离心法

（1）用准备好的巴斯德吸管，先吸取平衡好的 40% 梯度离心液 0.5ml，放在 15ml 锥形离心管底部，再吸取 80% 梯度离心液 0.5ml 加入在 40% 梯度离心液底层，注意不能混匀，两层液体之间要有明显分层。

（2）加入 0.5ml 精液，如果精液体积较多而精子数较少时，再多加一管梯度离心液分离精子。加精液时应慢慢沿着管壁滴入，精液避免与梯度离心液混合，和梯度液之间要有明显分层。

（3）后续步骤同双层密度梯度离心法的步骤（3～6）。

（4）去上层液体，调整精子浓度至（5～30）×10^6/ml，显微镜下观察并记录处理后的精子浓度、活力，松开盖子，置 37℃、5% CO_2 培养箱待用。

4. 高速离心法

（1）加入 1.5ml 含 10% SPS 的 Quinn's 1020 的培养液洗涤精子标本，根据精子数量选择离心时间和离心力。

（2）去上清，用 0.5ml 培养液重悬精子沉淀团。

（3）显微镜下观察并记录处理后的精子浓度、活力，松开盖子，置 37℃、5% CO_2 培养箱待用。

（三）特殊来源精子的处理

1. 逆行射精标本处理

逆行射精主要表现为患者性交过程中有射精感但没有精液射出，如果在性交后尿液中发现精子就可确诊。当药物治疗不能达到目的时，可收集尿液中的精子用于 ART。

实验步骤：

（1）患者在取精 24 小时之前服用小苏打片。常用剂量是每天 4 次，每次 4 片（1 克/片）。其作用是使尿液呈碱性，精子更易存活。

（2）在取卵的当天早上，患者应该在起床排空尿后，在取精的前 2～3 小时，再服用小苏打片4片（1克/片），喝500～1000ml水，如此能够最大限度降低尿液的渗透压。

（3）用手淫的方法将精液收集到无菌干燥的一次性取精杯中。

（4）精液和尿液样本都需要进行分析。由于尿量很多，所以需要500g×8分钟。

（5）对于浓缩后的尿液及可能获得的精液，建议采用密度梯度离心进行处理。

2. 冷冻精液处理

同前。

3. 附睾穿刺精子处理的操作规程

（1）手术医生将附睾液抽出后，直接注入培养皿中，在显微镜下观察是否有精子；如发现有活精子，精子数目足够ICSI，通知男科医生结束手术。

（2）反复穿刺未果，由临床医生决定是否改行睾丸穿刺。

（3）手术医生操作完成后，在附睾、睾丸穿刺精液处理表上签字，并记录相关操作情况。

（4）精子数目 $\geq 1\times 10^6$/ml、PR精子$\geq 15\%$ 的附睾穿刺液，可以用微量梯度离心法进行处理。

（5）精子数目少的附睾穿刺液可以用高速离心法进行处理，处理好的精子在镜下观察并记录，松开盖子，置37℃、5% CO_2培养箱待用。

（6）实验室人员按情况填写精液处理登记表、操作者和核对者签名。

4. 睾丸穿刺精子处理的操作规程

（1）睾丸穿刺：临床医生从睾丸中抽吸出1条或多条曲细精管放于盛有培养液的3001皿中，用孵育好的培养基至少洗涤一次后，将曲细精管移在另一3001皿中，在体视镜下，用两个注射器针头，一个压住组织的一端，一个向外分离睾丸组织，尽量将组织划开，让精子流出，在显微镜下观察是否有精子。

（2）确定有精子后，加入1.5ml培养液洗涤精子标本，600～3000g离心15分钟。

（3）去上清，用0.5ml培养液重悬精子沉淀团。处理好的精子在镜下观察并记录，放入37℃、5% CO_2培养箱内孵育。

（4）如果在常规ICSI操作时仍无可用活动的精子，需通知临床医生，由临床医生告诉患者决定是否采取供精IVF。

（5）实验室人员按情况填写精液处理表格。

三、受精方法

在自然受孕过程中，精子从女性生殖道到达输卵管，精子在这个漫长的过程，经过严格的自然选择，仅有少数精子可达到卵子周围与卵子接触。卵子的受精是成熟精子与次级卵母细胞相互结合成受精卵，是体外受精过程的关键步骤。卵母细胞取出后，经体外培养4～6小时后，即可进行体外受精。

(一) 隔夜受精

采集的卵母细胞,在培养箱中培养 4～6 小时即可进行体外受精。精子要求按 5 万～10 万条精子/卵细胞进行受精。受精后精卵共同孵育 16～18 小时,用吹打法脱去卵周颗粒细胞,倒置显微镜下观察是否受精。

(二) 短时受精

加入精子后,精卵共同孵育 2～6 小时,即进行脱颗粒细胞,通过观察是否释放出第二极体判断受精,称之为短时受精。

短时受精更符合正常人体的受精过程。正常人体精卵相互作用和受精发生在性交后 20 分钟内。短时受精后,胚胎移入新的培养基中,符合正常人体受精后胚胎的周围环境,且缩短精子暴露给卵母细胞的时间,减少了不利于胚胎发育的因素。

(三) 卵胞浆内单精子显微注射 (Intra-cytoplasmic Sperm Injection, ICSI)

随着 IVF-ET 技术的广泛应用,男性精子问题造成受精障碍的情况增多,男性少弱精在 IVF 中最大的困难是精子不能穿过卵母细胞透明带达到精卵结合,因而导致受精失败。传统 IVF 技术的治疗效果较差,而 ICSI 则对这种情况进行针对治疗。ICSI 优势有以下几点:受精率高,无多精受精,精子浓度形态对受精无影响。

ICSI 具体操作如下:

1. 取卵后 2～4 小时进行卵子的脱颗粒细胞:将 3～4 个 OCCC 移入含透明质酸酶孔中反复吹打 30～60 秒,最多不超过 1 分钟,至外层颗粒细胞脱去后冲洗干净移入新培养液中待用。

2. 准备 ICSI 操作皿:中间做三个圆形的 PVP 滴,每滴 5μl;左方用 5μl PVP 划写一个椭圆长条;右方用平衡后的含 10% SPS Quinn's 1023 做数个 5μl 的液滴(图1)。在椭圆的 PVP 边缘加入微量处理过的精子,覆盖已平衡过的矿物油,置 37℃ 培养箱内备用。

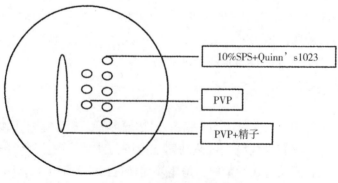

图 28-1　ICSI 操作皿示意图

3. 安装、调节显微镜注射系统：打开显微镜、显微操作系统及载物台热台，确保所有操作控制都恢复至原有的可控操作内，可以平稳、舒适地开展操作。安装持卵针和注射针时，应避免注射针管道系统中有气泡。根据不同操作系统操作方法，将固定针、注射针和操作 ICSI 操作皿调节至合适位置，准备好进行下一步操作。

4. 将选好的 M II 卵转入 ICSI 操作皿中含 10% SPS Quinn's1023 微滴内，每滴一个。将盛有卵子的操作皿放置于调好的显微操作仪热台上；×10 物镜下调节显微镜焦距使操作皿每微滴的边缘清晰可见。将注射针降入 ICSI 操作皿的 PVP 液滴中，调节显微镜使注射针清晰可见，同时吸入少量 PVP 进入注射针。

5. 精子制动：将注射针移入含有精子的条形 PVP 条中，选择形态、活力正常的精子吸入注射针，转入 PVP 液滴，将精子放置于操作皿底部。将注射针在精子尾部中段或下段轻压，迅速回拉注射针，划过精子，使其制动。将精子先尾后头吸入注射针内，然后将注射针转入含卵子的含 10% SPS Quinn's 1023 微滴中。

6. 卵胞浆内单精子显微注射：降下持卵针，并轻拨动卵子，使第一极体位于 6 点或 12 点位置，固定卵子。调节显微操作针和卵膜至同一水平面，将精子推至注射针尖处，于 3 点钟处垂直穿过透明带并继续进针，至卵中心或越过中心位置。如果针与卵子不在同一平面，注射针是很难进入卵子的。卵膜出现漏斗状，但卵膜仍未破裂，此时仍不能注射精子，需轻微回吸注射针以确认膜破裂。一旦刺破卵膜可见到胞浆和精子的一个快速返流的过程或可见卵膜回弹现象，之后将精子注入卵子胞质内，尽量减少进入卵子的 PVP 液。

7. 退出注射针。退针时，持卵针保持原固定位置；退出注射针后，调节持卵针负压，释放卵子。

四、受精判断

判定受精在金标准是原核的出现，同时也可通过原核的数目观察可区分正常受精与异常受精。在加精或 ICSI 后 16—18 小时，在显微镜下观察，若出现双原核则提示受精成功；但在适当时间未见原核，并不一定提示受精失败，一部分卵在后续发育中可观察到形态正常的胚胎。

在原核形成前，显微镜下所能观察到受精卵最早表现就是第二极体的排出，因此第二极体的释放也可作为早期受精的判断标准。

正常受精卵（2PN）：表现为胞质内有两个原核，两个极体，形态规则和清晰的胞浆。可能也有例外，有可能观察到以下的所有状况（见表 28-3）。

在受精卵中还要注意 PN 的大小、位置，以及核小体的数目、排列、受精卵的胞浆等。

卵泡的色泽各异，有的有颗粒，有的很清晰，有的颗粒不多，有的灰色，而有的则退化。卵细胞的形态也各异，可以是规则的也可以是不规则的。

表 28-3 受精情况原核观察

结果	PN	PB	颜色	受精卵形状
正常受精	2	2	清晰/灰色	规则/不规则
不受精	0	1 或无		
GV1+1 个核仁	0			
1 PN	1	1 或 2		
多精受精	≥3	2		
退化（闭锁）	0	0	暗灰	收缩

五、受精失败

（一）受精失败原因

IVF 中卵子受精失败的原因包括精子因素和卵子因素。精子透明带结合和穿透异常是 IVF 受精有失败的主要原因。卵子因素主要有透明带异常、纺锤体异常和胞质缺陷。

ICSI 受精失败最主要的原因是卵母细胞未能活化，从而没有原核形成及第二极体排出。从精子方面考虑，注射精子为不活动精子或圆头精子等也影响 ICSI 受精。

（二）受精失败的补救

受精失败是无法完全避免的，因此，补救措施的应用给患者带来一线希望。IVF 受精失败后，在加精后 18—20 小时，未见原核出现，即刻行 ICSI，称补救 ICSI。2003 年，有学者提出早期补救的理念，即将补救 ICSI 的时间提至加精后 6 小时，通过对第二极体释放的观察早期判断受精与否，仅见单极体的卵子行早期补救。

观察卵子第二极体（2PB）的排出情况，如果 1/2 以上的成熟卵（MⅡ）出现 2PB，则认为 IVF 受精成功。如全部成熟卵子未排出第二极体并且卵子有明显结果异常的，则对所有的卵子行补救 ICSI 受精；如果成熟卵小于 1/2 出现 2PB，则追踪观察至 9 小时左右，对 9 小时后仍未出现第二极体的成熟卵子行早补救 ICSI。

六、异常受精

卵子正常受精的标准是在显微镜下观察到两个原核（PN）和卵周间隙内可见两个极体（PB），称为正常受精。

卵子的异常受精可表现为原核和极体的数目异常，在 IVF 中常不用于胚胎移植。异常受精的类型包括 0PN 卵子、1PN 卵子和 3PN 或>3PN 卵子。多原核受精卵的形成可能与多精受精、第二极体不能正常排出等因素有关，过熟或未成熟卵子易发生多精受精。这可能与在促排卵过程中多次募集卵泡，使卵泡发育不同步，获取的卵母细胞存在过熟或未成熟的情况，从而导致多精受精。

IVF/ICSI 周期中多原核受精胚胎和 ICSI 周期的 1PN 胚胎应当废弃，IVF 周期中 0PN/1PN 胚胎和 ICSI 周期中 0PN 胚胎有一定发育潜能，在没有可供选择 2PN 胚胎移植时可作为备选移植胚胎。

七、胚胎的评估

(一) 合子的评估

合子评估指标是：（1）PN 数目、位置、大小、对称性。（2）核小体的数目、大小、排列。（3）卵胞浆的颗粒大小、分布、颜色、晕效及空泡程度等。（4）极体的大小、完整、对称以及与原核的角度。（5）受精卵的形态规则或不规则。（6）透明带的厚度、边缘光滑程度。

(二) 胚胎评估

1. 分裂期胚胎的形态学评估

分裂期胚胎的形态学特征常作为评估着床前胚胎活力的重要指标。评估胚胎的主要指标有：细胞数及其形态大小，是否有多核的卵裂球，胞质颜色、颗粒，胞质是否有空泡、碎片量等。胚胎发育形态学评分见下表：

表28-4 胚胎发育形态学评分

评分	特点
1级	细胞大小均匀，形状规则，透明带完整；胞质均匀清晰，没有颗粒现象；碎片在10%以下
2级	细胞大小略不均匀，形状略不规则；胞质有颗粒现象；碎片在10%~20%之间，或有1~2个小空泡
3级	细胞大小明显不均匀，有明显的形态不规则；胞质有明显颗粒现象；碎片在21%~50%之间。胞质中出现少量空泡现象
4级	细胞大小严重不均匀；形状完全不规则，胞质有严重颗粒现象；碎片在50%以上，或50%以上的空泡
5级	退化，完全是碎片；或D1为2PN，D3才卵裂（分裂延迟）的胚胎；D2以后才出现受精原核的胚胎（迟受精）
6级	胚胎死亡，胚胎碎裂，分不清楚碎片和细胞

注：(1) 处于1与2级之间质量的胚胎评分可为1.5级；处于2与3级之间质量的胚胎评分可为2.5级。

(2) D3评1~2级、6细胞及6细胞以上的胚胎和提前进入融合期的胚胎为优质胚胎。

(3) D3胚胎移植首选1、2级优质胚胎，如果无优质胚胎，则在病人知情同意下选择3~4级胚胎移植。

这种分级系统较简单，但无法反映出胚胎发育速度。还有其他评分方式，如WIH评分系统见下表：

表28-5 WIH评分系统

	4分	3分	2分	1分	0分
D3 卵裂球数目	8-10	>10 或 6-7	4-5	2-3	1
D2 卵裂球数目	4-6	>6 或 3	2	1	0
碎片	0	<10%	10%~25%	26%~50%	>50%
卵裂球对称				对称	极不对称

注：胚胎分数=卵裂球数目、碎片、对称性评分之和。

2. 囊胚期胚胎形态学评估

囊胚指受精 120 小时后的发育期胚胎。主要从囊胚腔、内细胞团（ICM）和滋养层细胞进行评估。内细胞团将发育成为胎儿，滋养层将发育成为胎盘的一部分。根据囊胚腔的大小和是否孵出将囊胚的发育分为 6 个时期（即 6 级）：

1 期：早期囊胚，囊胚腔不到整个胚胎的 1/2。

2 期：囊胚腔超过了胚胎体积的 1/2。

3 期：扩张囊胚，囊胚腔完全占据胚胎的总体积。

4 期：囊胚腔完全充满胚胎，胚胎总体积变大，透明带变薄。

5 期：正在孵出囊胚，滋养外胚层透过透明带向外凸出。

6 期：孵出囊胚完全从透明带孵出。

(1) 1～2 期再评估项目：

A：大量大小一致细胞；

B：大量大小不一致细胞；

C：少量细胞，退化。

(2) 3～6 期再评估项目：

①内细胞团

A：包裹紧密，大量细胞；

B：结构松散，少量细胞；

C：极少量细胞。

②滋养外胚层

A：许多细胞形成紧密结合的上皮；

B：少量细胞形成结构松散的上皮；

C：极少量细胞形成的上皮，大细胞很少。

囊胚评分记录：囊胚分级+内细胞团分级+滋养层细胞分级。

根据这个分级方法，第五天理想的囊胚应该是 4AA。

第 5～6 天的 AA、AB、BA、BB 及 BC 级囊胚可以冷冻保存。

3. 解冻胚胎的评分

(1) 解冻后现存的卵裂球数；

(2) 解冻后溶解的卵裂球数；

(3) 冻融胚胎一半以上卵裂球存活，胚胎可判断为存活。

八、胚胎移植

（一）移植胚胎的选择

IVF 临床妊娠率的影响因素主要有子宫内膜容受性、胚胎质量和胚胎发育与子宫内膜发育的同步性。因此，选择优质胚胎用于移植是十分重要的。目前，优质胚胎的选择没有客观量化的统一标准进行分级评估，只能根据观察胚胎的形态进行评估。

胚胎移植当天进行胚胎形态学观察，包括胚胎卵裂球数目、大小、碎片及有无多核心卵裂球等。最好的胚胎形态是：卵裂球分裂同步、大小均匀，每个卵裂球仅一个核以及无细胞碎片。研究发现仅依靠移植当天对胚胎形态学特征评估来判断胚胎质量是不全面的，应该结合原核中核仁的多少和分布进行综合分析，推测胚胎的发育潜能。最好的合子形态是：原核心大小一致、相对排列、位于胞质中央，原核中核仁数目相等，在原核相邻处线形排列，胞质聚集，围绕原核成细颗粒化区域。

移植胚胎的选择更看中胚胎继续发育的能力，需要对各项观测指标进行整合，连续动态评估，综合考虑，以期提高临床妊娠率。优质胚胎的具体评估指标如下（表28-6）：

表28-6　优质胚胎评估指标

时间	观察指标	观察内容
加精或ICSI后18—19小时	原核	1. 原核与核仁对称性 2. 存在偶数核仁数目 3. 极体的定位
加精或ICSI后25—26小时	早期卵裂	1. 胚胎卵裂至2细胞期 2. 合子的核膜破裂
加精或ICSI后42—44小时	卵裂期胚胎	1. 卵裂球数目大于或等于4个 2. 碎片少于20% 3. 没能多核的卵裂球
加精或ICSI后66—68小时	卵裂期胚胎	1. 卵裂球数目大于或等8个 2. 碎片少于20% 3. 没能多核的卵裂球
加精或ICSI后106—108小时	囊胚期胚胎	1. 囊腔扩张充满 2. 内细胞团致密、细胞数多 3. 滋养层细胞数目多

（二）胚胎移植的选择原则

1. 挑选形态学评分最佳的胚胎做移植，移植胚胎的数量严格执行卫健委规定不超过2个，35岁以上患者以及2次以上IVF失败的患者可以一次移植3个胚胎。若有剩余胚胎，应征求患者对剩余胚胎的处理意见并签署"胚胎处理知情同意书"。对于适合冷冻的剩余胚胎，鼓励患者做胚胎冷冻保存。

2. 符合移植3个胚胎条件者，如卵裂期胚胎和原核期胚胎均为优质胚胎，建议患者只移植2个胚胎或选择2个最好的优质胚胎，加1个稍差胚胎，尽量防止多胎妊娠。

3. 选择有发育速度的1～2级胚胎进行移植。如没有1～2级胚胎，经患者同意可以选择3～4级胚胎。

4. 对一半IVF一半ICSI的病例或因受精失败而行补救ICSI的病例，在选择胚胎移植时，原则上优先选择IVF的胚胎，如IVF没有优质胚胎，可优先选择ICSI或补救ICSI的优质胚胎。

5. 卵裂球数和质量相同的胚胎中，选透明带薄、色泽正常的胚胎移植。

6. 进行囊胚培养后，一般选择 1～2 个移植。

（三）胚胎移植

1. 核对好患者姓名，将待移植胚胎转入已准备好的移植皿中。

2. 从培养箱中取出移植皿，将移植管接上 1ml，在移植皿吸约 10μl 液体，管的末端再吸 1cm 的气柱。

3. 将移植放在远离胚胎的地方先吸取少量的液体以打破液面张力，再将内孔全部胚胎吸入管内。

4. 移植管离开液面后再依次吸取一段气体和一段液体，总液体量 15～20μl。

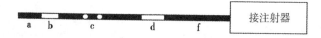

a：2μl 培养基；b：2μl 空气；c：约 15μl 含胚胎的培养基；d：5μl 空气；f：2μl 培养基

图 28-2　移植时胚胎在移植管中放置示意图

5. 再次核对患者的姓名后，将装有胚胎的移植管交给医生进行移植。

6. 移植后取回移植管，回吸液体再将液体全部打出，观察是否有胚胎残留，如有则须再次移植。

（编者：崔阳阳　李红霞）

第三节　辅助生殖技术的相关衍生技术

经过多年的发展，人类 ART 已经获得了极大的进展，能针对各种不孕不育症的治疗，但是追求更高的成功率一直是广大生殖工作者追求的目标。为进一步提高妊娠率，在对临床技术改进的同时，新的、更先进的实验室衍生技术也得到了不断的应用。

一、未成熟卵母细胞的体外培养（In Vitro Maturation，IVM）

卵子的 IVM 技术，即是在不经过促排卵或少量应用促性腺激素（Gn）后，从卵巢中获取未成熟的卵子，在体外培养成熟，从而得到 MⅡ期卵子，使其具备受精能力，从而可发育成正常胚胎。卵子的体外成熟包括细胞核成熟和细胞质成熟，二者同步化是卵子体外成熟的关键条件。

IVM 可避免患者因超促未成熟卵母细胞的体外培养排卵造成对卵巢的过度刺激；减少再促排卵药物在性激素敏感的组织中富集而产生的副作用；节省治疗费用和患者就医时间；有助于解决卵巢组织冷冻保存生育力的问题等。

1. 未成熟卵母细胞的收集

取卵过程与成熟卵子基本相同。IVM 取卵的时机是非常关键的，要在未成熟卵子被优势卵泡抑制作用影响之前进行取卵。未成熟卵子的评估如下（Smitz 关于未成熟卵母细胞分级）：

(1) 颗粒细胞团分级

①颗粒细胞团层数（CM）：①≤3层（CM0），②3～10层（CM1），③≥10层（CM3）；

②颗粒细胞扩展程度（CE）：①紧密（CE0），②中度扩展（CE1），③完全扩展（CE2）；

③颗粒细胞与卵子之间的关系（CO）：①裸卵（CO0），②部分裸露（CO1），③完全包裹（CO2）；

(2) 细胞核成熟程度：①GV期，②MI期，③MⅡ期。

(3) 卵子形态的评价：卵子直径、卵子细胞质（有无空泡、发黑或颗粒状）、透明带（正常与否）、卵周间隙（正常与否）、卵子形态（规则与否）和极体（完整或碎片状）。

2. 未成熟卵母细胞的体外成熟培养

未成熟卵子体外培养是将未成熟卵子在体外培养至MⅡ期卵子，使其有受精并发育成胚胎的能力，但IVM还没有完全成熟的技术应用于常规临床治疗，且大多研究表明胚胎的着床率并不高。

IVM体外成熟培养时间大多在24～48小时。IVM所用基本培养液有：TCM-199、α-MEM、合成人类输卵管液或Ham's F-10等，这些培养液都可保证卵母细胞的基本代谢和生长所需。同时需加入胎牛血清、FSH、LH、和E_2物质来保证IVM的体外成熟。

3. 未成熟卵母细胞的体外受精及胚胎移植

授精时间一般是在取卵后48小时。ICSI一直被认为是IVM受精方式的最佳选择，因为体外培养成熟的卵母细胞的透明带会硬化，其不仅可以解决透明带硬化带来的受精困难，而且还可以判断卵母细胞是否已排出第一极体。

IVM的胚胎移植多数选择在ICSI第二天或第三天来进行，在胚胎数目较少且体外成熟后受精形成的胚胎如培养至囊胚期，延长了胚胎在体外培养的时间，这样并不会有太大优势，且很容易被自然选择而淘汰，导致无胚胎可进行移植。胚胎移植是成功妊娠的关键一步，因此移植的胚胎和移植时机的选择则是重中之重。

二、辅助孵化

辅助孵化（assisted hatching，AH）是一种帮助体外培养的胚胎从透明带中孵出的技术。

（一）辅助孵化的原理

透明带是包绕卵母细胞和胚胎的无细胞结构，在卵泡早期发展阶段产生，由糖蛋白、糖类、透明带特异蛋白组成，在卵母细胞受精时促进精卵结合并阻止多精受精，在种植前阶段保护卵母胚胎免受病菌及免疫细胞侵害并维持其三维结构完整性，受精后透明带自然变硬。随着第一次受精卵分裂的开始，在胚胎内部压力和透明带分泌的溶解素的作用下，透明带开始变薄、破裂，直至囊胚孵出。体外培养过程中，培养时间延长或培养基不合适会促进透明带硬化，胚胎溶解素分泌不足会减弱，造成胚胎孵出困难。因此，在胚胎移植前，通过显微技术削减透明带厚度，促使胚胎顺利孵出。

其作用机理主要有：（1）体外受精、冷冻保存或细胞培养会引起透明带硬化，辅助孵化可以克服由于透明带变厚变硬而造成对胚胎孵出的机械障碍；（2）辅助孵化可能与胚胎植入预期有关，与生理周期相比，接受卵巢刺激的患者种植窗提前 1～2 天，而体外培养胚胎发育落后于体内培养胚胎，AH 允许胚胎较早孵出，在种植窗关闭前种植；（3）AH 可促进胚胎和子宫内膜间的代谢产物、生长因子和信息交换，促进胚胎发育。

（二）辅助孵化的方法

辅助孵化的方法可分为机械法、化学法和激光法。

1. 机械法

机械法/透明带部分切割法（partial zona dissection，PZD）是将胚胎固定，由胚胎的 1 点位置进针，11 点位置出针，进针点选择在透明带下两卵裂球间隙处。反复移动穿刺针，直至透明带上产生一个切口。但由于此方法可能会造成囊胚孵出时发生挤压或嵌顿，后经改进，在透明带上做"十"字切口，即三维 PZD。

2. 化学法

（1）透明带钻孔（zona drilling，ZD）：将胚胎固定，用辅助孵化针吸取泰诺酸（acidictyrode），调整胚胎的位置，将卵裂球间隙或有碎片的部分放至 3 点钟位置，将酸液吹出，溶掉 20～30μm 的缺口，完成胚胎辅助孵化。将胚胎吸出与培养液冲洗几次，再放回培养箱。

（2）透明局部减薄：胚胎固定后，用孵化针吸取 Tyrode 溶靠近透明，并缓缓释放，在透明带形成一条凹痕，再转换胚胎角度，释放 Tyrode 溶液，在透明带上蚀刻一条与第一条成垂直方向的凹痕。此法更接近于囊胚扩张时透明带减薄和胚胎自然孵化的方式。

（3）整体性或周缘性透明带减薄（cirumferential zona thinning）：这种方法可使用泰诺酸和蛋白酶，孵化后将胚胎冲洗干净移入培养液，置于培养箱中待移植。与酸化法相比，酶消化法对透明带的溶解程度较弱。

3. 激光法

将放有准备移植胚胎的皿转移到倒置显微镜的载物台上，在低倍镜下找到需要辅助孵化的胚胎。将物镜转到专用激光物镜下，打开激光发射器，确定辅助孵化的位置，调节发射时间，点击发射键完成辅助孵化过程。一次操作需在 9～18ms 内完成。从本质上讲，分为"接触"方式和无接触方式这两种不同的激光传送方式。"接触"方式是通过一个光学纤维传导；无接触方式是激光通过光学镜头聚焦于生物标本上，不需要任何工具，这种方式可降低诱变风险。

（三）孵化时机选择

辅助孵化时机的选择：多数中心通常在体外培养第 3、5 或 6 天移植前进行透明带辅助孵化，此时胚胎卵裂球间结构上已形成连接，可维持胚胎完整性。这样处理的胚胎无正常胚胎发育过程中的透明带薄化过程，或许是因胚胎内部作用于透明带上压力通过孔得到释放；且胚胎孵出较慢，这个过程也许会使胚胎受损或分裂，这很可能是透明带打孔辅助孵出单羊膜囊双胎率增加及一部分胚胎孵出困难的原因。

（四）辅助孵化的安全性

1. 机械法操作深度掌握不准确或与酶或酸接触时间过长或过多时，可能会损伤胚胎。

2. 在辅助孵化后，若胚胎细胞间尚未形成紧密连接，单个卵裂球有可能从孔处游出，或由于环境压力改变而导致整个胚胎有可能过早孵出。

3. 这种使胚胎非自然、强制性、机械性的辅助孵出，有可能造成胚胎部分被透明带卡住，导致无法进一步孵出，从而使妊娠失败。

4. 会增加双胎或三胎的可能性。因此，应当选择适当的胚胎进行辅助孵化，辅助孵化的滥用只会降低胚胎植入率。

（编写：崔阳阳　李红霞）

第四节　冷冻技术在辅助生殖技术中的应用

人类的配子和胚胎冷冻保存已经是人类辅助生殖领域中一个必不可少的组成部分。在过去的几十年中，冷冻保存技术已经可以应用冷冻保存精子、卵子和不同时期的胚胎。

一、冷冻保存的意义

配子或胚胎冷冻和复苏后，仍保持原有的生物学活性是冷冻保存的目的。

（一）卵母细胞冷冻保存在以下情况有着不可替代的重要意义

1. 保存女性生育力

可用于患有恶性肿瘤的年轻女性，在接受放疗或化疗前，进行卵母细胞的保存。成熟的冷冻技术以及医学的发展，可让这类患者在疾病治愈后仍有生育能力，这也是卵母细胞冷冻保存生育力的意义所在。

2. 辅助生殖治疗中的需求

在辅助生殖治疗中，如取卵日男方无法提供精子时，可将取出的卵母细胞进行冷冻。而且，冷冻卵母细胞会减少很多辅助生殖中的伦理问题。

3. 便于供卵

如患者得到较多的卵母细胞时，经知情同意后，可将部分卵母细胞冷冻，用于下一周期或捐献给需要的受卵者所用。

(二) 胚胎冷冻保存

1. 保存胚胎，增加辅助生殖治疗的成功率

在辅助生殖的促排卵中，往往会发现获得的胚胎数远远多于被移植胚胎数，因此，将多余的胚胎进行冷冻，若移植后妊娠失败，可继续进行冻胚移植，提高妊娠率。

2. 减少胚胎移植数量，降低多胎妊娠的发生率

为降低多胎妊娠，只有减少胚胎移植数量，而稳定的胚胎冷冻技术，保证了剩余胚胎的可用性，也更让患者容易接受单胚胎移植。

3. 防止卵巢过度刺激综合征的发生

对于 IVF-ET 周期中移植日出现 OHSS 倾向的患者，放弃新鲜胚胎移植而选择胚胎冷冻，可大大降低 OHSS 发生的风险。

(三) 其他原因导致取消新鲜周期移植

因各种无法在取卵后进行新鲜胚胎移植的患者，可选择胚胎冷冻，等待合适时机进行冻胚复苏移植。

(四) 便于植入前遗传学诊断

PGD 的活检，根据不孕原因采用不同的诊断技术，有些技术耗时较长，因此可将活检后的胚胎进行冷冻保存，待 PGD 结果后考虑移植与否。

二、冷冻方法

(一) 平衡冷冻法

平衡冷冻法也称程序冷冻或慢速冷冻法，是将胚胎放入含有一定浓度冷冻保护剂的冷冻液中处理后，慢速降温（0.2～2.0℃/min）至一个较低的温度（-80～-35℃），在降温过程胚胎会继续脱水。此法可应用于体外授精中原核到囊胚期胚胎、精子和卵母细胞的冷冻。程序冷冻法需要冷冻设备且耗费时间较长。

(二) 非平衡冷冻法

非平衡冷冻法也称玻璃化冷冻法。玻璃化是液态物质在一定的降温速率下由液相直接转变为固相状态的过程，该过程中即没有晶体结构的生成，还能保持液相时期的分子以及离子的分布，而且在冷冻和复苏的过程也没有液态和晶体之间反复的变化，最大程度地减少了细胞在冷冻过程中遭遇的刺激与损伤，有利于胚胎或配子以后的继续发育。

此法分为两步平衡，先将胚胎放入含较低浓度冷冻保护剂的平衡溶液中平衡，渗透性冷冻保护剂能够充分渗入细胞内，并使胚胎细胞逐步脱水，在此过程中，可看到细胞体积从缩小到再次扩大。后将胚胎置于含较高浓度冷冻保护剂的玻璃化溶液中，经过较短时间平衡之后，将胚胎装入冷冻容器中，投入液氮中保存。

冷冻保护剂指的是能够在冷冻复苏过程中保护胚胎内细胞，预防或减轻冷冻损伤的化学成分，其要求具有高度的水溶性和胚胎低毒性的特点。冷冻保护剂通过脱水、调整渗透压、减少细胞内冰晶的形成并促进玻璃化、稳定细胞内蛋白质、调节细胞外电解质的作用来保护细胞在冷冻复苏过程中避免受到损伤。

玻璃化冷冻法不需要大型设备、省时省力、复苏成功率较高，其应用范围较广。但这种方法对操作技术要求较高，冷冻载体选择性多样，是目前常用的冷冻方法。

（编写：崔阳阳　李红霞　王怀秀）

第五节　胚胎植入前遗传学诊断

辅助生殖技术的不断发展为广大患有不孕不育症的夫妇带来了福音，然而对于患有遗传性疾病的夫妇来说，如果不能生育健康的后代，将会是终身的遗憾。在植入前遗传学诊断技术发展之前，遇到类似的情况，就是在孕早期或孕中期行产前诊断，取羊水细胞或绒毛对胎儿进行遗传学诊断，或通过B超诊断胎儿形态学异常，但是若胎儿诊断异常或有严重遗传性疾病，通常要面临流产或引产的难题，这给患者带来巨大的生理和心理伤害。

胚胎植入前遗传学诊断是在体外受精-胚胎移植（IVF-ET）技术的基础上，对具有遗传疾病风险夫妇的卵母细胞或者植入前的胚胎进行活检，利用分子生物学技术检测，选择无遗传性疾病的胚胎植入女方子宫。1990年Handyside等应用聚合酶链反应（PCR）技术成功完成了世界上第一例植入前性别诊断，并诞生一名健康女婴。PGD适用于携带有遗传性疾病或者遗传风险的患者，可以使有遗传病史的夫妇获得健康的婴儿，避免了妊娠有"病"胎儿以及反复人工流产或者引产导致的身体、精神上的创伤和经济上的损失。

一、胚胎植入前遗传学诊断的取样

（一）活检样品来源

1. 极体

卵母细胞经过2次减数分裂，排出2套单倍体母系遗传物质，称为极体，可用于活检，根据极体检测分析结果可以间接推测卵子的遗传信息，从而预测来自目前的遗传缺陷对胚胎的影响，并选择由正常卵子发育而来的胚胎进行移植，达到PGD的目的。无论是来自第一次减数分裂的第一极体还是来自第二次减数分裂的第二极体，均不涉及胚胎活检，因此极体的活检不会影响胚胎的继续发育，广泛应用于立法禁止胚胎活检的国家，如德国、奥地利、瑞士和意大利。极体活检同卵裂期活检相比具有局限性，其只能检测来自母系的遗传物质，间接得出植入前胚胎的遗传学诊断结果。

2. 卵裂球

卵子受精后第 3 天，大部分发育正常的胚胎发育至卵裂期，由 6～10 个细胞组成，卵裂期活检即从这些细胞中取 1-2 个细胞进行 PGD。卵裂期胚胎所有细胞尚未进行分化，属于全能细胞，因此理论上讲，从这些细胞中移出 1～2 个细胞可能会降低胚胎生长速率，但不会导致解剖缺陷。目前卵裂期活检是目前仍然是应用最广泛的胚胎活检方法，与极体活检相比，卵裂球活检的优势在于可以同时诊断父方和母方染色体异常或单基因疾病，但是这种方法取样材料少，仅有 1～2 个卵裂球进行检测，另外，在一些情况下，对于嵌合体胚胎，卵裂阶段单个卵裂球的检测并不能代表整个胚胎的状态。因此，胚胎的非整倍体嵌合将导致漏诊和异常胚胎的移植，影响 PGD 的准确性。

3. 囊胚期滋养层细胞

胚胎培养至较晚的细胞阶段（受精后第 5～6 天）囊胚期，胚胎发育成 2 种不同的细胞类型：滋养外胚层细胞（发育为胎盘）和内细胞团（发育为胎儿），胚胎活检只取部分滋养外胚层细胞进行检测，而保持将要发育为胎儿的内细胞团的完整性。囊胚期活检可取得更多的细胞（可达 10 个）进行遗传学分析，且囊胚期胚胎嵌合体发生率较低。尽管滋养层细胞存在嵌合现象，滋养层细胞与内细胞团的遗传物质存在差异，均将影响 PGD 的准确性，但近年来多中心的数据表明，囊胚期活检要优于卵裂期活检。另外，由于培养条件的原因，只有约 40% 的正常受精卵可在体外发育到囊胚期，因此限制了可供 PGD 诊断的胚胎数目，这在一定程度上限制了该方法的应用。

（二）活检取样方法

进行 PGD 的首要步骤是在不损害胚胎发育潜能的前提下，采集到样品用于后续的分析。活检采集样品需穿透透明带，方法如下：

1. 机械法

机械法是用纤维操作针在待检的卵子或胚胎透明带上做一个"一"或"十"形切口，用于极体及卵裂球活检。这种方法不存在化学物质对胚胎的潜在毒性，而且切口可以形成一个活瓣，活检后会自动关闭，为胚胎的生长发育创造了相对稳定的环境。但该方法要求操作人员有较高的显微操作技术水平，需经过培训才能熟练掌握，操作不熟练、方法不恰当可能造成卵裂球细胞骨架的损伤。同时活检时费时较长，使胚胎较长时间地暴露在光源、二氧化碳培养箱外，对胚胎发育不利。

2. 化学法

化学法是用酸或酶对透明带进行打孔。这种方法较机械打孔缩短了活检时间，从而减少了胚胎在培养箱外暴露时间，同时减少了机械损伤卵裂球的机会。但是存在缺点，一是喷酸过程中，酸的量不好掌握，酸过多会损伤卵裂球；二是喷酸会改变液滴的 pH 值，从而对胚胎产生不利的影响；三是过多的化学物质可能会沿着破裂口进入胚胎内部，影响胚胎的发育。

3. 激光法

激光法是目前应用最广泛的胚胎活检取样方法。该方法操作简便、精确，而且不接触胚胎，方法容易掌握，可以减少机械法对卵裂球细胞骨架的损伤、也可避免化学法酸性物质对胚胎的影响，同时大大缩短了胚胎暴露在培养箱外的时间，提高了活检的效率。但是，仍有许多学者担心激光法可能存在潜在的机械性热效应，影响卵子或胚胎的进一步发育。

二、胚胎植入前遗传学诊断的方法及应用

随着分子生物学技术的飞速发展，胚胎植入前遗传学诊断技术也在不断进步和完善，然而每种方法都有自己的优点和缺点，并不是新技术的发展可以完全取代旧的技术。

（一）荧光原位杂交（Fluorescence in Situ Hybridization，FISH）

20世纪80年代末出现的荧光原位杂交技术是在放射性原位杂交技术的基础上发展起来的一种非放射性分子细胞遗传技术，以荧光标记取代同位素标记而形成的一种新的原位杂交方法，该方法使用荧光素标记探针，以检测探针和分裂中期的染色体或分裂间期的染色质的杂交。基本原理是根据核酸分子碱基互补配对的原则，将有非放射性荧光标记的外源核酸（探针）与经过变性后的单链DNA互补配对，组合成专一的核酸杂交分子，再经一定的检测手段将待测核酸在核中或染色体上显示DNA序列位置的方法。该技术具有快速、安全、灵敏度高以及探针可长期保存等特点。

FISH技术是最早应用于胚胎植入前染色体平衡易位检测的方法。目前，在胚胎水平的植入前遗传学诊断中，除需要对易位进行分析外，需要对23对染色体进行全面评估。FISH技术主要适用于染色体非整倍性和性连锁疾病的检测等，检测结果清晰、直观，但是最多仅能对15条染色体检测，不能对全部23对染色体进行检测。显然FISH即使进行多轮多色杂交也不能判断23对染色体的全貌，因此其临床应用受到了限制。此外，FISH进行多轮多色杂交，其荧光信号会随着杂交次数的增加逐渐减弱，杂交背景的改变也给诊断增加难度，因此其在胚胎水平诊断率不高。

（二）比较基因组杂交（Comparative Genomic Hybridization，CGH）

在1992年后发展的CGH技术是在FISH技术的基础上发展起来的一种新的细胞遗传学技术，该技术的发展使得间期细胞全基因组的快速检测成为可能，是分子细胞遗传学研究方法的一大进展。基本原理是一种将消减杂交和FISH相结合，用于检测两个（或多个）基因组间相对DNA拷贝数变化，并将这些异常定位在染色体上，因此又称为DNA拷贝数核型技术。与传统的原位杂交方法相反，该法不是将单一的、已定的DNA探针杂交在受检的分裂中期或间期的细胞上，而以被检组织的基因组DNA为杂交检测样本，正常组织的DNA样本为参照，分别用不用颜色的荧光标记，两者按1:1混合，与正常淋巴细胞中期染色体进行杂交，再通过检测两种颜色的荧光强度，根据颜色的比例来显示基因组的结构状况。如果探针中某一染色体或染色体亚区呈现过度表达或低表达，则在正常染色体的相应区域内便呈现较强或较低的信号，表明该区域存

在 DNA 序列的增加或丢失。与 FISH 相比，其最主要的优点是可以检测所有的染色体数目以及每条染色体各位点遗传物质的增减情况。CGH 的缺点在于不能检出多倍体、平衡易位或插入、DNA 序列的微改变（点突变、基因内插入或缺失、三核苷酸重复序列）等。

array-CGH 是在 CGH 技术上发展起来的芯片技术，即以基因芯片（靶 DNA）来代替染色体玻片，可以对染色体非整倍性、微缺失、微重复或者其他的不平衡染色体异常进行检测。该方法检测效率高，检测范围覆盖整个基因组；检测时间缩短至 30 小时内；对于多细胞样本（510 个细胞）分辨率可精确到 500 kb，对于单细胞样本也可达到 2.6～3.0 Mb 的水平。但是对技术要求高，需要昂贵的荧光显微镜和影像分析系统，所需要的基因探针商业化产品比较少，而自行制作难度又较大且质量难以控制，不能检测出基因拷贝数量不变化的平衡异常，如平衡易位。

（三）微阵列单核苷酸多态（Single Nucleotide Polymorphisms Array, SNP-Array）

单核苷酸多态性（SNP）是指在基因组水平上由单个核苷酸的变异所引起的 DNA 序列多态性而形成的遗传标记。一般而言，SNP 是指变异频率大于 1% 的单核苷酸变异。与 array-CGH 不同，SNP-array 是将具有特定碱基序列作为基因探针测定待测序列的碱基类别，可以同时在一张芯片上进行 SNP 基因型分析和通过基因拷贝数变异及杂合性缺失（LOH）的检测发现微小的染色体增加和缺失。SNP-array 比 CGH 和 FISH 相比分辨率更高、更准确，提供的信息更加精细、全面，广泛应用于遗传学病因诊断和 PGD/PGS 等领域，但是 SNP-Array 技术所需检测需要昂贵的设备，阻碍了其在临床的推广，而且 SNP-array 亦无法完全区分正常和平衡易位携带者的胚胎。

（四）聚合酶链式反应（Polymerase Chain Reaction, PCR）

聚合酶链式反应是一种用于放大扩增特定的 DNA 片段的分子生物学技术，它可看作是生物体外的特殊 DNA 复制，PCR 的最大特点，是能将微量的 DNA 大幅增加。PCR 技术多用于单基因病的诊断。

2000 年中山大学附属第一医院采用跨越断裂点 PCR 技术完成了世界上第 1 例对地中海贫血携带者夫妇的 PGD 检测，并获得临床妊娠。该方法的缺点在于费时，每一对夫妻或遗传疾病都需要制定一套方案，且取材少，可能出现模板量少、扩增效率低、被污染、等位基因脱扣等现象。

（五）全基因组扩增技术（Whole Genome Amplification, WGA）

PGD 技术可适用的活检材料，如极体单细胞和滋养外胚层细胞极为有限，单细胞 DNA 只有 5～10 pg，囊胚滋养外胚层细胞也仅为 2-10 个细胞，不能同时完成多基因多位点的诊断，亦不能完成染色体病和单基因病的同时诊断，重复性差。而 WGA 技术是一组对全部基因组序列进行非选择性扩增的技术，其目的是在没有序列倾向性的前提下大幅度增加DNA的总量。通过WGA可以避免了因为PGD取样少,而对检测结果造成的影响。

目前常见的3种WGA技术包括基于PCR技术的简并寡核苷酸引物PCR法(Degenerate Oligonucleotide Primer PCR,DOP-PCR)、基于恒温核酸扩增技术的MDA法(Multiple Displacement Amplification,MDA)和MALBAC(Multiple Annealing and Looping-Based Amplification Cycles,MALBAC法)。由于实验方法的不同以及使用的酶不同,3种方法的扩增产物量及扩增偏倚性各不相同。引物与模板间结合的不确定性以及引物间的相互作用可能影响DOP-PCR的扩增效率并产生较高的错误率。MDA使用随机引物在恒温条件下与基因组随机退火,在phi29 DNA聚合酶的作用下发生链置换扩增反应并不断重复这个过程,合成长达50~100 kb的产物。但由于MDA法是一种恒温核酸扩增方法,存在非特异性扩增问题。MALBAC技术作为新出现的一种WGA方法,结合了MDA与PCR技术的优点,设计了一段27nt的通用引物序列和8nt随机碱基序列,线性反应对基因组均匀扩增得到0.5~1.5kb左右的产物,有效减少了扩增的偏倚性。虽然MALBAC技术优于MDA技术,但是假阳性率高也是不得不面对的问题。

(六)高通量测序技术(High-throughput Sequencing)

高通量测序技术又称为下一代测序技术(Next Generation Sequencing,NGS),是对传统测序的一次革命性改变,大规模并行测序同时对几十万到几百万条DNA进行测序。NGS的技术原理是将基因组DNA用限制性内切酶切割成一定长度范围的DNA片段(即DNA文库),然后在其两侧连上接头,用聚合酶链式反应PCR法扩增出几百万个拷贝,并固定于平板基质上,随后进行大规模引物杂交和酶延伸反应,边合成边测序,每一步均可释放出相应的荧光信号,经计算机处理后即可获取序列信息。

有研究认为运用高通量测序技术对于基因拷贝数变异(序列在1 Mb以上)的检测比aGCH敏感度和特异度高。有研究结果显示,高通量测序技术与SNP-array相比,其在进行胚胎非整倍性分析时有100%的一致性,而在进行胚胎染色体结构异常分析时准确性更高。高通量测序技术比其他技术显示出的优势如下:①采用大规模并行测序同时对几百万条DNA进行阅读测序。②高通量测序技术有定量功能,有望用于基因表达的研究,能有效地检测差异性中等或较小的基因。③不必事先知道基因的序列,不需要一个对照样本,适用于任何生物体。④检测结果的敏感性和特异度更高。

三、胚胎植入前遗传学诊断存在问题

尽管胚胎植入前遗传学诊断技术高速发展,并逐渐应用于临床,使广大不孕不育夫妇能喜得贵子,能实现优生优育。然而,胚胎植入前遗传学诊断技术也面临许多问题,从而限制其进一步的推广和应用。

胚胎植入前遗传学诊断属于有创操作，对胚胎有一定的损伤，尽管在理论上讲，卵裂期和囊胚期的胚胎活检都不会损害胎儿发育，但活检方法是最近发展起来的技术，仍然需要通过长期随访经胚胎植入前遗传学诊断出生婴儿的健康状况来评估现在未知的、可能的损伤。

胚胎发育过程中的嵌合体现象是造成胚胎植入前遗传学诊断误诊的主要原因，而且各种遗传学分析技术的局限性和实验室人员操作的准确性等都可能导致误诊。

此外，胚胎植入前遗传学诊断也面临伦理学上的争议，一些国家认为PGD是婴儿设计。使用PGD技术进行性别选择将有可能致性别比例失调，特别在一些偏爱男孩的国家。随着一个又一个人类遗传奥秘的破解，将不可避免地导致非医学指征胎儿的出生。针对目前研究者往往仅关注胚胎的生理质量而忽视伦理选择的现象，应考虑用伦理的视角视实施胚胎植入前遗传学诊断的行为，赋予生命科学行为的伦理思想因此应当权衡利弊，谨慎确定PGD的应用范围。

（编者：李红霞　郭兴萍　王怀秀）

第六节　辅助生殖实验室质量控制

辅助生殖实验室是操作配子和胚胎的场所，质量管理是辅助生殖实验室最重要的问题之一。卫计委辅助生殖相关文件对实验室、仪器、人员和进行的各项工作等具有严格、详细的要求，每个辅助生殖实验室都应该严格遵守。

一、实验室仪器的质量控制

（一）仪器的使用与维护

实验室仪器的摆放要方便配子/胚胎的操作及清洁，对实验室的仪器设备建立一个详细的档案记录，包括仪器的名称、编号、厂家、使用日期以及维修记录。所有仪器设备都需定期进行维护保养和校正。

1. 建立设备常规操作程序，并严格按照操作程序执行。
2. 保存各种设备的使用说明文件。
3. 仪器设备的维修保养应严格按照规定的程序进行，有关人员在进行保养、调校和维修工作以前应首先熟悉仪器的性能、结构、使用方法和保养、调校方法，以及维修程序。
4. 仪器设备一旦出现异常或发生故障，使用人员应立即关机观察，防止事故扩大，然后通知维修人员组织维修。
5. 定期由专业技术人员对仪器、设备进行校验，建立设备使用档案。

（二）仪器的校准与更新

实验室重要的仪器设备需要定期较准、检修。

表28-7 常用仪器校准与维修内容和频率

设备	校准内容	校准、检修频率
培养箱	温度、CO_2	每年
热板	温度	每周
显微镜	清晰度、图像	每年检修
移液器	准确性	每年
CO_2测定仪	准确性	每半年
ICSI 显微操作仪	准确性	每次使用时

(三) 主要设备质量控制

1. 培养箱质量控制

(1) 使用前准备：培养箱初次使用前温度应为37.0℃，开机状态下持续10～15天后方可使用。

(2) 用水：培养箱使用超纯水，按照使用说明定期更换水，换水当天培养箱不放卵子或胚胎。

(3) 每天记录培养箱 CO_2 浓度和温度的测定值，测定值与显示值相差超过 0.5% 时需要校正。

(4) 培养箱 CO_2 浓度按不同培养基系列要求设置，温度37.0℃。

(5) 消毒：每月消毒培养箱。消毒时拆取培养箱内所有的钢架，75% 酒精擦洗后用超纯水冲洗，高压蒸汽灭菌消毒；培养箱内壁采用超纯水擦洗，消毒后培养箱开机2～3天后才能使用。

(6) 滤膜的更换：培养箱内的过滤器每年更换一次，并做好记录。

(7) 培养用气体的质量控制：

①使用有资格认证的气体供应厂家，气瓶使用前需检查是否有质检标签。

②使用医用高纯度 CO_2（99.999%）培养胚胎。每天记录气瓶的压力，定期检查气瓶有无漏气，并更换培养箱外气体过滤器。

③CO_2 分压应与培养箱要求的压力相符，当气瓶 CO_2 气体接近用完时，应及时更换新的气瓶，记录更换气瓶时间、生产厂家。

2. 水浴箱质量控制

(1) 使用时提前30 min开启水浴箱，测定温度是否与所设定的温度相符并作记录。

(2) 如发现明显异常需仔细核查原因并及时上报。

(3) 水浴箱需每周更换超纯水，保持箱体清洁。

3. UPS 质量控制

重要仪器如培养箱、冰箱、程序冷冻仪等连接到 UPS 上，每日观察 UPS 工作状态，如有异常及时找工程师维修。

4. 液氮罐的质量控制

(1) 胚胎冻存液氮罐需每日检查液氮面高度，并及时添加液氮。

（2）液氮运输罐需专人更换。

（3）液氮罐应存放于固定位置。

5. 实验室层流系统质量控制

（1）超净工作台层流系统提供洁净环境，用于胚胎培养的准备工作，如培养液配置、培养皿准备、捡卵、体外受精、ICSI 及胚胎操作等，不能进行其他存有污染性的操作。

（2）超净工作台层流系统每天工作前提前 30 min 开启。

（3）体外受精实验室温度维持在（24.0±1.0）℃之间，湿度在 40% ~ 60%，每日观察并记录温度和湿度，如有异常，尽快报告处理。

（4）在有胚胎的情况下不能关闭实验室层流设备。

（5）实验室层流设备需专业人员检测维护，进风口滤网每周清洗一次，回风口滤网每月清洗一次，中、高效滤器一年更换一次，并做好维护监测记录。

（6）每季度进行实验室空气培养。

二、实验室技术人员的质量控制

（一）人员的职责分工

1. 实验室负责人全面负责实验室管理工作，负责制定实验室工作安排、人员管理、设备维护、试剂申购等工作。

2. ART 实验室技术人员，在实验室负责人指导下，完成常规操作，开展实验室质控工作，改进实验方法，提高实验室质量，认真做好实验原始数据的统计、整理汇总等工作。

（二）人员操作技术的稳定性

辅助生殖实验室应有明确的人员编制，实验室技术人员培训合格后，即可进入常规的工作流程。

生殖中心利用统计学方法建立重要指标的限定值，如 IVF 受精率、ICSI 受精率、卵裂率、胚胎形成率、异常受精率、多核率、可移植胚胎率、优质胚胎形成率、囊胚形成率、胚胎冷冻率、冻融复苏率临床妊娠率等，并参考限定值进行相关的质量控制。

三、实验室培养环境的质量控制

（一）实验室室内温度控制在（24.0±1.0）℃，相对湿度 40% ~ 60%。胚胎培养期间，需开通层流设备。

（二）在实验室无胚胎培养的情况下，可以进行紫外线消毒。

（三）每天需进行的清洁与消毒项目：每天工作结束后，用超纯水擦拭工作台、显微镜等仪器设备，地板用湿水拖地，将垃圾清理出胚胎实验室。

（四）每季度定期进行空气培养。每季度进行物表、操作手定期培养。

（五）定期维护层流系统。

四、试剂和耗材质量控制

(一) 试剂管理

1. 登记：试剂到货时需立即清点、核对，记录到货时间、试剂名称、编号、批号、有效期、数量、单价、收货人等，并注明冷藏品到货时冰块有无融化，并留存合格证明。

2. 保存：所有不含蛋白质的培养液在 2～8℃ 条件下保存至有效期，添加了蛋白或蛋白替代物的培养液在 37℃、5% CO_2 的培养箱中最多保存 3 天。试剂分装后在各分装瓶上做明显标志，标明名称、有效期、分装时间，并用封口膜密封瓶口。

3. 使用前准备：试剂使用前必须平衡。平衡方法：使用前一天下午根据需要做成微滴（盖矿物油）或直接加入培养皿内，不同培养基的 pH 要求不同，放入 5%～6% CO_2 培养箱平衡备用；含 HEPES 或 MOPS 的培养基放入不通 CO_2 气体的培养箱内平衡。培养基置于培养箱时间不超过 48 小时。

4. 保质期：矿物油及试剂在有效期内使用。

(二) 耗材管理

1. 耗材到货时需立即清点、核对，记录到货时间、耗材名称、编号、批号、有效期、数量、单价、收货人等，并留存合格证明。

2. 使用前必须检查有效期和包装是否完好无损，不使用过期用品及包装破损用品。所有耗材送至实验室之前，必须用 75% 乙醇擦洗外包装，待 75% 乙醇挥发后放入物品柜。

3. 对产品质量有疑问时，立即停止使用并报告设备科和院感科。

4. 每周清点各种耗材，及时补充并合理安排使用。

5. 不同批号的培养皿和耗材需要通过精子存活实验后方可使用。

(三) 耗材、培养基的质量控制方法

1. 精子存活实验

(1) 把拟做质控的培养液、蛋白在室温中复温。

(2) 吸取蛋白液 1ml，转移至 10ml 试管。

(3) 加入蛋白（终浓度 5mg/ml）。

(4) 混匀。

(5) 使用经检测达到正常水平的精液标本，室温液化 30 分钟。

(6) 吸取全部精液，加入等量处理精液用培养液。

(7) 1600 转/分钟，15 分钟。

(8) 弃上清。

(9) 加入 4ml 处理精液用培养液，混匀。

(10) 取出 4 个 15ml 离心管，写上 1、2、3、4。

(11) 4 个离心管，每个加入精子悬液 1ml。

(12) 1200 转/分钟，5 分钟。

(13) 弃上清。

(14) 每管加入 1ml 培养液。

(15) 混匀。

(16) 1800 转/分钟，5 分钟。

(17) 小心弃上清。

(18) 将上述 4 个离心管小心倾斜置于试管架上，与水平面呈 45°。

(19) 每管沿管壁小心加入精液处理用培养液 200μl。

(20) 将试管架置于培养箱中孵育 45 分钟。

(21) 小心收集 4 个离心管内的上清液，约 150μl，加入一个新的 15ml 离心管中。

(22) 分两个管，分别加入待检测的培养液（T）1.0ml 和对照培养液（C）1.0ml，混匀，调整精子密度为 5×10^6/ml。

(23) 如需检测矿物油，将 1ml 矿物油覆盖于培养液表面，孵育 5 分钟。

(24) 用无菌加样器头取精液做精液常规，测定精子活率。

(25) 转移至 15ml 离心管。

(26) 置于 CO_2 培养箱中孵育。

(27) 24 小时充分混匀，用 Makler 计数板做精液常规检查，测定精子活率。

(28) 48 小时充分混匀，用 Makler 计数板做精液常规，测定精子活率。

(29) 计算 T/C 的活率（生存指数）>75% 认为被检测材料合格。

(30) 填写精子存活法质控记录。

2. 鼠胚实验

鼠胚培养（MEA）方法用于检验培养液各组分的最终产品。在这个试验中，一个或两个细胞阶段的鼠胚培养 4～5 天，使其达到囊胚阶段。只有 80% 以上的鼠胚达到囊胚阶段才可认定该组分或最终产品符合标准。具体方法如下：

(1) 实验小鼠准备：4～6 周，体重为 30～35g 的成熟小白鼠。

(2) 小鼠超排卵：

①第一天下午 5：00 给雌鼠注射 PMSG，注射剂量 10 IU/只。

②第三天下午 5：00 给雌鼠注射 HCG，注射剂量 10 IU/只。

(3) 培养基的准备：新批号含 10% SPS 的 HTF。

(4) 取鼠卵、鼠精进行体外受精：

①在注射 HCG 13～16 小时后取鼠卵。在雌鼠腹部皮肤用碘伏涂抹消毒，从腹部下侧呈"V"字剪开皮肤，然后换上另外的手术器械，剪开腹膜，在腹腔两侧找到子宫和卵巢，剪下子宫和卵巢之间的输卵管放入盛有生理盐水的培养皿中，在体视镜下用针刺破明显肿胀的输卵管部分，可见云雾状液体流出，其中含有卵细胞，将卵细胞用巴氏管吸入 HTF 冲洗分散，移入 HTF 受精培养液微滴中孵育。

②取精：解剖步骤同雌鼠。用 HTF 洗精培养基洗涤后，加入微滴中共孵育，16～20 小时后观察受精情况。同时更换前一天准备的 HTF 胚胎培养液培养并记录。

（5）观察胚胎发育：

D0：受精；

D1：观察受精卵；

D2：四细胞鼠胚观察；

D3：八细胞鼠胚观察，并转入前一天准备的 HTF 囊胚培养液的微滴中继续培养；

D4：桑葚期鼠胚的观察；

D5：囊胚期鼠胚的观察。

（6）第 5 天鼠胚囊胚形成率大于 80%，培养基达质控标准。

五、实验室数据指标的定期回顾总结

质量保证检测指标：每月统计实验室的各种数据，进行分析和检查。IVF 受精率：≥65%，ICSI 受精率：≥70%。如没有达到上述正常标准，须分析原因，及时改正。

六、异常参数出现后的处理

1. 所有的检测项目出现异常的参数，应及时报告实验室负责人。
2. 书写报告，包括日期、观察到的现象、补救措施的结果和总结。
3. 及时请相关部门及厂家协助解决问题。
4. 如发现试剂不合格，及时更换其他批号或其他品牌的试剂。
5. 对出现异常的仪器应及时修理。
6. 如实验室环境出现异常而不能在短期内解决则必须暂停手术，直至恢复正常。

七、实验室安全控制

（一）仪器设备的安全控制

实验室仪器设备的负责人要熟悉每一台仪器的运行情况，要熟悉所有仪器的简单故障排除。定期对仪器检查、维修可以减少突发故障的频率。

（二）操作人员的安全控制

1. 生物感染

IVF 实验室技术操作人员，要有安全防护措施和意识。操作卵泡液、精液等标本时带手套，一旦接触带病毒的液体，要及时处理，做好消毒工作。

2. 液氮冻伤

液氮是低温制品，在使用过程中要防止冻伤。

3. 配子/胚胎的安全控制

（1）双人复核的制定与执行

因为 IVF 实验室主要操作对象是胚胎，这些潜在的生命体牵涉到很多伦理问题，所以 IVF 实验室的操作是不容许错误发生的。杜绝的方法是制定并严格执行操作程序、核对制度，避免在过于繁忙、疲劳、精力不集中的状态下工作，所有配子、胚胎操作步骤都应该有双人核对，并签名。

（2）操作过程的安全

①对每个患者的精子、卵子及胚胎进行严格的编号，并在试管、培养皿、吸管和移液管写上患者姓名。

②禁止在同一操作区域内同时处理两名患者的卵子、胚胎。

③禁止不同患者的配子和胚胎使用同一支吸管操作。

④发现患者身份可疑，或标本混乱，必须立即停止操作，核实身份，混乱的标本、用品一律废弃。

（编写：王莉莉　李红霞　郭兴萍）

第二十九章　中医对辅助生殖的理论研究

目前体外受精-胚胎移植（IVF-ET）已成为治疗女性不孕症的重要方法之一，中医药在体外受精-胚胎移植的理论研究中积累了丰富经验，为更好指导临床与科研，发挥中医药在体外受精-胚胎移植方面的独特优势，现将近年来的理论研究进展综述如下。

一、对体外受精-胚胎移植基础理论的研究

（一）对中医生殖脏象的研究

1. 对卵巢的研究

连方认为卵巢为奇恒之脏，其功能分藏泄两方面，受肝的疏泄和肾的封藏调节，藏泄失常与卵巢排卵障碍有密切关系。

2. 对卵子的研究

（1）卵子的生成与排出

中医认为肾藏精，主生殖。庞保珍认为肾为产生卵子之本，女子肾气盛，则天癸至，任脉通，太冲脉盛，在肝气调达、疏泄正常的协调下，卵子得到肾精的濡养，逐渐发育成熟。阳主动，卵子发育到一定程度，在肾阳达到一定的推动力，肝的疏泄开合适度，经络通畅之际顺利排出。

（2）卵泡发育异常的病因病机

1）肾虚　傅友丰认为，肾虚血瘀是本病的基本病机。张玉芬认为，肾虚可引起卵泡发育异常。即肾虚血亏为其本，血瘀、湿热、痰浊等为其标。孙红等认为，本病肾虚为主。蔡竞等认为，卵泡发育成熟、排出是以肾精充盛而滋养、肾气旺盛而推动为前提条件的。

2）肝郁　庞保珍认为，卵子的生长与排出与肝的疏泄功能有密切关系，卵子的排出必须借助肝的疏泄功能才能有规律的排出。马月香认为，肝失疏泄，肝气郁结，气机失调，血脉不畅，是阻碍卵子排出的重要病机。

3）血瘀　庞保珍认为，活血可促进卵子的生长，促进排卵与精卵的结合。

4）痰湿　庞保珍认为，痰湿可影响卵子的生长和排出。闫宁认为，肾虚血瘀为本病的重要病机。

近代医家对于本病的病因认识分析归纳起来，关键在于肾虚，以肾虚血瘀、肝郁肾虚、脾肾两虚、痰湿阻滞等证型多见。

(3) 对卵子的辨证

庞保珍认为，根据阴阳学说的分属规律，就精子与卵子而言，精子为阳，卵子为阴；卵泡液为阴中之阴，卵子则为阴中之阳。卵子本身又可分为阴阳，即卵体为阴——阳中之阴；卵子活动力为阳——阳中之阳。根据阳化气、阴成形的理论，卵子数量的多少，发育的大小，多责之于肾阴的盈亏；卵子活力的强弱，排卵与否，取决于肾阳的盛衰。

(4) 对卵子的施治

庞保珍认为治疗卵子数量少，发育小，主要以滋肾阴为主；治疗卵子活动力差，排出障碍，则以壮肾阳为主。总之卵子异常所致的不孕，治疗既应该以辨卵施治，又要与整体辨证施治相结合，这样方可取得事半功倍的效果。

3. 对精子的研究

(1) 精子的生成与排出

中医认为肾藏精，主生殖。庞保珍认为肾气盛，则天癸泌至，冲任二脉充盛，在肝气调达，疏泄正常的协调下，任脉等经络通畅的条件下，精气由此到达肾子（睾丸与附睾），肾子得以蓄积人之元精，精子得到肾精的濡养，逐渐发育成熟。阳主动，精子发育到一定程度，在肾阳达到一定的推动力、肝的疏泄开合适度、经络通畅之际交合顺利排出。总之，庞保珍认为精子是在"肾-天癸-冲任-肾子"之中医生殖轴的调控下生成的。

(2) 对精子的辨证

精液是由前列腺液、精囊液、附睾液、尿道球腺和尿道旁腺液组成。庞保珍研究认为，根据精气属火为阳，精液属水为阴的阴阳学说，精液为阴中之阴，精子则为阴中之阳。精子本身又可分为阴阳，即精体为阴——阳中之阴；精子存活率及活动力为阳-阳中之阳。根据阳化气、阴成形的理论，精子数量的多少，多责之于肾阴的盈亏；精子活力的强弱，取决于肾阳的盛衰。

(3) 精液异常的施治

庞保珍研究认为，治疗精子数量少，主要以滋肾阴为主；治疗精子存活率低、活动力差，则以壮肾阳为主。又由于阴阳之间互相依存、互相制约的特点，往往阴损及阳，阳损及阴，临床出现阴阳两虚的表现，即精子数量少合并精子存活率低、精子活动力差，此时则应该阴阳双补，酌情辨证用药。总之，精液异常所致的不育，治疗应该以辨精施治为主，又要与辨证施治相结合，这样方可取得事半功倍的效果。

(二) 对中医生殖调控的研究

1. 女性生殖调控体系研究

中医认为人体是一个以五脏为中心的整体，且天人合一，人体的各种功能互相协调，共同完成人体的各种生理功能。就中医的生殖调节而言，侯丽辉等认为中医女性生殖调控体系应包括：肾（脏腑）–天癸–冲任–胞宫，其中肾为生殖之本，天癸为生殖之源，冲任调控生殖，胞宫为生殖之脏（器）。经、孕、产、乳为女性生殖之象，即女性在"肾（脏腑）–天癸–冲任–胞宫"生殖调控体系作用下产生的生理特点。女子生殖生理的整个过程，主要以肾为中心。

2. 中医妇科调周理论体系研究

在整个月经周期中，受下丘脑–垂体–卵巢生殖生理轴的调节，中医认为是在"肾–天癸–冲任–胞宫"生殖轴的调控下完成的。庞保珍认为切忌机械套用调周方法，必须在各期辨证施用。谈勇认为在 IVF-ET 前期，尤其对 35 岁以上不孕或 IVF-ET 多次失败患者，加以应用。连方认为一般在助孕前 3 个月开始调理。研究提示：补肾调周中药可改善卵巢储备，提高患者对促性腺激素的敏感性，增加获卵数，改善卵子质量，提高辅助生殖技术的种植率和妊娠率，并促进再次 IVF-ET 成功。

二、对体外受精–胚胎移植过程中理论的研究

（一）中医对垂体降调节的认识

1. 垂体降调节时的病因病机

由于垂体降调节时外源性激素的应用，打破生理常规，募集多量成熟卵泡，大量卵泡的发育，消耗大量的肾阴，导致肾阴亏虚的特殊生理变化，阴虚太甚，伤及肾阳，故此时的病因病机为肾阴虚为主，兼有肾阳不足。

2. 垂体降调节后机体表现证候

连方研究认为，接受 IVF/ICSI-ET 的不孕患者尽管初始病因各异，证候表现不同，但应用垂体降调节后，机体特殊生理状态的证候为肾虚证，以肾阴虚证为主，兼有肾阳虚证。

3. 垂体降调节时的治则

连方研究认为以补肾滋阴助阳为治则。

（二）中医对超排卵的认识

1. 超排卵时病因病机

超排卵要求多个卵细胞共同发育，卵泡期由于短时间内天癸大量分泌，大量耗损肾之阴精，已经超过了正常机体的调控能力，使得肾阴极度匮乏，卵子缺乏形成的物质基础，导致肾阴虚为主，兼肾精亏虚的病因病机。连方认为病位在冲任，病机为肾阴、肾精亏虚难以化卵，兼见有肝失疏泄，藏泄失衡。

2. 超排卵时机体主要证候

连方研究认为超排卵时机体特殊生理状态的中医证候特点以肾阴虚为主，兼肾精亏虚。

3. 超排卵时治则

（1）补肾益阴养精

连方研究认为超排卵治疗的同时，着重补肾益阴养精；卵泡成熟时，加用补肾助阳。

（2）温肾活血、促卵泡排出

连方研究认为在排卵期，应用温肾活血法可起到一种激发卵子顺利排出、种子育胎的"扳机"作用。

（3）体外受精–胚胎移植中控制性超排卵后的中医证候

连方等研究 IVF-ET 中 COH 后临床上所出现中医证型，按出现频率由高到低依次为肾气阴两虚证、脾肾阳虚证、肝郁气滞兼血瘀证、其他证型。

（三）中医对体外受精–胚胎移植妊娠黄体的研究

降调节使垂体处于脱敏状态，促性腺激素分泌处于低水平，卵巢自身的内分泌功能处于抑制状态，从而影响取卵后黄体功能的正常，造成临床妊娠率下降。中医认为"肾主生殖""胞络者系于肾""胎茎系于脾""气以载胎""血以养胎"，因此，滋肾补肾为主，辅以健脾而调气血，是促进体外受精–胚胎移植中妊娠黄体功能正常的重要手段。杜莹等报道补肾药有健全黄体与提高 P、E_2 激素水平的作用。刘显磊等研究提示，补肾健脾的助孕 3 号方和补肾方均可增强黄体功能，提高血清 P 含量，增加子宫蜕膜孕激素受体 mRNA 的表达，单纯健脾方无此作用。

三、对体外受精–胚胎移植重要并发症——卵巢过度刺激综合征（OHSS）的认识

（一）病证名称与定义

OHSS 是辅助生殖技术药物控制性超排卵后引起的严重医源性并发症。连方认为根据其临床表现：胸腔积液、腹腔积液、全身水肿、卵巢增大等，OHSS 可归于中医"子肿""臌胀""癥瘕"等病症范畴。

（二）病因病机研究

连方研究认为 OHSS 为脏腑功能失常，气血失调所致。具体病理机制可归纳为 3 个方面：（1）肝气郁结、气滞血瘀；（2）脾肾阳虚、水湿停滞；（3）病延日久，元阳衰退，气阴两竭，形成危象。

（三）辨证用药研究

连方认为临床分型多见肝郁气滞血瘀型、脾肾阳虚型、水湿停滞型、肾阴虚型、脾肾两虚型、水湿内停型、气阴衰竭型七型。

四、对如何提高体外受精-胚胎移植疗效理论的研究

(一) 中医对体外受精-胚胎移植中改善卵巢反应与提高卵细胞质量的研究

1. 助孕前补肾调周法整体调节 3 个月

连方研究认为助孕前进行中医整体调理，可明显改善妊娠率。一般在助孕前 3 个月开始调理，主要使用补肾调周法。

2. 补肾为主

中医认为肾主生殖，肾气盛可以促使天癸成熟，从而改善卵巢反应性，提高卵巢储备，提高卵细胞质量。同时卵子的发育与排出与肝的疏泄功能密切相关，后天养先天，后天脾胃功能正常则气血充盛，从而促进肾精的充盛。因此，酌情科学辨证补肾为主，佐以健脾益气养血、疏肝、活血等治法。刘芳等研究提示加味左归丸方预治疗可以改善卵巢功能，提高 COH 中卵巢反应性，提升获卵数量和质量。连方等研究认为补肾调冲二至天癸方能提高卵细胞质量。许小凤等研究认为补肾活血中药干预卵巢储备功能下降（DOS）疗效确切，可改善卵巢储备功能，提高辅助生育技术（ART）的成功率，预防及延缓卵巢早衰（POF）的发生。

(二) 中医对体外受精-胚胎移植子宫内膜容受性的研究

子宫内膜容受性是保证孕卵着床、胎儿与胎盘发育的重要环节。良好子宫内膜容受性的建立，是提高辅助生殖技术临床妊娠率的关键措施之一。中医认为肾气盛可以促进天癸成熟，冲任通盛，促进胞宫生殖功能正常，因此，酌情辨证科学补肾是提高子宫内膜容受性的重要手段。

1. 补肾中药对子宫内膜血流的影响

张奕民与张明敏等的研究发现，补肾活血是改善子宫内膜血流，提高体外受精-胚胎移植成功率的重要手段之一。

2. 补肾中药对子宫内膜组织形态学的影响

子宫内膜的形态是影响子宫内膜容受性的重要因素。罗颂平、张树成等研究表明，通过补肾可改善子宫内膜组织形态学指标，提高子宫内膜成熟度，改善子宫内膜的容受性。

3. 补肾中药对子宫内膜容受性相关因子、基因的影响

宋殿荣、张明敏等研究表明，通过补肾可改变子宫内膜容受性相关因子的表达，说明补肾可以改变子宫内膜的容受性。陈阳等研究提示，中药五子衍宗丸可上调因 GnRHa 长方案 COH 所致下降的 S100A11 基因的表达，提高子宫内膜容受性，改善小鼠妊娠率和胚胎着床率。

五、讨论与展望

中医药在体外受精—胚胎移植应用中取得了令世人瞩目的成就，尤其是中医药对生殖脏象、生殖内分泌轴、体外受精-胚胎移植中卵巢反应与卵细胞质量、子宫内膜容受性、妊娠黄体等方面的研究积累了丰富经验，均有其独特而强大的优势。但目前的理论研究中仍存在一些不足之处：由于治疗方案不规范，缺乏统一、客观的诊疗标准，更缺乏循证医学的研究，导致理论可重复性差，理论深度不够；受西医的理论框架约束，有以西医的思维指导中医用药的倾向；缺乏用中医的思维指导体外受精—胚胎移植的科研与临床。为了进一步发挥中医药在辅助生殖技术中的强大优势，提高体外受精—胚胎移植水平，有必要在中医理论思维的指导下，制定全国统一的体外受精—胚胎移植临床与实验标准及方案；且在体外受精—胚胎移植中必须男女同时就诊，酌情男女同治，精子与卵子均优质，才能优生，才能提高体外受精-胚胎移植的成功率；读经典，做临床，以中医的思维指导体外受精—胚胎移植的理论研究，以辨证论治为前提，衷中参西，针对目前辅助生殖技术中的瓶颈问题，进行中医药的理论研究，做到中西医取长补短，相互促进，提高辅助生殖技术的临床妊娠率与出生率。

（编者：庞保珍　庞清洋　庞慧卿　庞慧英）

第三十章 中医药在辅助生殖技术中的临床应用

第一节 助孕前中医整体调节

【概述】

不孕症是指婚后夫妇同居，性生活正常，配偶生殖功能正常，未避孕未孕1年者；或曾孕育，未避孕又1年以上未再受孕者。前者称为"原发性不孕症"，古称"全不产"；后者称为"继发性不孕症"，古称"断绪"。不孕症在古代尚有"无子""绝产""绝嗣"之称。

不孕是一个涉及多学科的疑难杂症，不是一个独立的疾病，而是多种妇科疾病造成的一种后遗症或结局。病因涵盖女性的排卵障碍、盆腔病理、男性不育、免疫因素和不明原因等。对于经过系统查体、科学检测，确实需要进行辅助生殖的患者，应酌情在施行助孕前采用中医药科学调理3~6月为宜。

【发病机制】

1. 肾虚

先天禀赋不良，肾气不足，阳虚不能温养子宫，令子宫发育不良；或冲任、胞宫虚寒；或房事不节、反复流产、大病久病，穷必及肾；或年事已高，肾气渐衰；或寒湿伤肾。若肾气虚，则冲任虚衰；肾阳亏虚，命门火衰，或阴寒内滞于冲任、胞宫，均不能摄精成孕。若肾阴亏虚，精亏血少，天癸乏源，冲任亏虚，子宫干涩；或阴虚生内热，热扰冲任、胞宫，亦不能摄精成孕。尤其是导致肾-天癸-冲任-胞宫生殖轴失调，发生闭经或崩漏而造成不孕。

2. 肝气郁结

若素性忧郁，性格内向，或七情内伤，情怀不畅；或由于婚久不孕，受到家庭、社会与自身的心理压力导致情绪低落、忧郁寡欢，气机不畅，互为因果，加重肝气郁结，以致冲任不能相资，不能摄精成孕；又肝郁克伐脾土，脾伤不能通任脉而达带脉，任、带损伤，胎孕不受。

3. 瘀滞胞宫

瘀血既是病理产物，又是致病因素。寒、热、虚、实、外伤均可发生瘀滞胞宫，造成不孕。

4. 痰湿内阻

素体脾虚或劳倦思虑过度，饮食不节伤脾或肝木犯脾，或肾阳虚不能温脾，脾虚则健运失司，水湿内停，湿聚成痰；或嗜食膏粱厚味，痰湿内生，躯脂满溢，闭塞胞门，不能摄精成孕。

上述各病机既可独立发病，又常因脏腑相生相克，气血、脏腑、经络间的有机联系而兼夹发病，更由于不孕病程长，以年为计，病因往往并非单一，病机涉及多脏受损，往往脏腑、气血、经络同病。病情单一者少，虚实夹杂者多，如肾虚肝郁、肾虚血瘀、肾虚痰湿，或瘀痰互结、气滞血瘀、瘀阻冲任胞脉等。

【中医辨证调理】

临床一般在助孕前3～6个月开始进行中医整体调理。

1. 肾气虚证

主要证候：婚久不孕，或月经不调，量或多或少，色淡暗，质稀；腰膝酸软，头晕耳鸣，精神疲倦，小便清长，面色晦暗，夜尿频多；舌淡，苔薄白，脉沉细。

治法：补益肾气，调补冲任。

方药：肾癸续嗣丹（庞保珍方，选自庞保珍主编《不孕不育中医治疗学》）。

人参、白术、茯苓、白芍、当归、川芎、熟地黄、炙甘草、菟丝子、巴戟天、鹿茸、紫石英。

中成药：五子衍宗片，口服。一次6片，一日3次。或滋肾育胎丸：口服。一次5克，一日3次，淡盐水或蜂蜜水送服。

2. 肾阳虚证

主要证候：婚久不孕，或月经不调，量或多或少，色淡暗，质清稀；腰膝酸软，夜尿频多，性欲淡漠，小腹冷，头晕耳鸣，面色晦暗，带下量多，眼眶暗；舌质淡暗，苔薄白，脉沉细弱。

治法：温肾暖宫，调补冲任。

方药：右归广嗣丹（庞保珍方，选自庞保珍主编《不孕不育中医治疗学》）。

熟地黄、附子、龟甲、鹿茸、巴戟天、补骨脂、菟丝子、肉桂、杜仲、白术、山药、芡实、人参。

中成药：定坤丹，口服。一次半丸至1丸（每丸重10.8克），一日2次。

3. 肾阴虚证

主要证候：婚久不孕，或月经不调，量少，色鲜红，质稠；五心烦热，腰膝酸软，头晕耳鸣，形体消瘦，阴中干涩，失眠多梦，眼花心悸；舌质红，苔少，脉沉细。

治法：养血，调补冲任。

方药：左归螽斯丹（庞保珍方，选自庞保珍主编《不孕不育中医治疗学》）。

当归、白芍、熟地黄、山茱萸、龟甲、鳖甲、紫河车、肉苁蓉、菟丝子、牡丹皮。

中成药：六味地黄丸，大蜜丸，一次1丸，一日2次。

4. 肝气郁结证

主要证候：婚久不孕，或月经不调，色暗红，量多少不一，有血块，经前少腹胀痛，乳房胀痛；精神抑郁，善太息，烦躁易怒，胁肋胀满；舌暗红，苔薄白，脉弦。

治法：疏肝解郁，理血调经。

方药：开郁毓麟丹（庞保珍方，选自庞保珍主编《不孕不育中医治疗学》）

当归、白芍、白术、茯苓、牡丹皮、香附、川楝子、王不留行、瓜蒌、牛膝。

中成药：逍遥丸，口服。一次6～9克，一日2次。

5. 痰湿内阻证

主要证候：婚久不孕，或月经不调，量多少不一，色淡；青春期始形体肥胖，胸闷泛恶，带下质黏，神疲乏力，面目虚浮或白；舌淡胖，苔白腻，脉滑。

治法：燥湿化痰，调理冲任。

方药：涤痰祈嗣丹（庞保珍方，选自庞保珍主编《不孕不育中医治疗学》）

半夏、茯苓、陈皮、甘草、苍术、胆南星、枳壳、生姜、柴胡、人参、黄芪、淫羊藿、巴戟天。

中成药：三仁合剂，口服。一次20～30毫升，一日3次。或二陈合剂：口服。一次10～15毫升，一日3次，用时摇匀。

6. 瘀滞胞宫证

主要证候：婚久不孕，或月经不调，量多少不一，色紫暗，有血块，经行不畅；小腹疼痛或胀痛，痛有定处，拒按，腹内包块，质硬，推之不移，性交痛，情志抑郁，胸闷不舒；舌质紫暗，有瘀斑、瘀点，苔白，脉弦涩。

治法：活血化瘀，调理冲任。

方药：逐瘀衍嗣丹（庞保珍方，选自庞保珍主编《不孕不育中医治疗学》）

桃仁、红花、牡丹皮、赤芍、当归、延胡索、枳壳、三棱、莪术、昆布、香附。

中成药：血府逐瘀口服液，口服。一次2支，一日3次。或少腹逐瘀丸：口服。一次1丸，一日2～3次。

【助孕前中医整体调节的优势】

实施辅助生殖技术前酌情给予中药整体调节3～6个周期，可以减少盆腔慢性炎症环境对输卵管解剖及功能的不良影响，避免炎症因子释放影响卵子质量，纠正免疫因素导致的不孕；有助于获得更多高质量的卵子，创造有利的生殖内环境，还能为胚胎移植营造一个较理想的内分泌环境，改善子宫内膜容受性，提高妊娠率。在IVF-ET助孕中的启动阶段运用中药可减少促性腺激素（Gn）的使用量，提高卵母细胞的质量，减少早发的LH峰出现，增加优质胚胎的数量。

【名家经验】

1. 夏桂成经验

夏桂成认为，月经周期的循环受阴阳消长规律支配，每一次循环，不是简单的重复。助孕前中医整体治疗调整女性周期节律可以提高女性自身阴阳水平，顺利完成阴阳转化，改善心-肾-胞宫轴的整体功能，对于助孕时卵子质量、子宫内膜容受性，以及胚胎在母体内生长，均有帮助。夏桂成提出了将女性生殖周期分为7期。行经期以"通调"为要，排除陈旧之应泄经血，通过排泄经血，使重阳的极限状态随经血下泄，达到新的相对性平衡，制定了五味调经汤，药用丹参、赤芍、五灵脂、艾叶、益母草，加入助阳药帮助溶解内膜组织及水液湿浊，如川续断、肉桂、紫石英；加入利湿化浊的茯苓、薏苡仁、泽兰叶等。经后期"补虚"固本，养血以养阴，养阴而养精（卵），按调周法应用归芍地黄汤，药用炒当归、白芍、山药、山萸肉、熟地、牡丹皮、茯苓、泽泻，阴虚程度较重者选用二甲地黄汤，即再加入制龟甲、制鳖甲。经后中末期加入一定量的助阳药以阳中求阴，常选用归芍地黄汤合苁蓉散或五子补肾丸。经间期"促排"为关键，方法包括活血化瘀、滋阴宁神、养血补肾稍佐活血等，拟排卵汤，药用当归、丹参、赤芍、泽兰叶、茺蔚子、红花、香附等，加入滋肾养阴宁心之品，从心—肾—子宫生殖轴的阴分论治，选择补阴而有流动性者，如柏子仁、鳖甲等味。经前期标本需兼治，在助阳的前提下兼用理气。理气一是为行经期做准备，调畅血行，使月经来潮顺畅，二是缓解经前期心肝气郁的反应。而助阳可以保证重阳，以帮助顺利转化，排除经血，方法有以下3种：阴中求阳，临床上常选用右归丸加减，药用熟地黄、当归、赤芍、白芍、山药、山萸肉、牡丹皮、茯苓、续断、菟丝子、鹿角片、巴戟天等；血中补阳，选用毓麟珠，药用当归、赤芍、白芍、山药、牡丹皮、茯苓、白术、太子参、续断、菟丝子等；气中扶阳，即脾肾双补的方法，选用健固汤、温土毓麟汤加减，药用党参、炒白术、怀山药、神曲、茯苓、巴戟天、覆盆子、菟丝子、鹿角片等。

2. 班秀文经验

班秀文认为"种子贵先调经，调经不忘治带"，其调经之法常从肝脾肾着眼，提出调经要补益肾气，以固气血之根基；多用左归饮、右归饮、五子衍宗丸等方，喜用柴胡、合欢花、素馨花等舒肝顺气之品；还要健脾和胃，以助气血之生化，使经源充足，每用归脾汤、人参养荣汤化裁；经带并治之方选用当归芍药散。不孕症为慢性病症，班秀文注重调补肝肾，认为应以平补阴阳为原则，常用五子衍宗丸、归芍地黄汤出入治之，适当加入温化通行之品，如路路通、淫羊藿、巴戟天、香附、川芎、红花等。对于输卵管通而不畅在选用人工授精等助孕技术之前，可选用班秀文常用的方药，如鸡血藤、当归、川芎、桂枝、制附子、刘寄奴、路路通、皂角刺、王不留行、穿破石、猫爪草等活血通络，软坚散结，以提高妊娠率，降低异位妊娠的发生率。促排卵治疗前从调补肝肾着眼，或温肝肾之阳，或滋肝肾之阴，或益肾填精养血，使肝肾阴平阳秘，精充血足，以助排卵。若合并子宫肌瘤或子宫内膜异位症，加用莪术、益母草、苏木、泽兰、鸡血藤、牡丹皮、赤芍、刘寄奴等。

【诊疗述评】

对于确实需要施行辅助生殖的患者，应进行系统查体、科学检测，酌情在助孕前采用中药科学整体调理3～6个月，确实可提高治愈率，否则，患者盼子心切，盲目采用助孕技术，容易失败。

【预防调护】

1. 积极预防和治疗月经失调。
2. 月经期避免性生活与不必要的生殖道检查。
3. 避免婚前与计划外妊娠，尽量防止人工流产。
4. 注意外生殖器卫生，积极治疗阴道炎、盆腔炎等原发病。
5. 合理膳食，营养均衡，避免不科学的节食减肥。
6. 适当运动，劳逸结合。
7. 调畅情志，避免精神刺激。
8. 避免滥用抗生素，防止体内菌群失调与肝肾功能受损。

【古代文献精选】

《素问·上古天真论》："七七，任脉虚，太冲脉衰少，天癸竭，地道不通，故形坏而无子也。"

《证治准绳·胎前》："所谓天地生物，必有氤氲之时，妇人一月经行一度，必有一日氤氲之候，必乘此时阴阳交合方能有子。"

《石室秘录·论子嗣》："女子不能生子有十病……一胞胎冷也，一脾胃寒也，一带脉急也，一肝气郁也，一痰气盛也，一相火旺也，一肾水衰也，一任督病也，一膀胱气化不行也，一气血虚而不能摄也。"

《景岳全书·妇人规》："情怀不畅则冲任不充，冲任不充则胎孕不受。可治以养精种玉汤，肝肾同治，精血同补。"

【现代研究进展】

西医学研究认为不孕症病因主要有阴道因素、子宫颈因素、子宫因素、输卵管因素、排卵因素、免疫性因素，以及社会、心理、精神因素等。对于排卵障碍性疾病多采用促排卵结合改善黄体功能治疗；对于输卵管阻塞、生殖器官畸形等，可采用宫腹腔镜等手术治疗。辅助生殖技术（ART）包括宫内人工授精（IUI）、体外受精-胚胎移植（IVF-ET）、卵母细胞胞质内单精子注射（ICSI）、植入前遗传学筛查（PGS）、生殖细胞与胚胎玻璃化冷冻等。对于由于疾病或宫腔内操作导致子宫内膜破坏不可修复者，根据最新研究，可采用干细胞移植人造子宫内膜的方法以助孕。

（编者：庞保珍　庞清洋　庞慧卿　庞慧英）

第二节　中医药在改善卵巢储备中的应用

【概述】

卵巢储备功能是指卵巢皮质区卵泡生长、发育形成健康卵子的能力，反映了卵巢内留存卵泡的数量与质量，决定了女性的生育潜能。女性卵巢储备是一个动态变化过程，女性一生中，卵巢储备呈现的趋势是：在胎儿发育中期，卵子数量峰值为600万，随即大批量闭锁，在初生时，下降为大约100万～200万，至青春期启动时，仅为30万～50万，在51岁绝经后，仅为1000左右。《素问·上古天真论》早已对此生理变化做出了精辟论述："女子七岁，肾气盛，齿更发长；二七而天癸至，任脉通，太冲脉盛，月事以时下，故有子……七七任脉虚，太冲脉衰少，天癸竭，地道不通，故形坏而无子也。"

卵巢储备功能减退（diminished ovarian reserve，DOR），又称卵巢功能减退，是指卵巢产生卵子能力减弱，卵母细胞质量下降，从而导致女性生育力下降与卵巢产生性激素的缺乏，常指早卵泡期的血清卵泡刺激素（FSH）水平在10 IU/L以上或两侧窦卵泡数（antral follicle count，AFC）<5个。若不及早及时科学治疗，病情将进一步发展，形成卵巢早衰（premature ovarian failure，POF），即如《素问·阴阳应象大论》所言："能知七损八益，则两者可调，不知用此，则早衰之节也"，严重影响女性的生育能力。

卵巢储备功能下降与卵巢早衰常见于18～40岁的女性，是月经不调和不孕的临床常见病因，且近年来发病率逐渐提高。从西医学来看，具有盆腔手术史、放化疗史、卵巢早衰家族史、高强度工作、吸烟等的女性，是本病的高危人群。但其目前发病机制尚不明确，认为主要和遗传基因、环境、情绪、免疫等多种因素相关，西医治疗主要采取激素补充治疗。在现代辅助生殖技术中，卵泡的耗竭与质量的下降会导致卵巢对促性腺激素的反应低下，自然周期妊娠率与接受体外受精-胚胎移植治疗妊娠率下降，因此，卵巢储备功能是该领域研究的难点与热点。中医学文献中并无本病的记载，但根据其临床表现，可将其归属于"月经过少""月经后期""血枯""闭经""绝经前后诸证""不孕症"等范畴。

【病因病机】

中医认为，肾藏精，主生殖，肾中精气的盛衰，天癸的至竭，影响月经的盈亏，决定子嗣的有无，肾虚是本病的根本病机。后天失养、房劳多产，或因卵巢手术、放疗化疗、盆腔感染、接触环境毒物等原因造成肾虚，或他病及肾，肾气未盛，天癸乏源，冲任血虚，胞宫失于濡养，以致月经后期、量少，甚至闭经、不孕。肾阳虚衰，难以化气生血，胞宫失于温煦，导致闭经、不孕。阴虚日久必将演变，或为阴虚火旺，最终导致天癸竭；或阴虚及阳，久而阳衰，两者病情发展终至卵巢储备功能下降的终末阶段，即卵巢早衰。另外，肾衰阴阳平衡失调，又会影响到心、肝、脾。心、肝、脾失和又可造成气血虚弱、血瘀、气郁、心肾不交等证。

总之，本病之病位在肾，病机为肾虚阴阳失调，心、肝、脾三脏亦受损，病性属虚实夹杂，虚多实少，临床常兼夹为患，故临证必须辨证论治。

【临床表现】

卵巢储备功能下降患者多见于18～40岁，年龄跨度较大，临床表现多种多样，但主要表现有以下几方面：

1. 月经不调

月经不调是卵巢储备功能下降患者的主要临床症状之一，但月经不调的表现不一，主要为月经量的减少、月经周期的延长，甚或闭经，但有的表现为月经周期提前，或月经经期延长、淋漓不尽，或月经经期缩短，或月经周期长短不一，同时或伴有腰骶酸痛、经期或经前乳房胀痛、疲倦乏力、头晕、失眠等症状。

2. 不孕或流产

此类患者常无明显不适症状，有的是原发性不孕，有的是继发性不孕，患者孕前检查常无异常发现。但在辅助生殖周期中可表现为卵巢对促性腺激素的反应降低、用药量增加、周期时间延长、取卵数目减少、卵子质量下降、内膜容受性降低等。此类患者应用辅助生殖技术妊娠成功率低、流产率高。

3. 围绝经期症状

此类症状以卵巢早衰患者为主，因雌激素的波动与下降出现失眠多梦、抑郁健忘、浮肿便溏、皮肤感觉异常、腰膝酸软、潮热盗汗、烦躁易怒、性欲下降、性交疼痛等绝经前后诸证表现。

4. 远期并发症

主要有卵巢衰竭导致雌激素下降所引发的骨质疏松、脂代谢异常、心血管疾病、内分泌疾病、肿瘤等方面的风险。

【诊断标准及预测指标】

卵巢储备功能减退（diminished ovarian reserve，DOR）的诊断目前尚无统一标准，在临床中患者常表现为正常的月经及生育史，然后出现月经量少，月经稀发，甚至闭经、不孕，伴有不同程度的围绝经期症状，比如面部潮热，烦躁易怒，心悸失眠，胸闷头痛，性欲减退，阴道干涩，记忆力减退，血压波动，腰腿酸痛等。

目前在临床上应用的评估卵巢储备的主要指标有：年龄、基础卵泡刺激素（FSH）、黄体生成素（LH）、基础抗苗勒管激素（AMH）、基础抑制素 B（INHB）、基础雌二醇（E_2）、基础窦卵泡数、卵巢体积和卵巢间质动脉血流等。

【辨证论治】

1. 肾虚证

主要证候：月经后期而至，经来量少色淡，闭经，婚久不孕，腰膝酸软，头晕耳鸣，带下稀少，性欲冷淡，舌淡苔少，脉沉细。

治法：补肾填精，调补冲任。

方药：济肾续嗣丹（庞保珍方，选自庞保珍主编《不孕不育中医治疗学》）

熟地黄、山药、山茱萸、鹿角胶（烊化）、紫石英、杜仲、菟丝子、巴戟天、柴胡、当归、三棱。

中成药：麒麟丸，口服。一次 6 克，一日 2～3 次。或五子衍宗丸：丸剂，口服。

水蜜丸一次 6 克，小蜜丸一次 9 克，大蜜丸一次 1 丸，一日 2 次。片剂：口服。一次 6 片，一日 3 次。

2. 肝郁气滞证

主要证候：经闭，或经量较少、有小血块，精神抑郁，烦躁易怒，胸胁胀满，少腹胀痛或拒按，或情怀不畅，默默不欲饮食，或烦渴，喜饮凉水，状如消渴，大便秘结，舌边紫，苔黄白腻，脉细弦或沉涩。

治法：理气疏肝，化瘀通经。

方药：开郁毓麟丹（庞保珍方，选自庞保珍主编《不孕不育中医治疗学》）

当归、白芍、白术、茯苓、牡丹皮、香附、川楝子、王不留行、瓜蒌、牛膝。

中成药：逍遥丸，每次 10 丸，每日 3 次，口服。

3. 血瘀证

主要证候：婚久不孕，月经后期而至，经来涩少，色紫黑，有血块或闭绝不行，或少腹胀痛拒按，口渴不欲饮，舌紫黯，边有瘀斑，脉沉涩。

治法：理气活血，调理冲任。

方药：逐瘀衍嗣丹（庞保珍方，选自庞保珍主编《不孕不育中医治疗学》）

桃仁、红花、牡丹皮、赤芍、当归、延胡索、枳壳、三棱、莪术、昆布、香附。

中成药：血府逐瘀口服液，每次 2 支，每日 3 次，口服。

4. 气血虚弱证

主要证候：婚久不孕，月经后期量少，心悸怔忡，神疲肢软，面色苍白或萎黄，头晕目眩或纳少便溏，带下量少，舌质淡红，脉细弦或细弱。

治法：益气养血调经。

方药：八珍种子丸（庞保珍方，选自庞保珍主编《不孕不育中医治疗学》）

熟地黄、当归、白芍、川芎、人参、白术、茯苓、甘草、川断、淫羊藿、菟丝子。

中成药：复方阿胶浆，口服。一次 20 毫升，一日 3 次。

5. 肾虚痰实证

主要证候：婚久不孕，月经稀少或闭经，腰酸腿软，乏力怕冷，肥胖多毛，胸闷泛恶，或大便溏薄，舌质淡胖，苔薄腻，脉滑细。

治法：补肾化痰。

方药：济肾涤痰丹（庞保珍方，选自庞保珍主编《不孕不育中医治疗学》）

菟丝子、补骨脂、淫羊藿、山茱萸、鹿角霜、紫石英、白术、黄芪、昆布、白芥子、茯苓。

中成药：五苓散，一次 9 克，一日 2 次。

6. 肾亏血瘀证

主要证候：婚久不孕，月经稀少或闭经，或经来淋漓不尽，色淡暗，或有血块，畏寒怕冷，腰酸腿软，头晕耳鸣，舌暗红，舌边有瘀点，脉沉细或沉滑。

治法：补肾祛瘀。

方药：济肾逐瘀丹（庞保珍方，选自庞保珍主编《不孕不育中医治疗学》）

熟地黄、山萸肉、巴戟天、菟丝子、肉苁蓉、淫羊藿、三棱、莪术、当归、柴胡、益母草、昆布。

中成药：定坤丹，口服。一次半丸至1丸，一日2次（每丸重10.8克）。

【名家经验】

1. 夏桂成经验

本病病机为肾中阴阳失调，以肾虚偏阴、癸水不足为主，心肝郁火为发病之标，阴液耗伤、津液亏少、血海空虚、神魂失于安宁，而表现出相关临床症状。发作时在"心"，而前提在于"肾"，关乎肝脾，在较长的病变过程中，有夹痰夹瘀的区别。在治疗上以补肾宁心调周为基本，独重滋阴降火、宁心安神，兼以疏肝解郁，分清虚实，不忘顾护阴液，健脾助阳，滋阴养水，不忘顾护脾胃之大法。

2. 罗元恺经验

罗元恺自20世纪70年代开始就对"肾主生殖"和补肾法开展了系统研究，并率先提出肾-天癸-冲任-子宫生殖轴是妇女性周期调节的核心。对于本病，罗元恺提出卵巢功能减退的本质是气血精尤以精血虚所致，原因复杂，病多顽固，属慢性疾患。病虽有虚实，但以虚证为多。治疗上以大补气血精，肾肝脾同调为法。

【诊疗述评】

1. 病因病机

肾虚为本，是卵巢储备功能下降的基本病理改变；血瘀为标。肾虚血瘀"为本病的主要病机。

2. 用中医的思维辨证组方，方可取得较好的疗效。

3. 辨证酌情应用血肉有情之品可不同程度地提高疗效。

4. 注重调节情志，情志对卵巢功能的影响极大，科学调节情志可提高疗效。

5. 在促排卵或辅助生殖周期前辨证应用中药进行调理3～6个月，再酌情辅助生殖可有效提高卵巢反应性、子宫内膜厚度、患者妊娠率等，其机制可能为改善卵巢储备及卵子质量、提高子宫内膜容受性及孕卵着床率、健全黄体功能、预防卵巢过度刺激综合征等，特别是对于那些已经在西医院尝试过各种方案取卵或移植失败的患者，营造一个重建卵巢功能的良好体内环境尤为重要。

【预防调护】

1. 调节情志，保持乐观。保持心情愉悦，避免不良刺激对女性生殖内分泌的影响。

3. 适量运动，合理膳食，勿过度减肥，尽量做到吃动平衡，保持适当体重。

4. 房事有节。

【古代文献精选】

《素问·腹中论》："病名血枯，此得之年少时，有所大脱血。若醉入房中，气竭肝伤，故月事衰少不来也。"

《石室秘录》："肾水衰者，子宫燥涸，禾苗无雨露之润，亦成萎黄……"

《景岳全书》："凡妇女病损，至旬月半载之后，则未有不闭经者。正因阴竭，所以血枯，枯之为义，无血而然。故或以羸弱，或以困倦，或以咳嗽，或以夜热，或以食饮减少，或以亡血失血，及一切无胀、无痛、无阻、无隔，而经有久不至者，即无非血枯经闭之候。"

【现代研究进展】

卵巢储备功能下降发病机理复杂，目前研究认为，主要原因除了卵巢功能的衰退外，与遗传、卵巢损伤、免疫、环境心理等因素有关。目前西医治疗主要有以下几方面：

1. 病因治疗

尽早使患者脱离有害的环境或毒物；不酗酒，不吸毒，戒烟或尽量减少被动吸烟，不用或减少染发剂等的使用。

2. 基因治疗

对可疑基因异常的患者，可行基因检测，如发现相关基因缺陷尚未发病者，尽量采取尽快妊娠，或者采集卵子并低温保存，保护其生育功能。

3. 免疫治疗

对有自身免疫系统疾病或卵巢自身抗体阳性的患者，可酌情应用糖皮质激素如泼尼松或地塞米松；抗心磷脂抗体阳性者，可酌情应用阿司匹林。

4. 激素补充治疗

对于有无生育要求者都可酌情采用，能明显改善患者低雌激素的症状，但使用具有严格的适应证。

5. 辅助生殖治疗

卵巢储备功能下降的患者约占不孕症的10%，且不断上升，目前体外受精-胚胎移植已成为治疗此类不孕症患者的重要方法。对于卵巢早衰患者，可行供卵、自体或异体卵巢移植术治疗。

6. 卵巢保护

对放化疗的卵巢保护治疗，手术时可将卵巢移位，或放疗时对卵巢进行遮挡保护，也可酌情应用口服避孕药、GnRH-a抑制下丘脑-垂体-卵巢轴（H-P-O轴），从而降低化疗药物对卵巢的敏感性。化疗前为了保存生育功能，也可酌情应用卵母细胞冷冻技术、胚胎冷冻或卵巢移植。手术时为了保护卵巢功能应避免不必要的子宫切除，在切断卵巢固有韧带时要尽量靠近宫体，以保留子宫动脉上行支与输卵管系膜中的卵巢供血；卵巢囊肿剥除术应尽量多保留正常卵巢组织，避免长时间电凝对卵巢的热损伤等，以保护卵巢功能。

（编者：庞保珍　庞清洋　庞慧卿　庞慧英）

第三节　中医药对体外受精-胚胎移植失败后的调理

【概述】

在体外受精-胚胎移植（IVF-ET）的过程中，控制性超促排卵与胚胎移植后均运用大量的外源性激素，从而造成一系列医源性并发症，如超促排卵药物引起的卵巢过度刺激综合征，与妊娠相关的并发症如多胎妊娠、异位妊娠等。这些均可以得到及时处理。但 IVF-ET 失败后继发的月经失调、闭经等，西医治疗方案多采取等待或自然恢复疗法，这样不但时间推延给患者造成严重的身心困扰，而且即使应用西药治疗，也有疗效不佳、副作用大等问题。通过辨证应用中药调理，不但可改善患者症状，缓解患者的精神心理压力，而且可整体调理，疗效颇著。

【病因病机】

肾为生殖之本，月经之源。在 IVF-ET 过程中，大量应用外源性 Gn 的刺激，造成短时间内大批卵泡被募集、发育并成熟，如此短时间突然耗损肾之阴阳，极易造成月经失调或闭经。而反复移植的失败、家庭与社会的压力、高额的医疗费用，皆可对患者造成较大的精神压力，导致肝气郁滞，气血失和，或肝郁化火，以致月经失调。又因乙癸同源，肝肾二者的病变亦可相互影响，从而使肝肾失调，冲任损伤，月经失调。

【临床表现】

体外受精-胚胎移植（IVF-ET）失败后主要造成月经先期、月经后期、月经过少与继发性闭经。

【辨证论治】

一、月经先期

1. 肝郁血热证

主要证候：月经先期，经量偏多，偶有减少，色紫红，有血块，心烦易怒，胸闷嗳气，乳房作胀，夜寐甚差，口苦咽干，舌质红，苔薄黄，脉弦数。

清热理经汤（庞保珍方，选自庞保珍主编《不孕不育中医治疗学》）

黄芩，栀子，丹皮，黄柏，生地，阿胶，龟板，生藕节，地榆。

中成药：丹栀逍遥片，口服。一次 6～8 片，一日 2 次。

2. 阴虚血热证

主要证候：月经先期，经量多或少，头晕，心悸，腰膝酸软，失眠，手足心热，舌红，苔少或无苔，脉细数。

治法：养阴清热调经。

方药：济阴理血汤（庞保珍方，选自庞保珍主编《不孕不育中医治疗学》）

熟地，生地，白芍，山药，龟板胶，麦门冬，沙参，五味子，黄芩，地骨皮，甘草。

中成药：固经丸，口服。一次6克，一日2次。

3. 脾气虚证

主要证候：月经先期，量多，色淡红，质清稀无血块，头昏，神疲乏力，懒言，纳食较少，大便或溏，小腹空坠，舌质淡，苔薄而润，脉虚大无力。

治法：健脾益气，固冲摄血。

方药：归脾锁精汤（庞保珍方，选自庞保珍主编《不孕不育中医治疗学》）。

黄芪，党参，当归，龙眼肉，白术，柴胡，茯神，远志，酸枣仁，炙甘草，山药，芡实。

中成药：补中益气丸，大蜜丸，一次1丸，一日2次。

二、月经后期

1. 阴血亏虚证

主要证候：月经后期，经量偏少，色淡红，质稀，无血块，伴有头昏腰酸，心悸，失眠，平素带下甚少，舌淡红，少苔，脉虚细。

治法：滋阴养血。

方药：滋奠螽斯汤（庞保珍方，选自庞保珍主编《不孕不育中医治疗学》）

熟地，紫河车，山药，龟板胶，白芍，当归，川芎，女贞子，枸杞子，川断，菟丝子，柴胡。

中成药：四物合剂，口服。一次10毫升，一日3次。

2. 血瘀证

主要证候：月经后期，量少，色紫黯，有血块，小腹胀痛，胸闷烦躁，乳房作胀，舌质黯红或有瘀点，苔薄，脉弦或细弦。

治法：理气行滞，活血调经。

方药：逐瘀衍嗣丹（庞保珍方，选自庞保珍主编《不孕不育中医治疗学》）

桃仁，红花，丹皮，赤芍，当归，延胡索，枳壳，三棱，文术，昆布，香附。

中成药：血府逐瘀口服液，口服。一次2支，一日3次。

三、月经过少

1. 阴血虚证

主要证候：月经后期，经量逐渐减少，甚则点滴即净，色淡红，质清稀，伴头昏眼花，腰背酸楚，或有耳鸣，平素带下甚少，苔薄白，脉细弦。

治法：滋阴养血调经。

方药：滋奠螽斯汤（庞保珍方，选自庞保珍主编《不孕不育中医治疗学》）

熟地，紫河车，山药，龟板胶，白芍，当归，川芎，女贞子，枸杞子，川断，菟丝子，柴胡。

中成药：四物合剂，口服。一次10毫升，一日3次。

2. 肝郁证

主要证候：月经后期，经水涩少，行而不畅，色紫红或黯黑有块，心烦易怒，小腹胀痛，胁肋作胀，经前乳胀，苔薄白，脉弦或涩。

治法：疏肝理气，活血调经。

方药：开郁毓麟丹（庞保珍方，选自庞保珍主编《不孕不育中医治疗学》）

当归，白芍，白术，茯苓，丹皮，香附，川楝子，王不留行，瓜蒌，牛膝。

中成药：逍遥丸，口服。一次6～9克，一日2次。

四、继发性闭经

1. 阴血虚证

主要证候：闭经，形体清瘦，头晕心悸，腰膝酸软，夜寐多梦，或胸闷烦躁，潮热出汗，午后尤甚，舌质偏红，或舌红少苔，有裂纹，脉弦细。

治法：滋阴养血，佐以调经。

方药：滋奠螽斯汤（庞保珍方，选自庞保珍主编《不孕不育中医治疗学》）

熟地，紫河车，山药，龟板胶，白芍，当归，川芎，女贞子，枸杞子，川断，菟丝子，柴胡。

中成药：四物合剂，口服。一次10毫升，一日3次。

2. 气阳虚衰证

主要证候：闭经较久，头晕腰酸腹胀，尿频清长，形体浮肿，畏寒，性欲缺乏，小腹坠胀，大便或溏，舌质淡，苔白，脉细。

治法：补肾助阳，温调月经。

方药：右归广嗣丹（庞保珍方，选自庞保珍主编《不孕不育中医治疗学》）。

熟地，附子，龟板，鹿茸，巴戟天，补骨脂，菟丝子，肉桂，杜仲，白术，山药，芡实，人参。

中成药：定坤丹，口服。一次半丸至1丸，一日2次（每丸重10.8克）。

3. 气血虚弱证

主要证候：月经后期量少，心悸，神疲肢软，面色苍白或萎黄，头晕目眩或纳少便溏，舌质淡红，脉细弱。

治法：益气养血调经。

方药：八珍益宫丹（庞保珍方，选自庞保珍主编《不孕不育中医治疗学》）。

人参，白术，茯苓，当归，白芍，熟地，川芎，炙甘草，紫河车，紫石英，巴戟天。

中成药：复方阿胶浆，口服。一次20毫升，一日3次。

4. 气滞证

主要证候：经闭，精神抑郁，烦躁易怒，胸胁胀满，少腹胀痛，默默不欲饮食，舌质淡，苔白，脉细弦。

治法：理气疏肝，化瘀通经。

方药：开郁毓麟丹（庞保珍方，选自庞保珍主编《不孕不育中医治疗学》）

当归，白芍，白术，茯苓，丹皮，香附，川楝子，王不留行，瓜蒌，牛膝。

中成药：逍遥丸，口服。一次6～9克，一日2次。

5. 血瘀证

主要证候：闭经，小腹或有酸痛感，烦躁口渴，不欲饮，或则有少量出血，色紫黯，有如经行之状，小腹作胀。舌质有瘀紫点，脉象细涩。

治法：活血化瘀，通调经血。

方药：逐瘀衍嗣丹（庞保珍方，选自庞保珍主编《不孕不育中医治疗学》）

桃仁，红花，丹皮，赤芍，当归，延胡索，枳壳，三棱，文术，昆布，香附。

中成药：血府逐瘀口服液，口服。一次2支，一日3次。

【诊疗述评】

本病应当治本调经。而治本调经之法则重在辨证补肾为主，酌情调肝、健脾和胃、调理冲任气血。肾为天癸之源、冲任之本，月经的产生与调节以肾为主导，因此，调经助孕以补肾为首要治法。肝藏血，主疏泄，女子以肝为先天，脾胃为后天之本、气血生化之源、气机升降之枢，脾主统血，冲任气血充盛调顺，则血海按期满盈，胞宫定时藏泻，月经信而有期，故调经必须酌情调肝、健脾、理冲任。

另外，IVF-ET失败后，患者承担着很大的精神压力，因此，在酌情加以疏肝理气药物治疗的同时，应对患者进行心理疏导，帮助他们建立信心，更好地配合治疗。

（编者：庞保珍　庞清洋　庞慧卿　庞慧英）

第四节　中医药在体外受精-胚胎移植中的临床应用研究

目前以中医药辅助生殖治疗特征的IVF-ET模式正在世界范围内逐步发展，现代科技与传统中医药不断融汇，中医辅助生殖源于传统中医，拓展中医治疗范畴，使得中医辅助生殖不断呈现新的气息。近15年中医药在体外受精-胚胎移植中的临床研究成果主要有以下几个方面：肾虚是不孕症与IVF-ET中的主要病机；IVF-ET中应以辨证补肾为主线；IVF-ET中应重视男方调理等。

一、肾虚是不孕症患者的主要病机

中医认为肾主生殖，不孕症虽可辨证分为肾虚型、肝郁型、脾虚型、痰湿型、血瘀型，但女性不孕症患者以肾虚型最多，且肾虚型的临床妊娠率低于其他证型（邵玉等研究），肾虚是不孕症患者的主要病机。

二、IVF-ET 前应辨证补肾

由于肾虚是不孕症患者的主要病机，因此，IVF-ET 前应辨证补肾治其本。可辨证应用中药调周疗法。连方认为一般在助孕前 3 个月开始调理：(1) 卵泡期（月经周期 5～11 天），补益肝肾；(2) 排卵期（月经周期 12～16 天），补肾活血通络；(3) 黄体期（月经周期 17～24 天），温肾助阳；(4) 行经期（月经周期 25 天到行经），活血调经。谈勇认为，对 35 岁以上不孕或 IVF-ET 多次失败患者，在 IVF-ET 前期采用中药调周法。研究证明：补肾调周中药可改善卵巢储备功能（李东等研究），提高患者对促性腺激素的敏感性，改善卵子质量，增加获卵数，提高辅助生殖技术的种植率与妊娠率（连方等研究），且能促进再次 IVF-ET 成功率（单志群等研究）。

三、IVF-ET 前应重视其相关"基础疾病"的治疗

1. 辨证调理体质治疗多囊卵巢综合征

章勤认为，对于 PCOS 患者，IVF-ET 术前的体质调理尤为关键，体型偏瘦患者多属气郁质或阴虚质，气郁质患者常兼见心烦易怒或精神抑郁、经前乳胀等症，治疗应疏肝解郁，多以开郁种玉汤化裁；阴虚质患者常兼见腰酸少寐、口干烦热舌红等症，治宜滋养肝肾，多以养精种玉汤化裁；体型偏胖患者多属痰湿质，常兼见喉中有痰，体重倦怠等症，治疗应温肾化痰，多以苍附导痰丸化裁。

2. 补肾活血法治疗子宫内膜异位症

章勤认为，子宫内膜异位症反复发作而需行 IVF-ET 者，其病机多为肾虚夹瘀。平时以补肾活血，化瘀消癥为主，经前期以补肾温通为主，行经期以活血化瘀止痛为主。

3. 驱邪与扶正并用治疗盆腔炎

章勤认为由于盆腔炎迁延日久，正气渐衰，邪热余毒残留，与冲任之气血相搏结，日久难愈，耗伤气血，治宜驱邪与扶正并用，多以黄芪建中汤合血竭化癥汤化裁。此外，在输卵管炎性不孕症术前调理时，章勤尚配合驱邪与扶正的中药保留灌肠。

4. 养血填精治疗卵巢储备功能下降

章勤认为卵巢储备功能下降主要责之于"天癸早枯"，治宜养血填精为大法，多以河车大造丸合四物汤化裁。

5. "滋肝、柔肝"治疗 IVF-ET 反复失败

章勤认为 IVF-ET 反复失败患者以肝虚为主，而非肝气横逆，故治疗以"滋肝、柔肝"为主，而非"疏肝、泄肝"，临床常用温养肝肾之药，酌加轻灵之品以顺肝木曲直之性，从而春生阳回，雨露自滋，经水渐复，常用药物：鹿角霜、石决明、龟板、绿梅花、玫瑰花、炒白芍、王不留行、枣仁。

四、肾虚是 IVF-ET 中的主要病机

IVF-ET 失败后女性的常见中医证候为肾虚及肝郁证，常见证型为肾虚肝郁血瘀、

肾虚肝郁、肾虚肝郁血瘀夹湿热，且肾虚肝郁血瘀的发生率随不孕病程、流产次数的增加而升高（方晓红等研究）。

五、IVF-ET 中应以辨证补肾为主线

1. 施术前期宜益肾填精，佐以疏肝解郁，宁心安神

施术前期，即口服避孕药治疗 21 天期间。宜辨证应用益肾填精，佐以疏肝解郁，宁心安神之法。疏肝解郁、宁心安神法可选用柴胡、桑叶、绿萼梅、淡竹叶等，随口服避孕药服用 20 天（尤昭玲等研究）。益肾填精法傅萍主张遣用毓麟珠加减；蔡小荪经验：促排卵前育肾调经，经后期即卵泡期，为经净后至排卵前，方药为：茯苓 12g，生地黄 10g，牛膝 10g，路路通 10g，公丁香 2.5g，制黄精 12g，麦门冬 10g，淫羊藿 12g，石楠叶 10g。经间期和经前期，即排卵期和黄体期，方药为：茯苓 12g，生地黄 10g，熟地黄 10g，仙茅 10g，淫羊藿 12g，鹿角霜 10g，女贞子 10g，紫石英 12g，巴戟天 10g，麦门冬 12g，山萸肉 10g。蔡小荪特别强调，在促排卵前需辨证加减用药。李小英研究在 IVF-ET 中以补肾疏肝为调养基础方能够改善临床症状，减少 Gn 用量，降低促卵泡生成素水平，有利于提高优质胚胎率和临床妊娠率。

2. 降调期第一步宜辨证滋肾阴为主，佐以温阳

降调期第一步，即使用 GnRH-a 控制性超促排卵期第 1～9 天。GnRH-a 在短期内募集多个卵母细泡，极大地打破了正常的生理状态，超越了正常的调控能力。中医认为肾主生殖，此期造成肾气聚伤，阳化气，阴成形，因此，此期特殊生理状态下，以肾阴虚为主，兼有肾阳虚之征。故尤昭玲选用生地黄、熟地黄、桑椹子、鹿角片、覆盆子、沙参、石斛等组成的 2 号方，随用 GnRH-a 第 1～9 天服药。连方主张滋肾助阳，调节整体状态。蔡小荪主张围种植期健肾柔肝，方药：党参 10g，茯苓 10g，麸炒白术 10g，黄芩 6g，苎麻根 10g，白芍 10g，续断 10g，杜仲 10g，桑寄生 10g。

3. 降调期第二步治宜酌情补肾益精为主，佐以理气活血

降调期第二步，即使用 GnRH-a+Gn 控制性超促排卵期。在进行垂体降调节的第一步，本已出现医源性肾阴亏虚为主的病机；此期超排卵要求多个卵细胞共同发育，卵泡期由于短时间内天癸大量泌至，突然耗损肾之阴阳，使得肾阴更加匮乏，难以聚而为精，导致缺乏卵子形成的物质基础，极易造成卵泡不能充分发育成熟。此外阴虚容易导致阴虚血瘀，故此期以肾阴虚极，兼有血瘀、肝郁为主要病机。故治宜酌情补肾益精为主，佐以理气活血。尤昭玲在 2 号方的基础上加减，选用西洋参、大腹皮、黄精、荔核、赤小豆、薏苡仁等组成的 3 号方，接 2 号方用至注射 HCG 前 2 天服用。连方主张超排卵时补肾滋阴，促卵泡发育。傅萍选用养精种玉汤合二至丸加味。梁莹等分别联合补肾调经方、逍遥散方。刘芳等研究应用加味左归丸方。张建伟研究二至天癸颗粒能明显提高 IVF 周期卵巢对超促排卵药物的反应性，而未增加 OHSS 发生的危险性。连方等研究 IVF-ET 中 COH 后临床上所出现中医证型按出现频率由高到低依次为肾气阴两虚证、脾肾阳虚证、肝郁气滞兼血瘀证、其他证型。

4. 取卵前期宜酌情辨证采用温肾助阳，佐以活血排卵之法

取卵前期，即使用 HCG 促卵泡成熟期。中医认为阳化气，肾之阳气充足，鼓动有力，经络畅通，卵子才能顺利排出。故此期宜酌情辨证采用温肾助阳，佐以活血排卵之法。尤昭玲选用菟丝子、桑椹子、覆盆子、紫石英等药组成的 4 号方，随 HCG 注射前 1 天至取卵前 1 天服药，连服 3 天。连方经验：绒毛膜促性腺激素（HCG）日温肾活血，促卵泡排出。连方等报道在辅助生殖中当优势卵泡直径达到 18mm 时，每日 1 剂桃红四物汤加味，服至卵泡排出或取卵日。

5. 取卵后期治宜酌情补肾健脾为主，佐以活血

取卵后期，即取卵后 1～5 天。此期由于抽吸卵泡，引起颗粒细胞过多丢失，导致颗粒黄体细胞数下降，影响黄体的生成，不利于胚胎的种植发育。中医认为此期由于上述超促排卵、取卵等措施已导致机体出现肾虚为主，兼有血瘀等状况，脾为后天之本，后天养先天，脾肾功能正常，则为胚胎种植提供充足的物质基础，而血瘀不利于精微物质的生成与吸收，故治宜酌情补肾健脾为主，佐以活血。尤昭玲用麦门冬、山茱萸、炙龟板等组成的 5 号方，从取卵之日起，连服 5 天。连方在常规应用黄体酮维持黄体基础上，辅以补肾健脾、固冲安胎中药。连方等研究从取卵当日起在健黄体的基础上加服滋肾育胎丸。张建伟研究提示，二至天癸颗粒改善控制性超排卵周期卵子质量与子宫内膜容受性。傅萍主张移植前疏补为要，选用毓麟珠，酌加路路通、皂角刺等活血通络之品。蔡小荪经验：移植前后健肾助孕，设健肾助孕方：党参片 12g，茯苓 12 g，白术 10 g，黄芩片 10 g，续断片 10 g，杜仲 10 g，桑寄生 12 g，苎麻根 12 g，白芍 10 g，服用时间从胚胎植入前 7 天至胚胎植入后 14 天，即从鲜胚周期取卵后服用至确诊生化妊娠时。

6. 移植后期宜酌情健脾益肾，助胎长养

移植后期，即胚胎移植后 1～12 天。超排卵本身导致黄体功能异常等，影响胚胎的发育。中医认为肾主生殖，后天养先天，故此期宜酌情健脾益肾，助胎长养。尤昭玲选用西洋参、苏梗、白术、莲心、桑寄生等组成的 6 号方，从胚胎移植后第 3 天起，连服 12 天。傅萍多用寿胎丸加减，用药宜轻、性味宜平。蔡小荪主张种植后固肾安胎，方药：黄芩片 6 g，麸炒白术 10 g，党参 10 g，苎麻根 10 g，续断 10 g，杜仲 10 g，桑寄生 10 g，紫苏梗 10 g。

7. 妊娠期治宜酌情采用健脾补肾法、清肝养胎法、化瘀止血法等

妊娠期，即胚胎种植后 11～13 天查 HCG 确诊妊娠后。虽然健脾补肾是固系胎元之大法，但孕后常兼有肝热、血瘀的情况，故治宜酌情采用健脾补肾法、清肝养胎法、化瘀止血法等。尤昭玲一般用西洋参、白术、菟丝子、苎麻根等组成的 7 号方，从确认妊娠后服药，至 B 超看到胎儿心率时酌情停药。蔡小荪设健肾安胎方：杜仲 12g，川断 12g，狗脊 12g，桑寄生 12g，党参片 12g，炒白术 12g，黄芩片 10g，紫苏梗 10g，白芍 10g，生地黄 10g，苎麻根 12g。傅萍辨证酌情采用补肾健脾法，方用泰山磐石散，酌加阿胶珠、熟地、山萸肉等；凉血滋阴法，当用保阴煎加苎麻根，可入桑叶、生白芍、旱莲草等；化瘀止血法，于胎元饮基础上，辨证遣入丹皮、制大黄、参三七等止血不留瘀、化瘀不伤胎之品。叶敦敏教授强调阶段性用药,确认妊娠阶段主张健脾补肾养心以安胎。

六、IVF-ET 中应重视辨病辨证结合

1. 补肾健脾法治疗 IVF-ET 中的卵巢低反应

基于"补肾健脾法治疗 IVF-ET 中的卵巢低反应的研究",突破了中医学关于"肾主生殖"的传统病机的认识,依据"脾胃为后天之本,气血生化之源"的理论,只有在脾胃运化的水谷精微及气血充足的基础上,卵泡才能在肾气及天癸的作用下正常发育成长,先天后天相互资生。卵巢低反应的主要中医病机在于"脾肾亏虚",同时研究认为补肾健脾法可改善 IVF-ET 中卵巢低反应(POR),提高卵巢储备功能(沈明洁等研究)。益气养阴方可改善 POR 患者 IVF-ET 过程中的卵巢反应性,提高获卵数并增加患者妊娠率,其作用机制可能与调控卵巢颗粒 GDF-9、BMP-15 表达有关(洪艳丽等研究)。

2. 调肾为主,兼调心肝脾治疗 IVF-ET 的多囊卵巢综合征

肾主生殖,阳主动,阴主静,心主神明,肝主疏泄,人的情志与心肝的关系最为密切。肾为先天之本,脾胃为后天之本,后天养先天。因此,要辨证应用调肾为主,兼调心肝脾,治疗 IVF-ET 的多囊卵巢综合征。尤昭玲对于中医辅助治疗 IVF-ET 助孕的 PCOS 患者,创造性提出多泡、少泡二型;从 IVF-ET 的 3 个过程降调期、促排期、移植后期介入,环环相扣,互为基础。降调期勿动,清心静候,抚卵静养;促排期多泡型敛泡固泡,少泡型益肾增泡,且调泡不忘调膜;移植后期,健脾助膜,益肾固胎,安胎前移;并辅以耳穴、食疗等多种方法综合治疗,提高了 PCOS 患者着床率及临床妊娠率(王肖等研究)。

3. 活血解毒法治疗 IVF-ET 的子宫内膜异位症

叶敦敏认为子宫内膜异位症的中医病机是瘀毒,治宜活血解毒,并主张在确认患者胚胎着床、早期妊娠阶段,可酌情使用活血化瘀之品,增加子宫内膜容受性,降低试管流产率,常用活血之力较平缓之品,如丹参、赤芍、牡丹皮等,并在遣方用药时加上清热解毒之品,如猫爪草、半枝莲、毛冬青等。

七、补肾活血治疗反复 IVF-ET 失败者子宫内膜容受性差

反复体外受精-胚胎移植失败(RIF)属中医学"滑胎"范畴,其主要病机是肾虚血瘀,杨维等研究以补肾活血为治则,从月经第 5 天开始服用温肾养血颗粒,连服 5 天,月经第 10 天开始服用培育颗粒,连服 15 天,疗程结束后进入生殖医学中心的体外受精(IVF)周期。其研究结果提示可改善 RIF 患者的中医证候及子宫内膜容受性,提高临床妊娠率。刘瑞芬在整个辅助治疗中,补肾气的同时,强调瘀血作为病理产物,阻滞胞宫胞脉,是影响妊娠成功不可忽视的因素,所以在明确宫内妊娠前 3 个时期(调理期、移植前期、移植后)要兼顾活血化瘀,临床效果显著。卫爱武认为肾虚血瘀是 IVF-ET 患者的主要病机,补肾活血是治疗的关键。马大正将补肾填精,养血活血作

为改善胞宫功能的重要方向,创制补胞汤来改善子宫内膜容受性,移植后应用补肾填精、养血活血为治法的补胞汤及着床后应用温补肾阳、安养胎儿为治法的温肾安胎汤,能提高体外受精-胚胎移植的着床率,降低临床妊娠患者先兆流产症候群积分,改善妊娠结局。尤昭玲认为脾肾两虚是子宫内膜容受性低的主要病机,治宜健脾补肾。徐玲丽等认为子宫内膜血供丰富者可在一定程度上促进子宫内膜生长并促进胚胎着床,中药方面应在辨证论治的基础上增加疏肝理气养血药物和健脾益气生血药物,共同作用改善内膜血流状态,辨证施治不可千篇一律而丢失中医特色;针灸方面可探寻有益的穴位靶点,借助三维超声及其衍生技术对针灸的影响机制进行更深层次的探索;同时开发出更加先进的宫腔理疗设备,可在理疗设备上增加可促进子宫内膜血流的药物,从物理作用及化学作用两个方面改善子宫内膜血流状态。

八、辨证应用电针与益肾健脾利水法预防 OHSS 发生

1. 辨证应用电针防治 IVF 中 OHSS 发生

谈勇等认为,OHSS 的发生是在肾虚基础上,加之受到医源性因素的侵袭之后,妨碍或破坏了正常的生理机转,导致脏腑功能失常,气血失调,从而影响到冲任、子宫、胞脉、胞络,而且这种病变所产生的病理产物可作为第二致病因素,再度妨碍脏腑气机的升降调节,导致脏腑气血的严重紊乱。取穴足三里、关元、天枢,具有疏通气机,导滞止痛之功;配合子宫穴、三阴交补益肾气、理气化瘀;血海则补血行气,活血祛瘀;气海则可以调理一身气机运行。从中医角度不难看出,针刺干预通过调理全身气血运行,达到行气活血,以利水液运行,缓解患者症状的作用。洪艳丽等对行 IVF-ET 的患者取穴:足三里、血海、关元、三阴交、子宫穴、气海、中极;辨证加减穴:肾虚型加太溪穴,痰湿内滞型加丰隆穴,肝郁气滞型加太冲穴、合谷穴。采用华佗牌针灸针,在所选的穴位上针刺定位,有酸、胀、重、麻感后用 G6805—1 型电针治疗仪(青岛鑫升实业有限公司),频率40—60Hz,幅度15—30V,输出脉冲波形为疏密波型,连于针灸针,每天1次,1次30 min,于注射 Gn 第1日开始至 ET 日接受电针治疗。电针辅助能有效防治 IVF 过程中 OHSS 发生,且不降低 IVF 优胚率及妊娠率,可能与其降低患者卵巢局部血管通透性有关。

2. 益肾健脾利水法预防 OHSS 发生

赵芳研究认为脾肾两虚是 OHSS 的主要病机,并用五皮饮加减益肾健脾利水治疗体外受精-胚胎移植过程中 OHSS 倾向患者,减少了盆腔积液量,改善了 OHSS 症状,不仅对 OHSS 倾向患者有较好的预防作用,而且有效提高了移植周期的妊娠率。

九、IVF-ET 中应重视男方的调理

男方生殖之精壮,女方生殖之精强,是优生的关键,是 IVF-ET 成功的关键。因此,在 IVF-ET 之前应高度重视男方精子的科学检测与调理,只重视女方卵子质量,不重视男方精子状况是不对的。叶敦敏认为在女方进入 IVF-ET 周期的同时,男方也可服用中药辅助调理,以提高精子的活力、质量及受精卵质量,从而提高 IVF-ET 的成功

率，主张以补肾活血为原则，使用熟地黄、黄精等滋养肝肾的同时，常配合运用毛冬青、车前子、路路通、丹参、浙贝母、王不留行等活血通经散结之品，在提高男方精子活力及质量、改善生育能力方而取得满意疗效。

十、展望

不孕症是影响育龄夫妇双方与夫妇双方家庭身心健康的世界性问题。目前体外受精——胚胎移植（IVF-ET）已成为治疗女性不孕症的重要方法之一，但目前国际上IVF-ET妊娠率仍在30%～40%左右。尽管初始阶段（如诱导排卵和受精）的成功率很高，但试管婴儿出生率却低至15%～20%。存在由于卵巢反应功能低下而取消促排卵周期、子宫内膜接受能力差引起着床障碍、卵巢过度刺激综合征（OHSS）、自然流产率高（18.4%～30%）、婴儿出生率低等并发症，以及费用昂贵等不足。但中医药在增强整体体质、促进卵巢自身功能正常、诱导排卵、提高优质卵泡数量、改善子宫内膜容受性、提高妊娠率与试管婴儿出生率、降低西药的不良反应等方面有独特而强大的优势，因此，有更多的家庭在IVF-ET的同时，寻求中医药辅治而取得满意的疗效。

中医药在体外受精-胚胎移植应用中取得了令世人瞩目的成就，尤其是中医药在身体整体调节，特别是调节自身卵巢功能，诱导排卵与提高优质卵泡数，改善子宫内膜容受性，提高妊娠成功率与试管婴儿出生率，有效降低西药的不良反应等方面成绩显著。目前的研究中仍存在一些不足之处：能够做辅助生殖技术的中西医结合医生少，治疗方案不规范，缺少不同中西医结合治疗方案间的对比；对现有文献资料整理不全面，缺乏统一、客观的诊疗标准；存在缺乏用中医的思维指导体外受精-胚胎移植的诊疗的现象，存在用西医的思维开中药的现象，存在个别过度应用的现象。有些患者应用多次IVF-ET无效，但应用中医辨证调理而自然怀孕，因此，应严格掌握IVF-ET的适应证。中医辅治过程中，一定要注意密切观察IVF-ET并发症OHSS的发生。特别是：年龄<35岁、瘦弱、PCOS患者或B超下卵巢皮质内呈项链状表现的病人，用HCG诱导排卵、用HCG支持黄体的敏感人群等。此外，尚应警惕IVF-ET妊娠不良结局流产和宫外孕的发生。为了进一步发挥中医药在辅助生殖技术中的强大优势，提高体外受精-胚胎移植临床治疗效果，有必要制定全国统一的体外受精-胚胎移植辨证论治标准及施治方案。读经典，做临床，以中医的思维指导体外受精-胚胎移植的治疗，以辨证论治为前提，衷中参西，针对目前辅助生殖技术中的瓶颈问题，进行中医药的科学研究，做到中西医取长补短，相互促进，提高辅助生殖技术的临床妊娠率与出生率。

（编者：庞保珍 庞清洋 庞慧卿 庞慧英）

第三十一章 中医辅助生殖实验研究

从目前治疗不孕症的情况来看，体外受精-胚胎移植（IVF—ET）已成为治疗的主要手段之一，而中医药在体外受精-胚胎移植的实验研究中积累了丰富经验，为更好地发挥中医药在体外受精-胚胎移植方面的独特优势，现将近年来的实验研究进展综述如下。

一、中医药对生殖内分泌轴的调整

中医认为女性生殖调控体系为"肾-天癸-冲任-胞宫"之生殖轴，其肾主生殖，为生殖之本，天癸为生殖之源，冲任调控生殖，胞宫为生殖之脏，而经、孕、产、乳为生殖之象。肾为女性生殖的核心，"女子……肾气盛……天癸至，任脉通，太冲脉盛，月事以时下，故有子"（《素问·上古天真论》），生殖调控中任何一个环节失常均可影响女性生理功能而产生疾病，尤其是肾的功能失常最为严重，故在体外受精-胚胎移植中必须宜辨证科学补肾为主，兼顾它脏。侯丽辉研究认为在体外受精-胚胎移植的治疗中，外源性性激素将影响人体自然生殖周期的生殖内分泌平衡，中药具有对人体的整体调节之优势，可以重建生殖内分泌环境的平衡。葛明晓等研究益气血补肝肾中药能适当提高垂体降调节后 HCG 日的 LH 水平，减少 Gn 用量和使用天数，增加胚胎种植率。申可佳等研究护卵汤能改善 GnRHa 超排卵大鼠的生殖内分泌环境，增强卵巢功能，增加血清 E_2 的含量。

二、中医药对体外受精-胚胎移植中卵巢反应与卵细胞质量的影响

通过超促排卵获得数量适中的优质卵子，是体外受精-胚胎移植能否成功的关键环节之一，优质卵子的数目是获得可移植胚胎的前提，卵子的成熟度及卵子的质量是获得妊娠成功的关键。但临床观察一些患者，特别是大龄不孕症患者因其卵巢反应低下，不能募集出来足够数量之优质卵子，甚至无法继续治疗而被迫取消该次促排卵周期。对于由于卵巢反应功能低下而取消促排卵周期者，人们以往采用加大促卵泡激素剂量之手段，但经临床观察若过多地应用促卵泡激素又可导致内源性激素的紊乱从而影响着床。中医认为肾主生殖，肾气盛可以促使天癸成熟，从而改善卵巢反应性，提高卵巢储备，提高卵细胞质量。同时卵子的发育与排出与肝的疏泄功能密切相关，后天养先天，后天脾胃功能正常则气血充盛，从而促进肾精的充盛。因此，酌情科学辨证补肾为主，佐以健脾补肾，益气养血，是改善卵巢反应与提高卵细胞质量的重要手段。连方等研究二至天癸方能提高卵细胞质量。连方进一步研究二至天癸方提高颗粒细胞

IGF-1R mRNA 的表达量。郭新宇等研究中药益气血方可促进超促排卵小鼠卵巢 GDF-9 与 GDF-9B 的表达。张树成等研究补肾生血胶囊具有增加年青 GH 超排卵能力的作用，对卵巢排卵功能有明显促进作用，促进老龄 GH 卵巢排卵功能恢复，使超排卵能力显著增加。杨丽芸等研究补肾法、疏肝法对超促排卵小鼠可增加小鼠卵母细胞数量，提升优质卵泡率，促进卵子的正常排出，其机理可能和调控卵母细胞 GDF-9 表达相关。申可佳等研究护卵汤能改善 GnRHa 超排卵大鼠的卵泡发育及卵子质量；认为护卵汤能改善 GnRHa 超排卵大鼠卵巢微环境，从而有利于卵泡发育及卵子质量；护卵汤能减少 GnRHa 超排卵大鼠卵巢体细胞凋亡；护卵汤能改善 GnRHa 超排卵大鼠卵巢 FSHR 和 LHR 的蛋白表达，从而改善卵泡发育及卵巢反应性。

三、中医药对体外受精-胚胎移植中子宫内膜容受性的作用

子宫内膜容受性正常是提高孕卵着床率、胎儿与胎盘发育正常的重要环节之一。较好的子宫内膜容受性的建立是体外受精-胚胎移植的临床妊娠率提高的关键一环。中医认为肾气盛可以促进天癸成熟、冲任通盛及胞宫生殖功能正常，因此，酌情辨证科学补肾是提高子宫内膜容受性的重要手段。陈阳等研究提示中药五子衍宗丸可上调因 GnRHa 长方案 COH 所致下降的 S100A11 基因的表达，提高子宫内膜容受性，改善小鼠妊娠率和胚胎着床率。张建伟研究二至天癸颗粒可明显改善 HMG 促排卵周期子宫内膜组织形态学指标，提高子宫内膜成熟度。王素霞等研究认为，可能是通过应用中药安胎合剂改善了 GnRHa 长周期辅助超排卵小鼠的子宫内膜间质、腺体与血管等组织结构、胞饮突的发育，来提高其子宫内膜的容受性。王素霞等研究认为，可能通过应用中药安胎合剂促进了 GnRHa 长周期超排卵小鼠子宫内膜整合素 $\beta 3$、白血病抑制因子以及腺上皮细胞雌孕激素受体的表达，以改善其子宫内膜容受性，提高妊娠率。

四、中医药对体外受精-胚胎移植中妊娠黄体的作用

降调节使垂体处于脱敏状态，促性腺激素分泌处于低水平，卵巢自身的内分泌功能处于抑制状态，从而影响取卵后黄体功能的正常，造成临床妊娠率下降。中医认为"肾主生殖""胞络者系于肾""胎茎系于脾""气以载胎""血以养胎"，因此，滋肾补肾为主，辅以健脾而调气血，是促进体外受精-胚胎移植中妊娠黄体功能正常的重要手段，如此，使肾与脾、先天与后天相互支持，相互促进，以促进黄体功能，巩固胎元。杜莹等报道补肾药不但有雌激素的作用，而且具有通过性腺轴促进卵泡发育成熟，健全黄体与提升 P、E_2 激素水平的功能。王玲等研究提示，功血宁能够提高假孕大鼠血清 P 水平，在假孕大鼠黄体功能旺盛期可提高及支持黄体功能，且研究认为不干扰黄体生理性的退化。

五、中医药对体外受精-胚胎移植中免疫系统的作用

中医认为"正气存内，邪不可干"，"邪之所凑，其气必虚"，在正气不足的情况下，邪气乘虚而入，导致免疫功能异常。因此，扶正（补肾为主）祛邪（尤其是瘀血、

湿、热之邪）是促进体外受精-胚胎移植中免疫功能正常的重要手段。田秀珠等研究认为，在体外受精-胚胎移植的过程中，免疫因素可影响卵细胞质量，抑制胚胎着床，因而降低试管婴儿的成功率。罗颂平等研究证实，助孕1号丸、2号丸具有抑制抗体形成的作用。赖安妮的实验研究提示，补肾活血作用的胎宝冲剂（当归、菟丝子等）对生殖免疫有调节功能，且能抑制精子细胞毒抗体，提高免疫性不育小鼠的生育力。

六、关于体外受精-胚胎移植动物模型的构建及针灸治疗的实验研究

体外受精-胚胎移植动物模型构建的科学与否是决定实验研究成败的关键。张树成等研究认为，雌性金黄地鼠（Golden Hamster，GH）是观察排卵与超排卵疗效很好的实验动物，若观察动情周期、排卵功能和卵巢功能等指标，可选用金黄地鼠作为实验动物。沈宗姬等研究体外受精-胚胎移植模型的建立方法：小白鼠超排卵方法，每只雌鼠腹腔内注射人绝经期促性腺激素（hMG）（hMG75 IU/支，上海生化药物公司）10IU，48小时后腹腔内注射绒毛膜促性腺激素（HCG，500 IU/支，上海生化药物公司）10IU，与雄鼠（1B1）合笼交配，将雌鼠放入雄鼠笼中。金春兰等研究提示，通过针刺三阴交穴，具有显著增加动物排卵数目，增加倍数达到1.5倍左右，且将成熟卵泡全部经排卵的方式排出体外。

七、关于体外受精-胚胎移植中标志物的研究

1. 子宫内膜容受性标志物

王素霞等研究认为，整合素β3与白血病抑制因子是目前医学界公认的衡量子宫内膜容受性的分子生物学指标。王素霞等研究提示，子宫内膜厚度不能作为评价是否有利于胚泡着床的可靠指标，胞饮突是子宫内膜容受性或着床窗的特异性形态标记，而且可能直接参与囊胚与子宫内膜的黏附。张建伟研究以子宫内膜动脉血流参数为评估子宫内膜容受性的指标。陈阳等研究认为，S100A11已经成为子宫内膜容受性的标志性因子之一。

2. 卵巢反应性及卵泡发育标志物

杨丽芸研究认为，GDF-9是卵母细胞来源的生长因子，是最主要的OSFs（卵母细胞分泌因子）之一，主要表达于人与哺乳动物卵母细胞。张建伟的研究依据卵泡膜血流作为评估卵泡生长发育、成熟与排卵的有效参数。申可佳研究认为，卵巢FSHR和LHR蛋白是卵巢反应性及卵泡发育的指标。申可佳研究发现，增加大鼠卵巢体细胞凋亡，对卵泡的正常发育不利，减少GnRHa超排卵大鼠卵巢体细胞的凋亡，可促进卵泡发育与提高卵母细胞的质量。申可佳等研究认为，卵巢微环境是卵泡发育及卵子质量指标。郭新宇等研究采用GDF-9、GDF-9B作为评价卵母细胞质量和发育潜能的标志物。

3. 预测妊娠成功指标

谭丽等研究种植窗期子宫内膜PR和VEGF的表达可作为预测妊娠是否成功的指标。

八、讨论与展望

目前国际上 IVF-ET 妊娠率仍在 30%～40% 左右（连方等研究）。虽然初始阶段（如诱导排卵与受精）的成功率较高，但试管婴儿出生率却低至 15%～20%。中医药在体外受精-胚胎移植应用中取得了令世人瞩目的成就，尤其是中医药对生殖内分泌轴、体外受精-胚胎移植中卵巢反应与卵细胞质量、子宫内膜容受性、妊娠黄体、免疫系统等方面的调治，动物模型的构建及针灸治疗的实验研究，均有其独特而强大的优势，但目前的体外受精-胚胎移植的实验研究中仍存在一定的不足之处：能够熟练做辅助生殖技术实验的中西医结合的医师较少，实验方案不够规范，缺乏统一、客观的实验标准，缺乏体外受精-胚胎移植的中医证候模型的研究，缺乏用中医的思维指导体外受精-胚胎移植的实验研究。为了进一步发挥中医药在辅助生殖技术中强大优势，提高体外受精-胚胎移植实验水平，有必要制定全国统一的体外受精-胚胎移植实验标准及实验方案。读经典，做临床，以中医的思维指导体外受精-胚胎移植的实验研究，以辨证论治为前提，衷中参西，针对目前辅助生殖技术中的瓶颈问题，进行中医药的科学实验研究，走好中西医结合之路，提高体外受精-胚胎移植的临床妊娠率与出生率。

（编者：庞保珍　庞清洋　庞慧卿　庞慧英）

第三十二章 男性生育力评估

第一节 生育力与生育力评估

一、生育力的概念

传统的生育力是指男女双方通过性交产生后代的能力,包括女性排卵、男性排精、性交受精、胚胎发育和妊娠分娩等环节,这些过程均在体内完成,是自然的生命活动。女性生育力是指女性能够产生卵母细胞、受精并孕育胎儿的能力。男性生育力则是指男性产生精子以及精子受精的能力。随着辅助生殖技术的出现和发展,传统的生育力概念受到挑战,原本属于一种完全天然行为的生育过程,可以被人为干预和调整,卵母细胞发育精子发育、受精,以及早期胚胎发育等过程,可以脱离人体内环境和性交行为而实现,在受孕时间和空间范围有了一定的可变性和灵活性。

天然的生育过程是复杂而奇妙的。简言之,就是女性卵巢孕育卵母细胞并排出,然后卵母细胞被输卵管伞拣拾起来,在这里等待与精子相会。而男方孕育精子并通过性交排到女性阴道,精子穿过子宫颈、子宫到达输卵管,与卵母细胞在输卵管内相遇并结合成为受精卵,受精卵被输送到子宫腔,在子宫壁上着床,生长发育成胎儿,直至分娩。这个过程受到女性内分泌系统的调节。良好的生育力需要男女双方一系列健康指标的配合,其中,影响女性生育力的因素比较复杂,卵巢、输卵管、子宫、宫颈、阴道以及内分泌环境等条件均影响生育的全过程。正常夫妇在正常性生活的情况下,前几个月受孕率最高。前3个月没受孕,则每个月的受孕率会明显下降。如果性生活正常,未避孕未孕达1年或以上,则诊断为不孕症。生育力状态随着年龄的增加而变化。随着年龄的增长,女性生育力下降,不育的概率也会随之升高。男性生育力下降较女性出现晚,从40岁左右开始下降,但大多数人50岁以后仍可生育。

现代社会人类的寿命不断延长,但由于各方面因素的影响,生育能力却在下降,比如环境污染、肿瘤放化疗、遗传疾病、晚婚晚育、手术、炎症、卵巢早衰等成为生育力下降的重要原因。人类辅助生殖技术的出现成为解决生育一个最重要的治疗手段。各种衍生技术如冷冻技术、ICSI、PGD、卵子体外成熟等,促进了辅助生殖的发展,但依然不能解决所有不孕不育问题,仍然得面对卵巢早衰与生活质量下降伴随的生育力障碍。国内外科学家已经开始生殖干细胞的研究,但距离应用为期尚早,所以生育力保存依然是重要的辅助生育手段。

人类生育力保存同时也是我国国情的需要，过去30年，我国实施"计划生育，优生优育"政策，独生子女是家庭核心，一旦有任何疾病、意外或灾害导致失独，就等于家庭希望的破灭，而这些家庭女性年龄偏大甚至进入围绝经期，再生育困难。现在很多独生子女进入生育期，尽管国家放开二胎政策，但各种原因导致很多人不愿意早生育和生育二胎，比如现代生活方式、生育观念的改变，导致很多人错过了黄金生育期。

现代生活对男性生育力的影响因素增多，男性生育力有明显下降趋势。近半个世纪以来，人类的精液质量已有明显下降，环境因素对人类生殖的影响已经引起人们的关注，污染问题、农药、杀虫剂、环境内分泌干扰物等都是影响精子质量和数量下降的重要因素。不良的生活习惯也是影响因素，如长期的烟酒史、桑拿、熬夜上网、手机的广泛使用、可乐等饮料、毒品等，都对男性生精能力有严重影响。除此之外，生活方式的改变导致的肥胖、高血压和糖尿病等也会导致性功能和生育力的下降。

总之，诸多因素正严重损伤人类生育力，所以，生育力的保护和保存是保护人类繁衍能力的重要手段，将成为很多家庭的希望。生育力评估也称医学生育力评估，主要是对有意生育的育龄夫妇的病史、职业、饮食、居住环境、女性的排卵情况、输卵管功能、卵巢功能和男性精液情况等进行多项系统的评估。根据系统评估后得出数据，以明确其生育力情况、自然生育的可能性以及生一个健康宝宝的概率。

二、男性生育力评估

男性生育力评估，广义上包括精液质量及精子功能、性功能及射精功能、遗传学检测这三部分内容。其中，性功能评估包括性欲、勃起功能、性生活频率和是否能达到性高潮等；射精功能包括是否有阴道内射精、射精延迟、不射精和逆行射精等；遗传学检测方面的评估包括染色体核型和Y染色体微缺失检测等与生精功能和胚胎发育等相关的遗传学检测。

在评估男性生育力时，应了解男性的基本身体状况（如身高、体重），观察其面容、腰围、全身脂肪分布、毛发分布、颈部情况和有无乳房发育等，初步评估有无明显的内分泌系统的异常和遗传学的异常。

对生殖系统进行详细的体格检查，检测内容包括：评估睾丸的质地、大小、有无肿块等情况；评估附睾体积、有无缺失、有无附睾炎症等；检查阴茎的长短、大小和外形，有无包皮过长、包茎、阴茎弯曲、尿道下裂等，以及有无尖锐湿疣、带状疱疹等性传播疾病和泌尿生殖系统感染；触诊双侧阴囊是否对称和正常，有无隐睾、鞘膜积液等；了解有无输精管缺失，有无迂曲等；有无精索静脉曲张以及乏氏试验是否存在反流等；通过直肠触诊前列腺，了解有无前列腺炎症、增生等情况。

进行相关的辅助检查，包括精液常规、性激素检查、染色体核型检查、Y染色体微缺失检查、生殖道感染、精浆生化、血清抑制素B和AMH、精子功能试验、抗精子抗体检测、精子DNA碎片率检测、超声以及睾丸穿刺和睾丸活检等有创检查。

（编者：郭兴萍　宋春英）

第二节　精液常规分析在男性生育力的评估价值

本节就常规辅助检测进行阐述，其他检测项目和评估方法可参考相关章节。

一、精液常规检测

精液质量在临床评价男性生育力中是重要指标之一。尤其对于生育力低下或不育的男性，精液检查是一种简单且直观的评估方法。精液常规检测可以为不育的治疗和疗效评估提供依据，并能为辅助生殖技术方法的选择和结局的预测提供指导。为了做到标准化，使不同实验室的结果具有可比性，精液检测应根据世界卫生组织的指导原则来进行。由于多种指标具有正常波动性，所以4～12周内进行两次精液检测后才能对患者的生育力做出评价。

（一）标本的采集

患者检查前应禁欲48小时到7天，为了减少外界温度和样本收集到检测期间过长对精液检测结果的影响，样本采集应在靠近实验室比较私密的房间里进行，样本收集必须完整，应射精至广口无菌容器中，射精时前面富含精子部分的精液避免丢失，因后面部分精液主要是由精囊腺的分泌物构成，所以，前面部分精液的丢失比后半部分丢失对精液分析结果影响更大。如需要微生物检测，样本要在采集时避免感染，可以按照下列步骤进行：排尿、用肥皂清洗手和阴茎、冲去残留肥皂、用一次性毛巾擦手和阴茎、射入干净的容器中。

对于除了在自家以外的环境下取精困难者，可以在家中进行样本采集。应该给患者以明确的书面或口头形式的指导，包括采集和转运要求，强调采集样本必须完整，如有部分丢失应在报告中加以说明。取精杯标上姓名和身份证号，患者应记录采集的时间，并在一小时内送至实验室。在送至实验室途中样本应保持在20～37℃的环境中。报告中应注明样本采集的地点是在家还是在其他实验室以外的地方。

应记录如下信息：患者姓名、年龄、禁欲时间、采样日期、样本是否完整、采样是否困难等。

所有样本应该视为生物污染物对待，精液样本可能含有害的病原体（如乙肝病毒、HIV），应作为生物污染物处理。

采集精液后5分钟内，应将精液样本容器放置在温控台或水浴箱里（37℃）等待液化。

在30到60分钟期间，应评估精液的液化情况和物理性状，测量精液体积，检测精液的pH值，准备湿片在显微镜下观察精子的活动情况，计数时还需进行稀释，如活动精子较少，需评估精子存活率，为下一步评估精子形态制做精液涂片，如有需要可进行抗免疫珠混合反应检测。如发现圆形细胞则可检测过氧化酶阳性细胞，如有需要可对精子做免疫珠试验的准备，如需检测精浆生化指标则对精液进行离心等。

注：充分混匀精液后取样。充分均匀液化的精液本身就有利于解决化验取样误差的问题，如样本不够均匀，观察同一份精液制备两份标本有关精子活动、活力、密度及形态等结果时可能出现明显偏差，为了给生育力的评估提供可靠资料，在检测前，精液样本必须充分混匀，两等份的数值必须相符才可接受测量结果。在取微量样本进行检测前，样本必须在容器内充分混匀，力度要轻柔以免气泡产生，可通过向样本中插入一个宽孔（直径接近1.5mm）的一次性无菌塑料吸液管，抽吸10次，来达到混匀标本的目的。不可用高速涡旋器，以免对精子造成损伤。

如有需要对样本进行细菌、支原体、衣原体等病原体检测，需要在3小时内将精液样本送至微生物检验室。

在4小时后，对精液涂片进行固定、染色，以备精子形态学检查。

精液质量评估主要包括精液常规分析和精子形态学分析两部分。

（二）精液常规分析

1. 精液液化

由于精囊腺分泌的凝固蛋白作用，排出体外的精液呈半固体凝胶的团块，室温下几分钟后在前列腺分泌的蛋白酶的作用下开始液化，通常15分钟内完全液化。若超过60分钟精液仍未液化，则称为精液液化延迟，此时可通过标本加入等体积的生理培养液并用加样器轻轻反复吹打；或用钝头注射器反复吸进推出；也可用菠萝蛋白酶消化。

2. 精液黏稠度

精液液化后，将精液轻轻吸入移液管，使精液借助重力作用滴下。正常精液将形成不连续的小滴。若拉丝长度超过2 cm为黏稠度不正常。

3. 精液外观

正常精液呈均质灰白色的外观，若有红细胞，则精液为红褐色；若为黄疸患者，服用维生素或生殖道严重感染，则精液为黄色。

4. 精液体积

精液主要由精囊腺和前列腺的分泌物和占小部分的尿道球腺和附睾分泌物构成，体积的精确测量对评估精液非常重要，它影响精液中精子总数和非精子细胞数的计算。最佳办法是采集样本容器的称重，以避免体积测量法带来的精液残留或损失。用事先称重的一次性清洁容器收集样本；给装有样本的容器称重；减去容器的重量；根据样本重量计算体积，假定精液密度为1g/ml，精液密度在1.043和1.102g/ml之间（Huggins等，1942；Brazil等，2004a；Cooper等，2007））。

5. 精液pH值

精液pH值主要反映由精囊腺分泌的碱性液体和由前列腺分泌的酸性液体之间的平衡情况。检测应在精液液化30分钟后进行，无论如何不要超过1个小时，以免因CO_2

丢失而影响检测结果,正常情况下选用范围在6.0到10.0之间的试纸。

具体方法:均匀搅拌样本,将一滴精液在pH试纸上均匀展开,等待浸湿区域的颜色均匀一致(等候时间<30秒),与标准带比色读出其pH值。pH试纸的准确性应该按照已知标准进行检测。对于黏稠的样本,可取小份样本,用专为测量黏稠溶液设计的pH量尺进行检测。

对于生育男性精液pH值的参考值尚未确定,现保持原有下限值7.2,如低体积低精子数目的精液样本的pH低于7.0,可能存在生殖道梗阻或先天性双侧输精管缺如(CBAVD)。同时也可能是精囊发育不良的一个表现。精液的pH值如随时间推移而升高,可能是由于自然缓冲物减少,所以高pH值不能提供有价值的临床信息。

6. 精子聚集

精子凝集是指活动精子以不同方式,如头对尾,彼此粘在一起。剧烈震荡会使精子活力过度表现,但有时由于凝集会限制精子的活动力。任何精子的头部、尾部或中段有黏附现象都应如实记录。不活动精子之间、活动精子与黏液丝之间、非精子细胞成分或细胞碎片等粘在一起,为非特异性聚集(图32-1),这种情况应如实记录。存在凝集并不能充分证实为不育的免疫性原因,但是能够说明有抗精子抗体的存在;还需进一步检查以明确诊断。严重的精子凝集能够影响对精子活力和密度的评估。凝集的类型(1—4级)和吸附状态(A—E级)也应记录(见图32-2)。

一级:轻度聚集指每个凝块中少于10条精子;

二级:中度聚集指每个凝块有10到50条精子,精子运动自如;

三级:大片聚集指每个凝块有多余50条精子,精子仍然运动自由;

四级:整个精子聚集,所有精子聚集在一起彼此相互连接。又可根据程度分a、b、c、d。

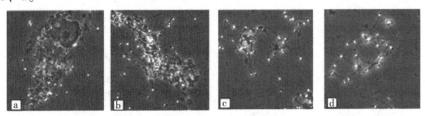

图32-1 精液中精子的非特异性聚集(显微图像引自WHO第五版手册)

图示为精子与上皮细胞(a),细胞残渣(b)及精子(c,d)的聚集现象。

涉及部分	聚集等级			
	完全分离:聚集精子数<10个,多数精子为游离状态	中等聚集:聚集精子数10~50个,有游离精子	高度聚集:聚集精子数>50个,部分精子游离	完全聚集:所有精子均聚集一团,无游离精子

A. 头对头

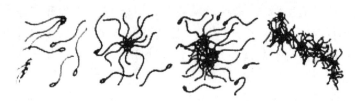

B. 尾对尾

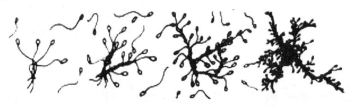

C. 尾端对尾端

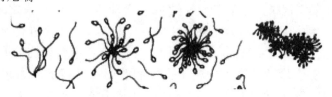

D. 混合型

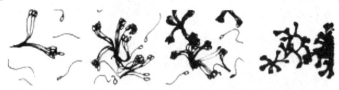

E. 纠结型

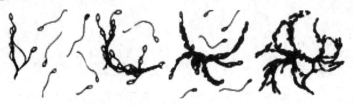

图 32-2　精子聚集程度分类表（图像引自 WHO 第五版手册）

7. 精子浓度和精子计数

精液常规分析是评估男性生育能力的最基本的检测方法。由于受精的发生部位是女性输卵管壶腹部，每个卵细胞周围大约需要数百个具备良好受精能力的精子，为了满足这一条件则需要精液中的精子数量达到一定的标准，因此精子浓度和精子计数常作为临床判断男性生育力的首要指标。《世界卫生组织人类精液检查与处理实验室手册》（第 5 版）认为精子浓度不同于精子密度，精子浓度指单位体积内精液中所含精子的个数,是由精子总数和稀释精子液体体积的函数换算来的。而精子总数是指一次完整射精的精液中所含的精子总数,反映了睾丸产生精子的经过及男性输精管的通畅程度。虽然卵母细胞质内单精子注射技术(ICSI)的出现使得理论上只有一个精子也可能满足辅助生育的要求,但作为男性生育力评估,尤其对于期待自然怀孕的夫妇而言,精子数量是受孕最重要的前提。有研究表明,每次射精的精子数量及精子浓度与妊娠等待时间存在相关性,并可作为预测生殖结局的指标。

对于正常射精,当男性生殖道是通畅的且禁欲时间短,每次射精时的精子总数均与睾丸容积有关,所以,精子总数是衡量睾丸的生精能力和生殖道通畅的指标。一次射出时的精子总数反映了睾丸的生精能力,但脊髓损伤、雄激素不足、延长禁欲后采集的样本或不完全逆行射精的病患例外。

精子计数的步骤:

Ⅰ.评估

在正式计数前,需先对精液样本浓度进行大致评估,在载玻片上加 10μl 未稀释的混匀精液样本,加盖玻片进行镜检,在高倍镜下估计精子浓度,每高倍视野容积大约为 16μl(×200)和 4nl(×400)。比如,在 400 倍下约 100 条精子,理论上精子浓度约为 25/nl(25×10^6/ml),若采用改良纽鲍氏血细胞计数板,可以采用下表推荐稀释度稀释标本,将精液与加入固定剂的稀释液混匀后待用。以相同的方法混合第二份标本。

表 32-1 精子浓度稀释度和评估方法(引自 WHO 第五版手册)

每×400 视野的精子数	每×200 视野的精子数	所需稀释度	所需精液量(μl)	所需固定液(μl)	使用的计数板	评估区域
>101	>404	1:20 (1+19)	50	950	改良纽鲍氏	方格5、4、6
16-100	64-400	1:5 (1+4)	50	200	改良纽鲍氏	改良纽鲍氏
2-15	8-60	1:2 (1+1)	50	50	改良纽鲍氏	改良纽鲍氏
<2	<8	1:2 (1+1)	50	50	改良纽鲍氏或更大容积	整块玻片的9个方格

Ⅱ.加样

将盖玻片紧压支持柱以固定于计数池上,可通过观察两层玻璃之间的虹彩(多重 Newton 环)来确认盖玻片是否正确置放,线越多,位置越合适,如只有 1—2 条光线则提示计数池深浅不一,若计数池是由磨砂玻璃支持,将不出现 Newton 环。在每侧的磨砂玻璃支持柱轻摸 1.5μl 的水可使盖玻片保持其位置不变,但小心不要让水渗入计数区域;建议采用正向置换型移液器进行加样,将稀释的精液置于振荡器高速振荡 10 秒,立即吸取 10μl 的悬浮液,将移液管尖端仔细触碰其中一个计数池 v 型槽的下缘。缓慢加样,观察毛细管作用使样本充满计数池。在加样后盖玻片不应再移动。重复以上步骤,对第二份稀释标本充另一计数池,放置于湿盒内(例如放在浸透水的过滤纸上并盖上皿)以免干燥,在室温下储存至少 4 分钟,等待精子沉淀在方格内。

Ⅲ. 计数

在×200 或×400 镜下检测血细胞计数池，建议从中央大方格逐行进行计数，直到至少 200 个精子和完整的一行（包括 5 个中方格）。如果在中央大方格的 5 行中计数不够 200 个精子，继续在两个相邻大方格的各行中（每行包括 4 个中方格）计数。如果在 4、5 和 6 号大方格中计数少于 200 个精子，不要继续在 1、2、3、7、8 或 9 号大方格中计数，因为这些大方格中每行的容积不同于 4、5 和 6 号大方格。这种情况下，可降低稀释倍数重新计数。

完成一次计数后，切换至另一计数池，重复计数与第一次相同的行数（相同体积），即便计数结果少于 200 个精子。计算两次计数的总数和差异值。若两个检测值可信（表 32-2），则采纳，不可信，重复上述步骤。取两个有效数值的平均值作为精子浓度予以报告。

通过稀释倍数、计数精子数和格子数计算精子浓度报告值。计数精子总数（N）除以计数精子所在的精液体积，即重复计数的总行数（n）的容积（大方格 4、5 和 6 中每行容积相当于 20nl），再乘以稀释倍数。其计算公式为：$C = (N/n) \times (1/20) \times$ 稀释倍数。同时建议计算并报告每次射精的精子总数，该参数可评价睾丸生精功能和输精管道的通畅情况，该值由精子浓度乘以精液量获得。

Ⅳ. 参考值下限

精子密度的参考值下限是 $15 \times 10^6/ml$。一次射精精子总数参考值下限是 39×10^6 条/每次射精（$33 \sim 46 \times 10^6$/每次射精）。

表 32-2　两次重复计数的不同总数基于 95% 的可信区间所允许的差异值

总数	可接受差异值	总数	可接受差异值
144–156	24	329–346	36
157–169	25	347–366	37
170–182	26	367–385	38
183–196	27	386–406	39
197–211	28	407–426	40
212–226	29	427–448	41
227–242	30	449–470	42
243–258	31	471–492	43
259–274	32	493–515	44
275–292	33	516–538	45
293–309	34	539–562	46
310–328	35	563–587	47

Ⅴ. 稀少精子：隐匿型精子症和疑似无精子症

如果在重复湿片检测中没有发现精子，可怀疑为无精子症，必须进行离心沉淀寻找精子，建议将所有样本离心，离心力不低于 3000g，15 分钟，沉淀物涂片高倍镜镜检寻找精子。

8. 精子活力

精子活力是评价精子运动能力的一项重要内容。性交后精子需要穿透宫颈黏液、宫腔、到达输卵管壶腹部与卵子结合。精子能否顺利完成这一过程有赖于精子的运动能力。精子活力程度与妊娠率密切相关。

精子活力的分析有手工和计算机辅助精子分析（CASA）系统分析两种方法，活力评估应在精液样本液化后尽快（最好在 30 分钟之内）进行，务必在射精后 1 个小时之内进行，防止时间过长，因脱水、pH 值及温度的变化对评估结果产生负面影响。CASA 分析精子活力相对手工简单，避免了手工分析时的肉眼判断的主观性，根据仪器要求设定好参数，开始进行分析，但不同品牌仪器之间差距较大，建议进行人工质控。

（1）手工法分析过程

Ⅰ．将精液样本混匀。

Ⅱ．混匀后立即（防止精子沉淀）取出一份。

Ⅲ．重新搅拌精液样本的剩下部分，取出另一份。

Ⅳ．将上面的两份样本取 10μl 加于 37℃ 预热载玻片上，盖 22mm×22mm 盖玻片。

Ⅴ．静置 1 分钟，显微镜观察精子不飘动。

Ⅵ．用 200 或者 400 倍率的相差显微镜观察载玻片，建议在离盖玻片边缘至少 5μm 的区域内观察。

Ⅶ．每个标本至少在 5 个不同的区域计数大于 200 个精子，以便算出各自不同类型精子的百分比。观察区域应随机选择，避免主观选择精子活动数量多少来选择观察区域。计数应该迅速，避免运动精子的数量估计值比实际值多，计数结果容易偏高，需要技术人员长期训练提高技能。

Ⅷ若标本的观察值在可接受的范围（参考表 32-1），记录下数据，否则重新制作标本。

全部分析过程建议在拥有 37℃ 平台的标准试验室内进行，建议采用带有网格标线的目镜以便选择观察区域，先计数活力高的精子，然后计数活力低的精子，最后评估完全不动型精子数量。

（2）精子活力分类

根据 WHO 第五版的建议将精子运动分成以下几类：

Ⅰ．运动活跃型（PR）：精子运动活跃、线性运动或者在较大的范围内运动（不考虑运动的速度）。

Ⅱ．非运动活跃型（NP）：精子运动但不活跃，如精子在较小的范围内运动，精子头部轻微移位或仅有鞭毛摆动。

Ⅲ．完全不动型（IM）：精子完全不动。

表 32-3 两次活力评估接受的最大值，每个标本计数 200 个精子的情况下（图像引自 WHO 第五版手册）

Average(%)	Acceptable Difference*	Average(%)	Acceptable Difference*
0	1	66–76	9
1	2	77–83	8
2	3	84–88	7
3–4	4	89–92	6
5–7	5	93–95	5
8–11	6	96–97	4
12–16	7	98	3
17–23	8	99	2
24–34	9	100	1
35–65	10		

图32-3

（3）参考值

WHO第五版采用参考下限，总活动精子（PR+NP）比例的参考下限为40%（95%的可信度，38～42的可信区间）；前向运动精子（PR）比例的参考下限为32%（95%的可信度，31～34的可信区间）。

9. 精子存活率

精子存活率的评估通过精子细胞膜的完整性程度来完成，通常每个样本都应该评估存活率。尤其当前向运动精子比例低于40%时，评估精子存活率就非常必要。这时，精子存活率评估可以检验精子能动性评估的正确性，因为死亡精子的比例不应该超过完全不动型精子的比例，存活精子的比例应该超过运动精子的比例。

细胞膜的完整程度评估可以采用染色法或低渗透肿胀法。染色法的原理为损坏的细胞膜允许有色物质进入；渗透肿胀法原理为在低渗透压溶液中，只有拥有完整细胞膜的细胞才会肿胀。

存活率的评估同样应该在30～60分钟完成，防止时间过长，因脱水及温度的变化对评估结果产生负面影响。临床上知道完全不动型精子是否存活非常有必要，若出现完全不动且为活性精子的比例较大的情况，则提示精子鞭毛存在结构性缺陷；若完全不动且为死亡精子比例较大，则提示附睾存在病理性改变。

（1）染色法

这种方法通过苯胺黑染色剂或单独用曙红（伊红）染料，只需要一个步骤，增强精子头部颜色与背景颜色的对比度，很容易就可以看出精子是否存活。步骤如下：

Ⅰ．将精液样本混匀。

Ⅱ．苯胺黑染色剂法将1/5的精液与5μl伊红溶液混合，置于显微镜载玻片上，用移液管混匀，在载玻片上均匀展开。但用伊红法吸取5μl的精液样本，同5μl的曙红溶液在载玻片上混匀。可使用移液器头在载玻片样本上充分搅拌以保证混合均匀。

Ⅲ．重新搅拌精液样本，然后重复步骤Ⅱ制作另外一份相同的样本。

Ⅳ．用22mm×22mm的盖玻片覆盖，反应30秒（苯胺黑染色剂法可不覆盖）。

Ⅴ．苯胺黑染色剂法标本干后立即观察，或者将其置于永久非水介质（见 2.14.2.5）中，以后再观察。单用伊红法可以快速观察。

Ⅵ．用 100 倍的油浸物镜观察。伊红法可以湿片高倍镜观察。

Ⅶ．在实验室计数器的辅助下，计数已被染色的精子（死亡精子）和没有被染色的精子（活性精子）数量。苯胺黑法使整个标本的背景成为黑色，因此容易分辨被染色的与未被染色的精子，在明场视野显微镜下，活精子为白色头部，而死精具有红色或暗红色头部。伊红法存活精子的头部染色为不着色，死亡精子的头部染色为红色或深粉色。如果精子头部仅有小部分被染色，认为是颈膜泄漏，不是细胞死亡和全部膜破坏的迹象，可认为该精子是活的。

Ⅷ．为了避免样本错误，每个标本至少要数 200 个精子。

Ⅸ．分别计算两个标本活性精子的比例，以及两者之间的差值。活精子比例的参考下限为 58%（可信度为 95%，可信区间为 55～63）。

Ⅹ．对照（在某一均值下，两个比例差距可接受的最大值）以确定差值是否可以接受。

Ⅺ．若均值可以接受，记录下两个标本活性精子比例的平均值，否则，重新制作两个相同的标本并且重复以上步骤。

Ⅻ．用四舍五入法记录所得的比例值。

（2）低渗肿胀实验法

作为一种可供选择的染色排除方法，低渗肿胀（HOS）实验可以用于评估精子的存活情况。当无法进行染色时，如选择用于 ICSI 的精子，该法为最有效的评估方法。细胞膜完整的精子在低渗介质中会于 5 分钟内膨胀，且其形状会在 30 分钟内保持稳定。如为常规诊断用途可液化 30 分钟，若为治疗目的则只液化 5 分钟。

Ⅰ．用于诊断的膨胀液的制备：将 0.735g 二水柠檬酸钠和 1.351g 右旋果糖溶于 100ml 的净化水中，保存于 -20℃ 的环境中。如用于治疗用途，以 1+1（1:2）的比例用无菌净化水，使用前溶解膨胀液充分混匀。

Ⅱ．以 37℃ 密闭的微型离心管中预热 1ml 的低渗液 5 分钟。

Ⅲ．充分混匀样本，吸取 100μl 的精液样本并添加膨胀液，用移液器缓慢抽吸混匀。

Ⅳ．37℃ 下准确孵化 5 分钟或 30 分钟，之后取 10μl 液体置于洁净的载玻片上，加盖 22mm×22mm 的盖玻片。

Ⅴ．按上述步骤，再次制备涂片 1 张。

Ⅵ．用 200 或 400 倍的光学显微镜观察，用实验室计数器辅助计数未膨胀（死亡）和膨胀（存活）的细胞数目，每张涂片计数 200 个精子。

Ⅶ．通过细胞形状的改变来确认膨胀的精子，精子尾部有膨胀表现则可认定为存活精子（图 32-4）。

Ⅷ．统计所制备的两张载玻片中活动精子的平均数和百分率的差异，推断是否为可接受的差异，如果其百分率的差异是可以接受的，则可报告其活力平均百分比，如果差异过高，则重新制备标本再次进行评估。

Ⅸ．参考值接近于曙红检验的参考值，活性精子（细胞膜完整精子）比例的参考下限为58%（置信度为95%，置信区间为55-63）。

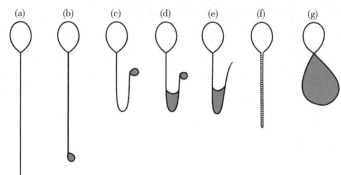

图32-4　低渗肿胀实验判断标准（摘自WHO第五版）

（三）精子形态学分析

精子形态学分析是评估精子质量的重要指标之一。由于人精子形态的多样性，造成精子形态评估困难，因此，标准化的操作程序和有效的质量控制方法尤为重要。WHO第五版手册主张从女性生殖道，尤其是从性交后子宫颈管内黏液中获得的精子以及从透明带表面收集到的精子的形态来定义有受精潜能（形态学正常）的精子。

1. 精子涂片的制备

（1）精子形态学分析的载玻片建议选用一边有磨砂可以标记的载玻片，使用前要进行处理：流水冲洗10 min后70%乙醇浸泡过夜，自然干燥备用。

（2）涂片前，用2B铅笔标记上精液样本的编号、姓名、日期等信息。

（3）10μl精液滴在载玻片的一端。用图32-5方法进行涂片，一般涂片两张。涂片经空气干燥后进行固定及染色。对于浓度低于2×10^6/ml的标本，需要600g离心10 min后，除去部分上清液后重悬浮，建议浓度不超过约50×10^6/ml为宜。

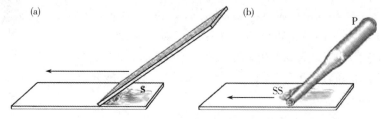

图32-5　精子形态学分析建议涂片方法

2. 染色

精子涂片干燥后应立即固定，在4小时但不超过1周内进行染色分析，WHO第五版手册推荐的染色方法有巴氏染色法、Shorr染色法或Diff-Quik染色法，各有特点，可以根据实验室情况选择方法。各种染色方法都有商品化试剂供选择。对于要长期保存的玻片，可以进行封片保存。

（1）巴氏染色法流程

将空气干燥的精子涂片浸入95%的乙醇中至少15 min。涂片固定后，按顺序浸入以下溶液中：
    80%乙醇 30 s
    50%乙醇 30 s
    纯水 30 s
    Harris's 苏木精 4 min
    纯水 30 s
    酸性乙醇浸 4～8 次（每次约 1 s）
    冷流水冲洗 5 min
    50%乙醇 30 s
    80%乙醇 30 s
    95%乙醇至少 15 min
    橙黄 G6 1 min
    95%乙醇 30 s
    95%乙醇 30 s
    95%乙醇 30 s
    EA-50 绿染 1 min
    95%乙醇 30 s
    95%乙醇 30 s
    100%乙醇 15 s
    100%乙醇 15 s

（2）Shorr 染色法流程

将空气干燥的精子涂片浸入酸性乙醇或 75%乙醇中固定 1 小时。涂片固定后，按顺序浸入以下溶液中：
    流动自来水浸 12～15 次（每次约 1 s，下同）
    苏木精 1～2 min
    流动自来水浸 12～15 次
    乙醇胺浸 10 次
    流水浸 12～15 次
    50%乙醇 5 min
    Shorr 溶液 3～5 min
    50%乙醇 5 min
    75%乙醇 5 min
    95%乙醇 5 min

（3）Diff-Quik 快速染色法的程序

将已空气干燥的精子涂片浸入三芳基甲烷固定液 15 s 或 95%甲醇固定液 1 h。涂片固定后，按顺序浸入以下溶液中：
    快速染液 1（嗜酸性氧杂蒽）10 s

快速染液2（嗜碱性硫氮杂苯）5 s

流水浸10～15次（每次约1 s）

上述每一步之间均将载玻片垂直竖立放在吸水纸上，以去除多余的溶液。

3. 精子形态学评估

正常精子包括头、颈、中段、主段和末段。通过光学显微镜很难观察到精子末段，因此可以认为精子是由头（和颈）和尾（中段和主段）组成。只有头和尾部都正常的精子才认为是正常的，所有临界形态的精子应该认为是异常的。头部：外形应该光滑，轮廓规则，大体上呈椭圆形。顶体区可清晰分辨，占头部的40%～70%。顶体区没有大空泡，并且不超过2个小空泡，空泡大小不超过头部的20%。顶体后区不含任何空泡。中段：应该细长、规则，大约与头部长度相等。中段主轴应与头部长轴成一条直线。残留胞质不应超过头部大小的1/3。主段：应该比中段细，均一，其长约为45μm（约为头部长度的10倍）。尾部应没有显示鞭毛折断的锐利折角。主段可自身卷曲成环状。

经过染色后，主要的精子缺陷类型有4种（图32-6）。头部缺陷：大头、小头、锥形头、梨形头、圆头、不定形头、有空泡的头（超过2个空泡，或空泡区域占头部20%以上）、顶体后区有空泡、顶体区过小（小于头部的40%）、顶体区过大（大于头部的70%）、双头，或上述缺陷的任何组合。颈部和中段的缺陷：中段非对称地接在头部、粗或不规则、锐角弯曲、异常细的中段，或上述缺陷的任何组合。主段缺陷：短尾、多尾、断尾、发卡形平滑弯曲、锐角弯曲、宽度不规则、卷曲，或上述缺陷的任何组合。过量残留胞质（ERC）：胞质的大小超过精子头部的三分之一，通常伴有中段的缺陷。

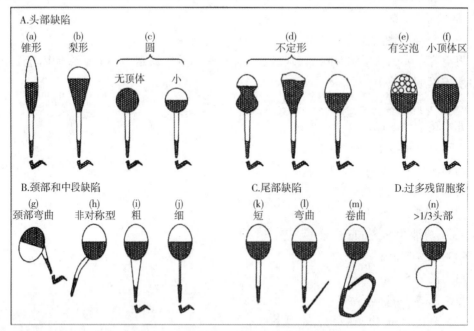

图32-6 人精子的一些异常形态示意图

每张重复涂片至少评估200个精子，记录正常和各种异常精子的数目。计算两张重复玻片的正常形态精子百分率的平均值和差异值，确定差异的可接受性。如果差异在可接受范围内，以最接近的整数报告正常和各类异常精子的异常百分率。如果差异太大，则重复评估相同的涂片。

4. 正常参考值及临床意义

正常生育男性的正常形态精子百分率下限为4%。精液中形态正常精子的总数更具有生物学意义。精子形态的任何异常改变均表示睾丸功能受损害。异常精子明显增高也称为畸形精子症，常见于泌尿生殖道感染、腮腺炎并发的睾丸炎、附睾结核、精索静脉曲张、使用激素或某些化学药物（如抗癌药、利血平、马利兰、呋喃类等）、放射线照射、阴囊局部长期高热、长期酗酒（特别是高浓度的烈性酒）以及环境污染等。精子畸形率的增高，往往间接反映了睾丸生精功能的障碍，也必然影响到精子的活力和受精能力。

形态学异常的精子通常有多种缺陷（头部缺陷、中段或主段缺陷，或这些缺陷的组合）。采用WHO第五版《人类精液检查与处理实验室手册》给出的形态学标准，分别记录精子头部、中段和主段的每种缺陷，可以计算两个指数：

（1）畸形精子指数（TZI）：即每个异常精子缺陷的平均数（缺陷总数/缺陷精子数）。由于将头部、中段和主段缺陷各计数为1，过量残留胞质也计数为1，TZI的数值范围在1～4之间。

（2）精子畸形指数（SDI）：即缺陷总数/精子总数（包括正常和异常精子）。SDI将几种头部缺陷合并计数为1，中段和主段缺陷各计数为1，而将过量残留胞质考虑为中段缺陷，因此TZI的数值范围在1～3之间。

相关研究显示，TZI与体内生育力有关，SDI与体外受精有关，这些指数对评估某些暴露或病理状况也是有用的。

（四）精浆生化检测

人类精液由精子和精浆组成，精子只占约5%，精浆占95%，其中30%来自前列腺，60%来自精囊腺，5%～10%来自附睾及尿道球腺等。精浆起到稀释精子，为精子提供营养，保障精子的存活以及精子的活力的作用。精浆含有丰富的蛋白质，多达2000种以上；精浆中亦含丰富的糖类，以果糖为主。了解精浆的各种组分及其可能的生理意义对评估男性生育力非常重要。

常用的精浆生化指标按照内分泌功能分为：反映附睾分泌功能的精浆总α葡糖苷酶和中性α葡糖苷酶活性；反映精囊腺分泌功能的精浆果糖；反映前列腺分泌功能的精浆酸性磷酸酶、γ-谷氨酰转肽酶（γ-GT）、柠檬酸和锌；反映精浆抗氧化功能的精浆超氧化物歧化酶（SOD）活性和尿酸；反映精子能量代谢的精浆肉碱。

为了保证精浆生化指标能够准确评估男性生育力，用于精浆生化检测的样本必须完全液化，不完全液化的精液样本需预先处理后再离心分离精浆，精液样本常规检测完成后应该在2小时内将精浆和精子分离，离心速度不得低于3000g，离心时间不得低于10 min，分离的精浆记录时间、原始精液量后保存于-20℃待测，忌反复冻融。目前已经有全自动精浆生化检测试剂盒上市，方便了男性实验室临床工作的开展，推荐中性 α-葡糖苷酶、果糖、酸性磷酸酶作为组合比较合理。具体方法本书不再赘述。

1. 精浆中性 α-葡糖苷酶活性检测

精浆中性 α-葡糖苷酶活性检测可以采用 WHO 第五版推荐的手工法，也有全自动检测试剂盒上市，全自动操作更为简单，反应时间明显缩短，节省了试剂用量，降低了人为误差，在提高检测结果准确性和可靠性的同时，大大提高了检测效率，实现了对男性精浆中性 α-葡糖苷酶活性的批量、快速、准确检测。

根据正常生育男性精浆中性 α-葡糖苷酶检测结果，以第 5 百分位数确定正常参考值范围，精浆中性 α-葡糖苷酶参考值下限为每次射精≥20mU/L。精浆中性 α-葡糖苷酶来源于附睾，是附睾的特异性酶和标志性酶，可间接反映附睾的功能变化。在某些异常情况下，如附睾炎、输精管道部分梗塞时，精浆中中性 α-葡糖苷酶活性明显降低；精囊腺缺如或射精管梗阻，精浆中性 α-葡糖苷酶活性可为零或极低。故在鉴别诊断梗阻性、非梗阻性和部分梗阻性无精子症时，精浆中性 α-葡糖苷酶活性有重要的临床价值；而且结合其他精浆生化指标，可用于鉴别大体梗阻部位。

2. 精浆果糖的检测

精浆中果糖来自精囊液，由精囊所分泌，是精子活动主要糖类能源。精子轴丝收缩依赖 ATP 供给能量，在精子线粒体鞘内，果糖在一系列酶作用下，通过无氧酵解或三羧酸循环进一步降解，并释放能量，以供给精子运动。精子运动与果糖酵解呈正相关，果糖的分解率越高，精子的活动力越强，受精力亦越强。精囊炎症或发育不全，均可使精浆果糖含量降低。非阻塞性无精子症患者精浆果糖浓度偏高，而射精管梗阻性无精子症和/或精囊腺缺如患者精浆果糖极低或为 0。研究表明，精浆果糖含量与精子浓度呈明显负相关，精子浓度越高，果糖消耗越快，故精液标本留取后应尽快将精浆与精子分离，否则随着体外放置时间延长，精浆果糖含量亦明显降低。另外，睾酮水平影响精囊腺分泌功能，故雄激素不足可造成精浆果糖含量降低，因此精浆果糖含量亦可间接反映睾丸间质细胞分泌睾酮的能力。

目前，精浆果糖测定的主要方法有气相层析法、吲哚显色法、间苯二酚显色法及己糖激酶法。气相层析法具有准确度高、特异性好、对标本需求量少的特点，但需要用特殊仪器；吲哚显色法及间苯二酚显色法均为手工方法，加样程序多，操作步骤复杂，不但耗时耗力，而且人为误差也比较大，故在临床上的应用大受限制。果糖脱氢酶法可使用全自动生化分析仪，其试剂空白、重复性、线性和准确性均较好，但该方法中的果糖脱氢酶原料很难获得，且该原料的溶液状态在 2~8℃稳定性不好，需要在 -20℃条件保存，且试剂的反复冻融也会影响试剂的有效期。而目前使用的己糖激酶法灵敏度和精密度较高，线性范围宽，准确度高，且校准品有良好的溯源性，定值可靠，适用于各种不同类型的全自动生化分析仪，实现了对男性精浆果糖的批量、快速、准确检测。

根据正常生育男性精浆果糖检测结果，以第 5 百分位数确定正常参考值范围，精浆果糖的正常参考值下限为 13μmol/次。

3. 精浆酸性磷酸酶检测

精浆中酸性磷酸酶几乎全部来自前列腺，是前列腺特征性分泌物，其合成受雄激素调控。它参与精子代谢并有助于精子活力，其在精浆中的含量变化能反映前列腺的分泌功能，并有助于前列腺疾病的诊断。

以往精浆酸性磷酸酶测定的方法均为手工方法，WHO 第五版没有具体叙述酸性磷酸酶具体方法，手工法可以参考 WHO 早期操作手册。近年来，以对硝基酚法为基础的全自动精浆酸性磷酸酶检测方法投入使用，灵敏度和精密度高、线性范围宽、准确度高。所用校准品有良好的溯源性，定值可靠，适用于不同类型的全自动生化分析仪，实现了对男性精浆酸性磷酸酶的批量、快速、准确检测。

根据正常生育男性精浆酸性磷酸酶检测结果，以 95% 置信区间确定正常参考值范围，精浆酸性磷酸酶的正常参考值范围为：152～1665U/ml。

精浆酸性磷酸酶是 WHO 推荐的评价前列腺分泌功能的敏感性指标。前列腺炎患者精浆酸性磷酸酶含量降低，而前列腺增生或前列腺肿瘤患者含量增高。有文献报道，精浆酸性磷酸酶具有免疫抑制作用，是精浆免疫抑制剂的重要组分，含量减少时抑制作用减弱，可有助于抗精子抗体（AsAb）产生，从而使精子活动率、浓度降低和精子顶体膜破损。

（编者：宋春英　李慧赟　王慧芳　郭兴萍）

第三节　精子功能及其他检测

精子功能检测是评估男性生育力的重要内容之一，有些患者需要进行特定的精子功能检测辅助诊断，可反映精子代谢、膜功能、核完整性及成熟度、穿透宫颈黏液和卵子的能力等。这些检测包括精子膜完整性、线粒体膜电位测定、精子 DNA 完整性和精子核成熟度检测、精子宫颈黏液穿透实验、透明带穿透实验、精液氧化应激检测、精子膜糖被检测、乳酸脱氢酶-C4（LDH-C4）活性检测法等，本节将选择最实用的检测技术进行介绍。

一、精子膜完整性分析

精子膜上含有多聚不饱和脂肪酸及多种蛋白成分，精子膜的功能与精子获能、顶体反应及精卵融合密切相关。精子膜功能测定可推测精子受精能力，主要方法有低渗肿胀试验、伊红 Y 染色和荧光分子探针染色等方法，三种方法各有优劣。低渗膨胀试验简单不需要染色，缺点是准确性低，一般用于粗略评价精子质膜完整性，优点是可用于 ICSI 选择精子。伊红 Y 或伊红 Y-苯胺黑染色法不需要荧光显微镜或流式细胞仪，缺点有一定主观性，结果的重复性较差。荧光染色法（Transgreen/PI 染色法）的主要优点是灵敏性较高，染色清晰可辨，准确性高且染色后不影响精子的活力。低渗肿胀和伊红染色请参考本章第二节精子存活率检测。以下简单介绍荧光分子探针染色法。

荧光分子探针染色法，以 Transgreen/PI 复染法为例，PI 是死细胞特异性的荧光探针，当细胞膜完整性受到破坏后，PI 透过质膜与核结合，激发红色荧光。Transgreen 是一种膜通透性的核染料，能够通过任何细胞膜与核结合，激发绿色荧光。完整的细胞膜能够阻止 PI 的进入，仅容 Transgreen 进入，因此质膜完整的精子（活精子）能发出绿色荧光；质膜破损的精子就不能阻止荧光染料 PI 的进入，且 PI 与核的亲和力大于 Transgreen，因此质膜损伤的精子（死精子）被染成红色。

二、精子 DNA 完整性检测

精液常规分析从精子的数量、形态、活力方面检测精卵结合的基础条件，精子 DNA 完整性是检测精子 DNA 的损伤程度，对于评估男性生育能力及预测辅助生殖治疗（ART）结局有不可低估的作用。精子 DNA 损伤是指在精子受各种原因导致 DNA 完整性被破坏而产生断裂的碎片。常用的精子 DNA 完整性检测方法包括精子染色质结构分析试验（SCSA）、末端转移酶介导的 dUTP 末端标记法（TUNEL）、精子染色质扩散试验（SCD）、荧光原位杂交（FISH）、聚合酶链反应（PCR）等，其中以 SCSA 在临床上应用最为广泛，简单介绍如下：

（一）精子染色质结构分析（SCSA）

利用吖啶橙的异染性，与弱酸处理后的变形 DNA 结合。与双链 DNA 结合呈单体形式发出绿色荧光，与单链 DNA 结合呈聚合物形式发出红色荧光，配合专用软件的流式细胞仪，并进行数据处理，快速识别带有不正常染色质结构的精子。SCSA 参数是独立于常规精液参数之外的特殊检验参数，为定量检测，快速简便且标准化，反映不同精子染色质构象结构的异质性，目前已成为检测精子 DNA 完整性的"金标准"。研究表明，精子 DNA 碎片指数与精子浓度、活动率、正常形态精子百分率呈显著负相关。精子 DFI 尤其与精子头部异常显著相关。可见，对于男性不育患者，除了常规精液分析之外，精子 DNA 完整性检测对预测精子质量提供了分子生物学层面的依据。有研究表明，精子 DFI 与体外受精受孕率和胚胎质量呈负相关，检测精子 DNA 完整性可以预测 IVF 的成功率。但也有不一致的报道，Borini 等利用 TUNEL 法检测 IVF 及 ICSI 患者的精子 DNA 损伤，并探讨精子 DNA 损伤与 IVF 及 ICSI 结局的关系，发现 IVF 患者的临床妊娠率与精子 DNA 损伤无显著相关性，而 ICSI 患者的临床妊娠率与精子 DNA 损伤呈显著正相关。所以，目前精子 DNA 完整性对 IVF 技术受孕率的影响尚有争议。

SCSA 的创始人 Evenson 等对于 SCSA 参数用于男性生育力的评估和预测亚临床不育进行了大量研究，并得出评估男性生育潜能的 DFI 阈值：0%～15% 具有高生育潜能，16%～29% 具有中生育潜能，≥30% 具有低生育潜能，80%～90% 无生育能力。DFI＝红色荧光数/（红色荧光数+绿色荧光数）。

（二）精子染色质扩散试验（SCD）

正常精子经酸性变及去除核蛋白后，精子染色质变得松散，DNA 附着在残留的核结构上，经着色处理后会形成特征性光晕，若 DNA 受损后则不会或者形成很小的光晕，根据光晕大小可判断精子 DNA 的受损程度。根据光晕及精子头部横径的比例，分为大、中、小、无光晕 4 个等级，大、中光晕表示精子 DNA 完整无碎片，小、无光晕表示精子 DNA 断裂为碎片。SCD 法基本为手工法，操作步骤多，耗时较长，且难以实现自动化检测。

（三）"彗星"试验

又称单细胞凝胶电泳。当精子 DNA 出现断裂时，超螺旋结构变得松散，负电荷暴露，受损 DNA 片段在电场力的作用下向阳极迁移，从而形成"彗星"样拖尾现象。在较低程度的损伤时，拖尾长度与损伤程度呈线性关系，当超过一定程度后，拖尾长度不随损伤程度的增加而增长，表现为荧光强度增加和拖尾宽度增加。实验结果的判断有两部分内容，一是计数一定量细胞中"彗星细胞"的比例；二是测出彗星细胞的拖尾长度，以评估 DNA 损伤程度。

（四）荧光原位杂交（FISH）

用已知的荧光标记核酸探针与精子染色体进行杂交，在荧光显微镜下观察荧光信号，以检测精子染色体的异常，同时对多条染色体进行非整倍体率的分析。此方法简便，特异度高，但需要荧光显微镜。

（五）聚合酶链式反应（PCR）

近年来多用于线粒体 DNA 突变、缺失、拷贝数改变的检测，并研究其与精子活力低下的关系，多数结果显示精子活力与线粒体 DNA 的缺失呈负相关。PCR 能精细地研究精子 DNA 的完整性，可以判断精子 DNA 有无缺失、点突变等。

总之，这些检测方法之间有较好的相关性，但由于不同方法检测原理和检测目的有所不同，不同方法的可比性相对较差。目前，在精子 DNA 完整性分析中存在的主要问题是：检测方法不统一、DFI 阈值不统一、缺乏标准化的操作方法和质量控制。

三、精子核成熟度检测

细胞核是精子重要的细胞器，包含了父方遗传物质。精子发生过程中，各期生精细胞核内 DNA 的含量发生规律性变化，核蛋白也发生从组蛋白到鱼精蛋白的转化。成熟的精子核内 DNA 与鱼精蛋白紧密结合，高度浓缩，基因的表达被抑制，使遗传物质保持稳定。精子核的成熟度直接影响着精子受精能力和受精后原核的形成及胚胎的着床。精子中有双链 DNA 精子，也有单链 DNA 精子，其中只有双链 DNA 精子才具有受精能力。吖啶橙（AO）可与双链 DNA 结合呈单体形式发出绿色荧光，与单链 DNA 结合呈聚合物形式发出红色或黄色荧光。计数 200 条精子中绿色、红色和黄色精子数，计算有受精能力的绿色精子的百分率，用吖啶橙染色可区别单链或双链 DNA，从而反映精子核 DNA 的成熟度以评估男性的生育力。

评价核成熟度的实验还有精子核染色质抗解聚试验和苯胺蓝染色法检测精子核蛋

白组型转换。精子核染色质抗解聚试验利用 EDTA-SDS 能打开鱼精蛋白分子中的二硫键，使核出现膨胀，计算未膨胀精子比例；苯胺蓝染色法检测，利用鱼精蛋白分子中富含精氨酸和胱氨酸，一般不含赖氨酸，而组蛋白和过渡蛋白中则有众多的赖氨酸。利用苯胺蓝可与富含赖氨酸的蛋白结合，呈蓝色，以此来显示精子核蛋白组型转换，提示精子核成熟度。

正常情况下，双链 DNA 精子百分率>66%；精子核未解聚的精子百分率>70%；苯胺蓝阳性精子百分率≤30%。精子核 DNA 荧光染色、精子核染色质抗解聚试验以及苯胺蓝染色法检测精子核蛋白组型转换三者均可反映精子核的成熟度，可以根据实验条件选择临床应用。

四、精子-宫颈黏液相互作用试验

精子穿透宫颈黏液是一个复杂的化学及物理过程。首先，精浆中包含多种酶，比如纤溶酶、蛋白酶等，通过化学分解降低宫颈黏液的黏稠度以便精子通过。其次，精子通过自身运动，主要依靠鞭毛摆动，快速穿过宫颈黏液。检测精子这一功能最理想的方法就是宫颈黏液穿透实验，该实验分为体外试验和体内试验两种。体内试验即性交后试验（PCT），体外试验主要包括玻片试验和毛细管穿透试验。通常，当 PCT 结果为异常时才进行体外试验，并且使用供者的精液和供者的宫颈黏液进行交叉试验可以提供更多的信息。

（一）体内试验：性交后试验

本试验主要用于了解性交后，宫颈黏液中的活精子的数量及性交后精子在女性体内存活和运动情况。正常情况下，射精后数秒精子即可穿入宫颈黏液，一部分精子贮存在宫颈腺上皮的隐窝内，逐渐游出。精子在宫颈黏液中的运动及其存活时间受许多因素影响。如存在抗精子抗体，或精子表面结合有抗精子抗体，精子将失去其运动能力，出现凝集及摇摆现象。

采集性交后（9～14 小时）女性配偶的宫颈黏液，测定其中活动精子数目以及宫颈黏液中精子的存活状态来判断精子的穿透能力。试验的时间选择尽可能靠近排卵期。注意避免性交前冲洗阴道。若宫颈黏液中没有精子，则试验为阴性，需排除其他因素或重复试验；若存在快速前向运动精子，则认为该精子具有运动及穿透能力，临床多用此法。

根据镜检的时间不同，可将 PCT 分为标准试验、延迟试验和早期试验。标准试验通常在性交后 6～10 小时进行，而延迟及早期试验分别在性交后 18～24 小时及 2～3 小时进行。标准试验异常，应进行早期试验，以检查精子的穿透力。相反，当延迟试验时 PCT 仍正常，则可排除宫颈因素。

性交后试验中，标准试验时，宫颈口及宫颈管黏液中每高倍视野有 10 个以上快速向前直线运动的精子，则表示正常；延迟试验时，宫颈口黏液中活动精子数有所减少，但宫颈管内黏液中活动精子数不应少于 5 个/HP。正常生育男性的毛细管穿透试验和玻片试验的评分结果均应为优或良。

(二) 体外试验:毛细管穿透试验

由于人宫颈黏液来源困难,且难以保证黏液特性的一致性,若无法找到合适的供者宫颈黏液,可以采用牛宫颈黏液替代,常用的替代品还有含人血清精子营养液、含牛血清白蛋白的精子营养液、新鲜鸡蛋清、精浆等。

改良毛细管穿透试验是测试毛细管内精子穿透宫颈黏液柱的能力。通常在性交后试验结果为阴性后进行,并使用正常精液和供者宫颈黏液作为对照,进行交叉试验。由于使用供者的宫颈黏液或宫颈黏液代用品,精子在黏液内的穿行距离及黏液内活动精子数,完全取决于精子本身的运动功能。据此可以检测精子穿透宫颈黏液的能力。

毛细管穿透试验操作简便,实验条件容易控制,影响因素少,特别是可以使用供者的宫颈黏液或宫颈黏液代用品,可方便地同时检测一批标本。该试验还可以用来鉴定导致性交后试验(PCT)异常的因素是在男方还是在女方,有很大的临床实用价值。

五、精子穿卵试验

精子穿卵试验是精子穿透去透明带金黄仓鼠卵试验(sperm penetration of zona-free hamster egg assay,SPA)的简称,首先由 Yanagamashi 等于1976年报道,是测定精子获能、顶体反应、精子卵膜融合能力以及精子核解聚能力的经典方法。但由于实验条件要求很高,操作步骤多,有一定的技术难度,国内普通门诊开展较少。

SPA与PCT及体外精子-宫颈黏液穿透试验有良好的相关性。使用该方法来评价精子获能、顶体反应及受精能力,敏感性较高,但特异性相对较弱。正常生育男性SPA时卵子受精率≥10%为正常(SPA阳性),<10%为异常(SPA阴性)。SPA是测定精子获能、顶体反应、精子卵膜融合能力以及精子核解聚能力的经典方法,是对精子受精能力的综合反映,对不育症诊断较精液常规分析更有价值。虽然生育男性精子穿透率也可能低下,但不育男性精子穿透率很少正常。

(编者:李慧赟 郭兴萍 宋春英)

第四节 抑制素B在男性生育力评估中的价值

一、抑制素B简介

抑制素B(Inhibin B,INH B)与男性生殖能力密切相关,主要由睾丸支持细胞(Sertoli cells)分泌产生,是反映睾丸生精功能的指标之一。Robertson首次从牛的卵泡液中分离出抑制素,后来又将猪、羊和人的卵泡液中的抑制素纯化。抑制素属于二聚体糖蛋白,属于B转化生长因子超家族成员,是由α亚基与一个β亚基经过二硫键所组成的糖蛋白。β亚基分为βA亚基和βB亚基,抑制素A为βA与α亚基的二聚体。抑制素B为βB与α亚基的二聚体,抑制素A在男性血液循环中浓度很低(<2pg/ml)

不易被检测，且无生物学活性，而抑制素 B 是血液循环中主要有生物学活性的标志物。

二、抑制素 B 与男性生育力评估

对于男性生育方面的评估比较传统的做法有：精液常规分析、精子功能测定、睾丸活检、睾丸体积测定及激素测定等。近年来很多研究认为抑制素 B 更能直接反映睾丸的生精作用，可作为临床评价男性生育力的重要指标。

研究显示，在输精管切除术后的男性精浆、睾丸切除男性或先天性无睾丸者血清中都检测不到抑制素 B，提示男性抑制素 B 来源于睾丸；并且男性精浆中的抑制素 B 水平和精子浓度有显著相关性（$r=0.46$，$P<0.001$），提示抑制素 B 可以在男性精子发生方面的预测作用。Yahi 等认为抑制素 B 和 FSH 之间呈显著负相关（$P<0.001$，$r=-0.781$），和精子数量以及睾丸体积呈显著正相关（$P<0.005$，$r=0.851$；$P<0.001$，$r=0.466$）。Jensen 等对丹麦 25～35 岁 430 例健康男性的研究结果也显示，在所有男性中，抑制素 B 和 FSH 之间呈明显的负相关（$r=-0.61$，$P<0.001$），抑制素 B 和精子浓度有很好的正相关性（$r=0.38$，$P<0.001$）。然而男性精浆中的抑制素 B 水平与精子活动率及精子形态之间缺乏关联。研究认为，FSH 会受下丘脑及其他甾体激素的影响，而抑制素 B 将是更直接的评价睾丸生精功能指标，抑制素 B 的检测有可能成为一种有价值的和非创伤性的评价性腺功能低下的方法。

然而由于精浆中的抑制素 B 水平变化范围太宽而使其临床应用受限。为了进一步了解抑制素 B 与精子发生的关系，更好地为临床应用服务，科研工作者进行了不断的探索，Andersson 认为，抑制素 B 可反映睾丸对下丘脑-垂体-性腺轴活动的反应，在儿童，抑制素是睾丸支持细胞存在和有功能的直接标志；在成人，抑制素 B 水平和精子发生紧密相关，抑制素 B 的检测为男性不育提供有价值的线索。另有学者对 18 例 20～30 岁健康供精者、32 例 25～50 岁健康男性和 30 例不育男性进行抑制素 B 的检测发现：年轻供精者抑制素 B 平均值为 178.12pg/ml，正常男性为 135.6pg/ml，不育男性为 66.02pg/ml，正常男性抑制素 B 值明显高于不育男性。胡毓安等通过实验对生育男性和不育男性的血清和精浆中抑制素 B 水平进行了研究，结果显示血浆和精浆中的抑制素 B 能很好地反映睾丸生精功能。Pierik 等对以下不同情况男性血中抑制素 B 进行检测，结果：正常男性抑制素 B 平均值为 181.9pg/ml，梗阻性无精子症者为 224pg/ml，中度精子减少者为 166.1pg/ml，重度精子减少者为 128.4pg/ml，无精子症者为 52.0pg/ml，Klinfelter 综合征者为 7.3pg/ml，既往有隐睾史者为 118.1pg/ml。Pierik 等研究显示，有精子发生障碍者抑制素 B 水平低于正常男性，精子发生障碍程度越重，抑制素 B 值降低越明显，而无精子发生障碍和梗阻性无精子症者血中抑制素 B 值高于其他组。Pierik 还指出应用睾丸活检评分（Johnsen 评分）评价 FSH、抑制素 B 对精子发生正常或障碍的准确性，Johnsen 评分≥8 分提示精子发生正常，<8 分提示精子发生障碍，认为抑制素 B 的相关系数较 FSH 的相关系数有统计学意义。尽管 FSH 对于了解睾丸组织结构特征及精子发生是有价值的指标，但其准确性有很大限制，如在许多精子发生障碍患者以及唯支持细胞综合征患者，FSH 水平可不发生变化。Barbotin 等对 818 例患者

精液资料的前瞻性研究认为，抑制素 B 的水平与总精子数呈正相关，与 FSH 呈负相关，与前向运动精子、正常形态精子呈正相关并有统计学意义，而在精液质量正常组无显著差异。

有研究认为，精索静脉曲张影响了抑制素 B 分泌，也导致了生精功能的降低，精索静脉曲张组血清抑制素 B 水平降低并随精索静脉曲张程度的加重而下降得越显著。精索静脉曲张患者术后血清抑制素 B 水平明显高于术前，改善的原因可能是手术结扎了曲张的精索静脉，解除了血液反流及睾丸缺血所造成的组织缺氧等因素，从而使已受损的睾丸支持细胞、间质细胞及生殖细胞的功能有所恢复，抑制素 B 可以反映支持细胞的功能状态，支持细胞功能恢复后，已降低的抑制素 B 水平会得到升高。

近年来多项研究提示，血清抑制素 B 水平可为判断无精症患者有无梗阻情况提供重要的参考。有学者认为，抑制素 B 水平较高的非梗阻性无精症患者更容易成功取得精子。但研究也表明，血清抑制素 B 水平并不能作为非梗阻性无精症患者成功取得精子及指导睾丸活检病理学检查的最佳指标。邓永键等联合检测无精症育龄期男性 FSH 和抑制素 B 水平，同时进行睾丸活检病理学检查，综合分析 FSH、INH-B 血清学水平与生精功能状态的相关性，以评估其在睾丸生精功能评价中的诊断价值。结果显示，FSH 和 INH-B 水平不能有效区分睾丸生精功能状态，但能有效确定唯支持细胞综合征，其他类型的生精功能异常仍需依赖活检病理组织学检查。

由于男性精子发生的复杂调节，导致对男性生育力评估的复杂性。传统的生精功能评估方法有其局限性，而抑制素 B 作为生精功能的一种更直接更敏感的评估方法显示了其价值，然其临床的广泛应用尚待更深入的研究。

（编者：宋春英　郭兴萍　李慧赟）

第三十三章 男性生育力保护与保存

第一节 男性生育力保护现状与社会发展

一、生育力的现状

当今社会的生育问题日益增多,生育力整体呈下降趋势。男女不孕不育症发病率已经升高到了前所未有的地步,发病率在发达国家为8%～10%,发展中国家为10%～15%,局部地区高达30%;在我国不孕不育发生率8%～15%,其中,女方因素不孕约占40%,男方因素不育约占40%,男女双方因素不孕约占10%,不明原因不孕约占10%,已经成为一种现代病。同时,生殖健康的概念逐渐为人们所熟识,生育力保护也得到广泛的关注。潜在的生育力保护对象不仅包括病患人群,也包括一些健康人群。

精子质量不仅与年龄相关,而且也与性功能密切相关,男性生育力下降状态较女性出现晚,约从40岁左右开始下降,但大多数人50岁以后仍然有生育力。但是,男方年龄增加也会使女方流产率增加。与女性相比,年龄对男性整个生育活动的影响程度相对较轻。

当今社会特有的人为和环境因素,对男性生育力的总体状态产生了更为直接和深远的影响。不良因素无处不在,影响着精子质量和性功能。首先,不良的生活方式,如抽烟、喝酒、熬夜、电脑辐射等,对男性精子质量的影响迅速而显著。紧身衣裤致局部血流不通畅,影响睾丸生精功能。其次,男性的病理状态也可引起不育,如先天发育异常、性功能障碍、遗传因素以及一些全身性疾病。再次,精神因素的作用越来越突出,如持续高度紧张或精神压力大,会压抑男性的性欲而影响生育。环境因素同样影响着男性生育力,与男性生育力的总体状态相关。

二、生育力保护与保存现状

虽然影响生殖力的因素复杂,种类繁多,但有一些生殖健康问题是可以预防和避免的。保护生育力首先要做好预防,一旦出现生育问题,则要积极接受生殖相关的检查和治疗。目前城市人群工作压力大,对人体的生殖内分泌产生影响,一般人群的生殖健康意识相对薄弱,尤其是尚无生育计划的人们,忽视了环境对其生殖内分泌的潜在不良影响,待计划生育的时候,生育力已经受到了不可逆的损害,甚至不孕不育。因此,需要广泛宣传生殖健康知识,提高保护生育力的意识。

保护生育力一要做到强身健体，养成良好的生活工作习惯，生活中戒烟、戒酒、忌熬夜，合理饮食，工作中缓解精神压力，如果经常接触一些有毒或者放射性物质，要严格防护。二要洁身自爱，养成良好的卫生习惯，按时接种一些必要的疫苗来预防危害生育能力的传染性疾病。虽然我国已经取消婚前体检，但是在思想上必须重视婚前体检，早期发现异常，可以避免婚后痛苦。三是要正确采取避孕措施，避免反复流产，选择合适的生育时机。

不孕不育人群和特殊人群如癌症患者、特殊职业人员，应及时向医疗单位寻求医疗咨询服务，采用生育力保护和保存技术，制订个性化的生育力保存方案。目前应用和研究的生育力保存方法有如下几种：

（一）精液冻存

目前我国已经建立起多家"精子库"，覆盖全国 21 个省份，可为青春期后男性冷冻保存精液，为男性建立"生殖保险"。

（二）睾丸组织冷冻

对于某些无精症患者，虽然精液中没有精子，但睾丸附睾组织中可能会存在成熟的精子，可以通过冷冻睾丸或附睾组织来保存生育力。癌症患者放化疗之前也可以冷冻保存组织，复苏后获得精子，为不育患者提供了新的治疗途径。

对于不适宜精子冷冻的癌症、无精症及隐睾等患者，可通过冻存不成熟及成熟的睾丸组织保存其生育力，包括胎儿睾丸组织冷冻、青春期前睾丸组织冷冻和成人睾丸组织冷冻，结合睾丸组织培养来促进精子发生，以期获得接近成熟或成熟精子，通过辅助生殖技术获得后代。

（三）生殖干细胞研究

精原干细胞体外分化研究已取得实质性进展，利用小鼠的不成熟生殖细胞或生殖干细胞可以产生圆形精子细胞，为通过显微注射技术治疗男性不育提供可能性。因此，将来研究需继续完善现有培养技术，提高培养效率，可为治疗男性不育开创新途径。

（四）胚胎干细胞研究

小鼠实验已经证实胚胎干细胞可在体外诱导分化为卵母细胞和成熟精子，而人胚胎干细胞体外诱导分化为生殖细胞的过程更为复杂和微妙，尚未建立稳定的培养体系。从人胚胎干细胞获得具有功能的精子或卵母细胞，可为女性或男性不育提供新的治疗方法，为人类生殖细胞的研究提供新的方法。

三、生育力保存的生物安全性

生育力保存多采用超低温冷冻保存技术，样品在降温和复苏过程中需要借助冷冻保护剂保护细胞的安全。已知冷冻保护剂毒性、体外操作的过多均会对卵母细胞、精子、胚胎和卵巢或睾丸组织产生化学毒副作用和物理损伤，这些短时效应在分子生物学水平影响细胞的结构和功能，可能导致遗传物质和表观遗传修饰的异常。此外，深低温保存的长期效应，包括硬件设施储存时间、运营管理等因素是否影响生育力保存效果，目前的研究尚无定论。生育力保存技术的生物安全性不止局限于活婴分娩率，还包括出生后婴儿及后代的发育成长和遗传学特征。目前，远期研究还不充分，在临床进行生育力保存的同时，仍需要大量基础研究及临床随访数据论证其长期安全性，以指导和规范生育力保存技术的实施。

目前，患者及家属对保存生殖能力的研究知之甚少，甚至癌症专科医生也缺乏此方面的知识，患者想了解保存生殖能力的治疗措施，需要相关指导，但获取此方面知识的途径非常有限。癌症专科医生和生殖专科医生应该把生育力保存咨询和治疗纳入患者的诊疗计划，协助患者做好生育力保存计划，这就要求医生不仅掌握生育力保存相关知识，还要了解宗教法律等伦理相关知识，以进行正确有效的指导。癌症治疗目标，将不止局限于挽回患者的生命，还要改善患者愈后生命质量，建立和谐家庭，构建和谐社会。

综上所述，生理性、医源性和社会性因素导致女性和男性生殖能力的整体下降，各种保存女性或男性生育力的技术利弊并存。人类在改进生育力保存技术方法，提高临床成功率的同时，必须重视各种技术的长期安全性研究。此外，通过普及生育力保存知识，提高非生殖专科医生、患者和家属的保存生殖能力的意识，并开展医疗咨询，将有助于指导和规范生育力保存有效安全地实施。

四、生育力保护与社会发展

男性和女性双方建立家庭，构成人类社会的基本单位。从生理学角度讲，生殖是生命的基本功能活动之一。从社会学角度讲，生殖是家庭的基本功能活动之一。由于人本身具有自然属性和社会属性的双重性，生殖这一人类活动也必然具有自然性和社会性的双重特性。从自然属性来讲，生殖使人类种族延续，继续维持物种优势，有助于人类社会持续发展。从社会属性来讲，生殖给家庭带来和谐，给社会带来和谐，有助于人类社会稳定发展。

生殖是男女双方共同参与的过程，任何一方或双方的生殖健康缺陷均可导致生育力下降，甚至不孕不育。由于受到地方风俗以及家庭伦理等各方面的社会压力，不孕不育患者心理和精神受到严重的创伤，在现实生活中备受煎熬，甚至面临家庭破裂、危及生命安全的风险。在文化教育水平落后的地方，人们常把不孕不育的原因一概归咎于女方，而没有认识到男性生殖的重要性，这是有悖于科学、有悖于人类文明。无论是在家庭中还是在社会上，男女双方均是同等重要的成员。当然，从医学角度来讲，女性在生育中所承担的角色比男性更多样，这就使得女性在维持家庭幸福、美满方面的作用显得更为突出。然而，随着人类文明的进步，女性社会地位逐渐提高，社会责任越来越多，颠覆了女性以往"相夫教子"的传统形象，打破了"男耕女织"的生活模式，使得女性有更多的精力投入到社会工作中，女性健康则家庭稳定、社会稳定。

目前，女性生殖健康、生育力保护和保存已成为生命科学关注的一个重要话题。同时，男性生殖问题也越来越突出，男性不育症患者不断增加，男性生育力保护和保存，成为生命科学关注的另一个重要话题。通过生殖健康教育普及不孕不育知识，通过发展生育力保护技术和辅助生殖技术，人们保护自身生育力的途径逐渐增多，受保护的人群不断扩大。尤其通过对不孕不育高危人群实施生育力保护，提高了生育概率。对于生育年龄推迟引起卵母细胞和精子质量下降的人群，可以借助现有的生育力保存技术，在年轻的时候提前把卵母细胞和精子冻存起来，建立"生殖保险"，从而使双方可以全身心地投入工作，待有生育计划时可以使用冻存的卵母细胞和精子来生育。如此一来，既不耽误事业的发展，又不影响家庭的和谐。对于癌症患者，可借助辅助生育技术获得愈后生育力，提高生活质量和幸福指数，更加积极乐观地融入生活中，在家庭和社会上传播积极情绪，减少社会的不良情绪和不安定因素，有助于提高家庭和社会和谐程度。从这个意义上来说，辅助生殖技术平衡了人口的架构。现代城市人群生育力低下，而经济条件、教育条件良好，社会资源丰富，辅助生育技术帮助这些唯独缺少孩子的人群有了孩子，那么孩子就可以在良好的环境里成长，有助于人口素质的提高。辅助生殖技术可以解决意外失去孩子的家庭的再生育问题，如汶川地震后许多家庭失去了孩子，也失去了自然生育的能力，这时辅助生育技术就可以帮助这些人群生育，帮助他们灾后重建幸福家园，促进家庭和社会的稳定。

生殖活动与社会发展息息相关，二者相互依赖，相互影响。社会的发展提高了人类生活质量，同时也对人类生活产生负面影响。而社会的发展，科学的进步，又不断开发出新的辅助生育技术。保护生育力，提高生育力，在一定程度上弥补了人类生殖缺陷问题。若人类生育力下降的问题得不到解决，则人类物种繁衍受到削弱，不利于人类的延续，不利于社会的持续发展。同时，人类生育力下降，会导致家庭不和睦、社会不和谐，不利于社会的稳定发展。人类应该有意识地、自觉地、科学地维持生殖健康，掌控自己的生育行为，优生优育，使得自身能够更健康地发展。而社会的发展也要兼顾人类健康，保持生态平衡，改善人类的生存环境，引导健康的生活方式，保护人类生殖健康，提高生育力，与人类生殖形成良性循环。

（编者：王静　郭兴萍　宋春英）

第二节　男性生育力保护

一、男性生育力保护的定义

男性生育力保护是指用手术、药物或辅助生殖技术等对存在不育或不育风险的成年男性、青春期男性和儿童提供帮助，保护其生殖内分泌功能，并获得遗传学后代。随着全球生育力下降和生育年龄后延问题的凸显，"生育力保护"已经成为世界范围内生殖医学专家研究的热点问题。生育力保护对象不仅包括病患人群，也包括了有生育需求的健康人群。虽然影响生殖健康的因素复杂，种类繁多，但有一些生殖健康问题是可以预防和避免的。保护生育力首先要做好预防,维护生殖健康,一旦出现生育问题,要积极接受生殖相关的检查和治疗。男性生育力下降,除了医源性因素,如肿瘤的放化疗治疗导致生精干细胞的丢失外,还有一些流行病学和病理生理学的原因,如染色体 Y 微缺、克氏症和隐匿性无精子症等,如何保护这些病人的生育力,是我们面临的巨大挑战。因此,生育力保护已经不只是一个医学问题,更是一个全球关注的社会问题。

二、男性生育力保护的措施

早期预防。预防生育力下降是生育力保护的首要措施,预防措施包括强身健体、养成良好的生活、工作习惯,戒烟、戒酒,忌熬夜,合理饮食,放松心情,避免经常接触有毒、有害物质,洁身自爱,避免感染性传播疾病和反复流产,选择合适的生育时机。因此,利用媒体和健康教育广泛宣传生殖健康的重要性,纠正不良的生活方式,避免不良的生育行为是预防的关键。

手术和药物治疗。对有生育需求的病患人群采取保护生育力的手术和药物治疗是生育力保护的重要措施。随着新型化疗药的出现,放化疗方案的改进及癌症早期诊断率的提高,儿童及年轻患者的生存率大幅提高,使大部分青春期和育龄期的癌症患者有望生育。因此,如何保护和保存这部分患者的生育力,选择合适的个体化治疗方案则是目前面临的重要课题。

人类辅助生殖技术。生育力保护的很重要措施就是利用 ART 进行生育力保存。随着 ART 的出现和发展,传统的生育力概念受到挑战,使原本属于一种完全天然行为的生育过程,可以被人为干预和调整,卵母细胞发育、精子发育、受精及早期胚胎发育等过程可以脱离人体内环境和性交行为而实现,在受孕时间和空间范围有了一定的可变性和灵活性。也就是说,ART 的发展为生育力的保存(如配子冷冻、胚胎冷冻、卵巢组织冷冻)提供了技术支持。对一些要求推迟生育的健康人群、不孕症患者、卵巢及生精功能下降风险的人群及癌症等因疾病需要推迟生育的人群均是一种较好的"生殖保险"方法,对于男性,精液标本的保存目前是男性生育力保护的主要途径。精液标本冷冻保存始于 1953 年,至今已有几十年的历史,技术已经非常成熟。国际指南建议,精液标本冻存应该在放化疗之前进行。如果是在放化疗之后冻存精液,患者本人应该知情放化疗对精子基因损伤的潜在风险。对于不能射精的男性或青春期前的男性,可行睾丸穿刺取精后冷冻保存。睾丸组织、生精干细胞的冷冻、体外培养和移植是一系列新生的技术,已经在啮齿类动物和灵长类动物中试验成功,但在人类生育力保护中应用的可行性和安全性有待深入研究。

三、男性癌症患者的生育力保护

随着现代医学诊疗技术的提高,在癌症的治疗中,患者的生存率越来越高,对生育能力的要求越来越高,但癌症治疗过程中化疗和放疗常常会导致男性生育力下降。一旦患者诊断患者淋巴瘤、神经外胚瘤、尤文肉瘤、白血病和卵巢癌,在其进行生育力保存之前,需要肿瘤医生和生殖医生共同对其放化疗进行生育风险评估。生育力保护方法的选择是由患者的年龄、癌症的类型、治疗的方法(特别是放疗部位、化疗药物种类和疗程)、是否有配偶还是需要使用精子库里的供精而决定的。在放疗和化疗前,提前给予患者促性腺激素释放激素激动剂或拮抗剂治疗,曾用于保护男性生育力,减少生殖细胞的损伤和丢失,但美国临床肿瘤学会已经不推荐这种方法的使用。比如白血病、霍奇金淋巴瘤和睾丸癌等患者,面临的主要是生殖细胞的丢失,因为精子的形成对于放疗和化疗非常敏感。因此,对于这部分病人,尽量选择对精子发生影响较低的治疗方法,从而避免生殖细胞的损伤。精子冷冻和保存是男性生育力保护的主要策略。对于男性生育力的保护,首先是预防生精细胞的损伤和减少。

(编者:宋春英 郭兴萍)

第三节 男性生育力保存

男性生育力的保存可以称之为"自精保存",在我国,自精保存是人类精子库的业务工作之一,是男性将自身的精液取出体外,经过处理后冷冻保存在人类精子库,以备将来生育使用。随着低温冷冻技术的发展,男性生育保存已经不局限于精液中精子的保存,很多人类精子库开展微量精子的冷冻,精子的来源可以是逆行射精尿液中分离的精子、睾丸活检或附睾穿刺收集到的精子,甚至可以保存睾丸组织以备将来生育。

一、精子的冷冻保存

由于精子只有很少的细胞质,含水量较其他细胞少,所以在冷冻过程中,可以发生足够的脱水,不易形成过多的冰晶。理论上精子是一种较容易冷冻的细胞,但实际上,找到合适的降温速率是困难的。合适的精子冷冻保护剂需具备两个条件,一是没有或极低的细胞毒性,二是具有高度水溶性,以达到减少冰晶形成和减缓冷冻过程中渗透压的升高,保护细胞膜和胞内细胞器安全通过降温过程。

冷冻保护剂分为两类,一类是渗透性保护剂,另一类是非渗透性保护剂,两者的区别为是否可以自由渗入和渗出细胞膜。渗透性保护剂,也叫胞内保护剂,在冷冻前进入细胞内部,提高胞内渗透压,降低胞内外的渗透压差,降温过程中形成冰晶时,可减轻细胞皱缩的程度和速率,常见的有丙二醇、丙三醇、甲醇、乙二醇、二甲基亚砜、葡萄糖等。丙三醇是冷冻人类精子中最常用到的保护剂,实验证明,甘油在慢速冷冻过程中能很好地发挥作用。在精液冷冻中,甘油的最适终浓度为7%～10%,推荐7.5%。非渗透性保护剂,也叫作胞外保护剂,比如蔗糖、海藻糖、果糖、卵黄等,它们不能进入细胞,通过调节细胞外液的渗透压发挥作用,同时起到稳定细胞膜、降低过氧化状态等作用。

冷冻保护剂可以有多种配比与选择,比较常用的为甘油-蛋黄-枸橼酸钠复合剂(GYEC)和改良的保护剂(TGG),以及各实验室在此基础上改良的各种配比保护剂。

按照精子的数量多少，可以分为正常参数精液的冷冻保存和微量精子冷冻保存。正常参数精液的冷冻保存可以参照本书人类精子库技术部分，本节不再累述。对于精液数量比较少，活力比较低的精子、精液离心沉淀中收集到的极少数精子、睾丸活检收集到的精子、附睾穿刺术后收集到的精子、ICSI后剩余到的精子等标本，可以采用微量精子冷冻技术进行保存。

在辅助生殖领域，精子的冷冻保存一直是人们研究的热点问题。随着各种外科取精方法的出现，结合单精子显微注射技术，那些来自无精子症患者睾丸中的精子也可以在体外使卵子成功受精。为了避免反复外科取精术对男性睾丸或附睾所造成的损伤，进而引起继发性的睾丸功能下降，同时也为了预防在取卵当天睾丸取精失败而不得不放弃该试管婴儿周期的发生，越来越多的学者开始关注和研究单个精子或极少量精子的冷冻保存。

对于极少量精子进行冷冻保存，常规慢速冷冻法往往不能达到满意的效果。随着对玻璃化冷冻原理认识的不断加深，发现在提高降温速率的条件下，可以实现精子形成玻璃化而无需冷冻保护剂，这种无冰晶形成的冷冻即为细胞的玻璃化冷冻。也有学者对慢速降温程序进行优化，亦可达到优秀的复苏效果。微型载体的应用为睾丸单个精子或极少量精子的冷冻保存带来了希望。有很多学者采用透明带、麦管、超细麦管、ICSI针等多种微载体，就是为了降低单位冷冻体积，在降温过程中，加快降温速率以减少降温过程中对精子的损伤，以提高复苏后的精子回收率和精子活动率，更好地服务人类辅助生殖技术。

根据前人的研究结果，快速玻璃化冷冻对单个精子的损伤较小。在冷冻时，损伤精子的主要因素是细胞内冰晶的形成和溶液效应。当降温速度超过了精子膜的渗透能力，精子内水分来不及外移时，精子内冰晶就会形成；溶液效应是由于精子内外冰晶形成，引起精子膜变性，通透性改变，而造成的渗透性损伤。在精子的玻璃化冷冻时，极高的冻融速度使得精子内外液之间几乎同步地由液态转为玻璃态（冷冻时），或由玻璃态转液态（解冻时）并无细胞内外液间的交换，故精子内外不会有冰晶的形成，从而避免了精子内产生冰晶对精子的机械性损伤。

（一）微量精子冷冻法

1. 适用范围：①手淫留取精液样本，精子浓度$<2\times10^6$/ml，活动精子>10/LPF。②睾丸组织及附睾活检获取的精子标本。③逆行射精或电刺激的精液样本。④ICSI后剩余标本。

2. 冷冻方法：使用微量精子与冷冻保护剂按照1:1-1:3的比例混合均匀。按照载体要求装入麦管或微量载体管。贴上标签，以液氮熏蒸，30 min后转入液氮（亦可按照玻璃化冷冻方法冷冻）。留一小部分样品分别存放用以复苏。

3. 复苏方法：常规精液复苏放入37℃培养箱5～10min可以获得较好复苏效果，亦有商品化的用于微量精子冷冻的超细麦管复苏液，按照复苏液说明复苏即可。复苏样本混匀，避免产生气泡，37℃培养箱备显微受精时使用。

（二）单精子冷冻

包括上海第一人民医院和上海九院等科研团队等对极微量的精子实施单精子冷冻，已经有报道，下面介绍他们的冷冻方法。

1. 适用范围

①手淫留取精液样本，精子全量活动精子<10/LPF。②睾丸组织及附睾活检获取的精子标本，偶见活动精子。

2. 冷冻方法

冷冻样本先梯度洗涤后，将沉淀部分调整体积至约 50μl，加入约 1 倍体积的稀少精子体外培养基（含 5% HSA）混匀后孵育。准备一个 1006 皿（ICSI 专用皿），将加样器调至所需要加样量的刻度，在 1006 培养皿内做 3 个含 5% HSAmHTF 的条状液滴，将处理后的精子标本加入上述平衡液（mHTF）的液滴内。打开旋转盖按钮，取出一个超薄冷冻载片，在超薄冷冻载片上标示的小圆环内加入 2μl 的冷冻保护液的微滴，然后将其放入已含精子样本的培养皿中，覆盖矿物油。将培养皿转入倒置显微镜下，利用显微操作系统抓取精子，将获得的精子（不超过 5 条/每滴）一条条放至超薄冷冻载片上冷冻液的微滴内。用小镊子夹住超薄冷冻载片上的把柄取出超薄冷冻载片，用吸水纸将矿物油尽量吸干。冷冻片装入旋转盖内的卡口处，按上按钮，旋紧冷冻管盖，固定在铝架上，置于液氮面上方 5cm 的液氮蒸汽中 5～10 min，转入液氮内长期保存。

3. 复苏方法

将冷冻复苏液和所需试剂提前拿出冰箱，置室温下预温；取出一个 1006 皿，将复苏液 20μl 在培养皿底做成条状，覆盖上矿物油，置 37℃、CO_2 培养箱内平衡 30 min。将冷冻支架自液氮罐取出后，将支架上的冷冻管取出，擦去外套管上的霜痕，打开旋盖上的按钮，将超薄冷冻载片从冷冻管卡口内取出，迅速插入预先准备好的显微操作皿内（覆盖有 37℃ 矿物油）。在倒置显微镜下，利用显微操作针抓取复苏后的精子直接用于卵胞质内单精子注射。

二、睾丸及附睾组织冷冻保存

物理、化学毒性、疾病或遗传倾向导致的生殖细胞损害可以发生在任何年龄。尽管精子冷冻保存已经成为保留男性生育力的首要解决方法，但仍不能帮助青春期前的男孩。然而，这些男孩确实已经具有了精原干细胞（SSCs），在青春期启动之后可以产生精子，这保证了他们通过睾丸组织（TT）冷冻保存可以保留生育力。近年来，在世界范围内，儿童恶性肿瘤的发病率逐年上升，已经取代感染和先天畸形，成为威胁儿童健康的首要因素。其中儿童血液系统肿瘤（白血病和淋巴瘤）的发病率占到小儿恶性肿瘤发病率的 20% 以上。由于大剂量放化疗和骨髓移植等治疗手段的应用，儿童血液系统肿瘤患者的生存率有了较大的提高。但是这些治疗手段在杀死肿瘤细胞的同时，也会导致小儿生殖细胞（精原干细胞）的损害和凋亡。精原干细胞是存在于睾丸生精小管，不断增殖和分化以产生精子的一类干细胞。在进行放化疗之前对精原干细胞进行冻存，并在患儿治愈成年后移植入睾丸，重新建立精子发生过程，从而保留患者的生育功能。但众所周知，在血液系统肿瘤患者中，有很大一部分患者同时存在肿瘤细胞在睾丸的浸润，而现有的细胞分离方法尚无法完全去除这些肿瘤细胞，因此移植肿瘤患儿精原干细胞，可能存在将肿瘤细胞再次引入患儿体内，导致肿瘤再发的风险。如何减少甚至消除这一风险，将成为精原干细胞冻存/移植技术是否能用于临床的瓶颈问题。

来自日本横滨市立大学的一项研究为这一问题带来了新的解决方案。OGAWA教授领导的研究小组用小鼠作为研究对象，对新生小鼠的睾丸组织采用缓慢冷冻和玻璃化冷冻两种方案进行冻存；7～8天后将解冻的组织在琼脂胶培养基中进行培养，并获得精子/精子细胞。使用这些培养获得的精子/精子细胞进行体外授精，产生了健康的子代小鼠。

目前冷冻保存睾丸组织可以作为保护男性生育能力的一种方法，在动物实验上已有报道冷冻保存睾丸组织可以保存繁育能力。精子发生是一个复杂的细胞增殖过程，主要涉及生殖细胞的增殖和分化，包括细胞的减数分裂和精子形成。精子发生整个过程在小鼠和人体分别需要35和76天，同时需要睾丸的体细胞和支持细胞提供一个微环境。精子体外培养的研究可追溯至一个世纪前的器官培养实验。1937年有报道，把新生小鼠的睾丸组织放在凝块里培养，能使精子发生进行到减数分裂的粗线期。20世纪60年代，器官培养法已经有了大的改善，各种方法也被广泛地验证，但是将精子培养到粗线期以后似乎仍然是不可能的。此后拥有新概念、新设备应用细胞培养方法取代了器官培养方法，其中包括永生化细胞系，用滋养层细胞作为伺细胞的培养产物。尽管有这些努力，进展却一直受限，体外培养生殖干细胞仍然不能形成单倍体精子。Sato等人2011年的研究表明，体外培养新生小鼠的睾丸组织能产生有功能性的精子。Yokonishi等2014年的研究发现，体外培养冷冻保存的小鼠的睾丸组织，可以体外模拟精子发生，ICSI注射后能产生健康后代。Sato等人2015年研究使用器官培养法分别培养成年小鼠和新生小鼠的睾丸组织，发现二者都有精子发生。随着器官培养法的进一步改善，使得体外培养模拟精子发生变得越来越可能。

三、微创手术与男性生育力保存

（一）睾丸显微取精

非梗阻性无精子症（non-obstructive azoospermia，NOA）约占无精子症的60%，占男性不育症的10%。NOA发病原因为睾丸衰竭。虽然其睾丸生精功能差，但在患者睾丸中仍然可能存在局灶性精子发生区域。只要能够找到精子，再联合卵胞浆内单精子注射技术（intracytoplasmic sperm injection，ICSI），NOA患者也可以拥有健康子代。怎样才能更准确地找到这些局灶性精子发生区域，是近几年外科睾丸取精术的发展方向。1998年，Schlegel等首次以教学视频的形式将睾丸显微取精术（microdissection of testicular sperm extraction，MD-TESE）介绍应用于临床。与传统TESE相比，MD-TESE

确定精子发生区域更精确,对睾丸的损伤较小。虽然手术时程相对稍长,但更易被患者所接受,并得以在临床上迅速推广。

在大多数情况下,MD-TESE 可在全身麻醉下进行,也可在蛛网膜下腔阻滞或硬膜外阻滞下进行。最初 Schlegel 等报道,系膜切口会增加睾丸血供受破坏及切口附近生精小管受损伤的风险,所以建议在睾丸赤道面打开白膜。Silber 等报道,在行 MD-TESE 时,扩大系膜切口可以观察更多生精小管的发育情况。此外,在显微镜下操作,可以避免损伤血管,同时能更好地鉴别发育情况不同的生精小管。在 25 倍显微镜下,有精子发生的生精小管较粗、白色、不透明,可以和那些没有精子发生的生精小管区别。沿冠状面切开睾丸近系膜缘,暴露生精小管,于放大 20~25 倍的手术显微镜下在不同部位选 10~20 根不透明、饱满的生精小管,置于 mHTF(modified human tubal fluid)液中备用。对于选取的生精小管直径大小,国外有报道,最佳的生精小管直径 110μm,当直径达到 300μm 或更粗时,就可以获得足够多的精子用于 ICSI。若获取组织不理想,可在其他部位再次提取 10 根生精小管,切碎后置于倒置显微镜(×400)下查找精子。白膜切口用 5-0 可吸收线连续锁边缝合。将睾丸置入鞘膜内,缝线连续缝合,缝合切口。

获得精子是外科取精术的目的,精子获得率是评估外科取精术的重要指标。1999 年 Schlegel 等报道,与传统 TESE 相比,MD-TESE 的精子获得率(sperm retrieval rate,SRR)取得了显著性的提高,但是他们没有对两组病例进行组织学检查,而且两组也没有进行配对设计研究。Amer 等对 116 名患者进行关于 MD-TESE 与传统 TESE 的对比研究,结果显示前者的 SRR 更高(47% 比 30%)。但是,这一研究的高成功率是由于只纳入了不同程度生精功能低下的患者。该研究的另一个缺陷是,由于其活检是基于诊断的目的,所以传统的 TESE 只取一块组织,而 MD-TESE 则取了两块组织。迄今为止,关于 MD-TESE 最大的系列报道是在 2006 年,Schlegel 等对 563 名患者实施了 684 次操作,其 SRR 为 61%。

(二)显微取精精子的冷冻保存

显微取精获得的精子存在如下特点:活力低、浓度低,甚至偶见。所以对冷冻保存要求达到微量,高复苏率,为此国内外学者建立了微量精子的冷冻方法,可参考本节单精子冷冻技术。

(编者:宋春英 王慧芳 郭兴萍)

第四节 生育力保存的伦理原则与相关政策法规

人类辅助生殖技术是 21 世纪最受瞩目的生命科学技术,人类精子、卵子、卵巢组织和胚胎等冷冻技术是人类辅助生殖技术的重要组成部分,不仅能为不孕症患者提供更多的选择,创造更多的受孕和生育机会,还能为肿瘤患者手术、放疗或化疗前以及暂时无生育计划但为了避免遭遇生育能力下降者保存生育力。生育力保存一直是生殖医学伦理学的研究热点之一。本节将分析生育力保存的伦理问题。

一、生育力保存的伦理思考

与其他医疗技术相比，辅助生殖技术所引发的生育力保存技术的社会伦理及法律问题更多，经过多年的发展，相应的规则和伦理规范也在争议的过程中逐步建立并完善。而作为一种新兴的辅助生殖技术，生育力保存为患者带来新的希望。很多国家已经为男性生育力保存和精子库制定了伦理指南或伦理原则。我国生育力保存业务开展得也很早，人类精子库实施严格的准入制度。目前，全国已有23家精子库获批，均设立在技术能力强的大型医院和专科医院。为了消除这种技术给后代可能带来的负面影响，先后出台了《人类精子库管理办法》《人类精子库基本标准和计数规范和伦理原则》，相关文件原文可以参看本书附录。特别是伦理原则确定了人类精子库必须坚持的七大伦理原则，形成了一个较完备的伦理理论体系。

近些年来，伴随放化疗方案的改进、新型药物的出现，以及癌症早期诊断率的提高，儿童及成年癌症患者的生存率得到显著提高。儿童型白血病患者治疗后5年生存率由33%提高至80%，成人癌症的5年生存率也有不同程度的提高。但是，放射治疗的辐射作用和化疗药物的毒性会不同程度地损伤生殖细胞。对于男性患者而言，抗肿瘤药物或者放射治疗会导致生育力受损，生育能力的恢复程度取决于治疗的方式和剂量。女性患者在放化疗的过程中容易导致严重的卵巢衰竭、过早绝经和卵泡数量的减少，高剂量的放射治疗还会导致子宫的永久性损伤。对于不同的女性而言，癌症治疗导致的生殖系统损伤会有较大差别。所以对于癌症患者而言，生育力保存技术为患者保留了生育的希望，然而技术本身以及怀孕的过程可能给患者带来不利影响。此外，生殖储备中必不可少的冷冻保存技术在应用中也存在潜在的风险。

对男性患者，精液冷冻是最成熟且经济的技术，取精困难的人群可以采用附睾穿刺或睾丸活检的方式冻存样本。对于青春期前的男孩，也可以采用睾丸组织冻存的方式，在未来的医学发展中待癌症治愈后，可能经过自体移植或睾丸组织体外培养重获生育力，不过这种方式尚处于研究阶段，安全性和可行性还有待确定。女性的生育力保存包括胚胎冻存、卵母细胞冻存、卵巢组织冻存和胚胎冻存的技术最成熟。胚胎冷冻只适用于可以进行促排卵治疗并且夫妻关系稳定的患者。卵母细胞冻存适用于可以接收卵巢刺激排卵的成年女性，此项技术目前正在不断发展成熟中。青春期前的女孩只能通过卵巢手术，分离原始卵泡或者皮质部分加以冻存，虽然已有采用这种方法生育分娩的报道，不过此项技术还处于实验阶段，有待于进一步的研究，其最主要的风险在于可能会向机体再次引入恶性肿瘤细胞，白血病、非霍奇金淋巴瘤和卵巢癌患者的风险尤其突出。

对于癌症患者是否应该实施生育力保存，仍存在争议。首先，每个人都有生育的权利，生育自由是最基本的人权。因此，当一个人的生育能力可能受到损伤威胁的时候，可以考虑采取措施进行保存。但生育权是自由权而不是要求权，虽然生育权比其他很多权利重要，但它并不是一项绝对的权利，社会并没有责任和义务必须帮助个人去实现这项权利。生育自由是一项相对的权利，在实行的过程中必须权衡考虑其他因素，如出生孩子的安全和福利等。其次，传统的医学观点认为，在可行的情况下，医生应该尽量降低并修复治疗过程可能引起的机体损伤。如果我们接受这一医疗原则，即意味着接受在特定条件下，患者有权力要求进行生殖储备、保留生育力。最后，生育力保存是一项面向未来的措施，它可以为癌症患者带来积极治疗战胜病痛的希望和勇气。就此而言，对于目前尚未完全成熟的技术（如睾丸组织的冻存），即使不能确定未来是否可以稳定实施生育保存技术，也会有利于放化疗患者的治疗和康复。

但是，反对的声音认为，首先，生育力保存可能为癌症患者带来机体伤害。生殖储备的操作过程对患者是有一定风险的。在各项技术中，精液冻存被认为是最安全的方法，即便如此，在某些时候也可能导致患者延误治疗时间。例如，精液冻存要求患者至少冻存3份样本，并且每次都要有至少48小时的禁欲时间。这可能会延误肿瘤患者等的治疗时机。此外，采用生育力保存技术并最终分娩的成功率还不高，这可能给患者带来负面的心理影响。目前，有相当一部分操作还处于实验阶段，比如组织冷冻技术，有可能达不到预期的效果。风险、低成功率以及技术手段的相对不完善，使得生育力保存措施未必是患者的最佳选择。其次，生育力保存无法保障未来出生婴儿的利益。癌症患者通过生育保存技术生出的婴儿有可能患某种遗传疾病或承受某些生理的创伤。这些孩子一出生将面临过早失去父母的风险。不过，以上两点顾虑往往不足以说服癌症患者放弃生育力保存的想法。虽然某些癌症与遗传相关，但在多数情况下，遗传基因只能增加患病的风险和概率，并不会直接致病。再次，生育力保存不利于社会资源的最佳分配，这是一个既针对普通的辅助生殖技术，也针对癌症患者的生育力保存的伦理争议。争议的关键在于社会公共基金是否可以用来支付生育保存的费用。在不少国家仍处在尽力为居民提供最基本的健康福利的阶段，在这种情况下，采用社会公共经费支持精子或卵母细胞的冷冻保存，显然超出了最基本健康保障的范围。对于更加昂贵的尚处于实践阶段的卵巢或睾丸组织冻存，用公共经费来负担更不现实。也有一些国家已将不育症治疗纳入公共医疗经费支持的范围。在这些国家，未来将生育力保存纳入公共医疗经费支持，也是合理的考虑。癌症患者的生育力保存成功率较低，一方面是所能获取的生育组织有限，另一方面是保存的生育组织利用率较低。一些癌症患者未能治愈而去世，其中一部分患者可能最终保留了自然生育的能力或者选择放弃生育后代。统计的冻存精子复苏使用率仅有5%，即便未来很可能不会使用冻存的精液，相对简便的冻存流程还是吸引了很多癌症患者。最后，一些女权主义者反对生育力保存，认为这是对女性的一种歧视，选择生育力保存意味着把生育亲生儿女当成人生头等大事，等于认为个人只有血脉得以传承才能生活愉悦，觉得有儿女的家庭肯定要优于无子女的家庭。

从不同的观点来看，在伦理角度，癌症患者是否应该进行生育力保存，不可一概而论，应该根据每个患者的具体情况决定。虽然不是所有的癌症患者都需要生育保存，但是某些特殊的患者确实需要这项技术的帮助。对于有需求的患者，应该由医生综合评估实施的风险大小和最终可利用率的高低，以确定是否需要生育保存。评估过程需要考虑的因素包括癌症治疗后不育的风险、生育保存对癌症治疗的影响、治愈的概率、患者使用冻存样本的机会、未来能获得健康孩子的概率等。在整个过程中医生应该对患者及其家属进行充分的情况告知并签署相关的协议。

二、几个相关问题的讨论

1. 处于医学实验阶段的技术能够应用于临床吗？

生育力保存是一个相对较新的领域，有些技术项目尚未建立标准的诊疗流程和操作规范，比如睾丸组织冻存（还没有出生婴儿的报道）和卵巢组织的冻存（只有少数出生婴儿的报道）。按照医学惯例，新技术应该在建立规范的诊疗流程后才能应用。但是生育力保存是一个较为特殊的领域，每个患者的病情、心理、家庭情况各不相同。一些处于实验阶段的技术对某些患者而言，可能是一个对未来有益的选择。如青春期前的患者，他们无法保存精子或卵母细胞，只能选择组织冻存。未婚的女性患者可以选择冻存卵母而无法采用技术更成熟的胚胎冻存。这些细胞，技术是否可以应用于癌症患者目前尚存争议，反对者认为这种做法是轻率的甚至是违反伦理原则的。支持者认为如果这些操作的风险较低，可能的获益较高并且目前没有其他可替代的方法，那么应用于需要的患者身上就是合理的。不过，这项技术的应用必须在伦理委员会的监督下进行，应使患者完全了解该技术的局限性和尚未成熟的特点。

2. 青春期前的患者是否应该进行生育保存？

对于这部分患者而言，目前可供选择的生育保存技术都还处于实验阶段，并且未成年人在法律上没有签署知情同意书的权利。传统观点认为这些患者应该排除在生育力保存的范围之外。不过赫尔辛基宣言认为，即使未成年人也可以参与风险及负担较低的医学研究项目。

在我国，原卫生部（现卫健委）已经制定了《人类辅助生殖技术管理办法》和《人类精子库管理办法》两个条例，发布了《人类辅助生殖技术和人类精子库伦理原则》。这两个办法所体现出的精神和有关伦理道德要求是医疗机构及医务人员在开展辅助生殖技术时理应遵循的原则。

综上所述，生育力保存为患者保存并恢复生育力提供了有效的方法，为患者未来的生活提供了新的希望和选择。不过，生育力保存也存在不少问题。一些操作技术目前尚处于实践阶段，应按照规范的临床诊疗规则去执行，在患者充分知情同意的前提下，按照医学实验的相关原则开展生育力保存工作。

三、生育力保存相关政策法规

目前，我国尚无明确的关于生育力保存的独立法律，但已有一系列的相关法律法规对人类的生育权利与义务进行了阐述。

首先，应该明确的是我国法律保障每个公民的生育权利。公民的生育权是一项基本的人权，公民的生育权是与生俱来的，作为人的基本权利，生育权与其他由宪法、法律赋予的选举权、结社权等政治权利不同，是任何时候都不能剥夺的。《妇女权益保障法》第47条规定：妇女有按照国家有关规定生育子女的权利，也有不生育的自由。育龄夫妻双方按照国家有关规定生育子女的权利，有关部门应当提供安全、有效的避孕药具和技术，保障实施节育手术的妇女的健康和安全。《人口与计划生育法》规定了公民享有八项权利和六项义务。生育能力保存必须在法律、法规的监督调控下进行，生育力保存是为了更好地实现人的生育权，是为了保护和尊重人权，不得与我国现行的法律法规冲突。

生育力保存从狭义上说是为自己保存生育力以待将来自己使用，即"自用"；而从广义上说，则是将生育力保存供有需要的其他人使用，即"他用"，如赠卵、赠精等。《人类辅助生殖技术管理办法》规定，人类辅助生殖技术的应用应当在医疗机构中进行，以医疗为目的，并符合国家计划生育政策、伦理原则和有关法律规定。禁止以任何形式买卖配子、合子、胚胎。《人类辅助生殖技术和人类精子库伦理原则》明确了"七大伦理原则"，即有利于患者、知情同意、保护后代、社会公益、保密、严防商业化和伦理监督。其中，规定机构和医务人员对要求实施人类辅助生殖技术的夫妇，要严格掌握适应证，不能受经济利益驱动而滥用人类辅助生殖技术；供精、供卵只能是以捐赠助人为目的，禁止买卖，但是可以给予捐赠者必要的误工、交通和医疗补偿，同一供者的精子最多只能使5名妇女受孕；对于赠送精子和卵母细胞的有偿捐赠的对象只能是法律规定的经国家有关部门批准设立的具有合法主体资格的精子库，而不是直接受捐赠的不孕不育夫妇。不允许精子、卵母细胞私人之间的买卖，这有利于对精子和卵母细胞者进行商业化的供卵行为。目前，我国尚无卵母细胞库，但精子库的管理已经规范化，自原卫生部2001年3月颁布《人类辅助生殖技术管理办法》《人类精子库管理办法》和2003年颁布《卫生部人类辅助生殖技术和人类精子库技术规范、基本标准及伦理原则》《卫生部人类辅助生殖技术和人类精子库评审、审核和审批管理程序》以来，人类辅助生殖技术和人类精子库技术已步入规范有序的程序化管理阶段。

（编者：李晓蓉　宋春英　王胜利　郭兴萍　张计锁）

第三十四章 人类精子库

第一节 人类精子库概述

人类精子库是以治疗不育症、预防遗传病和提供生殖保险等为目的，利用超低温冷冻技术，采集、检测、保存和提供精子的机构。主要任务是对已知或者假定有生育能力的健康供精者的精液进行冷冻保存，提供给生殖中心用于辅助生殖技术治疗，所有供精志愿者均要通过筛查和实验室检查，达到健康检查标准后，方可对其精液进行冷冻保存；同时人类精子库可以对有生育需求的育龄人群提供自精保存服务并开展精子冷冻保存等男性生育力保存相关科学研究。

本节对人类精子库简史予以简述。

1776年，Spallanani首次观察到冰雪对人类精子的影响，研究了零度以下低温对精子生存的影响，并对此做了最早的报道。

1866年，Montegazza报道人类精子经-15℃的低温冷冻后仍有部分存活。他最先倡导利用低温冷冻动物的精子，以最大限度地保存和利用优良品种的家畜，促进畜牧业的发展。他第一次提出了精子库的概念，设想利用低温将即将奔赴疆场战士的精液冷冻起来，一旦这些将士战死，仍有可能用他们的精液进行人工授精。

1938年，Jahnel在研究性病时发现，在-70℃低温环境中冻储精液40天，复温后仍有部分活动精子。

1949年，英国科学家Po Lge等向精液中添加适量的甘油，发现可以使多数哺乳动物的精子包括人精子减少冷冻造成的损害。

1953—1954年间Sherman用甘油作保护剂，用干冰（-79℃）为制冷源，在对精液贮存3个月后得到67%的冷冻存活率，首先将冷冻精液用于临床人工授精。世界上第一例冷冻精液人工授精的婴儿于1954年诞生，一年间共诞生25个婴儿。通过实践证明，冷冻复温后的精子能够使人正常受孕，胚胎正常发育，分娩正常婴儿。

1963年，Shemon用液氮做冷源，创用液氮蒸汽法冷冻精子，简化了冷冻方法，提高了冻储效果。

自1960年美国首创精子库以后，许多国家相继建立精子库，并在临床使用。从1963年到1973年全世界年约100例左右用冷冻精液人工授精的婴儿出生。

20世纪90年代末期，Marik等人使用冷冻保存20年的精液进行人工授精并获得成功，使冷冻保存技术有了很大发展。

1981年，国内首家人类精子库在中信—湘雅生殖与遗传专科医院建立，1983年我国首例人工授精婴儿在湖南诞生，使我国辅助生殖技术位列世界前沿。

1986年，原国家计生委科研所陈振文教授承担国家重点项目"人类精子库超低温冷冻保存技术研究和人类精子库建设",并在资助下建立人类精子库。

2001年2月20日,卫生部现为卫健委颁布第15号部长令《人类精子库管理办法》标志着我国人类精子库进入规范化管理时代。

截至2016年12月31日,我国经批准设置人类精子库的医疗机构共有23家。

目前,我国人类精子库已经成为人类辅助生殖技术不开或缺的重要组成部分。

(编者:宋春英 王慧芳 郭兴萍)

第二节 捐精志愿者筛选

我国人类精子库严格执行国家卫健委技术准入,严格按照《人类精子库管理办法》和《人类精子库基本标准、技术规范和伦理原则》开展工作,人类精子库的主要工作是接受志愿者的爱心捐献,所有志愿者需接受筛查和实验室检查,通过筛查后正式建立捐精者档案并开始捐献,捐献完成后按照规范进行复查。本节将重点详细介绍志愿者筛选流程。

所有捐精志愿者需要经过筛选程序,志愿者的筛查应由男科医生、临床遗传专家和相关心理咨询人员等工作人员会同志愿者共同完成,筛查的目的是志愿者具有良好的身体健康状况、心理状态、生殖健康状况,同时排除传染性疾病和遗传性疾病。

一、供精者基本条件

(一) 供精者必须原籍为中国公民;
(二) 供精者赠精是一种自愿的人道主义行为;
(三) 供精者必须达到供精者健康检查标准;
(四) 供精者对所供精液的用途、权利和义务完全知情并签订供精知情同意书。

所有供精志愿者在签署知情同意书后,均要进行初步筛查,初筛符合条件后,还须接受进一步的检查,达到健康检查标准后,方可供精。

二、供精者的初筛

(一) 供精者的年龄必须在22~45周岁之间,初筛的过程应由男科医师、遗传学专家、心理咨询人员、精子库工作人员与供精者共同完成。供精者能真实地提供本人及其家族成员的一般病史和遗传病史,回答医师提出的其他相关问题,并且保证只在一个精子库捐献(全国精子数据库已联网,通过身份证扫描即可识别重复捐献)、能够配合必需的检查和复查的重要性等内容,按要求提供精液标本以供检查。

1. 病史筛查

(1) 病史:询问供精者的既往病史、个人生活史和性传播疾病史。

A. 既往病史:供精者不能有全身性疾病和严重器质性疾患,如心脏病、糖尿病、肺结核、肝脏病、泌尿生殖系统疾病、血液系统疾病、高血压、精神病和麻风病等。

B. 个人生活史:供精者应无长期接触放射线和有毒有害物质等情况,没有吸毒、酗酒、嗜烟等不良嗜好和同性恋史、冶游史。

（2）性传播疾病史：询问供精者性传播疾病史和过去六个月性伴侣情况，是否有多个性伴侣，排除性传播疾病（包括艾滋病）的高危人群。供精者应没有性传播疾病史，如淋病、梅毒、尖锐湿疣、传染性软疣、生殖器疱疹、艾滋病、乙型及丙型肝炎，并排除性伴侣的性传播疾病、阴道滴虫病等疾患。

2. 家系调查

供精者不应有遗传病史和遗传病家族史。

A. 染色体病：排除各种类型的染色体病。

B. 单基因遗传病：排除白化病、血红蛋白异常、血友病、遗传性高胆固醇血症、神经纤维瘤病、结节性硬化症、β-地中海贫血、囊性纤维变性、家族性黑蒙性痴呆、葡萄糖-6-磷酸脱氢酶缺乏症、先天性聋哑、Prader-willi 综合征、遗传性视神经萎缩等疾病。

C. 多基因遗传病：排除唇裂、腭裂、畸形足、先天性髋关节脱位、先天性心脏病、尿道下裂、脊柱裂、哮喘、癫痫症、幼年糖尿病、精神病、类风湿性关节炎、严重的高血压病、严重的屈光不正等疾病。

3. 体格检查

（1）一般体格检查：由男科医师检查，查看色盲检查图，保证供精者无色盲色弱。并且身体健康，无畸形体征，心、肺、肝、脾等检查均无异常，同时应注意四肢有无多次静脉注射的痕迹，视力矫正后不超过 600°。

（2）生殖系统检查：生殖系统发育良好，无畸形，无生殖系统溃疡、尿道分泌物和生殖系统疣等疾患。

三、实验室检查

志愿者通过初步筛查且精液冷冻复苏合格即可进行实验室检查，实验室检查通过后方可成为合格捐精者。主要进行血型、肝功能、性传播疾病、染色体、精液分析等检查。

（一）ABO 血型及 Rh 血型检查

（二）肝功能检查

供精者肝功能各项指标正常。

（三）性传播疾病的检查

1. 供精者乙肝及丙肝等检查正常；

2. 供精者梅毒、淋病、艾滋病等检查阴性；

3. 供精者衣原体、支原体、巨细胞病毒、风疹病毒、单纯疱疹病毒和弓形体等检查阴性；

4. 精液应进行常规细菌培养，以排除致病菌感染。

（四）供精者染色体常规核型分析必须正常，排除染色体异常的供精者

（五）精液常规分析及供精的质量要求

对供精者精液要做常规检查。取精前要禁欲3～7天。精液质量要求高于世界卫生组织《人类精液检查与处理实验室手册》(第五版)精液变量参考值的标准：精液液化时间少于60分钟，精液量大于2毫升，精子浓度大于60×10^6/毫升，存活率大于60%，其中前向运动精子大于60%，精子正常形态率大于30%。

(六) 冷冻复苏率检查

应进行精子冷冻实验。前向运动精子冷冻复苏不低于60%。

四、供精者的随访和管理

精子库应加强对供精者在供精过程中的随访和管理

(一) 供精者出现下述情况，应立即取消供精资格。

1. 生殖器疣；
2. 生殖器疱疹；
3. 生殖器溃疡；
4. 尿道异常分泌物；
5. 供精者有新的性伴侣。

(二) 至少每隔半年对供精者进行一次全面检查。

(三) 精子库应追踪受精者使用冷冻精液后是否出现性传播疾病的临床信息。

(四) 供精者HIV复查：精液冻存六个月后，须再次对供精者进行HIV检测，检测阴性方可使用该冷冻精液。

(编者：宋春英　王静　邢丽俊　史雅萍)

第三节　精子冷冻保存技术

精子冷冻保存是人类精子库的核心技术内容，成功的精子冷冻保存要求在解冻后保持精子结构和功能的完整性。尽管人类精子冷冻技术被认为是一项成熟的常规应用技术，但在临床实践中依然有许多改进的地方，包括如何不断改进冷冻技术，提高精子冷冻复苏率，降低冷冻损伤，所以世界各个精子库的冷冻技术并不统一，冷冻保存技术的高低代表了精子库的技术水平的高低。

1. 冷冻原理

生物体的细胞生活在液态环境中，进行着不间断的代谢作用，冷冻的理想状态是降低甚至停止细胞的代谢作用，但不影响细胞结构和功能。在一定的低温条件下，以足够的时间作用于精液，引起精子的降温、凝固、非损伤性结冰，使精子内部分子运动的速率减慢、停止，从而使精子代谢作用降低，直至达到一种休眠状态，最终达到冷冻存储精液的目的。

细胞冷冻存储的基本原理，在细胞冷冻过程中，随着温度不断下降，细胞外液的水分首先形成细小的颗粒状冰晶，致使细胞外液中的溶液减少，溶质浓度增加，渗透压增高，从而使水分从细胞内液通过细胞膜流向细胞外液中，于是细胞自身脱水皱缩。

在适当的降温速率下，一方面细胞外液形成的冰晶对细胞起到绝热的作用，另一方面细胞脱水也使得细胞内液不产生或只产生少量冰晶，用冷冻过程中产生的渗透压梯度使细胞皱缩，而不损伤细胞。

然而，在慢速冷冻时，细胞外液不断地形成冰晶，造成细胞的过度脱水和高渗，以至于细胞在尚未达到停止化学反应的低温存储温度时前，细胞均有可能由于细胞内外的高电解质浓度差而导致细胞及蛋白质结构和功能的损伤，甚至导致细胞严重脱水皱缩而死亡，这种现象为"慢速冷冻损伤"；反之，在快速冷冻时，细胞冷却太快，来不及脱水，细胞内形成的冰晶对细胞内结构造成机械损伤，从而导致细胞死亡，这种现象称为"快速冷冻损伤"。但是由于精子只有很少的细胞质，含水量较其他细胞少，所以在冷冻过程中，可以发生足够的脱水，不易形成过多的冰晶，理论上精子是一种较容易冷冻的细胞，但实际上，找到合适的降温速率是困难的。

2. 保护剂的种类

合适的精子冷冻保护剂需具备两个条件：一是没有或极低的细胞毒性，二是具有高度水溶性，以达到减少冰晶形成和减缓冷冻过程中渗透压的升高，保护细胞膜和胞内细胞器安全通过降温过程。

冷冻保护剂分为两类，一类是渗透性保护剂，另一类是非渗透性保护剂，两者的区别是否可以自由渗入和渗出细胞膜。渗透性保护剂，也叫胞内保护剂，在冷冻前进入细胞内部，提高细胞内渗透压，降低胞内外的渗透压差，降温过程中形成冰晶时，可减轻细胞皱缩的程度和速率，常见的有丙二醇、丙三醇、甲醇、乙二醇、二甲基亚砜、葡萄糖等。丙三醇（甘油）是冷冻人类精子中最常用到的保护剂，实验证明，丙三醇在慢速冷冻过程中能很好地发挥作用。在精液冷冻中，丙三醇的最适终浓度为7%～10%，推荐7.5%。非渗透性保护剂，也叫作胞外保护剂，比如蔗糖、海藻糖、果糖、卵黄等，它们不能进入细胞，通过调节细胞外液的渗透压发挥作用，同时起到稳定细胞膜、降低过氧化状态等作用。

3. 保护剂的选择与配制

冷冻保护剂可以有多种配比与选择，人类精子库比较常用的为甘油-蛋黄-枸橼酸钠复合剂（GYEC）和改良的保护剂（TGG），以及各实验室在此基础上改良的各种配比保护剂。

WHO 第五版手册推荐 GYEC1∶2 配制方法：

（1）在 65ml 的无菌蒸馏水中加入 1.5g 葡萄糖和 1.3g 二水三羧酸柠檬酸钠。

（2）混入 15ml 的甘油。

（3）加入 1.3g 的甘氨酸，等完全溶解后用 0.45μm 的细孔过滤器过滤。

（4）加入 20ml 的新鲜蛋黄（从特制的无菌蛋中提取）：洗净鸡蛋把蛋壳剥去，用注射器穿刺鸡蛋膜取到蛋黄，一般一个鸡蛋取 3～5ml 的蛋黄。

（5）在 56℃ 水浴箱中孵育 40 分钟，并且多次搅拌，确保受热均匀。

（6）检测溶液中的 pH 值，如果 pH 值超出 6.8—7.2 之间范围，这样的溶液是不理想的，应该丢弃重新制备。

(7) 在此阶段，取适量细菌培养进行无菌检测。

(8) 在此阶段，进行精子毒性试验检测。

(9) 把溶液分装到 2ml 的试管中，并且保存于 -70℃ 冰箱中。

(10) 在 3 个月内用完。

GYEC1∶1 推荐配制方法：

(1) 甘油 15ml，葡萄糖 1.3g，枸橼酸钠 1.1g，甘氨酸 1.1g，加去离子水 65ml，完全混匀。

(2) 过 0.22μm 细菌滤器。

(3) 加新鲜蛋黄 20ml 后，磁力搅拌器混匀。

(4) 混悬液放置于 56℃ 水浴中 40 分钟，混悬液液面要低于水浴液面，并不断晃动，保证充分灭活。

(5) 检测溶液 pH 在 6.8～7.2 范围内，进行下一步，超出该范围丢弃重新配置。

(6) 用 1mol/L 的氢氧化钠溶液调节 pH 至 7.2。

(7) 对新配制的冷冻保护液进行分装，根据需要分装于 5ml、10ml 试管中，-20℃ 低温保存，

(8) 分装结束，留取 1ml 用于细菌培养。

(9) 留取 5ml 做精子存活实验和精子冷冻复苏实验。

(10) 建议在 3 个月内用完。

GYEC1∶2 推荐配制方法：

(1) 甘油 20ml，葡萄糖 1.6g，枸橼酸钠 1.3g，甘氨酸 1.3g，加去离子水 60ml，完全混匀。

(2) 过 0.22μm 细菌滤器。

(3) 加新鲜蛋黄 20ml 后，磁力搅拌器混匀。

(4) 混悬液放置于 56℃ 水浴中 40 分钟，混悬液液面要低于水浴液面，并不断晃动，保障充分灭活。

(5) 检测溶液 pH 在 6.8～7.2 范围内，进行下一步，超出该范围丢弃重新配置。

(6) 用 1mol/L 的氢氧化钠溶液调节 pH 至 7.2。

(7) 对新配制的冷冻保护液进行分装，根据需要分装于 5ml、10ml 试管中，-20℃ 低温保存，

(8) 分装结束，留取 1ml 用于细菌培养。

(9) 留取 5ml 做精子存活实验和精子冷冻复苏实验。

(10) 建议在 3 个月内用完。

WHO 第五版推荐的 TGG 配方：

(1) 40ml 无菌 Tyrode 液，加入 5ml 无菌人血清白蛋白储液（100mg/ml）、0.9% 葡萄糖和 5ml 甘油，0.45μm 微孔滤膜过滤。

(2) 分装成 2ml 每份，在 -70℃ 下保存。

4. 精液采集及冷冻方法

采集精液前准备：采集精液前应明确供精者的身份，推荐采用指纹核对的方法，并核对供精者的标号，连同禁欲时间一起标注于取精杯上。禁欲时间可以根据个体差异进行指导，大部分供精者3～6天比较合适，但个别例外。

精液采集前应排尿，用肥皂清洗双手，用消毒棉球或纱布消毒手、阴茎和会阴部，用生理盐水纱布擦拭干净。

取精：供精者取精环境要安静、舒适，并进行无菌处理，室温建议控制在20～25℃的舒适体感。指导供精者采用手淫法，采集精液入一次性无菌容器，不建议对采集困难供精者进行电动按摩等辅助取精，原则上要收集完整精液。

供精者采集的精液排入一次性无菌取精杯后，放置于传递窗，并及时告知检验人员转移至37℃温箱，等待液化。为了液化完全，混匀充分，可以采用恒温摇床、水浴摇床进行轻柔摇晃。

精液液化：精液在与冷冻保护液混合前，必须完全液化。为使液化充分，可以采用水浴摇床、恒温空气摇床等设备进行轻柔摇晃作为辅助。

精液分析：精液液化后，对精子进行活力、精子浓度和精液量等参数评估，精液质量要求高于世界卫生组织《人类精液及精子-宫颈黏液相互作用实验室检验手册》（1999年第四版）精液变量参考值的标准：精液液化时间少于60分钟，精液量大于2毫升，密度（第五版已经更正为浓度）大于60×10^6/毫升，存活率大于60%，其中前向运动精子大于60%，精子正常形态率大于30%，达到标准后，进行下一步操作。

精液混装：样本的混装要求在百级超净台中完成，将液化的精液按照1∶1与对应的冷冻保护剂（37℃预温）混合；将保护剂逐滴加入到精液中，并不断轻晃精液杯，直到完全混匀，室温静置5分钟。根据混合后精液量准备冷冻管，并标记精液编号和采集日期，也可以采用打印标签、条码和二维码等多种标记形式，将标本轻轻混匀后分装于冷冻管中，每管1ml，冷冻管封口或拧紧螺旋盖。分装过程需有第二人在场并进行核对。

冷冻方法：可以采用程序降温仪进行冷冻，也可以采用液氮熏蒸法进行冷冻。

三阶段程序降温法：从20℃到0℃，每分钟降温1℃；0℃到-30℃，每分钟降低5～7℃；-30℃到-80℃，2分钟内完成。

两阶段程序降温法：采用WHO推荐的程序降温方法，从20℃到-6℃，每分钟降温1.5℃；然后每分钟降温6℃，直到-100℃。然后30分钟内转移到液氮中。

液氮熏蒸法：从20℃到4℃，冰箱冷藏室平衡20分钟，4℃后，液氮面上方5～10cm熏蒸10分钟，10分钟后转移到液氮中保存。

复苏方法：一般在冷冻24小时后进行复苏实验。从液氮中取出标本后，室温平衡1分钟，可以将螺旋盖轻轻旋松，防止炸管。放置于37℃水浴中10分钟后，检测复苏后精子质量。冷冻复苏后前向运动精子不低于40%，每份精液中前向运动精子的总数不得低于12×10^6。

5. 方法评价及质量控制

精子冷冻保护剂选择：各家人类精子库根据自己的工作经验各有选择，已经有商品化冷冻保护剂面市，但没有医疗注册证书，且价格昂贵。双糖类保护剂已经成为各精子库改良保护液的重要选择，可以根据各精子库的实验进行改良。对于冷冻保护剂中添加青霉素、链霉素或庆大霉素之类的抗生素的使用，在人类精子库的外供精子标本中不建议使用，若使用，应在外供标本时给予提示，以提醒受者可能面临的过敏反应。

冷冻保护液配制过程中要严格无菌操作和质量控制，必须进行精子存活实验、冷冻复苏实验和细菌培养试验，待通过后方使用。

对于混装比例，因为有了2∶1、甚至3∶1冷冻保护剂的实验成功，为人类精子库提供高质量冷冻精液标本多了一层保障。可以根据各实验室的情况采用不同比例的混装比例，对于精子浓度高于$80×10^6$/ml采用1∶1的配比进行冷冻；低于$80×10^6$/ml的标本采用1∶2的配比进行冷冻，可以获得较高的复苏率。

不同的降温方法都是在慢速冷冻和快速冷冻损伤间找最低损伤的平衡点，实现更高的复苏率。每个实验室的冷冻保护剂和降温方法都是在不断的实验过程中摸索出来的，存在共性，也存在自己的优势，所以很难评价标准的冷冻方法是哪一种，文中阐述的方法仅供人类精子库同行参考。

（编者：王慧芳　宋春英　郭兴萍　张计锁）

第四节　人类精子库的质量管理

良好的管理是精子库正常运转的保证，建立全面的质量管理体系可使人类精子库的管理更加科学、规范。人类精子库按照工作任务需求，下设四个工作职能部门，精液采集部、精液冷冻部、精液供给部、精液管理部。近年来，为更有力保障精子库管理工作质量，逐渐有精子库将各部门的质量控制工作进行汇总并加以细化，成立专门的质量控制部，专门承担质量控制工作。本节将介绍精子库的管理和质量控制工作。人类精子库管理的内容主要包括：精子库的准入和校验、精子库的工作制度、工作流程、人员、技术、仪器、耗材的管理，信息化的管理等。人类精子库的运行应该逐步建立全面质量管理。全面质量管理起源于美国，逐渐演化成一种综合的、全面的管理方式和理念，是以组织全员参与为基础的质量管理形式。

一、质量管理的内容

精子库的全面质量管理应该为满足自己的业务工作而建立，包括从捐精志愿者的招募、志愿者的筛选、精液采集、分析、冷冻、抽检、外供、信息反馈、为子代提供婚姻咨询服务为止所有工作环节，进行全程质量控制。对工作场地、环境、人员、设备、工作流程、工作数据进行全面质控，保证各项指标达到标准，确保精子库各部门工作有序进行。

二、质量管理组织实施

(一) 组织机构

人类精子库的质量管理应该有对应的管理组织,应该由人类精子库主任作为质量管理体系的负责人,成立专门的质量控制部,设置专人负责质量控制具体工作,按照采集部、冷冻部、供给部、管理部负责配合质量管理工作。

(二) 指导文件

人类精子库应该建立《质量控制手册》作为管理的纲领性文件,质量控制手册应该根据《人类精子库管理办法》和《人类精子库技术规范、基本标准和伦理原则》制定,与人类精子库管理制度和技术操作手册相互对应。对每一个工作环节不同部门的质量要求和工作程序进行明确规定和具体描述。质量控制手册应该包括组织类文件、程序类文件、操作类文件、记录类格式文件。

1. 组织类文件 是质量手册的管理文件,应该包括质控部组织机构设置、质控部工作制度、质控部工作内容等文件。

2. 程序类文件 是质量控制的支持性文件,包括但不限制于以下方面:
(1) 各种管理制度及修订记录;
(2) 工作人员的资质管理、评价、培训、着装、卫生、院感等要求;
(3) 内部和外部质量控制组织程序;
(4) 仪器、设备的质量评定、校准、保养制度;
(5) 仪器、消耗品、试剂的采购、验收和储存和使用制度;
(6) 环境、卫生等监测制度;
(7) 安全、应急预案等制度;
(8) 伦理监督制度等。

3. 操作类文件
(1) 人类精子库各部门的工作流程。包括招募、接待、体检、取精、精液分装、冷冻、复苏、储存、外供、反馈、自精保存、档案管理等工作流程,所有工作流程按照自己实验室的工作实际进行制定;
(2) 各种设备的使用操作规程;
(3) 信息管理工作流程;
(4) 其他相关工作流程。

4. 记录类文件 质量管理的所有实施记录,所有记录全面清晰,尽量简洁,均应具备时间、签名等基本信息,涉及保密内容的设置密级管理。
(1) 招募、接待、体检、取精、精液分装、冷冻、复苏、储存、外供、反馈、自精保存、档案管理的流水工作原始记录(保存在各工作部门,方便质控部查验);
(2) 内部和外部质量控制记录;

（3）实验室环境及卫生监控记录；

（4）设备维护记录，必要的使用记录；

（5）试剂、耗材的采购记录，必要的使用记录；

（6）安全记录；

（7）伦理监督记录；

（8）档案查阅记录；

（9）信息管理记录、监控记录；

（10）自查记录；

（10）会议记录等其他记录。

（三）质量管理的实施

1. 人类精子库全体工作人员必须经过国家卫健委培训基地培训认证。在上岗前必须认真学习和掌握质量控制文件，明确岗位职责。新修订的文件必须组织学习培训。

2. 工作人员必须严格按照质量控制文件进行工作，质控部负责定期检查和抽检，对不规范者督导改正，必要时汇报人类精子库主任甚至向上级移交。

3. 定期对管理质量进行考核，至少每年一次，并撰写检查报告。

4. 质量控制部工作人员要在人类精子库每个工作部门轮转3个月以后方可正式上岗。

5. 所有质量管理文件和记录原则至少保存5年，"阳性"记录原则上不得销毁。

（编者：宋春英　郭兴萍　王荣）

第三十五章 人类辅助生殖技术伦理原则与相关政策法规

第一节 辅助生殖伦理学概述

拥有 200 多年的历史的辅助生殖技术自诞生以来，至今已应用于临床 30 多年，全球有数百万婴儿借此技术出生，现已成为发展最迅速且振奋人心的医学领域之一。科学技术每一次重大突破，都将引起伦理哲学思想的深刻变革和反思。

一、辅助生殖伦理学的概念

辅助生殖伦理学（Assisted Reproductive Ethics）是指为将伦理学的理论原则和方法，运用于辅助生殖的道德领域，对辅助生殖的决策、行动、策略、法律等进行系统研究，并在实践中验证和发展。同时它也研究辅助生殖活动中的医生与患者、医生与医生、医生与社会和医疗卫生部门与社会团体之间的关系等，是辅助生殖技术与伦理学交叉的一门学科。

二、辅助生殖伦理学的产生与发展

伦理学属于哲学范畴，是对人类道德生活和行为准则进行系统思考和研究的科学。其与我们生活中所说的"道德"既有联系，又有区别，共同之处都是调节社会成员之间相互和谐关系的规则，不同之处在于"伦理"更多地蕴含西方文化色彩，更富有理性、科学性，"道德"更多地带有东方性情，更富有人文情怀。目前，理论伦理学、实践伦理学、描述伦理学、比较伦理学、美德伦理学、规范伦理学、元伦理学、应用伦理学都是伦理学的主要分支学科。随着生命科学的发展与进步，医学诊断治疗疾病技术的提高，人类逐渐能够操控自然的生老病死，操纵基因、配子、合子、胚胎，这些却引起了伦理和道德的强烈反响和争议，同时也推动了生命伦理学的产生和发展。伦理学与生命的碰撞产生了生命伦理学，伦理学与医学的交叉产生了医学伦理学。我国对医学伦理学发展阶段划分为：古代医德学、近现代医学伦理学和生命伦理学。辅助生殖技术作为创造生命的医学先进技术，为丧失生育能力的夫妇赋予生育自己后代的能力，无疑给不孕不育夫妇带来福音，开辟了生命科学发展的新道路。

从 1799 年世界首例人工授精婴儿诞生到 1954 年世界首例冷冻精液 AID 婴儿诞生，再到 1978 年世界上第一个试管婴儿布朗·路易丝的出生，发展到 1996 年世界上第一例克隆羊多莉的诞生，生殖医学技术有了突飞猛进的发展。我国辅助生殖技术的发展也经历了萌芽、突增、规范三个阶段，但社会上出现了各种各样的伦理争议。例如：体外受精出生的孩子，他们的父母应该如何界定？"生物母亲"对孩子是否有相应的权利和义务？单身妇女可否接受辅助生殖技术生育子女？妻子是否可以不经丈夫同意接受辅助生殖技术治疗？依靠辅助生殖技术出生的孩子是否有知情权？特别是"试管婴儿"诞生以来，辅助生殖技术对传统的婚姻、家庭、生育观念、传统价值观和道德观都提出了严峻挑战，由于缺乏规范化法制化管理，辅助生殖技术的滥用及商业化的转化引起了各种利益冲突，各地兴起的"名人精子库""博士精子库"等造成混乱和歧视。因此，辅助生殖技术不仅涉及了医学和道德，也涉及了生命伦理与道德，还涉及了整个社会的伦理、道德与法律问题。人们开始用伦理学、医学伦理学和生命伦理学等理论和方法研究、探讨辅助生殖技术带来的伦理问题，形成了一门新兴的学科，即辅助生殖伦理学。

有报道显示，随着生殖技术的发展，在美国和英国均出现了医生用自己的精子使上百个女性怀孕的难以容忍的伦理道德等严重问题。在我国，21世纪初，广州代孕的八胞胎问世，北京的大学生地下买卖供卵，深圳等地的地下代孕等，这些买卖精子、卵子、胚胎的行为令社会哗然，成为辅助生殖技术良性发展的阻滞剂。因此，建立规范的辅助生殖伦理学是完全必要和迫在眉睫的，并将规范整个辅助生殖医学的发展，得到患者、供者及社会各界人士的认可和信任。

三、辅助生殖伦理学的实践和应用

人类辅助生殖技术是治疗不孕不育症的一种医疗手段。为安全、有效、合理地实施人类辅助生殖技术，保障个人、家庭以及后代的健康和利益，维护社会公益，需制定相应的伦理原则。有些技术在专业上并不成熟，程序上也未经严格审评，却进入了医疗市场。随着生物医学科技的快速发展和后工业时代的到来，医疗服务的市场化和医学新技术的商业化趋势大大加快，大量新技术和新成果涌入医疗市场，医疗机构为了商业利益或名誉利益，任意开展一些不被法律所允许的医疗服务，一方面极大地侵犯了患者的权利，另一方面也导致诸多的社会伦理问题。因此，如果缺乏对辅助生殖技术的严格规范和管理，势必造成辅助生殖技术本身和广大患者利益的双重损害。目前，我们面对的是充满各种文化、道德价值和哲学原则的多元化社会结构。正确认识人类自身的生物性和社会性及其在自然与社会中的地位和作用，通过辅助生殖伦理学这样的窗口，从新的视角来对待和处理辅助生殖技术所面临的一系列难题，以及对新技术的使用进行社会化控制，将是辅助生殖伦理学今后研究的一个崭新的天地。

（编者：武思秀　高建梅　郭兴萍）

第二节　辅助生殖伦理学的基本原则

辅助生殖伦理学源于伦理学，与医学伦理学和生命伦理学有相通之处，是伦理学在辅助生殖技术方面的具体化。各个伦理原则之间并不独立也并不冲突，是互相包含的，也是相辅相成的。辅助生殖伦理学的原则主要总结如下：

一、尊重原则

尊重原则是所有伦理原则中最重要的原则，在辅助生殖技术中，所谓的尊重是对患者的自主性的尊重，同时包括尊重配子、尊重胚胎。尊重患者主要指尊重患者自主选择权、知情同意权、尊重患者隐私等。尊重胚胎主要指没有充分理由不能对胚胎随意进行操控和销毁。胚胎是人类生物学生命，具有一定的价值，应该得到人的尊重。不孕不育夫妇对实施人类辅助生殖技术过程中获得的配子、胚胎拥有其选择处理方式的权利，相关技术服务机构必须对此有详细的记录，并获得夫妇双方的书面知情同意。

二、保密原则

在辅助生殖中，保密原则主要包括：互盲原则，即供方和受方互盲，供方和实施辅助生殖技术的医务人员互盲，供方和后代互盲。匿名和保密原则，机构和医务人员对使用人类辅助生殖技术的供方有实行匿名的义务和对受方相关信息保密的义务。捐赠者不可查询受者和后代原则。医务人员有义务告知捐赠者不可查询受者及其后代的一切信息，并签署书面知情同意书。

三、自主原则

自主原则是指在辅助生殖医疗活动中患者有独立的、自愿的决定权，即患者对有关自己的诊疗护理问题、手术方式的选择上有自主选择权。自主原则是维系医患之间的服务与被服务关系的核心。自主选择权的前提是医务人员为患者提供适量、正确且患者能够理解的治疗手段，保证患者有正常的自主选择能力，患者情绪正常，且患者的自主选择和决定不会引起他人利益和社会利益的冲突。医务人员应该向患者交代清楚辅助生殖技术可能带来的风险，患者在知情同意的基础上真正自愿自主。但医务人员应该承担起法律赋予的道德责任，不能应允有些患者要求"双胞胎""龙凤胎"等不合理要求。

四、公正原则

公正原则主要体现在具有同样需求的不孕症患者，应该得到同样的医疗待遇、服务态度和医疗水平，不能因为医疗以外的其他因素而亲此疏彼。其次，还体现在对不同医疗需要的患者，给予不同的医疗待遇。此外，还应考虑对子代、利益相关方乃至社会的公正。

五、知情同意原则

知情同意原则贯穿整个辅助生殖技术过程，主要有以下5个方面：
第一、人类辅助生殖技术必须在夫妇双方自愿同意并签署书面知情同意书后方可实施。

第二、医务人员对人类辅助生殖技术适应证的夫妇，须使其了解实施该技术的必要性、实施程序、可能承受的风险以及降低这些风险所采取的措施、该机构稳定的成功率、每周大致的总费用及进口、国产药物选择等与患者做出合理选择相关的实质性信息。

第三、接受人类辅助生殖技术的夫妇在任何时候都有权提出终止该技术的实施，并且不会影响对其今后的治疗。

第四、医务人员必须告知接受人类辅助生殖技术的夫妇及其已出生的孩子随访的必要性。

第五、医务人员有义务告知捐赠者对其进行健康检查的必要性，并获取书面知情同意书。

六、有利于供受者原则

在辅助生殖实施的过程中要综合考虑患者病理、生理、心理及社会因素，医务人员有义务告诉患者目前可供选择的治疗手段、利弊及其所承担的风险。选用治疗方案最佳、药物最佳、手术方案最佳等进行手术，使患者受益。同时禁止以多胎和商业化供卵为目的的促排卵。

七、保护后代原则

人类辅助生殖技术出生的后代与自然分娩的后代享有同样的法律权利和义务，包括子代继承权、受教育权、赡养父母的义务、父母离异时对孩子监护权的裁定等。接受辅助生殖技术的夫妇对出生的孩子（包括出生缺陷患儿）负有伦理、道德和法律上的权利和义务。同一供者的精子只能使5名妇女受孕。

八、严防商业化的原则

机构和医务人员不能受经济利益的驱使而滥用辅助生殖技术，要严格掌握适应证。供精和供卵只能以捐赠助人为目的，禁止买卖，应给予捐赠者必要的误工、交通和医疗补偿。

九、严禁技术滥用原则

辅助生殖技术属于限定使用技术，其中包含一些探索使用技术，如人的克隆技术、卵核移植技术、线粒体移植技术等，在经过正规程序审批后可以进行探索性使用。而代孕技术、赠胚等技术是坚决禁止的。

十、社会公益性原则

在辅助生殖过程中，医务人员必须严格贯彻国家人口和计划生育法律法规，不得对不符合国家人口和计划生育法规和条例规定的夫妇和单身妇女实施辅助生殖技术。

医务人员不得实施非医学需要的性别鉴定，不得进行各种违反伦理、道德原则的配子和胚胎实验研究及临床工作。

十一、不伤害原则

对不孕症患者的治疗中，对剩余配子与胚胎的研究和未来的临床应用中，如果出现利弊并存的矛盾，在权衡利弊时，应采取"二害相权取其轻"的原则，并尽可能采取措施予以避免。对研究者和临床应用者的计划和行为要做出科学的判断，对人体有可能出现伤害的情况，应立即停止。

十二、伦理监督的原则。

为确保以上原则的实施，还应注意设立由医学伦理学、心理学、社会学、法学、生殖医学、护理学和群众代表组成的生殖医学伦理委员会，并接受其对辅助生殖全过程的指导和监督，对实施中遇到的伦理问题进行审查、咨询、论证和建议。

（编者：郭兴萍　史雅萍　高建梅　张计锁）

第三节　辅助生殖技术伦理委员会与伦理监督

辅助生殖技术涉及伦理和法律等一系列问题，有效的伦理监督机制和切实可行的法律法规是保障新技术健康发展的助推剂。辅助生殖对自然生殖的人为干预，打破了"物竞天择，适者生存"的自然规律，生育与家庭也超越了以"血缘"作为纽带的联系，其副作用和风险难以避免，多胎的发生对胎儿和新生儿的影响明显加大。如果辅助生殖使用不规范，必将损害某一方或几方人的利益，甚至贻害子孙后代，引起医疗纠纷，触及法律底线。因此，鉴于辅助生殖技术伦理的特殊性，有必要设立专门的机构进行伦理监督、审查和教育，百利而无一害。

一、辅助生殖技术伦理委员会的组成

医院伦理委员会是在医院等卫生保健机构中设立的医学伦理委员会。一般定义为：建立在基层卫生单位中，由多学科人员组成的，为发生在医疗实践和科学研究中的医德问题和伦理难题提供教育、咨询等组织。医院伦理委员会机构的性质不具有权利，只对政策制定、医患关系的矛盾、处理临床疑难病例方案的伦理选择等内容承担伦理咨询任务，对咨询者提供伦理方面的建议，而不是强制执行决定。

实施人类辅助生殖技术的机构应建立生殖医学伦理委员会，由医学伦理学、心理学、社会学、法学、生殖医学、护理学专家和群众代表等组成，设主任1名，负责该机构全面工作；副主任2名，协助主任工作；秘书1人，负责日常工作。伦理委员会的工作以《赫尔辛基宣言》为指导原则，并受中国有关法律、法规的约束。伦理委员会的组成和工作是独立的，不受任何参与试验者的影响。伦理委员会是非营利性的独立工作机构，其成员均可兼职并设置相应的工作章程、工作制度和工作计划，定期组

织伦理查房。

二、辅助生殖技术伦理委员会职责

辅助生殖技术伦理委员会职责是对辅助生殖技术相关的生殖医学临床研究、临床医学技术的实施进行咨询、论证、监督，通过行政部门完善管理工作，促使生殖医学安全、有效、健康地开展，保障不孕夫妇和出生子代的健康，维护家庭和社会的稳定。医院生殖医学伦理委员会的工作直接对所在医疗机构负责。

（一）伦理审查

审查、确定医疗机构实施各项人类辅助生殖技术和其他生殖医学技术是否符合伦理原则；审查、确定人类辅助生殖技术和其他生殖医学技术相关的科研工作是否符合伦理原则；对于不以生殖为目的但涉及人类配子、合子、胚胎和胚胎干细胞的科研进行审查，确定其是否符合伦理原则。

（二）伦理督查

监督检查是伦理委员的主要任务之一，主要通过伦理道德的内在机制与外在机制并重，来达到有效约束作用。对本机构及工作人员在医疗服务过程中是否严格遵循辅助生殖伦理的原则，提出整改建议，督促及时改进工作。伦理督查要涉及辅助生殖实施的各个环节，如严格把握各类辅助生殖实施的适应证、禁忌证，促排卵用药应用，实验室环节配子（精子、卵子）、胚胎的处理和去向，知情同意书内容和签署；核查并完善辅助生殖的规章制度；监督将制度执行到位；规范精子库的运作，使之符合各项制度规定；定期进行一定规模的伦理督查，组织并召开一次伦理委员小组内会议；督查临床生殖伦理制度及规章的执行情况。

（三）患者知情同意和伦理咨询

切实做好寻求助孕治疗患者的伦理咨询。辅助生殖过程要患者全部知情同意，充分保证信息告知的阶段性、步骤性和渗透性，同时安全、有效、贴心、温暖、透明、质优、乐于接受的保健服务在很大程度上影响着患者的心情，如处理得当可明显改善患者的负面情绪，从内心认可并配合治疗。环境设计上贴心、温暖，服务上及时、高效，开展心理、伦理和遗传门诊，加强生殖知识的系列培训，定期了解他们的需求。

伦理咨询是指通过伦理委员与医务人员和患者的交谈，对在医疗行为或科研活动中所处道德状况做出分析，对即将进行的诊疗或研究决策的道德选择提出建议的沟通过程。伦理咨询是一种智力的需求和特殊的服务，即通过专门的伦理知识帮助解决各种复杂道德困惑的智力劳动过程，通过交谈和讨论为咨询者提出多种可供选择方案，并提出主导性决策方案的建议。

建议是伦理咨询的一个不可或缺的环节。要从已有的各项法规入手，分清问题的性质，确认是否合法。在道德层面上，要分清善与恶的界限，弘扬善行，鞭挞恶者。

使医者和患者能够自觉地追求优良道德价值；使优良的道德价值或伦理规范与每一个特殊情境相结合，转化成为 ART 从业人员和 ART 受者的知觉行动准则。

（四）生殖医学伦理从业人员的自我教育和患者教育

辅助生殖技术是一种高新临床医疗技术，因涉及隐私等方面敏感话题日益增多，使得社会伦理道德面临新的机遇和挑战。务必要从 ART 临床实践中的相关问题出发，在 ART 从业人员和受者人群中深入进行 ART 基本原理和生命伦理学原则的宣传教育，使符合 ART 实际需要的、科学的道德准则体系得到医患人群从内心的广泛认同和接受，提升相关工作者贯彻落实 ART 伦理学原则的自觉性、主动性和积极性，以及面对医患伦理问题的应急处理综合能力，进而在对 ART 的管理中充分发挥它的巨大能力，使 ART 既能在科学发展的道路上迈开大步，又能符合人类共同道德准则。

三、伦理监督内容

（一）医学辅助生殖技术服务和科学研究项目是否符合国家计划生育政策和有关法律规定，是否用于医学目的，是否严格掌握适应证、禁忌证。

（二）辅助生殖技术实施中供受方是否自愿，是否签署了知情同意书，知情同意书是否向供者受者告知了施术的目的、意义、程序、成功的可能性、承担的风险及有关权利和义务。

（三）医学辅助生殖技术服务和科学研究目的实施中有无意外伤害、差错事故发生，有无对不良事件及时记录报告。

（四）辅助生殖技术实施机构是否执行保密制度。

（五）是否存在不符合国家有关技术管理规范的违规行为。

（六）审核医学辅助生殖技术服务和科学研究项目从业人员是否具有良好的职业道德和符合相应的资历要求。

（七）是否建立和执行了规范的自查制度。

（编者：史雅萍　高建梅　郅洋）

第四节　人类辅助生殖伦理问题案例分析

本部分是在辅助生殖技术实践过程中引发的 7 类（15 例）典型案例的伦理分析和研究，进一步探讨辅助生殖技术的伦理问题及其对策。

一、精神性疾病

【案例1】夫妇两人家庭条件优越，在 2005 年育一女，2009 年男方患精神分裂症，在药物控制后好转，于 2012 年停药至今未发作。夫妇两人想要怀二胎，要求供精人工授精，女方生育检查未见异常，男方精子参数正常。探讨是否准予行 AID？

针对以上案例，相关专家学者提出不同意见，支持者认为该案例中夫妇家庭条件优越，对后代的培养和教育有一定的经济基础，且男方患有精神分裂症，虽停药后至今未发作，但可能对后代有遗传风险，长期使用控制精神疾病的药物对后代可能产生影响，因此准予行 AID，避免后代产生精神性疾病，加重家庭负担。而反对者则认为男方有正常的生育能力，虽曾患有精神疾病，但停药后未发作，说明临床治疗有一定效果，且该夫妇生育有一健康女孩，若行 AID，可能会对供精后代家庭地位产生影响，建议能生育的情况下尽量自己生育，实在不行再考虑人工授精。其实以上两种观点是从不同的角度为患者考虑，前者更多地考虑后代的健康状况，后者更多地考虑子代与父母的亲疏关系、血缘关系，尊重患者生育权利。作为一名辅助生殖医务人员，我们应客观分析 AID 的利与弊，并和患者解释清楚，遵从患者意愿，遵循有利于患者原则、知情同意原则、保护后代原则，提出合理的治疗建议和方案。若患者坚决做 AID 的情况下，要联合律师、公证人，在证实男性患者是在精神正常情况下签署知情同意书，予以行 AID。

【案例2】一对夫妇，男方经检验无精子，女方有精神疾病，双方想要怀有自己的孩子，迫切要求做人工授精手术。探讨是否准予行 AIH？

有学者认为，对于男方无精，女方有精神疾病的情况，尽管双方都迫切要求做 AIH，我们还是有顾虑的。首先在妊娠过程中，母亲的心情会影响胎儿的发育，母亲对孩子的心理疏导也存在困难。其次，疾病如果是遗传性疾病，也会严重影响孩子心理健康，这样的孩子在出生后会给家庭和社会带来沉重负担。所以根据现行的辅助生殖禁忌标准，不建议做 AIH。而有些学者认为这种情况可以分两方面考虑，一方面，如果女方的精神疾病是非遗传性的，是可以调节的轻度精神疾病，在女方疾病控制后、男方无精子治疗效果佳的情况下可行 AIH，中重度精神疾病，AIH 和 AID 都不建议做。另一方面，如果精神疾病是由于长期不孕不育的原因，建议去精神专科医院做心理评估，进行心理疏导，解决生育问题。

二、染色体或基因异常

【案例3】一对结婚 6 年夫妇，女方反复胎停 4 次，染色体：男方 46,XY, t (2,3) (q33, q22)，女方 46,XX。优生遗传建议：使用供精辅助生殖；生殖妇科建议：夫精 PGD。男女双方其余检查未见异常。该夫妇该听取哪方面专家的建议？

优生遗传专家认为男方染色体异常，是自然淘汰，染色体平衡易位携带者与正常人婚后生育的子女中，很容易得到一条衍生异常染色体，导致某一易位节段的增多（部分三体性）或减少（部分单体性），致使患者流产和畸形儿出生的可能性极高，生育健康儿的比例不足三分之一，PGD 后子代缺陷不确定，为了后代健康应考虑供精人工授精。而妇科专家则认为男女双方未发现其他致胎停因素，且 PGD 可解决年长妇女因胚胎基因异常引起的不孕或流产问题，对平衡易位的夫妇建议选择基因平衡的胚胎进行移植，降低自然流产率，提高妊娠质量，有效避免因异常基因胚胎而不得不终止妊娠的情况。两科室专家分别从不同的方向为患者制定了诊疗方案，优生遗传专家更多的是从优生优育的角度考虑，为患者制定诊疗方案，而妇科专家更多的是在保证亲生父子的基础之上保证基因平衡胚胎的移植。受中国传统文化的影响，可能更多的患者会选择妇科专家的建议。

【案例4】癫痫患者，男性，因长期服用癫痫药物，出现逆行性射精，患者和妻子害怕长期服药对精子有影响，影响后代的身体健康，所以两人想用精子库的精子做AID，探讨是否准予行AID，还有什么更好的诊疗方案？

针对以上情况，有两种治疗方案可以选择。其一，逆行射精属于AID适应证中的一项，按适应证制定诊疗方案理论上可行，但患者不是孩子的生物学父亲，如果患者坚持，家属也都慎重考虑过，在签署各项知情同意书之后，可以考虑做供精人工授精。其二，癫痫病属于多基因遗传疾病，可迁延数年、甚至数十年之久，对患者身体、精神等各方面造成严重影响。案例4患者病因不明，可以对患者身体状况进行详细检查，有条件的可以做基因检测，明确诊断。如果患者对AID比较犹豫，告知患者通过PGD等其他治疗手段可能拥有自己的后代。

【案例5】夫妇双方均为MMACHC携带者，现患者两人已生育两个患儿，经再三考虑后提出希望AID助孕，探讨是否可行AID，可否对供精精子进行基因检测？

该基因与甲基丙二酸尿症伴同型半胱氨酸血症有关，经遗传咨询，后代有1/4患病的概率，1/2携带，1/4正常。甲基丙二酸尿症常伴发严重的并发症，无法治愈，患儿夭折或终身服药，对家庭造成严重心理负担。作为生殖医学专家，可以理解夫妻双方提出AID的心情，但MMACHA基因携带率较高，50～100人中就有1个携带，风险为1/200～1/400，若精液标本进行检测为MMACHA基因携带，则还需再查另一份标本，考虑到精子库剩余精液标本的使用问题，在保护患者隐私问题的基础上，可以进行单个标本检测，合格的情况下考虑行AID。

三、聋哑与残疾

【案例6】夫妇两人，男性先天性失聪伴智力偏低，女性后天性失语，但智力正常。双方结婚2年未避孕未育，性生活差，男性生育力检查为轻度少弱精子症，女性生育力检查未见异常。双方家长要求放弃男方精子，申请供精人工授精。该夫妇该做何选择？

针对此案例，有些专家认为该夫妇聋哑与残疾，可以选择供精人工授精选择优秀基因，改善后代质量，避免后代出现类似的病症，双方在签署各项知情同意书之后，予以行AID。反对者主要从三方面考虑，首先，认为聋哑与残疾夫妇依然有正常自然生育的权利，作为患者父母不能横加干涉，不能人为减少聋哑人群；其次，聋哑与残疾并非重大致命性疾病，我们应该尊重患者生育权利，生育权利大于优生义务；第三，即使患者行AID后，孩子出生后的抚养与教育也是一个问题，夫妻双方并不能与孩子正常沟通交流。

四、传染性疾病

【案例7】夫妇两人都是乙肝患者，双方商量后申请做供精人工授精，探讨是否准予行AID？

对肝功不正常，且迫切想要孩子的夫妇，先给予对症治疗一段时间，看治疗效果，如果疾病有所好转，考虑自己生育，如果治疗效果不佳，病情没有好转，医务人员应客观地告诉他们进行供精人工授精后所产生的各种关系、权利和义务以及技术或伦理方面可能出现的问题等信息，使夫妻双方对AID有全面和理性的认识，让他们知情选择，并在双方自愿的条件下填写知情同意书，在不违背国家法律法规的情况下准予行AID。同时，做好AID后的随访工作，建议在孕7、8、9个月的时候分别注射乙肝免疫球蛋白以预防胎儿宫内感染，孩子生后6小时内注射乙肝免疫球蛋白，24小时内注射乙肝疫苗，阻断母婴传播，产后禁止吃母乳。但是本着有利于患者和后代原则，医务人员要考虑患者的家庭状况，生育孩子是不利的。

【案例8】夫妻双方结婚多年未生育，在准备怀宝宝做体检时，被查出男方感染了艾滋病毒，患者希望通过辅助生殖技术助孕，探讨是否准予行AID？

对于HIV感染者，有些专家认为，应该尊重患者人格、自主选择权和隐私权，有临床结果表明，目前已有许多国家都在使用抗病毒药物进行艾滋病病毒母婴传播阻断，使艾滋病的母婴传播发生率下降90%。因此，可以在夫妻双方签署知情同意书的基础上，准予行AID。而另一些专家认为，根据目前的治疗手段，艾滋病感染者是不能完全治愈的，如果男方感染HIV，这个家庭的夫妻关系、家庭氛围、孩子的成长环境都有问题，所承受的各方面压力都比较大，即使孩子经过多重预防，没有感染疾病，其父母的艾滋病终究会发病，这样的父母不仅不能照顾孩子，还需要长期服药，这不仅给家庭带来沉重的经济负担，也严重影响孩子的生活和教育质量。同时，女方既然选择了有传染性疾病的患者组建家庭，就应该做好这方面的准备，考虑放弃生育权。从社会、家庭、孩子的角度考虑，本案例不适合选择辅助生殖助孕。

因此，面对疾病，我们更应该理性地看待问题，确认孕妇是否感染艾滋病，由双方自愿选择是否继续妊娠，继续妊娠的话，需要接受系统抗病毒治疗，分娩后避免混合喂养。相信在不久的将来，随着医学科学的发展，我们会控制好此类传染病的发生和发展。

五、生殖资源使用

【案例9】李某，男性，已婚未育，重度98%烧伤病危住某院ICU。父母、兄弟姐妹、妻子为了生育后代，一致邀请男科医生睾丸取精子保存，以备辅助生殖使用。该院ICU科室、男科医生所在管理部门均表示接受患者家属意见，可以保存患者精子，作为男科医生该作何选择？

针对上述情况，专家学者众说纷纭，有专家认为患者是自然人，有生育权利，同时家属意见已经得到了相关部门的认可，从医德角度考虑，男科医生应该接受家属意见，保障患者生育权利。而另一些人认为此时患者处于昏迷状态，不能表述自己意愿，作为家属不能替代患者支配生殖资源，将来一旦出现婚姻纠纷，容易造成子代责任官司，男科医生应拒绝家属意见。编者认为应完善相关法律、法规，对特殊情况下行

AIH 应给予范围界定，针对昏迷状态下的患者生殖权利由谁决定，此时父母和妻子的权利和义务又有哪些，是否可以行 AIH 手术以解决夫妇生育行为，保障患者后代延续，子代的抚养和教育如何解决。

【案例10】有一对夫妇，申请做试管婴儿，但在不久后发现妻子已经怀孕，因此不再有生育要求，剩余胚胎如何处理？

当临床实际中认为胚胎已经"不适用于治疗"或"治疗不再需要它"时，该胚胎被定义为"剩余胚胎"，在定义之前必须征得不孕患者双方同意。此外，由于超促排卵药物的使用，可能同时产生多个胚胎，在完成一次完整的 IVF 手术后，胚胎的剩余时有发生，剩余胚胎不同于其他商品、物品，又不同于真正的人类个体，因此根据生殖医学中的伦理规范和国家相应的法律法规，剩余胚胎有其妥当的处理程序。概括来讲，主要有四种处理方法，第一，将剩余胚胎继续冷冻保存。胚胎的冷冻保存需按规定交纳冷冻保存费用，如果夫妻双方离异或发生意外，将按相关法律规定处理。第二，不孕夫妇放弃剩余胚胎的情况下，用医学方法处理后销毁。当剩余胚胎质量差不符合冷冻标准，或剩余胚胎质量好但患者明确表示不要或不捐赠，或剩余胚胎冷冻保存超过法定时限时，我们选择用医学方法处理后销毁。第三，捐赠剩余胚胎进行科学研究。征得不孕夫妇患者同意后，捐赠剩余胚胎进行科学研究及临床工作，严禁科研人员或医务人员私自利用患者胚胎。第四，将剩余胚胎捐赠他人。法国在《民法典》中则规定："由第三人作为捐赠人提供协助，以医学方法进行的生育，捐赠人与采用医学方法出生的儿童之间不得确立任何亲子关系，对捐赠人不得提起任何责任之诉。而孩子在出生后不享有知情权。"但中国现行的辅助生殖技术管理办法中禁止将剩余胚胎赠送。

六、剩余精子管理

【案例11】夫妇两人，男方为无精子症，女方为双侧输卵管堵塞。2010 年在某院行供精卵胞浆内单精子显微注射技术（ICSI）两周期均失败，花费 10 万元左右。患者通过自行学习或者熟人告知得知 ICSI 周期中所购买供精有剩余。因此向医院索要剩余精子，或退还部分费用。作为院方，该如何处理？

针对该案例，院方和患方观点不一。患方认为医院与患者之间存在贸易关系，所用精子均为患者购买所得，患者有权索回节余，医院应该按照患者意愿处理剩余精子，将剩余精子归还。而院方则认为精子不是一种简单的物品，可以随意买卖，院方与患者之间也不是简单的贸易关系，产生的医疗费用均为医务人员的服务费用。如果是夫精，剩余精子的所有权在患者手里，归患者自行处理。如果是供精，则明确规定供精不能有剩余，一人份供精人工授精一次用完，在处理后未受精的部分基本无法回收，剩余精子的归还更无从谈起。

【案例12】有部分捐精者中途单方面中断捐精，或者半年后检查 HIV 不到者，剩余标本如何处理？

面对此种情况，首先，了解捐赠人员的顾虑，尽量劝解、说服继续捐精，如果还是不愿继续捐精，其原先的剩余样本不能对外供精使用。其次，总结经验教训，在进行精子捐赠之前与捐赠者签订道德诚信协议或承诺书，如果单方面中断捐精者，剩余标本将会用作科学研究，捐赠者无权追问精子去向，或者调整捐精补助方案，完成整个捐精过程的志愿者，才会得到所有补助，否则只给捐精补助的一少部分，以此来约束捐精者捐精过程，督促志愿者完成整个捐精程序。

七、其他相关问题

【案例13】据用精单位信息反馈，有一名出生婴儿患肾积水，经与对方联系沟通并核实后了解到：此患儿出生时为正常剖宫产，健康，但是在出生后一个月该用精单位生殖中心工作人员随访时，家长口述孕 8^+ 月时，B 超显示肾积水，哪侧不详。针对这种情况如何处理？怎样做好外供精液信息反馈工作？

首先停止外供该用精单位使用的原精液样本，明确肾积水有先天性和继发性两种，先天性一般是由于输尿管与肾盂处狭窄所造成的肾盏扩张，肾实质萎缩而导致肾积水。然后积极与用精单位联系，要求其提供 B 超诊断书，记录患侧积液大约量等，做出明确诊断并出具医院证明书，落实诊断结果。如果病历材料真实可靠有效，停止外供该样本精液。如果只是患儿家长口述而无医院诊断证明，不能作为诊断依据。

随着精子库开展工作的不断扩大，用精单位、受孕人数逐渐增加，各种各样的问题也逐渐出现。因此，作为精子库的工作人员应高度重视，在用精、外供过程中一定要遵守伦理原则，严格执行卫健委所要求 1∶5 的比例向外提供精液，同时在捐精的过程中，严格把好初筛、体检、遗传咨询各个关口，仔细检查，详细追问病史、家族史，避免疏忽遗漏，发现有问题的精液，绝对不能继续外供，以免给今后的工作留下隐患。在此基础上，重视随访工作，保证随访信息及时、真实，可靠，做到随访率100%，决不能有一例遗漏。

当其他生殖中心申请提供精液时，要与用精单位及时沟通联系，增加随访内容、信息，对有问题的反馈一定要提供真实可靠有效的等级医院书面证明作为法律依据。同时也提醒对方医院为女方全面检查身体，详细查问家族史、遗传史，详细跟踪患儿的健康状况。

【案例14】志愿者捐精过程中，发现无精患者是否告知，如何告知？

患者有知情权，按照规定医务人员有义务告知患者情况，但应考虑告知的方式方法，如何更人性化，使患者能更好地接受。尽量站在患者的角度，选用委婉的方式告知，让患者转入临床相关科室做进一步专业细致的检查，制定诊疗方案。同时叮嘱患者不要过于失望，告知其不规律的生活方式也可能出现此种情况，要规律作息，注意饮食，戒烟戒酒，克服心理障碍，调理一段时间后再过来复查，年龄小的患者可以调整两三年之后再做复检。

【案例15】在精子库日常的募集精源工作中，遇到许多媒体记者的采访提问，特别是 2014 年，精子库工作人员发动各方力量，制作展板，在街道和社区宣传栏做告示，一些媒体也开始感兴趣，屡次对精子库的工作做报道，但是，也有一些媒体记者想采访志愿捐精者，我们医务人员应该接受还是拒绝？

首先，作为医务人员，我们应明确拒绝媒体采访志愿者的诉求。虽说捐精和献血一样都是公益性的，从道义理论上讲，公益性应该大力宣传、鼓励，但是捐精又有其特殊性，在捐精之前，我们就已和志愿者签有保密协议，要严格保护志愿者的隐私，充分考虑志愿者当前和以后的心理和社会影响，不能为了宣传，不顾志愿者隐私。其次，可以让记者媒体采访精子库，采访我们的工作人员，通过媒体的力量宣传精子库，让更多的大众了解我们这个行业，并鼓励适合人群来捐献精子，为更多的不孕不育夫妇贡献自己的一分力量。

（编者：史雅萍　高建梅）

第五节　人类辅助生殖技术相关政策法规

2001年2月20日，卫生部（现为卫健委）以第14号和第15号部长令颁布了《人类辅助生殖技术管理办法》和《人类精子库管理办法》（以下简称两个《办法》），同年5月14日以卫科教发〔2001〕143号发布了《人类辅助生殖技术规范》《人类精子库基本标准》《人类精子库技术规范》和《实施人类辅助生殖技术的伦理原则》（以下简称《技术规范、基本标准和伦理原则》）。两个《办法》和《技术规范、基本标准和伦理原则》实施以来，对促进和规范我国人类辅助生殖技术和人类精子库技术的发展和应用，保护人民群众健康，特别是保护妇女和后代的健康权益，起到了积极的推动作用。但是，随着国内外人类辅助生殖技术、人类精子库技术和生命伦理学的不断进步与发展，特别是从两年来在十几个省、自治区、直辖市的实施情况看，《技术规范、基本标准和伦理原则》的局限性也逐步显现出来，需要及时进行适当的修改、补充和完善，使其更符合技术发展的要求，并以此促进技术应用质量和水平的提高。

自2002年3月以来，卫生部（现为卫健委）多次组织有关专家，参考和借鉴先进国家的相应技术规范、基本标准和伦理原则，结合我国实际，对原《技术规范、基本标准和伦理原则》进行了修改。为了保证人类辅助生殖技术和人类精子库能安全、有效地在我国全面实施，切实保护人民群众的健康权益，修改稿在原有的基础上提高了应用相关技术的机构设置标准、技术实施人员的资质要求及技术操作的质量标准和技术规范，并进一步明确和细化了技术实施中的伦理原则。同时，为了防止片面追求经济利益而滥用人类辅助生殖技术和人类精子库技术，切实贯彻国家人口和计划生育政策，维护人的生命伦理尊严，把该技术给社会、伦理、道德、法律，乃至子孙后代可能带来的负面影响和危害降到最低程度，修改稿对控制多胎妊娠、提高减胎技术、严格掌握适应证、严禁供精与供卵商业化和卵胞浆移植技术等方面提出了更高、更规范、更具体的技术和伦理要求。

相关的政策法规见附件。

（整理：王慧芳　郅洋　李晓蓉　高建梅）

附件 1
《人类辅助生殖技术规范》

人类辅助生殖技术（Assisted Reproductive Technology，ART）包括体外受精-胚胎移植（In Vitro Fertilization and Embryo Transfer，IVF-ET）及其衍生技术和人工授精（Artificial Insemination，AI）两大类。从事人类辅助生殖技术的各类医疗机构和计划生育服务机构（以下简称机构）须遵守本规范。

一、体外受精-胚胎移植及其衍生技术规范

体外受精-胚胎移植及其衍生技术目前主要包括体外受精-胚胎移植、配子或合子输卵管内移植、卵胞浆内单精子显微注射、胚胎冻融、植入前胚胎遗传学诊断等。

（一）基本要求

1. 机构设置条件

（1）必须是持有《医疗机构执业许可证》的综合性医院、专科医院或持有《计划生育技术服务机构执业许可证》的省级以上（含省级）的计划生育技术服务机构；

（2）中国人民解放军医疗机构开展体外受精-胚胎移植及其衍生技术，根据两个《办法》规定，由所在的省、自治区、直辖市卫生行政部门或总后卫生部科技部门组织专家论证、审核并报国家卫生部审批；

（3）中外合资、合作医疗机构必须同时持有卫生部批准证书和原外经贸部（现商务部）颁发的《外商投资企业批准证书》；

（4）机构必须设有妇产科和男科临床并具有妇产科住院开腹手术的技术和条件；

（5）生殖医学机构由生殖医学临床（以下称临床）和体外受精实验室（以下称实验室）两部分组成；

（6）机构必须具备选择性减胎技术；

（7）机构必须具备胚胎冷冻、保存、复苏的技术和条件；

（8）机构如同时设置人类精子库，不能设在同一科室，必须与生殖医学机构分开管理；

（9）凡计划拟开展人类辅助生殖技术的机构必须由所在省、区、市卫生行政部门根据区域规划、医疗需求予以初审，并上报卫生部批准筹建。筹建完成后由卫生部组织专家进行预准入评审，试运行一年后再行正式准入评审；

（10）实施体外受精-胚胎移植及其衍生技术必须获得卫生部的批准证书。

2. 在编人员要求

机构设总负责人、临床负责人和实验室负责人，临床负责人与实验室负责人不得由同一人担任。

生殖医学机构的在编专职技术人员不得少于12人，其中临床医师不得少于6人

（包括男科执业医师1人），实验室专业技术人员不得少于3人，护理人员不得少于3人。上述人员须接受卫生部指定医疗机构进行生殖医学专业技术培训。

外籍、中国台湾地区、香港和澳门特别行政区技术人员来内地从事人类辅助生殖诊疗活动须按国家有关管理规定执行。

（1）临床医师

①专职临床医师必须是具备医学学士学位并已获得中级以上技术职称或具备生殖医学硕士学位的妇产科或泌尿男科专业的执业医师；

②临床负责人须由从事生殖专业具有高级技术职称的妇产科执业医师担任；

③临床医师必须具备以下方面的知识和工作能力：

掌握女性生殖内分泌学临床专业知识，特别是促排卵药物的使用和月经周期的激素调控；

掌握妇科超声技术，并具备卵泡超声监测及B超介导下阴道穿刺取卵的技术能力，具备开腹手术的能力；具备处理人类辅助生殖技术各种并发症的能力；

④机构中应配备专职男科临床医师，掌握男性生殖医学基础理论和临床专业技术。

（2）实验室技术人员

①胚胎培养实验室技术人员必须具备医学或生物学专业学士以上学位或大专毕业并具备中级技术职称；

②实验室负责人须由医学或生物学专业高级技术职称人员担任，具备细胞生物学、胚胎学、遗传学等相关学科的理论及细胞培养技能，掌握人类辅助生殖技术的实验室技能，具有实验室管理能力；

③至少一人具有按世界卫生组织精液分析标准程序处理精液的技能；

④至少一人在卫生部指定的机构接受过精子、胚胎冷冻及复苏技术培训，并系统掌握精子、胚胎冷冻及复苏技能；

⑤开展卵胞浆内单精子显微注射技术的机构，至少有一人在卫生部指定机构受过本技术的培训，并具备熟练的显微操作及体外受精与胚胎移植实验室技能；

⑥开展植入前胚胎遗传学诊断的机构，必须有专门人员受过极体或胚胎卵裂球活检技术培训，熟练掌握该项技术的操作技能，掌握医学遗传学理论知识和单细胞遗传学诊断技术，所在机构必须具备遗传咨询和产前诊断技术条件。

（3）护士

护士须有护士执业证书，受过生殖医学护理工作的培训，护理工作的负责人必须具备中级技术职称。

3. 场所要求

（1）场所须包括候诊区、诊疗室、检查室、取精室、精液处理室、资料档案室、清洗室、缓冲区（包括更衣室）、超声室、胚胎培养室、取卵室、体外受精实验室、胚胎移植室及其他辅助场所；

（2）用于生殖医学医疗活动的总使用面积不小于260平方米；

（3）场所布局须合理，符合洁净要求，建筑和装修材料要求无毒，应避开对工作产生不良影响的化学源和放射源；

（4）工作场所须符合医院建筑安全要求和消防要求，保障水电供应。各工作间应具备空气消毒设施；

（5）主要场所要求：

①超声室：使用面积不小于15平方米，环境符合卫生部医疗场所Ⅲ类标准；

②取精室：与精液处理室邻近，使用面积不小于5平方米，并有洗手设备；

③精液处理室：使用面积不小于10平方米；

④取卵室：供B超介导下经阴道取卵用，使用面积不小于25平方米，环境符合卫生部医疗场所Ⅱ类标准；

⑤体外受精实验室：使用面积不小于30平方米，并具备缓冲区。环境符合卫生部医疗场所Ⅰ类标准，建议设置空气净化层流室。胚胎操作区必须达到百级标准；

⑥胚胎移植室：使用面积不小于15平方米，环境符合卫生部医疗场所Ⅱ类标准。

4. 设备条件

（1）B超：2台（配置阴道探头和穿刺引导装置）；

（2）负压吸引器；

（3）妇科床；

（4）超净工作台：3台；

（5）解剖显微镜；

（6）生物显微镜；

（7）倒置显微镜（含恒温平台）；

（8）精液分析设备；

（9）二氧化碳培养箱（至少3台）；

（10）二氧化碳浓度测定仪；

（11）恒温平台和恒温试管架；

（12）冰箱；

（13）离心机；

（14）实验室常规仪器：pH计、渗透压计、天平、电热干燥箱等；

（15）配子和胚胎冷冻设备包括：冷冻仪、液氮储存罐和液氮运输罐等。

申报开展卵胞浆内单精子显微注射技术的机构，必备具备显微操作仪1台。

5. 其他要求

开展体外受精与胚胎移植及其衍生技术的机构，还必须具备以下条件：

（1）临床常规检验（包括常规生化、血尿常规、影像学检查、生殖免疫学检查）；

（2）生殖内分泌实验室及其相关设备；

（3）细胞和分子遗传学诊断实验室及其相关设备；若开展植入前胚胎遗传学诊断的机构，必须同时具备产前诊断技术的认可资格；

（4）开腹手术条件；

（5）住院治疗条件；

(6)用品消毒和污物处理条件。

(二)管理

1. 实施体外受精与胚胎移植及其衍生技术的机构,必须遵守国家人口和计划生育法规和条例的规定,并同不育夫妇签署相关技术的《知情同意书》和《多胎妊娠减胎术同意书》;

2. 机构必须预先认真查验不育夫妇的身份证、结婚证和符合国家人口和计划生育法规和条例规定的生育证明原件,并保留其复印件备案;涉外婚姻夫妇及外籍人员应出示护照及婚姻证明并保留其复印件备案;

3. 机构必须按期对工作情况进行自查,按要求向卫生部提供必需的各种资料及年度报告;

4. 机构的各种病历及其相关记录,须按卫生部和国家中医药管理局卫医发〔2002〕193号"关于印发《医疗机构病历管理规定》的通知"要求,予以严格管理;

5. 机构实施供精体外受精与胚胎移植及其衍生技术,必须向供精的人类精子库及时准确地反馈受者的妊娠和子代等相关信息;

6. 规章制度

机构应建立以下制度:

(1)生殖医学伦理委员会工作制度;

(2)病案管理制度;

(3)随访制度;

(4)工作人员分工责任制度;

(5)接触配子、胚胎的实验材料质控制度;

(6)各项技术操作常规;

(7)特殊药品管理制度;

(8)仪器管理制度;

(9)消毒隔离制度;

(10)材料管理制度。

7. 技术安全要求

(1)要求机构具有基本急救条件,包括供氧、气管插管等用品和常用急救药品和设备等;

(2)采用麻醉技术的机构,必须配备相应的监护、抢救设备和人员;

(3)实验材料必须无毒、无尘、无菌,并符合相应的质量标准;

(4)实验用水须用去离子超纯水;

(5)每周期移植胚胎总数不得超过3个,其中35岁以下妇女第一次助孕周期移植胚胎数不得超过2个;

(6)与配子或胚胎接触的用品须为一次性使用耗材;

(7)实施供精的体外受精与胚胎移植及其衍生技术的机构,必须参照人工授精的有关规定执行。

(三) 适应证与禁忌证

1. 适应证

(1) 体外受精-胚胎移植适应证

①女方各种因素导致的配子运输障碍；

②排卵障碍；

③子宫内膜异位症；

④男方少、弱精子症；

⑤不明原因的不育；

⑥免疫性不孕。

(2) 卵胞浆内单精子显微注射适应证

①严重的少、弱、畸精子症；

②不可逆的梗阻性无精子症；

③生精功能障碍（排除遗传缺陷疾病所致）；

④免疫性不育；

⑤体外受精失败；

⑥精子顶体异常；

⑦需行植入前胚胎遗传学检查的。

(3) 植入前胚胎遗传学诊断适应证

目前主要用于单基因相关遗传病、染色体病、性连锁遗传病及可能生育异常患儿的高风险人群等。

(4) 接受卵子赠送适应证

①丧失产生卵子的能力；

②女方是严重的遗传性疾病携带者或患者；

③具有明显的影响卵子数量和质量的因素。

(5) 赠卵的基本条件

①赠卵是一种人道主义行为，禁止任何组织和个人以任何形式募集供卵者进行商业化的供卵行为；

②赠卵只限于人类辅助生殖治疗周期中剩余的卵子；

③对赠卵者必须进行相关的健康检查（参照供精者健康检查标准）；

④赠卵者对所赠卵子的用途、权利和义务应完全知情并签订知情同意书；

⑤每位赠卵者最多只能使 5 名妇女妊娠；

⑥赠卵的临床随访率必须达 100%。

2. 禁忌证

(1) 有如下情况之一者，不得实施体外受精-胚胎移植及其衍技术：

①男女任何一方患有严重的精神疾患、泌尿生殖系统急性感染、性传播疾病；

②患有《母婴保健法》规定的不宜生育的、目前无法进行胚胎植入前遗传学诊断的遗传性疾病；

③任何一方具有吸毒等严重不良嗜好；

④任何一方接触致畸量的射线、毒物、药品并处于作用期。

（2）女方子宫不具备妊娠功能或严重躯体疾病不能承受妊娠。

（四）质量标准

1. 为了切实保障患者的利益，维护妇女和儿童健康权益，提高人口质量，严格防止人类辅助生殖技术产业化和商品化，以及确保该技术更加规范有序进行，任何生殖机构每年所实施的体外受精与胚胎移植及其衍生技术不得超过 1000 个取卵周期；

2. 机构对体外受精—胚胎移植出生的随访率不得低于 95%；

3. 体外受精的受精率不得低于 65%，卵胞浆内单精子显微注射的受精率不得低于 70%；

4. 取卵周期临床妊娠率在机构成立的第一年不得低于 15%，第二年以后不得低于 20%；冻融胚胎的移植周期临床妊娠率不得低于 10%〔移植周期临床妊娠率 =（临床妊娠数/移植周期数）×100%〕；

5. 对于多胎妊娠必须实施减胎术，避免双胎，严禁三胎和三胎以上的妊娠分娩。

二、人工授精技术规范

人工授精技术根据精子来源分为夫精人工授精和供精人工授精技术。

（一）基本要求

1. 机构设置条件

（1）必须是持有《医疗机构执业许可证》的综合性医院、专科医院或持有《计划生育技术服务执业许可证》的计划生育技术服务机构；

（2）实施供精人工授精技术必须获得卫生部的批准证书，实施夫精人工授精技术必须获得省、自治区、直辖市卫生行政部门的批准证书并报卫生部备案；

（3）中国人民解放军医疗机构开展人工授精技术的，根据两个《办法》规定，对申请开展夫精人工授精技术的机构，由所在省、自治区、直辖市卫生厅局或总后卫生部科技部门组织专家论证、评审、审核、审批，并报国家卫生部备案；对申请开展供精人工授精的医疗机构，由所在省、自治区、直辖市卫生厅局或总后卫生部科技部门组织专家论证、审核，报国家卫生部审批；

（4）中外合资、合作医疗机构，必须同时持有卫生部批准证书和原外经贸部（现商务部）颁发的《外商投资企业批准证书》；

（5）实施供精人工授精的机构，必须从持有《人类精子库批准证书》的人类精子库获得精源并签署供精协议，并有义务向供精单位及时提供供精人工授精情况及准确的反馈信息；协议应明确双方的职责；

（6）具备法律、法规或主管机关要求的其他条件。

2. 人员要求

（1）最少具有从事生殖医学专业的在编专职医师 2 人，实验室工作人员 2 人，护士 1 人，且均具备良好的职业道德；

（2）从业医师须具备执业医师资格；

（3）机构必须指定专职负责人，该负责人须是具备高级技术职称的妇产科执业医师；

（4）机构内医师应具备临床妇产科和生殖内分泌理论及实践经验，并具备妇科超声技术资格和经验；

（5）实验室工作人员应具备按世界卫生组织精液分析标准程序处理精液的培训经历和实践操作技能；

（6）护士具备执业护士资格；

（7）同时开展体外受精—胚胎移植技术的机构，必须指定专职负责人一人，其他人员可以兼用。

3. 场所要求

场所包含候诊室、诊室、检查室、B 超室、人工授精实验室、授精室和其他辅助区域，总使用面积不得少于 100 平方米，其中人工授精实验室不少于 20 平方米和授精室的专用面积不少于 15 平方米；同时开展人工授精和体外受精与胚胎移植的机构，候诊室、诊室、检查室和 B 超室可不必单设，但人工授精室和人工授精实验室必须专用，且使用面积各不少于 20 平方米；另外，技术服务机构须具备妇科内分泌测定、影像学检查、遗传学检查等相关检查条件。

4. 设备条件

（1）妇检床 2 张以上；

（2）B 超仪 1 台（配置阴道探头）；

（3）生物显微镜 1 台；

（4）离心机 1 台；

（5）百级超净工作台 1 台；

（6）二氧化碳培养箱 1 台；

（7）液氮罐 2 个以上；

（8）冰箱一台；

（9）精液分析设备；

（10）水浴箱 1 台；

（11）与精液接触的器皿等须使用无毒的一次性耗材。

以上设备要求运行良好，专业检验合格。

（二）管理

1. 实施授精前，不育夫妇必须签订《知情同意书》及《多胎妊娠减胎术同意书》；

2. 供精人工授精只能从持有卫生部批准证书的人类精子库获得精源；

3. 机构必须及时做好不育夫妇的病历书写并按《医疗机构病历管理规定》严格管理，对每一位受者都应进行随访；

4. 实施供精人工授精的机构，必须向人类精子库反馈妊娠、子代以及受者使用冷冻精液后是否出现性传播疾病的临床信息等情况，记录档案应永久保存；

5. 严格控制每一位供精者的冷冻精液最多只能使 5 名妇女受孕；

6. 除司法机关出具公函或相关当事人具有充分理由同意查阅外，其他任何单位和个人一律谢绝查阅供受精者双方的档案；确因工作需要及其他特殊原因非得查阅档案时，则必须经授精机构负责人批准，并隐去供受者双方的社会身份资料；

7. 人工授精必须具备完善、健全的规章制度和技术操作手册并切实付诸实施；

8. 机构必须按期对人工授精的情况进行自查，按要求向卫生行政审批部门提供必要的资料及年度报告。

（三）适应证与禁忌证

1. 夫精人工授精

（1）适应证

①男性因少精、弱精、液化异常、性功能障碍、生殖器畸形等不育；

②宫颈因素不育；

③生殖道畸形及心理因素导致性交不能等不育；

④免疫性不育；

⑤原因不明不育。

（2）禁忌证

①男女一方患有生殖泌尿系统急性感染或性传播疾病；

②一方患有严重的遗传、躯体疾病或精神心理疾患；

③一方接触致畸量的射线、毒物、药品并处于作用期；

④一方有吸毒等严重不良嗜好。

2. 供精人工授精

（1）适应证

①不可逆的无精子症、严重的少精症、弱精症和畸精症；

②输精管复通失败；

③射精障碍；

④适应证①②③中，除不可逆的无精子症外，其他需行供精人工授精技术的患者，医务人员必须向其交代清楚：通过卵胞浆内单精子显微注射技术也可能使其有自己血亲关系的后代，如果患者本人仍坚持放弃通过卵胞浆内单精子显微注射技术助孕的权益，则必须与其签署知情同意书后，方可采用供精人工授精技术助孕；

⑤男方和/或家族有不宜生育的严重遗传性疾病；

⑥母儿血型不合不能得到存活新生儿。

（2）禁忌证

①女方患有生殖泌尿系统急性感染或性传播疾病；

②女方患有严重的遗传、躯体疾病或精神疾患；

③女方接触致畸量的射线、毒物、药品并处于作用期；

④女方有吸毒等不良嗜好。

（四）技术程序与质量控制

1. 技术程序

（1）严格掌握适应证并排除禁忌证；

（2）人工授精可以在自然周期或药物促排卵周期下进行，但严禁以多胎妊娠为目的使用促排卵药；

（3）通过B超和有关激素水平联合监测卵泡的生长发育；

（4）掌握排卵时间，适时实施人工授精；

（5）用于人工授精的精子必须经过洗涤分离处理，行宫颈内人工授精，其前向运动精子总数不得低于 $20×10^6$；行宫腔内人工授精，其前向运动精子总数不得低于 $10×10^6$；

（6）人工授精后可用药物支持黄体功能；

（7）人工授精后14～16天诊断生化妊娠，5周B超确认临床妊娠；

（8）多胎妊娠必须到具有选择性减胎术条件的机构行选择性减胎术；

（9）实施供精人工授精的机构如不具备选择性减胎术的条件和技术，必须与具备该技术的机构签订使用减胎技术协议，以确保选择性减胎术的有效实施，避免多胎分娩。

2. 质量标准

（1）用于供精人工授精的冷冻精液，复苏后前向运动的精子不低于40%；

（2）周期临床妊娠率不低于15%（周期临床妊娠率=临床妊娠数/人工授精周期数×100%）。

三、实施技术人员的行为准则

（一）必须严格遵守国家人口和计划生育法律法规；

（二）必须严格遵守知情同意、知情选择的自愿原则；

（三）必须尊重患者隐私权；

（四）禁止无医学指征的性别选择；

（五）禁止实施代孕技术；

（六）禁止实施胚胎赠送；

（七）禁止实施以治疗不育为目的的人卵胞浆移植及核移植技术；

（八）禁止人类与异种配子的杂交；禁止人类体内移植异种配子、合子和胚胎；禁止异种体内移植人类配子、合子和胚胎；

（九）禁止以生殖为目的对人类配子、合子和胚胎进行基因操作；

（十）禁止实施近亲间的精子和卵子结合；

（十一）在同一治疗周期中，配子和合子必须来自同一男性和同一女性；

（十二）禁止在患者不知情和不自愿的情况下，将配子、合子和胚胎转送他人或进行科学研究；

（十三）禁止给不符合国家人口和计划生育法规和条例规定的夫妇和单身妇女实施人类辅助生殖技术；

（十四）禁止开展人类嵌合体胚胎试验研究；

（十五）禁止克隆人。

附件 2

人类精子库基本标准和技术规范

一、人类精子库基本标准

人类精子库是以治疗不育症及预防遗传病和提供生殖保险等为目的，利用超低温冷冻技术，采集、检测、保存和提供精子。

（一）机构设置条件

1. 人类精子库必须设置在持有《医疗机构执业许可证》的综合性医院、专科医院或持有《计划生育技术服务执业许可证》的省级以上（含省级）计划生育服务机构内，其设置必须符合《人类精子库管理办法》的规定；
2. 中国人民解放军医疗机构中设置人类精子库的，根据两个《办法》规定，由所在省、自治区、直辖市卫生厅局或总后卫生部科技部门组织专家论证评审、审核，报国家卫生部审批；
3. 中外合资、合作医疗机构，必须同时持有卫生部批准证书和原外经贸部（现商务部）颁发的《外商投资企业批准证书》；
4. 人类精子库必须具有安全、可靠、有效的精子来源；机构内如同时设有人类精子库和开展人类辅助生殖技术，必须严格分开管理；
5. 设置人类精子库必须获得卫生部的批准证书。

（二）人类精子库基本任务

1. 对供精者进行严格的医学和医学遗传学筛查，并建立完整的资料库；
2. 对供精者的精液进行冷冻保存，用于治疗不育症、提供生殖保险等服务；
3. 向持有卫生部供精人工授精或体外受精—胚胎移植批准证书的机构提供健康合格的冷冻精液和相关服务；
4. 建立一整套监控机制，以确保每位供精者的精液标本最多只能使5名妇女受孕；
5. 人类精子库除上述基本任务外，还可开展精子库及其相应的生殖医学方面的研究，如：供精者的研究、冷藏技术的研究和人类精子库计算机管理系统的研究等。

（三）工作部门设置及人员要求

1. 工作部门设置

根据人类精子库的任务，下设4个工作职能部门：
（1）精液采集部门：筛选献精者，采集精液；
（2）精液冷冻部门：精液冷冻与保存；
（3）精液供给部门：受理用精机构的申请、审核其资格并签订供精合同和供给精液；

（4）档案管理部门：建立供精者及用精机构人工授精结局的反馈信息等档案管理制度和计算机管理系统。

2. 工作人员要求

（1）精子库至少配备5名专职专业技术人员，人员构成如下：

①配备1名具有高级专业技术职称、从事生殖医学专业的执业医师；

②配备1名具有医学遗传学临床经验中级以上职称的技术人员；

③配备实验技师2名，要具备男科实验室操作技能并熟悉世界卫生组织精液分析标准程序、生物细胞冷冻保存有关的知识及冷冻保存技术，掌握传染病及各类感染特别是性病的检测及其他临床检验知识和技能；

④配备管理人员1名，具有计算机知识和操作技能并有一定管理能力。

（2）所有工作人员必须具备良好的职业道德。

（四）场所和设备要求

1. 人类精子库各种工作用房的规模必须符合下列要求

（1）供精者接待室使用面积15平方米以上；

（2）取精室2间（每间使用面积5平方米以上），有洗手设备；

（3）人类精子库实验室使用面积40平方米以上；

（4）标本存储室使用面积15平方米以上；

（5）辅助实验室（进行性传播疾病及一般检查的实验室）使用面积20平方米以上；

（6）档案管理室使用面积15平方米以上。

2. 人类精子库仪器设备配制基本标准

（1）能储存1万份精液标本的标本储存罐；

（2）程序降温仪1套；

（3）34升以上液氮罐2个；

（4）精子运输罐3个以上；

（5）37摄氏度恒温培养箱和水浴箱各1台；

（6）超净台2台；

（7）相差显微镜1台；

（8）恒温操作台1套；

（9）离心机1台；

（10）电子天平1台；

（11）加热平台及搅拌机各1台；

（12）计算机1台及文件柜若干个；

（13）冰箱1台；

（14）纯水制作装置1套（或所在机构具备）；

(15) 精液分析设备。

3. 人类精子库或其所在机构必须具备染色体核型分析的技术和相关设置。

(五) 管理

1. 业务管理

人类精子库必须对精液的采供进行严格管理，并建立供精者、用精机构反馈的受精者妊娠结局及子代信息的计算机管理档案库，控制使用同一供精者的精液获得成功妊娠的数量，防止血亲通婚。具体包括：

(1) 建立供精者筛选和精液采集、冻存、供精、运输的流程；

(2) 按流程顺序做好记录；

(3) 做好档案管理：精子库档案管理应设专用计算机，所有资料应备份，文字资料应放置整齐有序，注意防火、防盗及保密。人类精子库资料应永久保存；

(4) 严格控制每一位供精者第一次供出去精液的数量最多只能提供 5 名不育妇女使用，待受者结局信息反馈后，再以递减方式（下次提供的受者人数=5 名受者−其中已受孕人数）决定下一轮发放的数量，以确保每一供精者的精液标本最多只能使 5 名妇女受孕；

(5) 精子库必须将供精者的主要信息如：姓名、年龄、身份证号和生物学特性的标志等上报精子库中央信息库，予以备案，信息库工作人员必须对各精子库提供的信息保密；

(6) 各精子库必须将拟定的供精候选人身份情况上报精子库中央信息库，信息库必须在 10 个工作日内反馈信息，以确保供精者只在一处供精；

(7) 做好随访工作：每月定期收集用精机构精液标本使用情况并记录受精者的有关反馈信息，包括受者妊娠、子代的发育状况、有无出生缺陷及受者使用冷冻精液后是否出现性传播疾病的临床信息等。

2. 质量管理

(1) 人类精子库必须按《供精者健康检查标准》进行严格筛查，保证所提供精子的质量；

(2) 人类精子库必须具备完善、健全的规章制度，包括业务和档案管理规范、技术操作手册及人类精子采供计划书（包括采集和供应范围等）等；

(3) 必须定期或不定期对人类精子库进行自查，检查人类精子库规章制度执行情况、精液质量、服务质量及档案资料管理情况等，并随时接受审批部门的检查或抽查。

3. 保密原则

(1) 人类精子库工作人员应尊重供精和受精当事人的隐私权并严格保密；

(2) 除司法机关出具公函或相关当事人具有充分理由同意查阅外，其他任何单位和个人一律谢绝查阅供精者的档案；确因工作需要及其他特殊原因非得查阅档案时，则必须经人类精子库机构负责人批准，并隐去供精者的社会身份资料；

(3) 除精子库负责人外，其他任何工作人员不得查阅有关供精者身份资料和详细地址。

二、人类精子库技术规范

（一）供精者基本条件

1. 供精者必须原籍为中国公民；
2. 供精者赠精是一种自愿的人道主义行为；
3. 供精者必须达到供精者健康检查标准；
4. 供精者对所供精液的用途、权利和义务完全知情并签订供精知情同意书。

（二）自精保存者基本条件

1. 接受辅助生殖技术时，有合理的医疗要求，如取精困难者和少、弱精症者。
2. 出于"生殖保险"目的
（1）需保存精子以备将来生育者；
（2）男性在其接受致畸剂量的射线、药品、有毒物质、绝育手术之前，以及夫妻长期两地分居，需保存精子准备将来生育等情况下要求保存精液。
3. 申请者须了解有关精子冷冻、保存和复苏过程中可能存在的影响，并签订知情同意书。

（三）人类精子库不得开展的工作

1. 人类精子库不得向未取得卫生部人类辅助生殖技术批准证书的机构提供精液；
2. 人类精子库不得提供未经检验或检验不合格的精液；
3. 人类精子库不得提供新鲜精液进行供精人工授精，精液冷冻保存需经半年检疫期并经复检合格后，才能提供临床使用；
4. 人类精子库不得实施非医学指征的，以性别选择生育为目的的精子分离技术；
5. 人类精子库不得提供2人或2人以上的混合精液；
6. 人类精子库不得采集、保存和使用未签署供精知情同意书者的精液；
7. 人类精子库工作人员及其家属不得供精；
8. 设置人类精子库的科室不得开展人类辅助生殖技术，其专职人员不得参与实施人类辅助生殖技术。

（四）供精者筛查程序及健康检查标准

所有供精志愿者在签署知情同意书后，均要进行初步筛查，初筛符合条件后，还须接受进一步的检查，达到健康检查标准后，方可供精。

1. 供精者的初筛

供精者的年龄必须在22-45周岁之间，能真实地提供本人及其家族成员的一般病史和遗传病史，回答医师提出的其他相关问题，按要求提供精液标本以供检查。

（1）病史筛查

①病史

询问供精者的既往病史、个人生活史和性传播疾病史。

A. 既往病史

供精者不能有全身性疾病和严重器质性疾患，如心脏病、糖尿病、肺结核、肝脏病、泌尿生殖系统疾病、血液系统疾病、高血压、精神病和麻风病等。

B. 个人生活史

供精者应无长期接触放射线和有毒有害物质等情况，没有吸毒、酗酒、嗜烟等不良嗜好和同性恋史、冶游史。

C. 性传播疾病史

询问供精者性传播疾病史和过去六个月性伴侣情况，是否有多个性伴侣，排除性传播疾病（包括艾滋病）的高危人群。供精者应没有性传播疾病史，如淋病、梅毒、尖锐湿疣、传染性软疣、生殖器疱疹、艾滋病、乙型及丙型肝炎，并排除性伴侣的性传播疾病、阴道滴虫病等疾患。

②家系调查

供精者不应有遗传病史和遗传病家族史。

A. 染色体病：排除各种类型的染色体病；

B. 单基因遗传病：排除白化病、血红蛋白异常、血友病、遗传性高胆固醇血症、神经纤维瘤病、结节性硬化症、β-地中海贫血、囊性纤维变性、家族性黑蒙性痴呆、葡萄糖-6-磷酸脱氢酶缺乏症、先天性聋哑、Prader-willi综合征、遗传性视神经萎缩等疾病；

C. 多基因遗传病：排除唇裂、腭裂、畸形足、先天性髋关节脱位、先天性心脏病、尿道下裂、脊柱裂、哮喘、癫痫症、幼年糖尿病、精神病、类风湿性关节炎、严重的高血压病、严重的屈光不正等疾病。

（2）体格检查

①一般体格检查：供精者必须身体健康，无畸形体征，心、肺、肝、脾等检查均无异常，同时应注意四肢有无多次静脉注射的痕迹；

②生殖系统检查：供精者生殖系统发育良好，无畸形，无生殖系统溃疡、尿道分泌物和生殖系统疣等疾患。

2. 实验室检查

（1）染色体检查：供精者染色体常规核型分析必须正常，排除染色体异常的供精者；

（2）性传播疾病的检查

①供精者乙肝及丙肝等检查正常；

②供精者梅毒、淋病、艾滋病等检查阴性；

③供精者衣原体、支原体、巨细胞病毒、风疹病毒、单纯疱疹病毒和弓形体等检查阴性；

④精液应进行常规细菌培养，以排除致病菌感染。

（3）精液常规分析及供精的质量要求

对供精者精液要做常规检查。取精前要禁欲3～7天。精液质量要求高于世界卫生组织《人类精液及精子—宫颈黏液相互作用实验室检验手册》（1999年第四版）精液变量参考值的标准：精液液化时间少于60分钟，精液量大于2毫升，密度大于$60×10^6$/毫升，存活率大于60%，其中前向运动精子大于60%，精子正常形态率大于30%。

（4）ABO血型及Rh血型检查；

（5）冷冻复苏率检查

应进行精子冷冻实验。前向运动精子冷冻复苏不低于60%。

3. 供精者的随访和管理：精子库应加强对供精者在供精过程中的随访和管理。

（1）供精者出现下述情况，应立即取消供精资格：

①生殖器疣；

②生殖器疱疹；

③生殖器溃疡；

④尿道异常分泌物；

⑤供精者有新的性伴侣。

（2）至少每隔半年对供精者进行一次全面检查；

（3）精子库应追踪受精者使用冷冻精液后是否出现性传播疾病的临床信息；

（4）供精者HIV复查：精液冻存六个月后，须再次对供精者进行HIV检测，检测阴性方可使用该冷冻精液。

4. 对外提供精子的基本标准

对外供精用于供精人工授精或体外受精—胚胎移植的冷冻精液，冷冻复苏后前向运动精子（a+b级）不低于40%，每份精液中前向运动精子的总数不得低于$12×10^6$。

附件 3

人类精子库管理办法
中华人民共和国卫生部令第 15 号

现发布《人类精子库管理办法》，自 2001 年 8 月 1 日起施行。

第一章 总则

第一条 为了规范人类精子库管理，保证人类辅助生殖技术安全、有效应用和健康发展，保障人民健康，制定本办法。

第二条 本办法所称人类精子库是指以治疗不育症以及预防遗传病等为目的，利用超低温冷冻技术，采集、检测、保存和提供精子的机构。人类精子库必须设置在医疗机构内。

第三条 精子的采集和提供应当遵守当事人自愿和符合社会伦理原则。任何单位和个人不得以营利为目的进行精子的采集与提供活动。

第四条 卫生部主管全国人类精子库的监督管理工作。县级以上地方人民政府卫生行政部门负责本行政区域内人类精子库的日常监督管理。

第二章 审批

第五条 卫生部根据我国卫生资源、对供精的需求、精子的来源、技术条件等实际情况，制订人类精子库设置规划。

第六条 设置人类精子库应当经卫生部批准。

第七条 申请设置人类精子库的医疗机构应当符合下列条件：

（一）具有医疗机构执业许可证；
（二）设有医学伦理委员会；
（三）具有与采集、检测、保存和提供精子相适应的卫生专业技术人员；
（四）具有与采集、检测、保存和提供精子相适应的技术和仪器设备；
（五）具有对供精者进行筛查的技术能力；
（六）应当符合卫生部制定的《人类精子库基本标准》。

第八条 申请设置人类精子库的医疗机构应当向所在地省、自治区、直辖市人民政府卫生行政部门提交下列资料：

（一）设置人类精子库可行性报告；
（二）医疗机构基本情况；
（三）拟设置人类精子库的建筑设计平面图；
（四）拟设置人类精子库将开展的技术业务范围、技术设备条件、技术人员配备情况和组织结构；

（五）人类精子库的规章制度、技术操作手册等；

（六）省级以上卫生行政部门规定的其他材料。

第九条 省、自治区、直辖市人民政府卫生行政部门收到前条规定的材料后，提出初步意见，报卫生部审批。

第十条 卫生部收到省、自治区、直辖市人民政府卫生行政部门的初步意见和材料后，聘请有关专家进行论证，并在收到专家论证报告后45个工作日内进行审核，审核同意的，发给人类精子库批准证书；审核不同意的，书面通知申请单位。

第十一条 批准设置人类精子库的医疗机构应当按照《医疗机构管理条例》的有关规定，持卫生部的批准证书到核发其医疗机构执业许可证的卫生行政部门办理变更登记手续。

第十二条 人类精子库批准证书每2年校验一次。校验合格的，可以继续开展人类精子库工作；校验不合格的，收回人类精子库批准证书。

第三章 精子采集与提供

第十三条 精子的采集与提供应当在经过批准的人类精子库中进行。未经批准，任何单位和个人不得从事精子的采集与提供活动。

第十四条 精子的采集与提供应当严格遵守卫生部制定的《人类精子库技术规范》和各项技术操作规程。

第十五条 供精者应当是年龄在22～45周岁之间的健康男性。

第十六条 人类精子库应当对供精者进行健康检查和严格筛选，不得采集有下列情况之一的人员的精液：

（一）有遗传病家族史或者患遗传性疾病；

（二）精神病患者；

（三）传染病患者或者病源携带者；

（四）长期接触放射线和有害物质者；

（五）精液检查不合格者；

（六）其他严重器质性疾病患者。

第十七条 人类精子库工作人员应当向供精者说明精子的用途、保存方式以及可能带来的社会伦理等问题。人类精子库应当和供精者签署知情同意书。

第十八条 供精者只能在一个人类精子库中供精。

第十九条 精子库采集精子后，应当进行检验和筛查。精子冷冻6个月后，经过复检合格，方可向经卫生行政部门批准开展人类辅助生殖技术的医疗机构提供，并向医疗机构提交检验结果。未经检验或检验不合格的，不得向医疗机构提供。

严禁精子库向医疗机构提供新鲜精子。

严禁精子库向未经批准开展人类辅助生殖技术的医疗机构提供精子。

第二十条 一个供精者的精子最多只能提供给 5 名妇女受孕。

第二十一条 人类精子库应当建立供精者档案，对供精者的详细资料和精子使用情况进行计算机管理并永久保存。

人类精子库应当为供精者和受精者保密，未经供精者和受精者同意不得泄漏有关信息。

第二十二条 卫生部指定卫生技术评估机构，对人类精子库进行技术质量监测和定期检查。监测结果和检查报告报人类精子库所在地的省、自治区、直辖市人民政府卫生行政部门和卫生部备案。

第四章 处罚

第二十三条 违反本办法规定，未经批准擅自设置人类精子库，采集、提供精子的非医疗机构，按照《医疗机构管理条例》第四十四条的规定处罚；对有上述违法行为的医疗机构，按照《医疗机构管理条例》第四十七条和《医疗机构管理条例实施细则》第八十条的规定处罚。

第二十四条 设置人类精子库的医疗机构违反本办法，有下列行为之一的，省、自治区、直辖市人民政府卫生行政部门给予警告、一万元以下罚款，并给予有关责任人员行政处分；构成犯罪的，依法追究刑事责任：

（一）采集精液前，未按规定对供精者进行健康检查的；
（二）向医疗机构提供未经检验的精子的；
（三）向不具有人类辅助生殖技术批准证书的机构提供精子的；
（四）供精者档案不健全的；
（五）经评估机构检查质量不合格的；
（六）其他违反本办法规定的行为。

第五章 附则

第二十五条 本办法颁布前已经设置人类精子库的医疗机构，在本办法颁布后 3 个月内向所在地省、自治区、直辖市人民政府卫生行政部门提出申请，省、自治区、直辖市人民政府卫生行政部门和卫生部按照本办法审查，审查同意的，发给人类精子库批准证书；审查不同意的，不得再设置人类精子库。

第二十六条 本办法自 2001 年 8 月 1 日起实施。

附件 4

人类辅助生殖技术和人类精子库伦理原则

一、人类辅助生殖技术伦理原则

人类辅助生殖技术是治疗不育症的一种医疗手段。为安全、有效、合理地实施人类辅助生殖技术，保障个人、家庭以及后代的健康和利益，维护社会公益，特制定以下伦理原则。

（一）有利于患者的原则

1. 综合考虑患者病理、生理、心理及社会因素，医务人员有义务告诉患者目前可供选择的治疗手段、利弊及其所承担的风险，在患者充分知情的情况下，提出有医学指征的选择和最有利于患者的治疗方案；
2. 禁止以多胎和商业化供卵为目的的促排卵；
3. 不育夫妇对实施人类辅助生殖技术过程中获得的配子、胚胎拥有其选择处理方式的权利，技术服务机构必须对此有详细的记录，并获得夫、妇或双方的书面知情同意；
4. 患者的配子和胚胎在未征得其知情同意情况下，不得进行任何处理，更不得进行买卖。

（二）知情同意的原则

1. 人类辅助生殖技术必须在夫妇双方自愿同意并签署书面知情同意书后方可实施；
2. 医务人员对人类辅助生殖技术适应证的夫妇，须使其了解：实施该技术的必要性、实施程序、可能承受的风险以及为降低这些风险所采取的措施、该机构稳定的成功率、每周期大致的总费用及进口、国产药物选择等与患者做出合理选择相关的实质性信息；
3. 接受人类辅助生殖技术的夫妇在任何时候都有权提出中止该技术的实施，并且不会影响对其今后的治疗；
4. 医务人员必须告知接受人类辅助生殖技术的夫妇及其已出生的孩子随访的必要性；
5. 医务人员有义务告知捐赠者对其进行健康检查的必要性，并获取书面知情同意书。

（三）保护后代的原则

1. 医务人员有义务告知受者通过人类辅助生殖技术出生的后代与自然受孕分娩的后代享有同样的法律权利和义务，包括后代的继承权、受教育权、赡养父母的义务、

父母离异时对孩子监护权的裁定等;

2. 医务人员有义务告知接受人类辅助生殖技术治疗的夫妇,他们通过对该技术出生的孩子(包括对有出生缺陷的孩子)负有伦理、道德和法律上的权利和义务;

3. 如果有证据表明实施人类辅助生殖技术将会对后代产生严重的生理、心理和社会损害,医务人员有义务停止该技术的实施;

4. 医务人员不得对近亲间及任何不符合伦理、道德原则的精子和卵子实施人类辅助生殖技术;

5. 医务人员不得实施代孕技术;

6. 医务人员不得实施胚胎赠送助孕技术;

7. 在尚未解决人卵胞浆移植和人卵核移植技术安全性问题之前,医务人员不得实施以治疗不育为目的的人卵胞浆移植和人卵核移植技术;

8. 同一供者的精子、卵子最多只能使5名妇女受孕;

9. 医务人员不得实施以生育为目的的嵌合体胚胎技术。

(四)社会公益原则

1. 医务人员必须严格贯彻国家人口和计划生育法律法规,不得对不符合国家人口和计划生育法规和条例规定的夫妇和单身妇女实施人类辅助生殖技术;

2. 根据《母婴保健法》,医务人员不得实施非医学需要的性别选择;

3. 医务人员不得实施生殖性克隆技术;

4. 医务人员不得将异种配子和胚胎用于人类辅助生殖技术;

5. 医务人员不得进行各种违反伦理、道德原则的配子和胚胎实验研究及临床工作。

(五)保密原则

1. 互盲原则:凡使用供精实施的人类辅助生殖技术,供方与受方夫妇应保持互盲、供方与实施人类辅助生殖技术的医务人员应保持互盲、供方与后代保持互盲;

2. 机构和医务人员对使用人类辅助生殖技术的所有参与者(如卵子捐赠者和受者)有实行匿名和保密的义务。匿名是藏匿供体的身份;保密是藏匿受体参与配子捐赠的事实以及对受者有关信息的保密;

3. 医务人员有义务告知捐赠者不可查询受者及其后代的一切信息,并签署书面知情同意书。

(六)严防商业化的原则

机构和医务人员对要求实施人类辅助生殖技术的夫妇,要严格掌握适应证,不能受经济利益驱动而滥用人类辅助生殖技术。

供精、供卵只能是以捐赠助人为目的,禁止买卖,但是可以给予捐赠者必要的误工、交通和医疗补偿。

（七）伦理监督的原则

1. 为确保以上原则的实施，实施人类辅助生殖技术的机构应建立生殖医学伦理委员会，并接受其指导和监督；

2. 生殖医学伦理委员会应由医学伦理学、心理学、社会学、法学、生殖医学、护理学专家和群众代表等组成；

3. 生殖医学伦理委员会应依据上述原则对人类辅助生殖技术的全过程和有关研究进行监督，开展生殖医学伦理宣传教育，并对实施中遇到的伦理问题进行审查、咨询、论证和建议。

二、人类精子库的伦理原则

为了促进人类精子库安全、有效、合理地采集、保存和提供精子，保障供精者和受者个人、家庭、后代的健康和权益，维护社会公益，特制定以下伦理原则。

（一）有利于供受者的原则

1. 严格对供精者进行筛查，精液必须经过检疫方可使用，以避免或减少出生缺陷，防止性传播疾病的传播和蔓延；

2. 严禁用商业广告形式募集供精者，要采取社会能够接受、文明的形式和方法，应尽可能扩大供精者群体，建立完善的供精者体貌特征表，尊重受者夫妇的选择权；

3. 应配备相应的心理咨询服务，为供精者和自冻精者解决可能出现的心理障碍；

4. 应充分理解和尊重供精者和自冻精者在精液采集过程中可能遇到的困难，并给予最大可能的帮助。

（二）知情同意的原则

1. 供精者应是完全自愿地参加供精，并有权知道其精液的用途及限制供精次数的必要性（防止后代血亲通婚），应签署书面知情同意书；

2. 供精者在心理、生理不适或其他情况下，有权终止供精，同时在适当补偿精子库筛查和冷冻费用后，有权要求终止使用已被冷冻保存的精液；

3. 需进行自精冷冻保存者，也应在签署知情同意书后，方可实施自精冷冻保存。医务人员有义务告知自精冷冻保存者采用该项技术的必要性、目前的冷冻复苏率和最终可能的治疗结果；

4. 精子库不得采集、检测、保存和使用未签署知情同意书者的精液。

（三）保护后代的原则

1. 医务人员有义务告知供精者，对其供精出生的后代无任何的权利和义务；

2. 建立完善的供精使用管理体系，精子库有义务在匿名的情况下，为未来人工授精后代提供有关医学信息的婚姻咨询服务。

(四) 社会公益原则

1. 建立完善的供精者管理机制,严禁同一供精者多处供精并使五名以上妇女受孕;
2. 不得实施无医学指征的 X、Y 精子筛选。

(五) 保密原则

1. 为保护供精者和受者夫妇及所出生后代的权益,供者和受者夫妇应保持互盲,供者和实施人类辅助生殖技术的医务人员应保持互盲,供者和后代应保持互盲;
2. 精子库的医务人员有义务为供者、受者及其后代保密,精子库应建立严格的保密制度并确保实施,包括冷冻精液被使用时应一律用代码表示,冷冻精液的受者身份对精子库隐匿等措施;
3. 受者夫妇以及实施人类辅助生殖技术机构的医务人员均无权查阅供精者真实身份的信息资料,供精者无权查阅受者及其后代的一切身份信息资料。

(六) 严防商业化的原则

1. 禁止以盈利为目的的供精行为。供精是自愿的人道主义行为,精子库仅可以对供者给予必要的误工、交通和其所承担的医疗风险补偿;
2. 人类精子库只能向已经获得卫生部人类辅助生殖技术批准证书的机构提供符合国家技术规范要求的冷冻精液。
3. 禁止买卖精子,精子库的精子不得作为商品进行市场交易;
4. 人类精子库不得为追求高额回报降低供精质量。

(七) 伦理监督的原则

1. 为确保以上原则的实施,精子库应接受由医学伦理学、心理学、社会学、法学和生殖医学、护理、群众代表等专家组成的生殖医学伦理委员会的指导、监督和审查;
2. 生殖医学伦理委员会应依据上述原则对精子库进行监督,并开展必要的伦理宣传和教育,对实施中遇到的伦理问题进行审查、咨询、论证和建议。

附件5

人类辅助生殖技术与人类精子库评审、审核和审批管理程序

为切实、有效实施《人类辅助生殖技术管理办法》和《人类精子库管理办法》（以下简称两个《办法》），严格执行《人类辅助生殖技术规范》《人类精子库基本标准与技术规范》和《人类辅助生殖技术与人类精子库的伦理原则》（以下简称《技术规范、基本标准和伦理原则》）等配套文件，保证申报、评审和审批工作的科学严谨和公开公正，特制定《人类辅助生殖技术与人类精子库评审、审核和审批管理程序》（以下简称《审批管理程序》）。

一、审批程序

（一）各省、自治区、直辖市卫生行政部门，对辖区内申请开展人类辅助生殖技术和设置人类精子库的各类医疗机构或省级以上（含省级）计划生育技术服务机构，应予以受理，并严格按照卫生部公布的《技术规范、基本标准和伦理原则》，公开、公正、公平、客观地进行论证、评审、审核、申报和审批。

（二）各省、区、市卫生行政部门根据辖区内卫生服务发展规划要求，依据专家组的论证和评审报告，对开展夫精人工授精技术的申请做出批准或不予批准的决定，并按规定的时限通知申请单位，同时报卫生部备案；对开展供精人工授精、体外受精—胚胎移植技术及其衍生技术和设置人类精子库的申请，根据本省专家组的评审报告提出审核意见，报卫生部审批。

（三）卫生部收到省、区、市卫生行政部门审核、申报的材料和审核意见后，将适时组成专家组进行实地论证和评审，并在收到专家组评审意见的45个工作日内做出批准或批准试运行或不予批准的决定，同时通知申请单位所在的省、区、市卫生行政部门，针对计划生育技术服务机构和军队医疗机构的申请做出的决定，还应分别抄送国家人口和计划生育委员会科技主管部门和中国人民解放军总后勤部卫生部科技主管部门。

二、专家组成及评审原则

（一）卫生部建立评审专家库，由具有副高职以上职称并有从事人类辅助生殖技术和人类精子库工作经验及相关专业知识、主持公道、作风正派、坚持原则、认真负责、技术精良的生殖医学、妇产科、男科和生殖内分泌科执业医师与医学伦理学等方面的专家组成。省级卫生行政部门可以建立自己的专家库，也可利用卫生部建立的专家库。

（二）评审专家组成员从专家库中随机遴选，由5至7名以上（奇数）专家组成，但生殖医学、妇产科和男科等方面的专家应占绝大多数。

（三）专家组成员必须认真学习和熟练掌握两个《办法》《技术规范、基本标准和伦理原则》和《审批管理程序》等相关文件的具体内容。

（四）专家组要认真阅读申报单位的相关材料，听取他们的技术和伦理报告，实地考察，严格核查或抽查实施技术和伦理的一切相关材料，考核相关技术人员及其技术操作和生殖伦理等方面的实际资质与水平，以及伦理委员会的工作情况等，同时提出相关问题并听取申请机构负责人或相关人员的解释和答辩。

（五）专家组的论证和评审报告，要严格按照两个《办法》及其《技术规范、基本标准和伦理原则》的具体规定，实事求是地撰写。对涉及社会伦理和国家重大政策等方面的内容，如适应证掌握、胚胎移植数、减胎术的应用、是否有滥用促排卵和性别鉴定技术以及供精、赠卵等，都要有翔实的意见；对是否应当批准该机构的申请和批准后应当采取的整改措施，要提出明确具体的意见。

三、回避制度

（一）省、区、市卫生行政部门负责组成的专家组，不得有申报单位或与申报单位有利害关系的专家参加。

（二）卫生部组织的专家组不得有申报单位所在省、区、市的专家或与申报单位有利害关系的专家参加。

（三）卫生行政部门的工作人员不得作为专家组的成员参加具体的评审工作。

四、评审纪律

（一）卫生部专家组要严格按照指定时间、地点到达和离开论证和评审目的地。评审期间，评审专家不得私下与被评审单位联系或接触，传递评审相关信息，弄虚作假；不得私自外出；与被评审单位有利害关系的，应提前向卫生行政主管部门提出回避请求。

（二）卫生部专家组的一切费用由申请单位所在的省、区、市卫生行政部门负责。

（三）无论省内自聘专家或卫生部选派的专家组，在评审地的一切接待工作都必须由省、区、市卫生行政部门出面安排，严禁被评审的单位参与接待和食宿安排等工作。

（四）卫生部专家组在评审期间，不得向被评审单位和所在地省、区、市卫生行政部门提出任何与评审工作无关的服务和要求。专家评审费要严格按照卫生部规定的标准，由所在省、区、市卫生行政部门支付。

五、对被评审机构的要求

（一）凡是开展人类辅助生殖技术和设置人类精子库的各类医疗机构或省级以上（含省级）的计划生育技术服务机构，必须向辖区内省、区、市卫生行政部门提出申请，按照两个《办法》及其《技术规范、基本标准和伦理原则》的规定和要求，提交申报材料，准备相关技术和伦理报告及相关录像。

（二）专家组论证和评审时，要求被评审单位做相关技术和伦理报告30分钟，并提供相关技术和伦理录像8分钟（对两个《办法》颁布实施后，拟开展人类辅助生殖技术和设置人类精子库的机构可不必提供录像），同时接受专家提问和实地技术、伦理等诸方面的核查，以及专家组对有关问题的核实。

（三）在论证和评审过程中，严禁被评审单位弄虚作假，与评审专家私下沟通，严禁通过各种形式对评审过程施加任何影响，严禁以各种理由不配合或拒绝检查。若出现上述问题，专家组有权不予评审，省、区、市卫生行政部门和卫生部也不予审核、申报或审批。

六、审批管理

（一）申请、论证、评审、审核、申报、审批及监督、监控是一个长期的动态管理过程，一次性的"技术准入"很难完全达到标准，要严格按照两个《办法》及其《技术规范、基本标准和伦理原则》有关规定和要求，实行"有入"、"有出"的动态监管调控运行机制。

（二）凡未经卫生行政部门批准，擅自开展人类辅助生殖技术和设置人类精子库的，省、区、市卫生行政部门要严格按照两个《办法》第四章《处罚》规定予以处罚。

参考文献

1. 庞保珍．不孕不育中医治疗学［M］．北京：人民军医出版社，2008.
2. 侯丽辉，王耀廷．今日中医妇科［M］．2版．北京：人民卫生出版社，2011.
3. 罗颂平．中医临床家·罗元恺［M］．北京：中国中医药出版社，2001.
4. 曹泽毅．中华妇产科学［M］．北京：人民卫生出版社，2004.
5. 侯丽辉，王耀廷．今日中医妇科［M］．2版．北京：人民卫生出版社，2011.
6. 庞保珍，庞清洋，赵焕云．不孕不育中医外治法［M］．北京：人民军医出版社，2009.
7. 庞保珍．不孕不育名方精选［M］．北京：人民军医出版社，2011.
8. 庞保珍．男性健康之道［M］．北京：中医古籍出版社，2012.
9. 庞保珍．性功能障碍防治精华［M］．北京：人民军医出版社，2012.
10. 李淑玲，庞保珍．中西医临床生殖医学［M］．北京：中医古籍出版社，2013.
11. 曹开镛，庞保珍．中医男科病证诊断与疗效评价标准［M］．北京：人民卫生出版社，2013.
12. 庞保珍，庞清洋．女性健康漂亮的智慧［M］．北京：中医古籍出版社，2015.
13. 庞保珍，庞清洋．战胜不孕不育的智慧［M］．北京：中医古籍出版社，2015.
14. 庞保珍．不孕不育治疗名方验方［M］．北京：人民卫生出版社，2015.
15. 庞保珍．优生优育——生男生女好方法［M］．北京：中医古籍出版社，2016.
16. 孙自学，庞保珍．中医生殖医学［M］．北京：人民卫生出版社，2017.
17. 乔杰．生育力保护与生殖储备［M］．1版．北京，北京大学医学出版社，2013.
18. 郭应禄，等．男性生殖医学［M］．2版，北京，北京大学医学出版社，2016.
19. 陆金春，黄宇烽，张红烨．现代男科实验室诊断［M］．上海：第二军医大学出版社, 2009.

20. WHO. 人类精液及精子-宫颈黏液相互作用实验室检验手册 [M]. 4版. 北京: 人民卫生出版社, 2001.

21. 熊承良, 商学军, 刘继红. 人类精子学 [M]. 北京: 人民卫生出版社, 2013.

22. 中华人民共和国卫生部医政司. 全国临床检验操作规程 [M]. 4版. 北京: 人民卫生出版社, 2015.

23. 世界卫生组织. 人类精液检查与处理实验室手册 [M]. 5版. 北京: 人民卫生出版社. 2011.

24. 陈振文. 辅助生殖男性技术 [M]. 北京: 人民卫生出版社, 2016.

25. 中华医学会. 临床技术操作规范辅助生殖技术和精子库分册 [M]. 北京: 人民军医出版社. 2008.

26. 曹云霞. 人类生育力保存 [M]. 北京: 人民卫生出版社. 2015.

27. 王和. 男科感染病学 [M]. 北京: 科学出版社. 2011.

28. 中华人民共和国卫生部医政司. 全国临床检验操作规程 [M]. 3版. 北京: 人民卫生出版社.

29. 中华人民共和国卫生部医政司. 全国临床检验操作规程 [M]. 4版. 北京: 人民卫生出版社, 2015.

30. 闫宁. 补肾活血调经汤治疗排卵障碍性不孕症的临床研究 [D]. 济南: 山东中医药大学. 2007.

31. 陆葳, 卢苏, 傅友丰. 傅友丰教授治疗卵泡发育不良经验 [J]. 长春中医药大学学报, 2012, 28 (5): 807-809.

32. 张淑芬, 张玉芬. 张玉芬辨治卵泡发育不良性不孕症验案举隅 [J]. 山西中医, 2011, 27 (4): 44-45.

33. 孙红, 王祖龙. 褚玉霞诊治排卵障碍的经验 [J]. 光明中医, 2010, 25 (9): 1571-1573.

34. 蔡竞, 吴克明. 补肾活血法治疗卵泡发育障碍性病症 [J]. 长春中医药大学学报, 2012, 28 (6): 1050.

35. 马月香. 从疏肝论治多囊卵巢综合征排卵障碍思路探讨 [J]. 山东中医药大学学报, 2010, 34 (5): 407-408.

36. 庞保珍, 赵焕云. 活血促排卵的前瞻性研究——附活血胤嗣丹治疗无排卵性不孕症65例 [J]. 中国性科学, 2007, 16 (12): 29-31.

37. 庞保珍, 庞清洋, 庞慧卿, 等. 排卵障碍性不孕辨治体会 [J]. 中国中医药信息杂志, 2011, 18 (1): 94-95.

38. 谈勇. 中医药在辅助生殖技术中应用的优势与思路 [J]. 江苏中医药, 2002, 23 (1): 7-11.

39. 连方, 王瑞霞. 辅助生殖技术在治疗不孕症中的问题与中医药干预策略 [J]. 中国中西医结合杂志, 2010, 30 (7): 677-681.

40. 李东，郭佳．补肾调周法改善卵巢储备功能在辅助生殖技术中运用的临床研究［J］．北京中医药大学学报，2008，31（2）：131-134．

41. 连方，王琳，张建伟，等．二至天癸方对高龄不孕妇女卵巢反应性的影响［J］．中国中西医结合杂志，2006，26（8）：685-688．

42. 单志群，曾勇，胡晓东，等．补肾调冲法在试管婴儿助孕技术中的运用-附96例临床报告［J］．中医药学报，2002，30（6）：10-11．

43. 连方，梁静雅．体外受精-胚胎移植中控制性超排卵后的中医证候分布［J］．中医杂志，2012，53（6）：485-487．

44. 谈勇，夏桂成．卵巢过度刺激综合征的中医证治探讨［J］．山西中医学院学报，2005，6（4）：24-26．

45. 刘芳，唐雪莲，范媛媛．加味左归丸方预治疗对控制性超排卵治疗中卵巢低反应患者临床结局的影响［J］．广州中医药大学学报，2013，30（6）：824-827．

46. 连方，孙振高，张建伟，等．二至天癸方对小鼠卵细胞质量影响的实验研究［J］．中国中西医结合杂志，2004，24（7）：625-627．

47. 许小凤，谈勇，陈秀玲，等．补肾活血中药对卵巢储备功能的影响［J］．江苏中医药，2007，39（2）：18-23．

48. 张奕民．肾虚型不孕症和宫内灌注不良的相关性研究［J］．江苏中医，1999，20（1）：14-15．

49. 张明敏，黄光英，陆付耳，等．补肾益气活血汤对多次助孕技术失败患者结局的影响［J］．微循环学杂志，2002，12（2）：10-12．

50. 张树成，张志洲，刘效群，等．补肾调经方药促进人着床期子宫内膜同步化的组织形态学观察［J］．中国中医基础医学杂志，2002，8（4）：48-49．

51. 张树成，张志洲，刘彬，等．补肾调经方调经促排卵健内膜作用的临床实验研究［J］．中医药学刊，2002，20（6）：720-721．

52. 张树成，沈明秀，吴志奎．补肾生血和补肾调经方药对老龄雌性金黄地鼠生殖器官组织形态的影响［J］．中国民间疗法，1998，6（5）：56-57．

53. 宋殿荣，刘亚琴，张崴，等．补肾活血方中药对妊娠大鼠子宫内膜容受性的影响，［J］．国际妇产科学杂志，2009，36（2）：161-163．

54. 张明敏，黄玉琴，程亮亮，等．补肾安胎方对胚泡着床障碍小鼠子宫内膜HI3-EGF及其受体EGFR表达的影响［J］．华中科技大学学报医学版，2008，37（1）：85-88．

55. 陈阳，付正英，张引国．五子衍宗丸对GnRHa控制性超促排卵小鼠着床期S100A11基因的调控［J］．中医药导报，2014（20）：8：14-17．

56. 杜莹，张玉珍．黄体功能不全的中医治疗概述［J］．新中医，2006，38（3）：22-23．

57. 刘显磊，罗颂平，梁国珍，等．助孕3号方及拆方防治肾虚黄体抑制动物流产模型的实验研究［J］．生殖与避孕，2003，23（1）：17-22．

58. 邵玉，梁欣娟，张金玉等．不同中医证型患者体外受精-胚胎移植妊娠率的比较［J］．广州中医药大学学报，2014，31（2）：189-191．

59. 连方，王瑞霞．辅助生殖技术在治疗不孕症中的问题与中医药干预策略［J］．中国中西医结合杂志，2010，30（7）：677-681．

60. 谈勇．中医药在辅助生殖技术中应用的优势与思路［J］．江苏中医药，2002，23（1）：7-11．

61. 李东，郭佳．补肾调周法改善卵巢储备功能在辅助生殖技术中运用的临床研究［J］．北京中医药大学学报，2008，31（2）：131-134．

62. 连方，王琳，张建伟，等．二至天癸方对高龄不孕妇女卵巢反应性的影响［J］．中国中西医结合杂志，2006，26（8）：685-688．

63. 单志群，曾勇，胡晓东，等．补肾调冲法在试管婴儿助孕技术中的运用——附96例临床报告［J］．中医药学报，2002，30（6）：10-11．

64. 何易，章勤．章勤对体外受精-胚胎移植术前调理的思路［J］．江西中医药大学学报，2015，27（1）：23-28．

65. 方晓红，高涛，马景等．体外受精-胚胎移植失败患者中医辨证分型及相关因素的分析［J］．中国中医药科技，2015，22（3）：326-327．

66. 尤昭玲，王若光，谈珍瑜，等．体外受精-胚胎移植中医辅治方案的构建［J］．湖南中医药大学学报，2009，29（5）：3-5．

67. 傅萍，楼毅云．中医药在体外受精-胚胎移植技术中的辨治思路［J］．中华中医药学刊，2009，27（9）：1870-1873．

68. 金毓莉，张婷婷，翁雪松．蔡小荪三步助孕法在体外受精-胚胎移植技术中的应用［J］．中医杂志，2014，55（18）：1547-1550．

69. 李小英．以补肾疏肝为调养基方在提升体外受精-胚胎移植成功率的应用研究［J］．四川中医，2015（33）7：94-96．

70. 许江虹，陈旦平．蔡小荪中药干预体外受精-胚胎移植术经验［J］．中医杂志，2014，55（6）：461-463．

71. 梁莹，杜惠兰，赵胜男．体外受精-胚胎移植术联合补肾、疏肝对不孕症患者活化素受体样激酶5的影响［J］．中医杂志，2014，55（1）：34-37．

72. 刘芳，唐雪莲，范媛媛．加味左归丸方预治疗对控制性超排卵治疗中卵巢低反应患者临床结局的影响［J］．广州中医药大学学报，2013，30（6）：824-827．

73. 张建伟．补肾对控制性超排卵周期HCG日E2、E2/卵子水平及OHSS的影响［J］．辽宁中医药大学学报，2013，15（1）：32-33．

74. 连方，梁静雅．体外受精-胚胎移植中控制性超排卵后的中医证候分布［J］．中医杂志，2012，53（6）：485-487．

75. 连方，滕依丽，孙振高．中药调周法在辅助生育技术中的应用（下）［J］．山东卫生，2006，（3）：63-64．

76. 刘蓝笛．运用中医药辅助体外受精-胚胎移植思路探讨［J］．广州中医药大学学报，2015（32）：765-771.

77. 沈明洁，齐聪，匡延平. 补肾健脾法治疗体外受精-胚胎移植中卵巢低反应临床研究[J]. 上海中医药杂志，2014，（48）3：57-59.

78. 洪艳丽，谈勇，施艳秋. 益气养阴方联合体外受精-胚胎移植对卵巢低反应患者卵细胞质量及妊娠结局的影响[J]. 中医杂志，2015（56）2：115-119.

79. 王肖，尤昭玲. 多囊卵巢综合征患者行体外受精-胚胎移植的中医辅治方案[J]. 中华中医药杂志，2015（30）8：2817-2819.

80. 杨维，郭春雨，李玛健. 滋肾调周法对反复体外受精-胚胎移植失败者子宫内膜容受性的影响[J]. 北京中医药，2015（34）4：267-271.

81. 王亚荣. 刘瑞芬教授体外受精-胚胎移植辅助治疗辨治经验[J]. 河北中医，2015，37（8）：1132-1134.

82. 郭燕京. 卫爱武教授将中药运用于体外受精-胚胎移植的经验[J]. 中医学报，2015，30（5）：716-718.

83. 胡欣欣，孙云，马大正等. 移植后应用补胞汤及着床后应用温肾安胎对体外受精-胚胎移植妊娠结局的研究[J] 浙江中医药大学学报，2014，38（8）：970-975.

84. 李俊敏，指导：尤昭玲. 尤昭玲"安胎前移法"在体外受精-胚胎移植技术中的应用[J]. 中医杂志，2015（56）9：737-739.

85. 徐玲丽，连方. 改变子宫内膜血流状态以提高体外受精-胚胎移植成功率的中西医研究进展[J]. 湖南中医杂志，2014（30）：157-158.

86. 谈勇，夏桂成. 卵巢过度刺激综合征的中医证治探讨. 山西中医学院学报，2005，4（6）：24-26.

87. 洪艳丽，谈勇，殷燕云等. 电针对体外受精-胚胎移植结局及卵巢过度刺激综合征发生的影响[J]. 中华中医药杂志，2015，30（6）：2110-2113.

88. 赵芳. 五皮饮加减对体外受精-胚胎移植过程中 OHSS 倾向结局的影响[J]. 河南中医，2015（35）3：600-601.

89. 葛明晓，赵彦鹏，张金玉. 益气血补肝肾法对垂体降调节超促排卵周期性激素水平及临床结局的影响[J]. 广州中医药大学学报，2010，（27）5：457-460.

90. 申可佳，熊桀，尤昭玲. 护卵汤对 GnRHa 超排卵大鼠血清生殖激素的影响[J]. 湖南中医药大学学报，2012，32（12）：55-57.

91. 连方，孙振高，张建伟，等. 二至天癸方对小鼠卵细胞质量影响的实验研究[J]. 中国中西医结合杂志，2004，24（7）：625-627.

92. 连方，孙振高，穆琳，等. 二至天癸颗粒提高卵细胞质量与小鼠卵巢内 IGF-1RmRNA 表达量关系的研究[J]. 中国中西医结合杂志，2006，26（5）：431-434.

93. 郭新宇，张金玉，李海霞等. 中药益气血方对超促排卵小鼠卵巢生长分化因子表达的影响[J]. 广州中医药大学学报，2012，29（6）：679-682.

94. 张树成，郭海洲，吴志奎. 补肾生血胶囊对雌性金黄地鼠性周期和超排卵效果的影响[J]. 中国中医基础医学杂志，1999，5（7）：24-25.

95. 杨丽芸，杜惠兰，白静．补肾法、疏肝法对超促排卵小鼠卵母细胞数量及 GDF-9 表达的影响［J］．中医杂志，54（7）：597-604.

申可佳，尤昭玲，熊桀．护卵汤对 GnRHa 超排卵大鼠卵巢形态的影响［J］．湖南中医药大学学报，2012，32（9）：25-28.

96. 申可佳，尤昭玲，熊桀．护卵汤对 GnRHa 超排卵大鼠卵巢细胞因子及受体的影响［J］．湖南中医药大学学报，2013，33（2）：8-10.

97. 申可佳，熊桀，尤昭玲．护卵汤对 GnRHa 超排卵大鼠卵巢细胞凋亡及活胎率的影响［J］．湖南中医药大学学报，2013，33（1）：99-117.

98. 申可佳，熊桀，尤昭玲．护卵汤对 GnRHa 超排卵大鼠卵巢 FSHR 和 LHR 蛋白表达的影响［J］湖南中医药大学学报，2013，33（7）：26-29.

99. 陈阳，付正英，张引国．五子衍宗丸对 GnRHa 控制性超促排卵小鼠着床期 S100A11 基因的调控［J］．中医药导报，2014（20）：8：14-17.

100. 张建伟．补肾中药对超促排卵小鼠着床期子宫内膜组织形态学的影响［J］．中华中医药学刊，2009，27（11）：2320-2322.

101 王素霞，孙玉英．安胎合剂对 GnRHa 超排卵小鼠子宫内膜形态学的影响［J］．中医药学报，2006，34（5）：45-47.

102. 王素霞，赵红丽，孙玉英．安胎合剂对 GnRHa 超排卵小鼠子宫内膜容受性的影响［J］．中华中医药学刊，2009，27（2）：344-346.

103. 杜莹，张玉珍．黄体功能不全的中医治疗概述［J］．新中医，2006，38（3）：22-23.

104. 王玲，哈孝贤，张远，等，功血宁对假孕大鼠黄体功能的影响［J］．天津中医，2001，18（4）：31-33.

105. 田秀珠，张丽珠，杨池荪，等，血清抗精子抗体对体外受精-胚胎移植结局的影响［J］．中华妇产科杂志，1998，33（6）：366-367.

106. 罗颂平，张玉珍，梁国珍．免疫性自然流产与免疫性不孕的床与实验研究［J］．中医杂志，1997，38（6）：351-354.

107. 赖安妮．免疫性不孕症的实验研究［J］．中国中西医结合杂志，2000，20（7）：491.

108. 沈宗姬，徐文新，华月琴．体外受精-胚胎移植模型的建立［J］．苏州医学院学报，2000，20（9）：811-812.

109. 金春兰，木村通郎，平尾幸久．针刺对超排卵小鼠卵巢反应及卵巢组织 FSH-R 表达的影响［J］．北京中医，2012，31（8）：620-623.

110. 张建伟．补肾对控制性超排卵周期卵泡膜及子宫内膜血流的影响［J］．世界中医药，2009，4（5）：248-250.

111. 谭丽，董乎莉，郑英．种植窗期预测体外受精-胚胎移植结局指标的研究［J］．中国实用妇科与产科杂志，2006，22（12）：918-920.

112. 连方，王瑞霞．辅助生殖技术在治疗不孕症中的问题与中医药干预策略［J］．

中国中西医结合杂志, 2010, 30 (7): 677-681.

113. 孙青. 常规精液检查及优化处理后的精液参数对常规 IVF 受精结局的预测价值 [J]. 生殖医学杂志, 2016, 25 (9): 787-793.

114. 许鹏宇, 张敏, 徐清华等. 异常受精胚胎临床利用价值探讨 [J]. 实用妇产科学杂志, 2016, 32 (10): 767-770.

115. 程丽萍, 李伟毅, 陈广洁, 等. 人精浆酸性磷酸酶对小鼠 T 淋巴细胞产生 IL-2 的影响 [J]. 生殖与避孕, 1997, 17 (1): 19-22.

116. 潘佐等. 抑制素 B 在评估男性睾丸生精功能方面的研究进展 [J]. 现代泌尿外科杂志, 2016, 21 (6) 6.479-482.

117. 李仁良等. 抑制素 B 与男性生殖的研究进展 [J]. 中华男科学杂志, 2005, 11 ( ) 4, 299-302.

118. 双勇, 王剑松, 赵庆华. 男性不育患者体重指数、精浆中游离脂肪酸、抑制素 B 与精液参数关系的研究 [J]. 中国男科学杂志, 2014, 28 (8): 22-26.

119. 高蓉, 唐达星. 青春期前血清抑制素 B 检测与睾丸功能评价 [J]. 中华小儿外科杂志 2014, 35 (3): 232-235.

120. 刘美菊, 王恩华. 精索静脉曲张对精液质量和血清、精浆中抑制素 B 水平的影响 [J]. 中华男科学杂志, 2014, 20 (1): 44-47.

121. 胡毓安, 黄宇烽, 徐建平, 等. 生育及不育男性血清及精浆抑制素 B 水平分析 [J]. 中华男科, 2003, 9 (6): 447-450.

122. Nandedkar TD, Kelkar RL. Potential researchable areas in ARTs-ooeyte maturation and embryo development [J]. Indian J Exp Biol, 2001, 39 (1): 1-10.

123. Chen C, Kattera S. Rescue ICSI of oocytes that failed to extrude the second polar body 6h post-insemination in conventional IVF [J]. Hum Reprod, 2003, 18 (10): 2118.

124. Sen Gupta SB, Delhanty JD. Preimplantation genetic diagnosis: recent triumphs and remaining challenges [J]. Expert Rev Mol Diagn. 2012, 12 (6): 585-592.

125. Brezina PR, Benner A, Rechitsky S, et al. Single gene testing combined with single nucleotide polymorphism microarray preimplantation genetic diagnosis for aneuploidy. anovelap-proachin optimizing pregnancy outcome [J]. Fertil Steril, 2011, 95 (5): 1786.

126. Ly KD, Agarwal A, Nagy ZP. Preimplantation genetic screening: does it help or hinder IVF treatment and what is the role of the embryo [J]. Jassist Reprod Genet, 2011, 28 (9): 833-849.

127. Harton G, Braude P, Lashwood A, et al. ESHRE PGD consortium best practice guidelines for organization of a PGD centre for PGD/preimplantation genetic screening [J]. Hum Reprod, 2011, 26 (1): 14-24.

128. Mastenbroek S, Twisk M, van der Veen F, et al. Preimplantation genetic screening: a systematic review and meta-analysis of RCTs [J]. Hum Reprod Update,

2011, 17 (4): 454-466.

129. Forman EJ, Tao X, Ferry KM, et al. Single embryo transfer with comprehensive chro-mosome screening results in improved ongoing pregnancy rates and decreased miscarriage rates [J]. Hum Reprod, 2012, 27 (4): 1217-1222.

130. Schoolcraft WB, Fragouli E, Stevens J, et al. Clinical application of comprehensive chromosomal screening at the blastocyst stage [J]. Fertil Steril, 2010, 94 (5): 1700-1706.

131. Zhao Y, Brezina P, Hsu CC, et al. In vitro fertilization: four decades of reflections and promises [J]. Biochim Biophys Acta, 2011, 1810 (9): 843-852.

132. Munn S, Sandalinas M, Escudero T, et al. Outcome of preimplantation genetic diagnosis of translocations [J]. Fertil Steril, 2000, 73 (6): 1209-18.

133. Colls P, Escudero T, Cekleniak N, et al. Increased efficiency of preimplantation ge-netic diagnosis for infertility using "no result rescue" [J]. Fertil Steril, 2007, 88 (1): 53-61

134. Hu DG, Webb G, Hussey N. Aneuploidy detection in single cells using DNA array-based comparative genomic hybridization [J]. Mol Hum Reprod, 2004, 10 (4): 283-289.

135. Geigl JB, Obenauf AC, Waldispuehl-Geigl J, et al. Identification of small gains and losses in single cells after whole genome amplification on tiling oligo arrays [J]. Nucleic AcidsRes, 2009, 37 (15): e105.

136. Huang L, Ma F, Chapman A, et al. Single-cell whole genome amplification and sequencing: methodology and applications [J]. Annu Rev Genomics Hum Genet, 2015, 16: 79-102.

137. Lee CI, Leong SH, Png AE, et al. An isothermal method for whole genome amplification of fresh and degraded DNA for comparative genomic hybridization, genotyping and mutation detection [J]. DNA Res, 2006, 13 (2): 77-88.

138. Voet T, Kumar P, van Loo P, et al. Single-cell paired-end genome sequencing reveals structural variation per cell cycle [J]. Nucleic Acids Res, 2013, 41 (12): 6119-38.

139. Brsting C, Morling N. Next generation sequencing and its applications in forensic genetics [J]. Forensic Sci Int-Gen, 2015, 18: 78-89.

140. Chunlei Zhang, Chunsheng Zhang, Shengpei Chen, et al. A Single Cell Level Based Method for Copy Number Variation Analysis by Low Coverage Massively Parallel Sequencing [J]. PLo S ONE, 2013, 8 (1): e54236.

141. Yin X, Tan K, Vajta G, et al. Massively parallel sequencing for chromosomal abnormality testing in trophectoderm cells of human blastocysts [J]. Biol Reprod, 2013, 88 (3): 69.

142. Brezina PR, Brezina DS, Kearns WG. Preimplantation genetic testing [J]. BMJ, 2012, 345: e5908.

143. Brincat D, Catania S, Wismayer PS, et al. Male factors in ART outcome prediction [J]. Gynecol Endocrinol, 2015, 31: 1-7.

144. Wang C, Swerdloff RS. Limitations of semen analysis ASAT test of male fertility and anticipated needs from newer tests [J]. Fertil Steril, 2014, 102: 1502-1507.

145. Li B, Ma Y, Huang J, et al. Probing the effect of human normal sperm morphology rate on cycle outcomes and assisted reproductive methods selection [J/OL]. PLOS One, 2014, 9: e113392.

146. Carroll J, Depypere H, Matthews CD. Freeze–thaw–induced changes of the zona pellucida explains decreased rates of fertilization in frozen–thawed mouse oocytes [J]. J Reprod Fertil, 1990, 90: 547-553.

147. Demeestere I, Barlow P, Leroy F. Hardening of zona pellucida of mouse oocytes and embryos in vivo and in vitro [J]. Int J Fertil Women Med, 1997, 42: 219-222.

148. Liu HC, Cohen J, Alikani M, et al. Assisted hatching facilitates earlier implantation [J]. Fertil Steril, 1993, 60: 871-875.

149. Nikas G, Develioglu OH, Toner JP, et al. Endometrial pinopodes indicate shift in the window of receptivity in IVF cycles [J]. Hum Reprod, 1999, 14: 787-792.

150. Aumüller G, Seitz J, Bischof W. Immunohistochemical study on the initiation of acid phosphatase secretion in the human prostate. Cytochemistry and biochemistry of acid phosphatases IV [J]. J Androl, 1983, 4 (3): 183.

151. Ostrowski WS, Kuciel R. Human prostatic acid phosphatase: selected properties and practical applications [J]. Clinica Chimica Acta, 1994, 226 (2): 121-129.

152. Barratt CL. Semen analysis is the cornerstone of investigation for male infertility [J]. Practitioner, 2007, 251 (1690): 8-10.

153. Jedrzejczak P, Taszarek-hauke G, Hauke J, et al. Prediction of spontaneous conception based on semen parameters [J]. Int J Androl, 2008, 31 (5): 499-507.

154. Bjrndahl L. The usefulness and significance of assessing rapidly progressive spermatozoa [J]. Asian J Androl, 2010, 12 (1): 33-35.

155. Erenpreiss J, Elzanaty S, Giwercman A. Sperm DNA damage in men from infertile couples [J]. Asian J Androl, 2008, 10 (5): 786-790.

156. GRUNEWALD S, GLANDER HJ, PAASCHU, et al. Age-dependent Inhibin B concentration in relation to FSH and semen sample qualities: a study in 2448 men [J]. Repro-duction, 2013, 145 (3): 237-244.

157. Isaksson S, Eberhard J. et al. Inhibin B concentration is predicative for long-term azoospermia in men treated for testicular cancer [J]. Andrology, 2014, 2 (2): 252-258.

158. Avarbock MR, Brinster CJ, Brinster RL. Reconstitution of spermatogenesis from

frozen spermatogonial stem cells [J]. Nature medicine, 1996, 2 (6): 693-696.

159. Bahadur G, Chatterjee R, Ralph D. Testicular tissue cryopreservation in boys. Ethical and legal issues: case report [J]. Human Reproduction, 2000, 15 (6): 1416-1420.

160. Shinohara T, Inoue K, Ogonuki N, et al. Birth of offspring following trans plantation of cryopreserved immature testicular pieces and in-vitro microinsemination [J]. Human Reproduction, 2002, 17 (12): 3039-3045.

161. Schlatt S, Kim SS, Gosden R. Spermatogenesis and steroidogenesis in mouse, hamster and monkey testicular tissue after cryopreservation and heterotopic grafting to castrated hosts [J]. Reproduction, 2002, 124 (3): 339-346.

162. Russell LD, Ettlin RA, Sinha Hikim AP, et al. Mammalian spermatogenesis [J]. Histological and histopathological evaluation of the testis [J], 1990, 1: 1-40.

163. Martinovitch PN. Development in vitro of the mammalian gonad [J]. Nature, 1937, 139: 413.

164. Steinberger A, Steinberger E, Perloff WH. Mammalian testes in organ culture [J]. Experimental cell research, 1964, 36 (1): 19-27.

165. Feng L X, Chen Y, Dettin L, et al. Generation and in vitro differentiation of a sperm at ogonial cell line [J]. Science, 2002, 297 (5580): 392-395.

166. Sato T, Katagiri K, Gohbara A, et al. In vitro production of functional sperm in cultured neonatal mouse testes [J]. Nature, 2011, 471 (7339): 504-507.

167. Yokonishi T, Sato T, Komeya M, et al. Offspring production with sperm grow in vitro from cryopreserved testis tissues [J]. Nature communications, 2014, 5.

168. Sato T, Katagiri K, Kojima K, et al. In Vitro Spermatogenes is in Explanted Adult Mouse Test is Tissues [J]. Plo Sone, 2015, 10 (6): e0130171.

169. John Morris G, Acton E, Murray BJ, et al. the special case of the sperm cell [J]. Cryo-biology. 2012, 64 (2): 71-80.

170. 中华人民共和国卫生部. 人类辅助生殖技术与人类精子库评审、审核和审批管理程序. 177号文

171. 中华人民共和国卫生部. 关于修订人类辅助生殖技术与人类精子库相关技术规范、基本标准和伦理原则. 176号文.

172. 中华人民共和国卫生部. 关于印发与人类精子库校验实施细则的通知. 卫科教发44号文件, 2006.

173. 中华人民共和国卫生部. 人类辅助生殖技术管理办法. 卫生部14号部长令, 2001.

174. 国家卫生和计划生育委员会. 人类辅助生殖技术配置规划指导原则（2015版）. 国卫妇幼发53号文件, 2015.

175. 国家卫生和计划生育委员会. 关于加强人类辅助生殖技术与人类精子库管理

的指导意见. 国卫妇幼发 55 号文件，2015.

176. 国家卫生和计划生育委员会. 关于规范人类辅助生殖技术与人类精子库审批的补充规定. 国卫妇幼发 56 号文件，2015.

177. 人类精子库管理办法. 卫生部令（2001）第 15 号.

生殖健康篇

第三十六章 青春期生理卫生

第一节 青春期生理

一、身体发育

青春期是从儿童期发育到成人的一段快速发展时期,最突出的特点是生殖器官逐渐发育成熟,也称为性成熟期,即第二性征开始发育和获得生殖能力的时期,也是体质、心理、行为、智力发育的关键时期。世界卫生组织(WHO)规定青春期为10~19岁,并分为早、中、晚期,每期持续大约2~3年。早期以体格的生长突增为主要表现,性器官和第二性征开始发育;中期以性器官与第二性征快速的发育为主,男孩出现首次遗精,女孩出现月经初潮;晚期体格发育逐渐停止,第二性征发育如成人。

(一) 身高变化

生长突增是青春期到来的一个重要特征。男、女个体差异很大,突增早晚和突增幅度均存在差异。女孩生长突增的时间较男孩早2年左右,但生长突增的幅度比男孩每年约慢2cm,且生长期也比男性短,因而最终比男性要矮12~15cm。女孩身高突增始于10~12岁,每年平均增长5~7cm,整个青春期约增加25cm。男孩身高突增始于12~14岁,每年平均增长7~9cm,整个青春期约增加28cm。

(二) 骨骼和身体形态变化

青春期是骨量迅速增长的关键时期,在10~20岁之间骨量至少达到高峰骨量的一半。胸围、肩宽、骨盆宽、上臂围、小腿围等均突增明显。男孩肩宽突增幅度较大,身材较高大,肌肉发达,上半身宽;女孩骨盆突增更加明显,身材相对较矮,体脂丰满,下半身宽。

(三) 身体成分和体重变化

体重增长除了与骨骼生长有关外,肌肉和脂肪组织的增长以及内脏器官在量的方面的变化更为重要。人体总重量可按组织分为脂肪成分和非脂肪成分。前者称体脂率(脂肪重量/体重×100%),后者称为去体脂体重。在青春期男孩体重明显上升,脂肪也有所增加,但体脂率下降,女孩去体脂体重低于同体重男孩。

二、生殖器官发育（第一性征）

（一）女性生殖器官发育

1. 卵巢发育

女婴出生时卵巢表面光滑，直径约1cm，重约0.3g，儿童期仅增长少许。青春期开始后，卵巢迅速增大，月经初潮时的卵巢并未完全成熟，约为性成熟期卵巢重量的30%。性成熟时的卵巢约重5～6g，呈灰白色。青春期开始排卵后，卵巢表面因排卵孔的愈合而呈现凹凸不平的形态。到青春期开始时，双侧卵巢仅剩下30万个左右的卵泡，只有400-500个卵泡发育成熟并排卵。

2. 子宫发育

子宫的重量和长度在青春期开始后显著增加，宫体变长，宫颈缩短，宫体与宫颈的长度比由1∶2变为2∶1。子宫内膜在性激素的作用下，发生周期性的坏死脱落伴有出血，即为月经。

3. 阴道变化

出生时阴道长3～4cm，在儿童期阴道增加0.5～1cm，在第二性征出现前进一步发育，持续至月经初潮或更晚些。初潮时阴道长10.5～11.5cm，性成熟时阴道前壁长7～9cm，后壁长10～12cm。黏液腺发育伴有分泌物排出，pH值由儿童期的碱性变为酸性。

4. 外阴变化

阴阜隆起，大阴唇变厚，丰满隆起并在其表面形成细小皱纹。小阴唇也增大一并被大阴唇掩盖住，有色素沉着及阴毛出现。

（二）男性生殖器官发育

睾丸最先发育，平均年龄11.5岁，由青春期前容积不足2ml增至青春期结束时的15～25ml。随着睾丸发育，阴囊增大，皮肤变薄、变红。阴茎开始增大的年龄约晚于睾丸开始发育一年，体积和长度存在个体差异。

三、第二性征发育（第二性征）

（一）女孩

出现第二性征是青春期发育开始的重要体表标志，又以乳房发育和阴毛、腋毛的生长最直观明显。乳房发育最早出现，逐渐丰满而隆起。阴毛在乳房发育后半年至一年出现，腋毛的出现又晚于阴毛出现半年至一年。还有骨盆增宽，横径发育大于前后径发育，音调变高，皮下脂肪尤其是胸、肩、臀部脂肪沉积增多，呈现出女性特有的体态。

（二）男孩

最早的表现是阴毛的出现，1～2年后出现腋毛和胡须。额部发迹后移，脸型轮廓演变为成年型。喉结增大，约 13 岁之后出现变声现象。一部分男孩还会出现乳房发育，乳晕下出现小硬块，半年后消退。

分期	乳房（B）	睾丸、阴茎（G）	阴毛（P）	其他
1	幼儿型	幼儿型，睾丸直径<2.5cm（1-3ml）	无	
2	出现硬结，乳头及乳晕稍增大	双侧睾丸和阴囊增大；睾丸直径>2.5cm（4-8ml）；阴囊皮肤变红、薄，起皱纹；阴茎稍增大	少许稀疏直毛，色浅；女孩限阴唇处；男孩限阴茎根部	生长增速
3	乳房和乳晕更大侧面呈半圆状	阴囊、双侧睾丸增大，睾丸长径约 3.5cm（10-15ml）；阴茎开始增长	毛色变深、变粗，见于耻骨联合上	生长速率渐达高峰；女孩出现腋毛；男孩渐见胡须、痤疮、声音变调
4	乳晕、乳头增大，侧面观突起于乳房半圆上	阴囊皮肤色泽变深；阴茎增长、增粗，阴茎头发育；睾丸长径约 4cm（15-20ml）	如同成人，但分布面积较小	生长速率开始下降；女孩见月经初潮
5	成人型	成人型，睾丸长径>4cm（>20ml）	成人型	

图 36-1 Tannar 分期

四、月经来潮

月经是指伴随卵巢周期性变化而出现的子宫内膜周期性脱落及出血。月经第 1 次来潮，称为月经初潮，是青春期发育的一个重要标志。月经初潮时卵巢并未完全成熟，功能尚不稳定，可能是无排卵性月经，或有排卵而无健全的黄体形成，1 年左右逐渐规律。月经初潮年龄多在 13～14 岁之间，也可能早至 11～12 岁，晚至 15～16 岁。月经初潮年龄与遗传、营养、体重、体脂含量、环境、气候和经济水平等有关。

（编者：孔庆萍　郅洋）

第二节　青春期保健

一、青春期卫生保健

青春期是人生发育的关键时期，以性成熟为主要内容的生理成长对青春期少年的心理及社会方面有着重大的影响。

（一）青春期男性保健

及时发现和治疗隐睾症、精索静脉曲张、包皮过长、频繁遗精等，对自慰及过早发生性关系应积极引导。

(二) 青春期女性保健

1、经期保健

勤换卫生巾，勤换内裤，以保持外阴清洁预防感染。尽量少用碱性液体冲洗外阴，避免破坏阴道自身的酸性抗菌环境。每天要坚持用温水清洗外阴部，尽量每天淋浴，不要盆浴。大小便后用手纸时要由前向后擦，避免把肛门周围的细菌带到外阴部。加强饮食卫生，避免剧烈运动。要学会控制情绪，避免经期精神紧张，转移注意力。及早发现和治疗月经相关常见疾病。

2. 乳房保健

注意保护乳房免受撞击或挤压。正确佩戴胸罩，选择大小合适的胸罩，及时佩戴，有利于乳腺组织正常发育，不宜束胸。

二、青春期营养

青春期是身体发育的一个重要时期，生长发育迅速，新陈代谢旺盛，活动量大，需要的营养物质数量和种类很多，应注意营养成分搭配，合理膳食，不挑食、不偏食、不暴饮暴食。既要避免营养过剩，也不能为了减肥而过度节食。

三、青春期心理健康

青春期是智力发育、信念确定和世界观形成的关键时期。这段时期自我意识增强，愿结交同龄人，好奇心和模仿性都很强，而不愿表露内心活动，极易沾染不良嗜好，甚至误入歧途。家长和老师应正面教育，加强引导，使青春期能够平稳、健康度过。

四、青春期性教育

青春期的中学生会在性发育、性心理、性关系等方面遇到很多困惑与问题。随着第二性征的出现和日益明显，开始朦胧地感受到两性关系，尤其是内分泌系统的逐渐成熟，产生对异性的好感和爱慕等。此时对与性有关的问题很敏感，性意识幼稚而且存在盲目性，心理承受力和情绪控制力差，开始出现性冲动。要根据这一年龄阶段的身心变化特征传授科学的性知识，让男女学生进一步了解自己的身体，认识性的正常发育，以科学的态度让学生正确认识和对待性冲动等问题，纠正有关认识和行为偏差，树立健康的性观念。

(一) 性知识的教育

包括男、女生殖器官的构造和功能、性生理发育规律和生理现象，卫生保健常识等，使青少年对自己身体的变化有准备，并能正确认识和对待。

(二) 建立健全的性心理

虽然此时性生理已发育成熟，但性心理尚未成熟，控制能力差。加之社会环境、性书刊、电视、网络、各种新媒体等影响，很容易发生性过失，应引起学校、家长和社会的关注，用法制和社会道德规范加强对学生的性健康教育，教育学生认真对待恋爱婚姻、家庭，集中精力于学业，提高自身的文化素质。

(三) 性传播疾病和避孕知识

必须让青少年了解性传播疾病和人工流产给双方健康带来的危害，懂得怎样预防性传播疾病，减少意外妊娠的发生。

(四) 性伦理道德教育

性道德规范是指维系和调整男女两性之间关系的社会行为准则，即男女平等，尊重女性；男女交往，互尊互爱。

总之，应密切关注青少年学生的健康成长，要懂得青春期教育的一般常识，掌握青春期教育的方法，才能促进青少年学生健康成长。要做好青春期性教育，一要把性知识教育和性道德教育结合起来，二要注意适当、适时、适度进行教育，三要以培养为主，四要采用同伴教育，五要家长、学校、社会各教育环节密切配合。

（编者：孔庆萍　郅洋）

第三十七章 性健康

性是人类的本能之一,也是整个人类得以生存和繁衍的基础。人类性是一个非常复杂的生理、心理、社会现象,是性别确认、性功能及人与人之间性关系的总和。从生物学角度,性是一种自然现象和生理现象。从社会学角度,人类的性不仅是生命实体的存在状态,同时也被赋予了精神和文化内涵,所以性也是生命健康和幸福的基本要素。正是由于人类具有性的特征和能力,才产生了男女间的相互爱恋和结合,使整个人类得以生存和繁衍。随着人类寿命的延长,经济、生活和文化水平的提高,性健康对个人身心健康乃至对人类社会的影响将远比人们以前所认识的更为深入和重要。

第一节 性生理

性生理学包括的范围很广,包括性活动中各性器官特别是卵巢和睾丸的生理及其他相应组织的生理反应、性反应周期、神经内分泌对性功能的维持和调节、阴茎勃起生理、射精生理、不同性别、不同年龄和性交方式的性生理反应情况等。

一、性欲

(一) 定义

一般认为,性欲是一种本能的欲望,性需求从青春期的开始伴随而来。青春期时,男性和女性身体内的荷尔蒙激素水平逐渐提高,性机能趋于成熟,性需求日趋强烈,一旦性需求受到压抑,则造成了青春期性焦虑。男性性欲以生殖器为中心向人体四周扩散,女性性欲则从身体四周集中到生殖器。男性解决性需求的方法为渴望性交并且通过射精带来快感。女性则可以通过性幻想、爱抚、接吻和性交等多方面来满足性需求。性欲的发生与两性的生理基础有关:其一是由性激素、性腺所构成的性内分泌系统,它维持两性性欲的基本张力和兴奋性;其二是由大脑皮质、脊髓低性兴奋中枢和性感区及传导神经组成的神经系统,它们保证机体对环境的及时有效的反应能力。

(二) 影响性欲的因素

1. 生理因素

一般而言,男性在 18 ~ 25 岁时,性欲最高涨,而女性则在 35 ~ 40 岁性欲最高涨。但随着年龄增加,雄性荷尔蒙的减少,皮肤反应迟钝,性器官血液循环较差及生活压力,都使人的性欲减退。雄性荷尔蒙对性欲的影响最大,如果体内雄性荷尔蒙偏低,不管男女,性欲均会减退。性欲的强弱也可能是受遗传因素的影响。只有健康的身体才能维持正常的性欲。如患有疾病(如内分泌疾病、生殖器官的疾病及其他消耗性疾病),都会使性欲受到影响。

2. 社会和环境因素

环境气氛、温度、季节、饮食多少,有无服用药物等,伦理、法律等对人的约束力,都会影响性欲。

3. 精神心理因素

借助于视觉、味觉、听觉、嗅觉、触觉等感觉,可以唤起男女神经的兴奋,从而唤起性欲。忧虑、恐惧、愤怒、挫折、疼痛、不舒服及困惑等可降低性欲。过去有愉快的性经验和社会经验的人,较易唤起性欲;反之,较难唤起性欲。

二、性反应周期

人类在性成熟后,受到性刺激,便可诱起性反应,导致生殖器官的生理性反应以及一系列性反应周期活动。性生活是一个持续的过程,在这一过程,人的心理和生理都会发生一系列的变化。因此,人们根据性生活中生理和心理的不同特点,把性生活的整个过程分为4个时期,即兴奋期、高原期、高潮期和消退期。每次性生活都是如此,循环往复,周而复始。因此,性生活的整个过程也被人们称作性反应周期。

性反应是指人体受性刺激后,身体出现可感觉到、观察到并能测量到的变化。这些变化不仅发生在生殖器官,也可以发生在身体其他部位。人类性反应是极复杂的过程,男女双方的性欲因性刺激而被唤起,进而发生性兴奋。性兴奋积蓄到一定强度,通过性高潮使性能量释放,并同时出现行为生理及心理的阶段性变化模式和周期性变化规律,即性反应周期。

兴奋期

兴奋期标志男性冲动开始。阴茎勃起,阴茎海绵体内血管充血,阴囊皮肤平滑,提肛肌收缩,牵拉睾丸上升,偶有乳头竖起,周身肌肉紧张,甚至身体快速拉动。兴奋是由肉体或精神方面的性刺激所引起。在没有直接身体接触的情况下发生的性刺激是属正常现象。兴奋期可以极为短暂,并且很快进入持续期,也可以缓慢开始,并且在一个较长的时间内以渐进的方式进行。

持续期

持续期表示性紧张性在兴奋期显著持续稳定在较高的水平上。如果有效刺激依然存在,尚能进一步强化。性兴奋期这一阶段时间短,已达到了触发性高潮的阈值水平以下的程度。持续期持续时间差别很大。有的男性持续期特别短,有的较长不等。兴奋晚期或持续期早期,有较少数的男性可发生类似于麻疹的疹,这种"性红晕"一般开始于上腹部,然后迅速发展到胸壁皮肤,也可在身体的其他部位出现,包括臀部、背部、肢端和脸部。男性在持续期的其他变化,包括全身性的肌强直,心动过速,换气过度和血压升高。这些变化主要见于持续期晚期。持续期内男性阴茎头冠的直径略有增加。由于静脉瘀血，常常可看到阴茎头颜色加深。血管充血引起睾丸进一步增大，典型的可比基础体积增加50%—100%。在性紧张性向性高潮发展的过程中，始于兴奋期的睾丸提升不仅继续，而且还伴随发生前旋转，使得睾丸的后表面保持与会阴部的牢固接触。有时候，在持续期男性的尿道口有少量来自于尿道球腺黏液流出，有时候还观察到有活动的精子。

高潮期

高潮期是性生活的巅峰，处于高潮期的夫妻能够得到极大的快感。高潮期的时间非常短暂，只有短短几十秒钟，但它带给人的快感却是长久性的。处于高潮期的男性飘飘欲仙，进入无意识状态，射精的冲动更加强烈，无法控制，最后完成射精。在这一时期，男性出现的主要生理反应有：阴茎勃起到最高点；输精管、前列腺、射精管发生收缩，尿道内括约肌收缩、痉挛，精液被送到前列腺，一触即发，随后，前列腺、阴茎急剧收缩，收缩频率非常高，完成射精；全身肌肉出现自发性颤抖；呼吸急促。女性出现的主要生理反应有：身体突然松弛，阴道、子宫、阴部肌肉规律性收缩，阴道的分泌物增加，心跳加快，呼吸急促，血压升高，有些女性还会出现全身颤抖的现象。

消退期

消退期是高潮期之后身体恢复原状的阶段，在高潮期出现的各种生理反应如全身肌肉颤抖、呼吸急促等都开始消退。男性在这一时期的生理反应有：阴茎变软、睾丸下降、呼吸减慢等；而女性出现的生理反应有：身体慢慢恢复原来的状态，性欲渐渐消退。

三、性的神经与内分泌调节

性反应作为生理过程，其完成不仅涉及生殖系统，而且有赖于身体其他系统的相互关联、相互作用、相互协调，尤其是神经系统调控及内分泌系统的调节。男女性反应受神经内分泌调节的程度有所不同，男性性行为是主动行为，依赖神经的调节程度较女性更大。

作为本能行为，性反射的初级中枢位于脊髓腰段，更具体地说是腰髓前角的球海绵状核，该核的运动神经元发出轴突直接支配生殖器的肌肉，以保证交配行为的完成。该中枢的运动神经元对血液内性激素的变化很敏感，如果性激素水平增高，该中枢的运动神经元单位发放频率增高，引起生殖器肌肉的活动。同时，脊髓的性反射初级中枢还受脑高位中枢的控制与调节。下丘脑的前部存在一个脑高级的雄性性行为中枢，它位于内侧视前区，称为性两形核。该核在雄性动物中的体积比雌性动物大5倍，雄性动物刚出生时就阉割，则脑内该核体积也非常小。刺激该核可引起动物的爬背行为，损毁此区则动物丧失性反应。如果先将成年动物阉割，再向性两形核内植入睾丸激素，则丧失的性反应能力又恢复起来。将放射性同位素标记的睾丸激素注入动物体内，可以证明在内侧视前区的性两形核内分布着大量的性激素受体。在雌性动物中，脑内高级性中枢位于下丘脑的腹内侧核，刺激该核引起雌性动物的性行为，破坏该核使雌性动物的性行为丧失；如果切除雌性动物的卵巢，再向下丘脑内侧核植入雌激素和孕激素，则丧失的性行为也会恢复起来。将雌激素和孕激素注入正常雌性动物的腹内侧核也能激活和易化雌性动物的性行为。该核内分布着较密的雌激素受体和孕激素受体。两种受体还分布在内侧视前区、外侧隔区等，说明这些脑结构也与雌性性行为有关。

除了雄性动物的性两形核和雌性动物下丘脑的腹内侧核之外，两性动物的性行为还受更高级的脑中枢调节，颞叶皮层在性对象的识别和选择中发挥重要作用。颞叶损伤的人或动物均表现出严重的性功能异常。高位脑中枢通过脑干的下行网状结构对脊髓初级性中枢实现调节作用。目前对雄性动物的性两形核向中脑和脑干的下行通路还了解得不多。雌性动物下丘脑腹内核的神经元轴突下行至中脑导水管周围灰质，形成突触联系，电刺激或雌激素作用于下丘脑腹内侧核均可引起导水管周围灰质神经元发放频率的增加。导水管周围灰质的神经元发出轴突与延脑网状结构形成联系，最后通过网状下行性联系，调节脊髓性反射中枢的活动。在性行为的调节机制中，神经内分泌体系的各个环节都发挥着重要作用。下丘脑分泌的神经激素直接影响垂体功能，由垂体再调节性腺，性腺分泌的性激素随血液运行于性器官及其他各级神经中枢，实现神经-体液调节的完整回路。

下丘脑分泌5种与性行为有关的神经激素：促卵泡激素释放激素（FSH-RH）、促黄体激素释放激素（LH-RH）、催乳激素释放激素（PRH）、催乳激素释放抑制激素（PIH）和催产素（OX）。这些神经激素主要存在于下丘脑的正中隆起、视前区、弓状核、视上核、旁室核等。它们或是通过垂体门脉系统的血液作用于垂体前叶，或是直接沿神经元轴突从下丘脑直接达垂体后叶分泌到血液中。后3种下丘脑神经激素与雌性动物的生殖行为有关；前两种作用于垂体前叶的下丘脑神经激素与动物的求偶行为有关。下丘脑分泌的促卵泡激素释放激素作用于垂体前叶使之生成与分泌促卵泡激素，以促使雌性动物卵巢内卵泡的成熟。成熟的卵泡能够生成和释放雌激素，雌激素在血液中达到一定浓度并持续一定时间，就会作用于下丘脑使之释放促黄体激素释放激素（LH-RH），后者作用于垂体前叶使之释放促黄体生成激素（LH），血液中的LH作用于卵泡使之排卵后变成黄体。黄体又分泌孕激素随血液作用于性器官和各级性中枢。如果雌性动物不受孕，黄体很快死亡，血液内孕激素突然下降，于是出现了月经现象。雌性动物的性欲随血液内激素含量的变化而周期性改变。只有血液内雌激素含量较高即将排卵时才出现性欲。

与此不同，妇女的性欲并不受血液内雌激素的含量制约，更多地受环境条件、性对象等心理因素的影响。雄性动物的性行为与其血液中的雄激素含量有关。如果血液内完全没有雄激素，则雄性生殖器甚至完全不能勃起，自然无法进行交配。对人类的观察可以发现，因病导致血液内雄激素消失的男人，仍会以非性交的方式表现出其性欲的存在，如拥抱和接吻等。所以，血液中性激素的含量虽然影响男人的性交行为，但却不影响性欲望的出现。

四、性功能障碍

性功能是一个复杂的生理过程。正常性功能的维持依赖人体多系统的协作，涉及神经系统、心血管系统、内分泌系统和生殖系统的协调一致。除此之外，还须具有良好的精神状态和健康的心理。当上述系统或精神心理方面发生异常变化时，将会影响正常性生活的进行，影响性生活的质量，表现出性功能障碍。性功能障碍是性行为和性感觉的障碍，常表现为性心理和生理反应的异常或者缺失，是多种不同症状的总称。男性性功能障碍主要包括性欲障碍、阴茎勃起障碍和射精障碍等，女性性功能障碍的发病率也很高，有人认为可占成年妇女的30%～60%，其中性欲和性高潮障碍最为普遍，有些女性一生中可能从未享受过性高潮。

（一）病因

1. 生物因素

性功能障碍可能由遗传、健康状况、激素水平、年龄、疾病（包括慢性病、神经精神系统疾患、内分泌疾病、生殖器官病变）等多种原因所引起。药物、长期大量酗酒或吸毒者，也会出现性功能障碍。

2. 精神心理因素

精神心理因素对性功能的影响比较突出，包括错误的性观念、过去不愉快性经历的影响、环境因素、人际关系紧张和各种外界因素所造成的负性情绪等。

3. 文化因素

由于宗教和文化背景的影响，某些人对性生活存在偏见（如认为"一滴精十滴血"），认为性交会损耗元气，主观上要放弃或减少性活动，容易造成性压抑。

（二）临床表现

性功能障碍总体上可分为功能性性功能障碍和器质性性功能障碍两大类。男性性功能障碍包括性欲障碍、阴茎勃起障碍、性交障碍和射精障碍。女性性功能障碍包括性欲障碍、性唤起障碍、性高潮障碍、性交疼痛等。

1. 性欲障碍

包括性厌恶、性欲低下、性欲亢进。

2. 阴茎勃起功能障碍

是指阴茎持续不能达到和维持充分的勃起以获得满意的性生活。

3. 性交障碍

性交障碍的临床表现为性交昏厥、性交失语、性交癔病、性交猝死、性交恐惧症等。

4. 射精障碍

包括不射精、延迟射精、逆行射精、射精无力、早泄和痛性射精等。其中，不射精症是指阴茎能正常勃起和性交，但不能射出精液，或是在其他情况下可射出精液，而在阴道内不射精。逆行射精是阴茎能勃起和进行性交活动，并随着性高潮而射精，但精液未能射出尿道口外而逆行经膀胱颈反流入膀胱。

5. 性唤起障碍

指持续性或反复发生不能获得和维持足够的性兴奋，表现为主观性兴奋、性器官及身体其他部位性反应的缺失。包括阴道的润滑、阴蒂及阴唇的感觉及阴道平滑肌舒张等作用的减退。

6. 性高潮障碍

指经充分的性刺激和性唤起后，仍然发生持续性或反复的达到性高潮困难、延迟或缺如。

7. 性交疼痛障碍

包括性交痛（反复或持续性性交时阴道疼痛）、阴道痉挛（反复或持续性阴道外1/3平滑肌不自主痉挛性收缩，干扰阴茎的插入）、非接触式性交痛（由非直接性交活动引发的反复发作或持续性生殖器疼痛）。

上述症状可以单独出现，亦可同时出现，称为混合性性功能障碍。

（三）治疗

治疗性功能障碍患者需要采取综合方法。对患有器质性疾病的患者要积极治疗原发病，由药物引起者停用药物。

1. 性教育及心理治疗

加强性知识指导，消除对性问题的顾虑和恐惧，纠正错误性观念及性交方法，使夫妻性生活协调。心理治疗强调个体化治疗方案，常用的有精神分析法、厌恶疗法、系统脱敏疗法、家庭疗法等。

2. 性行为治疗

主要是通过性感集中训练，使患者逐渐适应、熟悉性交过程，提高患者对性反应的自身感觉，充分享受性交的快感，减轻对性交的焦虑和恐惧。治疗过程中对方应避免对患者性体验、性自尊心和性幻想的不良刺激，避免有害的性引诱活动。耻骨尾骨肌训练对于在分娩后有盆底肌肉松弛现象或耻骨尾骨肌不发达的女性特别有效。

3. 药物治疗

治疗勃起功能障碍，首选 PDE5 抑制剂，如西地那非、伐地那非、他达拉非等。早泄可选用选择性 5-羟色胺再摄取抑制剂。口服左旋多巴、麻黄素等有促进射精作用。三环类抗抑郁药是治疗性恐惧症和抑郁的首选药物。雌激素替代治疗可增加阴蒂的敏感性和性欲，减轻性交疼痛。对于有焦虑情绪或抑郁症等心理疾病时，进行相应的药物治疗。

4. 物理治疗

电动按摩器可以促进男性射精。使用振荡器、阴茎模型可增加女性的刺激。

5. 手术治疗

主要是针对阴茎本身疾病，如伴有包皮口狭窄的包皮过长和包茎患者，可采用手术治疗，一方面有利于阴茎的充分勃起，同时切除包皮显露阴茎头可增加其对刺激的敏感性，有利于射精。

6. 中医治疗

中药治疗和针灸治疗对性功能障碍有一定的效果，可辨证施治。

（编者：郭兴萍　孔庆萍　郅洋）

第二节　性心理

性心理是指在性生理的基础上，与性征、性欲、性行为有关的心理状态与心理过程，也包括了与他人交往和婚恋等心理状态。性生理是性心理发展的生物学基础，性生理发育的障碍或缺陷，会使性心理的发展出现偏差。世界卫生组织对性心理健康的定义是：通过丰富和完善人格、人际交往和爱情方式，达到性行为在肉体、感情、理智和社会诸方面的圆满和协调。性心理健康是人类健康不容忽视的重要组成部分，近年来正越来越受到人们的重视。性心理涉及性有关的一切心理活动，如性的认识、性的情绪体验、对性行为的控制等，其结构包括以下四种基本成分：性感知、性思维、性情绪、性意志。性心理各成分之间存在着密切的关系，他们相互联系、相互制约，其中性思维起主要作用。通过性思维，个体不断地获得对有关性问题的理解，进而逐渐形成对有关性问题的某些观点。这些观点趋于系统化和稳定化，促使一定的性爱观的形成，成为个体价值的一部分。

一、性心理健康必须具备以下四个条件

一是个人的身心应有所属，有较明显的反差。如果阴阳莫辨，就难以实施健全的性行为与获得美满的爱情。

二是个人有良好的性适应，包括自我性适应与异性适应，即对自己的性征、性欲能够悦纳，与异性能很好相处。

三是对待两性一视同仁，不应人为地制造分裂、歧视或偏见。对曾因种种历史原因形成的一切与科学相悖的性愚昧、性偏见及种种谬误有清醒的认识，理解并追求性文明。

四是能够自然地高质量地享受性生活。

性心理健康作为身心健康的一部分，与人的身体构造、生理功能、心理素质和社会适应密切相关，因而影响性心理健康的因素也是多方面的。一是父母的素质，在相当大的程度上，遗传基因和胚胎发育决定身心的状况；二是本人，因为个人自懂事起，便对自己的身心发展拥有一定的支配能力和责任；三是家庭与社会的教育。凡生活在能够科学文明地对待社会和家庭环境的人，往往都能自然、自主而愉悦地面对性、对待性，而在谈性色变的家庭或社会环境里，人被迫对性产生肮脏、神秘、不光彩的心理，这种逆自然性的精神状态，与自然的人生需求的矛盾和抗争，往往扭曲人性。这不仅导致性心理的不健康，而且还会对人的一生产生不良影响。

二、性心理的形成发展过程

个体在身体生长发育成熟的过程中，也伴随着心理（包括性心理）的发育过程。有关性心理的发育过程有不少学说，其中弗洛伊德的性心理发育理论影响最大。他认为个体的发展是伴随性的发展而发展。其中，性不仅指两性关系，而且包括一切使身体产生快感的情感。

人的心理性欲发育可分为 5 个阶段：

一是生殖器前期，包括口欲期和肛欲期。在此阶段，婴幼儿的吸吮活动、大便的排泄和滞留均可使其获得快感。

二是自恋期。在这一阶段，孩子对自己的生殖器发生兴趣，手淫成了获得快感的主要行为。

三是乱伦期。男孩的性爱对象选择母亲。女孩子则多偏爱父亲，而对同性的尊亲产生忌妒或仇恨。

四是同性恋期。这一段的儿童迷恋同性的小伙伴，不喜欢与异性交往。

最后是异性恋期，也称为生殖期，这时期的青少年把兴趣逐渐转向异性，寻求与异性的结合成为主要的性行为。此时，个体的性心理发育便趋向成熟。在上述心理发展的任何一个环节出现问题，便可能引起性心理发育障碍，表现为形形色色的性变态行为。弗洛伊德的这一学说，虽然包含有不少主观臆断的成分，尤其是他的泛性论已受到不少批评，但他观察到的许多现象，很大程度上符合人类性心理发育的基本事实。

大量的临床症例证实，几乎所有成年性心理障碍者，都在儿童或青少年时期便显露出某些偏离正常的趋向。性心理发育障碍可以有其生物学基础，如某种程度的性激素紊乱或水平异常。但大多数情况下，性心理发育障碍被视为一种独立的心理行为异常。因此，从早年开始的性健康教育是预防性心理发育障碍的主要方法。大量资料表明，家庭影响起着重要的作用。如孩子窥视双亲的性生活、家长与年龄较大的异性孩子过分亲昵、不适当的性讨论、过分严格的禁欲教育等，均会对孩子的性心理发育产生不良影响。

三、男女及青少年性心理区别

（一）男性性心理

1. 越遮隐越刺激

男性容易受到裸体照和脱衣舞的挑逗。这是因为，女性是"触觉型"，而男性是"视觉型"。男子喜欢看女人裸体的这种性意识的强弱，是由个人固有的色情性和跟对象接近的难易之函数关系来决定。就是说，女性越遮隐的部位，对男性的这种心理越有刺激性。

2. 目光自然投向异性

生活中存在着这样的现象，在大街上，两组男女从相反方向走过来，擦身而过时，都向对方投去一瞥。这时，女性的一瞥是向同性投去的，而男性则是向异性投射。女性一瞥，是下意识的对抗、竞争、攀比心理，男性一瞥是无意间的"多视性"。

3. 喜欢听女人的过去

处在恋爱阶段的男性，或者直截了当地，或者装作若无其事地询问女方的过去。为什么会如此呢？因为男性的独占欲强烈。男性有这样一种心理，当他爱上一个女人并想和她结婚的时候，他不仅希望占有她的现在和未来，也同样希望占据她的过去。

（二）女性性心理

1. 婚前性心理

女性在婚前性行为的心理动机方面，存在着许多偏激的观念和想法。从性心理学、性社会学的角度将之概括为以下几个误区：

追求所谓"新"的恋爱方式。中国社会已进入高层次、快节奏、多色彩时期，生活方式在改变，恋爱方式也在变。有些青年错误地认为，现在恋爱方式就是动辄发生性关系。有的女青年说："常规的爱不完整。真正的爱，应该体现出博大。既然爱他，那我什么都可以给他。""爱就该给被爱者自由，何必等到结婚以后。""含情脉脉没意思，我要走在历史的前面。"在追新潮的心理支配下，她们很快从初恋进入到热恋，由边缘性性行为上升到核心性性行为。如痴如醉地拥抱、亲吻、爱抚激发起性生理本能的强烈冲动，使理智已难以抵御。

崇尚种种性自由观念。近几年来，随着西方文化思潮的涌入及我国性文化的时而泛滥，冲击了有着很深文化积淀的传统性道德。有些青年人盲目崇尚西方的种种性自由观念，想冲破所谓传统性道德观念的自我意识非常强烈。有的女青年说："我们正面临八方大潮冲击，再理智的女性也会感到困惑……"道德的音乐盒已安抚不了当今一些青年人矛盾痛苦的灵魂与肉体，她们的性观念已和原始本能需要画上了等号。因而，有些女青年认为："既然已成熟了，那么满足自己的欲望是生理需要"。有的说："只要自己爱的快乐就行。"也有的说："怀孕怕什么，性爱没有罪"，"女人不做一回人流不算一个完整的女人。"

2. 婚后性心理

在女人的内心世界里存在着一些能够影响夫妻感情的性秘密，她们通常不愿向男人透露这些性秘密，男人唯有自个去探索、驾驭。

（三）青少年性心理

青春期是儿童向成人过渡的中间阶段，有人把它称为"人生历程的十字路口"，它既与儿童有别，又与成人不同，贯穿青春期的最大特征是性发育的开始和完成，与此同时，男女青年在心理方面的最大变化，也反映在性心理领域，他们对性的意识，由不自觉到自觉；对性对象，由同性转为异性；对性的兴趣，由反感到爱慕到初恋……这几乎是每人必经的历程。但由于在整个青春期中，青年人的情绪动摇不定，容易变化，如果不注意及时引导，常可因为过度好奇、热情、幻想、冲动、性欲等驱使而不能自制。若再受社会上不良现象的影响，常可使某些青年滋长不健康的性心理，以致早恋早婚、荒废学业，有的甚至触犯刑法，走上犯罪的道路。因此，不论青年本人、家长或老师，均应对青春期的性心理变化有一定了解，要培养出不仅体质健美而且有健康性心理的青年一代。

青春期内性意识的发展一般可分为四个时期：

1. 性抵触期

在青春发育之初，有一段较短地时期，青少年总想远远地避开异性，以少女表现得尤为明显。这主要与生理因素有关。由于第二性征的生理变化，使青少年对自身所发生的剧变感到惘然与害羞，本能地产生对异性的疏远和反感。此期约持续1年左右。

2. 仰慕长者期

在青春发育中期，男女青年常对周围环境中的某些在体育、文艺、学识以及外貌上特别出众者（多是同性或异性的年长者），在精神上引起共鸣，仰慕爱戴，心向往之，而且尽量模仿这些长者的言谈举动，以致入迷。

3. 向往异性期

至青春发育后期，随着性发育的渐趋成熟，青年人常对与自己年龄相当的异性产生兴趣，并希望在接触过程中吸引异性对自己的注意。但由于青少年情绪不稳，自我意识甚强，因而在异性接触过程中，容易引起冲突，常因琐碎小事而争吵甚至绝交，因此交往对象之间常有转移。

4. 恋爱期

青春发育完成，已达成年阶段，青年把友情集中寄予自己钟情的一个异性身上，彼此常在一起，情投意合，在工作、学习中互相帮助，生活中互相照顾体贴，憧憬婚后的美满生活，并开始为组织未来的家庭做准备工作，这时的青年对周围环境的注意减少。女青年常充满浪漫的幻想，向往被爱，易于多愁善感；男青年则有强烈爱别人的欲望，从而得到独立感的满足，他们的心情往往较兴奋。

（四）性情趣

不少丈夫只顾赚钱，忽视了性爱。繁忙的工作使性爱的精力减少了，时间一长，便会使妻子产生性饥饿。由于女人在性爱中常常缺乏主动性，故男人往往认为女人缺乏性情趣，其实这是误解。性生活是正常的生理和心理的需要，无论是男人还是女人都会有性要求，而当女人在出现性冷落或性饥饿时，她们更是渴望性情趣。女人需要性爱，渴求性爱的情趣，这是自然的、合理的、无可非议的，不要将此视为性轻佻、性淫荡。

性生活是夫妻双方共同拥有的，不管哪一方，都有配合对方的义务，也有从中获得性满足的权利。因此，当妻子需要性爱时，不妨告诉丈夫，以便其配合及获得性满足。但是，如果丈夫精力不足或身体欠佳时，妻子也要替他着想，努力克制自己，同时需主动关心体贴丈夫，千万不要因自己的性需求未能得到满足就怨恨、指责丈夫，这样只会给夫妻感情带来阴影。身为丈夫，就算工作再忙，都要留一些精力和时间给爱情。

（编者：郭兴萍　孔庆萍　郅洋）

第三十八章 孕前与孕期保健

第一节 孕前保健

孕前保健是通过孕前评估育龄男女双方存在的各种可引起不良妊娠结局发生的危险因素（包括生理、心理、环境和社会）而采取一些预防和干预措施，提供健康教育与咨询、健康状况评估、健康指导，从而改善妊娠相关结局，提高出生人口素质。开展孕前保健服务的价值主要体现在显著减低非计划妊娠、促进育龄女性对产前保健服务的利用、改善妊娠结局、改善育龄男女双方的不良行为和生活方式，以及具有较好的成本效益和效果等。孕前保健的知识包含各种形式的健康教育以及咨询服务，至少应在计划受孕前3～6个月进行。

一、孕前保健的内容

（一）健康教育

向计划怀孕的夫妇宣传开展孕前优生健康检查的重要性、内容及流程。传播优生科学知识，提供健康教育活动。主要内容包括有关生理和心理保健知识；有关生命的孕育过程；生活方式、孕前及孕期运动方式、饮食营养和环境因素等对生育的影响；出生缺陷及遗传性疾病的防治等。

（二）健康检查

提供规范的病史询问和孕前医学检查，了解夫妇基本健康状况，筛查影响生育的风险因素。包括优生健康教育、体格检查、临床实验室和影像学等辅助检查、咨询指导、早孕及妊娠结局追踪随访。

1. 实验室检查 包括血常规、尿常规、生殖道分泌物（含分泌物常规、淋球菌、沙眼衣原体）、血型、血糖、肝肾功能、乙肝血清学五项、甲状腺功能等。

2. 病毒筛查 风疹病毒、巨细胞病毒、弓形体、梅毒螺旋体等。

3. 妇科超声检查 观察子宫和附件形态、大小、内容回声、位置和毗邻关系、活动程度等。

（三）风险评估

综合分析孕前医学检查结果及家庭史、疾病史、用药史、工作环境、生活方式等影响健康生育的因素确定是否适合怀孕，评估计划怀孕的夫妇是否存在导致出生缺陷等不良妊娠结局，发现高风险人群。

凡是夫妇双方之一有遗传病家族史，夫妇双方之一为遗传病或染色体病患者或携带者，女方年龄过大，有生过畸形儿、智力低下儿史或有习惯性流产、死胎、死产等不良生育史等情况，都需在计划受孕前进行遗传咨询。通过分析发病的原因、遗传方式、子女患病的风险率等，对能否妊娠以及妊娠后是否需进行产前诊断等进行指导。

（四）咨询指导

根据风险评估结果，遵循普遍性和个性化指导相结合的原则，确定是否适合怀孕，并提供针对性优生咨询和健康指导。

（五）早孕及妊娠结局随访

计生妇幼工作人员收集妇女早孕信息，开展早孕随访和妊娠结局随访。

二、怎样做好孕前保健

1. 一旦准备怀孕就应当到医院做各项孕前健康检查。
2. 进行营养咨询，做到科学营养，饮食多样化。增加热量、蛋白质和富含纤维素食物的补充，供给充足的维生素，保证无机盐和微量元素，储存钙和铁。不偏食、不挑食、不减肥；从准备怀孕前3个月开始每日口服叶酸片0.4mg。男方应不吸烟饮酒，多吃新鲜水果和蔬菜。
3. 避免接触射线、农药、有害化学物品、烟酒、咖啡等物质；尽量少用手机、电脑、微波炉，不得使用电热毯；家中不养猫、狗等宠物，防止弓形虫感染。
4. 养成有规律的生活习惯，适当运动，避免繁重的体力和脑力劳动。
5. 不去人群密集的场所，防止传染病的发生。
6. 最好不使用任何药物，如用药后怀孕需立即停药并进行咨询。长期服药者停药半年后再准备怀孕。
7. 使用避孕药具、流产后也应在半年后准备怀孕。

三、计划受孕前的准备

（一）何时受孕最佳

1. 一般都认为女性最佳生育年龄为24～29岁，超过35岁属于高龄孕妇。男性为25～35岁。此时夫妇双方身体发育完全成熟，体内各系统能够承受妊娠的考验，有利于子代健康和身体素质的提高。过早和过晚生育对父母和孩子的健康都不利。
2. 受孕季节建议选择夏末秋初受孕，第二年春末夏初分娩较为理想。避免初春或深冬季节。以5-6月份为最佳，此季节有充足的蔬菜、水果和日照，有利于胎儿发育。
3. 受孕时机的选择：大多数妇女于下次月经来潮前12～16天排卵，卵子排出后通常能够存活 12～24 h，精子在女性生殖道内一般只能生存 1～3 天。排卵前 8 天至排卵后一天即为易受孕时期。

(二) 怀孕前必须注意的疾病

1. 贫血 查明病因后进行治疗。

2. 高血压 将血压控制在允许的水平，感觉症状基本消失才可怀孕，预防妊娠期高血压的发生。

3. 肾脏疾病 严重的肾脏病不宜怀孕，症状较轻且肾功能正常者经医生诊疗后才可怀孕。

4. 肝脏疾病 对于慢性肝炎，如病情轻微，肝功能正常，经过治疗可以怀孕，应加强孕期监护。

5. 糖尿病 严重患者不宜怀孕，经过正确治疗后可以怀孕，孕期严格控制饮食。

6. 心脏疾病 必须经过医生同意才可怀孕，孕期加强监测。

(编者：郅洋 孔庆萍)

第二节 孕期保健

孕期指从末次月经第一天至胎儿及附属物娩出。孕期保健是指从妊娠开始到分娩前的整个时期，对孕妇的定期产前检查及心理上的指导，对胎儿宫内情况进行监护，指导孕期营养及用药，及时发现和处理异常情况，以保证对孕妇和胎儿的健康。

一、健康管理服务及产前检查

《孕产妇保健手册》包括孕产妇基本信息、既往史、家族史、个人史等，妇科检查、血常规、尿常规、血型、肝功能、肾功能、乙肝五项检查，还可有血糖、生殖道分泌物、梅毒血清学试验、艾滋病抗体检测等实验室检查。合理的产前检查可以提高孕期保健的质量。

1. 孕早期健康管理

怀孕 12 周以内为孕早期，需要到孕妇居住地的乡镇卫生院或社区卫生服务中心建立《孕产妇保健手册》。医生为孕妇进行健康状况评估，询问既往史、家族史、个人史，体检并化验。开展个人卫生、心理和营养保健的指导，特别强调避免导致胎儿畸形的因素和对胚胎的不良影响，进行产前筛查和诊断的宣传告知。填写第一次的产前随访记录，及时发现孕妇的妊娠问题或严重并发症。

超声检查确定宫内妊娠及孕周，胎儿是否存活，胎儿数目或双胎绒毛膜性质，子宫附件情况，筛查胎儿染色体非整倍体异常。

2. 孕中期健康管理

怀孕 13～27 周为孕中期，应在 16～20 周、21～24 周做 2 次检查。医生通过询问、观察、体检和化验结果对孕妇健康和胎儿的生长发育情况进行评估和指导，识别是否为高危产妇。对未发现异常的产妇进行相应的指导和出生缺陷的健康教育。用妊娠图进行胎儿生长发育的监测。

超声检查筛查胎儿严重畸形。

3. 孕晚期健康管理

怀孕28周以后为孕晚期，应在28～36周、37～40周去有助产资质的医疗卫生机构做2次检查。医生对孕妇开展自我监护方法、促进自然分娩、母乳喂养、孕期并发症和合并症防治的指导。发现妊娠合并症、胎位不正应及时纠正。

第32～33周超声检查胎儿生长发育情况，胎位、羊水量、胎盘位置是否正常；第37～41周超声测量宫颈长度；分娩前评估胎儿大小、羊水量、胎盘成熟度。

二、孕期保健注意事项

整个孕期都应调整好饮食结构，合理搭配，控制体重，使体重增加符合胎儿生长发育及孕妇生理性调整的规律，避免体重增加不足或过度。孕期最好少化妆，不染发，以减少铅对胎儿的影响。每天在电脑前工作时间不宜超过4小时。

1. 孕早期保健

由于内分泌的变化和早孕反应会产生紧张、烦躁的心理，应正确认识和调整，丈夫要在精神上给予加倍的安慰，照料好妻子的生活。

坚持补充叶酸，饮食清淡适口，少食多餐，保证足够富含碳水化合物的食物量。改变不良生活习惯和生活方式，避免过度劳累。避免接触物理、化学类有毒有害物质和各类宠物。孕早期服药要慎重，在孕3～9周为对药物最敏感期，无医生指导不可随意用药。忌性生活，保持心情愉快，身体健康，衣着宽松卫生，适度运动，睡眠充足。

2. 孕中期保健

进入孕中期，早孕反应逐渐消失，胎儿进入生长发育较快的时期，孕妇的腹部逐渐增大，并能够感受到胎动。此时应定期产前检查，参加孕妇学校的学习。衣着宽大舒适，尽量穿平底鞋，注意个人卫生。适当增加鱼、禽、蛋、奶、瘦肉、海产品的摄入量，常吃富含铁和钙的食物。坚持每日适量运动，避免长时间外出和站立。孕4个月起可与丈夫一起进行胎教，多听轻柔、舒畅的音乐，给宝宝讲故事。孕7个月后每天睡前轻轻地用手抚摸腹部，保持愉快心境。于16～20周进行唐氏综合征筛查，24～28周进行妊娠期糖尿病筛查。

3. 孕晚期保健

怀孕晚期，随着胎儿长大腹部也会逐渐膨大，孕妇在生活中会越来越不便，甚至对即将面临的分娩产生恐惧心理。亲友要鼓励孕妇树立信心和勇气，缓解紧张和焦虑，保持最佳状态迎接小宝宝的到来。

要注意个人卫生，勤换衣裤，勤洗澡，避免盆浴。采取左侧卧位，每天保证8～9个小时的充足睡眠。孕36周开始定期做胎心监护，了解胎儿宫内情况。在医生的指导下进行乳房按摩。

（编者：郅洋　孔庆萍）

第三十九章 男性更年期保健

第一节 概述

男性更年期是男人生命过程中一个特殊时期,是男性由中年步入老年的特殊阶段,一般开始于 40~45 岁,波动于 35~70 岁,多数男子是在没有任何明显的临床症状的情况下度过,约 40% 中老年男子则出现与女性更年期综合征相似却又比女性更年期缓慢的临床表现,对多个系统多个器官的功能造成负面影响,以神经系统症状、性功能障碍、内分泌紊乱为主要表现,影响生活质量,称之为男性更年期综合征(male climacteric syndrome)。

该名称是由 20 世纪 40 年代 Werner 提出的"男性更年期"进化而来的。Werner 等通过临床观察发现,部分中老年男子出现性功能减退、体能下降、记忆力减退、神经功能紊乱、潮热、阵汗等一系列症状,还有前列腺肥大及一些女性化表现(如乳房增大),称为男性更年期综合征。上诉症状与睾丸功能减退、雄激素水平下降有关,曾被称为"男性绝经期"(male menopause)、"绝雄"(andropause)等。

1994 年奥地利泌尿学学会在欧洲男科学研讨会上提出"中老年男子部分性雄激素缺乏(partial androgen deficiency in the aging male,PADAM)",因为中老年男子随年龄增长而血清雄激素水平下降,促性腺激素和性激素结合蛋白(sex hormone-binding globulin,SHBG)水平逐渐升高,较为贴切地反映男性更年期的生理变化。

2002 年,国际老年男子研究学会(ISSAM)将这一综合征重新命名为"迟发性性腺功能减退症(late-onset hypogonadism,LOH)"界定发生在中老年男子的、与年龄相关的临床和生化综合征,并获得了国际男科学学会(ISA)和欧洲泌尿科学会(EAU)认同。

在临床上三个名称常同时使用,严格定义中三者不尽相同却有部分重叠。PADAM 患者一定存在雄激素部分缺乏和临床表现;LOH 虽然与年龄有关,但并不是所有的中老龄男性都会出现相关的症状和体征;而男性更年期综合征患者是指在特定年龄段所出现临床症状和体征,但不一定存在睾丸功能低下或睾酮不足(低于健康年轻成年男性推荐范围)。目前在学术上逐渐倾向于使用 LOH,临床上仍习惯称为男性更年期综合征。尽管定义存在一定差异,但雄激素缺乏是男性更年期综合征的重要原因之一,同时它也不是绝对不是唯一原因,毕竟有众多内在或外在的因素(如精神状态、生活方式、教育程度、文化背景、饮食习惯等)参与了男性更年期的发生与发展。所有男性更年期保健的主要目的是为了维持雄激素的正常生理水平。

男性更年期综合征是可有效预防的一种疾病。男性更年期保健，最重要的目的是利用现有医学基础条件，在未有临床表现时采取一定措施预防和延缓，当已有相应临床表征时尽量减轻或压缩男性更年期综合征的"激烈"发生。

（编者：赵一帆　邓佳佳）

第二节　更年期男性的生殖保健

睾丸自身因素是导致男性更年期综合征的主要因素，男性 30 岁以后睾丸间质（Leydig 细胞）数量已经开始减少，睾丸实质开始老化过程，40 岁之后血管硬化，睾丸开始萎缩，所以男性生殖保健应在 40 岁之前开始，最佳时间应从 30～35 岁开始。从另一个角度来看，此时男性的人生和事业开始迈向顶峰，来自家庭及工作的压力、不良生活习惯、缺乏体育锻炼等危险因素也在悄然接近，从精神、心理等方面直接或间接危害男性生命健康。此外，流行病学统计显示，中年男性的肥胖、高血压、糖尿病和高血脂等代谢综合征发病率也在逐年增加，危害男性生殖健康。

男性更年期综合征的病因复杂，可能多种病因同时起作用，而我国男性由于传统观念，对男性更年期综合征认识浅薄，所以增加公众对男性更年期认识势在必行。各类卫生机构应给予适当重视、适当宣传以提高公众对男性更年期的认知。加强男性保健意识，定期接受健康体检，以发现潜在的疾病，并获得及时的医疗指导和治疗。

每个中老年男子面临的工作生活环境不同，摸索出适合自身生活、工作规律的调养方法就尤其重要。加强体质和心理的自我调养，有两点特别重要：一是适度运动并持之以恒；二是自我控制：控制工作量、控制情绪、控制饮食。具体可以从以下几点做起：

（1）减少烟酒摄入。吸烟、酗酒会使睾丸和附睾发生血流动力学方面的不良改变，影响睾丸功能尤其是男性勃起功能障碍。研究指出，吸烟对于 FT 和 Bio-T 浓度影响并不明显，但 SHBG 水平却明显升高；酗酒者体内过高浓度的乙醇直接或间接代谢产物乙醛会抑制睾酮合成酶的作用导致睾酮合成降低，同时酒精会损害肝脏，导致雌二醇升高，睾酮水平下降。另外吸烟、酗酒还是骨质疏松的重要危险因子，因此戒烟、戒酗酒对男性生殖健康意义重大。

（2）合理安排作息时间。中医理论认为人与自然相应，人体的阴阳气血随着昼夜晨昏消长的变化进行相应的调节。人体的阳气白天推动着人体的脏腑组织、器官进行各种功能活动，夜晚人体的阳气内敛而趋向于里，所以白天是学习或工作的最佳时机，夜晚则有利于机体休息以便恢复精力。因此，合理作息对于保持身体健康，避免或者延缓男性更年期有重要意义。

（3）适度锻炼。坚持适度的身体锻炼可以消耗体内多余的能量，避免肥胖；可以增强心肺功能，推动血液循环和增强呼吸交换，适应环境变化；可以增强脾胃的消化功能，提高食物消化能力；可以增强肌肉的力量和骨质强度，提高睡眠质量；还可以愉悦心境，增强"性趣"，摆脱烦恼和抑郁。

（4）建立和谐的夫妻关系，保持适度规律的性生活。性生活是夫妻之间最深层次的感情交流，在享受精神愉悦的同时，又可舒缓身心压力；同时爱人对丈夫的理解能帮助丈夫顺利度过更年期。

（5）健康的饮食结构。适度饮食，少食油腻和油炸食品，避免脂肪堆积。这是因为：①脂肪细胞中的芳香化酶能催化雄激素转化为雌激素，脂肪堆积导致雌激素过多，升高的雌激素对抗雄激素的生理功能，影响男性雄激素相关功能。②血清中的 SHBG 水平随着年龄老化增加，却与肥胖呈负相关，肥胖患者高结合能力的 SHBG 明显降低，而相对的 FT 和 Bio-T 浓度明显上升，但 FT 半衰期很短，在血循环中 10～15 分钟便会代谢消失，结果导致 TT 浓度下降，影响相关功能。③肥胖、烟、酒精会抑制 GnRH 脉冲式分泌，通过下丘脑-垂体-性腺轴（HPT 轴）的神经内分泌调控，影响性腺功能，导致睾酮水平下降。④肥胖还会导致循环中脂质含量过高，升高血脂浓度，是代谢综合征（MS）产生的重要原因之一。

低饱和脂肪、低糖、高蛋白和高维生素的健康饮食，如鸡蛋、小麦、葵花子、山药、核桃、红枣、桂圆、桑葚、茯苓、莲子、羊奶等，有助于改善神经系统和心血管系统功能，减缓和改善神经、心血管方面的症状，在降低血脂、血糖，维持睾酮水平，增加性欲和性想象力方面，具有重要作用。

（6）规律饮食。过度节食或者饥饿均会影响中枢神经系统，抑制垂体促性腺激素（如 LH、FSH）的释放，进而致使雄激素分泌下降。

（7）健康饮食。现今许多商品中含有着色剂、防腐剂等，这些添加剂均会在一定程度上促使睾丸生殖细胞变性。而许多农副产品含有大量农药（如磷、氯）、重金属（如铅、锰、汞）等，不但影响人体一般生理，还会导致男性曲细精管变形、坏死。此外，有些化学物品如杀虫剂、除虫剂、塑料器皿等含有雌激素类物质，通过抵抗内源性雄激素导致睾酮水平下降。因此，尽量少食用或少使用不新鲜、不健康的食品和生活用品，选择绿色产品，对保护身体健康极为重要。

（8）调节压力。压力是众多影响生殖系统功能的外界因素中的一个重要因子。压力刺激促肾上腺皮质激素释放因子（CRF）释放并游离于内环境，通过血液循环，最后在下丘脑经由白介素-1触发，抑制 GnRH 释放，通过 HPT 轴作用导致性腺功能减退。还有研究显示，压力作用于胃泌素肽（GRP）系统，通过脊髓神经间接干扰性功能。因此，尽管在社会生活中存在各方面的压力，但调整好工作、生活、心情的关系，保持心胸豁达，自我舒压，对于男性生殖健康很重要。

（9）切勿滥用药物。临床上许多治疗类的药物会在一定程度上损害男性生殖健康。如糖皮质激素（泼尼松）会抑制垂体、睾丸内分泌，导致 SHBG 水平下降，进而 TT 浓度下降；高血压药（螺内酯类）能封闭雄激素受体 AR，干扰雄激素作用而导致男性更年期综合征的出现或者加剧；部分抗癌药、抗生素、胃药等均会在一定程度上干扰内分泌，影响睾酮水平。上述药物多数是治疗严重疾病所必需的，患者尤其是中老年男性切忌乱服药，必须严格遵守医师指导，定期复诊，尽量避免或减轻因用药产生的并发症。此外，切勿盲目服用各类壮阳药。

（10）选择纯棉舒适的内裤。化纤内裤、半棉半化纤混纺内裤会使睾丸温度急剧上升，血液内激素水平也显著不正常；另外过紧的内裤会阻碍血液循环，这些不益健康的穿着都会在男性更年期产生负面影响。

（11）尽量改善生活环境。社会工业的稳步前进，如同一把双刃剑，虽推动了经济发展，却也破坏了自然环境，各种化工产品如废气、煤气、苯等均会导致睾丸萎缩。因此，尽量改善生活环境或者采取措施隔离化工产品的危害也是一种保健方式。

（编者：赵一帆　邓佳佳）

第三节　男性激素补充治疗

男性更年期综合征发生的一个很重要的原因是雄激素部分缺乏，而雄激素中95%为睾酮，因而也可认为是睾酮不足。目前，治疗更年期的相关症状，除了一般的保持健康生活习惯、合理膳食等方面的保健治疗，中西医研究应用最多的便是睾酮补充治疗（testosterone supplementary treatment，TST），即利用外源性雄激素制剂（exogenous androgen preparation）补充人体所不足的睾酮，使睾酮浓度达到生理所需水平，以满足机体内部需通过雄激素调控的各方面功能。许多文献也称之为睾酮替代治疗（testosterone replacementtherapy，TRT）。

（一）睾酮补充治疗的目的

通过睾酮治疗将睾酮补充至生理水平后，性功能减退、体能下降、记忆力减退、神经功能紊乱、潮热、阵汗等一系列由睾酮缺乏引起的男性更年期相关症状，能获得一定改善。

1. 改善性功能　睾酮可以维持中老年男性性欲和勃起水平，并参与男性射精反射的调控。补充适量睾酮后，机体内中枢神经系统以及阴茎海绵体的功能修复，可以提高男性性欲、夜间勃起和射精功能，改善性功能。

2. 改善认知功能、精神状态、改善情绪　通过雄激素直接作用于中枢神经系统或建议通过雌激素作用，可改善老年男性的记忆力减退、焦虑、惶恐不安、失眠以及思维反应和智力减退等。有生物效能的睾酮水平减低，会损害中老年男性的精神、心理状态以及认知能力，而适量补充睾酮，以提高血清 Bio-T 水平可以改善精神状态。

3. 提高体能和精力　随着人的衰老，肌肉减少和脂肪重量增加，质量补充睾酮能够降低机体脂肪含量，而总体体重不变，使患者主观认为运动功能改善，体能和精力提高。

4. 对血脂、血脂和心血管系统的良性作用　低雄激素水平增加了男性心血管疾病的危险度，可能是因为低睾酮水平伴随了腹部内脏脂肪的累积和心血管危险因子的增加、糖耐量减低和非胰岛素依赖糖尿病的产生。因此适量补充睾酮水平后，胰岛素敏感性增加，内脏脂肪减少和腹部脂肪组织的甘油三酯活动性加强，患心血管疾病的概率也相对减小。

5. 骨密度增高 研究指出，低睾酮水平的中老年男性患骨质疏松的比率大约是正常睾酮水平男性的两倍。性腺功能减退症的中老年男性，睾酮水平降低，其骨量减少、骨质疏松和骨折发生率明显增加，各年龄段性腺功能减退症患者，睾酮补充治疗均能使其骨密度（BMD）增加。

（二）睾酮治疗的原则

男性更年期综合征治疗的核心是补充睾酮，利用睾酮补充治疗相关症状，则应：（1）补充睾酮生理需要（3～10mg/d）或略低于该水平；（2）尽量使与睾酮水平相应的双氢睾酮（DHT）和雌二醇（E2）水平在正常生理范围内；（3）无前列腺、血脂、肝或呼吸功能等方面的不良反应；（4）模拟人体雄激素生理性昼夜分泌节律，不抑制自身睾丸的激素分泌及生精功能；（5）使用方便，患者愿意接受。但随着年龄增长，TST后前列腺疾病、心血管疾病等不良反应的危险增大，因此应尽量选用短效制剂，发现不良反应后及时停药。

（三）睾酮补充治疗的适应证

1. 中老年男性出现男性更年期的部分临床症状，并有血清雄激素水平及相关指标低于正常水平［包括FT<8.5pg/ml，TT<8nmol/L或230ng/dl，Bio-T、TSI和（或）FTI水平降低］，推荐使用睾酮补充治疗；

2. 若血清TT处于边缘浓度，即8～12nmol/L，则应重复测定血清TT及SHBG水平，计算出FT水平，当血清FT水平处于8.5～11.8pg/ml，男性更年期综合征症状明显存在才可进行睾酮补充治疗。

临床医师必须严格核查患者的各项指标，确保患者用药安全。

（四）睾酮补充治疗的禁忌证

1. 前列腺癌或者乳腺癌患者、红细胞增多症患者、严重心脏或肝功能衰竭患者，是绝对禁忌证。

2. 睡眠呼吸暂停综合征患者、良性前列腺增生伴下尿路症状者、前列腺癌高风险者、高黏稠血征是相对禁忌证，如程度不严重，根据各项指标和疾病缓急决定是否用药，程度严重，禁用TST。

3. 年龄不是TST的禁忌证。针对老年男性可能伴发的相关疾病鉴别诊断、TST治疗的个体化、系指评估TST的益处和风险，对这些患者十分重要。

（五）睾酮补充治疗的前期准备

1. 由于睾酮补充治疗的安全性并没有获得百分之百的肯定，此外，由于医治对象为中老年男性，年龄影响下的生理、解剖结构上的改变使得睾酮补充治疗的风险性增大，因此，在治疗之前必须严格仔细检查，尽量减少和避免不良反应的产生。治疗前必须检查血常规（Hb、RBC、HCT），肝功能（ALT、AST、BIL、ALP、rGT、LDH），血脂（CH、TG、HDL-C、LDL-C），前列腺（前列腺指检或有异常时B超直肠探头测定前列腺体积、PSA），同时结合全面临床诊断相应症状及程度。

2. 主治医师应有丰富的雄激素的相关知识，熟悉各种制剂的药理药效、优缺点，结合患者临床诊断相应症状及程度以确定使用方法、剂量。目前推荐使用口服制剂，首选十一酸睾酮胶丸（商品名：安雄、安特尔），注射剂是长效十一酸睾酮注射剂（油剂）。

3. 男性更年期综合征的诊断与治疗方案、获益与风险及监测方法，患者有知情权，接受TST的患者原则上应该知情同意。

（六）睾酮制剂和使用方法

目前常用的睾酮补充方法有口服、肌注和皮贴。

1. 口服给药（oral administration）是目前最常用的给药方法 常用的睾酮制剂有十一酸睾酮（TU）、甲基睾酮、氟羟甲基睾酮。TU（商品名：安雄、安特尔）口服后通过胃肠道直接吸收，经淋巴系统进入血液，避免了肝脏首过效应和肝毒性，其单剂于1~8小时达到血药高峰，约10小时后回复到基础水平。一般开始剂量按每日120~160mg，连续服用2~3周，然后服用维持剂量，每日40~120mg。早晚各一次，饭后口服，但切不可咬嚼，应直接吞咽。若每天服用的胶丸成单数，可在早上多服1粒。对于老年男性（尤其65岁以上者），应小剂量服用，每次<80mg，一天两次，并谨慎观测，一有不良反应，立即停药。TU方便、安全、有效，是中老年男性治疗雄激素低下的首选。

后两种属烷基化睾酮，口服吸收后经门静脉入肝，一部分被肝酶灭活（首过效应），且会产生严重的肝毒性（肝酶谱升高、胆汁淤积性黄疸、肝肿瘤），不宜作为长期补充治疗应用。

2. 肌肉注射剂（睾酮酯类）（intramuscular injections）肌肉注射剂因其价格低廉及用药方便从1954年问世起便被广为采用 睾酮酯类在体内被水解为有生物活性的游离睾酮，与内源性睾酮一样的途径被吸收。目前常用的睾酮酯类有十一酸睾酮（TU）注射剂、庚酸睾酮（TE）和环戊丙酸睾酮（TCP），肌肉注射后的峰浓度和谷浓度与注射的时间间隔有关。

注射用TU（溶于菜籽油），具有较长的半衰期和临床有效时间，1次注射500mg可维持有效血药浓度46天以上，作为TST治疗，建议每月一次250mg深部肌肉注射。相较而言，TU注射剂进行长期雄激素治疗价格便宜，绝大多数性腺功能低下患者都能接受。

TE、TCP：两者曾是应用最广泛的17β-羟睾酮酯注射剂，成年男子每2周肌肉注射1次250mgTE或TCP，剂量和注射时间可根据临床反应进行调整。

三者注射后都可能会导致血T水平浓度、血药浓度波动，引起情绪和症状的起伏，相较而言注射用TU则要缓和一些。中老年人耐受程度差，常并发其他疾病，应用睾酮注射剂导致血T水平的波动存在一定的风险，TU注射剂原则上不是LOH患者长期TST

的选择。

3. 睾酮皮肤贴剂

（1）阴囊皮肤贴剂（Testoderm，即泰丝德），有两种剂型：10mg/贴、15mg/贴，每天释放出睾酮 4～6mg。阴囊贴片很易被接受，每天清晨更换新帖，贴后 2～4 小时血药浓度达高峰，可模拟正常睾酮分泌节律。阴囊皮肤角化层较薄，而且血管丰富，每单位面积 T 吸收量比躯干皮肤高约 40 倍，但不足之处需要无毛的阴囊皮肤放置贴片，引起非生理性的 DHT 升高。

（2）非阴囊皮肤贴剂（Androderm；Testoderm TTS），每贴面积含睾酮 12.2mg，每天释放出睾酮 5mg，含透皮增强剂。每天 1 次，于睡前贴于躯干或四肢皮肤上，8 小时血药浓度达峰值，能获得中等水平的睾酮。

值得注意的是，两种睾酮皮肤贴片作为 TST 治疗，一些患者难以达到适当的睾酮水平，所以必须监测血清 T 水平。不良反应为皮肤刺激瘙痒等。

4. 其他

（1）睾酮皮肤凝胶（Androgel，即昂斯妥凝胶），为水酒精性凝胶，每克凝胶含睾酮 10mg，每次剂量 5～10g，每天 1 次，涂布于皮肤上，峰浓度在 20～40nmol/L。涂布后 5 分钟内迅速变干，皮肤表面不遗留残余物痕迹，不污染衣物。但每天不得超过 10g，以免睾酮浓度过高反而危害机体；不得随意停药，否则睾酮水平 5 天内将降至正常水平下。

（2）经颊给药：睾酮颊含片。当和唾液接触后，软化成凝胶状，可持续在 12 小时内向口腔黏膜缓慢释出睾酮，且口腔无不适感。片剂释放出的睾酮通过口腔黏膜吸收进入血液，再直接输送至上腔静脉，绕过了胃肠道系统和肝脏首过效应，故睾酮的效应相对较强，能获得中等浓度睾酮，可以作为睾酮皮肤贴剂、局部乳膏或注射剂之外的另一种选择。使用方法：每片含有 30mg 睾酮，每天早、晚各贴一片，便可使体内的睾酮含量保持正常稳定。

（七）睾酮补充治疗的监测

睾酮对身体多系统和器官都有影响，产生多种效应，所以应长期观察 TST 的不良反应，主要是肝毒性、前列腺增生、脂代谢紊乱等。

1. 肝毒性 目前的睾酮制剂本身多是没有肝毒性的（除了通过肝脏首过效应甲基化后），如果睾酮治疗期间肝脏产生一定副作用，则很大程度上可以认为是睾酮对机体的不良后果，因此应该在治疗开始前后持续监测肝功能，建议治疗期间周期性监测，如每 6 个月一次。

2. 前列腺增生 前列腺是雄激素依赖器官，雄激素促进前列腺增生，并刺激已发生的前列腺癌生长，所以更年期男性采用雄激素治疗之前的直肠肛门检查（DRE）和血清 PSA 浓度测定是必需的，TST 开始 12 个月后每 3～6 个月检查一次，之后每年检查。如果发现 DRE 或者血清 PSA 不正常，建议用直肠超声检查确诊或者指导是否要活检。目前尚不能证实 TST 会引发前列腺癌。

3. 脂代谢和心血管　雄激素对心血管、类脂浓度有一定影响，因此治疗前后血脂浓度的检测对心血管类、代谢综合征等有监测作用。建议每3～6个月监测一次。

4. 红细胞比容　TST有增加红细胞的作用，对有轻度贫血的老年男子有利于纠正贫血，而有轻度红细胞增多症患者在睾酮治疗后常会加剧病情，因此定期、周期性检测红细胞比容对剂量调整、制剂改变、周期性放血术或停药等措施极为重要。

雄激素补充治疗的初始3个月为试验治疗期，建议每月随访1次，及时了解患者用药后的症状改善与不良反应。如果症状没有改善，应查找原因，评估用药剂量、服用方法。若3个月内调整剂量且服用方法正确，但症状无改善时，应暂停治疗，重新寻找病因。如果补充雄激素后，症状明显改善，提示症状与雄激素水平降低有关，应继续用药。3个月试验治疗期后为治疗期，第1年每3个月随访1次，以后每6个月随访1次。随访监测包括全身系统检查与实验室辅助检查，包括症状评分、血压、体重、乳房检查、腹围测量、直肠指检、血常规、肝功能、血清PSA、性腺激素测定等。

（编者：赵一帆　邓佳佳）

第四节　中医对更年期男性的保健

《黄帝内经》指出："男子八岁，肾气实，发长齿更……五八肾气衰，发堕齿槁，六八阳气衰于上，面焦，发鬓斑白"。男性更年期出现于五八～六八前后这一段时期，一般指40～48岁这一年龄段。此期的生理特点是肾气开始明显衰退，阴阳失调，易出现情绪抑郁或易波动起伏，神倦乏力，烦躁不安或急躁易怒，睡眠不佳，心慌心悸，或五心烦热，多梦健忘，性欲减退，阳痿，或性欲亢进等一系列心、肝、肾等脏腑功能失调的症状。更年期出现的早晚、维持时间的久暂、症状的轻重等，与个人的文化修养、心理素质、社会经历、生活体验等多种因素有关。生理和心理上的衰退是这一时期男性突出的身心特点。若在此期加强养生保健，顺利度过这多事之秋，往往能给老年期的生活打下良好的基础。这一时期的养生，重在补益肾气肾精，调摄心肝功能。

1. 起居有常　"日出而作、日落而息"，人体睡眠、工作、日常活动要与自然规律相结合，要根据季节的变化和自己习惯按时入睡起床，合理规划工作与休息时间，这样不易损及阴阳，使阴阳平和。

2. 饮食有节　"食不厌精、脍不厌细"，饮食要有规律，结构要合理，不能暴饮暴食，不宜食用过期、变质食物，这样才能不伤脾胃。

3. 不妄劳作　中老年男性不妄劳作包括三重意思。

（1）体劳：更年期男性肾虚骨软筋疲，长期从事重体力活动，易伤及筋骨健康。更年期男性要进行适度体育锻炼，活动气血，以不累为宜。

（2）心劳："四十不惑，五十知天命"，更年期男性更要学会释放压力、降低压力，思虑过多则伤脾胃、耗伤津液，损及心肝。

（3）房劳：更年期的性功能往往不稳定，多表现为减退，但也有表现为增强者。性欲较低下者，多为精神压力大所致，因此应消除顾虑，不要绝对禁止房事，也切忌房事过频，使肾气更衰。更年期的房事以每月2～4次为宜，如性事过度，往往导致各种神经精神症状的出现，促使衰老，出现未老先衰。

4. 保健按摩 更年期男性适度按摩，能够帮助舒畅情志，活动气血，降低压力。

5. 药物保健

（1）出现失眠多梦，心烦易怒，头晕耳鸣，五心（即手心、足心、胸部）烦热，口干，大便秘结，舌苔少、舌质红，脉细数者，可服成药六味地黄丸。

（2）出现精神疲倦、失眠、情绪抑郁、性欲淡漠、阳痿、小便频数为主，苔薄白，舌质淡，脉细弱者，用成药肾气丸（桂附八味丸）。

（3）出现以烦躁不安、心慌心悸、失眠、头晕为主，苔少舌红、脉细者，用成药归脾丸、天王补心丸。

（编者：赵一帆　邓佳佳）

第四十章 女性围绝经期保健

第一节 概述

绝经是妇女生命进程中必然的生理过程。围绝经期是指妇女从接近绝经时出现与绝经有关的内分泌学、生物学和临床特征变化开始，至最后 1 次月经后 1 年内的时间。围绝经期的长短存在个体差异，大多数历经 2—8 年（平均 5 年左右）。围绝经期是女性必经的一个人生阶段，由于其生理变化而导致各种临床特征的出现。从进入围绝经期开始直至绝经，女性的卵巢功能不断衰退，体内雌孕激素水平开始呈现下降趋势，促性腺激素水平呈现上升趋势，从而导致了女性多器官功能失调而引起诸多的不适，比如会出现一系列血管舒缩功能和自主神经功能不稳定、精神及心理方面的症状，严重影响围绝经期妇女的生活质量和家庭和睦。从生理学角度来看，这些人体内发生的变化都是正常反应，但是随着年龄的增长，围绝经期这些所谓的正常反应最终会逐渐演变成各种临床疾病。围绝经期是预防老年性疾病演变的黄金时期，这个时期的保健工作与女性围绝经期以后的生活质量有着重要意义。因此，我们应该清醒地认识到围绝经期的特殊性和重要性，抓住这一关键时期，做好围绝经期保健工作，有助于妇女顺利平稳地渡过围绝经期，减少围绝经期妇女常见病的发生，预防各种老年性疾病，提高绝经后妇女的生活质量。

围绝经期保健是目前预防医学的一项重要工作，但目前其具体内容、措施、实施的规范尚未完善。对于围绝经期妇科常见病，目前已经积累了一定的经验，但围绝经期健康保健问题不仅仅局限于妇科常见病防治，而是涉及临床各个科室。因此，围绝经期保健是多科室、多方面的联合合作。因此，要做好围绝经期保健首先要了解围绝经期生理病理变化，以及由此引起的各种围绝经期妇女常见疾病和老年性疾病、疾病发生和发展的关键因素。预防保健工作就要从这些角度出发，进行逐一且全面综合的干预，达到预防保健的目的。

围绝经期出现的不仅仅是躯体的问题，还有另一大变化，即心理问题。要做好围绝经期保健就必须兼顾躯体问题和心理问题这两大方面，根据此期妇女的生理、心理与社会环境等诸方面的变化，加强健康教育与生理、心理卫生指导，提倡科学和有规律的生活方式，预防和及时治疗围绝经期常见的疾病与症状，使围绝经期妇女顺利度过这一转变时期，加强围绝经期的保健工作，是维护和促进女性身心健康，提高女性生活质量的关键。

围绝经期保健，即为了保护围绝经期妇女的健康，通过健康教育让女性了解有关围绝经期的相关知识，认识围绝经期所带来的各种相关疾病并进行健康指导，消除有害于健康的不利因素，提高对围绝经期的认知水平以及围绝经期妇女的健康和生活质量，保证其平稳安全地渡过绝经期。

（编者：孔庆萍　崔阳阳　郭兴萍）

第二节　围绝经期保健的现状与存在问题

一、围绝经期保健的现状

我国围绝经期女性的人数巨大，随着社会老龄化程度的日渐提高，围绝经期妇女的数量急剧增加，北美绝经学会（The North American Menopause Society，NAMS）认为所有的围绝经期妇女均需要接受医疗保健的措施。从个人、家庭和社会任一角度考虑，绝经引发的健康问题也消耗了大量的医疗资源，因此，必须从科学意义上重视围绝经期问题。具体现状如下：

（一）围绝经期属于人体一个生理阶段，同时也包含病理问题，既属于医疗范围，也有保健的内容。

（二）性激素对女性的整体健康是必不可少的，性激素失调或不足是导致围绝经期一系列问题的重要病因，因此雌激素替代治疗成为处理围绝经期问题的一个重要医疗手段，也正被愈来愈多的妇女所接受。雌激素替代治疗只是围绝经期妇女综合保健的一个措施，代替不了围绝经期妇女的整体保健。

（三）性激素的作用涉及人体各种部位，因此围绝经期问题是一个涉及多学科、多领域的全科医学问题。

（四）围绝经期是女性一生中的特殊阶段，在性激素失调的情况下，在此时期，女性体内潜在的遗传、既往病史，以及家庭和社会种种因素影响的暴露，将严重损害身心健康。因此，生物-心理-社会医学新模式也是保健的基本服务模式，强调"以人的健康为中心"的医学理念，将人作为一个完整的体系，研究及探讨绝经相关问题，综合、立体治疗，既注重临床症状的改善，更关注患者的生活质量，从而达到身心健康。

二、围绝经期保健存在的问题

由于围绝经期女性对体内发生的身心变化缺乏科学的认识，现实中存在许多消极看法与做法，主要有：

（一）围绝经期妇女保健意识不强，认为围绝经期只是生命中的一个自然生理阶段，保健行为不积极，仅有不到10%的人认可定期妇科检查的必要性和重要性。这个现状显示两个问题：一个是妇女主动的健康保健意识薄弱；另一个是围绝经期保健工作有待提高和完善。

（二）当围绝经期发生生理和心理相关的疾病或不适时，不积极就医，对围绝经期相关问题没有引起足够重视,在此过程中,很容易错过最佳治疗时期,甚至导致疾病进一步加重。

(三) 中年妇女在家庭中的地位及社会中的地位在此期较高,是家庭和单位的中坚力量,不愿意面对自身已进入围绝经期问题。

(四) 各种保健品及药品企业的不恰当宣传,误导部分妇女使其相信那些成分不清的保健品等同于甚至优于药物,可以永葆青春,推迟衰老,而拒绝正规的医疗和保健。

(五) 围绝经期妇女的健康保健体系不够完善,未给予针对中年妇女的健康保健足够的支持。

(六) 虽然越来越多的人认识到预防保健的重要性,但仍然未能改变重医疗轻保健的观念。

三、女性围绝经期保健的目标与内容

通过围绝经期保健的实施,使围绝经期妇女达到躯体和心理双重健康,减少老年退化性疾病的发生,并提高围绝经期和绝经后妇女的生命质量。

(一) 躯体方面

1. 血压控制在正常范围内,体重指数保持在 $18.5 \sim 24.9$,腰臀比<0.85,血脂在正常范围;
2. 合理安排生活,重视蛋白质、维生素、钙剂及各微量元素的摄入;
3. 保持外生殖器的清洁,预防感染;
4. 重视围绝经期月经的改变;
5. 定期进行妇科病和肿瘤的检查,做到早发现、早诊断、早治疗;
6. 应行肛提肌锻炼,避免发生子宫脱垂及张力性尿失禁等体内支持组织及韧带松弛的疾病。

最大限度地减少围绝经期综合征与并发症的发生,保持相应器官系统解剖结构的完整性,维持并延长相应器官系统的生理功能。

(二) 心理方面

1. 保持心情舒畅,情绪稳定,积极向上;
2. 有责任心、自信心;
3. 热爱生活,善于交往,有较强的社会适应能力;
4. 有健康的性心理及和谐的性生活;
5. 无焦虑与抑郁症。

四、女性围绝经期的相关问题

(一) 基本概念

以往一直采用"更年期"一词来形容女性这一特殊生理时期,由于更年期概念模

糊，WHO 于 1994 年废除"更年期"一词，推荐采用"围绝经期"一词，并对绝经相关的术语进行了较为明确并统一的定义。目前临床中常用的两个名词为围绝经期与围绝经期综合征。

1. 围绝经期（climacteric） 指从卵巢功能开始衰退直至绝经后 1 年的时期。在围绝经期由于雌激素水平降低，可出现血管舒缩障碍和精神神经症状，在机体自主神经系统的调节和代偿下，大多数妇女无明显症状，部分妇女可出现潮热、出汗、失眠、抑郁或烦躁易怒等，称为围绝经期综合症。

2. 围绝经期综合征（climacteric syndrome） 围绝经期有时出现相关症状，而不总是伴发症状。围绝经期的本质是绝经带来的问题，绝经是每个妇女生命进程中必然发生的生理过程。绝经表示卵巢功能衰退，生殖功能终止。卵巢功能衰退是一个渐进的过程，1994 年世界卫生组织人类生殖特别规划委员会于为避免混淆，对有关围绝经期及绝经过渡期的相关术语进行了定义，根据时间来分类、界定以下时期：

（1）绝经（menopause）：指妇女一生中的最后一次月经。

（2）绝经前期（premenopausal period）：指卵巢有活动的时期，包括自青春发育到绝经。

（3）绝经后期（postmenopausal period）：指绝经一直到生命终止这一整个时期。

（4）绝经过渡期（menopausal transitional period）：指绝经前的一段时期，即从生殖年龄走向绝经的一段过渡时期，包括从临床上或血中激素水平最早出现绝经的趋势开始（即卵巢功能开始衰退的征兆）一直到最后一次月经。

另外，根据绝经的方式给以下一些相关的术语以明确的定义：

（1）自然绝经（natural menopause）：指除外其他病理或生理的因素后，连续 12 个月闭经，为回顾性诊断。但在临床工作中，该定义又增加年龄限定，一般指 40 岁以后妇女。

（2）人工绝经（induced menopause）：指手术切除双侧卵巢，或用其他停止卵巢功能的方法，如化疗、放疗等。其中切除子宫并同时至少保留一侧卵巢的，虽然无月经来潮但不能定义为绝经，只定义为"单纯子宫切除"。

（3）早绝经（premature menopause）：根据统计学理论，早绝经应指绝经发生的年龄低于人群中绝经平均年龄的两个标准差，但由于缺乏相关资料，目前普遍接受的定义为 40 岁前绝经为早绝经。

（二）发病机制

1. 内分泌因素 由于卵巢功能的逐渐减退，血中雌-孕激素水平降低，下丘脑-垂体-卵巢轴之间平衡失调，直接影响了自主神经中枢及其支配下的各脏器功能，从而出现一系列自主神经功能失调的症状。在卵巢切除或放、化疗后雌激素急剧下降症状更为明显。而雌激素补充治疗后可迅速改善症状。近年来，对于雌激素对人体的影响有了进一步的认识，雌激素的靶组织不仅仅局限于生殖系统，它几乎影响着人体的各个系统。

2. 神经介质 血 β-内啡肽及其自身抗体含量明显降低与神经内分泌调节功能紊乱相关,与情绪异常变化、5-羟色胺的水平异常密切相关。

3. 遗传因素 有报道证明孪生姐妹的围绝经期综合征开始时间、伴随症状和持续时间极其相近。

4. 其他 每个个体的人格特征、神经类型、社会地位、生活习惯、职业特点、文化水平与围绝经期综合征的发病、症状及其严重程度也有密切的关系。大量临床数据表明,患围绝经期综合征的患者多数神经类型不稳定,社会生活压力过大、精神压抑或有精神上受过较强烈刺激的病史,而性格开朗,神经类型稳定,经常从事体力劳动、体育锻炼的人发生绝经综合征者较少,即使发生也较轻,消退亦较快。

(三) 临床表现

绝经期的症状可分为近期和远期症状,近期以自主神经和血管舒缩功能紊乱症状为主,如潮热汗出、烦躁易怒、情绪低落、态度消极、失眠和记忆力下降,泌尿生殖系统有月经紊乱、泌尿系统反复感染、性欲减退等。远期症状主要表现为骨质疏松、老年性痴呆、胆固醇代谢异常等。具体临床表现如下:

1. 精神神经症状 随着人们追求物质享受和社会地位程度的逐步升级和承受越来越大的多方压力,越来越多的人,尤其是围绝经期妇女,成为心理疾病的高危人群。主要精神症状是忧郁、焦虑、多疑等,可有两种类型:

(1) 兴奋型:表现为情绪烦躁、易激动、失眠、注意力不集中、多言多语、大声哭闹等。

(2) 抑郁型:烦躁易怒、易焦虑、惊慌不安、记忆力减退、缺乏自信、行动迟缓无力,严重者对外界冷漠,丧失情绪反应,更甚者则可发展成严重的抑郁性神经官能症。围绝经期抑郁症是指初次发病于围绝经期,发病年龄多在45—55岁,以焦虑不安和情绪低落为主要症状的疾病。

2. 潮红、潮热为最常见且典型症状 突然发生自胸部向颈部及面部的潮红、发热,持续数秒至数十分钟不等。面部及颈部皮肤可有弥散性或片状发红,伴有出汗,同时可伴有头痛、头胀、眩晕等。一般潮红、潮热的症状同时出现,这与雌激素的减少密切相关,用雌激素替代治疗是缓解潮红、潮热症状的重要手段。进入围绝经期后的妇女,其中有82%的患者这种特征性症状可持续1年以上,更有甚者可持续到绝经后5年左右,发作的频率、严重程度及持续时间存在差异。此症状发作多在下午、黄昏或夜间,且发作频繁,严重影响了患者的情绪、工作和睡眠,令患者痛苦不堪。症状多发生在绝经前及绝经早期,绝经后发作频度及强度亦渐渐减退,最后自然消失。潮红、潮热是血管舒缩平衡失调的表现,其功能不稳定,以致血管突然扩张,皮肤血流加速,这与神经内分泌因素和自主神经系统功能障碍有关。而绝经后期、自主神经系统已逐渐适应,在重新调整下达到新的平衡,因此潮红、潮热的症状也自然消失。

3. 心血管症状 雌激素对心血管系统有保护作用，主要表现在对血脂代谢和血管的作用上。绝经后由于雌激素对血脂代谢和血管的保护作用消失，因此使心血管疾病的发病率上升。心血管症状易变化且呈多样性，症状多、体征少，症状发作时用扩血管药物不见改善。有些妇女除出现上述心血管症状外，心电图亦可有改变，但冠脉造影结果呈阴性。有些患者出现高血压，其特点为：收缩压升高、舒张压不高、阵发性发作，血压升高时出现头昏、头痛、胸闷、心慌。这些症状在经过雌激素治疗后缓解。

4. 泌尿生殖系统症状 绝经后，泌尿生殖道缺乏雌激素的支持，逐渐发生萎缩性改变，局部组织的抵抗力降低，从而引起炎症性改变。常见症状与疾病有以下几种：

（1）萎缩性尿道炎、尿道口肉阜、膀胱炎：小便困难，尿道口疼痛，尿频、尿急、尿失禁，使用雌激素治疗后可缓解症状。

（2）老年性阴道炎：绝经后妇女约有30%会发生老年性阴道炎，主要以白带增多、外阴瘙痒、阴道灼热感，检查发现阴道黏膜充血，有黏膜下出血点，阴道pH增高，为主要症状。

（3）子宫脱垂、阴道前后壁（膀胱、直肠）膨出：由于雌激素水平下降，盆底肌肉失去张力，韧带及结缔组织弹性及坚韧度降低，盆底变松弛。

（4）性功能：主要由于雌激素缺乏，阴道萎缩，分泌物减少，性生活疼痛，在局部雌激素治疗后症状可明显改善。

（5）骨质疏松：雌激素对骨生理有重要作用，当雌激素减少时，骨转换加速，可引起骨的快速丢失，因此绝经后可出现全身及腰背部疼痛，产生绝经后骨质疏松症。骨质疏松症易发生骨折，根据骨折部位的不同而表现相应的症状。

（6）其他：由于雌激素低落，可出现色素斑，皮肤瘙痒，头发易于脱落，阴毛、腋毛稀少等症状。绝经后初期卵巢间质分泌雄激素多时，可出现汗毛增多、脂肪向心性分布，还可出现乳房下垂、失去弹性等症。

在临床及研究工作中采用评分的方法对绝经综合征的严重程度进行评估进行量化，其中Kupperman评分标准是较广泛采用的方法之一。

五、围绝经期综合征的诊断

根据临床表现包括年龄、病史、症状及体格检查进行诊断。

辅助检查包括：

（一）阴道涂片

（二）激素测定

1. 雌激素、雌二醇低于20pg/ml或60nmol/L，可协助诊断。
2. 促性腺激素FSH、LH均可大于40U/L，FSH比LH上升更早、更高。
3. B超：可察见子宫和卵巢全貌，帮助排除妇科的器质性疾病。

（编者：孔庆萍　崔阳阳　郭兴萍）

第三节 围绝经期保健措施

一、健康宣传教育

据统计，一个妇女的一生中，大约有20～30年生活在绝经期和绝经后期，可见，围绝经期问题是一个涉及医学、社会学、心理学、健康教育等多学科化的一个问题。首先要让围绝经期阶段的女性了解自己，对围绝经期及在此阶段有可能出现的症状与相关疾病有一个清楚的认知，这样就能从容应对。我国妇女对围绝经期保健知识的了解还很缺乏，出现围绝经期症状时顾虑重重，情绪焦急，反而加重了围绝经期不适，不利于围绝经期的平稳渡过。通过广泛宣传围绝经期相关的知识，使在围绝经期阶段的妇女与其家人、社会了解围绝经期的生理变化心理特点、常见症状及保健措施。在家人和社会的关爱和鼓励下，可帮助围绝经期妇女树立信心，保持乐观心态，笑对生活，并通过加强自我保健和医疗帮助，平衡地渡过围绝经期。

围绝经期妇女可以通过科普读物、录像、网络、电视、社区老年活动中心讲座以及开设"老年学校"等方式，更加清楚和深入地了解此期的生理变化、心理特点及常见症状，以便顺利度过这个特殊时期。做好卫生保健的宣传教育，了解围绝经期自我保健知识非常重要。但要注意的是，运动要适量，避免过分剧烈运动。

二、心理问题

保持良好的心态和积极的生活态度，正确处理人与人之间的关系，积极参加社会公益活动，尽量克制自己的消极情绪，正确面对绝经后的各类棘手问题。围绝经期妇女容易发生焦虑、烦躁、易怒、悲观、失落等心理精神问题，甚至产生心理障碍或疾病。家人和朋友应给予更多体贴、理解，对其进行安慰、鼓励和心理疏导，关心其工作环境和生活环境中的一些重要变化对她们心理上造成的影响，引导她们消除或排解困扰，释放压力。在此阶段的妇女也应该努力自我调整，保持心理上和精神上的平衡，保持良好健康的心态。当出现围绝经期的各种症状时，除了自我调整外，同时也应该积极寻求心理咨询的帮助。当出现较严重的症状和疾病时，应向医生求助，并在医生的指导下用药和接受治疗。我们的目的不仅仅是关心她们的疾病问题，更是关心她们以后能否拥有一个高质量的生活。

三、均衡饮食

围绝经期妇女饮食要讲科学、讲卫生、讲营养。生活规律，早睡早起，保证充足睡眠并进行适当锻炼。妇女在绝经前后，每日需钙量为1200～1500mg，有骨质疏松症者则每日需钙1500mg。国内资料统计，我国妇女每日自饮食中摄入的钙量远未达到每日所需的钙量，可多食牛奶和大豆。维生素D能促进小肠对钙及磷的吸收，所以应重视维生素D的摄入。中老年人除了保证足量钙摄入，还必须保证一定量的蛋白质摄入，因为低蛋白饮食也是造成骨质疏松的一个非常重要的原因。多吃水果和蔬菜，低油、低盐、低脂饮食。食量与体力活动要平衡，体育锻炼可减少骨钙丢失，增加骨骼强度，预防骨质疏松，有助于骨骼硬化，可有效预防骨质疏松。因此户外活动是一项最佳选择，包括户外步行、爬山、慢跑、保健操、太极拳、气功等。

四、生活方式

保持良好的生活习惯，规律生活，适度、规律锻炼身体。避免吸烟与大量饮酒。注意女性的生殖器官的卫生，预防生殖道感染的发生。

鼓励老年夫妻要有适度的性生活，这不但有益于老年人身心健康，更有益于消除心理上的压抑感。适当的性生活有利于增强神经系统的免疫功能，延缓衰老。

五、节育指导

绝经过渡期仍然有排卵的可能，如未避孕，仍可发生妊娠。建议使用常规的避孕措施，如宫内节育器、口服避孕药等。

六、定期体检

这个特殊的时期是围绝经期妇女发生多种疾病的高发阶段。因此，围绝经期妇女应注意预防乳腺癌、宫颈癌、子宫内膜癌等，定期检查，以便做到早发现、早诊断和早治疗。每年定期的体检，其中包括宫颈的防癌检查、常规妇科（包括乳腺等）检查、全身检查及常规血生化指标的检查等。

七、性激素治疗

详见相关章节。

（编者：孔庆萍　崔阳阳　郭兴萍）

第四节　中医对围绝经期的保健

围绝经期又称更年期，是妇女卵巢功能从开始衰退至完全丧失为止的一个时期。此阶段可出现明显不适症状，如烘热汗出、烦躁易怒、潮热面红、眩晕耳鸣、心悸失眠、腰背酸楚、面浮肢肿、情志不宁等，严重影响围绝经期妇女的身心健康和生活质量，因此，围绝经期保健有着极其重要的意义。

一、情志养生

首先对围绝经期要有正确的认识，围绝经期是女性一生中必不可少的一个阶段。《素问·上古天真论》云："女子七岁肾气盛……六七三阳脉衰于上，面皆焦，发始白。七七任脉虚，太冲脉衰少，天癸竭，地道不通，故形坏而无子也。"应顺应生理的自然变化，消除对围绝经期的恐惧心理，保持心情舒畅。善于自我调节，避免不良情绪的影响。忿怒伤肝、思虑伤脾、惊恐伤肾，五志过极则伤五脏，可依据自身的喜好，种花养草、游山玩水、含饴弄孙，保持乐观的精神状态，调养身心。

二、饮食养生

刘河间云："妇人童幼天癸未行之间，皆属少阴，天癸既行，皆以厥阴论之，天癸既绝，乃属太阴经也。"围绝经期是天癸将绝未绝之际，此时脾胃功能渐渐衰退，需节制饮食，不可过饥过饱，不可饮食偏嗜。女子以血为本，以血为养，可选益气滋阴补血、宁心安神、健脾养心的食物，如红枣桂圆汤、甘麦大枣粥、莲子百合粥等。围绝经期妇女激素水平下降，新陈代谢减慢，宜多吃含蛋白质、钙质丰富的食物，提倡低盐低脂饮食，少食辛燥耗散之品。

三、运动养生

运动能改善失眠，缓解压力，消除精神抑郁和忧虑，做到自我身心保健。围绝经期妇女应积极参加体育锻炼，如慢跑、跳舞、游泳、太极拳、五禽戏、八段锦等这些平稳的运动方式为佳，禁过度强烈运动，劳逸结合。

四、起居养生

"起居有常，不妄作劳"，围绝经期妇女规律作息，劳逸结合。顺应四时以养生，春夏应"夜卧早起"，秋季应"早卧早起"，冬季应"早卧晚起"。注意个人卫生，尽量保持居住环境整洁、安静。根据气候变化及时增减衣服，注意保暖。

五、辨证分型及方药

围绝经期综合征相当于中医"绝经前后诸证"。本病的发生以肾虚为本，肾的阴阳平衡失调，并可累及心、肝、脾。可分为以下三种证型：

（一）肾阴虚型：症见烘热汗出、五心烦热、腰膝酸痛、足跟疼痛或皮肤干燥、口干便结、尿少色黄，舌红少苔，脉细数。治宜滋养肾阴，佐以潜阳，方用左归饮加制首乌、龟甲。

（二）肾阳虚型：症见颜面灰暗、精神萎靡、形寒肢冷、纳差便溏、面浮肢肿、小便清长、夜尿频数，舌淡或胖嫩、边有齿痕，苔薄白，脉沉细弱。治宜温肾扶阳，方用右归丸。

（三）肾阴阳俱虚型：以上两种证型的症状错综并见，治宜阴阳双补，方用二仙汤合二至丸加菟丝子、何首乌、龙骨、牡蛎。

围绝经期妇女的养生保健，体现了中医学"治未病"理论。"正气存内，邪不可干""邪之所凑，其气必虚"，机体正气不足是疾病发生的关键，这种预防保健的思想对围绝经期妇女极其重要。

（编者：张文静 崔阳阳 郭兴萍）

第四十一章 生殖健康的影响因素

第一节 概述

影响事物发展的因素可以分为内因和外因。生殖健康也不例外，其中内因主要以遗传因素为代表，而外因则以环境因素为代表。

遗传因素往往对生殖健康起着决定性作用，很多生殖系统疾病就是由遗传变异导致的。染色体（尤其是性染色体）和基因在不同的维度影响着性腺的发育和性别的分化。遗传因素影响着机体的方方面面，但是生殖健康的遗传因素又有不同，因为导致不孕不育的基因和染色体的变异较难向子代传递。与此同时，人类的活动导致了地球环境的巨大变化。因此，环境因素对生殖健康的影响日益增加。

环境包括自然环境（物理、化学、生物因素）和社会环境（经济、职业、文化、教育、行为等因素），其有害因素能够长期、综合地作用于人体，干扰生殖发育的每个环节，危害生殖健康。现已证实，长期接触物理、化学和生物污染因素可以影响生殖机能，导致性欲降低或丧失、不良妊娠结局、不孕不育、后代的畸形与肿瘤等。社会环境因素对人类生殖健康也起着重要的作用，如父母吸烟或酗酒可导致胎儿出生缺陷和智力低下；长期紧张则可引起女性排卵异常或闭经，男性精子数量减少、精子活动力降低和形态改变等。本书所述的环境因素主要是指自然环境因素，它们对生殖的危害，是一个引起社会普遍关注的公共卫生问题。然而，由于影响因素太过繁杂，因此研究甚少，并且不成体系。

本书对现有报道进行总结归纳，旨在提供一种生殖健康影响因素的分析研究视角。并且通过现有资料，指出遗传和环境因素对人类生殖系统危害的严重性，以引起国家和社会的重视。

（编者：王荣 郭兴萍）

第二节 遗传因素对生殖健康的影响

生殖系统遗传病的发生与遗传的关系极为密切，由于性腺发育和性别分化主要由性染色体（X，Y）和性染色体上的性别决定基因决定，因此，生殖系统遗传病的发生主要是由于性染色体数目异常或基因突变引起的。生殖系统遗传病的主要表现为性腺发育异常和性别分化异常，多出现两性畸形，对个体生殖功能影响极大。

一、睾丸病

(一) Klinefelter 综合征

该类男性患者的发病原因是染色体组多一条 X 染色体，其特点是睾丸小，因此又称先天性睾丸发育不全、XXY 综合征、克氏综合征或小睾丸症。本病是一种常见的原发性睾丸功能低下，新生儿发病率约 1/750。在男性不育症个体中发病率较高，约 2.48%，也有资料报道在精神异常者中占 0.39%；占智力低下患者的 1/100。其中 49, XXXXY 综合征称为变异型 Klinefelter 综合征。

(二) Kallmann 综合征

Kallmann 综合征（Kallmann syndrome, KS）是一种很常见的家族性促性腺激素缺乏症，继发性腺机能低下。患者除性腺机能减退、无性征发育、嗅觉缺失、隐睾外，可还有先天性聋、唇裂或腭裂等不同表现。KS 呈家族性或散发性，其遗传方式有三种：X 连锁隐性遗传、常染色体显性遗传、常染色体隐性遗传。KS 发病机制尚不十分清楚，目前认为可能是起源于嗅基板的 GnRH 神经元因各种原因不能正常迁徙、定位于下丘脑而导致完全或部分丧失合成和分泌 GnRH 的能力，引起下丘脑-垂体-性腺轴功能低下，不能启动青春期，而表现为青春期发育延迟。随着对 KS 遗传学研究的深入，陆续发现一些和 KS 发病相关的基因，如 KAL1 基因、成纤维细胞生长因子受体 1 基因（FGFRI）、成纤维细胞生长因子 8 基因（FGF8）、前动力蛋白 2 基因受体（PROKR2）、前动力蛋白 2 基因（PROK2），这些基因的功能可能和 GnRH 神经元的正常迁徙、嗅球的发育及 GnRH 神经元轴突向正中隆起的投射过程密切相关。但是仅 30% 的 Kallmann 综合征发病与上述基因相关，提示还有其他 KS 的发病相关基因尚未发现。

(三) 脆性 X 染色体综合征

脆性 X 综合征（Fragile X syndrome）是家族性智力低下的最常见原因，在所有男性智力低下患者中约 10%～20% 为本病所引起。本征主要表现为中度到重度的智力低下，其他常见的形体特征尚有身长和体重超过正常儿，发育快，前额突出，面中部发育不全，下颌大而前突，大耳，高腭弓，唇厚，下唇突出等，此外另一个重要的表现是大睾丸症。一些患者还有多动症，攻击性行为或孤僻症，语言行为障碍。20% 患者有癫痫发作。现今已发现了 X 脆性致病基因 FMR-1，它含有（CGG）n 三核苷酸重复序列，该序列在正常人中约为 90 碱基对，而在正常男性传递者和女性携带者增多到 150～500 碱基对，称为小插入，相邻的 CpG 岛未被甲基化，这种前突变没有或只有轻微症状。女性携带者的 CGG 区不稳定，在向受累后代传递过程中扩增，以致在男性患者和脆性部位高表达的女性达到 1000～3000 碱基对，相邻的 CpG 岛也被甲基化。这种全突变可关闭相邻基因的表达，从而出现临床症状。由前突变转化为完全突变只发生在母亲向后代传递过程中。根据对脆性部位 DNA 序列的了解，现已可用限制性片段长度多态性连锁分析、DNA 杂交分析、PCR 扩增等方法来检出致病基因。

（四）XYY 综合征

XYY 综合征系 1961 年由 Sandberg 等首先报道，在男婴中的发生率为 1.1/1000，在一般男性人群中发生率为 1/1000 左右，在精神病院和监狱等机构中，这一频率明显升高，可达 3%。该征的临床表现有：患者睾丸发育不全，生精过程障碍，生育力下降，尿道下裂等，偶尔可见隐睾。但大多数患者可生育。带有多个 Y 的病人则有智力低下和多种先天性缺陷，有生育力者所生男孩有 1/2 发病的风险。

（五）家族性睾丸肿瘤

家族性睾丸肿瘤（familial testicular tumors）是指家族一级亲属中有两位或者两位以上患有睾丸肿瘤。该病并不常见，由 Champlin 于 1930 年首次报道，占睾丸肿瘤的 1.0%～2.8%。对家族性睾丸肿瘤患者风险评估分析显示，兄弟间发生睾丸肿瘤相对风险度为 7.8～12.7 倍，父子间为 3.4～3.8 倍。兄弟间发生率高于父子间，表明家族性睾丸肿瘤遗传模式是隐性遗传或 X 染色体易感性，位于 Xq27 染色体上的 TGCT1 基因、KIT 基因的突变和家族性睾丸肿瘤以及双侧病变关系密切。

家族性睾丸肿瘤和散发性睾丸肿瘤临床表现基本一样，肿瘤标志物、超声和 CT 检查无明显差异。但家族性睾丸肿瘤发病年龄通常早于散发性肿瘤。家族性睾丸肿瘤最常见的类型是精原细胞瘤。患者同胞患该病以及黑色素瘤的风险也相应增加；而双亲患肺癌或黑色素瘤、畸胎瘤的风险会增加。

家族性睾丸肿瘤根治性切除术后，可适当选择后腹膜淋巴结清除术、放疗和化疗。家族性睾丸肿瘤双侧发病概率较大，对于同时性睾丸肿瘤和再发对侧肿瘤时，可以考虑保留睾丸的肿瘤切除术，以避免终身使用雄激素。

家族性睾丸肿瘤，预后相对于散发睾丸肿瘤略差。对于睾丸发育不全综合征、多发和双侧发病患者及家庭成员，应该严密随访。对患者一级亲属可行筛选检查，携带 TGCT1 基因和 KIT 基因突变的家庭成员应严密观察。精原细胞瘤应进行睾丸切除合并放疗，治愈率可达 80～95%。非精原细胞的恶性睾丸肿瘤应联合化疗，疗效较好。

（六）原基性睾丸综合征

原基性睾丸综合征患者睾丸、阴茎极小，除此之外不伴随任何其他的躯体异常。患者父母多为近亲婚配，提示该病可能为常染色体隐性遗传或 X 连锁隐性遗传。

（七）家族性睾丸扭转

家族性睾丸扭转又称精索扭转，是青少年阴囊急性疼痛的重要原因。该病遗传方式尚不明确，多为散发，有人认为是常染色体显性遗传或 Y 连锁遗传，也有人认为更可能属 X 连锁或常染色体隐性遗传。

家族性睾丸扭转常见于具有特殊解剖学缺陷而使睾丸过度活动的人群，如先天性睾丸系膜过长、睾丸引带发育不良、隐睾、睾丸下降不全、附睾与睾丸结合不完全、精索过长、阴囊过大者。可由剧烈运动或外伤等因素诱发，也可无任何诱因而突发。该病临床表现为：睾丸发生扭转时患者感到阴囊极度疼痛，放射到下腹部、背部和大腿，扭转方向多由外向内，一般90～360度，可以是单侧扭转，也可为双侧性。扭转的睾丸位置高于对侧睾丸，常呈横位。睾丸扭转可发生于任何年龄。最早可在胎儿时期发病，发病仅表现为婴幼儿烦躁不安。

任何男性发生急性睾丸疼痛，应想到有睾丸扭转的可能，逾6小时未缓解则可发生梗死。详细询问病史和检查后多可明确诊断，体检时可发现阴囊呈红色或浅蓝色。有极度压痛。必要时可做鞘膜穿刺。穿刺液含血有助于诊断，若含大量暗红色血，则表明睾丸已发生缺血性坏死。本病应与睾丸附件扭转相区别，后者为一局限性有压痛的蓝色点，靠近睾丸或附睾的上极。其他应与睾丸炎、附睾炎、肿瘤、嵌顿性疝和阴囊水肿等相鉴别。

二、卵巢病

（一）家族性卵巢早衰

家族性卵巢早衰（familial premature ovarian failure）又称早期绝经综合征，占全部闭经的0.9%，继发闭经的4～20%。本病最有可能为X连锁显性遗传，因为在Xq13-q28区域发现有保证卵巢正常功能的编码基因，如该基因发生缺失或突变，可导致卵巢早衰。

引起本病的机理可能有以下几种：

1. X染色体数目或结构异常，导致性腺发育不全或原发性卵巢功能衰竭。
2. 垂体活动过度，促性腺激素分泌异常，卵泡消耗加速。
3. 异常基因导致滤泡过早闭锁、卵巢早衰。
4. 17-a 羟化酶缺乏症。

该病的临床表现主要有：

1. 患者性腺发育不良，数年后月经逐渐稀少直到闭经。
2. 原发性闭经，初潮延迟或月经不规则，痛经。
3. 乳房萎缩下垂、皮肤松弛粗糙、紧张、多疑、心悸、骨质疏松、关节痛、生殖器炎症、子宫下垂、便秘、痤疮等。
4. 不排卵。少数可排卵者伴有典型的卵巢早衰症状，如潮热、盗汗、脱发、阴道干燥、性欲下降、甲状腺功能低下、泌尿系感染、体重增加等。

本病可根据上述典型症状、阳性家族史和实验室检查进行诊断。染色体核型分析可辅助诊断。也可询问父系和母系亲属中所有25岁以后妊娠的女性家族成员的停经年龄，凡有停经年龄过早者，与其血缘关系较近的女性不宜在30岁后妊娠。本症应该尽早治疗，以免出现绝经期综合征、骨质疏松等。

(二) 多囊卵巢综合征

多囊卵巢综合征（PCOS）是育龄妇女常见的一种复杂内分泌及代谢异常疾病，以慢性无排卵（排卵功能紊乱或丧失）和高雄激素血症（妇女体内雄性激素产生过剩）为特征，主要临床表现为月经周期不规律、不孕、多毛和/或痤疮，是最常见的女性内分泌疾病。

本病并不罕见，曾报道在随机检查的各年龄段妇女中约占3.5%，占不孕症的0.6%～4.3%。该病多发生于育龄期（17～46岁），平均25岁左右，属常染色体显性遗传。已知患者促卵泡激素分泌不足，黄体生成素分泌过多，使卵泡膜细胞增生和雄激素产生过多。而雄激素水平的升高，增加了垂体对黄体生成素的敏感度，更促进了黄体生成素的分泌和促卵泡激素分泌不足，低水平的促卵泡激素又影响有关芳香酶的功能，使卵泡膜细胞分泌的雄激素过多，雌激素过少，卵泡不能继续发育，退化为闭锁卵泡并停止排卵。

该病的临床表现主要有：月经失调、继发性闭经（原发闭经少见）、无排卵性功能失调、子宫出血以及不孕。因雄激素与游离睾酮水平高，导致毛囊异常增生，故患者还表现为多毛以及男性化面部特征。

若出现以上临床表现，且血清中睾酮、雄烷二酮、黄体生成素明显升高而雌二醇、促卵泡激素水平明显降低者，可基本确诊患有该病。但应与肾上腺皮质增生、肾上腺源雄激素肿瘤、卵泡膜细胞增生症、卵巢男性化肿瘤、卵巢多囊变性等相鉴别。

对于该病，遗传咨询与婚育优生指导是有效的预防方法。治疗原则是阻断导致发病的生化过程，应用乙炔雌二醇、糖皮质激素、醋酸甲孕酮、甲氰咪胍等可减少雄激素含量，改善多毛，恢复排卵。应用促性腺激素释放激素、人绝经后性腺激素克罗米酚、绒毛膜促性腺激素等可诱发排卵。药物治疗无效者可作卵巢楔形切除术，切除分泌雄激素的部分间质卵巢，有利于卵泡的发育、成熟、排卵。若合并子宫肌瘤、子宫内膜疾患者，应考虑子宫切除术。

(三) 卵巢肿瘤

卵巢肿瘤（卵巢癌）是指发生于卵巢上的肿瘤。它是女性生殖器常见肿瘤之一，并且是妇科恶性肿瘤中死亡率最高的肿瘤。虽然近年来无论在基础研究还是临床诊治方面均取得很大的进展，但遗憾的是其5年生存率仍提高不明显。

卵巢癌具有明显的家族聚集现象，常可见到一个家庭中有多个女性成员相继罹患卵巢癌。家族性卵巢癌具有发病年龄早，双侧发病，呈常染色体显性遗传方式传递且有遗传异质性等特点。家族性卵巢癌患者的家系中常有成员患其他部位的肿瘤。以卵巢肿瘤为主的癌家族中，其肿瘤易感基因在男女均可表达，其中修饰基因和抑制基因在肿瘤的发病中起主要作用。此外，患有某种遗传病、性染色体异常的女性，患卵巢肿瘤的易感性高，如46,XY女性的性畸形者易患性腺母细胞瘤。

临床表现：对于良性肿瘤，一般不产生明显症状，偶有一侧下腹沉坠或牵痛的感觉。可清楚触及腹部肿块，表面光滑，无压痛，有囊性感。多数表现为输卵管形成一较长的柄蒂。因肿瘤与周围组织多无粘连，故移动性较大，常可将包块自下腹一侧推移至上腹部。相比较而言，恶性肿瘤生长迅速，包块多不规则，无移动性，可伴腹水，可在短期内出现全身症状，如衰弱、发热、食欲不振等。功能性卵巢肿瘤如粒层细胞瘤，因产生大量雌激素，可引起性早熟的症状，如体格、乳腺、外生殖器均发育迅速，并出现月经，但不排卵；骨骼发育可超越正常范围；尿中雌激素增高，同时尿中促性腺激素亦升高，超出一般规律而达成人水平。其他中等大小、蒂部较长的卵巢肿块（包括潴留性卵巢囊肿）可发生瘤体和蒂部扭转。一旦扭转，可发生出血和坏死，临床上表现为急腹症，可有腹痛、恶心或呕吐，检查时肿瘤部位腹肌紧张，压痛明显，可有体温升高和白细胞计数增多。肿瘤较大时，压迫邻近器官，可致排尿及排便困难。

卵巢肿瘤多因其他情况而行盆腔检查时偶尔发现，盆腔检查阴性者，经 B 超检查有可能发现肿瘤。B 超检查尚可明确肿物与周围的关系、肿瘤的性质、大体结构等。腹腔镜可直视病变范围，抽取腹水做细胞学检查和活检，对卵巢恶性肿瘤的早期诊断和鉴别诊断极有帮助。X 线腹部平片用于观察盆腔肿块、钙化等；胸部平片可了解盆腔恶性肿瘤的胸、肺转移情况；鞍区及其他骨骼平片有助于检查出垂体腺瘤及骨转移情况；胃肠道造影可了解卵巢肿物与胃的关系；淋巴管造影有助于确定盆腔肿瘤的临床分期、手术可行性和手术范围。CT 可确定肿瘤范围、囊实性特征及恶性肿瘤侵犯程度，并可在 CT 引导下进行针吸活检。对于细胞学检查，阴道脱落细胞检查有助于诊断卵巢恶性肿瘤及观察疗效；腹水或腹腔冲洗可诊断卵巢恶性肿瘤的性质；肿瘤穿刺抽吸细胞学检查可明确肿瘤性质。

卵巢肿瘤均以手术治疗为主。化疗可用于已广泛转移、无法手术的癌瘤，使其缩小、松动，以便手术切除，亦可用于预防术后复发。放疗是术后可行的辅助治疗措施。卵巢肿瘤可具有家族性，必要时可对家族中女性成员进行 B 超检查以发现早期患者。

（编者：卢文亮　孟卫京　郝伟明　薛晋杰）

第三节　物理因素对生殖健康的影响

影响生殖健康的物理因素主要包括辐射、高温、超声波和噪音等，其中辐射又分为电离辐射和非电离辐射。二十一世纪以来，人们的工作、生活中各类电器、移动通信设备、办公设备以及医疗诊治设备等越来越多，这些设备往往带来各种各样的物理干扰，在不知不觉中影响着人类的健康。

一、电离辐射

电离辐射是一切能引起物质电离的辐射总称，种类很多，有 X 射线、α 射线、β 射线、γ 射线等。电离辐射对机体的损伤可分为急性放射损伤和慢性放射性损伤，可引起生物的分子、细胞、器官受损和整体反应，导致明显的生殖发育毒性。男性生殖细胞对辐射的敏感性依次为精原细胞>精母细胞>精子细胞>精子。

睾丸在 X 射线的照射下，会使得生精细胞 DNA 改变，数量减少，精子畸形，最终导致生精功能障碍。发育中的胚胎或胎儿也对电离辐射高度敏感。1945 年日本广岛、长崎原子弹爆炸后出生的婴儿大都患小头畸形和智力低下。

辐射照射诱发的畸形主要发生在受孕后 3—7 周的主要器官形成期。孕 8 周前，大多会造成较严重的影响，而孕 9 周后，可能不会造成畸形的发生，但会使胎儿全身或颅脑生长迟缓或中止发育。

二、非电离辐射

人们最常接触到的非电离辐射包括射频辐射微波、低频电磁场、红外与紫外辐射、可见光与激光等。人们日常生活中经常接触的手机、电脑、空调、电视、微波炉等在使用的过程中均会产生不同波长或频率的辐射，雷达探测、工业加热和理疗等电子设备产生的非电离辐射也广泛存在，这些非电离辐射均会对人体的生殖功能产生影响，引起男性的性功能减退、女性月经周期紊乱，危害生殖细胞或殃及早期胚胎发育。

Beraldi 等研究发现，极低频的电磁场可抑制雌性小鼠卵巢中生殖细胞的发育，使其失去正常生育能力。孕鼠整个孕期暴露于 50Hz 的极低频电磁场中。其流产率、后代畸形率明显高于正常组。微波会导致精子畸形率的增加。有调查指出，雷达工作人员由于长期受到非电离辐射的影响，其精液质量下降，精子亚临床损伤。不过日常人们广泛接触的家用电器如电脑、手机等的电磁辐射对胎儿影响方面的研究还很少，没有统一的结果。不过广泛认为，这些电磁辐射还是对胎儿发育具有潜在的不良影响。

三、温度

温度是大多数哺乳动物精子发生的敏感性因素，阴囊温度往往需要比体温低 4～5℃时，睾丸才能产生出"高质量"的精子。隐睾、精索静脉曲张、皮瓣重建阴囊等都会导致睾丸局部温度升高，使得生精细胞大量凋亡，精子畸形率高、活力降低、密度减少，引起不育等生殖健康问题。精子发育的正常温度为 34～35℃，外界热源如微波、红外线、热浴，或影响阴囊散热如高温工作、穿紧身裤等，都可能引发生精障碍或少、弱精子症。

温度对卵巢功能也有影响，暴露在相对高的温度（>40℃）20 分钟以上，就可能造成卵巢的分泌功能及宫颈黏液的质量短期内可逆性下降，长期小幅度的温度升高（0.7～2.5℃），也可能造成严重的后果。据调查，怀孕初 3 个月内，在高温、高湿度下作业或洗桑拿浴，容易发生胎儿畸形。

四、超声波

超声波本质是机械振动的传播，其频率大于 20kHz，主要来源有工业和医院诊疗的超声波装置及多普勒设备。

有调查发现，超声波对生殖器官有损害作用，可使其退化、萎缩甚至坏死。Devita

等研究表明，B超诊断可以诱使小鼠生精小管内精细胞的比例下降。经过流式细胞技术筛选发现，超声波对精母细胞、精原细胞具有细胞毒性作用。超声波对胚胎和胎儿的影响主要是可能导致其生长发育迟缓，不过尚需进一步研究。

五、噪音

长期接触噪音可使人体内分泌紊乱，甚至引起精液和精子异常，造成男性不育；对女性来说，则会引起流产和胎儿畸形。听力障碍是常见的出生缺陷，噪音与新生儿听力受损显著相关。从孕早期到婴儿出生后1个月，胎儿的听觉系统一直处于不断发育的过程，85分贝以上的噪音即可对胎儿造成伤害，在出生前可能会丧失听觉的敏锐度。如果噪声持续且强度过高，还可造成听力直接受损，影响大脑正常发育，造成智力损伤等严重后果。怀孕时常听节奏过快的音乐，可使胎动加快；高频率噪音能干扰体内的激素水平，可使胚胎死亡率增加。

（编者：王荣　郭兴萍）

第四节　化学因素对生殖健康的影响

对人体生殖健康有影响的因素中，化学因素种类繁多，影响也比较大。从预防角度看，应根据其不同来源采取不同的对策。从策略上看，应加强环境质量监测，大力开展人群易感性、生物标志物的研究。因此，国家应制订卫生法规和各种卫生标准，限制有毒有害物质对环境的污染及进入体内的量。

一、金属对生殖健康的影响

金属是人类生产、生活活动中不可缺少的重要材料。人类社会文明的发展与金属的开发和使用关系至为密切。但同时，金属元素及其化合物也是对人类生活危害最大的一类物质。在古代，就存在着金属元素对人体健康的危害案例，如炼丹术士的铅、汞中毒。如今重金属中毒已经是人尽皆知的科普知识。随着研究的发展，人们发现至少有21种金属具有程度不同的生殖毒性，如铅、镉、汞、锰、铝、钡、镍、铜、铁、铬、钒、锗、砷、硒、稀土金属等。本书仅介绍使用量最大、代表性最强的三种：铅、镉、汞。

（一）铅对生殖健康的影响

铅是人类最早认知和开发的金属之一，一般认为公元前4200年人们就知道使用铅。到公元3世纪，铅的产量已达到相当可观的程度，在大大便捷人们生产、生活的同时也对人们的健康造成了日益严重的损害。1965年Gilfillan根据史料，首先提出罗马帝国的衰亡可能与罗马人铅中毒导致生育能力低下、人口质量明显下降有关。罗马帝国上层人士特别是贵族阶层，曾经盛行饮用添加铅丹（Pb_3O_4）的葡萄汁和酒类，因而产生广泛的铅中毒，导致普遍的生育能力下降和劣生现象。

1. 铅对男性生殖功能的影响

铅可直接作用于睾丸，也可通过阻断下丘脑-垂体-睾丸轴的调节功能而间接影响。铅对睾丸的直接毒性作用将导致精子质、量发生改变，主要表现为精子数目减少，精子畸形比例增高和活动能力减弱。胡文媛等对已婚铅作业工人的调查发现，这些工人的精子数量减少和畸形精子的增多均明显高于对照组。张学书等报道铅作业工人的精子活动力有明显改变，尤其是快速直线向前运动明显变慢，不活动精子的比例明显增多。精子的畸形以大头、小头、不定形头、尖头、双头、卷尾等为多见。

2. 铅对女性生殖功能的影响

大量资料证明，铅对卵巢和性激素有负面影响。江世强等对铅冶炼厂的育龄女工在整个月经周期的行经期、卵泡期、排卵期和黄体期进行促卵泡激素（FSH）、黄体生成素（LH）、泌乳素（PRL）、雌二醇（E_2）和孕酮（P）的测定。结果发现，与对照组比较，FSH 在排卵期明显降低，LH 在月经期和黄体期明显升高。E_2 在排卵期明显减低，而在卵泡期则相反，从整个月经周期看，其总体水平是降低的。由此可见，铅对女性的下丘脑-垂体-卵巢轴的正常生理功能在某种程度上产生干扰。大量研究指出，铅可以通过胎盘转运，对胚胎产生毒性作用。此外铅还可以穿越血-乳屏障进入乳汁，从而危及婴幼儿。因此，铅对女性生殖的全过程均可造成危害。

（二）镉对生殖健康的影响

镉是一个重要的环境污染物，自从 20 世纪 70 年代 Murata 报道日本富山县因金属矿山造成的锡污染而引起"痛痛病"流行以后，人们对镉的研究日益重视。有关镉的生殖毒性也有了一些报道。

1. 镉对男性生殖功能的影响

镉对睾丸似乎有一定的亲和力。吸收入机体的镉主要蓄积于肝、肾和睾丸组织中。20 世纪 60 年代初 Smith 报道镉作业男工睾丸组织中的镉含量增高。1968 年 Favino 报道镉作业工人尿中的雄性激素水平降低，阴茎勃起困难。同时这些病例的睾丸组织中成熟精子都明显减少甚至缺乏。但是因资料较少，代表性不高，镉对男性人群的生育力有何影响，尚无定论。

2. 镉对女性生殖功能的影响

镉对人类健康损害存在某种性别差异。在相同接触条件下，沉积于肾皮质的镉含量，女性一般比男性高；女性尿中的镉浓度几乎为男性的两倍。

镉对女性性腺和内分泌的影响，虽未有明确报道，但是由于镉的性别选择性富集作用，必然会存在一些潜在影响。镉的胚胎毒性比铅要弱一些，大量报道显示，胎盘屏障能够较为有效地阻挡母体中的镉进入胎儿体内。目前资料尚不能证明镉对女性生育力有不良影响，甚至患有"痛痛病"的妇女其受孕率仍相当高。不过也有报道指出，镉作业女工的新生儿平均体重明显低于对照。不过毕竟样本量过少，说服力不强。因此镉对女性生殖健康的影响尚待进一步研究。

(三) 汞对生殖健康的影响

著名的日本水俣病暴发流行、美国新墨西哥州的婴儿甲基汞中毒事件、伊拉克农民的甲基汞中毒事件，都证明甲基汞可通过胎盘屏障而影响后代。此后有关汞对生殖影响的流行病学调查及实验研究报道逐渐增多。

1. 汞对男性生殖功能的影响

有关汞对男性生殖功能损害的报道很少。仅见的一份报道是一次意外的职业性汞作业事故中，9人接触高浓度的汞，其中6人中毒较重，经治疗后若干年仍有各种中毒后遗症，其中性功能损害是突出表现之一，表现为性冷漠、性欲明显减退和阴茎勃起障碍，这些症状持续了较长时间，其中两例中毒后8年仍未恢复性功能。陈琛等调查了丈夫从事汞作业的妇女的177胎次，其中4胎死产（3.3%）。

2. 汞对女性生殖功能的影响

近年国内大量关于汞对女工及其后代健康影响的流行病学调查报告均指出汞对女性月经有影响，主要表现为月经周期紊乱，经期改变，月经量增多或减少，经前紧张症，痛经等。刘晓媛等还发现接触汞的妇女绝经期提前率明显高于对照组。崔春楠等报道汞作业女工性欲减退的发生率（25.45%）明显高于对照组（2.79%）。付慰祖等和王玉辉还证实月经异常与作业场所空气中的汞浓度密切相关。还有学者对接触汞的妇女进行阴道细胞学检查，发现无排卵期会延长，也是汞所致女性生殖内分泌紊乱的佐证之一。不少学者认为，上述表现是汞干扰女性下丘脑-垂体-卵巢轴的神经内分泌调节功能的结果。

大量流行病学调查证明，汞及其化合物可通过胎盘屏障。Koos曾指出，各种汞化合物通过胎盘的能力大致为：苯汞的通透力为1，金属汞为10～20，甲基汞为20。杨建团和日本的资料均证明表明胎盘有很强的蓄积汞的能力，从而对胚胎和胎儿的发育有不良的影响，导致某些不良的妊娠结局。

二、农药残留对生殖健康的影响

农药既包括防治农作物害虫、病菌、鼠类、杂草的化学制剂，也包括植物生长激素和农药增效剂等。农药种类很多，按其化学组分可分成有机磷农药（如对硫磷、敌百虫等）、有机氯农药（如滴滴涕、六六六等）、氨基甲酸酯类农药（如西维因等），以及其他杀虫剂。各类农药的毒性大小及毒作用特征各异，多数品种为中等毒或低毒，少数是剧毒或高毒。多数品种在一般接触或实验剂量下，不表现为生殖毒性或致畸作用，但少数品种或其所含杂质具有明显的生殖毒性。现简述如下。

(一) 有机磷农药

有机磷农药多属磷酸酯或硫代醋酸酯化合物，主要毒性机理为抑制胆碱酯酶活性，使其失去分解乙酰胆碱的能力，造成乙酰胆碱积聚，引起神经功能紊乱。此类农药的生殖毒性不是十分突出，仅见零星报道，个别品种在一般剂量下对生殖系统具有毒性。

Czeizel 等曾报道，在匈牙利 Rinya 村 1989-1990 年出生的 15 名婴儿中，11 名有不同类型的先天性畸形（73%），其中 4 例为先天愚型（唐氏综合症，27%）。经遗传学、流行病学和环境卫生学研究发现，此结局与当地人民大量食用当地鱼塘饲养的鱼有关。该鱼塘为了防治鱼体表面的寄生虫，超量使用敌百虫。该有机磷农药通过鱼的富集作用转移到当地的女性体内，造成惨剧。

（二）有机氯农药

有机氯是一种广谱、高效、价廉的杀虫剂。由于其性质稳定，不易分解，可长期残存在土壤及人畜体内，目前欧、美、日等国已禁用，我国最近也提出禁止使用。有机氯农药可分为两大类：①氯化苯类，以苯作为基本原料合成的化合物，如二氯二苯三氯乙烷（滴滴涕）、六氯环己烷（六六六）。②氯化甲撑茚制剂：以石油裂化产物为基本原料主要品种有氯丹、七氯化茚、狄氏剂、艾氏剂和毒杀芬等。

有研究报道，妇女接触有机氯农药会引发月经异常和不孕。作者检查了 306 名 18～40 岁，工龄 5～15 年的妇女，79 名接触六氯苯（BHC），97 名接触二硫化四甲基秋兰姆（TMTD），130 名联合接触有机氯-有机磷农药及 105 名接触氯化蒎烯，另以 105 名不接触农药的妇女作为对照组。研究发现，实验组妇女月经规则率显著低于对照组。并且有机氯农药可经乳汁分泌，从而影响幼儿。

（三）有机汞农药

有机汞农药主要用作杀菌剂，在 20 世纪 60 年代以前用于防治农作物的真菌病，这使得土壤、水体普遍遭受有机汞农药的污染。世界各地也发生过多起有机汞农药中毒事件。关于汞的影响在金属因素对与生殖健康影响一节已经进行过讨论，在此不再赘述。

除去有机磷、氯、汞外，多种农药均对生殖健康有着重要的影响。低毒、易降解的农药亟待研发应用，水体、土壤治理机制需要引起各方足够重视，相应的法规政策应尽快出台。

三、高分子化合物对生殖健康的影响

高分子化合物又名高聚物，因其品种繁多，性能优良，被广泛应用于国民经济的各个领域和人们的日常生活中。石油化工的迅速发展，为高分子化合物的合成提供了大量的原材料。代表性的主要有"三烯"（乙烯、丙烯、丁烯）和"三苯"（苯、甲苯、二甲苯）等。这些化合物本身的化学性质在常温常态下较为稳定，对人体无明显危害，但是经过加热、燃烧和在一定的反应过程后，容易产生有毒有害化学物质。

高分子化合物对机体的不良影响在国内外已进行了大量报道，但是对生殖系统毒作用的研究并不多，它是职业卫生领域中引起人们关注的一个新的问题。本书列举两个进行介绍。

(一) 氯乙烯

氯乙烯为无色气体，具芳香味。工业上主要用作制造聚氯乙烯塑料、合成纤维、粘合剂等。美国国家职业安全卫生研究所曾对俄亥俄州三个氯乙烯聚合车间附近的人群进行调查，在 1970~1973 年间出生的婴儿先天缺陷比例与全州相比有明显升高。在先天缺陷中，各器官系统均可累及，以中枢神经系统障碍、唇裂、脖裂、畸形足和生殖器畸形的增加尤为明显。

(二) 苯乙烯

苯乙烯常温下为无色透明的液体，具芳香味。工业上用作合成聚苯乙烯的单体，与丁二烯制成丁苯橡胶，与二乙烯苯可制备成离子交换树脂以及合成聚酯树脂。有人研究了接触低浓度（小于 $5mg/m^3$）苯乙烯对女工生殖功能的影响，观察到接触组子宫、输卵管炎症及妊娠高血压的发生率均明显高于对照组。1980 年，Hemminki 等调查了某医院 1973~1976 年登记在册的自然流产的情况，发现自然流产率一般人群为 5.52%，化学工人为 8.54%，塑料工人为 8.94%，而生产及使用苯乙烯的人群达 15.0%。显然后者的流产率明显高于对照人群。但由于未提供接触苯乙烯妇女自然流产率与年龄关系的材料，所以难下定论。

（编者：王荣　郭兴萍）

第五节　生物因素对生殖健康的影响

影响生殖健康的生物因素主要是指环境中的各种微生物病原体，包括细菌、病毒、真菌、支原体、衣原体、寄生虫等。它们以不同的方式作用于人体，可对男女生殖健康造成不同程度的影响，对女性的影响尤为显著。如风疹病毒、巨细胞病毒、单纯疱疹病毒、弓形虫等可通过感染孕妇间接作用于胎儿，导致胎儿流产、早产、死产及畸形等。沙眼衣原体、解脲支原体、结核杆菌、淋病奈瑟球菌、金黄色葡萄球菌等可引发男女慢性生殖道感染，且与女性不孕症及异位妊娠关系密切。此外，某些微生物（如人乳头瘤病毒）还可导致生殖道肿瘤的发生。

一、对女性生殖健康的影响

(一) 生殖道感染

生殖道感染（Reproductive TractInfection，RTI）是指发生在生殖系统的一组感染性疾病，具有种类繁多、流行性高、危害性严重等特点。

1. 分类

RTI 按病原学分类如下：细菌性感染，包括细菌性阴道炎、淋病（淋病奈瑟球菌）、软下疳（杜克雷嗜血杆菌）、盆腔炎性疾病（需氧菌及兼性厌氧菌）、生殖器结核（结核分枝杆菌）等；病毒性感染，包括生殖器疱疹（单纯疱疹病毒）、尖锐湿疣（人乳头瘤病毒）等；衣原体感染，包括非淋菌性尿道炎、性病性淋巴肉芽肿及盆腔炎等；支原体感染，如非淋菌性尿道炎及盆腔炎（解脲支原体及人型支原体）；真菌感染，如外阴阴道假丝酵母菌病；原虫感染，如滴虫性阴道炎；寄生虫感染，如阴虱病等。

2. 传播途径

RTI 传播途径主要分为性接触感染、内源性感染和医源性感染三类。

通过性接触感染的生殖道疾病种类繁多，达 20 余种。常见的包括梅毒、淋病、软下疳、艾滋病、非淋菌性尿道炎、尖锐湿疣、生殖器疱疹等。当患者与健康人进行性接触时，由于双方的生殖器、口腔黏膜等部位密切而频繁的接触，病原体极易侵入健康人体内而导致感染。性接触感染约占 RTI 患者总数的 40%～60%。

内源性感染主要包括细菌性阴道炎和念珠菌性阴道炎，多由于不良卫生习惯，使用劣质卫生巾，长期使用抗生素、雌激素而引起阴道内环境改变（菌群失调）所致。

医源性感染主要是由于使用被污染的手术器材或不规范的医疗操作所致。

3. 不利影响

（1）不孕症：生殖道感染可引起输卵管堵塞或盆腔粘连，后者是导致女性不孕的最常见因素。其中涉及的相关病原微生物有：沙眼衣原体和生殖道支原体（主要是解脲支原体）约占 60%～80%，淋球菌约占 30%。此外，结核杆菌、铜绿假单胞菌、金黄色葡萄球菌、链球菌、幽门螺杆菌、偶发分枝杆菌、弓形虫等感染也可引发不同程度的盆腔炎，反复发作，易导致不孕。

（2）异位妊娠：异位妊娠是盆腔炎的另一重要并发症。异位妊娠患者一旦妊娠囊破裂，可引发大出血、休克等，甚至危及生命。淋球菌、衣原体、支原体等感染引起的输卵管卵巢炎可造成输卵管粘连不畅或完全堵塞，以及卵巢严重纤维化，使异位妊娠的风险增高。例如英国学者 Buchan 对 1355 名急性盆腔炎住院妇女的大范围队列研究显示，盆腔炎妇女继发异位妊娠的比率是对照组患者的 10 倍。盆腔炎的发生次数与异位妊娠的发病率呈正相关。盆腔炎发作 1、2、3 次后异位妊娠的发病率分别为 6%、12% 及 22%。

（3）流产或死胎：孕妇因感染衣原体或淋球菌引起盆腔炎后，流产率可高达 40%；此外患有阴道炎的孕妇流产率达 38.8%，显著高于健康人群，其相对危险度为 1.9。而感染一种或多种 TORCH 系列病原体（包括弓形虫、风疹病毒、巨细胞病毒、单纯疱疹病毒）的孕妇无明显症状，却可出现习惯性流产、死胎等。

（4）对胎儿及新生儿的影响：Fiuman 等发现在患有一期、二期梅毒且未经治疗的孕妇中，胎儿感染率接近 100%，其中约半数胎儿可患有先天性梅毒，半数的则会发生死产，新生儿死亡或早产。孕妇感染梅毒时孕周越晚，死胎、胎儿发育受限、早产的发生率越低，但新生儿先天梅毒的发生率却越高。此外，孕妇如感染淋病奈瑟菌，可引发多种围产儿并发症，如胎膜早破、绒毛膜羊膜炎、早产、宫内发育迟缓、新生儿脓毒血症及淋菌性眼炎。

（二）生殖道肿瘤

与微生物感染相关的女性生殖道肿瘤，目前研究最多的就是宫颈癌。现已证实，人乳头瘤病毒（Human papillomavirus，HPV）感染是导致宫颈癌发生的最主要因素。此外Ⅱ型单纯疱疹病毒及人巨细胞病毒等也可能与宫颈癌的发生有一定关联。

20世纪80年代以来，HPV的致癌作用越来越受到关注，其致癌性被认为与其亚型类别（如高危型、低危型）密切相关。随着分子生物学技术的不断发展，HPV的检测水平也不断提高。一般情况下，正常人群中HPV检出率为10%～40%，生殖道疣患者中约为65%～100%，而宫颈癌患者中可达90%以上。其中高危型HPV（如HPV-16、18、30、31、33等）是导致宫颈癌的主要HPV亚型。

二、对男性生殖健康的影响

微生物感染人体后，通过影响睾丸细胞的有丝分裂、精子的正常形态和功能，产生抗精子抗体，或通过生殖细胞间接感染胚胎，造成男性不育、新生儿先天感染等，从而影响男性生殖健康。

弓形虫感染可使精子膜功能受损，精子活动力减弱。精子膜功能与精子获能、顶体反应、精卵融合密切相关，从而导致男性不育。

巨细胞病毒（Cytomegalovirus，CMV）急性感染可显著降低精子的存活率、顶体反应率及精子膜肿胀率。此外，动物实验证明CMV感染还是精子凋亡的诱发因素之一，可诱导附睾尾部成熟精子的凋亡，但凋亡机制尚待阐明。

CMV是否可通过精液传播给胚胎并影响其生长发育，目前尚无定论。研究指出，如在人工授精中采用了CMV阳性精液，很可能导致受精后胎儿感染，新生儿中约5%～10%可出现肝脾肿大、小头畸形、视听障碍及智力迟钝等临床症状。

此外，近年来有学者指出男性感染腮腺炎病毒后也可能导致不育。其原因并非睾丸丧失了生精功能，而是由于精子被自身抗体杀灭，引起了自身免疫性不育。

（编者：孔庆萍　郝伟明）

第六节　EEDs的筛选与评价

一、分层成组试验

影响生殖健康的诸多环境因素中，化学因素的作用最为显著。这是因为生殖系统对化学物质非常敏感。往往其他系统尚未出现反应时，生殖系统就已出现不同程度的功能障碍。近年来诸多环境污染问题，如大气、海洋、淡水资源污染，几乎都直接与化学物质的污染相关。这些环境中的化学物质，有的以纳米级甚至更低的浓度存在时，就可对人造成危害。其中对生殖系统影响最大的便是环境内分泌干扰物（environmental endocrine disruptors，EEDs），也称环境雌激素（environmental estrogens）或者环境内分泌干扰化学物（endocrine disrupting chemicals，EDCs）。它们是一类存在于自然环境中，可对体内激素的合成、分泌、运输、代谢、作用、清除等起干扰作用的外源性化学物，一般表现出拟天然激素或抗天然激素的作用。

目前已证实，它们对男性生殖健康的影响主要有：降低精子数量与质量，诱发睾丸癌、隐睾症、尿道下裂等疾病，引起男性不育等；对女性生殖健康的影响则主要表现为：抑制卵细胞发育和排出而导致不孕，降低受精卵的着床率，增加流产概率，诱发阴道癌、多囊卵巢综合征、卵巢早衰、子宫内膜异位症等疾病，以及胎儿畸形等（详见本章第四节）。

环境内分泌干扰物具体包括农药、工业合成化学品和植物雌激素三大类。其中农药包括除草剂、杀虫剂、杀真菌剂等，占了环境内分泌干扰物的绝大多数；工业化合物包括某些重金属（Pb、Cd、Hg）、树脂原料（如壬基酚、双酚A）、类固醇药物、日化用品（主要指表面活性剂），以及一些未发现有实际用途的难降解有机物（如二噁英、多氯联苯类）等。这些物质主要通过垃圾焚烧、汽车尾气、工业废气、废水排放，以及农药、化肥大量施用等途径进入空气、水体和土壤当中。多数具有持续污染性。

随着研究的不断深入和鉴定标准的不断更新，已有越来越多的疑似化学物质被最终确认为环境内分泌干扰物。然而被人们关注的这些只是冰山一角，自然环境中，依然有数目庞大的、未知的化学物质（据美国化学会化学文摘社统计，目前已登记在册的化学物质种类已超过1亿3千万种）等待着分析与鉴定。面对如此巨大的工作量，传统的分析、筛选方法，如体内动物试验等，已经无法胜任，必须要以全新的思路和研究方法来建立新的筛选与评价体系。

分层成组试验最初由美国科学家Dorfman于1943年提出，旨在用于筛查二战时期招募的新兵人群中的性病感染者。其核心思路是：将所有样本分成两组（每组无重叠）并混合，作为两个"大样本"，先对这两个样本进行检测，对于结果是阴性的那个，则表明该组内所有个体的样本均为阴性；而对于阳性的那个，则需要进行第二层次（阶段）的检验，即单独对该组内的每个个体样本进行检测，以最终确定感染者。与常规思路（逐个检验所有样本）相比，分层成组试验最明显的优势就是大大减少了试验的次数和时间，降低了花费并且提高了筛选的准确率。尤其对于样本规模比较大的筛选，这种优势更加明显。另外，适当增加筛选的阶段数（例如由二阶段改为四阶段）也可大大减少所需试验的次数，提高筛选效率。

显然，分层成组试验的思路对于大规模筛选环境中未知或可疑的内分泌干扰物，具有重要的参考价值和实际意义。

二、高通量初筛和高通量筛选

鉴于环境中数目巨大、与日俱增的化学物质种类，1998年，美国环保局（USEPA）依据联邦食品、药品和化妆品法案（FFDCA）以及安全饮用水法修正案（SWDA）的要求，成立了内分泌干扰物筛选与测试顾问委员会（Endocrine Disruptor Screening and Testing Advisory Committee，EDSTAC），在其建议下，制定了《环境内分泌干扰物筛选程序》（Endocrine Disruptor Screening Program，EDSP），力求以高通量方法，快速、简便、高效地筛选和检测环境中的内分泌干扰物。该程序吸取了分层成组试验的某些思想，具体分为初分类（Initial Sorting）、优先权设定（Priority Setting）、一级筛选（Tier 1 Screening，T1S）和二级检测（Tier 2 Testing，T2T）等四个阶段。

初分类：根据 EDSTAC 的建议，所要筛选的物质被分为 4 类。第一类为已有确切证据证明不与体内雌激素、雄激素、甲状腺激素作用（即无内分泌干扰效应）的物质，包括强酸、强碱、氨基酸、糖类、某些聚合物，以及一些可以免于考虑的物质；第二类为潜在的具有内分泌干扰效应的物质，这类物质将首先进入 T1S，然后再进入 T2T 检测及评价其危害性；第三类为已有较充分的证据显示具有内分泌干扰效应，但尚无法确定其影响程度的物质，此类化学物质可以绕过 T1S，直接进入 T2T 进行危害性检测；最后一类是已掌握充分研究资料，可无须必进行筛选，直接评价其危害性的物质。

优先权设定：按照上述分类，环境中的大多数化学物质将会纳入第二类。对于如此种类繁多而又缺少数据的物质，优先权设定将显得尤其重要。因为如何确定它们纳入研究的先后主次，将直接影响到后续 T1S 和 T2T 阶段的工作效率和成本。必须首先用某种方法将其中大部分物质（例如已经停产或很少使用的化学物质）排除。这需要用到高通量初筛（high-throughput prescreening，HTPS）。不过之后 USEPA 的报告显示，HTPS 系统发展并不成熟，尚达不到人们的预期，因此，2005 年 USEPA 对优先权设定方法进行了调整和确定——用暴露资料代替 HTPS 实验以及其他危害性资料等，作为优先权设定的参考，集中选择最重要、亟待确认的化学物质于 T1S 阶段进行测试（如农药类物质）。

一级筛选（T1S）：T1S 目的是鉴别和确认经初筛后留下的物质。即按照之前设定的先后次序，通过试验，将这些物质排除出环境内分泌干扰物的范畴，或继续推入下一阶段 T2T 进行内分泌干扰活性检测与评估。用到的试验方法有传统的体内（in vivo）试验和体外（in vitro）高通量筛选（high-throughput screening，HTS）。体内试验包括：动物喂养试验（如妊娠大鼠、鸟类、蛙类）、大鼠子宫增重试验、抗雄激素 Hershberger 试验、两栖动物形态改变试验以及鱼短期繁殖试验等。这些动物试验最大的优势就是结果最具真实性和说服力。它们也是 EDSP 推荐的用于 T1S 阶段的筛检方法。但由于饲喂、观察周期长而烦琐，加之受动物年龄、性别、品系、取样及称重误差等的影响，因此其不可能作为一种快速筛选方法应用起来。相比之下，体外高通量筛选则弥补了这些不足，具有快速、简便、易操作、花费低的特点。比较著名的有 2012 年 USEPA 推出的 ToxCast 项目和政府的 Tox21 项目。涉及的实验技术有：1. 雌激素受体竞争性结合实验。该方法主要是检测化学物质（包括纯物质与混合物）同雌激素受体结合的能力，因此不能完全显示待测物质是否具有拟雌激素作用，这是该方法的一个不足。另外由于实验当中需用到同位素标记，所以也存在一定的放射污染。2. 报告基因实验。主要是检测雌激素受体结合依赖性转录及其转录活性。该方法目前广受关注，是高通量筛选法中发展最快的方法。已建立起的相关操作技术有性激素受体表达实验、质粒载体转染法、细胞增殖实验、卵黄黄素诱导实验。与雌激素受体结合实验相比，该方法避免了因同位素使用而带来的放射污染,此外还可以与体内试验(如 Hershberger 试验)相结合来检测化学物质的内分泌干扰活性。虽然通量稍显不够,但基本实现了内分泌干扰物的快速筛选。

需要说明的是,在上一阶段对初筛后的化学物按优先权进行排序时,也可用高通量筛选法进行。

二级检测(T2T):T2T 的目的是进一步确定化学物质内分泌干扰作用的性质、可能性,分析其有害影响程度,以及定量评估剂量与有害影响间的关系。由于 T1S 存在假阳性的可能,故 T2T 是对 T1S 的补充和完善,但其耗时较长。现有的 T2T 方法包括:大鼠、禽类两代繁殖试验,两栖类生长/繁殖试验,鱼类多代繁殖试验等。其他有待发展的 T2T 方法还有:一代哺乳动物繁殖试验等。

总之,建立准确、灵敏而又快速、经济的筛检方法(体系)是当前环境内分泌干扰物研究领域的重要课题之一。对于现在已经建立的体内、体外筛检方法,由于它们的检测终点、敏感性以及生物学意义都不尽相同,各有利弊,因此任何单一方法都只能提供有限的证据,对一种化学物质的判定鉴别,以及评价其内分泌干扰潜力,必须综合考虑多种方法的检测结果。但是不可否认的是,高通量筛选法作为传统动物试验的补充和更新,在从分子水平分析某物质的生物学和毒理学影响机制时,具有无可比拟的优势。

三、生物标志物

欲达到快速、准确、低成本、大规模筛选和评价环境内分泌干扰物的目的,除了要建立起高效的筛选方法和思路外,可靠、灵敏、特异性好的生物标志物也是必不可少的。

这里,生物标志物是指当环境因子(如某种内分泌干扰物)作用于生物体时,可用来标记和表征该环境因子的暴露及其毒性效应的生化指标。这些生化指标可以是器官、组织或整个生物体中的生化、细胞、生理乃至行为的改变。目前已展开研究与应用的生物标志物基本都是针对水生态环境的。具体地,按标记对象可分为环境雌激素生物标志物和雄激素生物标志物,其中研究较多、得到广泛应用的是雌激素生物标志物。按化学本质,则可分为蛋白质生物标志物、酶类生物标志物和 RNA 生物标志物三类。它们绝大多数都属于雌激素生物标志物。其中蛋白质生物标志物最为常见也最为重要的,为下面重点介绍最有代表性、应用最广的几种:

(一)卵黄蛋白原

卵黄蛋白原(Vitell ogenin, VTG)是卵生脊椎动物(例如鱼、蟾蜍、爬行类动物)由肝脏合成的、含糖和磷脂的雌激素依赖性蛋白前体。它是目前应用最为广泛的,由经济合作与发展组织(OECD)推荐的理想雌激素暴露生物标志物。它的合成受雌激素、类雌激素的严格控制,在成年雌性体内的血液中大量存在,在成年雄性体内则含量极微或无法检出。但是在内分泌干扰物(尤其是类雌激素)的作用下,幼体和雄性体内也能大量表达 VTG，又由于缺乏相关酶的有效清除，VTG 将在其血液中保持很长一段时间。且它的表达与内分泌干扰物存在较好的剂量效应与时间效应关系，因此可通过检测幼体或雄性体内 VTG 水平及其 mRNA 含量来筛选与监测环境中的多种内分泌干扰物及其雌激素活性，例如农药类物质、外源性雌激素（雌二醇、雌三醇等），甚至某些重金属（如 Cd^{2+}），且检测灵敏度高、特异性好。

（二）卵壳蛋白

除了 VTG，卵壳蛋白（zona radiata protein，ZRP）也是另一种应用较广的雌激素生物标志物。与 VTG 类似，它是在雌激素（如雌二醇）的诱导下，由某些海洋雌性硬骨鱼的肝细胞合成和分泌的，作用是参与卵壳的形成，阻止多精入卵并在胚胎发育期间保护其免受机械损伤。但是当环境中存在内分泌干扰物或外源性雌激素时，在其刺激下，幼鱼以及雄鱼体内也可检测到 ZRP 的存在。而且其含量与内分泌干扰物也存在剂量效应关系。因此可用于内分泌干扰物的筛选。而且有研究显示，对于某些内分泌干扰物（如壬基酚），ZRP 有着比 VTG 更高的敏感性。现在比较提倡的做法是将 VTG 与 ZRP 联合使用。

（三）透明带蛋白2

透明带蛋白2（zona pellucida protein 2，Zp2）是卵母细胞和周围卵泡细胞之间的一层半透明糖蛋白，它在精卵识别、结合、穿透过程以及阻止多精入卵等方面起关键性作用。Zp2 的生化效应与 ZRP 非常相似，也是由海洋雌性硬骨鱼（如大西洋鲑鱼）的肝细胞合成并转运至性腺部位的。它的合成亦受到雌激素（如雌二醇）的严格调控，因此也可作为雌激素生物标志物。

除了以上介绍的三种外，还有一些蛋白质生物标志物，如乳铁蛋白、细胞铜蓝蛋白等，它们均是这几年才受到关注，而且尚处于论证研究阶段，应用范围较小；而 RNA 类生物标志物，其本质也多数源自于蛋白质生物标志物（如 VTG mRNA）。至于酶类生物标志物，如谷胱甘肽 S-转移酶（GST）、谷胱甘肽过氧化物酶（GPx）、超氧化物歧化酶（SOD）等，虽然也可用于监测环境内分泌干扰物，但其活性并不与内分泌干扰物存在严格的剂量效应与时间效应关系，因此应用上也受到了一定限制。

（编者：郝伟明　李红霞）

参考文献

1. 庞保珍，赵焕云. 不孕不育中医治疗学［M］. 北京：人民军医出版社，2008.
2. 庞保珍，庞清洋，赵焕云. 不孕不育中医外治法［M］. 北京：人民军医出版社，2009.
3. 庞保珍. 不孕不育名方精选［M］. 北京：人民军医出版社，2011.
4. 庞保珍. 饮食养生之道［M］. 北京：中医古籍出版社，2012.
5. 庞保珍. 男性健康之道［M］. 北京：中医古籍出版社，2012.

6. 庞保珍. 放松心情之道 [M]. 北京：中医古籍出版社, 2012.

7. 庞保珍. 性功能障碍防治精华 [M]. 北京：人民军医出版社, 2012.

8. 李淑玲, 庞保珍. 中西医临床生殖医学 [M]. 北京：中医古籍出版社, 2013.

9. 曹开镛, 庞保珍. 中医男科病证诊断与疗效评价标准 [M]. 北京：人民卫生出版社, 2013.

10. 庞保珍, 庞清洋. 健康长寿之路 [M]. 北京：中医古籍出版社, 2015.

11. 庞保珍, 庞清洋. 女性健康漂亮的智慧 [M]. 北京：中医古籍出版社, 2015.

12. 庞保珍, 庞清洋. 战胜不孕不育的智慧 [M]. 北京：中医古籍出版社, 2015.

13. 庞保珍. 生活起居中的健康科学——远离癌症、糖尿病、心脑血管疾病[M]. 北京：人民卫生出版社, 2015.

14. 庞保珍. 不孕不育治疗名方验方 [M]. 北京：人民卫生出版社, 2015.

15. 庞保珍. 优生优育——生男生女好方法 [M]. 北京：中医古籍出版社, 2016.

16. 庞保珍, 庞清洋. 健康之路——《国家基本公共卫生服务规范》健康教育解读 [M]. 郑州：河南科学技术出版社, 2017.

17. 孙自学, 庞保珍. 中医生殖医学 [M]. 北京：人民卫生出版社, 2017.

18. 冯亚平. 化学物质对人类生殖的危害 [M]. 成都：四川科学技术出版社, 1986.

19. 孔志明. 环境毒理学 [M]. 5版. 南京：南京大学出版社, 2012.

20. 邓南圣, 吴峰. 环境中的内分泌干扰物 [M]. 北京：化学工业出版社, 2004.

21. 王移兰著. 环境与生殖 [M]. 上海：上海医科大学出版社, 1994.

22 郭慧芬. 环境汞、铅、镉污染对居民健康的影响 [D]. 太原：山西医科大学, 2007.

23. 安立会, 王静波, 付青, 等. 环境镉污染对生殖系统影响的研究进展 [J]. 环境与健康杂志, 2011, 28 (1)：89-92.

24. . 徐峰, 李坚勇, 王佳. 环境危险因素与男性生殖健康 [J]. 临床泌尿外科杂志, 2005, 20 (11)：708-709.

25. 王丽芹, 王爱华, 崔星慧. 农药暴露对女性生殖健康的影响 [J]. 中国社会医学杂志, 2016, 33 (02)：160-161.

26. 张霜红, 王绵珍, 王治明, 等. 职业性农药接触对女工生殖功能的影响 [J]. 现代预防医学, 2004, 31 (5)：664-665.

27. 李云华, 毛凤祥. 有机磷农药对作业女工健康及生殖功能的影响 [J]. 职业与健康, 2002, 18 (5)：30-31.

28. 黄菊香, 戚桂芬, 姜蕙馨. 有机磷农药作业女工生殖功能及子代健康影响调查 [J]. 环境与职业医学, 1994 (b09)：84-86.

29. 刘国红, 杨克敌, 刘西平, 等. 人体内有机氯农药残留对生殖内分泌的影响研究 [J]. 卫生研究, 2005, 34 (5)：524-528.

30. 曾鸿鹄, 覃如琼, 莫凌云, 等. 有机氯农药对人体健康毒性研究进展 [J].

桂林理工大学学报，2014，34（03）：549-553.

31. 路小婷，李秋营，郭慧芬，等. 山西省某地环境汞污染对女性生殖健康影响[J]. 中国公共卫生，2010，26（05）：600-601.

32. 杨雪莹，刘静. 氯乙烯职业病危害及控制的研究进展[J]. 职业与健康，2013，29（24）：3354-3355.

33. 林宗伟，何旭霞，于彦杰，等. 石化企业乙烯厂环境空气中低浓度苯乙烯和三苯对男性生殖健康的影响[J]. 实用预防医学，2014，21（6）：661-664.

34. 章军，朱心强. 环境内分泌干扰物高通量筛选方法[J]. 国外医学：卫生学分册，2004，31（3）：154-159.

35. 章军，朱心强. 环境内分泌干扰物生物标志物研究进展[J]. 环境卫生学杂志，2004，31（3）：148-154.

36. 顾海龙，陈彩芳，林志华，等. 水生生物卵黄蛋白原在内分泌干扰物检测中的应用[J]. 宁波大学学报：理工版，2013（2）：12-16.

37. 杜永兵，李远友. 内分泌干扰物的生物学检测和评价方法[J]. 生态科学，2006，25（3）：280-284.

38. 戚静宜，孙莹璞. 环境因素对生殖健康的影响[J]. 国际生殖健康/计划生育杂志，2008，27（6）：355-358.

39. 孙莹，张丹，贾海军. 环境内分泌干扰物与女性生殖健康[J]. 中华妇幼临床医学杂志：电子版，2007，3（3）：177-180.

40. 谭彦君. 国内外内分泌干扰物筛选评价体系研究进展[J]. 卫生研究，2011，40（2）：270-272.

41. Thompson J, Bannigan J. Cadmium: toxic effects on the reproductive system and the embryo [J]. Reproductive Toxicology, 2008, 25 (3): 304.

42. Calabrese E J, Baldwin L A. Toxicology rethinks its central belief [J]. Nature, 2003, 421 (6924): 691.

43. Eertmans F, Dhooge W, Stuyvaert S, et al. Endocrine disruptors: effects on male fertility and screening tools for their assessment [J]. Toxicology in Vitro, 2003, 17 (6): 515-524.

44. Hou P, Tebbs J M, Bilder C R, et al. Hierarchical group testing for multiple infections [J]. Biometrics, 2016.

45. Rotroff DM, Dix DJ, Houck KA, et al. Using in vitro high through put screening assays to identify potential endocrine – disrupting chemicals [J]. Environmental Health Perspectives, 2013, 121 (1): 7-14.

46. Arukwe A, Knudsen F R, Goksyr A. Fish Zona Radiata (Eggshell) Protein: A Sensitive Biomarker for Environmental Estrogens [J]. Environmental Health Perspectives, 1997, 105 (4): 418-422.

47. Hansen P D, Dizer H, Hock B, et al. Vitellogenin – a biomarker for endocrine

disruptors [J]. Trac Trends in Analytical Chemistry, 1998, 17 (7): 448-451.

48. Male R, Oppen-Berntsen D O, Arukwe A, et al. Zona pellucida proteins, possible new markers for environmental estrogens [J]. Marine Environmental Research, 1998, 46 (1-5): 175-176.

49. Depledge MH, Fossi MC. The role of biomarkers in environmental assessment. Invertebrates [J]. Ecotoxicology, 1994, 3 (3): 161-172.

计划生育篇

第四十二章 避孕与绝育

避孕是采用科学的方法使妇女暂时不受孕。理想的避孕方法应符合安全、有效、简便、实用、经济的原则，对性生活和性生理无不良影响，男女双方知情选择并乐于接受。

第一节 自然避孕法

自然避孕法指不使用任何药物或器械，也不通过医疗手段，根据女性月经周期中各种自然生理特征和反应，间接判断排卵时间，在排卵前后的易受孕期避免性生活来达到避孕目的。近年来国际上称之为"易受孕期知晓法"。常见的自然避孕法有：

（一）安全期计算避孕法

有排卵的月经周期，不同女性卵泡期长短是不同的，黄体期一般在 12～14 天。因此对于月经规律的女性可将预计下次月经的来潮日减去 14 天作为排卵日，围绕其前 5 天后 4 天为易受孕日，在这一段时间禁欲来达到避孕目的。但月经不规律的妇女不适合使用安全期避孕。精神紧张、环境变化、疾病、药物等因素会影响月经周期，因此此法可靠性差，不宜推广。

（二）宫颈黏液观察法（比林斯法）

育龄期女性宫颈腺体细胞每天会分泌 2～6ml 的宫颈黏液，其分泌量及理化性质会随着卵巢周期出现周期性的改变。

卵泡早期雌激素较低，宫颈黏液分泌较少，结构紧密，宫颈口处于闭合状态，女性自觉外阴干燥。随着卵泡的生长，雌激素分泌的增加，宫颈黏液分泌增多，结构逐渐松散，外阴会有潮湿感。至排卵前期雌激素大量分泌，宫颈口呈扩张状态，宫颈黏液进一步增多，呈稀薄、透明、拉丝状。女性外阴湿润，阴道口会溢出蛋清样拉丝度高的黏液。至排卵前雌激素分泌达峰值，触发 LH 峰的出现，LH 峰与黏液峰几乎同步出现，一般发生在卵泡破裂前 14 小时左右。这时候是外阴明显湿润的最后一天。排卵后受卵巢分泌孕激素的影响，宫颈口逐渐闭合，宫颈黏液分泌量减少，性状变黏稠浑浊。女性会明显感觉外阴突然干燥直至下次月经来潮。

（三）基础体温法

育龄女性排卵后卵巢形成黄体所分泌的孕激素兴奋下丘脑体温调节中枢使基础体温升高 $0.3 \sim 0.5℃$，呈双相型变化。正常情况下女性黄体期为 14 天左右，因而高温期约持续 12～16 天。从月经开始到排卵前，因为没有黄体分泌的孕激素作用，所以基础体温保持在低温。理论上讲，若记录每天的基础体温，在体温升高的前后 4～5 天禁欲可达到避孕目的。但实际操作时基础体温的测定需每天坚持，并要求连续睡眠 6～8 小时后，测量前不说话、不活动；基础体温还受疾病如发热、药物等影响；基础体温的曲线性变化与排卵时间之间的关系并不恒定，因此该方法避孕并不可靠。

（编者：张凤敏　张文静）

第二节　激素避孕法

激素避孕是指女性通过使用甾体激素以达到避孕目的。激素避孕药物主要成分是雌激素和孕激素。也有雌、孕激素复合制剂或单一孕激素制剂。根据用药途径不同可分为口服避孕药、注射避孕针、阴道药环、缓释皮下埋植剂、透皮贴剂等。

（一）甾体激素避孕的作用机制

1. 抑制排卵

甾体激素中雌孕激素通过对下丘脑的负反馈作用抑制 GnRH 的释放，使垂体 FSH 和 LH 分泌减少，使卵泡的发育和成熟、排卵受阻。

2. 影响输卵管的正常蠕动

正常月经周期中卵泡期雌激素促进输卵管的收缩活动，而排卵后孕激素的分泌抑制了输卵管的收缩活动，使输卵管的收缩和舒缓有其一定的节律，有利于精子、卵子及受精卵的运送。避孕药中复合的雌孕激素干扰了输卵管的正常活动规律而影响精子、卵子结合，同时改变了受精卵在输卵管中的运行，使其进入子宫后与子宫内膜的发育不同步，而影响受精卵的着床。

3. 改变宫颈黏液的性状

正常月经周期宫颈黏液受卵巢激素的调节发生周期性变化。排卵期随着雌激素的增加，宫颈黏液分泌逐渐增多，结构变得疏松、稀薄透明，有利于精子的穿透；排卵后孕激素的作用使宫颈黏液分泌减少，结构致密、黏稠，阻止了精子的通过。甾体避孕药中孕激素使宫颈黏液一直处于黏稠状态，形成精子的穿透屏障。

4. 改变子宫内膜的形态和功能

正常月经周期子宫内膜在雌激素的作用下不断增殖，排卵后同时在孕激素的作用下由增殖期转化为分泌期，雌孕激素的协同作用使胚泡的发育与子宫内膜的生理变化精确地同步，有利于胚泡的着床。避孕药中孕激素于月经周期中较早使用，其对抗雌激素，抑制内膜增殖，内膜腺体过早进入分泌期，继续服用使内膜腺体萎缩、分泌不良，呈无功能状态，使胚泡无法着床。

(二) 甾体激素避孕的类型

口服避孕药

口服避孕药是在20世纪60年代问世，我国于1963年研制出第一代口服避孕药。它是激素避孕法中最常用的类型，高效、失败率低、服用方便、药效可以逆转，是目前所有避孕方法中效果最好的一种方法。根据雌、孕激素组成制剂的不同，包括复方短效口服避孕药、复方长效口服避孕药、探亲避孕药、紧急避孕药。

1. 复方短效口服避孕药

(1) 复方短效口服避孕药的种类

复方短效口服避孕药是由雌、孕激素构成的复合制剂。雌激素为合成的雌激素，在我国主要是炔雌醇，它是在雌二醇上添加17-α乙炔基来提高口服药物活性，增加效价，阻抗肝脏对药物的降解。其效价比雌二醇高10～20倍。孕激素成分不同构成不同的配方及制剂。常用的孕激素制剂主要有三类，①睾酮类衍生物：炔诺酮、左炔诺孕酮、孕二烯酮、去氧孕烯。②孕酮类衍生物：如甲羟孕酮、甲地孕酮、氯地孕酮。③螺内酯类：屈螺酮。

按剂型可分为单相片、双相片及三相片3种。单相片是整个月经周期中每片所含的雌激素、孕激素剂量是固定的。双相片是每周期服用的药片分为两相，第一相（前7～10片）孕激素含量较低，第二相（后11～14片）孕激素的剂量明显增加，雌激素量前后一致或稍有增加。三相片是将每一周期的药片分为三个项，第一相（前6片）含低剂量雌激素和孕激素，第二相（中间5片）雌激素及孕激素剂量均增加，第三相（最后10片）孕激素剂量更高，雌激素同第一相水平。三相片配方合理，更接近月经的生理周期，避孕效果可靠，副作用更少。

国内常用的复方口服避孕药：

名称	炔雌醇（mg）	孕激素（mg）	孕激素类别	剂量
复方炔诺酮片（1号）	0.035	炔诺酮0.625	19-去甲睾酮类	22片/板
复方甲地孕酮片（2号）	0.035	甲地孕酮1.0	17-α羟孕酮类	22片/板
复方避孕片（0号）	0.035	炔诺酮0.3 甲地孕酮0.5		22片/板

续表

名称	炔雌醇（mg）	孕激素（mg）	孕激素类别	剂量
复方左旋18甲基炔诺酮	0.03	左炔诺孕酮 0.15	19-去甲睾酮类	22片/板（滴丸、片剂）
左炔诺孕酮炔雌醇三相片				
第一相（1-6片）	0.03	左炔诺孕酮 0.05	19-去甲睾酮类	21片/板
第二相（7-11片）	0.04	左炔诺孕酮 0.075		
第三相（12-21片）	0.03	左炔诺孕酮 0.125		
复方去氧孕烯片（妈富隆）	0.03	去氧孕烯 0.15	19-去甲睾酮类	21片/板
复方孕二烯酮片（敏定偶）	0.03	孕二烯酮 0.075	19-去甲睾酮类	21片/板
炔雌醇环丙孕酮片（达英-35）	0.03	环丙孕酮 2.0	17-α羟孕酮类	21片/板
屈螺酮炔雌醇片（优思明）	0.03	屈螺酮 3.0	17-α螺内脂类	21片/板
复方去氧孕烯片20（美欣乐）	0.02	去氧孕烯 0.15	19-去甲睾酮类	21片/板

（2）使用方法：单相片复方诀诺酮、复方甲地孕酮片，从月经的第5天开始，连续服药22日，停药7日后服第2周期，这样可以有效抑制当月的排卵，达到避孕的目的。复方去氧孕烯片（妈富隆）、复方孕二烯酮片（敏定偶）、炔雌醇环丙孕酮片（达英-35）和屈螺酮炔雌醇片（优思明），于月经周期第1天服用，连服21天，停药7天后，服用第二周期的药物，若有漏服应及早补服，且警惕有妊娠可能。若漏服2片，补服后应加用其他避孕措施。若漏服3片应当停药，待出血后开始服用下一周期药物。双相片和三相片药盒内的每一项药物颜色不同，药旁标有星期几，服药者应按箭头所示顺序服药。三相片亦是每日一片，连服21日。复方短效口服避孕药主要是抑制排卵，若正确使用其有效率接近100%。

2. 复方长效口服避孕药　如复方炔诺孕酮2号片、复方炔雌醚片、三合一炔雌醚片等，由长效雌激素炔雌醇环戊醚（简称炔雌醚）和人工合成孕激素配伍制成，服药1次可避孕1个月。口服后经胃肠道吸收，储存于脂肪组织，缓慢释放以达长效避孕作用。孕激素促使子宫内膜转化引起撤退性出血，避孕有效率达96%～98%。但因其激素含量大，副作用较多，现已很少使用。

3. 探亲避孕药　又称速效避孕药，常用的探亲避孕药有炔诺酮探亲避孕片、甲地孕酮探亲避孕1号、炔诺孕酮探亲避孕片、C53号抗孕药等。除C53号抗孕药含双炔失碳脂外，其余均为孕激素制剂或雌孕激素复合制剂。主要作用机制为抑制排卵，改变子宫内膜形态，使宫颈黏液变稠等。用药方法于探亲前一日或当日中午起服用一片，此后每晚服一片，至少连服10～14片。C53号抗孕药在性交后立即服一片，次晨加服一片，之后每日一片，每月不少于 12 片。探亲短效药的优点是服用时间不受经期限制，任何一日开始服用均能发挥避孕作用，适用于夫妻两地分居短期探亲时应用，避孕有效率达 98% 以上。但由于其剂量较大，且目前避孕激素种类不断增加，现已很少使用。

4. 紧急避孕药 也称事后避孕药，指无防护性生活或避孕失败后通过服药防止妊娠而采用的补救措施。紧急避孕药主要有三类：雌孕激素复方制剂、单孕激素制剂和抗孕激素制剂。雌孕激素复方制剂如复方左炔诺孕酮片，含炔雌醇 30ug、左炔诺孕酮 150ug，在无保护性生活 72 小时内服 4 片，12 小时再服 4 片。单孕激素制剂如左炔诺孕酮片（毓婷），含左炔诺孕酮 0.75mg，在无保护性生活 72 小时内服用 1 片，12 小时再服 1 片。抗孕激素类紧急避孕药有效成分为米非司酮，如司米安片、碧韵胶囊、华典片等，均为处方药，在无防护性性生活或避孕失败 120 小时内，口服 10mg 或 25mg，服药前后禁食 1～2 小时。常见副反应有恶心、呕吐、乳房胀痛、头痛、不规则阴道出血，一般无须处理。多数妇女月经会按时来潮，也有部分月经会提前或延迟。如月经延迟一周，应做尿妊娠试验，以排除紧急避孕失败。紧急避孕仅对一次无保护性生活有效，只能偶尔使用，其避孕有效率较低，不能代替常规避孕方法。

注射避孕针

注射避孕针剂其制剂主要有雌孕激素复合制剂、单孕激素制剂两种。避孕机制主要是抑制排卵。通过影响下丘脑—垂体—卵巢轴，抑制促性腺激素的分泌，使 LH 和 FSH 的峰值或排卵水平下降，从而有效抑制排卵。此外，注射避孕针后宫颈黏液减少而黏稠，精子不易穿透，并使子宫内膜发育与孕卵着床不同步，从而达到避孕效果。一般一个月或几个月注射一次，有效率达 98% 以上。对口服避孕药有明显胃肠反应者尤为适合。

1. 雌孕激素复合制剂 如复方己酸孕酮注射液（避孕针 1 号），1ml/支，含己酸孕酮 250mg 和戊酸雌二醇 5mg；甲孕雌醇避孕针（美尔伊避孕注射液），每支甲地孕酮 25mg 和雌二醇 3.5mg。于月经周期第 5 日和第 12 日各注射 1 次，之后每月经周期 10—12 日注射 1 支，若月经周期短，宜于经周第 10 日注射（于排卵前 2～3 日注射方能提高避孕作用）。一般注射后 12—16 天月经来潮。若注射后闭经，可隔 28 日再注射 1 次。若闭经达 2 个月，应停止注射，等待月经来潮。闭经期间应采用其他避孕措施，待月经来潮后遵照前法重新开始注射。少数病人用药后有头昏、乏力、乳胀、恶心、呕吐等反应，一般症状较轻，无须处理。若使用过程中，乳房出现肿块，或者出现过敏反应，应停止使用。患有急慢性肝炎、肾炎及乳房肿块者忌用，有子宫肌瘤、高血压者慎用。因复合制剂激素含量较大，副作用较大，现已很少应用。

2. 单孕激素制剂 其避孕时间长，可以 2—3 个月注射一次，而且避孕效果好。在坚持、正确使用时妊娠率为 0.5/每百妇女年。单孕激素制剂对乳汁的质和量影响较小，可适用于哺乳期妇女。其有月经紊乱、阴道点滴出血、闭经等副反应。

（1）醋酸甲羟孕酮避孕针：每支 1ml，含醋酸甲羟孕酮 150mg，给药一次可避孕 3

个月。于月经第 2～7 天肌注 1 次，150mg，每 3 个月 1 次。产妇于分娩后 4 周开始使用。

（2）庚炔诺酮注射液：含庚炔诺酮 200mg，每 2 个月注射一次

（三）缓释避孕措施

1. 皮下埋置剂　埋植于育龄妇女皮下的缓释避孕系统。有 1 根、2 根（NoplantⅡ）或 6 根（NoplantⅠ左旋 18-甲炔诺酮）型。NoplantⅠ型是由 6 根以硅胶为甾体的棒，每棒内含左旋 18-甲炔诺酮 36mg，总量 216mg。使用年限 5～7 年。NoplantⅡ由 2 根硅胶棒组成，每棒内含左旋 18-甲炔诺酮 75mg，总量 150mg。使用年限 5 年。目前皮下埋植剂 1 根型，依伴依（Implanon）为单根乙烯-醋酸乙烯脂（EVA）小管，内含第三代孕激素依托孕烯 68mg，缓慢释放，埋置 1 次使用 3 年。用法：于经周 7 天内，经严格消毒，用 10 号套管针埋入左上臂内侧皮下，24 小时后发挥避孕作用。皮下埋置剂避孕有效率高达 99% 以上，并且取出后生育力立即恢复。月经紊乱为主要的副作用，初期表现为不规则出血，后期出现闭经。一般情况无须取出。但如持续性不规则出血可给予雌激素治疗，经治疗无效时可考虑取出。偶有头痛、体重增加。出血副反应发生率约为 70%，持续时间较长，术前应对使用者给予充分告知。以持续少量出血多见，不会导致贫血和感染，提高其耐受可降低终止率。

2. 缓释阴道避孕环　阴道避孕环是近几年发展起来的新型阴道避孕工具，是医用硅橡胶圆形环，环内放甲地孕酮、炔诺酮或 18 甲基炔诺酮等孕激素，也有少数加入雌激素。国产阴道避孕环甲地孕酮硅胶环，为直径 4 厘米具有弹性的空芯软硅橡胶环，空芯内含甲地孕酮 200 毫克或 250mg，每日释放 100～200 微克（平均数为 133 微克），放置 1 次可连续使用 1 年，经期不需取出，有效率 96.3%，脱落率 4.6%。阴道避孕环使用方便，由医务人员将其放置在阴道最深处（阴道后穹隆）；避孕环每日释放药量较口服避孕药少，因此副作用少；药物释放后是经阴道黏膜吸收，不通过肝脏而直接进入体循环，从而减少对肝脏的影响，对于有肝、肾疾病以及不能耐受其他避孕措施的妇女尤为适用；阴道避孕环不抑制乳汁分泌，且从乳汁排出的量很小，哺乳期妇女也可使用。

3. 避孕贴剂　贴剂上含有甾体激素，通过缓慢释放并经皮肤渗透进入机体，产生避孕作用。美国研制的 OrthoEvra 贴剂含有炔雌醇和 17-去酰炔肟脂，于月经第 1 日贴于皮肤，每周 1 贴，连续 3 周，停 1 周，每月 3 片。

甾体激素避孕药的适应证及禁忌证

一般身体健康的育龄妇女均可口服避孕药，但下列情况的不宜使用：
1. 妊娠或妊娠可能者。
2. 患有急、慢性肝炎和肾炎者。
3. 患有心脏病或心功能不全、严重高血压者。
4. 患糖尿病或有糖尿病家族史者。

5. 甲状腺功能亢进的妇女未治愈前不宜使用避孕药。

6. 有血管栓塞性疾病（如脑血栓、心肌梗死、脉管炎等）或病史者不能使用

7. 有慢性头痛尤其是偏头痛者和血管性头痛反复发作者不宜使用。

8. 恶性肿瘤、癌前病变者。

9. 哺乳期妇女不宜使用复方避孕药。

10. 35 岁以上吸烟的妇女不宜长期服用避孕药。

11. 保泰松、眠尔通、利眠宁、扑痫酮、卡马西平、乙琥胺、酰胺咪嗪、苯巴比妥钠、利福平、苯妥英钠、氢化可的松等注射液为药酶诱导剂，可加速药物的代谢，降低避孕效果，甚至导致避孕失败。因此，接受以上治疗的妇女不宜服用避孕药。癫痫病人应适当增加药量以维持避孕效果。

13. 接受四环素类、红霉素、氯霉素及复方新诺明等广谱抗菌药物治疗的妇女需改用其他避孕措施。因这些广谱抗菌药物能改变肠道菌群，降低避孕药的肠肝循环及吸收，可导致避孕失败。

甾体激素避孕药副作用

1. 类早孕反应 口服避孕药多见，如头晕、恶心、呕吐、食欲不振、疲倦、无力等，约占用药人数的 10%。常在服药第 1～2 周发生，坚持服药数周期后，反应可自然消失或减轻。晚间临睡前服药，可使日间反应较轻。反应较重者，可服维生素 B6，20mg/次，3 次/日。无缓解者，可考虑更换避孕药，选择雌激素含量较少的药物或避孕针、缓释避孕系统。

2. 白带增多 多由长效口服避孕药引起，因此类药雌激素含量高，使宫颈内膜分泌细胞分泌旺盛而引起白带增多。

3. 乳房胀痛、头痛、复视等 少数妇女服药后出现，可对症处理，严重者停药进一步检查。

4. 月经失调 包括：①经量减少或闭经。是由于药物抑制排卵，雌孕激素复合或单纯孕激素使子宫内膜不能正常生长，内膜萎缩变薄，使经量减少，甚至闭经。停药后月经不来潮应除外妊娠，停药 7 日后可继续服下周期药物，若连续停经 3 个月，需停药观察。②突破性出血。如服药期间出血，多发生在漏服药之后。少数人虽未漏服药也能发生阴道出血。轻者点滴出血，可不予处理；出血多者可加服雌激素直到停药。若出血量同月经量且出血接近月经期，可停药，作为一次月经来潮，于出血第 5 天开始下周期用药。③经量增多，经期延长。

5. 体重增加 第一、二代避孕药中孕激素的雄激素活性强，促进蛋白质合成作用，雌激素引起水钠潴留，使部分妇女体重增加。第三代口服避孕药雄激素活性降低可改善皮肤痤疮，屈螺酮的抗盐皮质激素的作用可减少水钠潴留，不引起体重的增加。

6. 色素沉着 少数人服药后前额及面部发生色素沉着，停药后多自然恢复。

（编者：张凤敏　张文静）

第三节 宫内节育器

宫内节育器（IUD）是一种放置于宫腔内、局部发挥作用的避孕器具。IUD 一经放置即可产生避孕效果，如无不适可放置数年，取出后可很快恢复生育。所以，IUD 是一种安全、有效、简便、经济、可逆、不直接影响性生活的长效避孕方法。目前我国约有40%的育龄妇女使用 IUD，是世界上采用此法避孕人数最多的国家。

一、宫内节孕器的种类

宫内节育器种类较多，大致可分为三类。

（一）惰性宫内节育器（第一代 IUD）

在20世纪70—80年代广泛应用。国外以聚乙烯塑料为原料而国内以不锈钢制作的金属圆环为主，其副作用小，但因其脱落率和带器妊娠率均较高，国内1993年在临床上停止使用。

（二）含铜活性宫内节育器（第二代 IUD）

除惰性支架外还含具有活性、有抗生育作用的铜离子，在宫内持续释放，来提高避孕效果。目前在临床上应用最广泛。根据 IUD 的形态及含铜表面积的不同在我国常用的有 TCu380A（T 型，含铜表面积 $380mm^2$）、TCu220C、母体乐（MLCu-375）、宫 Cu300、元宫铜、V 铜-200 等。

1. T 型含铜 IUD 呈"T"字形，以聚乙烯为支架，横臂或纵臂上缠绕铜丝或铜套，有尾丝。根据含铜表面积有 TCu380A、TCu220C、TCu200 等，一般放置后有效期5—10年。

2. 宫型含铜 IUD 呈宫腔形状，不锈钢丝缠绕成螺旋管状内放置铜丝段，铜表面积有 $200mm^2$ 和 $300mm^2$，无尾丝，有效期可达 20 年。

3. 母体乐（MLCu-375） 以聚乙烯为支架，臂呈伞形，上面有 5 个小齿，纵臂上缠绕铜丝，铜表面积有 $200mm^2$ 和 $375mm^2$，有尾丝，有效期5—8年。

4. V 型含铜 IUD 由不锈钢做 V 型支架，外套硅胶套，两横臂于中间相套呈中间扣，横臂和斜臂绕有铜丝，铜表面积有 $200mm^2$，有尾丝，有效期5—7年。

（三）无支架悬挂式宫内节育器（第三代 IUD）

比利时研制，我国生产，又称吉妮 IUD，有四种类型：吉妮、吉妮柔适、吉妮致美、吉娜。构型为6个铜套串在一根尼龙绳。顶端有一个线结可固定在子宫底部肌层，降低脱落率。它无支架，表面积小，能弯曲，对子宫内膜刺激小，出血、疼痛等并发症少，铜表面积为 $330mm^2$，有尾丝，有效期 10 年。

(四) 药物缓释宫内节育器

将药物如孕激素、吲哚美辛存放于用缓释材料设制的宫内节育器中，通过每日恒定释放药物，达到避孕。其避孕率高，副反应少。

1. 左炔诺孕酮 IUD（LNG-IUD 曼月乐） 聚乙烯 T 型支架，有尾丝，总量 52mg。左炔诺孕酮存放在纵管中，管外包有聚二甲基硅氧烷膜，每天释放 20ug 左炔诺孕酮，使用期限 5 年。左炔诺孕酮的作用是使内膜萎缩，不利于受精卵的着床；宫颈黏液变得黏稠不利于精子和细菌通过。它还可以减少月经量，缓解痛经，预防感染。副反应表现为月经量减少或出现点滴出血甚至闭经，取器后症状恢复正常。因此临床上还用于治疗子宫内膜异位症、子宫腺肌症、功能性子宫出血等。

2. 含吲哚美辛 IUD 如活性 γ-IUD，含铜含药宫型 IUD 等。每日释放一定量的吲哚美辛，来减少放置 IUD 后引起的月经过多或不规则阴道出血等副作用。

二、宫内节育器的发展

宫内节育器起源于几千年前的古埃及，当时人们用光滑的小石子放入骆驼的子宫内，防止它们在长途沙漠旅行中受孕。到 1909 年，波兰医师 Richard Richter 用蚕肠线制成的环形节育器才成为人类历史上第一个真正意义上的 IUD。最初 IUD 因放置后感染未能得到广泛应用。20 世纪 20 年代末抗生素的发现解决了 IUD 放置后的感染问题，之后促进了 IUD 的发展。

最早用于人体的 IUD 以天然的生物材料为主，如用蚕肠丝绕成环状，加银丝或金丝增加固定作用。随后金属和化学合成材料的发展，促进了新兴 IUD 的研制。在 IUD 发展的早期，金属材料金和银主要起成形的固定作用。以后发现铜、锌等金属具有抗生育作用后，带铜 IUD 得到迅速的发展应用，并于 20 世纪 80 年代后逐步取代了惰性 IUD。

金属类的镉镍合金不锈钢丝是使用时间最久、范围最广的材料，具有理化性能稳定、与人体组织相容性好、可长期滞留体内的特点，而且易于加工，便于消毒和存放，至今仍是我国多数 IUD 的支架材料。镉镍合金具有记忆效应，其形态可随温度发生变化，我国研制的记忆合金 IUD 在国际上具有独创和领先性，通过在国内广泛应用，取得良好的效果。

高分子合成材料种类多，进展快，也具有理化性能稳定，与人体组织相容性较好，可较长时间停留体内的特点。如在惰性 IUD 中有聚乙烯（塑料）制成的 IUD，有乙烯醋酸乙烯共聚物制成的 IUD，在含铜的 T 形 IUD 中，聚乙烯材料为支架。

高分子缓释系统的发展和应用对 IUD 的发展具有里程碑作用。以硅橡胶为载体的缓释系统实现了含吲哚美辛 IUD 的临床应用，减少了 IUD 常见的出血副作用，降低了因出血取器率，提高 IUD 的可接受性。以硅胶为载体的左炔诺孕酮缓释系统，开辟了激素宫内避孕的新途径，以最低的激素释放率，达到最有效的子宫内膜局部作用，不仅高效避孕，还可提供治疗作用。

整合金属材料和高分子材料的复合材料给 IUD 的发展带来新的机遇。已开展的研究包括 Cu/LDPE 纳米复合材料 IUD 研制和络合铜高分子复合材料的研制。Cu/LDPE 纳米复合材料可调控铜的释放速率，消除"暴释"现象。同时聚合物材料具有较好的生物相容性，可减少 IUD 对子宫内膜的损害。络合铜高分子复合材料直接使用络合铜离子而不是依靠金属铜腐蚀释放铜离子达到节育目的，络合铜高分子复合材料质地柔软，形状可塑，避免了其对子宫内膜的机械损伤。

三、宫内节育器的避孕机制

宫内节育器的避孕机制尚未完全阐明，不同类型的 IUD 其避孕机制不尽相同，但共同之处都是以局部的组织反应和对精子和受精卵的直接作用为主，通过抗受精和抗着床达到避孕的目的。

1. 无菌性炎性反应 节育器在宫腔内对子宫内膜的机械压迫使内膜损伤、组织崩解，其产物刺激子宫内膜产生炎症反应，导致内膜及宫腔液中大量中性粒细胞浸润和渗出，大量的炎性细胞于宫内膜表面形成屏障将胚囊与子宫内膜隔开，从而干扰着床。宫腔内炎性细胞数目越多，妊娠率越低。有研究发现，放置 IUD 妇女的宫腔内白细胞数目比未置者要增加三倍以上。

2. 细胞的吞噬作用 炎症性细胞中巨噬细胞可以吞噬进入宫腔内的精子和着床前胚泡，其产生的蛋白酶过早地溶解受精卵周围的透明带，使滋养层细胞过早地暴露而退化。白细胞的炎症反应可激发本身产生一种细胞溶解素，影响生殖细胞的生长发育。此外，胚囊在着床前和着床阶段，直接暴露在有显著变化的细胞和生化成分的子宫液内，当子宫液中的白细胞分解产物达到适当浓度时，就会产生对胚胎毒害的作用，导致胚胎死亡。其次，这些有毒的细胞变性产物，通过改变胚胎的滋养层细胞和子宫内膜表面的物理和生化特征，改变着床的过程，从而抑制着床。

3. 前列腺素的作用 子宫内膜的损伤及慢性炎症反应导致内膜产生前列腺素，使子宫收缩和输卵管蠕动异常增强，造成受精卵发育与子宫内膜发育不同步，影响其着床。正常受精卵一般需经 3—7 天后方可达到达宫腔，此时已分裂成具有植入子宫内膜能力的 350 个胚细胞。如果输卵管蠕动亢进，受精卵仅需 1.5 到 2 天即达到宫腔，此时受精卵才分裂至 15—200 个胚细胞；这时的滋养层细胞尚无植入子宫内膜的能力。另外前列腺素可增加雌激素作用，抑制子宫内膜的蜕膜反应，使子宫内膜很难达到接受孕卵植入的条件，最终使孕卵的发育、胚胎向宫腔内迁移速度与子宫内膜的成熟失去同步，对着床不利。

4. 免疫作用 妊娠可被看作是一种同种异体移植，但妊娠母体并不排斥胎儿组织的移植抗原，这一现象的产生是母体对胎儿组织有免疫耐受的结果。子宫内膜免疫细胞的主体是单核细胞、巨噬细胞和淋巴细胞，B 淋巴细胞和 NK 细胞较少，然而附着于 IUD 上的细胞主要是巨噬细胞、B 淋巴细胞和 NK 细胞。B 淋巴细胞含有大量的 IgA 和 IgG；IUD 附着细胞中皆有用抗 CD56 抗体检测到的 NK 细胞出现，子宫内膜 NK 细胞产生的细胞介素对胚胎发育产生不利的影响。此外放置 IUD 的妇女血中的免疫球蛋白随置器时间的延长而提高,提示IUD可能对抗机体对囊胚着床的免疫耐受性,致囊胚不能着床而崩解。

5. 铜离子的作用 铜离子对精子有直接杀伤作用,宫颈黏液中铜含量增加,可影响精子的活动力,并可使精子头尾分离,阻止受精。铜离子可增加子宫内膜的组织损伤,加剧内膜炎性反应和前列腺素产生。铜离子干扰子宫内膜酶系统而达到抗着床作用,铜离子使溶酶体酶(如β-葡萄糖醛酸酶、N-乙酰氨基葡萄糖醛酸酶等)的活性显著增加,使细胞结构发生破坏。当子宫内膜铜离子含量显著增加时,锌含量随之减少,含锌酶(碳酸酐酶及碱性磷酸酶)的活性也受到抑制,细胞代谢受到严重影响,因此使子宫内膜的损伤较惰性宫内节育器严重。碳酸酐酶是胚泡在子宫内膜表面附着必不可少的含锌酶。碳酸酐酶活性受到抑制,锌含量降低,还可能使胚泡表面黏多糖改变,影响子宫内膜黏液对滋养细胞的保护作用。

6. 其他活性物质的作用 以释放孕激素的宫内节育器为例,孕激素可明显增加IUD的避孕效果。孕激素在子宫局部的释放,主要通过使子宫内膜腺体萎缩,间质蜕膜化,改变子宫颈黏液性状,达到阻止着床和干扰受精作用。研究发现,放置含左炔诺孕酮的IUD,妇女子宫内膜的碱性磷酸酶和β-葡萄糖醛酸酶的含量降低,酸性磷酸酶增加,子宫内膜腺体萎缩,间质水肿和蜕膜样变,黏膜变薄,上皮失去活性,无分裂象,血管受抑,炎细胞浸润。这些变化均不利于孕卵着床。左炔诺孕酮还可抑制精子对氧的摄取和对葡萄糖的利用,影响精子代谢,影响精子在子宫和输卵管内的活动和功能,阻止受精。曼月乐中的左诀诺孕酮的释放率为每24小时20μg,其血药浓度不能到达完全抑制排卵的血药浓度,在长期使用曼月乐的妇女中有2/3仍维持排卵周期,提示其对卵巢功能的影响很少。

四、宫内节育器放置术

(一)适应证

育龄妇女自愿选择IUD避孕而无禁忌证者。

(二)禁忌证

1. 妊娠或妊娠可能者;
2. 生殖道急性炎症期;
3. 月经频发、月经过多者;
4. 生殖器官肿瘤或可疑恶性病变;
5. 子宫畸形如双子宫、纵隔子宫等;
6. 人工流产、中期引产、分娩、剖宫产后子宫收缩不良、疑有妊娠物残留、潜在感染可能者;
7. 宫颈内口过松、重度宫颈裂伤和严重子宫脱垂者(宫颈内口过松、重度陈旧性宫颈裂伤可使用无支架固定式IUD);

8. 宫腔<5.5cm，>9.0cm（不包括足月分娩后或中期引产后），可放置含铜无支架固定式 IUD；

9. 有铜过敏史者；

10. 严重的全身性疾病。

（三）放置时机

1. 月经干净 2~7 天，无性交；
2. 人工流产后立即放置；
3. 产后 42 天，恶露已净，子宫恢复正常，外阴伤口已愈合；
4. 剖宫产胎盘娩出后即可或剖宫产半年后；
5. 哺乳期闭经需排除妊娠；
6. 含铜无支架固定式 IUD 应在月经干净 3 天内放置；
7. 含孕激素 IUD（曼月乐）在月经第 3 天放置；
8. 自然流产转经后，药物流产 2 次月经后放置；
9. 无保护性生活 5 日内放置可作为紧急避孕措施。

（四）放置方法

排空膀胱，取膀胱结石位，外阴阴道常规消毒铺巾，双合诊复查子宫大小、位置及附件情况。阴道窥器暴露宫颈，消毒阴道、宫颈、宫颈管。以宫颈钳夹持宫颈前唇，缓缓牵拉，用探针顺子宫屈向探测宫腔深度。根据宫颈口的松紧及 IUD 的种类决定是否扩张宫颈口。按选用的 IUD 种类要求，把 IUD 安装在放置器上，用放置器将 IUD 推送入宫腔，其上缘抵达宫底部，退出放置器。带尾丝的 IUD 需将尾丝在距宫口 2cm 处剪断。观察如无出血，取出宫颈钳及阴道窥器。

（五）术后注意事项及随访

1. 术后休息 3 日，1 周内忌重体力劳动，2 周内忌性交和盆浴。
2. 保持外阴清洁。
3. 术后 1、3、6、12 月随访，以后每年 1 次直到停用。特殊情况随时就诊。
4. 随访内容：IUD 位置、副作用及并发症。

五、宫内节育器副作用

1. 异常子宫出血 常表现为经量增多，经期延长，少量点滴出血，一般不需特殊处理，3—6 个月后逐渐恢复。出血量多，持续时间长者，可用吲哚美辛抑制前列腺素合成，减少出血反应；或加用短效口服避孕药。

2. 白带增多、下腹胀痛等 吲哚美辛抑制前列腺素合成，抑制前列腺素对子宫的收缩作用而缓解疼痛。

六、放置宫内节育器的并发症

1. 节育器异位

（1）放置节育器时因操作不当致子宫壁受损或子宫穿孔；（2）节育器过大、过硬而子宫壁薄软，子宫收缩造成子宫壁损伤致使节育器异位至宫腔外。确诊后需在腹腔镜或开腹下取出。

2. 节育器下移或脱落

（1）节育器放置时未送达宫底；（2）节育器型号与宫腔大小、形态不符；（3）经量过多；（4）宫颈内口过松。

3. 节育器嵌顿或断裂

（1）放置节育器时因操作不当致子宫壁受损，致使部分节育器嵌入子宫壁或断裂。可通过宫腔镜或B超、X线引导下取出。

4. 带器妊娠

多数由于节育器下移、异位后发生。确诊后行人工流产，同时取出IUD。

七、宫内节育器取出术

1. 适应证

（1）放置期限已满；（2）不需继续避孕（有妊娠意愿、绝经、离异、丧偶）；（3）需改用其他方法避孕者；（4）有副作用和并发症经治疗无效；（5）带器妊娠（宫内或宫外）。

2. 禁忌证

（1）生殖道急性炎症期；（2）全身严重疾病或疾病急性期。

3. 取器时间

（1）月经干净3—7天；（2）带器妊娠人工流产术同时；（3）带器异位妊娠术前诊刮术时或术后出院前；（4）异常子宫出血可随时取出，同时行子宫内膜诊刮术。

4. 取器方法

排空膀胱，取膀胱结石位，外阴阴道常规消毒铺巾。阴道窥器暴露宫颈，消毒阴道、宫颈。有尾丝的IUD，用血管钳夹住尾丝轻轻牵拉取出。无尾丝IUD，先双合诊复查子宫大小、位置及附件情况。以宫颈钳夹持宫颈前唇，缓缓牵拉，用探针顺子宫屈向探测IUD的位置，用取环钩或长钳牵引取出。

5. 注意事项

（1）取器前需经B超、X线确定节育器存在及其位置，了解节育器类型；（2）取器后检查节育器的完整性，避免断裂残留；（3）取器后休息2日，2周内禁忌性交和盆浴，保持外阴清洁。（4）无计划妊娠及时采取其他避孕措施。

（编者：张凤敏　张文静）

第四节 其他避孕法

（一）男性避孕套又称安全套、阴茎套，是以屏障形式阻止精子进入阴道而达到避孕的目的。避孕套由薄型优质乳胶制成，呈管状鞘形，一端为盲端，顶端有一小囊，小囊是为容纳精液所用，容量1.8ml。另一端为开口并有一较硬橡胶环。其规格分29mm、31mm、33mm、35mm 4种。使用时选择合适大小的阴茎套，不易过大或过小；使用前应吹气检查是否有漏孔，并排空小囊内空气，射精后在阴茎还未软缩时捏住套口和阴茎一起取出。每次性交全程使用。此外，避孕套也有防止性传播疾病的作用，因此也称安全套。适用于各年龄段的育龄人群，尤其适用于新婚，女方患有心、肝、肾等疾患不能服用避孕药，或不适放置IUD的夫妇。正确使用避孕成功率可达93%～95%。其使用方便，无副作用，少数人对橡胶过敏。

（二）女用避孕套也称阴道套，由聚氨酯或乳胶制成，形状像一只大号的避孕套，放置于阴道中，然后阴茎插入其中，既能避孕又能防止性传播疾病，目前我国尚无供应。

（三）外用杀精剂是一类能灭活精子的化学避孕制剂，其活性成分为壬苯醇醚、辛苯醇醚、孟苯醇醚等，具有强烈的杀精作用，但不影响阴道正常菌群。目前常用的有栓剂、片剂、凝胶、胶冻、薄膜等，性交前5—10分钟放置入女性阴道内，若置入30分钟还未性交，需重新放置。正确使用有效率达95%以上。近绝经期妇女阴道分泌物减少，片剂、栓剂、薄膜杀精剂不容易溶解，宜选用凝胶或胶冻剂，且还有润滑生殖道的功效。

（编者：张凤敏　张文静）

第五节 绝育

一、男性绝育

出现最早、应用最广泛的男性绝育手术为输精管结扎术，将睾丸往阴茎运送精子的输精管切断，使精子无法进入精液而排出体外。输精管绝育现用率因各国、各地区的历史背景、民族习俗及宗教信仰的差异而不同，此法是一种安全、有效、简便控制人类生育的重要手段。男性绝育术远较女性绝育简便易行，因此值得提倡和推广。现在常用的男性绝育手术，如直视钳穿法输精管结扎术是国际上公认的操作简便、术时短、损伤小、并发症少且易于普及推广的方法；非手术的男性绝育方法如经皮输精管注射粘堵术及可复性输精管经皮穿刺注射栓堵法具备可复性强的优点，亦为人们所接受。接受输精管结扎手术后，并不立即产生永久避孕功效，手术后还需采用其他可靠的避孕措施，经过两次精液检查证明已完全无精子存在，方可放弃其他避孕措施。

1. 输精管结扎手术的手术步骤

①用0.1%苯扎溴铵液消毒术野三遍，铺洞巾。在阴囊的前外方寻找输精管并固定。在固定着输精管的皮肤行局麻术。

②用小尖刀从局麻针眼处作长度不超过4mm的切口，分离钳固定输精管，沿输精管纵轴稍加分离，固定钳伸入切口中夹住输精管并牵出切口外。

③用蚊式钳分离输精管鞘膜及血管，将输精管游离出10—15mm，用两把蚊式止血钳在分离段的上下钳夹输精管，去掉固定钳。

④剪断、结扎游离的部分输精管，止血钳捻挫后用1号丝线结扎两端，间距15mm，提起结扎线剪去输精管约10mm，检查无出血，剪断结扎线，分离的断端通过精索外筋膜将其与远端隔离，纳入创口内，止血。创口可不缝合，须将皮肤边缘对齐。

⑤同法处理另侧输精管。术毕用无菌纱布覆盖创口，以胶布固定。

2. 输精管结扎手术的注意事项

①做好手术前的咨询工作，解除受术者的顾虑；②术后切口周围出现小块青紫无需就诊，若皮肤青紫逐渐扩大或出血等情况出现应及时诊治；③术后注意休息，禁房事两周，避免剧烈运动和重体力劳动；④术后需采用其他避孕措施继续避孕3个月。

3. 输精管结扎手术的并发症

①结扎后出血：一般发生在术后24小时内。手术后医生要密切观察手术者情况，出血程度分轻重，要积极及时处理，外出血型因血液外流易于发现，内出血型因积血部位不同，分为阴囊皮下瘀血、精索血肿和阴囊血肿。受术者应密切配合，术后注意休息，禁房事两周，避免重体力劳动和剧烈运动，手术区避免受到过度摩擦、牵拉，防止线头脱落致出血。

②切口感染和生殖系统炎症：切口周围有红、肿、热、痛等表现，可分为切口感染、精索附睾炎、前列腺炎和精囊炎。术后应注意保护伤口，症状严重时应去医院就诊。

③痛性结节：术后一个月以上在结扎部位仍有局部疼痛、压痛和结节，可诊断为痛性结节。主要是结扎线头和感染所致的慢性炎症，精液肉芽肿和神经纤维瘤样增生性结节，是创伤引起的组织反应，多无自觉症状。

④附睾淤积症：是输精管结扎术的主要并发症之一，因输精管阻断后，睾丸中曲细精管虽可连续产生精子，但呈抑制状态，产生的精子因不能及时排出，淤积在附睾内，引起附睾的阻塞形成本病。为避免附睾淤积症的发生，要严格掌握手术的适应证，精索静脉曲张及生殖系统炎症应暂缓手术。施术时严格无菌操作，动作要稳、准、轻，尽量减少血管损伤、感染和出血，结扎部位最好在输精管中上1/3处，不要离附睾尾太近，使附睾有较多的缓冲余地。术后应避免重体力劳动和过度性生活。

确诊为附睾淤积症者，首先可采用微波治疗。对于炎性附睾淤积可用贯众30g、白花蛇草30g水煎，每日一剂，药渣外敷，两个月为一个疗程。因贯众、白花蛇草均有解毒、散结之功效，为治疗附睾淤积较为理想的方法。

4. 相关影响

男性输精管结扎术仅仅是将输送精子的管道结扎，从而阻止精子射入阴道。对睾丸没有丝毫损害，男子在射精时，精液只占十分之一，其他主要由前列腺液、尿道球腺液等组成，该手术简便又安全，不会损伤男性性兴奋、勃起和射精的能力，不会影响夫妻感情，是避孕中最保险的。手术后性功能一般不受影响。男性行输精管结扎与"太监"将睾丸"阉割"是根本不同的。男性的睾丸被切除后，不能产生精子和分泌男性激素，因而不育，性欲淡漠，第二性征女性化。

输精管结扎术是一种安全可靠的节育手段，但是，有的妻子在男子结扎后怀孕了，为什么会出现这种情况呢？（1）术后在精子还未从精液里完全消失，便进行了性交而受孕。输精管道中残留的精子，可在体内存活数周，甚至数月。因此，一般术后六周才生效，这段时间内仍要采取其他避孕措施，否则女方也可以受孕。（2）手术失误。将韧带或者血管看成输精管结扎了，而输精管依然如故，或者结扎线过松，和缝线过紧切割输精管，而造成输精管的再通。（3）输精管发育异常，体内存在多条输精管而未被发觉。

为何提倡男性输精管结扎呢？

首先，输精管结扎手术简单，它位于阴囊皮下，位置表浅，容易钩到，误扎可能性小；再者，输精管旁边没有重要脏器、血管、神经，不易误伤。另外，切口小，不进入腹腔，无明显疼痛出血，缝针少或无须缝针。术后休息一小时即可回家，两天后可照常工作。其次，输精管结扎后不留任何后遗症，不影响体力和性功能；同时，男性一般思想开朗，性格爽快，不多疑多虑，因此心理因素的影响比女性小。

二、女性绝育

女性绝育又称输卵管绝育。输卵管绝育术是一种安全、永久性节育措施，通过手术将输卵管结扎或用药物使输卵管腔粘连堵塞，阻断精子与卵子相遇而达到绝育。绝育方式可经腹、经腹腔镜或经阴道操作。目前常用方法为经腹输卵管结扎或腹腔镜下输卵管绝育。经阴道手术已基本不做。药物粘堵因输卵管吻合复通困难，输卵管再通率低，现已较少应用。

（一）经腹输卵管结扎术

经腹输卵管结扎术是国内应用最广的绝育方法，具有切口小、组织损伤小、操作简易、安全、方便等优点。

1. 适应证 要求接受绝育手术且无禁忌证者；患严重全身疾病不宜生育者。

2. 禁忌证

①24小时内两次体温达37.5℃或以上；②全身状况不佳，如心力衰竭、血液病等，不能胜任手术；③患严重的神经官能症；④各种疾病急性期；⑤腹部皮肤有感染灶或患有急、慢性盆腔炎。

3. 术前准备

(1) 手术时间选择：非孕妇女在月经干净后 3—4 日。人工流产或分娩后宜在 48 小时内施术。哺乳期或闭经妇女应排除早孕后再行绝育术。

(2) 解除受术者思想顾虑，做好解释和咨询。

(3) 详细询问病史，并全身检查与妇科检查，实验室检测阴道分泌物常规、血尿常规、凝血功能、肝功能等。

(4) 按妇科腹部手术前常规准备。

4. 麻醉 采用局部浸润麻醉或硬膜外麻醉。

5. 手术步骤

(1) 排空膀胱，取仰卧位，留置导尿管。

(2) 手术野按常规消毒铺巾。

(3) 切口：取下腹正中耻骨联合上两横指（3—4cm）做 2cm 长纵切口，产后在宫底下 2—3cm 做纵切口。

(4) 寻找提取输卵管：是手术的主要环节。术者用左手食指经切口伸入腹腔，沿宫底后方滑向一侧宫角处，摸到输卵管后，右手持卵圆钳将输卵管夹住，轻提至切口外，此为卵圆钳取管法，亦可用指板法或吊钩法提取输卵管。只有见到输卵管伞端后才证实为输卵管，术中须同时检查卵巢有无异常。

(5) 结扎输卵管：输卵管结扎方法有抽心包埋法、输卵管银夹法和输卵管折叠结扎切除法。抽心包埋法具有血管损伤少、并发症少、成功率高等优点，目前广泛应用。

手术方法：用两把鼠齿钳夹持输卵管，于输卵管峡部浆膜下注入 0.5% 利多卡因 1ml 使浆膜膨胀，用尖刀切开膨胀的浆膜层，再用弯蚊钳游离该段输卵管，剪除输卵管约 1cm 长，用 4 号丝线结扎输卵管两侧断端，1 号丝线连续缝合浆膜层，将近端包埋于输卵管系膜内，远端留于系膜外。同法处理对侧输卵管。

6. 术后并发症

①出血或血肿：过度牵拉损伤输卵管或输卵管系膜血管，引起腹腔内积血或血肿。②感染：包括局部感染和全身感染。感染原因为体内原有感染尚未控制，消毒不严或手术操作无菌观念不强。③损伤：解剖关系辨认不清或操作粗暴可致膀胱、肠管损伤。④输卵管再通：绝育有 1%—2% 再通率。操作时手术者思想应高度集中，严防误扎、漏扎输卵管，引起输卵管再通。

7. 术后处理 局部浸润麻醉，不需禁食，及早下床活动。注意观察生命体征。术后 2 周内禁止性交。若为流产或产后绝育，应按流产后或产后注意事项处理。

（二）经腹腔镜输卵管绝育

1. 禁忌证 主要为腹腔粘连、心肺功能不全、膈疝等，余同经腹输卵管结扎术。

2. 术前准备 同经腹输卵管结扎，受术者应取头低臀高仰卧位。

3. 手术步骤 局麻、硬膜外麻醉或全身麻醉。脐孔下缘作 1cm 小切口，先用气腹针插入腹腔，充 CO_2 2—3ml，然后插入套管针放置腹腔镜。在腹腔镜直视下将弹簧夹或硅胶环置于输卵管峡部，以阻断输卵管通道。也可采用双极电凝法：烧灼输卵管峡部1～2cm。经统计各法绝育术的失败率，以电凝术再通率最低1.9%，硅胶环3.3%，弹簧夹高达27.1%。机械性绝育术与电凝术相比，毁损组织少，可能为以后输卵管复通提供更高成功率。

4. 术后处理 ①静卧4—6小时后可下床活动；②观察生命体征有无改变。经腹腔镜输卵管绝育术优点多，手术时间短，恢复快，但需要设备，费用较高。

（编者：张凤敏　张文静）

第六节　输精管复通术

目前全世界用于控制人口生育的节育避孕措施中，以女性避孕法占主要地位，男性节育无论是参与人数、技术水平等方面，都显得相对滞后。其实与女性避孕绝育法相比，男性因解剖生理特点其节育方法较女性更为简便、安全和有效。输精管结扎术作为一种传统的男性节育方法，具有简便、安全、有效且经济的优点，是目前较广泛接受的长效男用绝育法。据报道，全球行输精管结扎术比例最高的五个国家依次为澳大利亚（10.4%）、西班牙（8%）、加拿大（15.2%）、瑞士（8.3%）和中国（7.2%）。但由于各种原因，大约6%的输精管结扎男子因希望再生育而要求复通。

输精管吻合术有传统输精管吻合法和显微外科输精管吻合法两种，传统的输精管吻合法简单，容易掌握，适合于各级医疗机构开展，但是手术成功率较低。随着显微外科的不断深入发展，应用显微外科技术施行输精管吻合术已越来越受到重视，临床实践证明显微外科输精管吻合术大大地提高了节育的可复性，显著改善复育的临床效果。

（一）手术适应证

1. 输精管结扎术后子女夭折或因再婚而要求输精管复通术。
2. 输精管结扎术后，并发非手术疗法不能治愈的附睾郁积症者。
3. 输精管结扎术后，由于精神因素而发生性功能障碍，经用各种疗法不能收效，需用输精管吻合术作为精神疗法者。
4. 外伤或手术时意外输精管损伤者。

（二）术前准备

1. 术前做好血常规、尿常规、肝肾功能、血糖、心电图、胸片检查，全面了解其身体状况，有基础疾病患者需调整治疗基础疾病，戒烟酒，加强营养。
2. 常规行精液化验。
3. 术前口服抗生素2—3天，食用富含纤维的饮食以防止便秘。
4. 剔除阴毛，术前用碘伏消毒皮肤。
5. 叮嘱患者做好心理准备，尤其是伴有性功能障碍的患者

（三）手术方法

1. 传统的输精管吻合术　将输精管结节与精索分开，固定于阴囊皮下，在输精管结扎的瘢痕部位切开阴囊皮肤，切口长约2—3cm，用血管钳分离各层直达结节处。将结节提出切口，用小刀片分离结节周围的组织，并仔细游离结节上下端输精管各1cm，输精管不应游离太长，以免影响其血液供应，切除瘢痕结节。输精管两端均正常，近睾端间有精液溢出，远睾端用生理盐水灌注通畅无阻力，输精管断端剪齐。用7号针头从近睾端插入输精管腔，至离断端约1.5cm处穿出管壁，并经阴囊穿出，将尼龙线马尾或塑料管等支撑物导入针腔，退出针头，使支撑物留于原位。将支撑物上端插入输精管腔内约5cm深，留作管腔支架之用。在输精管两断端无扭曲，无张力，自然对合的状态下，用5-0或7-0尼龙线行输精管全层间断吻合4～6针。用丝线于输精管周围组织做2～4针减张缝合，并覆盖输精管。缝合皮肤切口，支撑物于阴囊皮肤穿出，至于是否放橡皮片引流，可根据术者的习惯。

2. 显微外科输精管吻合术　平卧位，根据不同病例选择麻醉方法及切口位置。在10—20倍手术显微镜下解剖分离输精管，仔细用分离钳沿结节向两侧各分离1.0—1.5cm，用1号线在输精管被膜上缝一牵引线，以防切断后退缩至阴囊，然后离断输精管，用钝平针头插入精囊端输精管腔，有5ml等渗盐水注射，若毫无阻力，患者有尿意，证实管腔通畅。至于附睾端切断后，观察管腔内是否有液体溢出，如无，可轻轻按摩附睾，使其液体溢出。然后涂片，检查有无精子，发现有精子，确认可行复通手术。用血管吻合支架或神经固定器固定游离好的输精管两断端，在手术显微镜下将断端修剪整齐，若切面不理想，再切除0.5mm，直至豁膜肌层分离清楚，血供良好为止。在输精管近端管壁切面分成6个等份，标记1、2、3、4、5、6点；远端管壁切面用同法标记7、8、9、10、11、12点。用10-0无创伤线穿过两管壁豁膜，其顺序为1-7、6-8、5-9、4-10、3-11、2-12。除去固定器，按次序结扎缝线将输精管吻合。用7-0可吸收缝线于输精管鞘缝4针减张缝合，两层缝线均不宜穿过肌层深部。最后进行输精管复位，缝合阴囊皮肤。

输精管起始段梗阻时，由于管壁弯曲，管腔较细，宜行斜形切断，以扩大吻合口。一侧睾丸萎缩，对侧睾丸正常但输精管梗阻时，可施行横跨阴囊纵隔的输精管吻合。复通术成功的关键：①能顺利地游离输精管，切除瘢痕后仍能留下足够的长度，不致因张力过大影响吻合处的愈合；②远端输精管必须通畅，如术中注入生理盐水2～3ml时无明显阻力；或注入染料后，尿液着色，均表明该段管腔通畅；③近附睾端输精管流出的液体中有活动的精子，或穿刺附睾能获得含活动精子的附睾液。

（四）术后处理

1. 严格制动72小时，卧床1周，薄棉垫托起阴囊，既能起到支撑固定作用，又可防止局部受冷挛缩。

2. 术后排尿要防止尿液污染切口；密切观察切口情况，清洗会阴部，防止大便污染。

3. 术后抗生素应用；出现疼痛症状应及时处理防止下腹痉挛；术后 1 周，每晚服用己烯雌酚 3mg。

4. 术后 7 天拆除缝线，适当活动，3 周内不干重活，1 个月内避免用力排大便，避免剧烈活动，避免射精及性交。

5. 术后 6 个月做精液常规检查，若 6 个月后精液内未见精子，需再做吻合手术。若精子出现后数月逐渐减少，提示吻合口发生狭窄。建议当发现较多的活动精子时，保留精液标本低温保存，必要时作 ICSI 之用。

（五）预后

输精管吻合术成功的判断标准有两点：①术后有一定数量的精子和有正常活动的精子，称为解剖上的成功；②术后出现妊娠者为功能上的成功。

影响手术后疗效的可能原因有：

1. 手术方法 不同种类的手术，术后效果不同，资料显示，在手术显微镜、放大目镜及肉眼下输精管吻合术后的复通率分别是 95%～100%，69%～92% 及 35%～90%；复孕率分别是 43%～75%，45%～78% 及 19%～45%。可见手术显微镜及放大目镜下吻合术后的效果优于肉眼下的输精管吻合者，而同一类手术因方法不同而异。输精管吻合术后的效果与手术方法关系密切。要获得较好的术后效果，选择一种切实可行、效果较好的输精管吻术十分重要。而在选择吻合方法上，有 Jacobson 全层缝合法：缝针穿过输精管前壁，间断缝合 3—4 针，将输精管翻转 180°，间断缝合后壁 3—4 针；Silber 两层缝合法：先缝合输精管前壁黏膜 3—4 针，前壁黏膜缝合后，将输精管翻转 180°，再缝合后壁黏膜，然后缝合肌层；以及 Owen 三层缝合法。综合文献资料，上述三种方法的成功率无显著差异。全层缝合法操作简单，线结仍打在输精管外，术后狭窄机会少，临床趋向于采用全层缝合法。

2. 年龄 输精管吻合术后的效果受患者年龄的影响。研究表明，>40 岁者术后效果明显低于<40 岁者。这可能与>40 岁者的组织愈合能力、生精功能及精子的受精能力均下降有关。而输精管结扎术后精子形态、功能改变，输精管吻合术后，精液的恢复有一个过程，其中精子密度减低，精子活力、活动率和正常形态精子减少，是吻合术后不育的重要因素。

3. 吻合次数 输精管吻合次数影响术后效果。研究表明，首次吻合术后的复精率高于多次吻合术后者，而复孕率明显高于多次吻合术后者，可见输精管吻合术后的效果与吻合次数有关。多次吻合术后效果差，可能是多次吻合加重了对输精管周围组织的损伤，并使输精管缺损较长，导致吻合口张力高，影响吻合口愈合，手术成功率低，因而效果不好。

4. 抗精子抗体的影响 输精管结扎、吻合术破坏了血睾屏障，精子抗原与局部或者循环免疫系统接触，可产生精液或血清抗精子抗体，出现"死精"情况（最简单的办法就是做伊红 Y 活体染色。头部被染色的精子才是死的，未被染色的精子是活的）。

治疗使用泼尼松5mg，一日三次；中药如知柏地黄丸、还精煎等；精液洗涤等方法进行处理，但没有相关疗效的报道。然而，Silber对4010例吻合手术的研究未发现抗精子抗体对术后妊娠率有重要的负面影响，吻合术后的不育似非抗精子抗体或睾丸损伤所致，而可能与术后管腔部分或完全堵塞，或与女方生育力有关。

5. 输精管梗阻时间的长短 输精管吻合术管道接通率（最高达90%）较怀孕率要高，一般精道梗阻时间越短，术后效果越好，<5年者优于>5年者，<10年者优于>10年者。但<5年者与>5年者无明显统计学差异，而其复孕率<5年者明显高于>10年者。可见，输精管吻合术后的效果与精道梗阻时间有一定关系，输精管结扎时间越长，怀孕率就越低。梗阻时间长者其复育的机会减少，但仍有再育的可能，有报道精道梗阻19年以上者吻合术后仍获得成功。Belker等对1469例应用显微外科技术作输精管再通的患者做了总结，结果表明结扎时间在3年以内、3～8年、9～14年、15年以上的输精管接通率和怀孕率分别为97%和76%、88%和53%、79%和44%、71%和30%。采用显微外科吻合技术，Silber报告输精管切除术<10年者和>10年者的复通率分别98%、93%；双侧输精管吻合和输精管附睾吻合的妊娠率分别为92.5%、84.3%；精子计数>5×10^6/ml者的妊娠率与<5×10^6/ml者无明显差别。虽然输精管切除术的年限对妊娠率有影响，但影响最明显的是配偶年龄，女方年龄<30岁，妊娠率为94.2%，>40岁妊娠率仅为61.1%。当输精管切除年限<15年，女方年龄<30岁，妊娠率为84.7%；输精管切除年限>15年，女方年龄>40岁，妊娠率降至35.7%。

6. 输精管中有管内液 输精管吻合术后的效果与近睾端管内液中有无精子无明显关系。管内液中未见精子可能是精子太少未被发现，或是由于梗阻后精子的发生受到抑制。因此，不管管内液中有无精子存在，只要有管内液，均可做输精管吻合，术后仍可达到满意的效果。

7. 吻合口通畅性 不管用何种输精管吻合法，其术后复孕率与复精率之间均存在较大差距。结扎术后附睾功能紊乱，长时期精液的残留淤积、吸收及附睾功能废用，而致吻合术后附睾功能不能恢复，使附睾精子不能有效排出，对生育功能有一定影响。实验结果发现，凡是吻合口通而不畅或狭窄者，其近睾端输精管及附睾管均呈不同程度的扩张和精液阻留，因此吻合口狭窄导致近绊段精道内压力持续增高，从而影响睾丸的正常生精功能的恢复。在正常男子射精时，近70%的精子来自近睾段输精管及附睾。吻合口狭窄使精子排出困难，从而导致复精后不复孕。吻合口狭窄可能是复精不复孕的最主要原因之一。术前术后使用有效抗生素预防术后感染；术中严密无菌操作，对输精管分离要轻柔，避免损伤输精管血管神经，吻合口对合整齐避免内翻扭曲；术后少量使用激素药物3天，以减少水肿、渗出及粘连的发生，从而大大降低发生吻合口狭窄的概率。

总体看来，不同梗阻原因，需行不同的手术方式。对结扎术引起的梗阻，应根据结扎的方式及结扎后输精管损伤情况行再通。对粘堵术再通和栓堵术再通，也应根据输精管阻塞部位及长度决定手术方式。

不管何种手术方式，都需认真探查后有针对地行吻合手术。简单损伤原位切除结节后即可行显微镜下吻合。至于输精管长段的缺损则需彻底探查，根据需要进行松解、改道，尽可能进行吻合。熟练掌握显微外科技术，严格掌握无创伤原则，彻底止血，对手术成功率有重要意义。术后的合理护理对康复起到至关重要的作用。输精管吻合属于成形手术，术后保证局部无感染、无张力、无挛缩对吻合口愈合至关重要。术前反复检查精液常规及尿常规，确认无感染，并彻底备皮，清洗会阴，消除感染因素。术后严格制动，防止吻合后撕裂，以及局部肿胀、张力增大造成的吻合口狭窄、缺漏、坏死等。适宜地留置导尿管可以防止尿液污染切口及敷料，及时的会阴擦洗可防止大便污染。按时更换切口敷料。及早发现切口感染情况。合理应用抗生素，雌激素对症应用有利于吻合口的生长，提高手术成功率。

（编者：张凤敏　张文静）

第七节　避孕失败的补救措施

人工流产是指因意外妊娠、疾病等原因而采用人工方法终止妊娠，是避孕失败的补救方法。人工流产对妇女的生殖健康有一定的影响，做好避孕工作，避免或减少意外妊娠是计划生育工作的真正目的。终止早期妊娠的人工流产方法包括手术流产和药物流产。

一、手术流产

手术流产是采用手术方法终止妊娠，包括负压吸引术和钳刮术。

（一）负压吸引术

利用负压吸引原理，将妊娠物从宫腔内吸出，称为负压吸引术。

1. 适应证　妊娠10周内要求终止妊娠而无禁忌证，患有某种严重疾病不宜继续妊娠。

2. 禁忌证　生殖道炎症；各种疾病的急性期；全身情况不良，不能耐受手术；术前两次体温在37.5℃以上。

3. 术前准备　①详细询问病史，进行全身检查及妇科检查。②血或尿HCG测定，超声检查确诊。③实验室检查包括阴道分泌物常规、血常规及凝血功能检测。④术前测量体温、脉搏、血压。⑤解除患者思想顾虑。⑥排空膀胱。

4. 手术步骤　受术者取膀胱截石位。常规消毒外阴和阴道，铺无菌巾。做双合诊复查子宫位置、大小及附件等情况。阴道窥器扩张阴道，消毒阴道及宫颈管，用宫颈钳夹持宫颈前唇。顺子宫位置的方向，用探针探测宫腔方向及深度，根据宫腔大小选择吸管。宫颈扩张器扩张宫颈管，由小号到大号，循序渐进，扩张到比选用吸头大半号或1号。将吸管连接到负压吸引器上，将吸管缓慢送入宫底部，遇到阻力略向后退。按孕周及宫腔大小给予负压，一般控制在400～500mmHg，按顺时针方向吸宫腔1—2圈。感到宫壁粗糙，提示组织吸净，此时将橡皮管折叠，取出吸管。用小号刮匙轻轻搔刮宫底及两侧宫角,检查宫腔是否吸净。必要时重新放入吸管,再次用低负压吸宫腔1圈。取下宫颈钳,用棉球拭净宫颈及阴道血迹,术毕。将吸出物过滤,测量血液及组织容量,检查有无绒毛。未见绒毛需送病理检查。

5. 注意事项 ①正确判别子宫大小及方向,动作轻柔,减少损伤。②扩宫颈管时用力均匀,以防宫颈内口撕裂。③严格遵守无菌操作常规。④目前静脉麻醉应用广泛,应由麻醉医师实施和监护,以防麻醉意外。⑤孕周>10周的早期妊娠应采用钳刮术。该手术应先通过机械或药物方法使宫颈松软,然后用卵圆钳钳夹胎儿及胎盘。由于此时胎儿较大、骨骼形成,容易造成出血多、宫颈裂伤、子宫穿孔等并发症。

(二) 人工流产术并发症及处理

1. 出血 妊娠月份较大时,因子宫较大,子宫收缩欠佳,出血量多,可在扩张宫颈后,宫颈注射缩宫素,并尽快取出绒毛组织。吸管过细、胶管过软或负压不足引起出血,应及时更换吸管和胶管,调整负压。

2. 子宫穿孔 是人工流产术的严重并发症。发生率与手术者操作技术以及子宫本身情况(如哺乳期妊娠子宫,剖宫产后瘢痕子宫再次妊娠等)有关。手术时突然感到无宫底感觉,或手术器械进入深度超过原来所测得深度,提示子宫穿孔,应立即停止手术。穿孔小,无脏器损伤或内出血,手术已完成,可注射子宫收缩剂保守治疗,并给予抗生素预防感染,同时密切观察血压、脉搏等生命体征。若宫内组织未吸净,应由有经验医师避开穿孔部位,也可在B型超声引导下或腹腔镜下完成手术。破口大、有内出血或怀疑脏器损伤,应剖腹探查或腹腔镜检查,根据情况做相应处理。

3. 人工流产综合反应 指手术时疼痛或局部刺激,使受术者在术中或术毕出现恶心、呕吐、心动过缓、心律不齐、面色苍白、头昏、胸闷、大汗淋漓,严重者甚至出现血压下降、昏厥、抽搐等迷走神经兴奋症状。这与受术者的情绪、身体状况及手术操作有关。发现症状应立即停止手术,给予吸氧,一般能自行恢复。严重者可加用阿托品0.5—1mg静脉注射。术前重视精神安慰,术中动作轻柔,吸宫时掌握适当负压,减少不必要的反复吸刮,均能降低人工流产综合反应的发生率。

4. 漏吸或空吸 施行人工流产术未吸出胚胎及绒毛而导致继续妊娠或胚胎停止发育,称为漏吸。漏吸常见于子宫畸形、位置异常或操作不熟练引起。一旦发现漏吸,应再次行负压吸引术。误诊宫内妊娠行人工流产术,称为空吸。术毕吸刮出物肉眼未见绒毛,要重复妊娠试验及B型超声检查,宫内未见妊娠囊,诊断为空吸,必须将吸刮的组织全部送病理检查,警惕宫外孕。

5. 吸宫不全 指人工流产术后部分妊娠组织物的残留。与操作者技术不熟练或子宫位置异常有关,是人工流产术常见的并发症。手术后阴道流血时间长,血量多或流血停止后再现多量流血,应考虑为吸宫不全,血或尿HCG检测和B型超声检查有助于诊断。无明显感染征象,应尽早行刮宫术,刮出物送病理检查。术后给予抗生素预防感染。若同时伴有感染,应控制感染后再行刮宫术。

6. 感染　可发生急性子宫内膜炎、盆腔炎等，术后应预防性应用抗生素，口服或静脉给药。

7. 羊水栓塞　少见，往往由于宫颈损伤、胎盘剥离使血窦开放，为羊水进入创造条件，即使并发羊水栓塞，其症状及严重性不如晚期妊娠发病凶猛。

8. 远期并发症　有宫颈粘连、宫腔粘连、慢性盆腔炎、月经失调、继发性不孕等。

二、药物流产

药物流产是用药物而非手术终止早孕的一种避孕失败的补救措施。目前临床应用的药物为米非司酮和米索前列醇，米非司酮是一种类固醇类的抗孕激素制剂，具有抗孕激素及抗糖皮质激素作用。米索前列醇是前列腺素类似物，具有子宫兴奋和宫颈软化作用。两者配伍应用终止早孕完全流产率达90%以上。

1. 药物流产的适应证　①妊娠<49日，本人自愿，年龄<40岁的健康妇女；②血或尿HCG阳性，B型超声确诊为宫内妊娠；③人工流产术高危因素者，如瘢痕子宫、哺乳期、宫颈发育不良或严重骨盆畸形；④多次人工流产术史，对手术流产有恐惧和顾虑心理者。

2. 药物流产的禁忌证　①有使用米非司酮禁忌证，如肾上腺及其他内分泌疾病、妊娠期皮肤瘙痒史、血液病、血管栓塞等病史；②有使用前列腺素药物禁忌证，如心血管疾病、青光眼、哮喘、癫痫、结肠炎等；③带器妊娠、宫外孕；④其他：过敏体质，妊娠呕吐，长期服用抗结核、抗癫痫、抗抑郁、抗前列腺素药等。

3. 用药方法　米非司酮分顿服法和分服法。顿服法：于用药第1日顿服200mg。分服法：150mg米非司酮分次口服，服药第1日晨服50mg，8—12小时再服25mg；用药第2日早晚各服米非司酮25mg，第3日上午7时再服25mg。每次服药前后至少空腹1小时。顿服法于服药的第3日早上口服米索前列醇0.6mg，前后空腹1小时；分服法于第3日服用米非司酮1小时后再服用米索前列醇。

服药后应严密观察，除了服药过程中可出现恶心、呕吐、腹痛、腹泻等胃肠道症状外，出血时间长、出血多是药物流产的主要副作用，用药物治疗效果较差。极少数人可大量出血而需急诊刮宫终止妊娠。药物流产必须在有正规抢救条件的医疗机构进行。

（编者：张凤敏　张文静）

第八节　避孕节育措施的选择

避孕方法知情选择是计划生育优质服务的重要内容，指通过广泛深入宣传、教育、培训和咨询，育龄妇女根据自身特点（包括家庭、身体、婚姻状况等），选择合适的安全有效的避孕方法。以下介绍生育年龄各期避孕方法的选择。

（一）新婚期

1. 原则　新婚夫妇年轻，尚未生育，应选择使用方便、不影响生育的避孕方法。

2. 选用方法 复方短效口服避孕药使用方便，避孕效果好，不影响性生活，列为首选。男用阴茎套也是较理想的避孕方法，性生活适应后可选用阴茎套。还可选用外用避孕栓、薄膜等。由于尚未生育，一般不选用宫内节育器。不适宜用安全期、体外排精及长效避孕药。

（二）哺乳期

1. 原则 不影响乳汁质量及婴儿健康。

2. 选用方法 阴茎套是哺乳期选用的最佳避孕方式。也可选用单孕激素制剂长效避孕针或皮下埋植剂，使用方便，不影响乳汁质量。哺乳期放置宫内节育器，操作要轻柔，防止子宫损伤。由于哺乳期阴道较干燥，不适用避孕药膜。哺乳期不宜使用雌、孕激素复合避孕药或避孕针以及安全期避孕。

（三）生育后期

1. 原则 选择长效、安全、可靠的避孕方法，减少非意愿妊娠进行手术的痛苦。

2. 选用方法 各种避孕方法（宫内节育器、皮下埋植剂、复方口服避孕药、避孕针、阴茎套等）均适用，根据个人身体状况进行选择。对某种避孕方法有禁忌证者，则不宜使用此种方法。已生育两个或以上妇女，宜采用绝育术为妥。

（四）绝经过渡期

1. 原则 此期仍有排卵可能，应坚持避孕，选择以外用避孕药为主的避孕方法。

2. 选用方法 可采用阴茎套。原来使用宫内节育器无不良反应可继续使用，至绝经后半年取出。绝经过渡期阴道分泌物较少，不宜选择避孕药膜避孕，可选用避孕栓、凝胶。不宜选用复方避孕药及安全期避孕。

（编者：张凤敏　张文静）

第九节　中医避孕与绝育术

用于避孕和抗生育的药物应当安全、有效、经济简便、副作用小。但目前临床上应用的甾体类药物都存在一定的副作用，易引起恶心、呕吐、突破性出血、闭经，增加动静脉血管栓塞等副反应，常使服药者不愿接受或中途停药，故从中草药中寻找理想的避孕及抗生育药物，越来越受到国内外有关方面的重视。祖国医学文献中有关避孕和抗生育的用药方法较多，本节逐一介绍。

在祖国医学文献中虽找不到"避孕"两字，但却有类似的名称，如"无子""不字""断产""断子"等，也有把"绝育"称为"绝产"或"绝子"的，故称避孕方药为"断产方"，也散见于"去胎方"中。早在《山海经》中就记载："骨蓉食之使人无子，黄棘服之不字。"可见在夏、商、周时代就发现了避孕药物。关于用药物流产，在古代文献中称为"堕胎""下胎"，亦早在《巢氏病源》《千金要方》和《圣济总录》等医籍中有记载。由于古代封建道德观念的束缚，视"断产""下胎"为不仁，所以尽管在我国避孕和抗生育的方法起源很早，但其发展却受到限制，至今没有专著可资查考，我们只从《罗氏会约医镜》里看到这样的记载："下胎断产……有妇人临产艰危者，或病甚不胜产育者，或有欲自下而庶可以得生者，则下胎断产之法有不得已亦不可废者也。"根据祖国医学理论，肾虚宫寒、痰湿阻塞胞宫、宿疾隐患等都可导致不孕。据此，避孕和抗生育的方法有内服、外用敷洗、按压、针灸等多种。

一、古代避孕方药简介

1. 四物汤加芸苔子(《景岳全书》，又加红花一味)，于经后作煎剂空心温服。
2. 白鹤仙根（即玉簪花根）、白凤仙子、紫藏、辰砂，捣末蜜和丸，如梧子大，产内30日以酒半盏送服。或马槟榔核仁，常嚼两枚，井水下，久则子宫冷而不受孕。或薇衔，妇人服之，绝产无子。
3. 白鹅毛烘干，研末酒调，产后或经净后1次吞服。
4. 苦丁茶能逐风活血、凉子宫，妇人服之终身不孕。
5. 瓜蒌、肉桂各三两、豉一升，右三味，以水四升，煮取一升半，分服之。
6. 蚕子故纸方一尺，烧为末，产后或经净后空腹酒调服之，终身不孕。
7. 白面曲一升、无灰酒五升，打作糊，煮至二升半，滤去渣，分作三服，经前一日晚，次晨五更及天明各吃一服，可终身无子。
8. 冬虫夏草取其夏草服之，能绝孕无子。或解晕子（即广东万年青），此草根下子，大冷子宫，取之百粒，捣汁服，永不再孕。
9. 鱼无肠胆，食之3年，丈夫阴萎不起，妇人绝孕。

二、有关避孕和抗生育外治方法

除通过内服药物来达到避孕目的外，尚有通过外治手段来进行避孕和抗生育。

（一）敷法

1. 附子二枚，捣为屑，以淳苦酒调和，涂右足。
2. 大麻子去皮，捣成泥状，摊白布上贴产妇涌泉穴，产后取下，用量每脚9～30克酌情而定。

（二）按压法

1. 性交后，手指重按压妇人关元穴，精即流出，可避孕。
2. 点穴法，性交时用手指点压男子会阴穴，以阻止精液外射而达到避孕的目的。

（三）针灸法

1. 灸脐下2寸3分处，经净后隔日灸1次，每次3壮，每月3次，连续3个月，可避孕。

2. 以石门为主穴，配合谷，进针时令受者三呼三吸，随之三进三退，进针一寸，向左或向右捻转均可，但不可直下，留针30分钟。针灸期内禁房事，一般针10次有避孕效果。

3. 催经止孕：俱泻合谷、三里、至阴，虚者补合谷，泻至阴。

（四）堕胎法

古人认为凡属活血化瘀、大辛大热、滑利攻下、逐水、行气破气、走窜开窍等品都应列为妊娠禁忌，《本草纲目》就列了80余种。药性猛烈、对孕妇和胎儿损伤程度较大的有巴豆、牵牛子、大戟、斑蝥、商陆、麝香、三棱、莪术、水蛭、虻虫等，以及通经祛瘀、行气破滞、辛热的桃仁、红花、大黄、枳实、附子、干姜、肉桂等，古人亦常用来治疗胎死腹中、难产不下、胞衣不下以及抗早孕或引产。此外，古人堕胎方药尚有：

1. 虻虫10枚，炙捣为末，酒服胎即下。

2. 三蜕六一散：益元散60克、男子头发（鸡子大，香油熬化）、蚕蜕纸1方、蛇蜕全者1条、蝉蜕全者5枚、穿山甲1片，各烧存性为末，用韭水煎三沸，入发灰调服。

3. 如神丹：巴豆3枚、蓖麻子7粒去壳、麝香少许，上三味捏作饼子，贴脐中，治难产不下，分娩后即以温汤洗去。

4. 蟹爪1升、大甘草15克（半生半炒）、东流水10盏，煎至3盏去渣，入阿胶30克令烊化，分2～3次顿服。

5. 紫金藤、葵根各21克，肉桂60克，土牛膝90克，土当归12克，麝香0.9克，共为末，米糊丸如梧子大，朱砂为衣，每服50丸，乳香汤下。

6. 如意丹：母丁香36粒、乳香10.8克，为末，同兔脑共杵干，作36丸，每服1丸，好酒化下。

7. 蟹爪散：蟹爪2合，肉桂、瞿麦各30克，牛膝60克，为末，空心温酒送服3克。

8. 蓖麻2个、巴豆1个、麝香0.3克，研末，贴脐中及足心。

至于大黄䗪虫丸、抵当丸、速产兔脑丸等，据文献记载也有催生下胎作用，但临床试用下胎效果不满意。

三、近代对有关药物的临床和实验研究

（一）女用避孕及抗生育药

1. 紫草 有明显的抗垂体促性腺激素及绒毛膜促性腺激素的作用。小白鼠服10%多紫草药饵16周后，卵巢中卵泡减少，输卵管上皮有不定泡及脂肪性变。长期服用毒性较少，但能使垂体、卵巢和子宫的重量减轻，对肾上腺及甲状腺无影响，对垂体组织无损害，其抑制作用是可逆的。随紫草的品种、产地、药用部分不同，其效果也不

同。其有效成分有人认为是二甲醌的类似物，但二甲醌类活性较低，似乎不能用来解释其避孕作用。紫草的动物实验效果较好，但临床报道不多，有人用新疆紫草（叶、花、茎）粉与生绿豆粉混合制片用于避孕，据说有一定效果，但病例较少，随访时间不长，尚待进一步研究。

2. 柿蒂 据报道，分别以柿蒂、柄、蒂柄三组醇的提取物做白兔实验，均有一定的避孕效果，而以柄组效果最好，注射 1 次，可使 6 个月经周期不孕，但经煮沸或高温、高压处理后，避孕效果则不好。

3. 零陵香 又名薰草，民间流传用零陵香 30 克散剂，于产后或经后每天服 6 克，连服 5 天，可以绝育。动物实验发现，该药对动物的动情期有不同的抑制作用，对卵巢及子宫组织无异常，仍有排卵和受精能力。交配实验发现个别雌鼠有畏惧雄鼠表现，但没有拒绝交配表现。

4. 槐角 其有效成分为染料木素和奈酚，对小鼠有抗生育作用，有干扰孕卵运输、终止孕卵着床和抗早孕作用，对中、晚期妊娠则无影响。

5. 姜黄 因为有破血、行气、通经止痛作用而列为孕妇禁忌药。以 100% 姜黄煎剂从腹腔注射于各妊娠之小鼠和早期妊娠之家兔，均有明显的终止妊娠作用。剖视子宫，见到有退化变性的胎仔游离于宫腔中，病理切片见胚胎组织已全部坏死。但给药时间不同，其病理变化也不一样，如早期给药，孕兔子宫内胎仔很少，或仅见痕迹；稍晚给药，则孕兔子宫内的胎仔变小、变硬或坏死变性。

6. 枳子花 其有效部分有明显抗早孕作用，动物实验证明，其抗早孕效果与给药时间有关，给药时间提前 1 天，效果更显著，提示临床用药于受孕时间越短，效果可能越好，有近似催经止孕的作用。还有收缩子宫的作用。但在猕猴的亚急性毒性试验中，发现个别心电图 S-T 段明显升高，组织检查为心肌炎，故临床试用应慎重。

7. 凤仙子 《本草纲目》记载有小毒，可治难产等症。以其煎剂、配剂、水剂分别做离体子宫实验，均有明显的兴奋作用，但是否能达到抗生育的效果，尚待研究。

8. 补骨脂 《本草纲目》记载有堕胎作用。其有效成分为补骨脂酚和异补骨脂素，前者对小白鼠有显著的抗着床、抗早孕作用，但毒性大，对肾脏有损害，安全范围狭小（<2.0），其抗生育作用可能与雌激素有关，不是理想药物；后者亦有抗着床、抗早孕作用，毒性也小，但安全范围仍狭小。临床应用于受孕 33～56 天的 19 个病例，仅见临床反应，而无 1 例流产。

9. 蚕茧草 对孕鼠有较好的抗生育作用，对性周期无明显影响，但有加强雌激素的作用。大剂量给药可使雌鼠垂体前叶活性降低，并引起肾上腺、卵巢及子宫重量下降，因此认为其抗生育作用可能是通过对垂体前叶的可逆性影响和增强雌激素的作用而实现的。

10. 穿心莲 有抑制癌变的绒毛细胞生长的作用。10% 穿心莲苦味素内醋（乙素）对正常妊娠的蜕膜及绒毛亦有破坏作用，用于 17 例抗早孕，6 例获得成功。经研究，该药抗早孕的作用，可能是通过对抗体内孕酮的作用，来影响子宫的前列腺素合成或分泌，造成子宫血流量改变，以抑制蜕膜的 DNA 合成而使细胞退化，导致妊娠终止。这是一个有应用前景的抗早孕药物。

11. **甘遂** 能逐水消肿，孕妇忌用。用50%甘遂注射液对妊娠14～26周的615例孕妇采用羊膜腔内注射，引产成功率达51%，一般注射后6小时内胎儿死亡，平均引产时间为25～27小时左右，副反应轻，引产前后心电图、肝、肾功能检查均无异常。病理检查胎儿为死后自溶现象，胎盘绒毛充血、出血、水肿，蜕膜有明显退变。

12. **威灵仙** 新鲜根洗净，经碘酊和75%酒精消毒后置入宫腔，经149例各种月份的孕妇试用，引产有效率为95.6%（其中不全流产14.6%）。多数在上药后24～48小时内流产，但有高热、寒战等副作用，应予注意。

13. **天花粉** 根据临床资料报道，其对中期妊娠引产成功率为95.9%。对抗早孕用单纯天花粉注射液效果不理想，多倾向于复方，如天花粉注射液加甲基前列腺素，及天花粉注射液加丙睾、利血平等，成功率在80%左右。该药对滋养叶细胞有特异性的破坏作用，使HCG和甾体激素量迅速下降，胎盘功能受损，从而使母体与胎儿之间正常的内分泌关系和代谢物质的交换遭到破坏；另一方面又因蜕膜细胞广泛地退变坏死而释放大量前列腺素，引起宫缩，导致流产。该药内含大分子植物蛋白，能引起过敏反应，其血清抗体效价与距离用药的年限似无明显关系，抗体并不随年限的延长而消失，所以重复使用时要慎重。

14. **芫花菇** 对中期妊娠引产的成功率达95.6%～98%，于羊膜腔内给药引产的效果比羊膜腔外给药好。据报导，其引产作用是多方面的，用于抗早孕多倾向于复方，据报道，对27例孕期为6～12周的孕妇用芫花菇三合一药物（第1天丙睾25毫克及利血平0.6毫克肌注，第2天芫花菇注射液80微克加水至80毫升宫腔注射），有16例成功，其中12例完整排出，平均排出时间为21.42小时。流产原理认为是利血平能影响丘脑下部神经介质的释放，这就间接抑制了卵巢功能和干扰了黄体功能；丙睾能抑制垂体和卵巢功能，对抗雌激素，使蜕膜坏死；芫花则使蜕膜细胞变性坏死，促使内源性前列腺素释放增加，促进宫缩，引起流产。

（二）男用避孕药

棉酚，7年来经8806例临床试用，抗生育率达98.6%。它是通过抑制和破坏生精细胞的功能来抗生育。作用原理可能是醋酸棉酚在男性生殖道与锌离子结合，致使局部锌离子浓度下降，从而干扰了精子产生，在服药2年、停药6个月后，一般可以恢复生育力。实验表明其对动物的肾上腺皮质功能及心、肝、肾等脏器无不良影响。临床试用发现少数患者有血清钾减低症状，经补钾后则迅速纠正。为防止低钾发生，建议服药1年以上者适当补充钾盐。

祖国医学理论认为宫寒、痰湿、宿疾是不孕的基本原因，因此，用辛热、峻攻、逐瘀、破气、滑利等方药是堕胎的基本方法。然从近年来国内外的研究资料来看，实际上已超越了这些理论、法则。因此，我们既要重视传统理论，对其进行深入研究，更要广开思路，通过西药开展生化、生理、病理、药理、免疫等多学科的共同研究，以找出确实安全、有效、副作用小、经济、简便的避孕药物。

（编者：田丰　张文静）

第四十三章 优生优育

第一节 出生缺陷的监测与防治

一、概述

出生缺陷（birth defect），也可以称为先天性异常（congenital disorder），是出生时存在包括代谢障碍在内的结构性或功能性异常，通常会导致身体或精神残疾，有些甚至可能致命。这些异常可由染色体畸变、基因突变引起，也可由环境因素造成，或者由两者共同作用导致。

先天畸形（congenital malformation）指出生时即存在的形态或结构上的异常，占出生缺陷的60%～70%，是出生缺陷中最重要的一类。

出生缺陷包括多种疾病，如以身体器官形态发育异常为主的各种先天畸形；以功能障碍为主的先天性聋哑和先天性智力低下等。其中，有些出生缺陷出生后可以矫治，有些则无法矫治，如脊柱裂、短肢畸形等，致使病儿成为终生残疾。出生缺陷不仅影响病残儿的生活质量和身体健康，也给家庭带来巨大的精神痛苦和经济负担。同时，出生缺陷也是婴儿出生后一年内死亡的首要原因。

出生缺陷是一种常见的病症。2008年世界卫生组织估计，世界范围内因先天性异常而死亡的人数约有26万人，占全部新生儿死亡人数的7%。目前，对遗传或环境因素引起的严重先天性疾病的儿童数量尚无明确估计。最常见的严重先天性疾病是先天性心脏缺陷/神经管缺陷和唐氏综合症。2012年，我国卫生部发布《中国出生缺陷防治报告》。报告指出，我国是出生缺陷高发国家，出生缺陷发生率与世界中等收入国家的平均水平接近，约为5.6%，每年新增出生缺陷数约90万例，其中出生时临床明显可见的出生缺陷约有25万例。

二、出生缺陷的病因学

导致出生缺陷的原因错综复杂，包括遗传因素，约占20%～30%；环境因素，约占10%～15%；遗传和环境因素相互作用以及不明未知因素，约占55%～70%。

（一）遗传因素

遗传因素指基因或染色体异常引起的疾病，包括单基因遗传病、多基因遗传病和染色体异常引起的遗传病。

1. 单基因遗传病 是指受一对等位基因控制的遗传病，它可能是等位基因中的一个发生突变，也可能是成对的等位基因都改变。包括常染色体显性遗传：如多指，软骨发育不全；常染色体隐性遗传：如白化病/苯丙酮尿症；性连锁显性遗传：抗维生素D佝偻病；性染色体隐性遗传：血友病等。

2. 多基因遗传病 是遗传信息通过两对以上致病基因的累积效应所致的遗传病，其发病既与遗传因素有关，又受环境因素影响，如先天性心脏病、先天性髋脱位等。

3. 染色体异常 也称为染色体畸变，包括染色体数目异常和染色体结构异常。

1956年，美籍华人蒋有兴查明人类染色体数量为46条。这46条染色体中的一半来自父亲，一半来自母亲，共23对。一对同源染色体缺失其中一条时称为单体型，如Turner综合征即为患者缺一条X染色体（45，X）；一对同源染色体增多一条时称为三体型，如Down综合征即为21号染色体多一条。染色体数目也可能成倍增加，称为多倍体，如三倍体（69，XXX）、四倍体（92，XXXX）等。多倍体畸形儿多数导致早期流产，是自然流产的主要原因之一。

染色体结构异常是指染色体的某一片段缺失、重复、倒位或易位，以上变化均可以导致畸形的产生。如5号染色体断臂末端缺失造成喉头发育不全，婴儿哭声细小、单调如猫叫，称为猫叫综合症。

(二) 环境因素

尽管胚胎或胎儿在发育过程中收到母体的保护，但是依然会受到环境中某些因素的影响，导致出生缺陷的发生。

1. 物理因素 如高温、辐射等。研究表明，母亲在孕早期发热会增加子代患先天性心脏病的风险，产前接受辐射可导致小头畸形。

2. 化学因素 目前已知可造成出生缺陷的化学物质包括：来源于农药的有机氯、有机磷农药和含铅、砷、汞等重金属制剂；来源于汽车尾气中的CO、NO_2、SO_2和直径小于$10\mu m$的固体颗粒；来源于室内装修的甲醛、苯、二甲苯等挥发物质；来源于孕期服用的药物，如抗癌药、抗甲状腺药、抗癫痫药、肾上腺皮质激素、水杨酸类、华法林以及庆大霉素、氯霉素、链霉素、四环素等；来源于母亲不良生活习惯产生的多环芳香烃、尼古丁、亚硝酸铵、黄曲霉素、乙醇等。

3. 生物因素 孕期受到某些病原微生物的影响可导致出生缺陷的发生，如风疹病毒、巨细胞病毒、单纯疱疹病毒、弓形虫及梅毒螺旋体等。2015年以来，在南美国家流行的寨卡病毒在感染孕妇后有可能会导致出生婴儿小头畸形。

4. 宫腔内机械性压迫和损伤 子宫肌瘤、羊水过少、双角子宫、骨盆狭小等可造成先天发育异常，如指（趾）或上下肢缺如，斜颈，畸形足，面、胸、腹壁裂等。

5. 其他因素 精神紧张，母亲在妊娠期受到剧烈或长时间的精神刺激可致胚胎发育异常；高龄孕妇，35岁以上的孕妇为出生缺陷的高发年龄；孕妇叶酸缺乏可导致胎儿神经管缺陷的发生；近亲婚配，如表兄妹间八分之一的基因是相同的，同种致病基因很容易在后代体内相遇，导致某种遗传病的发生。另外，母亲体重、孕龄、产次、经产状况、营养状况、健康状况，甚至文化程度、居住环境和收入状况等均与出生缺陷的发生有关。

（三）遗传和环境因素相互作用以及不明未知因素

目前，多数出生缺陷发生的具体原因还是无法准确得知。随着医学的不断进步，一些疾病的发病原因将不断被发现，可能是新的染色体微缺失或者遗传和环境因素相互作用。这类型的比例将逐渐减小。

三、出生缺陷的发生机制

出生缺陷是胚胎发育过程发生紊乱的结果。人体胚胎自受精卵发育至足月胎儿要经过一系列复杂的过程，包括细胞生长增殖、细胞分化、胚胎诱导、形态发生及细胞迁移、粘着、类聚相互识别和细胞凋亡等过程，涉及诸多复杂的形态和生化机理。在不同发育阶段，细胞、组织、器官及整体胚胎的形成均表现出精确的时间顺序和空间关系，遵循严格的规律，从而形成特定的形态结构和生理功能。这一过程中的任何步骤发生异常都有可能导致出生缺陷的发生。

胚胎发育也有一定的阶段性，处于不同发育阶段的胚胎对致畸因子的敏感性不同（图43-1）。受到致畸作用最易发生畸形的发育阶段称为致畸敏感期（susceptible period）。

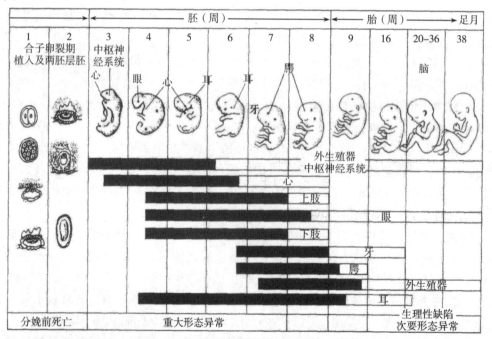

图43-1 胚胎发育时期与畸形发生的关系
引自：丁辉《出生缺陷诊治理论与实践》，2011

受精后的前两周是细胞分裂的增殖期，属于非致畸敏感期。处于此时的胚胎细胞的分化程度低,如果致畸作用弱,仅有少量细胞受损,其余细胞可以代偿调整,胚卵可正常发育;如果致畸作用强,胚胎受损死亡而自然流产,临床可表现为一次月经过多或经期延长。

受精后第3周至第8周为胚期,处于此期的胚胎细胞分裂旺盛、分化活跃,形态变化复杂,器官多数原基分化出现,胚体出现,最易受到致畸因子的干扰而发生器官形态结构畸形。由于胚胎各器官的分化发生时间不同,其致畸敏感期也不相同。

自第9周起至分娩为胎儿期,此期胎儿生长发育快,初步形成的各器官进行组织分化和功能分化,受致畸作用后也会发生畸形,多出现组织和功能水平的异常。虽不属于敏感期,但也有部分器官可能发生畸形,如外生殖器和神经系统的缺陷。

另外,不同致畸因子对胚胎的致畸敏感期也不同。例如风疹病毒的致畸敏感期为受精后第1个月,畸形发生率为50%;第2个月便降为22%,第3个月只有6%～8%。

四、出生缺陷的分类

出生缺陷病种繁多,目前已知的至少有8000—10000种。出生缺陷涉及众多基础及临床学科,根据不同的目的和学科角度,研究人员提出很多不同的分类方法。

(一) 基于严重程度分类

严重缺陷:指严重影响患儿的生存、健康,需进行较复杂的内科、外科及矫形处理的出生缺陷,如唇裂和腭裂、径向发育不全等。

轻微缺陷:指与正常发育有明显差异,但对患儿的生长发育无重大影响,通常不需要进行内科、外科及矫形的处理,不引起明显残疾的出生缺陷,如硬腭高拱、第二和第三脚趾部分合并等。

研究表明,一个轻微缺陷的婴儿有3%的机会发生严重缺陷,两个轻微缺陷的发生率为10%,三个以上的轻微缺陷的发生率达到20%。轻微缺陷可以为多种先天性异常综合征的诊断提供线索,也可能是染色体畸变的标记。

普通变体:这一类结构或解剖学的变体,在正常发育的范围之内,不属于出生缺陷,也被称为"表型变体",如宽额头、耳垂缺失等。这类变体的发生率大于4%,并且同轻微缺陷一样,可以作为改变形态发生的指标,为畸形模式的诊断提供参考。

(二) 基于发病机制分类

Spranger等人于1982年提出过基于其发病机制的分类系统。这一分类方法已被临床医生广泛接受,根据所涉病理机制,出生缺陷可分为四类。

1. 变形(Deformation) 指由于机械作用导致身体某部位的形状或位置出现的异常。变形通常导致身体对称性丧志。机械作用通常来自外部,如子宫肌瘤压迫胎儿的生长;偶尔也可以来自内部,如胎儿水肿等。

2. 损害(Disruption) 指在身体某器官或部位的正常结构形成后,由外界因素影响导致的结构改变,有时也称为继发性畸形,如羊膜带或体内血栓形成等,使组织、器官的发育受阻或破坏，造成畸形。

3. 畸形（Malformation） 指在身体某部分、器官或器官某部分在发育过程中的异常引起的形态学缺陷，如先天性心脏病、唇裂或腭裂等。

4. 发育不良（Dysplasia） 指由异常细胞形成的组织，可出现于机体的所有特定组织中，如成骨不全、外胚层发育异常等。

（三）基于临床表现的分类

出生缺陷还可以根据其涉及的单系统、多系统以及多系统缺陷组件之间的关系进行分类。

1. 单系统缺陷（Single-system defects） 这些缺陷仅涉及身体单一器官系统的局部区域，在出生缺陷中比例的最大，包括唇裂和腭裂、幽门狭窄和先天性心脏病等。

2. 多系统缺陷（Multiple-system defects） 这些涉及多个器官系统，并且可以根据不同异常之间的关系进一步分类。

（1）综合征（Syndrome）：指一群或几种畸形共同出现在同一个体中，通常具有共同的特异性病因，如：唐氏综合征，特纳综合征等。

（2）联合征（Association）：指一群或几种畸形常伴随在一起出现，但不如综合征恒定，也不是随机的一起发生。联合征可能由不同病因所致，名称通常是首字母的缩写，如VATER联合征，由脊柱（V）、肛门（A）、气管（T）、食管（E）、肾（R）等畸形联合而成。

（3）序列征（Sequence）：胚胎发育过程中，由于某种因素的影响，先产生某种畸形，并由此导致相关组织、器官的一系列畸形，这种级联结果的多种畸形的模式被称为序列征。例如Potter序列征，导致其发病的一个起始原因是肾发育不全，进而导致羊水过少，进一步造成胎儿压迫，表现面部压扁、髋部转移、肺发育不全等。

（4）复合缺陷（Complex）：1982年，Opitz等提出了"发育领域"的概念，指胚胎发育过程中，以空间有序，时间同步和表面分层的方式被调控的部分。作用与发育领域的任何有害影响都可能导致相邻结构的异常，这些异常结构可能来源于胚胎的不同部分，但在发育过程中共享相同的位置。例如波兰氏综合症、前脑无裂畸形并独眼畸形等。

五、出生缺陷的诊断方法

出生缺陷可以在怀孕期间进行产前诊断或婴儿出生后诊断，具体方式取决于出生缺陷类型。

（一）产前诊断

目前国内外预防出生缺陷的主要手段为产前诊断和选择性终止妊娠。产前诊断是指在遗传咨询的基础上，主要通过遗传学检测和影像学检查，对高风险胎儿进行明确诊断。由于完全防止畸形的发生几乎是不可能的，产前诊断是预防出生缺陷发生的必要补充。

随着医学的发展，越来越多的畸形可以在出生前做出明确诊断，有些畸形还可进行宫内治疗。曾生育过严重畸形儿的孕妇，多次发生自然流产、死胎、死产的孕妇，孕早期服用过致畸药物、有过致畸感染、接触过较多射线、长期处于污染环境及羊水过多或过少的孕妇，均应进行产前诊断。

产前诊断通常分为创伤性诊断方法和非创伤性诊断方法。

创伤性诊断方法包括羊膜穿刺术、绒毛穿刺术、胎儿镜和胚胎组织检查等。由于创伤性方法有导致流产的风险，并可能损伤到胎儿，所以在遗传缺陷风险大于创伤性检查的风险时采用。

非创伤性诊断方法包括超声检查、核磁共振成像检查、母体血清检查、胎心检查、母体外周血胎儿细胞检测、母体血液胎儿 DNA 检测，以及植入前遗传学诊断（Pre-implantation Genetic Diagnosis，PGD）等。其中超声检查由于其无创性、准确性、快速性，以及相对低廉的价格，被公认为是产前胎儿检查的重要手段。

（二）出生后诊断

婴儿出生之后，某些出生缺陷可能在出生后立即发现，如先天性手脚外翻、面部畸形、肛门闭锁等；有些则会在生长发育过程中逐渐被发现，如短链酰基辅酶 A 脱氢酶缺乏症等一些遗传代谢病等。因此在孩子出生后，如果父母发现孩子有异常表现，如喂养困难、嗜睡等症状时，一定要及时就诊，必要时进行遗传咨询，最大限度地避免症状的恶化。

六、出生缺陷的监测

出生缺陷监测是人们经过 20 世纪 50 年代末发生的"反应停"事件后开始建立的。最初的目的是发展一个提供出生缺陷流行的预警系统，通过分析发生率的变化趋势，发现致畸因素的线索，及时提出干预措施，防止新的出生缺陷的发生。1974 年，挪威等 10 国成立国际出生缺陷监测信息交换所（International Clearinghouse for Birth Defects Monitoring Systems，ICBDMS），后更名为国际出生缺陷监测和研究情报交换所（International Clearinghouse for Birth Defects Surveillance and Research，ICBDSR），通过定期交换资料、国际性协作和提供咨询、援助等来预防出生缺陷的发生。目前，全世界有 42 个国家或地区成为其信息交换所的成员，我国于 1985 年正式加入这一组织。

出生缺陷监测是指连续系统地收集、分析及阐述某一特定区域的出生缺陷数据，并对数据进行及时的评估和发布，提醒公共卫生组织进行及时的干预措施，以期尽快发现和消除致畸因素，提高人口素质。

出生缺陷的监测方法包括两种，一种是基于人群的出生缺陷监测系统，指某个地区对居住在其地理范围内的孕产妇及其分娩的胎婴儿进行监测；另一种是以医院为基础的监测系统，指从某个地区全部助产机构中抽取一定数量医院的全部围生儿作为监测对象。

两者在监测人群覆盖范围、数据采集流程、监测期限等方面均有不同。以医院为基础的出生缺陷监测方法,实施相对容易,诊断水平较高,可节省人力、财力,结果可大致反映监测地区出生缺陷的发生水平,但是各地住院分娩率不一,且孕妇对医院有一定的选择性偏倚,结果存在一定个局限性;以人群为基础的出生缺陷监测,可以完整、准确地反应监测地区各种出生缺陷的发生率及动态变化,但更耗费人力、财力,需要社会经济、医疗等多方面的支持。ICBDSR 的多数成员则以人群监测为基础,少数成员以医院为基础监测。WHO 向发展中国家推荐使用医院监测,我国是发展中国家,监测方案最初采取以医院为基础的监测方案。

上述两种监测方法各有利弊。以医院为基础的出生缺陷监测方法,诊断水平高,实施相对容易,可节省人力、财力,结果可大致反映监测地区出生缺陷的发生水平,但是各地住院分娩率不一,并且孕妇对医院有一定的选择性偏倚,不能较好地反映全国人口的出生缺陷发生情况;而人群为基础的出生缺陷监测,可克服医院监测的局限性,能比较全面地了解某地区出生缺陷的发生状况,但需耗费更多的人力、财力和物力,需要社会经济、医疗等多方面的支持。

七、我国出生缺陷监测的发展

我国出生缺陷监测工作开始于 20 世纪 80 年代初。1982 年,四川省成都市率先开展了以医院为基础的出生缺陷监测。

1986 年,我国开展了第一次全国大规模的出生缺陷流行病学调查,建立了全国性出生缺陷医院监测网络。卫生部采取以医院为基础的监测方法,在全国 29 个省(市、自治区)945 所医院对 120 多万围产儿进行了出生缺陷监测。抽取监测点选择部分县级及县级以上医院、妇幼保健院作为监测医院,监测对象为在监测医院内住院分娩的 28 周至产后 7 天的围产儿(包括活产、死胎、死产)。调查获得我国出生缺陷发生率、种类、地理分布、人群分布等重要信息,并编著出版了《中国出生缺陷地图集》,为政府决策、公共卫生干预和临床诊治提供了科学依据。1988 年,卫生部将出生缺陷监测转为常规工作。

1996 年,卫生部将出生缺陷监测、孕产妇死亡监测、5 岁以下儿童死亡监测"三网合一",正式实施中国妇幼卫生监测方案。同年,为了突出了常见、多发、致死致残的疾病,并与国际出生缺陷监测交换所的监测内容接轨,将监测病种由 113 种调整为 23 种,分为 9 类:

中枢神经系统(4 种):无脑畸形、脊柱裂、脑膨出、先天性脑积水;

头面部(5 种):腭裂、唇裂、唇裂合并腭裂、小耳(包括无耳)、外耳其他畸形(小耳、无耳除外);

消化系统(2 种):食道闭锁或狭窄、直肠肛门闭锁或狭窄(包括无肛);

泌尿生殖系统(2 种:尿道下裂、膀胱外翻;

骨骼肌肉系统(7 种):马蹄内翻足、多指(趾)、并指(趾)、肢体短缩、先天性膈疝、脐膨出、腹裂;

染色体综合征（1种）：唐氏综合征；

心血管系统（1种）：先天性心脏病；

其他（1种）：联体双胎。

2006年我国国家级出生缺陷监测医院扩大至784所，同时在30个省的64个监测区县同时开展了出生缺陷人群监测，覆盖人口200多万，监测期限由生后7天扩大至出生后42天。

目前，我国的出生缺陷工作开展三十余年，取得了许多引人瞩目的成就，对我国的医疗及政府决策发挥了重要作用。但随着各项技术在全国的推广和发展，出生缺陷监测系统还面临着诸多挑战。如随着我国新生儿疾病筛查的迅速发展，筛查确诊的病例逐渐增多，但这部分资源因管理模式和数据采集流程的差异，尚未全部纳入到调查中，影响了对我国出生缺陷发生现状的全面了解。此外，我国是发展中国家，经济、文化及医疗水平相对落后，各区域发展不平衡，出生缺陷监测作为覆盖全国范围的系统工程在实施过程中还有许多困难。为此，需要继续推进国家级人群监测试点工作，需要进行多学科的研究，需要政策及社会资源的整合，探索出新形势下适合我国基本国情的出生缺陷监测方案。

八、出生缺陷的干预

我国是人口大国，也是出生缺陷高发国家。据世界卫生组织估计，全球低收入国家的出生缺陷发生率为6.42%，中等收入国家为5.57%，高收入国家为4.72%。根据卫生部2012年《中国出生缺陷防治报告》，我国出生缺陷发生率在5.6%左右，每年新增出生缺陷数约90万例，其中，先天性心脏病超过13万例，神经管缺陷约1.8万例，唇裂和腭裂约2.3万例，先天性听力障碍约3.5万例，唐氏综合征2.3万—2.5万例，先天性甲状腺功能低下症7600多例，苯丙酮尿症1200多例。

出生缺陷干预的关键是预防。我国目前采用的措施是世界卫生组织提出的"三级预防"策略，防止出生缺陷的发生和严重缺陷的产生，对出生后的缺陷及时治疗和康复，提高患儿的生存质量。

一级预防是指防止出生缺陷儿的发生，主要是通过孕前及孕早期阶段综合干预，减少出生缺陷的发生。具体措施包括健康教育、婚前检查、孕前保健、选择最佳的生育年龄、预防感染、遗传咨询、孕期合理增加营养、谨慎用药、采取良好的生活方式，如戒烟戒酒、避免接触放射线和有毒有害物质等。一级预防的主要任务是控制和出生缺陷的发生有关系的危险因素，将发生出生缺陷的危险因素降到最低，尽量避免出生缺陷的发生。

二级预防是对一级预防的补充，指减少严重出生缺陷儿的出生，主要是在孕期通过早发现、早诊断和早采取措施，以减少严重出生缺陷儿的出生。通过孕期筛查和产前诊断识别胎儿是否存在严重先天缺陷，早发现，早干预。一旦确诊，则进行及时处理，根据知情选择的原则，选择性地终止妊娠，达到减少出生缺陷儿出生的作用。目前常用的产前诊断方法包括：B超检查、核磁共振、X射线、CT、羊膜腔穿刺、绒毛膜活检、脐静脉穿刺、母血生化检查、羊水穿刺、染色体检测等。随着医学的进步和产前诊断技术的提高,许多严重的畸形可在宫内被诊断,并可在宫内得到治疗。

三级预防是出生缺陷的治疗,指在患儿出生后采取及时、有效的诊断、治疗和康复,以提高患儿的生存质量,减少致残。主要措施包括新生儿疾病筛查、早期诊断和内外科治疗等。

世界上许多国家都将新生儿疾病筛查作为有效的三级预防措施进行全面推广、实施。新生儿筛查,是一种简易、快速和廉价的血斑试验,指在新生儿期对某些危害严重的先天性或遗传代谢性疾病进行普查。这类疾病在新生儿期无任何临床症状,但体内已有生化或激素改变。新生儿筛查可及早发现异常,进行早诊断、早治疗,避免发生体格和智能发育障碍等严重后果。如苯丙酮尿症患儿如早期发现,采用低苯丙氨酸饮食治疗,患儿的智力水平可以接近正常。

目前,我国已将两病(先天性甲状腺功能低下和苯丙酮尿症)筛查覆盖大部分省(市、自治区)。随着串联质谱技术的发展,浙江省、山东省、上海市等还将筛查病种扩大到几十种,大大提高了筛查效率和出生缺陷的检出率,使患儿得到早期诊断和治疗,避免了智能残疾的发生,提高了人口质量。

(编者:樊军 郭兴萍)

第二节 产前筛查与产前诊断

一、产前筛查

产前筛查是指对孕妇实施的一些医疗以及日常护理的相关行为,其目的是检查母婴双方的健康,做好预防工作并尽早查出并发症,从而尽可能降低疾病所带来的影响。通过筛查,医生能够为孕妇进行正规的检查并且给予科学的建议,以期减小妊娠期妇女的死亡率及接近出生的婴儿的死亡率。产前进行这一系列检查非常有必要,对母婴健康有着重大意义。产前筛查能够有效减少新生儿出生疾病率,加上产前诊断,可以尽可能减少有先天缺陷婴儿的出生。

产前筛查试验不是确诊试验,筛查阳性结果意味着患病的风险升高,并非诊断疾病,阴性结果提示风险未增加,并非正常。筛查结果阳性的患者需要进一步确诊试验,染色体疾病高风险患者需要行胎儿核型分析。产前筛查和诊断要遵循知情同意原则。目前广泛应用的产前筛查的疾病有唐氏综合征筛查和神经管畸形筛查。

(一)非整倍体染色体异常

唐氏综合征即21-三体综合征,又称先天愚型或Down综合征,是由染色体异常(多了一条21号染色体)而导致的疾病。60%患儿在胎内早期即流产,存活者有明显的智能落后、特殊面容、生长发育障碍和多发畸形。

大约有8%的受精卵是非整倍体染色体畸形的胎儿,其中50%在妊娠早期流产,占死胎和新生儿死亡的 7%～8%。存活下来但伴有缺陷的染色体畸形占新生儿的 0.64%。以唐氏综合征为代表的染色体疾病是产前筛查的重点，根据检查方法可分为孕妇血清学检查和超声检查，根据筛查时间可分为孕早期和孕中期筛查。

1. 妊娠中期筛查

妊娠中期的血清学筛查通常采用三联法，即甲胎蛋白（AFP）、绒毛膜促性腺激素（HCG）和游离雌三醇。唐氏综合征患者 AFP 降低、HCG 升高、E3 降低，根据三者的变化，结合孕妇年龄、孕龄等情况，计算出唐氏综合征的风险度。当风险阈值设定为 35 岁孕妇的风险度（妊娠中期为 1∶280）时，阳性率约为 5%，能检出 60%～75% 的唐氏综合症。

2. 妊娠早期筛查

有条件的医疗机构可采用妊娠早期筛查，妊娠早期进行唐氏综合征筛查有很多优势，阳性结果的孕妇有更长的时间进行进一步确诊和处理。妊娠早期筛查的方法包括孕妇血清学检查，超声检查或者二者结合。常用的血清学检查的指标有 β-HCG 和妊娠相关血浆蛋白 A。超声检查的指标有胎儿颈项透明层和胎儿鼻骨。联合应用血清学和 NT 的方法，对唐氏综合征的检出率 85%～90%。但 NT 检测者需经过专门技术培训，建立相应的质量控制体系。

3. 染色体疾病的高危因素

可使胎儿发生染色体风险增加之高危因素如下：

（1）孕妇年龄大于 35 岁的单胎妊娠；

（2）孕妇年龄大于 31 岁的双卵双胎妊娠；

（3）夫妇中一方染色体易位；

（4）夫妇中一方染色体倒置；

（5）夫妇非整倍体异常；

（6）前胎常染色体三体史；

（7）妊娠早期反复流产；

（8）产前超声检查发现胎儿存在严重的结果畸形。

（二）神经管畸形

1. 血清学筛查

约 95% 的神经管畸形（NTDs）患者无家族史，但 90% 患者的血清和羊水中的 AFP 水平升高，因此血清的 APP 可作为 NTDS 的筛查指标。筛查应在妊娠 14—22 周进行，以中位数的倍数（multiple of the median，MOM）为单位。影响孕妇血清 AFP 水平的因素包括孕龄、孕妇体重、种族、糖尿病、死胎、多胎、胎儿畸形、胎盘异常等。

2. 超声筛查

99% 的 NTDS 可通过妊娠中期的超声检查获得诊断，而且 39%～50% 的 NTDS 患者因为非开放性畸形，羊水 AFP 水平在正常范围，因此孕妇血清 AFP 升高但超声检查正常的患者不必羊水检查 AFP。

3. 高危因素

神经管畸形无固定的遗传方式,但存在高危因素,对高危人群妊娠期要重点观察,加强产前筛查和诊断。

(1) 神经管畸形家族史;

(2) 暴露在特定的环境中:妊娠 28 日内暴露在特定的环境下,可能导致 NTDS;

(3) 与 NTDS 有关的遗传综合征和结构畸形;

(4) NTDS 高发的地区如中国东北、印度等地,还有饮食中缺乏叶酸-维生素是 NTDS 的高发因素;

(5) 在 NTDS 患者中发现,抗叶酸受体抗体的比例增高。

(三) 胎儿结构畸形筛查

在妊娠 18—24 周期间,通过超声对胎儿的各器官进行系统筛查,目的是发现严重致死性畸形无脑儿、严重脑膨出、严重开放性脊柱裂、严重胸腹壁缺损并内脏外翻、单腔心、致死性较有不良等疾病。建议所有孕妇在此时期均进行一次系统胎儿超声检查,胎儿畸形的产前起出率约为 50%～70%。

(四) 先天性心脏病

大部分的先天性心脏病(congenital heart defects)无遗传背景,发病率约为 0.7%。有条件的孕妇可在妊娠 18—24 周进行先天性心脏病的超声筛查。

二、产前诊断

产前诊断(prenatal diagnosis)又称宫内诊断(intrauterine diagnosis)或出生前诊断(antenatal diagnosis),是指在胎儿出生之前应用各种先进的科技手段,采用影像学、生物化学、细胞遗传学及分子生物学等技术,了解胎儿在官内的发育状况,例如观察胎儿有无外形畸形,分析胎儿染色体核型有无异常,检测胎儿细胞的生化项目和基因等,对先天性和遗传性疾病做出诊断,以便进行选择性流产。

(一) 产前诊断的对象

1. 35 岁以上的高龄孕妇,由于染色体不分离机会增加,胎儿染色体畸变率增代再发生概率加大。

2. 原因不明的流产、死产、畸胎和有新生儿死亡史的孕妇。

3. 在妊娠早期接受较大剂量化学毒剂、辐射和严重病毒感染的孕妇。

4. 夫妇一方有先天性代谢疾病,或已生育过病儿的孕妇。

5. 性连锁隐性遗传病基因携带者其男胎有 1/2 发病,女胎有 1/2 携带者,应做胎儿性别预测。

8. 有遗传性家族史或有近亲婚配史的孕妇。

9. 本次妊娠羊水过多、疑有畸胎的孕妇。
10. 曾经分娩过先天性严重缺陷婴儿。

(二) 产前诊断的疾病种类

1. 染色体病包括数目异常和结构异常　常染色体数目异常较常见，常表现为某对常染色体多一条额外的染色体，称三体。报道较多的有 21-三体综合征（先天愚型）、18-三体综合征和 13-三体综合征。常染色体结构异常以缺失、重复、倒位、易位较常见。性染色体数目异常，常见有先天性卵巢发育不全症（45,XO），这种胎儿出生后，表现有智力低下、发育障碍、多发性畸形等。染色体病胎儿有时死于宫内，发生多次反复流产，资料表明早期自然流产中染色体异常约占 60%，而新生儿中仅占 0.5%。

2. 性连锁遗传病　以 X 连锁隐性遗传病居多，如红绿色盲、血友病、无丙种球蛋白血症等。致病基因在 X 染色体上，携带致病基因的男性必定发病，携带致病基因的女性为携带者，生育的男孩可能一半是病人，一半为健康者；生育的女孩外表虽均正常，但可能有一半为携带者，故判断为男胎后，应行人工流产终止妊娠。

3. 遗传性代谢缺陷病　多为常染色体隐性遗传病。

4. 非染色体性先天畸形　特点是有明显的结构改变。检测孕妇血清及羊水甲胎蛋白可协助诊断。无脑儿、脊柱裂等神经管缺陷通常通过 B 型超声检查即可确诊。

(三) 产前诊断方法

1. 观察胎儿外形　利用 B 型超声、X 线检查、胎儿镜、磁共振等观察胎儿体表畸形。

2. 染色体核型分析　利用羊水、绒毛细胞或胎儿血细胞培养检测染色体病。

3. 检测基因　利用 DNA 分子杂交、限制性内切酶、聚合酶链反应（PCR）技术检测 DNA。

4. 检测基因产物　利用羊水、羊水细胞、绒毛细胞或血液，进行蛋白质、酶和代谢产物检测，诊断胎儿神经管缺陷、先天性代谢疾病等。

(四) 染色体病的产前诊断

染色体病的产前诊断，主要依靠细胞遗传学方法。近年分子细胞遗传学的不断进展，原位杂交技术如荧光原位杂交和引物原位 DNA 合成技术，均具有诊断准确、快速的优点。

1. 羊水细胞制备染色体羊膜腔穿刺抽出羊水细胞，培养 9—12 日后行染色体核型分析，如今改用荧光原位杂交技术或引物原位 DNA 合成技术，只需 1 小时即可完成，且可获得最精细的核型分析结果。

2. 绒毛细胞制备染色体培养法可靠，需 7—14 日获得结果。

3. 胎儿血细胞培养制备染色体培养 24—48 小时后制片，此法能校正羊水细胞、绒毛细胞培养出现的假嵌合体，结果准确可靠。

（五）性连锁遗传病的产前诊断

性连锁遗传病儿需确定性别，以便决定取舍。利用羊水鉴定胎儿性别的正确率尚不能达到100%，目前常用Y染色体特异性探针进行原位杂交，或Y染色体特异性DNA序列的聚合酶联反应（PCR）扩增，效果良好，结果准确。

（六）先天性代谢缺陷病的产前诊断

先天性代谢缺陷病多是常染色体隐性遗传病，是由于基因突变导致某种酶或结构蛋白的缺失，引起代谢过程受阻，代谢中间产物积累出现症状。

（七）非染色体性先天畸形

非染色体性先天畸形主要以神经管缺陷为代表。在产前诊断中占有相当比例，达到1/3～1/2病例。检测羊水中甲胎蛋白高值，超正常10倍以上。也可检测母血甲胎蛋白值，通常超过同期妊娠平均值2个标准差。检测羊水中乙酰胆碱酯酶增高有助于诊断。在妊娠16～20周期间，B型超声检查及母血甲胎蛋白值测定即可确诊。

（八）胎儿结构畸形的产前诊断

各种因素导致的出生缺陷表现为子代的结构畸形和功能异常，其中结构异常可以通过影像学获得诊断。

1. 胎儿B超检查 超声诊断的出生缺陷必须存在以下特点：出生缺陷必须存在解剖异常；超声诊断与孕龄有关；胎儿非整倍体畸形往往伴有结构畸形。

2. 胎儿磁共振成像检查 主要指征是对不确定的超声检查发现做进一步评估。

（编者：夏静　樊军　孟卫京　薛晋杰）

第三节　遗传咨询

遗传咨询是由从事医学遗传的专业人员或咨询医师，帮助人们理解和适应遗传因素对疾病的作用，及其对医学、心理和家庭的影响的一个程序。它也可以简单地概括为：为患者或其家属提供与遗传疾病相关的知识或信息的服务。遗传咨询是预防遗传性疾病的一个重要环节。

一、遗传咨询的意义

随着科学技术不断发展，借助不断更新的各种检测诊断手段，人们不断发现和认识各类遗传病。目前，遗传性疾病已成为人类常见病、多发病。遗传咨询是在遗传学、细胞遗传学、分子生物学、分子遗传学基础上，与临床医学紧密结合而建立起来的一门新兴学科，其目的就是帮助人们及时确定遗传性疾病种类及预测后代再发风险，帮助他们进行知情选择，从而提高人群遗传素质和人口质量，获取优生优育效果。

二、遗传咨询的内容

（一）通过对咨询者家族史的解释来评估疾病的发生或再发风险。

（二）对相关疾病进行遗传、实验室检测、治疗处理及预防教育，并提供与疾病有关的各种资源平台及研究方向。

（三）帮助咨询者逐步认知所患疾病及其再发风险，并做出知情选择。

三、遗传咨询的伦理、道德原则

世界卫生组织（WHO）建议的伦理原则在遗传咨询中的应用主要涉及尊重个人自主权原则、有利原则和无害原则。这些伦理原则在实际工作中可被细化为以下准则。

（一）遗传咨询的自愿、平等、非指导性原则：对于所有前来咨询的人，医师应做到一视同仁，在咨询中要完全尊重咨询者的意愿，充分尊重咨询者的自主性和自我决定权。咨询人员在心理咨询过程中应保持客观、中立的立场，应尊重个人的决定，不得暗示和指导被检查者和其家人作出决定。

（二）教育咨询的原则：遗传咨询的重要特征是对咨询者的教育。应把疾病病因、特征、变异范围、可能带来的危害、进一步诊断和处理的措施、在家系成员中发生或再发风险等详细告知咨询者。

（三）公开信息的原则：咨询师应向咨询者公开所有咨询者能理解和与做出决定有关的信息。

（四）遗传信息的保密和适当公开。

未获得当事人同意，遗传信息不能透露给任何人或者机构，比如雇主、医疗保险商、学校和政府部门。同时，应告知咨询者让血亲知道其（血亲）可能有遗传风险是咨询者的伦理责任。如果一对夫妻想要孩子，应鼓励当事人与其配偶共享遗传信息。

四、遗传咨询的步骤

（一）确定遗传病家系：通过咨询者家庭调查，建立遗传家系谱，进行系谱分析，并进行必要系统检查和实验室检查来明确诊断，确定是否为遗传性疾病。

（二）风险评估：根据遗传性疾病类型和遗传方式预测患者子代再发风险率。至于宫内胚胎或胎儿接触致畸因素，则应根据致畸原的毒性、接触方式、剂量、持续时间以及胎龄等因素，进行综合分析并做出评估。

（三）给出信息：疾病诊断和遗传风险确定后，应及时告知咨询者相关各类信息，如：疾病的遗传方式、可以采取的对策等。

五、人类遗传病遗传风险的评估

（一）单基因遗传病：这类疾病是由单个基因突变导致，在家族中按孟德尔方式进行传递。按照效果基因所在染色体，可分为常染色体遗传和性连锁遗传两类。再根据效果基因表达性质的不同，又分为显性遗传和隐性遗传。

1. 常染色体显性遗传病（AD）

表现为遗传性状垂直传递、代代相传；夫妻一方患病，任何一个子女的预期危险率为1/2；未发病的子女，其后代通常不发病。如GJB3基因突变导致的后天高频感应神经性耳聋，该类患者青少年期听力正常，20～30岁后听力会逐渐下降，容易发生重度耳聋。

2. 常染色体隐性遗传病（AR）

遗传特点为患者在家系中散发或隔代出现；夫妻为携带者，生育过一患儿，再生育子女预期危险率均为1/4，携带者占表型正常子女的2/3；夫妻一方患病，另一方正常，且非近亲结婚，其子女通常不发病，均为携带者；近亲结婚的家系，子女发病率将明显增多。AR最常见的单基因遗传病，大部分遗传代谢病如苯丙酮尿症、甲基丙二酸血症等、大部分遗传性耳聋均属于AR，其他常见的还有地中海贫血、白化病等。

3. X连锁显性遗传病（XLD）

同AD一样，为垂直传播，代代相传，但家系中女性患者多于男性患者。具体分析如下：（1）丈夫为患者，妻子正常，其女儿均发病，儿子均正常；（2）妻子为患者，丈夫正常，其子女各有1/2发病；（3）预期风险女孩高于男孩，但女孩症状相对较轻。常见疾病有抗维生素D性佝偻病、遗传性肾炎、腓骨肌萎缩病等。

4. X连锁隐性遗传病（XLR）

为隔代遗传，男性发病率远高于女性。具体分析如下：（1）若妻子为携带者，丈夫正常，其儿子发病预期风险为1/2，女儿携带者风险为1/2；（2）丈夫为患者，妻子正常，其儿子通常不发病，女儿均为携带者；（3）妻子为患者，丈夫正常，其儿子均发病，女儿均为携带者。

常见的XLR有红绿色盲、假肥大性肌营养不良、睾丸女性化综合征等。

（二）染色体病：染色体病绝大多数因亲代的生殖细胞受到各种因素干扰，导致染色体不分离所致，极少部分由夫妻一方为染色体平衡易位携带者或者存在生殖腺嵌合体引起。此时的再发风险率应依照患者及其父母的年龄、染色体核型分析来判断。

例：21-三体综合征（DS）是目前最常见的引起智力障碍染色体病。患儿核型为47，XX（XY），+21。几乎所有的21-三体综合征都是新发生的，其发病风险和母亲怀孕年龄密切相关。

表43-1 孕妇年龄与胎儿患21-三体综合征风险的关系

年龄	20岁	25岁	30岁	35岁	38岁	40岁	42岁	45岁
DS风险	1/1,400	1/1,100	1/1,000	1/350	1/175	1/100	1/65	1/25

引自：陆国辉，徐湘民《临床遗传咨询》，2007

表43-2 标准型三体综合征再发风险

先证者三体和相关孕妇分娩年龄	三体再发是相关孕妇分娩年龄	相同三体再发风险	非相同成活三体再发风险
21-三体			
任何年龄	任何年龄	升高2.4倍	升高2.3倍
小于30岁	小于30岁	升高8.0倍	
等于或大于30岁	等于或大于30岁	升高2.1倍	
所有成活三体**			升高1.6倍
所有成活非21-三体		升高2.5倍	
所有流产三体**			升高1.8倍

* 以标准发病率（standardized morbidity ratio，SMR）表示：即产前诊断得到的三体综合征病例与相对孕妇年龄特异性发病率计算得到的病例之间的比例；** 包括13、18、21、XXX、XXY三体；本资料引自 Warburton 等，2004。

（三）线粒体遗传病：是一种母系遗传病。常见的如药物性耳聋，该类患者出生时听力正常，在使用氨基糖苷类药物后听力会出现不同程度受损。

（四）多基因病：其再发风险除受遗传因素影响外，还与环境等多种因素相关。

表43-3 部分常见多基因疾病的再发风险

疾病	发病率	患者一级亲属患病率（%）	患者二级亲属患病率（%）	患者三级亲属患病率（%）
唇裂±腭裂	1/1,000	4.0	0.7	0.3
脊柱裂/无脑儿	1/1,000	3.0	0.5	0.3
先天性髋关节脱位	1/500	5.0	0.6	0.4
先天性幽门狭窄*	1/200（男性）	—		
	1/1,000（女性）	—		
先天性畸形足	11/1,000	2.5	0.5	0.2
精神分裂症	1/1,200	10.1	3.7	2.3
孤独症	1/2,500	4.5	0.1	0.05

引自：陆国辉《产前遗传病诊断》，2002

（五）近亲婚配：近亲关系是指第二代表兄弟姐妹或者更近的亲属关系。近亲结婚可增加父母双方相同的有害隐性基因传给下一代的概率，使其子女发生AR的风险显著增加。五代以上的近亲结婚，遗传病发生风险与在群体中随机结婚者相似。

表43-4 根据亲属级别确定核基因相同比例

亲属关系	核基因相同比例
双卵双生子	
一级亲属（兄弟姐妹，父母与子女，异卵双生子）	
二级亲属（异亲兄弟姐妹，双表兄弟姐妹，叔伯/姑姨，侄（甥）儿/女）	
三级亲属（单表兄弟姐妹，异亲叔伯/姑姨，侄（甥）儿/女）	

引自：Helen V. Firth《临床遗传学》，2008

临床上常以亲缘级别、关系系数、近婚系散判断近亲结婚对遗传性疾病的影响程度。

表 43-5 近亲结婚近婚系数及其子女患病风险

近亲结婚类型	亲缘级别	关系系数R	近婚系数F	子女患病风险率	
				1个等位基因	2个等位基因
双卵双胞胎	一级	1/2	1/4	1/8	1/4
同胞兄妹	一级	1/2	1/4	1/8	1/4
同父异母（或同母异父）与同胞兄妹	二级	1/4	1/8	1/16	1/8
叔叔与侄女	二级	1/4	1/8	1/16	1/8
舅舅与外甥女	二级	1/4	1/8	1/16	1/8
双重表兄妹（或堂兄妹）	二级	1/4	1/8	1/16	1/8
前代同父母的一级表兄妹	三级	1/8	1/16	1/32	1/16
前代同父异母（或同母异父）叔与侄女或舅与外甥女	三级	1/8	1/16	1/32	1/16
前代同父异母（或同母异父）表兄妹	四级	1/16	1/32	1/64	1/32
二级表兄妹	五级	1/32	1/64	1/128	1/64

引自：陆国辉，徐湘民《临床遗传咨询》，2007

以苯丙酮尿症为例，其群体发病率为 1/50×1/50×1/4＝1/10～100（群体中杂合体频率为 1/50，子代发病率为 1/4），若为舅表兄妹结婚，苯丙酮症儿的发病率为 1/50×1/8×1/4＝1/1600，比非近亲结婚者高 6 倍。

六、遗传咨询相关规定

发现影响婚育的先天畸形或遗传性疾病时，按暂缓结婚、可以结婚但禁止生育、限制生育、不能结婚 4 类情况掌握标准。这种指令性规定带有强制性，应认真执行。

（一）应暂缓结婚：可以矫正的生殖器畸形。在矫正之前暂缓结婚，待畸形矫正后再结婚。

（二）可以结婚，但禁止生育：①男女一方患严重的常染色体显性遗传病，如强直性肌营养不良、先天性成骨不全等，目前尚无有效的治疗方法，子女发病机会大，且不能做产前诊断，故可以结婚，但不能生育。②男女双方均患严重的相同的常染色体隐性遗传病，③男女一方患严重的多基因遗传病，如精神分裂症、躁狂抑郁性精神病、原发性癫痫等，又属于该病的高发家系，后代再现风险率增高，即使病情稳定，可以结婚，但不能生育。

（三）限制生育：母亲为 X 连锁隐性遗传病携带者与正常男性婚配，应做产前诊断判断胎儿性别，只准许生育女孩而限制生育男孩。父亲为 X 连锁显性遗传病患者，则准许生男孩，限制生女孩。

（四）不能结婚：①直系血亲和三代以内旁系血亲。②男女双方患相同的遗传性疾病，或男女双方家系中患相同的遗传性疾病。③严重智力低下者。

（编者：孟卫京　薛晋杰　樊军　史雅萍）

第四节 中医优生优育术

我国是世界上最早开始胎教的国家,中国传统医学的优生思想历史悠久,千年来积累了独特而丰富的经验,提出优生与中医学的禀赋、体质、胎病、肾主先天等理论有密切关系,是现代优生优育工作的理论依据。随着社会经济的高速发展,优生需求越发迫切,科学的孕前、孕期护养方法越来越受关注。

一、择优婚配,以利优生

古代对丰富的遗传现象,做了大量细致的观察,总结出很有价值的经验。如《论衡·气寿篇》说:"先察气握,则身体强,体强则命长;气薄则体弱,体弱则命短。父母体健,则察气必厚,父母体弱,则察气必薄。"《幼科发挥·胎疾》也说:"父母强者,生子亦强;父母弱者,生子亦弱。所以肥瘦长短、大小妍媸,皆肖父母也",认为子女肖父母,为了实现优生,所以十分重视择优婚配。《万氏妇人科·种子章》说:"男女匹配,所以广嗣,关系非浅,勿谓无预人事。"

通过长期观察,确认"男女同姓,其生不蕃"。古代所指的同姓,实指较接近的血缘关系。据考证,早在公元前12世纪,我国就规定了"同姓不婚"的制度,以提高人口素质。有些医家还倡导实行婚前体检。《妇人良方》说:"凡欲求子,当先察夫妇有无劳伤病疾,而依方调治,使体内外和平,则有子矣。"《广嗣纪要·择配篇》还强调患有"五不女"者不宜结婚,因为"五不女"皆为生理缺陷或畸形。上述种种主张与措施,皆为后代的优生奠定了必要的基础与可能。

二、适龄结婚,反对早婚

《妇人良方》说:"男子三十而娶,女子二十而嫁",理由是"皆与阴阳完实,然后交而孕,孕而育,育而有子,坚壮强寿"。《褚氏遗书·精血篇》也说:"合男女必当其年,男虽十六而精通,必三十而后娶;女虽十四而天癸至,必二十而后嫁。"所谓"当其年",指适龄结婚,忌早也忌太晚。认为早婚的危害很多,它使"阴气早泄,未完而伤。未充而动,是以交而不孕,孕而不育,育而子脆不寿"。《千金要方》说:"生育太早,或童儒而擅气,生子愚痴或短寿。"反之,不适当的晚婚晚育也同样不利于后代的健康。现代研究也证实,高龄产妇,易形成染色体不分离,从而出现畸形的比例高于适龄产妇。

三、调经养血,择期布种

中医历来重视男精女血的调养,认为精血充足旺盛,才能孕育有子,且坚壮强寿。《万氏妇人科·种子章》说:"男则清心寡欲以养其精,女则平心定气以养其血……欲种子,贵在其时。"又说:"不失其候者,结孕易,生子多寿;失期者,胎难活,生子多夭。"文中的"贵在其时",在其他古籍中又有"的候""真机期""氤氲之候"之称，即最佳受孕时间，相似于排卵期，当此之时，勿失良机，择期布种。《大生要旨》说："凡妇人一月行经一度，必有一日氤氲之候，于一时辰间，气蒸而热，昏而闷，有欲交接不可忍之状，此的候也，于此时顺而施之，则成胎也。"《医宗金鉴》也说："交接乘时不可失……乐育难忍是真机。"

另外，中医对受孕的环境和夫妇精神状态也十分重视。《大生要旨》认为，"唯天日晴明、光风弄月，时和气爽之宵，自己情思清宁，精神闲裕，不待择而得天时之正……清心寡欲之人和，则得子定然高智无病而寿"；《诸病源候论》认为，良宵佳境，夫妻心情平和舒畅，交媾而孕者，其后代不仅长寿，而且智慧过人。否则，处险悲环境，怀异惧之情，或大醉大饱而交媾，不仅无孕，更当虑后代智劣短命。《千金要方》则指出，男女交合，当避弦望晦朔、大风大雨大雾、大寒大暑、雷电霹雳；《万氏妇人科》强调当避"三虚""四忌"，反对醉以入房。现代研究证实，这种思想是符合优生原则的。

四、重视胎养，保护胎儿

历代医家对胎养颇多清规戒律，对房事、饮食、七情、起居、医药、禁忌颇多具体要求，重视孕妇自身保养，以保护胎儿正常成长。受孕之后，首当节欲。《万氏妇人科》说："古者妇人有孕，即居侧屋，不与夫接，所以产育无难，生子多贤，亦少疾病。"《达生篇》也说："受孕后最宜节欲，不可妄动，致扰子宫。怀孕后苟不知戒，即幸不堕，生子也必愚鲁之多疾病也。"其次，须怡情养性。如果母气伤于七情，"母气即伤，子气应之，未有不伤也。其母伤则胎易堕，其子伤则胎气不完"。因为七情影响孕妇之脏腑气血，继则影响胎儿，所以十分重视妊娠期间的精神摄养，避免不良因素的强烈刺激；再次，强调饮食，谨慎医药。《万氏妇人科》说："妇人受胎之后，最宜调饮食，淡滋味，避寒暑，常得清纯和平之气，以养其胎，则胎元完固，生子无疾"；并指出，孕妇有疾，当用平和之药以祛疾，勿乱用毒和针灸，以免伤胎；《达生篇》对孕妇饮食提出"三宜""三不宜"之戒，同时告诫孕妇"勿乱服药，其药味则宜平和调摄，毋犯金石，毋近毒药、大热大燥、大攻大表、大寒大凉和走窜迅疾泄利之品"；《本草纲目》记载的妊娠禁忌药有5种之多，多为有毒，剧泻、催吐或能够扰动子宫的药物，对胎儿均有不良影响，故应慎用和禁用。另外，还要求孕妇起居有常，劳逸适度，调适寒温，生活有规律，使人体阴阳协调，气血调和。正气旺盛，营卫三焦通畅，对孕妇和胎儿都是有益的。

五、提倡胎教，臻于优生

重视和倡导胎教，是中医优生思想的特点之一。胎教之说始于西周，最早见于汉初的《大戴礼记》和《烈女传》，以后历代妇科医家，几乎都有胎教的论述。所谓胎教，是指控制母体的内外环境，免除不良因素刺激对胎儿的影响，使后代身心得到健康发展。胎教要求孕妇不论在精神方面还是物质方面，都处于最佳状态，使其情绪稳定，精神愉快，饮食和美，从而达到优生的目的，《礼记·月令》说："太任之孕文王，视听言动,必出于正。"《烈女传》说:"太妃者,文王之母也。及其有孕,目不视恶色,耳不听淫声,口不出傲言。"《诸病源候论》说:"欲令子美好端正者,数祝白璧美玉,看孔雀,食鲤鱼;欲令子贤良盛德,则端心正坐,清虚如一,坐无邪席,立无偏倚。行无斜径,目无邪视,耳无邪听,口无邪言,心无邪念,无妄喜怒,无得思虑……"对这些内容,过去多认为有迷信之嫌,没有引起足够重视。但随着科学的不断发展,已证实孕妇的精神心理状态,可以通过神经体液因素影响胎儿发育,而物质因素的影响更为直接。所以孕妇经常欣赏优美的音乐,诵读美妙诗篇,陶冶情操,对胎儿的正常发育,无疑是非常有益的。

六、去除劣胎,保证优生

中医很早就认识到孕期患有不利生育之疾病,主张堕胎,并记载了堕胎药方。《诸病源候论》说:"此为妊娠之羸瘦,或挟疾病,即不能养胎,兼害妊妇,故去之。"孙思邈在《千金方》中就记载了去胎方药,还有很多其他古籍中也有类似功效方药的记载;《妇人良方》中记载:"若气血虚弱,元不滋养,其胎始终不能成也,宜下之,以免其祸。"从优生学角度讲,对各种原因导致胎儿发育障碍者,有选择地堕胎、除却劣胎,主动淘汰不良个体,对保证优生具有积极意义,而且能尽量减少对母体的损伤。在封建社会,能认识到为优生而提倡去除劣胎,实属难得。

此外,中医倡导产期护理和分娩宜忌。《达生篇》中归纳了孕妇临产六字诀:"睡、忍痛、慢临盆"。《千金方》中则记载:"凡欲产时,特忌多人瞻视……若众人看之,无不难产耳。"《医学心悟》中专门列出产前及产后护理,至今仍有实用价值。因为分娩的顺利与否,直接影响后代的智力发育。孕妇的精神状况、产室的条件与环境,都将影响分娩过程,从而进一步影响后代的智力发育。

(编者:田丰　樊军)

参考文献

1. 谢幸,苟文丽. 妇产科学. 第8版[M]. 北京:人民卫生出版社,2013.
2. 张惜阴. 实用妇产科学[M]. 2版. 北京:人民卫生出版社,2003.
3. 王培林. 遗传病学[M]. 北京:人民卫生出版社,2000.
4. 陈竺,傅继梁,陆振虞. 医学遗传学[M]. 上海:上海科学技术出版社,2005.
5. 陆国辉. 临床遗传咨询[M]. 北京:北京大学医学出版社,2007.
6. 乐杰. 妇产科学[M]. 7版. 北京:人民卫生出版社,2008.
7. Helen V. Firth, Jane A. Hurst. 临床遗传学[M]. 杭州:浙江大学出版社,2008.
8. 李力,乔杰. 实用生殖医学[M]. 北京:人民卫生出版社,2012.
9. 陈子江. 生殖内分泌学[M]. 北京:人民卫生出版社,2016.
10. 苟文丽. 妇产科学[M]. 北京:人民卫生出版社,2013.

11. 李大金．生殖免疫学［M］．上海：复旦大学出版社，2008．
12. 孙思邈．千金方［M］．北京：中国中医药出版社，1998．
13. 李时珍．本草纲目［M］．北京：人民卫生出版社，2004．
14. 朱橚，滕硕，刘醇，等．普济方［M］．上海：上海古籍出版社，1994．
15. 庞保珍，赵焕云．不孕不育中医治疗学［M］．北京：人民军医出版社，2008．
16. 庞保珍，庞清洋，赵焕云．不孕不育中医外治法［M］．北京：人民军医出版社，2009．
17. 庞保珍．不孕不育名方精选［M］．北京：人民军医出版社，2011．
18. 庞保珍．男性健康之道［M］．北京：中医古籍出版社，2012．
19. 庞保珍．性功能障碍防治精华［M］．北京：人民军医出版社，2012．
20. 李淑玲，庞保珍．中西医临床生殖医学［M］．北京：中医古籍出版社，2013．
21. 曹开镛，庞保珍．中医男科病证诊断与疗效评价标准［M］．北京：人民卫生出版社，2013．
22. 庞保珍，庞清洋．女性健康漂亮的智慧［M］．北京：中医古籍出版社，2015．
23. 庞保珍，庞清洋．战胜不孕不育的智慧［M］．北京：中医古籍出版社，2015．
24. 庞保珍．不孕不育治疗名方验方［M］．北京：人民卫生出版社，2015．
25. 庞保珍．优生优育——生男生女好方法［M］．北京：中医古籍出版社，2016．
26. 孙自学，庞保珍．中医生殖医学［M］．北京：人民卫生出版社，2017．
27. 丁辉．出生缺陷诊治理论与实践［M］．北京：中国协和医科大学出版社，2011．
28. 郑晓瑛．提高中国出生人口素质的理论和实践［M］．北京：北京大学出版社，2006．
29. 金龙金，唐少华．出生缺陷与遗传性疾病的检验诊断［M］．北京：人民卫生出版社，2015．
30. 李松．出生缺陷诊断图谱［M］．北京：北京医科大学出版社，2002．
31. 秦怀金，朱军．中国出生缺陷防治报告［M］．北京：人民卫生出版社，2013．
32. 吴清明，周瑾．出生缺陷产前筛查及产前诊断研究进展［J］．中国优生与遗传杂志，2011（1）：129-131．
33. 蒋涛，杨建丽，杨芩，等．出生缺陷的相关因素［J］．公共卫生与预防医学，2012，23（6）：55-57．
34. 李文静，杜忠东．出生缺陷监测系统现状［J］．中国妇幼卫生杂志，2016（5）：63-66．
35. 肖文霞，陈燕杰．出生缺陷监测的研究进展［J］．中国优生与遗传杂志，2016（4）：9-11．
36. 朱军．国内外出生缺陷的监测进展［J］．实用妇产科杂志，2008，24（1）：3-4．
37. 姚晓光，李荔荔，于君，等．出生缺陷人群监测管理实践与探索［J］．中国妇幼保健，2008，23（29）：4094-4095．

38. 麻宏伟. 出生缺陷及常见遗传代谢性疾病的筛查及干预［J］. 中国儿童保健杂志, 2013, 21（4）: 337-338.

39. 黄欢, 孙丽洲. 出生缺陷的现状、干预措施及分析［J］. 中国产前诊断杂志: 电子版, 2016, 8（3）: 1-8.

40. 卫生部. 胎儿常见染色体异常与开放性神经管缺陷的产前筛查与诊断技术标准第 2 部分: 胎儿染色体异常的细胞遗传学产前诊断技术标准［J］. 中国产前诊断杂志: 电子版, 2011, 3（4）: 46-50.

41. 睢素利. 关于遗传咨询及其相关伦理问题探讨［J］. 中国医学伦理学, 2012, 25（2）: 154-156.

42. 林飞.《广嗣纪要》内容及学术思想简述［J］. 湖北中医杂志, 2003, 25（8）: 36-36.

43. 许瑞青, 赵珂.《达生篇》产育思想对现代产科学的临床指导意义［J］. 四川中医, 2012（12）: 36-38.

44. World Health Organization. Prevention and surveillance of birth defects: report of a meeting of regional programme managers（R）. New Delhi, India, 2015.

45. Harris BS, Bishop KC, Kemeny HR, et al. Risk Factors for Birth Defects［J］. Obstetrical&Gynecological Survey, 2017, 72（2）: 123.

46. Tuan R S. Birth Defects: Etiology, screening, and detection［J］. Birth Defects Research, 2017: 109.

47. Liberman RF, Getz KD, Heinke D, et al. Assisted Reproductive Technology and Birth Defects: Effects of Subfertility and Multiple Births［J］. Birth Defects Research, 2017: 109.

48. Rasmussen SA, Jamieson DJ, Honein MA, et al. Zika Virus and Birth Defects — Reviewing the Evidence for Causality［J］. New England Journal of Medicine, 2016, 374（20）: 1981.

49. Feldkamp ML, Carey JC, Jlb B, et al. Etiology and clinical presentation of birth defects: population based study［J］. Bmj, 2017, 357: j2249.

50. Tanteles GA, Suri M. Classification and aetiology of birth defects［J］. Paediatrics&Child Health, 2007, 17（6）: 233-243.